T. WETTERLING ■ **Organische psychische Störungen**

TILMAN WETTERLING

Organische psychische Störungen

Hirnorganische Psychosyndrome

Unter Mitarbeit von H. LANFERMANN

Mit 39 zum Teil 2-farbigen Abbildungen und 94 Tabellen

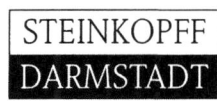
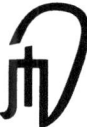

Prof. Dr. TILMAN WETTERLING
Universitätsklinikum Frankfurt am Main
Zentrum der Psychiatrie
Klinik für Psychiatrie und Psychotherapie I
Heinrich-Hoffmann-Straße 10, 60528 Frankfurt a. M.

Priv.-Doz. Dr. HEINRICH LANFERMANN
Johann-Wolfgang-Goethe-Universität Frankfurt am Main
Zentrum der Radiologie
Theodor-Stern-Kai 7, 60590 Frankfurt a. M.

ISBN 978-3-642-63288-4   ISBN 978-3-642-57532-7 (eBook)
DOI 10.1007/978-3-642-57532-7

Die Deutsche Bibliothek - CIP-Einheitsaufnahme
Ein Titeldatensatz für diese Publikation ist bei
Der Deutschen Bibliothek erhältlich

Dieses Werk ist urheberrechtlich geschützt. Die dadurch begründeten Rechte, insbesondere die der Übersetzung, des Nachdrucks, des Vortrags, der Entnahme von Abbildungen und Tabellen, der Funksendung, der Mikroverfilmung oder der Vervielfältigung auf anderen Wegen und der Speicherung in Datenverarbeitungsanlagen, bleiben, auch bei nur auszugsweiser Verwertung, vorbehalten. Eine Vervielfältigung dieses Werkes oder von Teilen dieses Werkes ist auch im Einzelfall nur in den Grenzen der gesetzlichen Bestimmungen des Urheberrechtsgesetzes der Bundesrepublik Deutschland vom 9. September 1965 in der jeweils geltenden Fassung zulässig. Sie ist grundsätzlich vergütungspflichtig. Zuwiderhandlungen unterliegen den Strafbestimmungen des Urheberrechtsgesetzes.

http://www.steinkopff.springer.de
© Springer-Verlag Berlin Heidelberg 2002
Ursprünglich erschienen bei Steinkopff Verlag Darmstadt 2002
Softcover reprint of the hardcover 1st edition 2002

Die Wiedergabe von Gebrauchsnamen, Handelsnamen, Warenbezeichnungen usw. in diesem Werk berechtigt auch ohne besondere Kennzeichnung nicht zu der Annahme, dass solche Namen im Sinne der Warenzeichen- und Markenschutz-Gesetzgebung als frei zu betrachten wären und daher von jedermann benutzt werden dürften.

Produkthaftung: Für Angaben über Dosierungsanweisungen und Applikationsformen kann vom Verlag keine Gewähr übernommen werden. Derartige Angaben müssen vom jeweiligen Anwender im Einzelfall anhand anderer Literaturstellen auf ihre Richtigkeit überprüft werden.

Umschlaggestaltung: Erich Kirchner, Heidelberg
Redaktion: Dr. Maria Magdalene Nabbe   Herstellung: Klemens Schwind
Satz: K+V Fotosatz GmbH, Beerfelden

SPIN 10794758   80/7231 - 5 4 3 2 1 0 - Gedruckt auf säurefreiem Papier

Vorwort

In den letzten 25 Jahren hat eine Subspezialisierung in dem Gebiet der Nervenheilkunde in die weitgehend selbstständigen Fachgebiete: Neurologie, Psychiatrie und psychotherapeutische Medizin stattgefunden. Bei allen Vorteilen dieser Spezialisierung, die hauptsächlich in den unterschiedlichen Untersuchungs- und Behandlungsmethoden sowie der enormen Zunahme des Wissens in den Neurowissenschaften begründet liegen, drohen gemeinsame Aspekte vernachlässigt zu werden. Hier ist besonders das Gebiet der hirnorganischen Psychosyndrome zu nennen, die in den jetzt weltweit verwendeten Diagnosemanualen wie dem DSM-IV und der ICD-10 als organische psychische Störungen bezeichnet werden.

In den USA, die häufig eine Vorreiterrolle in der Entwicklung der Wissenschaft haben, ist in den letzten Jahren – nicht zuletzt durch die Erkenntnis, dass ein großer Teil der finanziellen Aufwendungen für medizinische Leistungen für diesen Bereich ausgegeben werden – ein Trend zu verzeichnen, an Universitäten und anderen wissenschaftlichen Einrichtungen Abteilungen für Neuropsychiatrie oder behavioral neurology einzurichten. Vorrangig werden in diesen Einrichtungen die Auswirkungen organischer Erkrankungen auf das psychische Befinden und das Verhalten untersucht. Im deutschsprachigen Raum besteht eine lange Tradition auf diesem Fachgebiet, besonders zu nennen sind hier: A. Alzheimer, O. Binswanger, M. Bleuer, K. Bonhoeffer und A. Pick. Dennoch ist das Gebiet der organischen psychischen Störungen in der deutschen Wissenschaft und in der deutschsprachigen wissenschaftlichen Literatur in den letzten Jahren eher stiefmütterlich behandelt worden.

Den organischen psychischen Störungen sollte eine den psychosomatischen Störungen vergleichbare Aufmerksamkeit gewidmet werden, denn sie belasten die Betroffenen in ihrem psychosozialen Umfeld außerordentlich und führen zu erheblichen Kosten im Gesundheitswesen. Bei beiden Störungsbereichen handelt es sich um komplexe Störungen, bei denen es für eine optimale Diagnostik und Therapie dringend erforderlich ist, dass verschiedene medizinische Fachdisziplinen eng zusammenarbeiten, insbesondere die Innere Medizin, Neurologie, Neurochirurgie, Psychiatrie und psychotherapeutische Medizin.

In diesem Buch wird der Versuch unternommen, das vielfältige Wissen über die Entstehung und Behandlung von organisch bedingten Störungen in komprimierter Form zusammenzutragen, um so als Entscheidungshilfe bei der Diagnostik und der Therapie dieser komplexen Störungen dienen zu können. Aus diesem Grund werden die organischen psychischen Störungen aus der Sicht zweier verschiedener Herangehensweisen dargestellt:

- auffälliger psychopathologischer Befund, bei dem es gilt, die differenzialdiagnostisch zu erwägenden organischen Grunderkrankungen zu klären (Kap. 4),
- bekannte organische Grunderkrankung, bei der ein auffälliger psychopathologischer Befund auftritt. In diesen Fällen ist zu klären, ob die psychische Störung Folge der Grunderkrankung ist oder eine andere Genese hat (Kap. 5).

Der Autor hofft auf diese Weise, die komplexe Materie etwas übersichtlicher machen zu können und so zu einer rationalen Diagnostik und Therapie von Patienten mit organischen psychischen Störungen beitragen zu können.

Frankfurt, im Herbst 2001   TILMAN WETTERLING

Inhaltsverzeichnis

Kapitel 1 Einleitung 1
1.1 Definition organischer psychischer Störungen
    (hirnorganischer Psychosyndrome) 1
1.2 Vorkommen organischer psychischer Störungen 6
1.3 Einflussfaktoren organischer psychischer Störungen 6
1.4 Diagnostische Abgrenzungsprobleme 7
1.5 Pathogenetische Konzepte 9
1.6 Sozialmedizinische Bedeutung organischer psychischer
    Störungen 10
    Literatur 13

Kapitel 2 Pathophysiologische Grundlagen 17
2.1 Verschiedene Schädigungsmechanismen 19
2.2 Faktoren, die die Pathogenese von organischen psychischen
    Störungen beeinflussen können 21
2.3 Modelle zur Erklärung der Pathogenese
    von organischen psychischen Störungen 28
2.4 Genetisch determinierte Erkrankungen 33
2.5 Biochemische und histomorphologische Veränderungen 33
2.6 Möglichkeiten der Regeneration 55
2.7 Psychologische Faktoren 56
    Literatur 57

Kapitel 3 Untersuchungsverfahren 67
3.1 Psychopathologie 68
3.2 Neuropsychologische Tests 74
3.3 Elektrophysiologische Verfahren 75
3.4 Bildgebende Verfahren 77
3.5 Sonstige apparative Verfahren 80
3.6 Laborchemische Verfahren 81
    Literatur 83

Inhaltsverzeichnis

Kapitel 4 Organische psychische Störungen 89
4.1 Amnestisches Syndrom 92
4.2 Delir 118
4.3 Demenz 145
4.4 Organische depressive Störungen 177
4.5 Organische manische Störung 205
4.6 Organische Angststörungen 214
4.7 Organische Halluzinose 231
4.8 Organische wahnhafte oder schizophreniforme Störung 245
4.9 Persönlichkeits- und Verhaltensstörung auf Grund einer Krankheit, Schädigung oder Funktionsstörung des Gehirns ... 264
4.10 Andere organische psychische Störungen 275

Kapitel 5 Erkrankungen, die zu einer organischen psychischen Störung führen können 281
5.1 Degenerative Erkrankungen 283
5.2 Zerebrovaskuläre Störungen (Durchblutungsstörungen des Gehirns) 321
5.3 Entzündliche ZNS-Prozesse 365
5.4 Schädel-Hirn-Traumen 381
5.5 Intrakranielle raumfordernde Prozesse 392
5.6 Metabolisch bedingte Erkrankungen 404
5.7 ZNS-Erkrankungen anderer oder unklarer Genese 426
5.8 Epilepsien 444

Kapitel 6 Verhaltensauffälligkeiten und andere Störungen 457
6.1 Aggressives Verhalten 458
6.2 Antriebssteigerung/Unruhezustände 461
6.3 Apathie, Antriebsminderung, psychomotorische Verlangsamung 462
6.4 Schlafstörungen 464
6.5 Sexuelle Störungen 468
6.6 Suizidalität 470
6.7 Vegetative Störungen 472
6.8 Veränderte Nahrungsaufnahme 472
6.9 Abschließende Betrachtungen 473
Literatur 473

Kapitel 7 Nichtmedikamentöse Therapien 485
7.1 Therapieziele 485
7.2 Therapeutische Grundhaltung 488
7.3 Therapeutische Strategien 489
7.4 Hilfen für Angehörige 492
Literatur 496

Kapitel 8 Rehabilitation und soziale Hilfen 501

- 8.1 Aufgaben der Rehabilitation 502
- 8.2 Gesetzliche Grundlagen 503
- 8.3 Möglichkeiten der Rehabilitation von Patienten mit organischen psychischen Störungen 505
- 8.4 Spezifische Rehabilitationsmaßnahmen 506
- 8.5 Rehabilitationsmaßnahmen bei organischen psychischen Störungen 510
- 8.6 Rehabilitation spezieller Krankheitsbilder 513
- 8.7 Schwierigkeiten bei der Rehabilitation von Patienten mit organischen psychischen Störungen 514
- 8.8 Pflegeversicherung 519
- 8.9 Forschungsbedarf 519
- Literatur 520

Kapitel 9 Rechtliche Aspekte und Begutachtung 527

- 9.1 Zivilrecht 527
- 9.2 Betreuungsgesetz 532
- 9.3 Unterbringungsgesetze 535
- 9.4 Strafrecht 535
- 9.5 Begutachtung von Personen mit einer organischen psychischen Störung im Straf- und Zivilrecht 537
- 9.6 Sozialrecht 545
- 9.7 Fahrerlaubnis 549
- Literatur 552

Kapitel 10 Offene Fragen 557

- 10.1 Fragen der Klassifikation 557
- 10.2 Ursachenforschung 558
- 10.3 Bedeutung organischer Befunde bei den sog. endogenen Psychosen 561
- 10.4 Therapieforschung 562
- 10.5 Ethische Fragen 563
- Literatur 564

Sachverzeichnis 565

KAPITEL 1 **Einleitung**

Inhaltsübersicht

1.1 Definition organischer psychischer Störungen
    (hirnorganischer Psychosyndrome) 1
1.2 Vorkommen organischer psychischer Störungen 6
1.3 Einflussfaktoren organischer psychischer Störungen 6
1.4 Diagnostische Abgrenzungsprobleme 7
1.5 Pathogenetische Konzepte 9
1.6 Sozialmedizinische Bedeutung organischer psychischer Störungen 10
1.7 Literatur 13

1.1 Definition organischer psychischer Störungen (hirnorganischer Psychosyndrome)

In der Vergangenheit ist eine Vielzahl von Begriffen, die meist mit bestimmten konzeptuellen Vorstellungen verbunden waren, zur Bezeichnung organisch bedingter psychischer Störungen (OPS) benutzt worden, z.B. [35, 46, 49] die Begriffe
  „(hirn-)organisches Psychosyndrom",
  „körperlich begründbare psychische Störungen" [41, 62],
  „organische Psychosen",
  „psychoorganische Störung",
  „symptomatische Psychosen" [14, 15, 20],
  „zerebrale Insuffizienz".

In der „International Classification of Diseases" (ICD-)10 [29, 30, 80, 81] wird der Begriff **„organische psychische Störungen" (OPS)** vorgeschlagen, der auch in diesem Buch benutzt wird. Obwohl es nicht **eine** „organische psychische Störung", sondern mehrere gibt, wurde im klinischen Alltag häufig keine weitere Unterteilung vorgenommen und einfach ein „hirnorga-

nisches Psychosyndrom" diagnostiziert. Eine Differenzierung ist aber für therapeutische Überlegungen und eine prognostische Einschätzung notwendig. Auch zur Klassifizierung von Untergruppen von OPS wurde eine Reihe von Begriffen verwendet, so z. B.
- „Durchgangssyndrom" [77],
- „endokrines Psychosyndrom" [12],
- „exogene Reaktionstypen" [15],
- „hirndiffuses" und „hirnlokales Psychosyndrom" [11],
- „zerebrovaskuläre Insuffizienz".

Die teilweise sehr verwirrende Terminologie wurde erst durch die Einführung von diagnostischen Manualen wie dem DSM-III [1] weitgehend beseitigt. Aber in den neueren Manualen zur psychiatrischen Klassifikation wie dem „Diagnostic and Statistical Manual of Mental Disorders" (DSM-)IV ([2], deutsch: [60]) und der ICD-10 ([80, 81], deutsch: [29, 30]) werden unterschiedliche Konzepte vertreten (s. u.). Hier zeigen sich die Schwierigkeiten, eine OPS allgemeingültig zu definieren (→ Kap. 10). Grundsätzlich werden unter dem Oberbegriff „organische psychische Störungen" alle Störungen des seelischen Befindens auf Grund einer Schädigung oder Funktionsstörung des Gehirns zusammengefasst (s. Tabelle 1.1). Die OPS stellen aber nur eine deskriptive Beschreibung von häufig vorkommenden Symptomkonstellationen dar.

Es wurden vielfältige Ansätze zur Klassifikation und Konzepte zu der möglichen Pathogenese der OPS entwickelt (s. Übersicht bei [35, 46, 49]). Die Schwierigkeiten, die bei der Definition einer OPS entstehen, werden auch deutlich, wenn das WHO-Konzept für Krankheiten zu Grunde gelegt wird [79]. Dieses Konzept unterscheidet zwischen 4 Ebenen (Abb. 1.1).

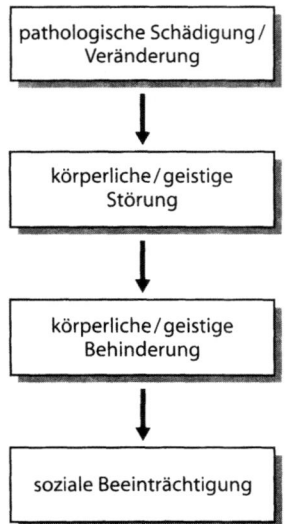

Abb. 1.1. Krankheitskonzept der WHO, wonach eine pathologische (Hirn-)Schädigung zu einer Reihe von Folgeerscheinungen führt, die zusammen die Krankheit ausmachen

1.1 Definition organischer psychischer Störungen (hirnorganischer Psychosyndrome)

Im DSM-IV [2, 60] und in der ICD-10 [29, 30, 80, 81] werden zur Definition von OPS Kriterien aus allen Bereichen herangezogen, wobei sich folgende Schwierigkeiten bei der Definition und damit auch bei der Diagnose der OPS ergeben:

Die neuropathologische Veränderung (z. B. Alzheimer Erkrankung)
Die (neuro-)pathologischen Veränderungen, die zu bestimmten psychischen (und kognitiven) Störungen führen, sind bisher in vielen Fällen nicht hinreichend bekannt (→ Kap. 2) bzw. sind mit den z.Z. zur Verfügung stehenden diagnostischen Methoden (→ Kap. 3) nicht oder nur unzureichend nachweisbar.

Die daraus resultierende Störung (Gedächtnis- und weitere kognitive Störungen sowie psychische Veränderungen)
Die zur Definition der OPS benutzten Kriterien sind neben psychischen Symptomen auch kognitive wie z. B. Gedächtnis- oder Auffassungsstörungen. Dies entspricht der klassischen Sichtweise, nach der unter dem älteren Terminus („hirn-) organisches Psychosyndrom" neben psychischen **auch** kognitive Störungen subsummiert wurden. Der Begriff „Syndrom" zeigt auch an, dass es sich hierbei um eine häufige Konstellation von Symptomen handelt, ohne dass zwischen den einzelnen eine feste (möglicherweise sogar pathogenetische) Beziehung bestehen muss bzw. bekannt ist. Von neuropsychologischer Seite wurde die (im testtheoretischen Sinn) fehlende Überprüfbarkeit psychischer Symptome kritisiert [56] und daher eine Abgrenzung kognitiver Störungen gefordert.

Die daraus resultierende Behinderung (mangelnde Selbstversorgung)
Weiter wird die Definition verschiedener OPS dadurch erschwert, dass die einzelnen Symptome nicht spezifisch sind. Daher ergeben sich Überlappungen und Schwierigkeiten in der differenzialdiagnostischen Abgrenzung (→ Tabelle 4.1). Bisher fehlen weitgehend Untersuchungen (z. B. Clusteranalysen) zur Passgenauigkeit der Symptomkombinationen für verschiedene OPS (s. auch [3, 7, 32, 33, 40, 42, 55, 70, 72, 76]).

Die soziale Beeinträchtigung
Die aus den geistigen (psychischen und kognitiven) Störungen resultierenden Behinderungen sind vielfältig und nicht immer sicher von sozialen Beeinträchtigungen („Handikaps"), die z. B. bei der Demenz als entscheidendes Kriterium herausgestellt werden, abzugrenzen. Auch sind sie von vielen Faktoren abhängig, z. B. von sozialen Hilfen und Copingstrategien (→ Kap. 1.3). Kritisch ist anzumerken, dass sich die Definitionen für OPS nicht durchgängig an dem Krankheitskonzept der WHO orientieren, sondern meist nur einzelne Ebenen herangezogen werden.

Bei der genauen Betrachtung der diagnostischen Manuale (DSM-IV) [2, 60] und der ICD-10 [29, 30, 80, 81] fällt auf, dass in ihnen z.T. unterschiedliche Konzepte von OPS vertreten werden: Im DSM-IV werden organisch bedingte Störungen mit vorwiegend psychischer Symptomatik von solchen mit vorwiegend kognitiven Beeinträchtigungen voneinander ge-

Tabelle 1.1. Organische psychische Störungen

	DSM-IV	DSM-IV*	ICD-10
amnestisches Syndrom	X	X	X
Delir	X	X	X
Demenz	X	X	X
– vaskuläre Demenz	X		X[a]
– Demenz auf Grund von HIV-Erkrankung, Schädel-Hirn-Trauma, Parkinson-Erkrankung, Huntington-Erkrankung, Pick-Erkrankung oder Creutzfeldt-Jakob-Syndrom	x		x
organische affektive Störung		+	X
organische Angststörung		+	+
organische Halluzinose		+[b]	X
organische wahnhafte oder schizophreniforme Störung		+[b]	X
organische katatone Störung		X	X
organische dissoziative Störung			+
organische emotional-labile (asthenische) Störung			X
leichte kognitive Störung	X		X
Persönlichkeits- und Verhaltensstörung auf Grund einer Krankheit, Schädigung oder Funktionsstörung des Gehirns		X[a, c]	X[a]
Schlafstörung		+	
sexuelle Funktionsstörung		+	

* auf Grund eines medizinischen Krankheitsfaktors, X detaillierte Kriterien, x Beschreibung, + Verweis auf die Kriterien der „endogenen" Störung
[a] Untertypen
[b] im DSM-IV „Psychotische Störung" genannt
[c] im DSM-IV nur „Persönlichkeitsstörung" genannt

trennt klassifiziert. Das DSM-IV enthält kein Kapitel „organische psychische Störungen" mehr; statt dessen wird eine Aufteilung vorgenommen in die Bereiche:
Delir, Demenz, amnestische und andere kognitive Störungen,
psychische Störungen auf Grund eines medizinischen Krankheitsfaktors,
Störungen im Zusammenhang mit psychotropen Substanzen.

Die OPS werden im DSM-IV, da sie differenzialdiagnostisch von den „endogenen", d. h. ohne feststellbare körperliche Schädigung auftretenden Störungen mit ähnlicher Symptomatik wie z. B. Depression abzugrenzen sind, in den entsprechenden Kapiteln (z. B. zu affektiven Störungen) aufgeführt. Sie werden dann als „psychische Störung auf Grund eines medizinischen Krankheitsfaktors" bezeichnet.

In der ICD-10 [29, 30, 80, 81] wird dagegen weiter das klassische Konzept vertreten, dass alle OPS in einem Kapitel (F0) zusammengefasst werden. Substanz- (medikamenten- oder alkohol-/drogen-) induzierte psychische Störungen werden in dem DSM-IV und in der ICD-10 in einem geson-

Tabelle 1.2. Allgemeine Kriterien für eine organische psychische Störung (nach ICD-10)

Nachweis einer zerebralen Erkrankung, Verletzung oder Funktionsstörung oder einer systemischen körperlichen Erkrankung, von der bekannt ist, dass sie mit einem der aufgeführten Syndrome auftreten kann;

ein zeitlicher Zusammenhang (Wochen oder einige Monate) zwischen der Entwicklung der zu Grunde liegenden Krankheit und dem Auftreten des psychischen Syndroms;

Rückbildung der physischen Störung nach Rückbildung oder Besserung der zu Grunde liegenden vermuteten Ursache;

kein überzeugender Beleg für eine andere Verursachung des psychischen Syndroms (wie z. B. sehr belastete Familiengeschichte oder auslösende belastende Ereignisse)

Tabelle 1.3. Allgemeine Kriterien für eine organische psychische Störung (nach DSM-IV)

Allgemeine Kriterien für die betreffende Störung;

es gibt deutliche Hinweise aus Anamnese, körperlicher Untersuchung oder Laborbefunden dafür, dass die Störung die direkte körperliche Folge eines medizinischen Krankheitsfaktors ist;

die Störung kann nicht durch eine andere psychische Störung besser erklärt werden;

die Störung tritt nicht ausschließlich im Verlauf eines Delirs auf.

derten Kapitel zusammengefasst (ICD-10: F 1). Einige der substanzinduzierten Störungen wie Delir, psychotische Störung und amnestisches Syndrom gleichen in ihrer Symptomatologie weitestgehend den OPS. Substanzinduzierte Intoxikationen können zu Bewusstseinsstörungen und auch deliranten Zuständen führen. Diese Störungen werden daher in den entsprechenden Kapiteln (z. B. → Kap. 4.2) ebenfalls abgehandelt.

Die ICD-10 und das DSM-IV unterscheiden eine Reihe verschiedener OPS bzw. – im DSM-IV – Störungen auf Grund eines medizinischen Krankheitsfaktors (Tabelle 1.1). Im Folgenden wird im Wesentlichen auf die Einteilung der OPS, wie sie von der Weltgesundheitsorganisation [29, 30, 80, 81] in der ICD-10 vorgenommen wurde, Bezug genommen.

Da bei einer Reihe von OPS der psychopathologische Befund weitgehend dem bekannter psychiatrischer Störungen (z. B. einer affektiven Störung) gleicht, ist Grundvoraussetzung zur Diagnose einer OPS das Vorhandensein einer organischen Erkrankung, die direkt oder indirekt einzelne oder mehrere Hirnfunktionen beeinträchtigt. In der ICD-10 und in dem DSM-IV werden folgende Kriterien für die Diagnose einer OPS angegeben:

Nach den ICD-10-Kriterien ist die vorläufige Diagnose eines OPS gerechtfertigt, wenn die Bedingungen 1. und 2. erfüllt sind. In den abschließenden Betrachtungen der einzelnen Abschnitte in Kap. 4 und Kap. 5 wird kurz geprüft, inwieweit diese Kriterien bei den jeweils dargestellten Krankheitsbildern zutreffen.

Alle psychopathologisch definierten OPS (Tabelle 1.1) sind ätiologisch unspezifisch. Grundsätzlich ist eine Einteilung in 2 Gruppen möglich:
primäre Schädigungen des Gehirns mit morphologisch fassbarer Veränderung (z. B. Hirntumor);
sekundäre Schädigungen des Gehirns durch körperliche Erkrankungen (z. B. durch neurotoxische Stoffwechselprodukte). Ein solches hirnschädigendes Agens ist aber in vielen Fällen noch nicht sicher nachgewiesen (→ Kap. 2).

Da zahlreiche Erkrankungen aus verschiedenen Fachgebieten zu einer OPS führen können (s. Tabellen in Kap. 4), ist zur Diagnostik und zur Therapie eine Zusammenarbeit vieler Fachdisziplinen erforderlich (s. auch Tabelle 3.1), v. a. von Neurologie mit Neuropsychologie, Psychiatrie, Innere Medizin einschließlich Endokrinologie und Immunologie, Neurochirurgie sowie Pharmakologie und Toxikologie.

1.2 Vorkommen organischer psychischer Störungen

Eine OPS kann sowohl die erste klinische Manifestation einer Grunderkrankung darstellen als auch im Verlauf einer schon bekannten Erkrankung auftreten. In Kap. 4 wird dargestellt, wie man bei einer neu aufgetretenen OPS zur Diagnose der Grunderkrankung gelangen kann. In Kap. 5 sind die OPS zusammengestellt, die bei einer bekannten Erkrankung auftreten können.

Neben den in der ICD-10 als psychotrop aufgeführten Substanzen bzw. Substanzgruppen (Alkohol, Opiate, Cannabinoide, Sedativa oder Hypnotika, Kokain und andere Stimulanzien einschließlich Koffein, Halluzinogene) können noch eine Reihe von anderen Substanzen, insbesondere Medikamente, psychische Störungen induzieren, die psychopathologisch nur schwer von OPS zu differenzieren sind. Diese medikamenten- und drogeninduzierten psychischen Störungen werden daher bei den entsprechenden OPS aus differenzialdiagnostischen Gründen kurz erwähnt.

1.3 Einflussfaktoren organischer psychischer Störungen

Gleichartige Hirnschädigungen können sich klinisch als unterschiedlich ausgeprägte OPS manifestieren, v. a. hinsichtlich des Schweregrades der Störung (Abb. 1.1). Dies ist im Wesentlichen darauf zurückzuführen, dass die Strategien, die zur Bewältigung der Schädigung („Coping") angewandt werden, von einer Reihe von Faktoren abhängen wie z. B. von Alter, früheren Erkrankungen und den dabei entwickelten Bewältigungsstrategien, weiteren aktuellen Erkrankungen (Multimorbidität), Primärpersönlichkeit und sozialer Unterstützung.

Die Möglichkeiten zur Bewältigung der durch die Schädigung eingetretenen Beeinträchtigungen können im Verlauf schwanken. Meist lassen sie nach, sodass mit der Zeit die Symptomatik zunehmen kann, ohne dass eine erneute Schädigung stattgefunden hat.

1.4 Diagnostische Abgrenzungsprobleme

Bei den OPS handelt es sich meist um Kombinationen mehrerer Symptome (→ Tabelle 4.1); so stellen die „klassischen" OPS wie Delir und Demenz komplexe Symptomkonstellationen dar, während andere OPS wie die organische Halluzinose nur durch wenige psychopathologische Symptome definiert sind.

Eine große Schwierigkeit bei der Verwendung von Diagnoseleitlinien wie dem DSM-IV und der ICD-10 besteht darin, Fälle diagnostisch einzuordnen, die nur einen Teil der geforderten Symptome erfüllen („oligosymptomatische Fälle"). Ginge man nach den in diesen diagnostischen Leitlinien angegebenen Regeln vor, so würden diese Fälle einer der unspezifischen Restkategorien zugeordnet werden müssen, bzw. es könnte allenfalls die Verdachtsdiagnose gestellt werden. Einige Untersuchungen zeigen, dass der Anteil der Patienten einer unselektionierten Stichprobe, die in eine solche Restkategorie eingeordnet wird, recht groß ist [72, 75, 76].

Schwierigkeiten ergeben sich häufig bei der Feststellung des Ausprägungsgrades der OPS. Es gibt nur für wenige OPS Kriterien zur Bestimmung des Schweregrades, so z.B. für Demenz und Depression (im DSM-IV und in der ICD-10). Ansätze zur quantitativen Erfassung des psychopathologischen Befundes und der täglichen Aktivität sind in letzter Zeit vorgeschlagen worden (→ Kap. 3.1).

Eine grundsätzliche Schwäche der Klassifikation besteht, wenn man das WHO-Konzept einer Behinderung zu Grunde legt, darin, dass neuropsychologische Störungen als aus der pathologischen Veränderung direkt resultierende Schäden („impairments") anzusehen sind, während eine OPS häufig verschiedene Ebenen umfasst, nämlich sowohl den Schaden („impairment") als auch die sich daraus ergebende funktionelle Einschränkung („disability") und die soziale Beeinträchtigung („handicap").

Eine weitere Schwierigkeit bei der Verwendung dieser Diagnosemanuale ist darin zu sehen, dass die einzelnen Symptome und Begriffe nicht näher (z.B. in einem Glossar) beschrieben sind. Da der Gebrauch verschiedener psychiatrischer Termini (z.B. Wahn) international nicht einheitlich ist, wäre auch hier eine Vereinheitlichung notwendig. In dem DSM-IV und in der ICD-10 sind psychodynamische Gesichtspunkte nicht berücksichtigt. Diese können aber für die Erarbeitung von Bewältigungsstrategien auch bei der Behandlung von OPS von großer Bedeutung sein (→ Kap. 7). Beim Umgang mit den operationalisierten Diagnosemanualen ist auch immer zu berücksichtigen, dass die Kriterien v. a. auf dem Konsensus von Experten beruhen. Diese sind also nicht unbedingt allgemein anerkannt und können sich ändern. Dies wird deutlich an der Revision des DSM-III, dem DSM-III-R, bei der z. B. die Definition einer Demenz erhebliche Änderungen erfahren hat, oder an der neuen kategorialen Zuordnung von OPS in dem DSM-IV. Eine empirische Überprüfung und ggf. auch eine Revision der Kriterien, die nur auf einem Konsens beruhen, ist unbedingt erforderlich und daher im Augenblick Gegenstand vieler Studien. Auch sind empirische Untersuchungen (z. B. Clusteranalysen) zur Validierung der Symptomverknüpfungen notwendig. Vergleiche der verschiedenen diagnostischen Kriterien haben erhebliche Unterschiede in der angegebenen Zahl der an einem OPS erkrankten Patienten erbracht [32, 36, 51, 76].

Die mangelnde Überprüfbarkeit einzelner Symptome (im strengen testpsychologischen Sinn) und besonders der OPS als Symptomkomplexe haben zu Kritik an dem Konzept der Syndrombildung geführt [56, 57]. Ein anderes (häufig alternativ gebrauchtes) Konzept ist das der Hirnleistungsstörungen (Tabelle 1.4). Diese sind bisher aber auch nicht allgemeingültig definiert und klassifiziert. Insbesondere ist eine klare Zuordnung bestimmter Hirnareale auch nur für einige definierte Hirnleistungsstörungen möglich. Im engeren Sinne liegt eine Hirnleistungsstörung dann vor, wenn eine (durch einen Test reliabel) überprüfbare Leistung, wie z. B. Lösen von Rechenaufgaben, nicht mehr oder (im Vergleich zu einem Normkollektiv) nur verzögert bewältigt werden kann. Störungen der Motorik und Affektivität werden oft nicht zu den Hirnleistungsstörungen gezählt, da sie nicht testpsychologisch untersucht werden können. Nichtsdestotrotz sind die Motorik und die Affektivität als wichtige Hirnleistungen anzusehen (s. auch [49]).

Tabelle 1.4. Hirnleistungsstörungen

Hirnleistung	entsprechende Störung
Informationsverarbeitung	Apraxie, Beeinträchtigung der Urteilsbildung, der Fähigkeit zur Entwicklung von Plänen etc.
Kommunikation mit der Außenwelt	Aphasie (Agraphie, Alexie), Zerfahrenheit, Inkohärenz
Speichern und Abrufen von Informationen	Amnesie, lexikalische Störung
Steuerung der Motorik	Parese, Spastik, Akinese, Ataxie
Wahrnehmung und Orientierung	Agnosie, Neglekt, zeitliche, räumliche und situative Desorientiertheit
Affektivität	Antriebsmangel, Apathie, Motivationsverlust, Angst

1.5 Pathogenetische Konzepte

Bisher gibt es kaum Modellvorstellungen zur Genese der verschiedenen Formen von OPS (→ Kap. 2). In diesem Zusammenhang ist noch einmal festzustellen, dass die OPS bisher nur eine deskriptive Beschreibung von häufig vorkommenden Symptomkonstellationen sind. Eine OPS wird z. B. als unspezifische gemeinsame Endstrecke verschiedenster zerebraler Beeinträchtigungen angesehen [45]. Als ein Modell für einen demenziellen Abbau wird eine zunehmende Desintegration von Hirnfunktionen angesehen [26], wobei besonders eine Störung in der zeitlichen Einordnung besteht. Das Defizitmodell, das von der Einschränkung bestimmter Hirnleistungen ausgeht, wird v. a. bei der Demenz herangezogen, bei der ein zunehmender Verlust von Hirnleistungen das klinische Bild zu erklären vermag.

Konkrete Modelle, wie andere OPS entstehen könnten, sind bisher kaum erarbeitet worden. Insbesondere ist die Frage noch offen, ob auch eine ungezielte Steigerung bestimmter Elemente einer Hirnleistung zu einer OPS führen kann, z. B. erhöhte Aktivierung (Arousal) zu einem Delir. Mögliche Pathomechanismen, die wesentlich zur Ausbildung einer OPS beitragen, werden in Kap. 2 ausführlich dargestellt.

1.5.1 Hirnlokalisation

In der älteren Literatur wurde versucht anhand der vermuteten bzw. nachgewiesenen lokalen Hirnschädigung, „hirnlokale" Psychosyndrome zu differenzieren [12], besonders bei der Demenz (→ Kap. 4.3.9). Aber im Gegensatz zu den neuropsychologischen Störungen, bei denen zumindest für einige eine lokalisatorische Zuordnung gelingt (s. [6, 25, 66, 67]), besteht bei den meisten OPS die zu Grunde liegende Hirnschädigung in einer Störung komplex verschalteter Hirnareale [18, 27, 43, 54, 58, 61, 63].

1.5.2 Biochemische Modelle

Ein anderer Ansatz geht davon aus, dass den einzelnen psychopathologisch fassbaren Symptomen Veränderungen vorwiegend eines Neurotransmittersystems zu Grunde liegen. Für eine solche „funktionelle Psychopathologie" haben sich bisher nur bei wenigen Störungen Anhaltspunkte gefunden [4, 19, 34, 53, 64], aber meist liegt eine Störung mehrerer Neurotransmittersysteme vor [9, 17, 37, 38, 69, 71, 73].

In Kap. 4 und 5 wird nicht nur auf lokalisatorische Gesichtspunkte, die v. a. für die neuropsychologische Rehabilitation wichtig sind, sondern auch – soweit bekannt – auf die betroffenen Neurotransmitterbahnen und sonstige biochemische Veränderungen, die die Grundlage für eine rationale medikamentöse Therapie bilden, eingegangen (→ Kap. 2.5.3).

1.6 Sozialmedizinische Bedeutung organischer psychischer Störungen

Die sozialmedizinische Bedeutung der OPS ist erheblich. Ihre Häufigkeit kann nur abgeschätzt werden, denn sie ist von einer Vielzahl von Faktoren abhängig. Nachfolgend werden die wichtigsten genannt.

■ **Altersverteilung der Bevölkerung.** Mit Zunahme der Lebenserwartung und einem dadurch bedingten stark wachsenden Anteil der über 65-Jährigen und insbesondere der über 80-Jährigen an der Gesamtbevölkerung steigt z. B. die Zahl der Dementen deutlich an, denn die Prävalenz für Demenz nimmt mit dem Lebensalter (ab dem 65. Lebensjahr) erheblich zu (Abb. 1.2) (s. [8]). Auch die Zahl der durch schwere körperliche Erkrankungen verursachten Delire steigt mit dem Lebensalter (s. [74]).

■ **Suchtverhalten.** Bei einem Anstieg der Zahl der suchtmittelabhängigen Personen ist auch mit einem Anwachsen der drogeninduzierten psychischen Störungen zu rechnen. Dies gilt besonders für Intoxikationen und Entzugssyndrome (z. B. Alkoholentzugsdelir).

■ **Ernährungsgewohnheiten.** Abhängig von der Ernährung kann es sowohl zu Mangelerkrankungen (z. B. Vitamindefiziten, Jodmangel) als auch zu Fehlernährung kommen. In den hochindustrialisierten Ländern ist der Anteil derer, die sich fehl- oder/und überkalorisch ernähren, hoch. Daraus können eine Reihe von Erkrankungen folgen, die als Risikofaktoren zur Ausbildung einer OPS anzusehen sind (z. B. Diabetes mellitus, Hyperlipidämie etc. bei zerebrovaskulären Erkrankungen und vaskulärer Demenz). Die verschiedenen Ernährungsgewohnheiten sind wahrscheinlich neben genetischen Unterschieden ein wesentlicher Faktor für die teilweise deutlich differierenden epidemiologischen Daten.

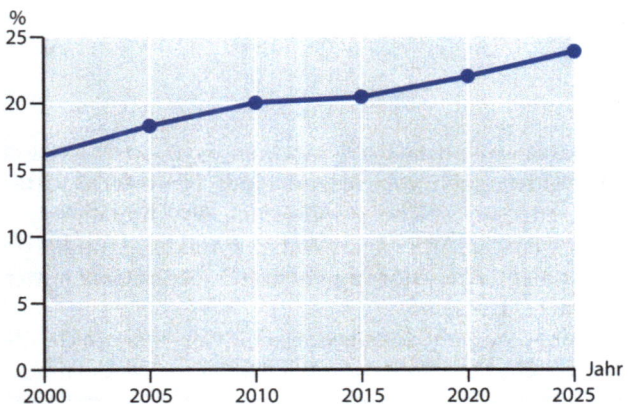

Abb. 1.2. Voraussichtliche Entwicklung des Anteils der über 65-Jährigen an der Gesamtbevölkerung in Deutschland

■ **Zahl schwerer Unfälle mit Schädel-Hirn-Traumen.** Nach einem schweren Schädel-Hirn-Trauma kommt es in einem hohen Prozentsatz zur Ausbildung einer OPS [44].

■ **Methodische Schwierigkeiten.** Diese sind v. a. durch die unterschiedliche Verlaufsdauer bedingt. So ist die Prävalenz (Zahl der Erkrankten zu einem bestimmten Zeitpunkt) bei Patienten mit einem Delir, das meist weniger als 14 Tage dauert, gering, während die Inzidenz (Zahl der Neuerkrankten in einem Jahr) hoch ist. Hinzu kommt, dass bei den bisherigen Studien keine einheitlichen Kriterien zur Definition einer OPS benutzt wurden (s. Kritik bei [24]). Bei einem Vergleich verschiedener Kriterien zeigte sich, dass je nach angewendeten Kriterien unterschiedliche Patientengruppen als OPS diagnostiziert wurden [32, 36, 51, 75, 76].

Detaillierte epidemiologische Untersuchungen zur Prävalenz oder Inzidenz liegen für einzelne OPS kaum vor (→ Kap. 4.1–4.10). Die Prävalenz

Tabelle 1.5. Abschätzung der Anzahl von Patienten mit organischen psychischen Störungen in Deutschland (ohne Bewusstlosigkeit, Koma, Rausch etc.)

	Inzidenz bzw. Prävalenz	Häufigkeit*	davon OPS	Geschätzte Zahl
1. Akute organische psychische Störungen				
Schädel-Hirn-Traumen	200/100 000/Jahr		10%	16 000
zerebrovaskuläre Insulte	200/100 000/Jahr		30%	48 000
Hirntumoren	40/100 000/Jahr		30%	10 000
Alkoholentzugsdelir	35/100 000/Jahr			25 000
transitorische globale Amnesie	10/100 000/Jahr			8 000
Krankenhausaufnahmen		13 000 000	Delir 0,5%	65 000
			ca.	**170 000**
2. Chronische organische psychische Störungen				
Demenz	bei >65-Jährigen 6%			700 000
amnestisches Syndrom	50/100 000/Jahr	40 000		40 000
Z. n. Schädel-Hirn-Trauma		1 600 000	5%	80 000
Z. n. zerebrovaskulärem Insult		800 000	5%	40 000
Hirntumoren		60 000	30%	18 000
Epilepsie		800 000	5%	40 000
Alkoholabhängigkeit		1 600 000	5%	125 000
– Korsakoff-Syndrom	48/100 000/Jahr	40 000		40 000
			ca.	**1 000 000**

OPS organische psychische Störung, *Z. n.* Zustand nach
* Die Häufigkeitsangaben beziehen sich auf die in den einzelnen Kapiteln (4 und 5) genannten Zahlen. Der Abschätzung der Häufigkeit organisch bedingter psychischer Störungen in der BRD liegen folgende Annahmen zu Grunde: bei schweren Schädel-Hirn-Traumen eine mittlere Überlebenszeit von 10 Jahren, bei zerebrovaskulären Insulten von 5 Jahren und bei Hirntumoren von 2 Jahren. Insgesamt sind Schätzwerte über die Häufigkeit niedrig angesetzt (konservative Schätzung)

für OPS wird meist nur allgemein angegeben. Sie steigt mit dem Lebensalter deutlich an [47]. Nach den Ergebnissen von Feldstudien haben 5,4–21,9% der über 65-Jährigen eine leichte OPS [21, 23, 29, 45]. Die Angaben über die OPS zu Grunde liegenden Erkrankungen variieren abhängig von der Stichprobenauswahl erheblich. In Deutschland sind die alkoholinduzierten OPS und andere Intoxikationen besonders häufig.

Hauptgründe für die durch organische psychische Störungen verursachten Kosten

Pflegebedürftigkeit. Ein großer Teil der Patienten mit einer OPS (besonders mit einer Demenz) bedarf langfristig ganztägige Hilfe durch Angehörige oder Institutionen. Diese Pflege ist häufig über Jahre notwendig. Der Anteil der OPS-Patienten in Alten- und Pflegeheimen ist sehr hoch [9, 22, 53, 65].

Vermehrte und verlängerte Krankenhausaufenthalte. Der Anteil von Patienten mit OPS bei Aufnahme in Akutkrankenhäusern ist hoch (bis zu 16%) [3, 5, 31, 50]. Auch ist die Verweildauer von Patienten mit OPS in Krankenhäusern gegenüber anderen Patienten (meist auf Grund der herabgesetzten Kooperation) erheblich verlängert [31, 50].

Langwierige Rehabilitation. Patienten mit einer OPS sind – wenn überhaupt – oft nur mit langfristig angelegten Programmen zu rehabilitieren.

Vorzeitige Berentung. Viele Patienten mit einer OPS sind auch durch umfangreiche Rehabilitationsmaßnahmen nicht wieder in einen Arbeitsprozess einzugliedern, sodass sie vorzeitig berentet werden müssen (durchschnittliches Berentungsalter von OPS-Patienten in der BRD 1991: 52,6 Jahre [16]).

Die durch OPS verursachten Kosten können nur abgeschätzt werden. Besonders die Aufwendungen für Demenzkranke sind hoch (bis zu etwa 40 000 DM/Patient/Jahr) [78]. Schätzungen ergaben, dass die sozialen und medizinischen Aufwendungen allein für Demente in Deutschland etwa 20 Milliarden DM pro Jahr betragen [39]. Der zu erwartende Anstieg der Pflegekosten, der von der durch die demographische Entwicklung (Anstieg des Bevölkerungsanteils der über 65-Jährigen) bedingten Zunahme von Patienten mit organischen Psychosyndromen, v. a. mit einer Demenz, verursacht wird, hat in der BRD entscheidend mit zur Einführung einer Pflegeversicherung 1996 beigetragen.

1.7 Literatur

1. American Psychiatric Association (1980) Diagnostic and statistical manual of mental disorders. 3rd edn. (DSM-III). American Psychiatric Press, Washington DC, pp 103–123
2. American Psychiatric Association (1994) Diagnostic and statistical manual of mental disorders, 4th edn. (DSM-IV). American Psychiatric Association, Washington DC
3. Anthony JC, LeResche L, Niaz U, von Körff MR, Folstein MF (1982) Limits of the „Mini-Mental-State" as a screening test for dementia and delirium among hospital patients. Psychol Med 12:397–408
4. Arendt T (1991) Das Syndrom der partiellen cholinergen Deafferentierung des kortikalen Mantels – ein Konzept zur Beschreibung des brain-behaviour-relationships bei dementiellen Erkrankungen. Fortschr Neurol Psychiatr 59:81–91
5. Arolt V, Driessen M, Bangert-Verleger A, Neubauer H, Schürmann A, Seibert W (1995) Psychische Störungen bei internistischen und chirurgischen Krankenhauspatienten. Prävalenz und Behandlungsbedarf. Nervenarzt 66:670–677
6. Assal G (1988) Neuropsychologie. In: Kisker KP, Lauter H, Meyer JE, Müller C, Strömgren E (Hrsg) Psychiatrie der Gegenwart 6, 3. Aufl. Organische Psychosen. Springer, Heidelberg, S 57–96
7. Ballinger BR, Reid AH, Heather BB (1982) Cluster analysis of symptoms in elderly demented patients. Br J Psychiatry 140:257–262
8. Bickel H (1997) Epidemiologie psychischer Erkrankungen im Alter. In: Förstl H (Hrsg) Lehrbuch der Gerontopsychiatrie. Enke, Stuttgart, S 1–15
9. Bickel H, Jaeger J (1986) Die Inanspruchnahme von Heimen im Alter. Z Gerontol 19:30–39
10. Bigl V (1997) Morpho-funktionelle Veränderungen des Gehirnes im Alter und bei altersbegleitenden Hirnleistungsstörungen. In: Förstl H (Hrsg) Lehrbuch der Gerontopsychiatrie. Enke, S 44–57
11. Bleuler E (1916) Lehrbuch der Psychiatrie, 1. Aufl. Springer, Berlin
12. Bleuler M (1954) Endokrinologische Psychiatrie. Thieme, Stuttgart
13. Bonhoeffer K (1908) Zur Frage der Klassifikation der symptomatischen Psychosen. Berl Klin Wochenschr 45:2257–2260
14. Bonhoeffer K (1910) Die symptomatischen Psychosen im Gefolge von akuten Infektionen und inneren Erkrankungen. In: Aschaffenburg G (Hrsg) Handbuch der Psychiatrie, Bd III. Deuticke, Leipzig
15. Bonhoeffer K (1917) Die exogenen Reaktionstypen. Arch Psychiatr Nervenkr 58:58–70
16. Bundestags-Drucksache 12/4016 (1992) Situation der psychischen Kranken in der Bundesrepublik Deutschland
17. Carlsson M, Carlsson A (1990) Interactions between glutamergic and monoaminergic systems within the basal ganglia – implications for schizophrenia and Parkinson's disease. TINS 13:272–276
18. Charney DS, Nagy LM, Bremer JD, Goddard AW, Yehuda R, Soutwich SM (1996) Neurobiological mechanisms of human anxiety. In: Fogel BS, Schiffer RB, Rao SM (Hrsg) Neuropsychiatry. Williams & Wilkins, Baltimore, S 257–286
19. Cloninger CR (1987) A systematic method for clinical description and classification of personality variants. Arch Gen Psychiatry 44:573–588
20. Conrad K (1960) Die symptomatischen Psychosen. In: Gruhle HW, Jung R, Mayer-Gross W, Müller M (Hrsg) Psychiatrie der Gegenwart, Bd II. Springer, Berlin, S 369–436

21. Cooper B, Sosna U (1983) Psychische Erkrankungen in der Altenbevölkerung. Eine epidemiologische Feldstudie in Mannheim. Nervenarzt 54:239–249
22. Cooper B, Mahnkopf B, Bickel H (1984) Psychische Erkrankungen und soziale Isolation bei älteren Heimbewohnern: eine Vergleichsstudie. Z Gerontol 17:117–125
23. Cooper B, Bickel H (1989) Prävalenz und Inzidenz von Demenzerkrankungen in der Altenbevölkerung. Nervenarzt 60:472–482
24. Copeland JRM, Dewey ME, Saunders P (1991) The epidemiology of dementia: GMS-AGECAT studies of prevalence and incidence, including studies in progress. Eur Arch Psychiatry Clin Neurosci 240:212–217
25. Creutzfeldt OD (1983) Cortex cerebri. Springer, Berlin
26. De Ajuriaguerra J, Tissot R (1968) Some aspects of psycho-neurologic disintegration in senile dementia. In: Müller C, Ciompi L (Hrsg) Senile dementia. Huber, Bern, S 69–79
27. Delis DC, Lucas JA (1996) Memory. In: Fogel BS, Schiffer RB, Rao SM (Hrsg) Neuropsychiatry. Williams & Wilkins, Baltimore, S 365–399
28. Dilling H, Weyerer S (1984) Psychische Erkrankungen in der Bevölkerung bei Erwachsenen und Jugendlichen. In: Dilling H, Weyerer S, Castell R (Hrsg) Psychische Erkrankungen in der Bevölkerung. Enke, Stuttgart, S 43–120
29. Dilling H, Mombour W, Schmidt MH (1994) Internationale Klassifikation psychischer Störungen. Forschungskriterien. Huber, Bern
30. Dilling H, Mombour W, Schmidt MH (2000) Internationale Klassifikation psychischer Störungen. ICD-10 Kapitel V (F) Klinisch-diagnostische Leitlinien, 3. Aufl. Huber, Bern
31. Erkinjuntti T, Wikström J, Palo J, Autio L (1986) Dementia among medical inpatients. Evaluation of 2000 consecutive cases. Arch Int Med 146:1923–1926
32. Erkinjuntti T, Ostbye T, Steenhuis R, Hachinski V (1997) The effect of different diagnostic criteria on the prevalence of dementia. N Engl J Med 337:1667–1674
33. Feuerlein W (1967) Klinisch-statistische Untersuchungen über die Entstehungsbedingungen und die Prognose des Alkoholdelirs. Nervenarzt 38:492–500
34. Flacker JM, Lipitz LA (1999) Serum anticholinergic activity changes with acute illness in elderly medical patients. J Gerontol A 54:M12–16
35. Förstl H, Jablensky A (1999) Organisch bedingte psychische Störungen: eine Einführung. In: Helmchen H, Henn F, Lauter H, Sartorius N (Hrsg) Psychische Störungen bei somatischen Krankheiten. Psychiatrie der Gegenwart 4. 4. Aufl. Springer, Berlin, S 3–14
36. Fratiglioni L, Grut M, Forsell Y, Viitanen M, Winblad B (1992) Clinical diagnosis of Alzheimer's disease and other dementias in a population survey. Arch Neurol 49:927–932
37. Fritze J, Deckert J, Lanczik M, Strik W, Struck M, Wodarz N (1992) Zum Stand der Aminhypothesen depressiver Erkrankungen. Nervenarzt 63:3–13
38. Glue P, Nutt D (1990) Overexcitement and dishibition. Dynamic neurotransmitter interactions in alcohol withdrawal. Br J Psychiatry 157:491–499
39. Hallauer J (1999) Alzheimer Forum 2000. Psycho 25 Sonderausgabe I/99, VIII
40. Holzbach E, Haubritz I (1981) Faktorenanalytische Untersuchung der Symptomatologie des Delirium tremens. Suchtgefahren 27:33–40
41. Huber G (1988) Körperlich begründbare psychische Störungen bei Intoxikationen, Allgemein- und Stoffwechselstörungen, bei inneren und dermatologischen Erkrankungen, Endokrinopathien, Generationsvorgängen, Vitamindefiziten und Hirntumoren. In: Kisker KP, Lauter H, Meyer J-E, Müller C, Strömgren E (Hrsg) Psychiatrie der Gegenwart 6, 3. Aufl. Organische Psychosen. Springer, Heidelberg, S 197–252

42. Hunger J, Leplow B, Kleim J (1987) Zur Struktur des hirnorganischen Psychosyndroms. Nervenarzt 58:603–609
43. Iversen S, Kupfermann I, Kandel ER (2000) Emotional states and feelings. In: Kandel ER, Schwartz JH, Jessell TM (Hrsg) Principles of neural science. 4th ed. McGraw-Hill, New York, S 982–997
44. Jennett B (1996) Epidemiology of head injury. J Neurol Neurosurg Psychiatry 60:362–369
45. Kanowski S, Coper H (1982) Das hirnorganische Psychosyndrom als Ziel pharmakologischer Beeinflussung. In: Bente D, Coper H, Kanowski S (Hrsg) Hirnorganische Psychosyndrome im Alter. Springer, Berlin, S 3–21
46. Klosterkötter J (2000) Organische und funktionelle psychische Störungen: Konzepte und Entwicklungen. In: Förstl H (Hrsg) Klinische Neuro-Psychiatrie. Thieme, Stuttgart, S 1–22
47. Krauss B (1989) Epidemiologie. In: Kisker KP, Lauter H, Meyer J-E, Müller C, Strömgren E (Hrsg) Psychiatrie der Gegenwart 6, 3. Aufl. Alterspsychiatrie. Springer, Heidelberg, S 59–84
48. Kupfermann I, Kandel ER, Iversen S (2000) Motivational and addictive states. In: Kandel ER, Schwartz JH, Jessell TM (Hrsg) Principles of neural science. 4th edn. McGraw-Hill, New York, S 998–1013
49. Lauter H (1988) Die organischen Psychosyndrome. In: Kisker KP, Lauter H, Meyer J-E, Müller C, Strömgren E (Hrsg.) Psychiatrie der Gegenwart 6, 3. Aufl. Organische Psychosen, Springer, Heidelberg, S 3–56
50. Lipowski ZJ (1987) Delirium (acute confusional state). JAMA 258:1789–1792
51. Liptzin B, Levkoff SE, Cleary PD, Pilgrim DM, Reilly CH, Albert M, Wetle TT (1991) An empirical study of diagnostic criteria for delirium. Am J Psychiatry 148:454–457
52. Liptzin B, Levkoff SE (1992) An empirical study of delirium subtypes. Br J Psychiatry 161:843–845
53. Mach JR Jr, Dyksen MW, Kuskowski M, Richelson E, Holden L, Jilk KM (1995) Serum anticholinergic activity in hospitalized older persons with delirium: preliminary study. J Am Geriatr Soc 43:491–495
54. Markowitsch HJ (1997) Neuropsychologie des Gedächtnisses. In: Förstl H (Hrsg) Lehrbuch der Gerontopsychiatrie. Enke, Stuttgart, S 71–83
55. O'Keeffe ST, Lavan JN (1999) Clinical significance of delirium subtypes in older people. Age Ageing 28:115–119
56. Poeck K (1989) Das sogenannte psychoorganische Syndrom und die verschiedenen Formen der Demenz aus neurologischer Sicht. In: Poeck K (Hrsg) Klinische Neuropsychologie. Thieme, Stuttgart, S 330–340
57. Poeck K (1991) Neuropsychological assessment of demented patients. In: Hartmann A, Kuschinsky W, Hoyer S (Hrsg) Cerebral ischemia and dementia. Springer, Berlin, S 219–224
58. Robinson RG, Travella JI (1996) Neuropsychiatry of mood disorders. In: Fogel BS, Schiffer RB, Rao SM (Hrsg) Neuropsychiatry. Williams & Wilkins, Baltimore, S 287–305
59. Roth G (1981) Biological systems theory and the problem of reductionism. In: Roth G, Schwelger H (Hrsg) Self-organizing systems. Campus, Frankfurt, S 106–120
60. Saß H, Wittchen H-U, Zaudig M (Hrsg) (2000) Diagnostisches und Statistisches Manual Psychischer Störung DSM-IV, 3. Aufl., Hogrefe, Göttingen
61. Saver JL, Salloway SP, Devinsky O, Bear DM (1996) Neuropsychiatry of aggression. In: Fogel BS, Schiffer RB, Rao SM (Hrsg) Neuropsychiatry. Williams & Wilkins, Baltimore, S 523–548

62. Schneider K (1948) Der Aufbau der körperlich begründbaren Psychosen. In: Schneider K: Beiträge zur Psychiatrie. Thieme, Stuttgart, S 38–45
63. Soares JC, Mann JJ (1997) The anatomy of mood disorders – review of structural neuroimaging studies. Biol Psychiatry 41:86–106
64. Starkstein SE, Robinson RG (1989) Affective disorders and cerebral vascular disease. Br J Psychiatry 154:170–182
65. Steinkamp G, Tropberger F, Werner B (1993) Heimliche Gerontopsychiatrie. Z Gerontol 26:494–500
66. Taylor MA, Sierles FS, Abrams R (1987) The neuropsychiatric evaluation. In: Hales RE, Yudofsky SC (Hrsg) Textbook of Neuropsychiatry. American Psychiatric Press, Washington, S 3–16
67. Tranel D (1992) Functional neuroanatomy: neuropsychological correlates of cortical and subcortical damage. In: Yudofsky SC, Hales RE (Hrsg) Textbook of neuropsychiatry. 2nd edn. American Psychiatric Press, Washington, S 57–88
68. Ulrich G (1992) Ist global gleich multifokal? Das Ganze und seine Teile in Psychiatrie und Neurologie. Nervenarzt 63:14–20
69. Van Praag HM, Korf J, Lakke JPWF, Schut T (1975) Dopamine metabolism in depression, psychoses and Parkinson's disease: the problem of the specificity of biological variables in behaviour disorders. Psychol Med 5:138–146
70. Wester P, Eriksson S, Forsell A, Puu G, Adolfsson R (1988) Monoamine metabolite concentrations and cholinesterase activities in cerebrospinal fluid of progressive dementia patients: relations to clinical parameters. Acta Neurol Scand 77:12–21
71. Wetterling T (1992) Neurotransmitter-Veränderungen bei der Demenz vom Alzheimer Typ. Nervenheilkunde 11:239–245
72. Wetterling T (1994) Differentialdiagnose dementieller Abbauprozesse. Thieme, Stuttgart
73. Wetterling T (1994) Delir – Stand der Forschung. Fortschr Neurol Psychiatr 62:280–289
74. Wetterling T (1997) Delir bei älteren Patienten. In: Förstl H (Hrsg) Lehrbuch der Gerontopsychiatrie. Enke, Stuttgart, S 356–365
75. Wetterling T, Kanitz R-D, Borgis K-J (1993) Clinical evaluation of the ICD-10 criteria for vascular dementia. Eur Arch Psychiatry Clin Neurosci 243:30–39
76. Wetterling T, Kanitz R-D, Borgis K-J (1996) Comparison of different diagnostic criteria for vascular dementia (ADDTC, DSM-IV, ICD-10, NINDS-AIREN). Stroke 27:30–36
77. Wieck HH (1971) Neuropsychiatrie der Komazustände. Fortschr Med 89:945–948
78. Wimo A, Karlsson G, Winblad B (2000) Health economic aspects of dementia. In: O'Brien J, Ames D, Burns A (Hrsg) Dementia. 2nd edn. Arnold, London, S 207–216
79. World Health Organization (1980) The International Classification of Impairments, Disabilities and Handicaps. Genf
80. World Health Organization (1992) The ICD-10. International Mental, Behavioural and Developmental Disorders. Clinical Descriptions and Diagnostic Guidelines. Genf
81. World Health Organization (1993) The ICD-10. International Mental, behavioural and Developmental Disorders. Research criteria. Genf

KAPITEL 2 # Pathophysiologische Grundlagen

Inhaltsübersicht

2.1 Verschiedene Schädigungsmechanismen 19
2.1.1 Traumatische Hirnschädigungen 19
2.1.2 Zerebrovaskuläre Läsionen 19
2.1.3 Infektiös bedingte ZNS-Veränderungen 19
2.1.4 Immunologisch bedingte ZNS-Veränderungen 20
2.1.5 Raumfordernde Prozesse (z. B. Hirntumoren) 20
2.1.6 Andere Schädigungsmechanismen 21

2.2 Faktoren, die die Pathogenese von organischen psychischen Störungen beeinflussen können 21
2.2.1 Volumen des zerstörten bzw. geschädigten Hirngewebes 21
2.2.2 Lokalisation der Hirnschädigung 21
2.2.3 Art der Hirnschädigung 23
2.2.4 Zeitfaktoren 25
2.2.5 Konstitutionelle und Persönlichkeitsfaktoren 26

2.3 Modelle zur Erklärung der Pathogenese von organischen psychischen Störungen 28
2.3.1 Generalisierte Hirnfunktionsstörung 29
2.3.2 Defizitmodell 30
2.3.3 Leitungsstörungen 31
2.3.4 Enthemmungsphänomene 31
2.3.5 Störungen der Erregungsausbreitung 31
2.3.6 Störungen der (sensorischen) Wahrnehmung 33

2.4 Genetisch determinierte Erkrankungen 33

2.5 Biochemische und histomorphologische Veränderungen 33
2.5.1 Veränderungen des intrazellulären Metabolismus 34
2.5.2 Schrankenstörungen 38
2.5.3 Neurotransmitterveränderungen 41
2.5.4 Veränderungen der Neuronen 50
2.5.5 Veränderungen der Gliazellen 53
2.5.6 Veränderungen der zerebralen Gefäße 54
2.5.7 Extrazelluläre Ablagerungen 55

2 Pathophysiologische Grundlagen

2.6 Möglichkeiten der Regeneration	55
2.7 Psychologische Faktoren	56
2.8 Literatur	57

In diesem Kapitel werden die pathophysiologischen Grundlagen der den organischen Psychosyndromen zu Grunde liegenden Erkrankungen, Schädigungen oder Funktionsstörungen dargestellt. Dabei wird besonders auf die neuropathologischen und die biochemischen Veränderungen eingegangen. Der genaue Zusammenhang zwischen der neuropathologisch nachweisbaren Schädigung und der Ausbildung einer organisch bedingten psy-

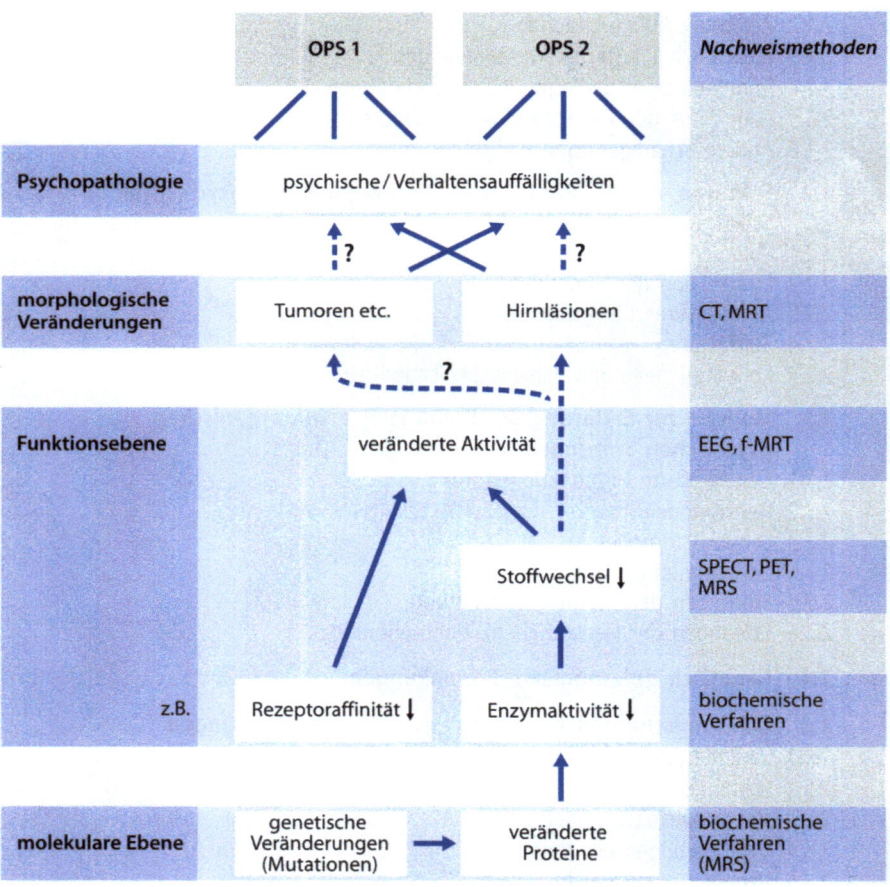

Abb. 2.1. Verschiedene Ebenen, auf denen Veränderungen zu einer organischen psychischen Störung führen können, mit den entsprechenden Nachweismethoden. Die Zusammenhänge sind vielfach noch nicht hinreichend geklärt

chischen Störung (OPS) ist häufig noch unklar, da die Schädigungen auf sehr verschiedenen Ebenen erfolgen bzw. erkennbar werden (Abb. 2.1). Ähnliches gilt für die biochemischen Veränderungen.

2.1 Verschiedene Schädigungsmechanismen

2.1.1 Traumatische Hirnschädigungen

Das Gehirn ist durch die Schädelkalotte und durch seine Einbettung in Flüssigkeit (Liquor) relativ gut gegen Verletzungen geschützt. Kommt es aber zu einer stärkeren Gewalteinwirkung auf den Kopf, so wird meist auch das Gehirn geschädigt (→ Schädel-Hirn-Traumen, SHT) (Kap. 5.4). Durch ein SHT kann es zu einer Reihe von Schädigungen des Hirngewebes kommen (→ Tabelle 5.4.1), z. B. zur Zerstörung von Hirngewebe oder zur Kompression des Gehirns (z. B. bei epi- oder subduralen Blutungen).

Subdurale und epidurale Hämatome können ebenso wie intrazerebrale Blutungen eine deutliche intrakranielle Drucksteigerung verursachen, die zu einem Circulus vitiosus führen kann: erhöhter intrakranieller Druck → Verringerung der Hirndurchblutung → Hirnödem → weiter erhöhter intrakranieller Druck. Außerdem kann ein SHT eine metabolisch bedingte Schädigung von Hirngewebe hervorrufen (vasogenes Ödem) (Kap. 2.5.2).

Nach einer Hirnschädigung in Folge eines Schädel-Hirn-Traumas kommt es neben Koagulationsnekrosen (flüssigkeitsgefüllten Zysten) zu einer Narbenbildung (Gliose) (Kap. 2.5.5), aber auch zu Regenerationsvorgängen (Axonsprossung) (Kap. 2.6).

2.1.2 Zerebrovaskuläre Läsionen

Zahlreiche Veränderungen der extra- und der intrakranialen Gefäße sowie Erkrankungen des Herzens können zu einer vaskulär bedingten Schädigung des ZNS führen (→ Tabelle 5.2.2), z. B. die Zerstörung von Hirngewebe (mechanisch: z. B. Blutung; metabolisch: z. B. Infarkt), Kompression (z. B. subdurales Hämatom) oder die Ausbildung eines lokalen Ödems (Kap. 2.5.2) nach Infarkt oder Blutung.

In der Folge kann es auch zu einem lokalen Fortschreiten auf Grund einer Apoptose kommen [121]. Die Regenerationsvorgänge nach einer vaskulären Schädigung gleichen denen bei einer traumatischen Schädigung (Kap. 2.6).

2.1.3 Infektiös bedingte ZNS-Veränderungen

Entzündliche Veränderungen können alle Strukturen des Gehirns betreffen. Nicht immer ist eine Differenzierung – wie sie in der Tabelle 5.3.1 vorgenommen wurde – möglich, da in schweren Fällen, z. B. einer Meningitis, sowohl die Hirnhäute selbst als auch das angrenzende Hirngewebe entzündet sind (Meningoenzephalitis). Obwohl unterschiedliche Erreger eine Enzephalitis oder Meningitis verursachen können, fehlen meist spezifische Zeichen, die auf einen bestimmten Erreger hinweisen. Nur wenige der entzündlichen ZNS-Erkrankungen zeigen einen weitgehend lokalen Befall, z. B. Temporallappen bei Herpes-simplex-Enzephalitis (→ Kap. 5.3.5).

Die den ZNS-Entzündungen zu Grunde liegenden Pathomechanismen sind recht komplex und insbesondere bei den Enzephalitiden noch nicht vollständig geklärt (s. [7, 15, 123]). Durch entzündlich bedingte Hirnschädigungen (bes. Enzephalitiden) kommt es oft zu einer Störung der Blut-Hirn-Schranke (→ vasogenes Ödem) (Kap. 2.5.2). Bei einer Enzephalitis wird häufig Hirngewebe irreversibel zerstört. Dabei könnte auch eine Apoptose, d. h. ein vorprogrammierter Zelluntergang, eine Rolle spielen [67]. Zu Kompressionserscheinungen kann es durch das Begleitödem bei Enzephalitiden, bei Abszessen und bei Granulomen sowie einen durch meningitische Verklebungen bedingten Hydrozephalus aresporptivus (→ Kap. 5.5.2) kommen.

2.1.4 Immunologisch bedingte ZNS-Veränderungen

Bei einer Reihe von bisher ätiopathologisch noch nicht genau geklärten Erkrankungen werden autoimmunologische Vorgänge als Ursache diskutiert. Immunologische Veränderungen können zu einer Störung der Blut-Hirn-Schranke (Kap. 2.5.2), zu einem Befall der Gliazellen (→ Demyelinisierung) (Kap. 2.5.5) und Plaquebildung (z. B. multiple Sklerose) (Kap. 2.5.7) und Gefäßveränderungen (Immunvaskulitis z. B. beim Lupus erythematodes) führen. Zu komplexen Immunreaktionen unter der Beteiligung von Zytokinen etc. (Kap. 2.5.3) kommt es aber auch bei degenerativen Erkrankungen wie der Alzheimer-Erkrankung [3] sowie bei ischämischen Infarkten [160]. In den komplexen Kaskaden immunologischer Reaktionen kommt den Gliazellen (Kap. 2.5.5) eine wichtige Rolle zu [16, 161].

2.1.5 Raumfordernde Prozesse (z. B. Hirntumoren)

Hirntumoren können auf 3 Arten Hirngewebe schädigen: einmal durch infiltrierendes Wachstum (z. B. Gliome), zum anderen durch Kompression bzw. Verdrängung (z. B. Meningeome) und durch Verlegung der Liquorabflusswege (z. B. Ependymome). Häufig sind Hirntumoren (bes. Meningeome und höhergradige Gliome) von einem lokalen Ödem umgeben (Kap. 2.5.2). Beim Hydrozephalus (→ Kap. 5.4.2) kommt es durch Verlegung der Liquorabflusswege oder durch eine inadäquate Liquorproduktion zu Hirndruck, und in geringem Maße kann auch Liquor in das die Ventrikel umgebende Hirngewebe eindringen und dieses schädigen.

2.1.6 Andere Schädigungsmechanismen

Bei einigen Erkrankungen ist eine Auslösung durch kleine Eiweißpartikel („prions" [176]) wahrscheinlich. Der Mechanismus, über den „Prionen" zu einer ZNS-Erkrankung führen können, ist sehr komplex [2]. Prionen sind kleine übertragbare Proteine, die gegen alle „Desinfektionsmaßnahmen" weitestgehend resistent sind. Zu einer Erkrankung kommt es (zumindest bei der familiären Form), wenn der Betroffene eine genetische Mutation aufweist. Voraussetzung für eine Erkrankung sind also ein infektiöses Agens (Prion) und eine genetische Mutation.

2.2 Faktoren, die die Pathogenese von organischen psychischen Störungen beeinflussen können

Für die Pathogenese von OPS ist zunächst die Frage von Wichtigkeit, ob die zu Grunde liegenden Veränderungen qualitativer oder quantitativer Art sind. Wichtige Faktoren, die die Ausbildung einer OPS beeinflussen können, werden nachfolgend dargestellt.

2.2.1 Volumen des zerstörten bzw. geschädigten Hirngewebes

Bisher ist nicht hinreichend geklärt, ob die Ausbildung einer OPS abhängig ist von dem Volumen des Hirngewebes, das geschädigt bzw. zerstört wurde, z. B. durch ein Schädel-Hirn-Trauma [65], durch Infarkte bei einer vaskulären Demenz oder durch entzündliche Läsionen bei multipler Sklerose (Schwellenwerttheorie) (→ Kap. 4.3 und 5.2.10). Entscheidender als das reine Volumen der Läsion sind für den Funktionsausfall wahrscheinlich die Art der zerstörten Zellen (Neuronen, Glia etc.) und die Art der Schädigung (z. B. Abnahme der Synapsenzahl oder des axonalen Transports, Demyelinisierung) (Kap. 2.5.4 bis 2.5.5).

Auch bei generalisierten Prozessen wie z. B. der Demenz vom Alzheimer-Typ wird diskutiert, ob es einen Schwellenwert gibt, ab dem eine Demenz auftritt (z. B. ab welcher Zahl von senilen Plaques und Neurofibrillenknäuelen bzw. ab welchem Anteil geschädigter Neuronen (→ Kap. 5.1). So müssen z. B. etwa 80% der dopaminergen Neurone in der Substantia nigra zerstört sein, bevor eine Parkinson-Symptomatik (Hypokinese, Rigor und Tremor) auftritt [17].

2.2.2 Lokalisation der Hirnschädigung

In der älteren Literatur wurde versucht, anhand der vermuteten bzw. nachgewiesenen lokalen Hirnschädigung, „hirnlokale" Psychosyndrome zu differenzieren [20], besonders bei der Demenz (→ Kap. 4.3.9). Bei den OPS besteht die zu Grunde liegende Störung aber meist in einer Störung komplex verschalteter Hirnareale (s. [27, 92, 96, 97, 120, 124, 157]). Dennoch kann eine streng lokalisierte Schädigung zu erheblichen Funktionsstörungen und damit auch zu einer OPS führen, wenn eine wichtige Schaltstelle in einer dieser komplexen Verschaltungen betroffen ist (z.B. bei Basalganglienläsionen). Eine einer OPS zu Grunde liegende Schädigung kann streng lokalisiert (z.B. Hirntumor, Infarkt etc.), einseitig betont (Lateralisation, dominante – nicht dominante Hemisphäre) oder ein diffuser Prozess (z.B. metabolisch bedingte Störungen) sein.

Bei einer Reihe von Erkrankungen treten die Schädigungen streng lokalisiert auf, so z.B. bei Infarkten, Tumoren, Angiomen etc., aber auch bei degenerativen Erkrankungen wie z.B. Chorea Huntington, Parkinson-Syndrom sind bestimmte Hirnstrukturen (Striatum, Substantia nigra) bevorzugt betroffen (→ Kap. 5.1).

Die neuropsychologischen und psychopathologischen Befunde sind jedoch z.B. bei Hirntumoren weitgehend unabhängig von der Lokalisation. Sie zeigen im Wesentlichen nur eine Hemisphärenspezifität (s. [170]). Zahlreiche Untersuchungen, in neuerer Zeit v.a. mit der funktionellen Kernspintomographie, zeigen eine Spezifität der Hemisphären und bestimmten kortikalen Arealen hinsichtlich bestimmter neuropsychologischer Leistungen (Tabelle 2.1) und psychopathologischer Symptome (s. Zusammenfas-

Tabelle 2.1. Kortikale Repräsentation bestimmter Hirnleistungen (beim Rechtshänder)

	Dominante Hemisphäre	Nichtdominante Hemisphäre
Frontal		erlernte komplexe Bewegungsabläufe (Initiieren, Beenden bzw. Verharren) Abstraktion/Problemlösen/ Urteilsbildung Konzentration, globale Orientierung Kurzzeitgedächtnis
Temporoparietal	Lesen/Schreiben/ Sprachverständnis Zahlenerkennen Kurzzeitgedächtnis	Erkennen von affektiv bedeutsamen Inhalten (visuell/akustisch)
Parietal	Planung von Bewegungen Rechnen Rechts-links-Unterscheidung	konstruktive Fähigkeiten Wiedererkennen von Gesichtern
Okzipital		visuelles Erkennen/ visuelles Gedächtnis
Limbisches System (Hippocampus)		Kurzzeitgedächtnis affektives Verhalten

sung bei [31, 134, 163, 167]). Dagegen ist die Zuordnung von bestimmten Funktionen bei den subkortikalen Strukturen (weiße Substanz) sehr schwierig, da es sich hierbei vorwiegend um Nervenbahnen handelt. Bei Schädigungen der weißen Substanz kommt es in Folge einer Störung der Nervenleitung zu einer „Verlangsamung" von Hirnfunktionen („disconnection-syndrome", s. u.).

Bei den OPS, die nicht auf strukturellen Hirnläsionen beruhen, wie z. B. bei metabolischen Störungen oder Veränderungen der Neurotransmitterkonzentrationen, ist von einer diffusen, d. h. bilateralen Schädigung auszugehen, obwohl es auch bei diesen Störungen häufig bestimmte Zelltypen gibt, die besonders stark betroffen sind (z. B. nach Hypoxien das Pallidum und der Hippocampus). Ein Grund hierfür ist wahrscheinlich die sehr gute Vaskularisierung und hohe Stoffwechselrate in den Basalganglien. Eine Lateralisierung ist denkbar, wenn eine einseitige Vorschädigung besteht.

Die neuropsychologisch feststellbaren Auffälligkeiten bei Hirntumoren und Infarkten können sich bei gleicher Lokalisation unterscheiden [5]. Offensichtlich kann die Art der Schädigung einen Einfluss auf die Ausprägung der OPS haben.

2.2.3 Art der Hirnschädigung

Das Gehirn zeichnet sich gegenüber anderen Organen durch eine Reihe von Besonderheiten aus, aus denen auch spezielle Schädigungsmöglichkeiten resultieren:

Das Gehirn ist durch die Schädelkalotte fast allseits fest umschlossen.
Schädigungsmöglichkeit: Durch Zunahme des Gehirnvolumens, z. B. durch ein Ödem, durch Zunahme der Ventrikelflüssigkeit bei einer Liquorresorptionsstörung oder bei Hirntumoren und intrakranialen Blutungen kommt es zur Drucksteigerung (Kap. 2.1, Kap. 2.5.2) und damit zur Funktionsstörung.

Das Gehirn ist durch die von den Gefäßepithelzellen gebildete Blut-Hirn-Schranke weitestgehend vor den im Blut transportierten Stoffen geschützt. Für vom Gehirn benötigte Substanzen wie z. B. Glukose bestehen spezifische Aufnahmemechanismen (Carrier). Gase wie z. B. Sauerstoff und Kohlendioxid können frei diffundieren. Sehr lipophile Stoffe können auch ohne Carrier ins Gehirn gelangen.

Schädigungsmöglichkeit: Störung der Blut-Hirn-Schranke mit Eindringen von Substanzen, die für das Gehirn schädlich sind (Kap. 2.5.2).

Da das ZNS über kein Lymphsystem zum Abtransport von Endprodukten des Stoffwechsels verfügt und Mikroglia und Astrozyten nur einige Stoffe abtransportieren können, verbleiben diese zu einem erheblichen Teil im ZNS. Dies führt zur Bildung von Zelleinschlüssen, die Abbauprodukte enthalten (z. B. Lipofuszin, „Lewy-bodies") [89, 188], und wahrscheinlich auch zu extrazellulären Ablagerungen (z. B. senilen Plaques). Die Abbauprodukte kumulieren mit zunehmendem Alter.

Schädigungsmöglichkeit: Schädigung der Neuronen durch Abbauprodukte (möglicherweise Circulus vitiosus). Möglicherweise immunogene Wirkung der Abbauprodukte (→ Immunreaktion Kap. 2.5.4, Kap. 2.5.6). Geschädigte Neurone können degenerieren (Apoptose [121]), sich aber auch teilweise regenerieren (Kap. 2.6).

Die Neuronen bestehen aus einem kleinen Zellkörper mit Zellkern (Perikaryon) und sehr langen Zellfortsätzen, die nur einen geringen Querschnitt haben (Axon).

Schädigungsmöglichkeit: Transportstörung z. B. von Neurotransmittern und Proteinen (Kap. 2.5.3, Kap. 2.5.4).

Die Axone werden durch Oligodendrozyten mehrfach umhüllt. Das so gebildete Myelin besteht im Wesentlichen aus langen Fortsätzen einer Doppelmembran.

Schädigungsmöglichkeit: Demyelinisierung (Kap. 2.5.5).

Nervenzellen beziehen ihre Energie fast ausschließlich aus dem Stoffwechsel von Glukose und Sauerstoff. Im Gegensatz zu anderen Zelltypen besitzen sie kaum Glykogenspeicher und können Fettsäuren nicht zur Gewinnung von Energie heranziehen.

Schädigungsmöglichkeit: Unterbrechung der Sauerstoffzufuhr führt sehr schnell (>5 Minuten) zur Zellschädigung; längere und schwere Hypoglykämien ebenfalls (Kap. 2.5.1).

Die wesentliche Funktion der Neuronen besteht in der Leitung von Erregungspotenzialen. Dies geschieht durch schnelle Ionenverschiebung von extra- nach intrazellulär. Um diese Funktion aufrechtzuerhalten ist es notwendig, dass die Ionenkonzentrationen intrazellulär in engen Grenzen konstant gehalten werden.

Schädigungsmöglichkeit: Störung des Ionengleichgewichts extrazellulär (z. B. Azidose) und/oder Störung der Ionenpermeabilität der Neuronen (Kap. 2.5.2).

Zur Weitergabe der elektrischen Reize an das nächste Neuron dienen spezielle, in den Neuronen synthetisierte Botenstoffe (Neurotransmitter) [150].

Schädigungsmöglichkeit: Störung der Neurotransmittersynthese, -ausschüttung etc. (Kap. 2.5.3).

Die Schädigungen des ZNS können in einigen Fällen anhand der betroffenen Zelltypen unterschieden werden:

Neuronale Schädigungen können z. B. durch pathologische Einlagerungen (Neurofibrillenknäuel), Störung axoplasmatischer Transportvorgänge etc. (s. u.) und degenerative Vorgänge (Wallerian-Degeneration) bedingt sein.

Gliöse Schädigungen können z. B. in einer Demyelinisierung, einer Gliose, einem gliären Ödem oder einem von gliären Zellen ausgehenden Tumor bestehen.

Schädigungen der Gefäße können bedingt sein durch *Einlagerungen in die Gefäßwände* (z. B. Atherosklerose, Amyloid- oder Kalkeinlagerung),

entzündliche Veränderungen (z. B. Immunvaskulitis) oder durch Fehlbildungen (Angiome etc.).
Auch *Schädigungen anderer Zelltypen* sind möglich, so u.a. des Stützgewebes (z. B. Meningeom) und embryonaler Zellen (z. B. Kraniopharyngeom).

Häufig betreffen die Schädigungen aber nicht nur einen Zelltypus, sondern mehrere, so z. B. bei ischämischen Infarkten oder bei der Alzheimer-Erkrankung (neuronale Schädigung und mikrogliäre Veränderungen). Entscheidend ist v. a. der Schädigungsmechanismus:

■ **Zerstörung von Hirngewebe.** Die Schädigung und Zerstörung von Hirngewebe kann auf vielfältige Weise erfolgen: mechanisch (z. B. Schädel-Hirn-Trauma, Blutung), ischämisch (z. B. Infarkt) oder entzündlich (z. B. Herpes-simplex-Enzephalitis) (→ meist alle Zelltypen geschädigt, häufig reaktive Gliose).
Aber in der Regel kommen auch komplexe Kaskaden von intrazellulären Reaktionen in Gang, die zur Nekrose oder schrittweise zum programmierten Zelltod (Apoptose) führen [121], sodass es nach einer einmaligen Schädigung (z. B. SHT oder Schlaganfall) zu einer über einen kurzen Zeitraum fortschreitenden ZNS-Schädigung kommen kann.

■ **Beeinträchtigung des Zellstoffwechsels.** Je nach Art der Hirnschädigung bzw. Hirnfunktionsstörung sind bestimmte oder alle Zelltypen betroffen, z. B. beim zytotoxischen Hirnödem v. a. Gliazellen und Astrozyten.

■ **Degenerativer Abbau.** Häufig sind bestimmte Zelltypen bevorzugt, z. B. Chorea Huntington, Parkinson-Syndrom etc., mitunter begleitet von einer Mikrogliareaktion. Auch nach traumatischen Hirnschädigungen kann ein degenerativer Abbau auftreten (Apoptose, s. o.). Bisher liegen kaum Untersuchungen vor, die eine Korrelation zwischen dem Typ der geschädigten Zellen und der Psychopathologie aufzuzeigen versuchen.

2.2.4 Zeitfaktoren

■ **Geschwindigkeit, mit der die ZNS-Schädigung eintritt.** Die Geschwindigkeit, mit der eine dem OPS zu Grunde liegende Schädigung eintritt, ist als wesentlicher Faktor für die Ausbildung einer OPS anzusehen, denn je kürzer die Zeit ist, in der das Gehirn sich an die Störung adaptieren bzw. diese kompensieren kann, desto ausgeprägter die OPS (Extrembeispiele: SHT – keine Kompensation möglich → schwere akute OPS, z. B. Koma, oder langsame Obliteration einer A. carotis interna – Zeit zur Bildung von Kollateralen, daher häufig kein OPS) (Abb. 2.2).

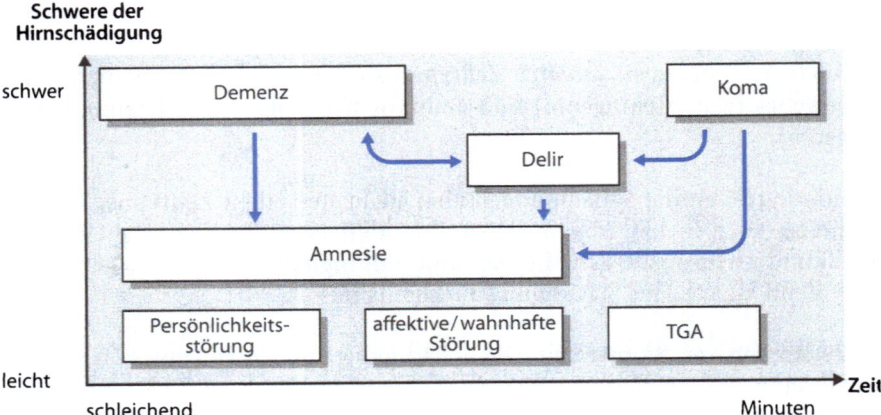

Abb. 2.2. Unterschiedliche Entwicklungsgeschwindigkeit von organischen psychischen Störungen unter Berücksichtigung der Ausprägung der Hirnschädigung

■ **Dauer der Schädigung bzw. Funktionsstörung.** Neben der Geschwindigkeit, mit der eine Schädigung eintritt, ist auch die Dauer der Schädigung bzw. Funktionsstörung des ZNS von Bedeutung. Wenn eine Funktionsstörung (z. B. Hypoglykämie) sich schnell (in Minuten) zurückbildet, bleiben die substantiellen Hirnschäden gering und damit tritt nur eine kurze psychische Störung auf, die meist voll reversibel ist. Ein Beispiel für das andere Extrem ist eine chronische Vergiftung (z. B. organische Lösungsmittel), die erst nach einer langen Exposition zu einer sich meist schleichend entwickelnden OPS führt, die häufig nur noch teilreversibel ist.

2.2.5 Konstitutionelle und Persönlichkeitsfaktoren

Eine Grenze (Schwellenwert), ab wann eine OPS auftritt, ist nicht genau zu bestimmen, da verschiedene konstitutionelle und Persönlichkeitsfaktoren berücksichtigt werden müssen, wie z. B. intellektuelles Ausgangsniveau, andere gleichzeitig bestehende Erkrankungen (potenzielle zerebrale Schädigungsfaktoren – Multimorbidität), Alter.

Die Zusammenhänge sind meist sehr komplex und nicht genau zu erfassen. So kann das intellektuelle Ausgangsniveau häufig nur anhand der Ausbildung abgeschätzt werden. Ein mögliches biologisches Korrelat ist die Anzahl der Synapsen. Die Reaktion des Patienten auf seine Erkrankung, in diesem Fall auf eine OPS, ist individuell sehr unterschiedlich und hängt von einer Reihe von Faktoren ab (Abb. 2.3), nämlich von der Primärpersönlichkeit (biographische Faktoren), früher durchgemachten schweren Erkrankungen oder psychischen Belastungen und dabei entwickelten Bewältigungsstrategien (Coping), sozialer Unterstützung (durch Familie etc.)

sowie von der Plastizität des Gehirns (Kleinkinder ≫ Kinder ≫ Erwachsene ≫ Alte).

Das klinische Bild ergibt sich aus der eingetretenen Schädigung *und* der vom Patienten auf die Schädigung hin entwickelten Reaktion (Bewältigungsstrategie). Hierbei kommen viele durch die Primärpersönlichkeit des Patienten bedingte Faktoren (v. a. Entwicklungsgeschichte) zum Tragen. Die Möglichkeiten zur Bewältigung der Hirnschädigung können sich im zeitlichen Verlauf ändern. Unmittelbar nach einer akuten Schädigung (u. U. auch nach der Eröffnung der Diagnose) kommt es zu folgenden Verarbeitungsstadien (s. [22]):
1. Phase der Betäubung (Überwältigung durch den Schmerz),
2. Phase der Verzweiflung und Desorganisation (Auseinandersetzung mit der Krankheit → Krankheitseinsicht, aber auch Erkenntnis der Hilfsbedürftigkeit),
3. Phase der Reorganisation (Versuch der Bewältigung).

Bei chronischen OPS gibt es, wie einige Untersuchungen zeigen (s. z. B. [39]), – zumindest bei nicht schwer kognitiv oder intellektuell Geschädigten – typische Bewältigungsstrategien:
Vermeidungsverhalten,
Gewöhnung und/oder Anpassung an die Erkrankung (Akzeptieren der Störung):
– Beschäftigung mit der Erkrankung, Entwickeln einer Krankheitseinsicht,
– Bemühungen die bestehenden Beschwerden durch willensmäßige Anstrengung zu kompensieren,
– Versuch bestimmte Verhaltensweisen zu trainieren,
– Selbstbehandlung mit Alkohol, Medikamenten und sog. Außenseitermethoden,
Chronifizierung,
erlernte Hilflosigkeit [153].

Auch die Angehörigen durchlaufen oft ähnliche Phasen der Bewältigung [117] (→ Kap. 7.4).

Vielfach gehen die Patienten, Angehörigen und Ärzte davon aus, dass geschädigtes Hirngewebe sich im Gegensatz zu anderen Organen nicht mehr regenerieren kann, da Nervenzellen sich nicht teilen können. Diese pessimistische Einstellung (Defizitmodell) ist aber durch neuere Forschungsergebnisse zumindest zum Teil widerlegt, denn das Gehirn ist nach Schädigungen durchaus in der Lage, einige Funktionen wieder zu entwickeln (→ Kap. 2.6).

Zusammenfassend kann etwas vereinfachend gesagt werden: dass das Volumen und die Lokalisation des zerstörten oder geschädigten Hirngewebes dafür entscheidend sind, ob die Schädigung überhaupt ausreicht, um eine OPS hervorzurufen. Von der Lokalisation der Schädigung und der Schnelligkeit, mit der die Schädigung eintritt, hängt weitgehend die Form

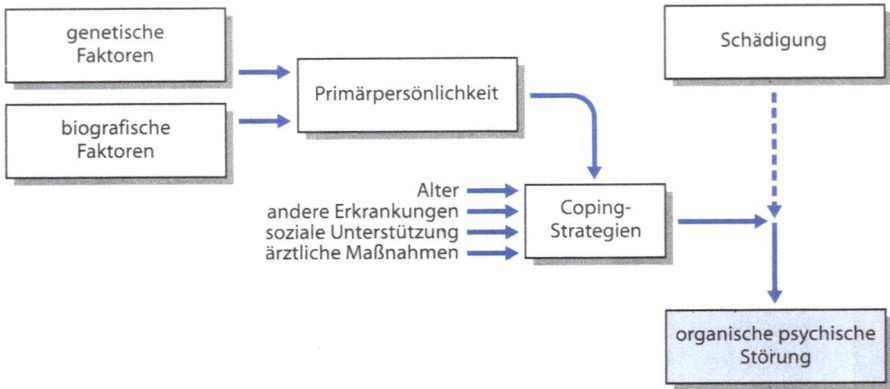

Abb. 2.3. Faktoren, die die Ausprägung einer organischen psychischen Störung bei einer Hirnschädigung beeinflussen können

der OPS ab. Je schneller diese Änderung stattfindet, um so unspezifischer die OPS. Der Schweregrad der OPS und die Prognose sind v. a. abhängig von der Konstitution des Betreffenden (andere gleichzeitig bestehende Erkrankungen/Multimorbidität und Alter) und Bewältigungsstrategien (Coping). Die klinisch zu diagnostizierende OPS ist immer das Ergebnis der vielen genannten Faktoren (Abb. 2.3).

2.3 Modelle zur Erklärung der Pathogenese von organischen psychischen Störungen

Es ist grundsätzlich sehr schwierig von molekularen Veränderungen auf die auf einer komplexen Verschaltung und Zusammenarbeit vieler Neurone beruhenden Hirnleistungen zu schließen (s. z. B. [98]). In diesem Buch wird zur Erklärung der OPS ein (hypothetisches) Modulmodell zu Grunde gelegt, ausgehend von der Grundannahme, dass die Hirnleistungen auf dem komplexen Zusammenspiel bestimmter Teilfunktionen (Modulen) beruhen
(in Klammern: Hauptlokalisation; *einige Funktionen setzen ein geordnetes Zusammenwirken vieler Hirnareale voraus):
Steuerung der vegetativen Funktionen (Hypothalamus und Hirnstamm) [110];
Aktivierung und chronobiologische Regulierung (aufsteigendes retikuläres Aktivierungssystem (ARAS) (N. supraopticus, Corpus pineale);
rezeptive Funktionen: z. B. Sprachverständnis, optische Wahrnehmung (kortikale Hirnareale, z. B. Wernicke-Areal, visueller Kortex) (s. [134, 163, 167]);

2.3 Modelle zur Erklärung der Pathogenese von organischen psychischen Störungen

expressive Funktionen: Sprache, Motorik einschließlich Gestik und Mimik (linkes Frontalhirn, Broca-Areal, Gyrus praecentralis, Basalganglien u.a.) (s. [134, 163, 167]);
Informationsverarbeitung* (sehr komplexes Zusammenspiel vieler Hirnareale; wichtig sind dabei insbesondere die Leitungsbahnen in der weißen Substanz, limbisches System, Thalamus, Corpus callosum zum raschen Informationsaustausch);
Informationsspeicherung* (limbisches System, Frontal- und Temporalhirn) (→ Kap. 4.1.5);
Informationsbewertung* (limbisches System, Frontalhirn) [92, 97].
Einzelne Hirnleistungen können bei verschiedenen Schädigungen unterschiedlich beeinträchtigt sein (→ Kap. 4). Bei den OPS liegen vorwiegend Störungen der Informationsverarbeitung, -speicherung und -bewertung vor. Oft sind mehrere Module betroffen. Wahrscheinlich spielt auch das ARAS eine wichtige Rolle.

Im Folgenden werden einige Erklärungsmodelle zu der Frage, wie Schädigungen des zentralen Nervensystems (ZNS) zu OPS führen können, beschrieben.

2.3.1 Generalisierte Hirnfunktionsstörung

Eine generalisierte metabolische Störung liegt bei vielen schweren internistischen Erkrankungen, aber auch beim Hirnödem (Kap. 2.5.2) vor. Dabei kommt es zu einer Funktionsstörung vieler Zellsysteme im ZNS und in der Folge zu einer globalen Störung mit Beeinträchtigung aller wesentlichen Hirnfunktionen, einem Delir (→ Tabelle 4.1). In schweren Fällen schreitet die Funktionseinschränkung fort und es kommt zu einem Koma, in besonders schweren Fällen zum Hirntod. Eine metabolische Störung liegt vor bei Elektrolytstörung einschließlich Exsikkose, Hypoxie oder Störungen des Säure-Basen-Gleichgewichts, Hypo- oder Hyperglykämie und bei Intoxikationen mit Alkohol und auch mit Drogen und Medikamenten, wobei Medikamente in niedrigeren Dosen nur auf einige spezifische Neurotransmittersysteme wirken können und daher spezifische Wirkungen wie z.B. Halluzinationen hervorrufen können [81]. Inwieweit sog. „endogene Neurotoxine", d.h. im Körper (in pathologischen Zuständen wie z.B. bei Leberkoma oder Niereninsuffizienz) produzierte Substanzen, zu metabolischen ZNS-Schädigungen führen können, ist noch nicht hinreichend geklärt, da die Annahme der Existenz dieser Substanzen vielfach noch hypothetisch ist. Auch korrelieren die im Blut gemessenen Ammoniakkonzentrationen bei Patienten mit einer hepatischen Enzephalopathie nicht mit den psychischen bzw. kognitiven Störungen (→ Kap. 5.6.4). Von entscheidender Bedeutung ist wahrscheinlich in solchen Fällen der Funktionszustand der Blut-Hirn-Schranke (Kap. 2.5.2).

2.3.2 Defizitmodell

Dieses Modell zur Erklärung von OPS geht von der Einschränkung bestimmter Hirnleistungen aus, wobei ein zunehmender Verlust von Hirnleistungen das klinische Bild zu erklären vermag. Das Defizit kann auf die reduzierte Anzahl der Schaltstellen der Neurotransmission, also der Anzahl funktionsfähiger Synapsen, zurückgeführt werden. Ursache für die Verringerung der Synapsen bzw. Neuronenzahl können sein: degenerative Prozesse (z. B. Alzheimer-Erkrankung [24]), Schädel-Hirn-Traumen mit Hirnsubstanzschädigung, Hirninfarkte, infiltrativ wachsende Hirntumoren.

Als Folge der Verringerung der Synapsen oder ganzer Neuronen können ein Rückgang der Speicherkapazität (Merkfähigkeitsstörung) und der Verlust an gespeichertem Material (Gedächtnisschwund, Wortfindungsstörungen etc.) angesehen werden. Auch erlernte Tätigkeiten und Fähigkeiten können so verloren gehen (z. B. Apraxie, Akalkulie und Aphasie). Es liegt nach dem Modulmodell also primär eine Störung der Informationsspeicherung und sekundär auch der Informationsverarbeitung, da nicht mehr auf das „richtige" Arbeitsmaterial zurückgegriffen werden kann, vor.

Das Defizitmodell kann insbesondere zur Erklärung einer (kortikalen) Demenz dienen. Die Zahl der Synapsen korreliert bei der Demenz vom Alzheimer-Typ mit dem Grad der Demenz [34]. Es kann auch als Erklärung für eine mehr lokalisierte Schädigung, insbesondere ein amnestisches Syndrom (z. B. Korsakoff-Syndrom), herangezogen werden. Auch bei Hirntumoren, die infiltrativ wachsen, ist davon auszugehen, dass sie lokal die Anzahl der funktionsfähigen Neuronen deutlich verringern und es somit zu entsprechenden Hirnleistungsstörungen kommt.

Das „Defizit" kann bei degenerativen Prozessen auch überwiegend bestimmte Nervenzellverbände betreffen, die vorwiegend einen Neurotransmitter synthetisieren, wie z. B. die cholinergen Neuronen bei der Alzheimer-Erkrankung oder die dopaminergen Neuronen beim Parkinson-Syndrom. Auf Grund der komplexen Verschaltung der Neuronen im ZNS degenerieren aber sekundär meist auch andere Neuronentypen. Ein solches Defizit ist bei einer Apathie (→ Kap. 6.3) zu diskutieren, bei der die Schädigung (z. B. Degeneration) vorwiegend cholinerger und dopaminerger Neurone eine fehlende Aktivierung bewirkt.

Durch eine Verminderung der Synapsen kann es auch zu einer sog. Assoziationsstörung kommen. Hiermit ist eine Beeinträchtigung von Fähigkeiten gemeint, die in einem zusammenhängenden kortikalen Areal repräsentiert sind, z. B. Sprachverständnis (Wernicke-Aphasie). Diese Funktionseinschränkung ist als überwiegend neuronale Schädigung anzusehen, da das zugehörige kortikale Areal (graue Rindensubstanz) begrenzt ist und für die Funktion keine langen Bahnen notwendig sind (Kap. 2.2.3). Zu diesen Störungen gehören viele der neuropsychologischen Störungen.

2.3.3 Leitungsstörungen

Für die Funktionsfähigkeit des Gehirns, besonders zur Erbringung von Hirnleistungen (→ Tabelle 1.4), ist meist ein komplexes Zusammenarbeiten mehrerer Hirnareale erforderlich (s. u.).

Daher kommt es bei Störung der Verbindungen zwischen den Hirnarealen (v. a. der Nervenbahnen in der weißen Substanz) zu einer deutlich herabgesetzten Leitungsfähigkeit, die sich vorwiegend in einer Verminderung der zeitabhängigen Hirnleistungen zeigt („disconnection-syndrome") [145]. Nach dem Modulmodell liegt vorwiegend eine Störung der Informationsverarbeitung vor. Ursache ist meist eine Demyelinisierung (Kap. 2.5.5). Eine Leitungsstörung wird als wesentlich angesehen v. a. bei Schädigungen der weißen Hirnsubstanz (→ Leukoaraiose, Kap. 5.2.10) (s. [180]), z. B. für die kognitiven Störungen bei der vaskulären Demenz [37], kognitiven Störungen bei multipler Sklerose und bei anderen demyelinisierenden Erkrankungen, z. B. Neurolues.

2.3.4 Enthemmungsphänomene

Durch die Schädigung (z. B. Degeneration) von hemmenden (vorwiegend GABAergen) Neuronen, die einen erheblichen Teil der Neurone im ZNS ausmachen, kann es zum Nachlassen oder Ausfall von hemmenden Mechanismen im ZNS und in deren Folge zu einer „ungedämpften" Erregung kommen.

Eine Enthemmung tritt meist in Folge der Störung „übergeordneter" Hirnareale vor, v. a. bei Frontalhirnläsionen, aber auch bei Basalganglienläsionen (v. a. motorische Störungen) und Hirnstammläsionen.

Eine Enthemmung kann sich klinisch manifestieren in abrupten Verhaltensänderungen (z. B. Katatonie → Kap. 4.10.3 oder im Delir → Kap. 4.2), aggressivem Verhalten (→ Kap. 6), ständigem Wiederholen von „sinnlosen" Verhaltensweisen (Stereotypien, „wandering"), Nicht-aufhören-Können (z. B. Zwangslachen oder -weinen).

2.3.5 Störungen der Erregungsausbreitung

Die Informationsweiterleitung findet im ZNS über den Weg der elektrischen Erregung von Neuronen statt [103, 104]. Entsprechende Störungen können zu neurophysiologisch nachweisbaren Veränderungen führen. Folgende Störungen sind denkbar:

- **Erniedrigte Reizschwelle.** Eine erniedrigte Reizschwelle könnte z. B. bei einer erhöhten Zahl an Neurotransmitterrezeptoren bzw. bei einer erhöhten Empfindlichkeit von Rezeptoren bestehen. Ein solcher Mechanismus wird für die Entzugssymptome bei langfristigem Alkohol- bzw. Drogenkonsum diskutiert. Durch die ständige Zufuhr eines psychotropen Stoffes stellt sich ein neues Gleichgewicht auf der Rezeptorenebene ein und es kommt beim Entzug zu überschießenden gegenregulatorischen Vorgängen (Reboundphänomen) (→ Kap. 4.2.5).

■ **Mehrfache unterschwellige Reize.** Aus neurophysiologischen Tierexperimenten ist bekannt, dass bei häufiger unterschwelliger elektrischer Reizung (in bestimmten Hirnarealen, z. B. im limbischen System) nach einiger Zeit schon unterschwellige (kleinere als normalerweise notwendige) Reize ausreichen, um einen epileptischen Anfall zu provozieren (Kindling-Phänomen). Auch bei OPS wird eine chronische Reizung durch eine nachgewiesene Hirnschädigung im Sinne eines Kindling-Phänomens diskutiert, insbesondere bei abrupten Stimmungs- oder Verhaltensänderungen, z. B. beim Alkoholentzugsdelir [10](→ Kap. 4.2.6). Bei affektiven Störungen wird ebenfalls ein Kindling-Phänomen angenommen [62].

■ **Erhöhte Reizschwelle.** Auf Grund von metabolischen Vorgängen im ZNS, z. B. bei metabolischen Enzephalopathien oder beim Hirnödem, kommt es zu einer erhöhten Reizschwelle der Neuronen. Als neurophysiologisches Korrelat hierfür ist die stark verlangsamte EEG-Aktivität anzusehen.

■ **Ungedämpfte Erregungsausbreitung** (ein lokaler Reiz breitet sich über große Hirnareale aus). Normalerweise breitet sich eine Erregung über bestimmte Neuronenbahnen aus und führt so zu einem bestimmten Effekt (z. B. einer Bewegung). Die Erregung springt also nicht auf benachbarte Neurone über. Wichtig für die Erregungsausbreitung bzw. -begrenzung ist das Verhältnis der Neurotransmitter Glutamat- bzw. GABA [172]. Bei einer ungedämpften Erregungsausbreitung kommt es zum epileptischen Anfall. Inwieweit die bei Epileptikern zu beobachtenden prä- und postiktalen psychischen Veränderungen auch auf eine ungedämpfte Erregungsausbreitung zurückzuführen sind, ist noch nicht hinreichend geklärt. Oft treten aber gerade psychische Symptome bei normalem EEG auf (forcierte Normalisierung) (s. [139]).

■ **Fortschreitende kortikale elektrische Depression (Leao).** Ob die fortschreitende kortikale Depression der elektrischen Erregbarkeit, die wahrscheinlich durch lokale Elektrolytstörung (v. a. der Kaliumkonzentration) [115] bedingt ist, bei der Pathogenese einer Migräne oder auch der transitorischen globalen Amnesie (→ Kap. 4.1.11) eine Rolle spielt, ist noch nicht hinreichend geklärt.

■ **Verändertes Arousal.** Auch eine „Über-" bzw. „Untererregbarkeit" einzelner Neuronenverbänden erscheint denkbar, z. B. eine erhöhte Aktivierung (Arousal) des ARAS bei einem hyperaktiven Delir bzw. eine verminderte

Aktivierung bei einem hypoaktiven Delir (→ Kap. 4.2.6). Dabei ist zu klären, ob und inwieweit die „Übererregung" auf den Wegfall übergeordneter hemmender Neurone zurückzuführen ist (Kap. 2.3.4).

2.3.6 Störungen der (sensorischen) Wahrnehmung

Einige klinische Beobachtungen (→ Kap. 4.6) deuten darauf hin, dass es bei einer Störung der sensorischen Wahrnehmung zu Fehlwahrnehmungen (Pseudohalluzinationen) in der betreffenden Sinnesmodalität kommen kann (z. B. Charles-Bonnet-Syndrom → Kap. 4.7.11). Es erscheint denkbar, dass bei Einschränkung der kognitiven Fähigkeiten und dem gleichzeitigen Auftreten von sensorischen Fehlwahrnehmungen diese nicht mehr als solche erkannt werden und daher den Charakter von Halluzinationen annehmen können.

2.4 Genetisch determinierte Erkrankungen

Bei einigen, v. a. neurodegenerativen Erkrankungen, die zu einem OPS führen können, ist eine genetische Ursache bekannt bzw. wird diskutiert [75](→ Kap. 5). Meist handelt es sich dabei um Veränderungen (Mutationen) der genetischen Information, die in einer Desoxyribonukleinsäure- (DNA-) Kette gespeichert ist. Veränderungen der Chromosomenzahl (z. B. Down-Syndrom) oder Chromosomenabbrüche führen meist zu schwerwiegenden Schädigungen, die von Geburt an bestehen. Bei Genmutationen kann dagegen die Schädigung erst spät im Leben erkennbar werden (z. B. Chorea Huntington) [69]. Bei vielen Erkrankungen ist aber der zur Genmutation korrespondierende Proteindefekt nicht bekannt bzw. seine pathobiochemische Bedeutung noch nicht klar (z. B. das Huntingtin, s. [32]).

Da Mitochondrien einige eigene Erbanlagen (mtDNA) besitzen, sind auch hier Mutationen möglich. Diese sind Ursache für die verschiedenen Formen der mitochondrialen Enzephalomyopathie [38].

2.5 Biochemische und histomorphologische Veränderungen

Ein anderer Ansatz, der auf psychopharmakologischen Befunden aufbaut, geht davon aus, dass den psychopathologisch fassbaren Symptomen Veränderungen eines Neurotransmittersystems zu Grunde liegen. Anhaltspunkte für eine solche „funktionelle Psychopathologie" sind aber bisher nur bei wenigen Störungen gefunden worden (z. B. Acetylcholinmangel bei der Demenz vom Alzheimer-Typ, aber meist sind mehrere Neurotransmittersysteme gestört [70, 179].

Bei einer Reihe von Erkrankungen, die einem OPS zu Grunde liegen können, sind biochemische oder histomorphologische Veränderungen nachweisbar. Zunächst werden die Funktionsstörungen dargestellt (Kap. 2.5.1 bis 2.5.3).

Die strukturellen Veränderungen, die nicht immer eindeutig von den Funktionsstörungen abgegrenzt werden können, werden entsprechend den betroffenen Zelltypen eingeordnet (Kap. 2.5.4 bis 2.5.7).

2.5.1 Veränderungen des intrazellulären Metabolismus

Nervenzellen beziehen ihre Energie fast ausschließlich aus der Verstoffwechselung von Glukose mit Sauerstoff [119]. Daher kommt Energiestoffwechselstörungen eine wichtige Rolle in den pathobiochemischen Veränderungen bei OPS zu.

In vivo kann mit Hilfe der Positronenemissionstomographie (PET) eine Änderung des Glukosemetabolismus nachgewiesen werden (→ Kap. 3.4.4). Hierzu wird leicht abgewandelte markierte Glukose (2-[^{18}F]-fluoro-2-deoxy-D-Glukose) injiziert. Diese kann im Gehirn nur von der Hexokinase (s. u.) metabolisiert werden. Gemessen wird das Resultat aus der etwa 40 Minuten dauernden Traceraufnahme und Verteilung im Gehirn sowie des ersten metabolischen Schritts im Glukoseabbau. Auch die Sauerstoffaufnahme ins Gehirn kann mit der PET mit Hilfe des Isotops ^{15}O gemessen oder durch Bestimmung der arteriovenösen Differenz berechnet werden [78].

Im Energiestoffwechsel sind die im Folgenden beschriebenen Störungen denkbar.

▓ Hypoglykämie

Bei einer Hypoglykämie (Glukosekonzentration im arteriellen Blut < 40 mg/100 ml) entstehen zentralnervöse Komplikationen. Zuerst kommt es auf Grund eines schnell eintretenden Energiemangels zu einer Destabilisierung der Neuronenmembran [122]. Klinisch führt eine Gegenregulation (vermehrte Adrenalin-, Noradrenalin-, Glukagon-, Wachstumshormon- und Cortisolausschüttung) zu psychomotorischer Unruhe und Angst (→ Kap. 6.2). Dann kommt es zur Bewusstseinstrübung bis zum Koma und zu zerebralen Krampfanfällen, da die Neuronen kaum über Glukosespeicher (z. B. Glykogen) verfügen und somit auf eine ständige Glukosezufuhr angewiesen sind. Schwere und auch wiederholte Hypoglykämie verursacht Zellschädigungen, zunächst im Hippocampus und in den Basalganglien (v. a. Pallidum) und dann generalisiert. Wird das akute Stadium überlebt, bleibt häufig ein amnestisches Syndrom bestehen (→ Kap. 4.1). Bei leichteren und chronifizierten Hypoglykämien kann eine delirante Symptomatik [62] (→ Kap. 4.2), evtl. auch eine Demenz auftreten [46].

Vorkommen: Eine Hypoglykämie kann v. a. bei Diabetikern auftreten, die mit Insulin oder mit Antidiabetika behandelt werden, besonders bei Überdosierung. Auch bei Nichtdiabetikern kann in suizidaler Absicht eine insulininduzierte Hypoglykämie hervorgerufen werden (Hypoglycaemia facititia). Seltener sind ein insulinproduzierender Tumor (Insulinom), ein Addison-Syndrom oder genetisch bedingte Aminosäure- und Zuckerstoffwechselstörungen die Ursache.

Störung der Glukoseaufnahme

Die Glukoseaufnahme in das ZNS wird, wie PET-Studien zeigen, durch eine Reihe von Medikamenten, die antikonvulsiv wirken, herabgesetzt (Barbiturate [164] > Phenytoin [165] ~ Carbamazepin [166] und Diazepam [53]). Die letzten 3 genannten Substanzen schützen im Tiermodell auch vor einer Hypoxie [48]. Der Glukosetransport durch die Blut-Hirn-Schranke ist bei Patienten mit einer Demenz vom Alzheimer-Typ nicht gestört [55]. Einige Autoren sehen Veränderungen auf der Ebene des insulingesteuerten Glukoseumsatzes im ZNS als eine primäre Schädigung bei der Alzheimer-Erkrankung an (s. [56]).

Störung des intrazellulären Glukosemetabolismus

Der intraneuronale Glukoseumsatz kann nicht direkt gemessen werden. So wird meist die post mortem oder in seltenen Fällen auch aus Hirnbiopsien bestimmte Aktivität von glukoseabbauenden Enzymen als Maß herangezogen. Der Glukoseumsatz kann in vivo mit Hilfe der PET bestimmt werden. Bei der Alzheimer-Erkrankung finden sich zahlreiche Hinweise für eine Störung des intraneuronalen Glukoseabbaus (s. Übersicht bei [56, 88, 178]. Dabei handelt es sich wahrscheinlich hauptsächlich um eine Störung der Glykolyse [88]. Nach PET-Messungen ist bei einer Reihe weiterer degenerativer Erkrankungen regional der Glukosemetabolismus gestört (s. [80]), so bei der Chorea Huntington (Basalganglien), Morbus Pick (frontal), dem Parkinson-Syndrom (Basalganglien) und der progressiven supranukleären Lähmung (v. a. frontal und Basalganglien).

Hypoxie

Da Neuronen ihre Energie fast ausschließlich aus der Verstoffwechselung von Glukose mit Sauerstoff beziehen, führt eine Unterbrechung der Sauerstoffzufuhr innerhalb weniger Sekunden zu zentralnervösen Komplikationen (Unruhe, Bewusstseinsstörungen bis zum Koma, häufig auch zerebrale Krampfanfälle). Eine Hypoxie (generalisiert) oder eine Ischämie (regional) können eine Reihe von komplexen biochemischen Reaktionen auslösen [10, 27, 108], bei denen u.a. erregenden (neurotoxischen) Neurotransmittern (z. B. Glutamat) [162] und einem vermehrten Kalziumeinstrom in das Neuron [27,1 62] eine entscheidende Rolle zukommt (Kap. 2.5.3). Besonders

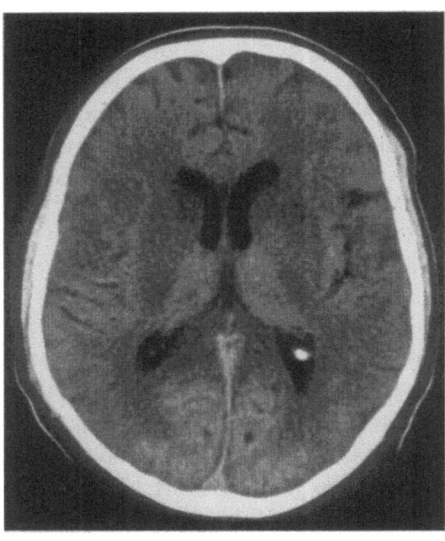

Abb. 2.4. CT eines 45-jährigen Patienten nach ausgeprägter Hypoxie bei Kreislaufstillstand und Z. n. Reanimation. Sowohl die Stammganglien als auch relativ symmetrisch ausgeprägte große Anteile des Cortex sind hypodens als Zeichen einer fortgeschrittenen Schädigung

hypoxieempfindlich ist die Acetylcholinsynthese [58, 59]. Es kommt also bei einer Hypoxie schnell zu einem Acetylcholinmangel. Folge einer Hypoxie ist wie bei der Hypoglykämie eine Zellschädigung (zelluläres – „zytotoxisches" – Ödem (Kap. 2.5.2), zunächst v. a. im Hippocampus und in den Basalganglien (v. a. N. pallidum) und schließlich generalisiert. Ein Glukosemangel wird aber länger vom Gehirn toleriert als eine Hypoxie [48, 108].

Vorkommen: Eine systemische Hypoxie kann akut vorkommen bei Atem-/Herzstillstand (Reanimation) (Abb. 2.4), akut verminderter Herzauswurfleistung (Linksherzversagen), schwerer Respirationsstörung (z. B. bei Aspiration) sowie bei CO-Intoxikation oder Cyanidintoxikation.

Eine lokale zerebrale Hypoxie tritt v. a. bei thrombembolischen Gefäßverschlüssen der hirnzuführenden Arterien auf (Hirninfarkt).

Zu einer chronischen Hypoxie kann es kommen bei chronisch-obstruktiver Lungenerkrankung und Schlafapnoesyndrom.

Wird eine akute Hypoxie überlebt, bleibt häufig ein amnestisches Syndrom bestehen (→ Kap. 4.1). Eine länger dauernde geringgradige Hypoxie, z. B. bei verminderter Herzleistung, kann auch zu einem Verwirrtheitszustand oder einem Delir führen (→ Kap. 4.2). Ob eine chronisch verminderte Durchblutung und damit eine chronisch verminderte Sauerstoffversorgung ein wesentlicher Grund für die bei älteren Menschen häufig anzutreffenden Marklagerveränderungen (Leukoaraiose) ist, ist umstritten (→ Kap. 5.2.10). Zu einer Verlangsamung der kognitiven Prozesse und zu Schwierigkeiten bei der Umsetzung kommt es auch bei einer geringen lang dauernden oder periodisch auftretenden Hypoxie wie z. B. bei einer chronisch-obstruktiven Lungenerkrankung [52, 66] oder bei einem Schlafapnoesyndrom [50, 68]. Ob das Schlafapnoesyndrom langfristig schwerwie-

gende kognitive Störungen im Sinne einer Demenz bewirkt, ist umstritten
(→ Kap. 6.4.1).

Störung der Sauerstoffaufnahme

Eine Störung der Sauerstoffaufnahme in die Neuronen und Gliazellen kann in vivo nicht direkt gemessen werden. Der Sauerstoffverbrauch des Gehirns bzw. von Hirnarealen lässt sich mit Hilfe der PET bestimmen. Es lassen sich eine Reihe von Parametern errechnen [78]. So gibt die Sauerstoffextraktionsrate die Sauerstoffmenge an, die aus dem Blut ins Gehirn aufgenommen wird.

Vorkommen: Im Alter kommt es zu einer verminderten zerebralen Sauerstoffaufnahme [54]. Bei einer Demenz ist sie im Vergleich zu Alterskontrollen noch stärker herabgesetzt [54], besonders bei der vaskulären Demenz ist sie schon sehr frühzeitig vermindert [144]. Aber auch im Koma (verschiedener Ursache), bei einer schweren Hypoglykämie, ist die Sauerstoffaufnahme vermindert (s. Übersicht [158]). Eine zunehmende Reduktion der Sauerstoffaufnahme, unabhängig von der Ursache, führt zu einer zunehmenden Bewusstseinseinschränkung [158].

Störungen im intrazellulären Sauerstoffstoffwechsel

Störungen im intrazellulären Sauerstoffstoffwechsel können mit vermehrter Entstehung von sehr reaktionsfreudigen Peroxiden oder freien Sauerstoffradikalen einhergehen. Sauerstoffradikale können eine ganze Kaskade von Folgereaktionen auslösen, z. B. zur Oxidation von Lipiden und damit zum Zerfall von Membranen und auch zur Bildung von neurotoxischen Stoffen führen. Durch zweiwertige Eisen-(Fe^{2+}-)Ionen wird die Bildung von Hydroxylradikalen aus Wasserperoxid gefördert (s. Übersicht [29]). Für die Elimination von Sauerstoff- und Hydroxylradikalen oder Peroxiden sind einige Enzyme verantwortlich: Superoxiddismutase, Katalase, Glutathionperoxidase. Als Antioxidantien sind eine Reihe von Stoffen (v. a. Glutathion) anzusehen, da diese mit Radikalen reagieren und sie so eliminieren können [29].

Vorkommen: Bei einer Reihe von neurodegenerativen Erkrankungen werden Störungen im intrazellulären Sauerstoffstoffwechsel als ein wesentlicher pathogenetischer Faktor (teilweise sehr kontrovers) diskutiert (s. [29]), z. B. bei Parkinson-Syndrom, Down-Syndrom, Alzheimer-Erkrankung, Hypoxie und zerebraler Ischämie, Lipofuszidose, Mitochondropathien.

Bei den Mitochondropathien (Kearns-Sayre-Syndrom, MERFF,MELAS) [187] handelt es sich um komplexe Störungen im oxidativen zellulären Stoffwechsel auf Grund von genetisch determinierten Enzymveränderungen [38]. Hinweise auf eine Störung des oxidativen mitochondrialen Stoffwechsels finden sich bei einigen neurodegenerativen Erkrankungen, v. a. beim Parkinson-Syndrom, bei der Alzheimer-Erkrankung und der Chorea Huntington [143]. In der komplexen Pathogenese der Lipofuszidose kommt der irregulären Proteinoxidation eine wichtige Rolle zu [33].

Veränderungen der energiereichen Phosphorverbindungen

Die wesentlichen intrazellulären Energieträger stellen Phosphatverbindungen wie Adenosintriphosphat (ATP) und Kreatinphosphat dar. Diese können die energiereichen Phosphatreste auf andere Moleküle übertragen, dabei entstehen ADP bzw. AMP und Kreatin. Diese Phosphate können mit Hilfe von ^{31}P-MRT-Messungen bestimmt werden. Viele intrazelluläre Stoffwechselwege werden durch Phosphorylierungsreaktionen gesteuert. Diesen Phosphorylierungen kommt wahrscheinlich eine erhebliche Bedeutung bei degenerativen ZNS-Prozessen zu [131, 147]. Überdies fungieren 2 energiereiche Phosphate als sekundäre Transmitter (Cyclo-AMP und IDP).

Vorkommen: Störungen der Phosphorylierungsreaktionen treten wahrscheinlich bei Mitochondropathien und der Alzheimer-Erkrankung auf.

Veränderungen der Kofaktoren (Vitamine)

Für viele Enzyme des Kohlenhydratstoffwechsels sind Kofaktoren (Vitamine) notwendig, besonders Vitamin B1, Vitamin B12 und Folsäure.

Vorkommen: Bei der funikulären Myelose, die mit einer makrozytären Anämie einhergehen kann, liegt ein Vitamin-B12-Mangel vor. Ursache ist fast immer ein Fehlen bzw. eine Verringerung des „intrinsic factors", der von der Magenmukosa gebildet wird und für die Resorption von B12 aus dem Gastrointestinaltrakt von entscheidender Bedeutung ist. Die funikuläre Myelose ist eine demyelinisierende Erkrankung. Bei der Alzheimer-Erkrankung wurden im Serum und im Liquor [130, 181], bei der multiplen Sklerose nur im Liquor erniedrigte Vitamin-B12-Spiegel bestimmt [130]. Die Bedeutung dieser Befunde ist noch nicht geklärt. Bei der Wernicke-Enzephalopathie wird ein Vitamin-B1-Mangel als pathogenetisch bedeutsam angesehen, aber die Einzelheiten sind noch nicht zufriedenstellend geklärt [183].

2.5.2 Schrankenstörungen

Es werden 3 Formen von Schrankenstörungen unterschieden.

Störungen der Blut-Hirn-Schranke

Die wesentliche Funktion der Blut-Hirn-Schranke besteht darin, die Nervenzellen vor schädigenden Stoffwechselprodukten zu schützen. Die Blut-Hirn-Schranke wird im Wesentlichen von der Basalmembran des Gefäßendothels, v. a. der Kapillaren, gebildet [114]. Hydrophile und größere Moleküle können die Blut-Hirn-Schranke nicht oder nur sehr verzögert überwinden. Nur sehr lipophile Stoffe sind dazu in der Lage. Gase wie Sauerstoff und Kohlendioxid können frei diffundieren. Für lebenswichtige Stoffe wie Glukose, Aminosäuren und einige Vitamine (B_6, C und Folsäure) existieren Carriermechanismen

(s. [114]). Der Funktionszustand der Blut-Hirn-Schranke wird meist anhand eines Vergleichs der Blut- mit den Liquorwerten von Proteinen beurteilt [141]. Die bei der Liquoranalyse erhaltenen Proteinprofile, insbesondere der Immunglobuline, geben in einigen Fällen diagnostische Hinweise auf die zu Grunde liegende Schädigung [142].

Die wichtigste Aufgabe der Blut-Hirn- und der Blut-Liquor-Schranke besteht in der Aufrechterhaltung eines konstanten Milieus (bes. der Ionenkonzentrationen), damit das Gehirn optimal funktioniert [46, 114]. Eine Reihe von Störungen der Blut-Hirn-Schranke sind denkbar:

entzündliche Veränderungen des Gefäßendothels (z. B. bei Enzephalitis, Meningitis, Vaskulitis und multipler Sklerose),

lokale Zerstörung des Gefäßendothels (z. B. bei Infarkten, Blutungen, Vaskulitis, Hirntumoren sowie Schädel-Hirn-Traumen),

hohe Blutkonzentration an (lipophilen) Stoffen, die die Blut-Hirn-Schranke überwinden und so letztendlich diese funktionell schädigen können (z. B. Ammoniak bei der hepatischen Enzephalopathie),

metabolische Störungen mit Elektrolytstörungen (Niereninsuffizienz, Azidose etc.),

Bildung von pathologischen Tumorgefäßen.

Häufige Folge einer Blut-Hirn-Schranken-Störung ist ein vasogenes Hirnödem (s. u.).

Hirnödem

Ödematöse Veränderungen treten vorwiegend in der weißen Substanz auf. Hirnödeme werden nach ätiopathologischen Gesichtspunkten unterteilt [51], wobei sich 5 Typen voneinander abgrenzen lassen [51].

Vasogenes Ödem. Als vasogen wird ein Hirnödem bezeichnet, wenn die zu Grunde liegende Schädigung eine erhöhte Permeabilität der Blut-Hirn-Schranke (besonders für große Moleküle) ist. Diese kann sowohl durch eine Schädigung der „tight junctions" als auch durch eine erhöhte Konzentration an pinozytären Vesikeln, mit deren Hilfe Makromoleküle transportiert werden, zustande kommen [137]. Es kommt zu einem Anstieg der extrazellulären Flüssigkeit (Plasmafiltrat) im ZNS. Eine mögliche pathogenetische Rolle von Arachidonsäure ist noch nicht hinreichend bewiesen. Ein vasogenes Ödem kann mit Hilfe der bildgebenden Verfahren wie CT und MRT, v. a. nach Kontrastmittelgabe (Jod bzw. Gadolinium), in den meisten Fällen dargestellt werden (Austritt von Kontrastmittel). Die Liquoranalyse zeigt fast immer eine schwere Blut-Liquor-Schranken-Störung [141].

Ein generalisiertes vasogenes Hirnödem kommt bei Schädel-Hirn-Traumen und auch bei Intoxikationen (Blei) vor. Folge ist meist eine schwere Bewusstseinsstörung bis zum Koma.

Vorkommen: Ein lokales vasogenes Hirnödem tritt meist kombiniert mit einem zytotoxischen Hirnödem auf bei Infarkten, Blutungen, Hirntumoren und auch bei der multiplen Sklerose sowie bei Hirnabszessen. Auch ein lokales Hirnödem führt meist zu einer Bewusstseinsstörung, deren Schwere abhängig ist von der Ausdehnung.

■ **Zelluläres (zytotoxisches) Ödem.** Als zelluläres Ödem wird eine Schwellung der Gliazellen bezeichnet, meist sind, wenn auch in geringerem Ausmaß, Neuronen und Endothelzellen betroffen [114]. Ursache für die Ausbildung eines zellulären Ödems ist v. a. ein durch das intrazelluläre Energiedefizit bedingter Lactatanstieg, der zu einem extrazellulären pH-Anstieg führt. Zu Grunde liegt meist eine Störung der ATP-abhängigen Na^+/K^+-Pumpe, die einen Anstieg der intrazellulären Natriumchloridkonzentration bewirkt. Auf Grund des osmotischen Gradienten kommt es zu einem Einstrom von Wasser und damit zum Zellödem [159]. In der CT und in der MRT ist nur eine diffuse Dichteänderung der weißen Substanz nachweisbar, in schweren Fällen gekoppelt mit den Zeichen einer Druckerhöhung (Verschmälerung der Ventrikel und der Sulci bis hin zur Herniation). Die Liquoranalyse zeigt meist keine Hinweise auf eine Schrankenstörung.

Vorkommen: Ein generalisiertes zytotoxisches Hirnödem kommt vor bei akuter Hypoxie, z. B. nach Status epilepticus, Hypoglykämie, Elektrolytstörungen (Wasserintoxikation, Azidose etc.) und bei akuter hepatischer Enzephalopathie (auch bei Reye-Syndrom).

Ein regionales, vorwiegend zytotoxisches Hirnödem tritt bei ischämischen Infarkten und bei Enzephalitiden auf. Folge ist ebenfalls eine schwere Bewusstseinsstörung.

■ **Interstitielles Ödem.** Die Ursache eines interstitiellen Hirnödems ist meist ein Hydrozephalus hypertensivus. Auf Grund des erhöhten Drucks wird Liquor aus den Ventrikeln in das periventrikuläre Gewebe gepresst. In der CT und in der MRT ist ein interstitielles Hirnödem v. a. an einer diffusen Dichteänderung der periventrikulären weißen Substanz, v. a. um die Vorder- und Hinterhörner der Seitenventrikel, nachweisbar. Dabei sind die Sulci meist verstrichen [127]. Die Liquoranalyse zeigt meist Hinweise auf eine Schrankenstörung.

Vorkommen: Ein interstitielles Hirnödem kommt vor bei einem Hydrozephalus hypertensivus, Hirntumoren (3. und 4. Ventrikel) sowie bei einer purulenten Meningitis. Wiederum ist eine ausgeprägte Bewusstseinsstörung die Folge.

■ **Ischämisches und granulozytäres Ödem.** Ischämische und granulozytäre Ödeme weisen meist sowohl die Veränderungen eines vasogenen als auch die eines zellulären, mitunter auch eines interstitiellen Ödems auf. Sie unterscheiden sich nur in der Pathogenese (Ischämie bzw. schwere Meningitis mit Granulozytenanreicherung). Die Abgrenzung ist häufig nicht eindeutig (s. [51]).

Störungen der Ionengleichgewichte

Dem Unterschied zwischen der extra- und intrazellulären Ionenkonzentration kommt eine sehr große Bedeutung für die elektrische Erregbarkeit der Neuronen bzw. für die Aufrechterhaltung des Membranpotenzials zu. Auf Grund von Ionenverschiebungen, die durch Öffnung entsprechender Ionenkanäle z. B. durch Neurotransmitter (Kap. 2.5.3) verursacht werden, ändert sich das Membranpotenzial und auch die Ionenkonzentration in den intrazellulären Kompartimenten sehr schnell, insbesondere für das als „second messenger" fungierende Kalzium [104]. Zur Aufrechterhaltung des empfindlichen Gleichgewichts befinden sich in der Zellmembran ATP-abhängige Transportmechanismen, die Ionen von innen nach außen „pumpen" können. Bei größeren Störungen des extra-/intrazellulären Ionengradienten kann es v. a. zu einem zellulären Ödem kommen (s. o.). Das Auftreten von klinischen Symptomen ist wesentlich davon abhängig, wie schnell die Konzentrationsänderungen der Elektrolyte erfolgen: Je schneller die Veränderungen auftreten, desto wahrscheinlicher sind klinische Symptome. Bei chronischen Störungen können sehr niedrige Serumwerte erreicht werden, ohne dass es zu zerebralen oder psychischen Symptomen kommt.

Vorkommen: Störungen der Ionengleichgewichte können auftreten bei systemischen Elektrolytstörungen (v. a. Natrium, Kalium, Kalzium, Chlorid, Carbonat), insbesondere bei Alkalose und Azidose, Exsikkose und einer Wasserintoxikation.

Ursachen können eine Niereninsuffizienz oder ein SIADH-Syndrom sein.

Klinisch können in Abhängigkeit von der Schwere der Ionengleichgewichtsstörungen neben körperlichen Symptomen erhöhte Reizbarkeit, epileptische Anfälle, Verwirrtheit, ein Delir und bei schweren Störungen ein Koma auftreten [177]. Bei der Pathogenese eines Delirs spielen Elektrolytstörungen wahrscheinlich eine wesentliche Rolle [182] (→ Kap. 4.2.5).

2.5.3 Neurotransmitterveränderungen

Viele biologische Modelle zur Pathogenese psychiatrischer Erkrankungen, auch der OPS, beruhen auf der Annahme von Neurotransmitterstörungen [70, 77, 179] (s. Tabelle 2.2). Veränderungen der Neurotransmittersysteme werden v. a. dann diskutiert, wenn strukturelle Veränderungen neuro- oder histopathologisch nicht nachweisbar sind. Neurotransmitter vermitteln als chemische Botenstoffe Signale von einem Neuron zu einem anderen [99]. Zahlreiche Substanzen werden als Neurotransmitter angesehen (s. z.B. [150]), aber nur bei einem Teil ist aus methodischen Gründen überprüfbar, ob die Kriterien erfüllt sind. Die wichtigsten Kriterien für einen Neurotransmitter sind (s. [128]):

Die Substanz bzw. ihre Vorstufen müssen in den betreffenden Neuronen an den Nervenendigungen in erhöhter Konzentration vorliegen. Enzyme für die Transmittersynthese und Mechanismen für die Freisetzung (Exo-

zytose) müssen vorhanden sein. Enzyme oder andere Mechanismen (Reuptake) zur Inaktivierung des Transmitters müssen nachweisbar sein. Postsynaptisch müssen spezifische Rezeptoren für diesen Transmitter vorhanden sein;
die Substanz muss durch Reizung des Neurons freigesetzt werden und in der extrazellulären Flüssigkeit nachweisbar sein. Die Freisetzung ist Ca^{2+}-abhängig;
die durch exogene Applikation der Substanz erzielten Wirkungen gleichen denen bei physiologischer Reizung.

Einige Substanzen, die diese Kriterien für Neurotransmitter erfüllen, sind in Tabelle 2.2 zusammengestellt. Als putative Neurotransmitter werden die Substanzen bezeichnet, bei denen einige, aber nicht alle Kriterien für Neurotransmitter als erfüllt angesehen werden können. Hierzu gehören v.a. sog. Neuropeptide wie z.B. CRF, TRH [150]. Andere Autoren bezeichnen viele der putativen Neurotransmitter als Neuromodulatoren, da ihre Wirkungsdauer (Effekte in der Rezeptorzelle) länger andauert (>mehrere Sekunden). Die Unterschiede in der Wirkungsdauer hängen aber weitgehend von der Art des aktivierten Rezeptors ab. Die postsynaptischen Rezeptoren

Tabelle 2.2. Zuordnung zentralnervöser Symptome zu Neurotransmitterveränderungen („funktionelle Zuordnung")[1]

Neurotransmitter	Rezeptor	Erhöhte Aktivität	Erniedrigte Aktivität
Acetylcholin	Nikotin Muscarin$_1$ Muscarin$_2$	Depression?	Demenz
Adrenalin Noradrenalin	a_1, a_2 β_1, β_2	unspezifisch: Angst Manie	Depression
Dopamin	D$_1$ D$_2$	Halluzinationen (Schizophrenie) Sucht?	extrapyramidale Symptome
Serotonin	5-HT$_{(1A-C)}$ 5-HT$_2$	Halluzinationen (LSD?)	Stimmung Aggressivität Zwang Angst?
GABA	GABA$_A$ GABA$_B$	Sedierung	zerebrale Krampfanfälle Angst
Glutamat/Aspartat	NMDA Quisqualat Kainat	unspezifisch gesteigertes Erregungsniveau zerebrale Krampfanfälle	Schizophrenie

[1] Diese Zuordnung ist teilweise noch hypothetisch, außerdem sind die Neurotransmitterveränderungen häufig auf bestimmte Hirnareale oder Nervenbündel beschränkt

sind unterschiedlich aufgebaut. Es können 3 wesentliche Typen unterschieden werden [100]:

Das Rezeptorprotein ist integraler Bestandteil eines Ionenkanals. Die Bindung des Transmitters führt zu einer Konfirmationsänderung des Proteins und dadurch zu einer Öffnung des Ionenkanals. Je nach der Selektivität des Kanals für bestimmte Ionen kann ein erregendes oder hemmendes Potenzial erzeugt werden. Da dieser Rezeptortyp eine schnelle Antwort auf eine präsynaptische Neurotransmitterfreisetzung ermöglicht, ist anzunehmen, dass er überwiegend an der schnellen Impulsübertragung beteiligt ist.

Das Rezeptorprotein ist über mindestens ein weiteres Protein mit einem Ionenkanal verbunden. Der durch den Neurotransmitter vermittelte Reiz führt über Zwischenschritte zu einer Änderung der Konfiguration der Proteine, die den Ionenkanal bilden. So kommt es zu einer (meist längerfristigen) Veränderung der Durchlässigkeit des Kanals für Ionen. Häufig können die entsprechenden Ionenkanäle auch durch Änderung des Membranpotenzials (spannungsabhängige Kanäle) geöffnet werden [82, 103, 104]. Diese Rezeptoren und Ionenkanäle sind wahrscheinlich für längerfristige Veränderungen der Erregbarkeit der Neuronen verantwortlich.

Das Rezeptorprotein ist an ein sog. G-Protein gekoppelt. Dieses ist dann an ein weiteres Protein gekoppelt, das Enzymeigenschaften hat (z.B. Adenylat-, Guanylatcyclase oder Phospholipase C), die dann zur Bildung bzw. Freisetzung von sekundären (interzellulären) Transmittern wie cAMP, cGMP, Inositolphosphaten und Kalzium) führen [60, 156]. Diese sekundären Transmitter können dann intrazellulär zahlreiche Stoffwechselprozesse beeinflussen. Wahrscheinlich können sie über sog. „Onkogene" auch die Produktion von Zytoskelett- und Rezeptorproteinen steuern. Daraus ergibt sich, dass bei Aktivierung dieses Rezeptortyps sehr langfristige Veränderungen auftreten können [126, 140, 156]).

Verschiedene Transmitter wirken auf den gleichen Rezeptortyp, sodass eine ähnliche Wirkung zu erwarten ist (Konvergenz). Umgekehrt kann ein Neurotransmitter aber auch auf mehrere verschiedene Rezeptorentypen wirken (Divergenz) (s. ausführliche Diskussion bei [128]).

Die Veränderungen der Neurotransmittersysteme können theoretisch auf verschiedenen Ebenen auftreten (Abb. 2.5); die im Folgenden dargestellt werden.

Störungen der Synthese von Neurotransmittern

Notwendig zur Synthese der Neurotransmitter sind: die Bereitstellung von Energie (Kap. 2.5.1), die Bereitstellung der Substrate und das Vorhandensein der Enzyme zur Synthese.

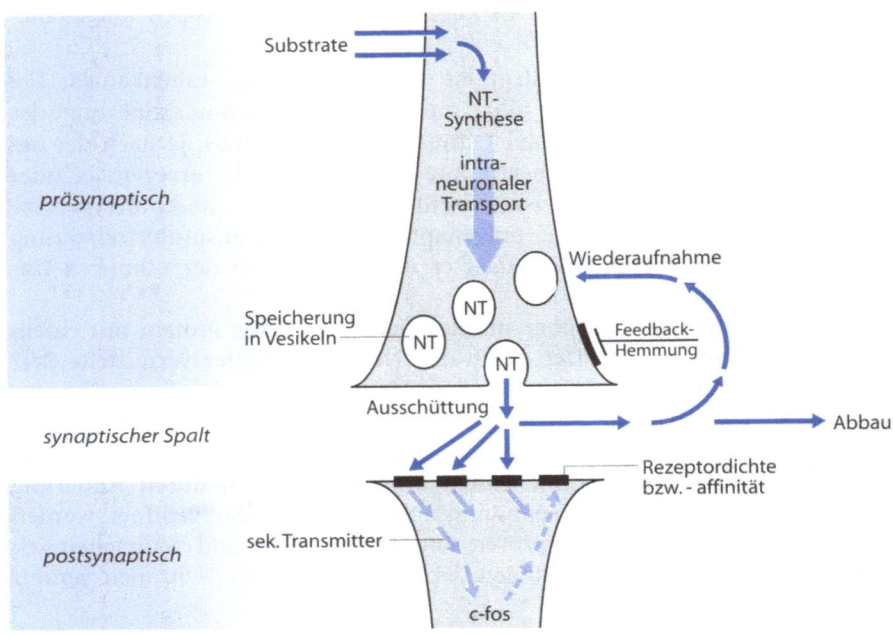

Abb. 2.5. Mögliche Ebenen der Störungen der Neurotransmission (in Anlehnung an [179]). NT = Neurotransmitter

■ **Bereitstellung von Substraten.** Die Substrate für die Neurotransmittersynthese können grundsätzlich auf 2 Wegen in das Neuron gelangen: einmal aus der Blutbahn über spezielle Transportmechanismen durch die Blut-Hirn-Schranke (z. B. Aminosäuren wie Tryptophan oder Tyrosin) oder durch Wiederaufnahme der Neurotransmitterabbauprodukte aus dem synaptischen Spalt (z. B. Cholin). Häufig werden aber auch die kompletten Neurotransmitter aus dem synaptischen Spalt wieder aufgenommen und dann in den Vesikeln gespeichert. Hierfür existieren spezielle sog. Neurotransporter [116].

Vorkommen: Zahlreiche Befunde weisen auf eine Verringerung des Cholinstoffwechsels als wesentliche Störung bei der Alzheimer-Erkrankung hin [185]: So ist die Aufnahme von Cholin in das Neuron erniedrigt [23]. Die Cholinaufnahme aus dem Blut in das Gehirn ist altersabhängig verringert [28].

■ **Vorhandensein von Enzymen.** Den Enzymen, die in den Auf- und Abbau von Neurotransmittern involviert sind, kommt eine wichtige Funktion bei der Regulation der Neurotransmitterkonzentration im Neuron zu (s. u.) [150]. Eine Funktionsstörung auf dieser Ebene kann daher zu einer „veränderten Erregbarkeit" führen (Kap. 2.3.4).

Vorkommen: Die Konzentration der Cholinacetyltransferase (ChAT) ist bei der Alzheimer-Erkrankung stark reduziert, sodass es bei vermindertem Substratangebot insgesamt zu einer deutlich erniedrigten Acetylcholinsynthese kommt. Die Verminderung der ChAT-Aktivität korreliert mit dem Schweregrad der Demenz [34, 155]. Es gibt deutliche regionale Unterschiede [93, 109]. Beim Parkinson-Syndrom korrelieren die kortikale Cholinesterasekonzentration und die Liquorkonzentration mit den kognitiven Defiziten [76], bei der progressiven supranukleären Lähmung mit der Konzentration in den Basalganglien [154].

Störungen des intraneuronalen Neurotransmittertransports

Die dem axonalen Transport (vom Zellkörper in die Nervenfasern, Axonen) zu Grunde liegenden Mechanismen sind sehr komplex (s. [65, 151]). Hierfür sind einige spezifische Proteine notwendig. Es wird vermutet, dass der axonale Transport bei neurodegenerativen Prozessen beeinträchtigt ist [13, 57, 132, 178]. Eines dieser Proteine (mikrotubuliassoziiertes Tauprotein, MAP) ist bei der Alzheimer-Erkrankung häufig abnorm phosphoryliert und bildet den Hauptbestandteil der Neurofibrillenknäuel [90, 107]. Außerdem ist es atypisch lokalisiert (v. a. im Zellkörper statt axonal [106]).

Störung der Speicherung von Neurotransmittern

Neurotransmitter werden in Vesikeln nahe dem synaptischen Spalt gespeichert (Näheres zu Aufbau und Funktion der Vesikeln s. [101]). Eine Störung der Speicherung von Neurotransmittern kann durch Speicherung „falscher Transmitter", Entspeicherung und durch Hemmung der Transporter erfolgen. Diese Mechanismen sind bei einigen Drogen, z. B. Kokain oder Psychopharmaka wie Reserpin oder Serotoninwiederaufnahmehemmer, nachgewiesen. Eine Störung der Neurotransporter-Funktion wird bei einer Vielzahl von neurodegenerativen und psychiatrischen Erkrankungen diskutiert [12, 116].

Vorkommen: Die in den Nervenenden gemessene Konzentration an Neurotransmittern ist bei degenerativen Erkrankungen (wie z. B. der Alzheimer-Erkrankung, Parkinson-Syndrom, Chorea Huntington etc.) häufig im Vergleich zu Alterskontrollen erniedrigt (s. Zusammenfassung [70, 77, 179]). Bisher fehlen aber Hinweise darauf, ob dieser Verringerung eine Störung der Speicherung von Neurotransmittern (z. B. Acetylcholin) oder eine Synthesestörung bzw. ein Energiemangel zu Grunde liegt [178]. Darüber hinaus ist zu beachten, dass auch eine Degeneration eines bestimmten Neuronentyps zu einer Verringerung einer Neurotransmitterkonzentration führen könnte, sodass diese sekundär wäre.

Veränderte Ausschüttung von Neurotransmittern

Die Ausschüttung von Neurotransmittern geschieht durch Exozytose aus den synaptischen Vesikeln unter Einfluss von Kalziumionen (Einzelheiten zu den komplexen Vorgängen s. [101]). Einige Medikamente hemmen gezielt über Autorezeptoren die Neurotransmitterausschüttung, z. B. Clonidin die Noradrenalinausschüttung. Ob dieser Mechanismus bei OPS von Bedeutung ist, ist noch nicht bekannt.

Exzitotoxine. In der Literatur wird seit längerem intensiv darüber diskutiert, ob eine länger andauernde gesteigerte Ausschüttung von erregenden Neurotransmittern schädigend („exzitotoxisch") wirken und so langfristig zu einer Zellzerstörung führen kann. Besonders bei folgenden Erkrankungen wird eine pathogenetisch bedeutsame Rolle von Exzitotoxinen diskutiert: Alzheimer-Erkrankung [105], An-/Hypoxie (auch Ischämie) [30], Chorea Huntington [105], Epilepsie, hepatische Enzephalopathie, Hypoglykämie [30].

In diesem Zusammenhang konzentriert sich die Forschung v. a. auf den Glutamatrezeptor, bes. auf den NMDA-Rezeptor [30, 41]. Der genaue Mechanismus der Zellschädigung ist komplex und noch nicht vollständig geklärt [44, 87]. Einige Drogen bzw. deren Metaboliten haben neurotoxische Eigenschaften, d. h., sie schädigen v. a. dopaminerge Neuronen. Am bekanntesten ist das MPTP geworden, das zu einem schweren Parkinson-Syndrom führt [113].

Veränderter Abbau der Neurotransmitter

Hinweise auf einen vermehrten oder schnelleren Abbau von Neurotransmittern, der zu einer verminderten Wirkung am Rezeptor führen würde, fanden sich bisher noch bei keiner Erkrankung oder Funktionsstörung. Indirekt kommt es bei der durch Drogen stimulierten vermehrten Ausschüttung zu einem vermehrten Abbau im synaptischen Spalt, da häufig gleichzeitig auch die Wiederaufnahme in die Nervenzelle behindert ist. Daraus folgt, dass die dem abbauenden Enzym zur Verfügung stehende Transmitterkonzentration erhöht ist und damit auch mehr abgebaut werden könnte (→ Bilanzprobleme s. u.). Eine Gruppe von Medikamenten, die Monoaminoxidase-(MAO-)Hemmer, hemmen gezielt den Abbau von Katecholaminen (Dopamin, Noradrenalin und Serotonin).

Veränderte Dichte der Rezeptoren auf Neuronen

Die Dichte der postsynaptischen und wahrscheinlich auch der präsynaptischen Neurotransmitterrezeptoren unterliegt einer Reihe von bisher erst in den Anfängen verstandenen Regulationsmechanismen wie „up-" oder „down-regulation" bei vermindertem bzw. vermehrtem Neurotransmitterangebot (s. [40, 72, 73, 99, 102]). Auch sind Veränderungen der Rezeptorempfindlichkeit beschrieben worden (s. [25, 40]).

Vorkommen: Eine veränderte Dichte der Rezeptoren auf Neuronen wird bei einigen neurodegenerativen Erkrankungen diskutiert [102]. So ist die Dichte der Acetylcholinrezeptortypen – Muscarin- (M1 und M2) Typ – regional unterschiedlich bei der Alzheimer-Erkrankung herabgesetzt [6, 135, 175]. Die Dichte der Nikotin- und in geringerem Maße auch der Dopaminrezeptoren im Striatum ist bei dem Parkinson-Syndrom und der Lewy-body-Erkrankung herabgesetzt [135].

Störungen der sekundären Transmitter („second messenger")

Die wichtigsten sekundären Transmitter, die auf einen durch einen Transmitter vermittelten Reiz hin in dem Neuron eine ganze Kaskade von Stoffwechselschritten induzieren, sind cyclo-AMP, cyclo-GMP, Inositolphosphate und Kalzium (s. [156]). Die Regulationsmechanismen sind sehr komplex [156]. Ob und inwieweit Störungen auf dieser Ebene mit (organischen) psychischen Störungen in Zusammenhang stehen, ist noch nicht hinreichend geklärt.

Da Kalzium als sekundärer Transmitter zahlreiche intrazelluläre Prozesse beeinflussen kann, kommt der Kalziumionenkonzentration in den verschiedenen Kompartimenten der Neurone [108] und auch der weißen Substanz [174] große Bedeutung zu. Inwieweit kalziumabhängige Prozesse bei der Alzheimer-Erkrankung und anderen neurodegenerativen Prozessen beeinträchtigt sind, ist noch nicht abschließend geklärt [79, 108]. Besonders bei der urämischen Enzephalopathie wird der nachgewiesenen erhöhten Kalziumkonzentration eine wesentliche pathogenetische Rolle beigemessen [43].

Bilanzproblem. Es ist noch nicht hinreichend geklärt, wie die Gesamtbilanz bei Neurotransmitterveränderungen aussieht, wenn mehrere Schritte des Neurotransmitterstoffwechsel gestört sind (Abb. 2.5). So ist z.B. die Frage, wie sich eine gleichzeitige Reduktion der Synthese und des Abbaus oder der Wiederaufnahme in der Bilanz auswirkt und wieweit Schwankungen der Neurotransmitterkonzentrationen durch gegenregulatorische Prozesse auf Rezeptorebene kompensiert werden können, offen (s. [72, 73, 99, 100]): Bilanzproblem: Synthese + Abbau (Reuptake) + Rezeptorempfindlichkeit ⇒ ???

Noch komplizierter wird die Abschätzung der Bilanz von mehreren einzelnen Neurotransmitterveränderungen, wenn man folgende Punkte berücksichtigt:

In einer Vielzahl von Neuronen ist mehr als ein Neurotransmitter in den Vesikeln gespeichert, häufig sogar ein Neuromodulator (Neuropeptid), der die Empfindlichkeit der Rezeptoren langfristig beeinflussen kann [85]. Ob durch unterschiedliche Reizmuster das Verhältnis der Ausschüttung der verschiedenen Transmitter beeinflusst wird, ist noch weitgehend unbekannt;

die meisten Neuronen sind sehr komplex verschaltet (s. z. B. [4, 129, 134, 140]); auf ihnen liegen zahlreiche Synapsen der unterschiedlichen Neurotransmitter, die nach Erregung des postsynaptischen Rezeptors durch sekundäre Transmitter komplexe miteinander verzahnte Reaktionen (v. a. Phosphorylierungen) initiieren [156];

Neurotransmitter können über sehr komplizierte, meist noch nicht in allen Einzelheiten geklärte, Mechanismen die Konzentration ihrer eigenen Rezeptoren beeinflussen, sowohl über eine Änderung der Transkription (DNA → mRNA) als auch über posttranskriptionale Veränderungen (s. Zusammenfassung [72, 73]).

Unter Berücksichtigung der sehr komplexen Verschaltungen der Neuronen und der oben beschriebenen vielfältigen Wechselwirkungen der Neurotransmittersysteme ist eine Zuordnung von klinischen Symptomen zu bestimmten Neurotransmitterveränderungen schwer zu beweisen und daher weitgehend hypothetisch (Tabelle 2.2). Die stärksten Anhaltspunkte für eine entsprechende Zuordnung von Neurotransmittern zu klinischen Symptomen bzw. Störungen liefern neuropsychopharmakologische Untersuchungen.

Streng genommen kommt einer festgestellten Störung nur dann eine sichere pathogenetische Bedeutung zu, wenn eine Korrelation zwischen gemessener Größe (z. B. der Neurotransmitterkonzentration) und der psychopathologisch erfassbaren Symptomatik (z. B. dem Schweregrad einer Demenz) besteht. Dies ist aber bisher erst für wenige der oben beschriebenen Veränderungen nachgewiesen worden (s. [17, 179], auch [96, 97]).

Neben den klassischen Neurotransmittern gibt es noch weitere Botenstoffe, die von einem Zelltyp ausgesandt werden und in weit entfernten Zellen Wirkungen hervorrufen wie Hormone, Interleukine, Interferone und Neutrophine.

■ **Hormone.** Viele als Hormone (Botenstoffe, die in die Blutbahn ausgeschüttet werden und so auf weiter entfernte Zellen wirken) bekannte Stoffe konnten auch im ZNS nachgewiesen werden [129]. Ihre Funktion ist in vielen Fällen noch nicht geklärt. Diskutiert wird v. a. eine Neuromodulatorwirkung, d. h. eine länger dauernde Beeinflussung der Rezeptorenempfindlichkeit. Häufig sind die Hormone gemeinsam mit anderen Neurotransmittern in Vesikeln gespeichert [85]. Im ZNS sind oft nicht die vollständigen Hormone nachweisbar, sondern nur Bruchstücke, die eine kürzere identische Aminosäuresequenz aufweisen.

Da die Blut-Hirn-Schranke für Peptidhormone kaum durchlässig ist, treten OPS v. a. bei Hormonen mit einer anderen chemischen Struktur auf, so bei Störungen der Sekretion von Schilddrüsenhormonen (Thyroxin und Trijodthyreonin) (Hyper- bzw. Hypothyreose) (→ Kap. 5.6), Cortisol (Morbus Cushing bzw. Morbus Addison) (→ Kap. 5.6), Östrogenen und Gestagenen (diskutiert werden v. a. psychische Störungen im Zusammenhang mit Hormonumstellungen in bzw. nach einer Schwangerschaft und in der Menopause).

Über OPS bei anderen Hormonstörungen liegen meist nur kasuistische Darstellungen vor (→ Kap. 5.6). Eine erhöhte zerebrale Kalziumkonzentration als Folge eines sekundären Hyperparathyreoidismus wird als wesentliche Ursache der urämischen Enzephalopathie angenommen [43].

Die pathogenetischen Zusammenhänge zwischen veränderten peripheren Hormonspiegeln und einem OPS sind bisher wenig aufgeklärt. Die möglichen Wechselwirkungen von Hormonen mit Neurotransmittern im ZNS sind sehr komplex, und bisher existieren erst Ansätze für Erklärungsmodelle (s. [1, 13, 36, 43, 62]). Insbesondere ist davon auszugehen, dass die Wirkungen von Hormonen in verschiedenen Hirnarealen in Abhängigkeit von der Aufnahme und Verteilung im ZNS, der Rezeptorendichte und der Konzentration (des-) aktivierender Enzyme stark unterschiedlich sein können (z. B. [13]). Meist wird eine Art Stressmodell vertreten, d. h. durch die erhöhte Sekretion von Glukokortikoiden oder auch Schilddrüsenhormonen kommt es zu einer erhöhten Erregbarkeit des ZNS, die v. a. bei Glukokortikoiden sekundär auch zu morphologischen Hirnveränderungen (Hippocampusatrophie) führen.

In vielen Fällen entspricht das bei einer Hormonstörung gefundene psychopathologische Bild nicht dem des von M. Bleuler [21] beschriebenen „endokrinen Psychosyndroms" mit dem vorherrschenden Symptom Adynamie. Vielmehr ist die psychiatrische Symptomatik sehr vielgestaltig (→ Kap. 5.6).

Zytokine. Als Zytokine wird eine Vielzahl von Peptiden bezeichnet, die nur unter besonderen Bedingungen („Stress', Trauma etc.) von bestimmten Zellen produziert und in die nähere Umgebung (parakrin), aber auch wie Hormone in die Blutbahn (endokrin) abgegeben werden. Die Zuordnung verschiedener Stoffe zu den Zytokinen ist bisher nicht ganz eindeutig (s. Übersicht [86]). Dazu gezählt werden (häufig bekannter unter den englischen Abkürzungen der einzelnen Stoffe): Chemokine (z. B. NAP-1, MIP-1-α), koloniestimulierende Faktoren (z. B. G-CSF, M-CSF, GM-CSF etc., auch IL-3), Interleukine (IL1, IL2, IL6 etc.), Interferone (IFN-, IFN-β, IFN-γ), Neurotropine (z. B. HGF, NT3– NT6, etc.), Neuropoietine (z. B. NGF etc.), Tumornekrosefaktoren (TNF-α, TNF-β), Wachstumsfaktoren (z. B. TGF-α, TGF-β, etc.).

Im ZNS konnte bisher v. a. in den Mikrogliazellen eine Zytokinproduktion nachgewiesen werden (IL-1β, IL-2, IL-6, NGF u. a. s. Übersicht [86]). Die Wirkungen und Funktionen der Zytokine, speziell im ZNS, sind äußerst komplex und werden bisher nur unzureichend verstanden (s. Übersicht [1, 146]). Eine enge Verknüpfung scheint mit anderen „Entzündungsmediatoren" wie Prostaglandinen und dem Corticotropin-releasing-Hormon (CRH), also zur hypothalamisch-hypophysären Achse, zu bestehen [1, 146]. Den Neurotropinen, die in den Mikrogliazellen produziert werden, kommt bei Regenerationsprozessen nach Nervenzellschädigung durch Trauma oder Ischämie eine große Rolle zu [45, 118]. Daneben wird u. a. eine Rolle der Zytokine diskutiert bei (s. Übersicht bei [42, 86]) der multiplen

Sklerose, der HIV-Enzephalopathie [136], der Alzheimer-Erkrankung [146]), dem Down-Syndrom und dem Parkinson-Syndrom [42].

Die Rolle von Zytokinen, die peripher v. a. von Lymphozyten produziert werden und eine wichtige Funktion bei den immunologischen Prozessen haben, ist bei ZNS-Prozessen noch weitgehend unklar (s. Übersicht [146]). Allerdings werden schon therapeutische Einsatzmöglichkeiten von Neurotropinen, z. B. NGF, für einige Krankheiten (Alzheimer-Erkrankung, multiple Sklerose und die Parkinson-Erkrankung) diskutiert [42].

2.5.4 Veränderungen der Neuronen

Neuronen sind sehr komplex aufgebaut [152]; daher sind vielfältige Schädigungen möglich. Die Veränderungen des Zytoskeletts der Neuronen können in Veränderungen von Strukturproteinen, intrazellulären Ablagerungen oder Vakuolenbildung bestehen.

▪ Veränderungen von Strukturproteinen

Für die Funktion der Neuronen sind 3 Gruppen von Proteinen wichtig: 1. Proteine des Zytoskeletts, 2. Stoffwechselproteine (Enzyme), meist in bestimmten Zellkompartimenten (z. B. in den Mitochondrien oder im endoplasmatischen Retikulum etc. konzentriert), 3. Transportproteine (z. B. für axonalen Transport).

Vorkommen: Pathologische Veränderungen der für die Funktion der Neuronen wichtigen Proteine wie z. B. der Transportproteine können posttranskriptionell durch eine abnorme Phosphorylierung erfolgen [131], z. B. MAP bei der Alzheimer-Erkrankung [91].

Störungen im Abbau von Proteinen können zu pathologischen Veränderungen bzw. Ablagerungen (z. B. Betaamyloidprecursorprotein, Lipofuszin, s. u.) führen. Möglicherweise bewirkt bei Alzheimer-Erkrankung ein erhöhter Abbau von membranständigen Phospholipiden für die Acetylcholinsynthese die Zerstörung der Zellmembran der Neuronen [185].

▪ Veränderungen bei Glykoprotein-/Gangliosidsynthese

Zahlreiche Proteine, insbesondere Strukturproteine, weisen einen hohen Anteil an Zuckern auf; sie werden daher Glykoproteine genannt. Die Ankopplung der Zucker geschieht nach der Transkription (mRNA → Proteinkette) und unterliegt daher keiner direkten genetischen Kontrolle. So können bei der Synthese der Zuckerseitenketten der Proteine unter bestimmten Bedingungen, z. B. im Alter, Veränderungen auftreten. Diese können zu weitreichenden Störungen führen, da einige Zucker eine elektrische Ladung (Neuraminsäure) bzw. ein freies Elektronenpaar (z. B. Glukosamine) haben und so entscheidend für die Konfiguration (Tertiärstruktur) und damit auch für die Funktion des Proteins sind. Eine weitere wichtige

Gruppe der in Membranen enthaltenen Lipide, die Ganglioside, besteht v. a. aus diesen Zuckern. Den Gangliosiden kommt eine Bedeutung bei der Bildung des Myelins zu.

Veränderungen in der Zusammensetzung der Ganglioside sind bei einigen Erkrankungen, bei denen auch die weiße Hirnsubstanz betroffen ist, nachgewiesen worden (s. [63]). Weitere Untersuchungen müssen noch zeigen, welche pathogenetische Bedeutung diesen Veränderungen zukommt. Genetisch bedingte Störungen des Abbaus von Gangliosiden führen meist schon im frühen Kindesalter zu schwerwiegenden Symptomen (u. a. Demenz) und zum Tod (Gangliosidosen, s. [112]).

Vorkommen: hereditäre Gangliosidosen (v. a. im Kindes-/Jugendalter), Alzheimer-Erkrankung, subkortikale vaskuläre Demenz und multiple Sklerose (?).

Intrazelluläre Ablagerungen

Intrazelluläre Ablagerungen in Nervenzellen entstehen wahrscheinlich dadurch, dass diese nicht mehr in der Lage sind bestimmte Stoffwechselprodukte auszuschleusen bzw. über die Blut-Hirn-Schranke in den Blutkreislauf abzugeben. Auch verfügt das Gehirn nicht über ein Lymphsystem, das die Abbauprodukte wegschaffen könnte, sodass diese dann wahrscheinlich im Laufe der Jahre kumulieren. Inwieweit die Abbauprodukte von pathogenetischer Bedeutung (etwa im Sinne eines Circulus vitiosus durch eine schädigende oder immunogene Wirkung) sind, ist noch nicht hinreichend geklärt. So wird z. B. die Synthese des Amyloidvorläuferproteins APP durch Zytokine (Interleukin-1 und TGF-β) gesteigert [146].

„Lewy-bodies" (eosinophile zytoplasmatische Einschlüsse). Als „Lewy-bodies" werden eosinophile (d. h. mit dem basischen Farbstoff Eosin anfärbbare) Einschlüsse im Zytoplasma bezeichnet. Diese „Lewy-bodies" enthalten eine Reihe von Bestandteilen (s. Übersicht [89]), v. a. aus Neurofilamenten von etwa 10 nm Durchmesser, sowie Ubiquitin. Dieses Protein wird bei der ATP-abhängigen Proteolyse benötigt [111].

Vorkommen: Obwohl „Lewy-bodies" in der Substantia nigra und anderen Hirnstammkerngebieten als das typische neuropathologische Zeichen eines idiopathischen Parkinson-Syndroms angesehen werden und diffus auch kortikal verteilte „Lewy-bodies" als charakteristisch für eine sog. Lewy-body-Demenz gelten [89], ist der Nachweis nicht als pathognomisch für diese Erkrankungen zu werten, da auch bei Patienten mit einer Alzheimer-Erkrankung „Lewy-bodies" nachgewiesen werden konnten [74, 169].

Lipofuszin. Als Lipofuszin werden gelbbraun pigmentierte Einschlüsse im Zytoplasma bezeichnet. Lipofuszin ist heterogen zusammengesetzt. Hierbei handelt es sich wahrscheinlich um die intrazellulär nicht mehr weiter abbaubaren Überreste von Stoffwechselprozessen, insbesondere um oxidierte Lipoproteine (Membranproteine) [33]. Ob dem beim normalen Alten und vermehrt bei Alzheimer-Patienten nachweisbaren Lipofuszin eine pathologische Bedeutung zukommt, ist umstritten [168, 184].

Neurofibrillenknäuel („neurofibrillary tangles", NFT).

Die intrazellulären Neurofibrillen-Knäuel bestehen aus ~ 10–12 nm großen Filamenten, die paarweise umeinander gewunden und in einer Doppelhelix angeordnet sind. Diese treten nur intrazellulär auf. Bei der Alzheimer-Erkrankung konnte als ein Hauptbestandteil der paarigen Filamente ein den Mikrotubuli assoziiertes Tauprotein (MAP) identifiziert werden [91]. Dieses Protein ist meist abnorm phosphoryliert. Normalerweise ist es vorwiegend axonal lokalisiert, während es bei der Alzheimer-Erkrankung v. a. im Zellkörper, Dendriten und präsynaptisch histochemisch nachweisbar ist, d. h., das Protein ist strukturell so verändert, dass es seine Rolle bei intrazellulären Transportprozessen nicht mehr wahrnehmen kann [91, 106].

Vorkommen: Neurofibrillenknäuel gelten als charakteristische neurohistopathologische Veränderung bei der Alzheimer-Erkrankung, aber sie wurden gehäuft auch bei anderen neurodegenerativen Prozessen gefunden [91]: Down-Syndrom (ab etwa 35. Lebensjahr), Morbus Pick, progressive supranukleäre Lähmung (PSP), ALS-Parkinson-Demenz-Komplex (Guam) und die Hallervorden-Spatz-Erkrankung. Auch bei neuropsychiatrisch unauffälligen Personen können etwa ab dem 65. Lebensjahr bei der Autopsie Neurofibrillenknäuel nachgewiesen werden [168]. Es gibt Hinweise darauf, dass das Auftreten einer Demenz von der Zahl der Neurofibrillenknäuel abhängt bzw. der Ausprägungsgrad mit der Anzahl der Neurofibrillenknäuel korreliert [19].

„Pick-bodies"

Als „Pick-bodies" werden argyrophile (mit Silber anfärbbare) Einschlüsse im Zytoplasma bezeichnet. Die Form kann sehr variieren. Sie enthalten v. a. Fibrillen unterschiedlichen Durchmessers (6–35 nm, im Mittel ~ 15 nm), durchsetzt mit membranösem und granulärem Material. Die Bestandteile sind heterogen (s. [84]); auch die diagnostische Wertigkeit ist schwierig zu beurteilen. In den letzten Jahren wurden ausgehend von den histopathologischen Befunden unter Berücksichtigung der „Pick-bodies" neuere diagnostische Einteilungen vorgeschlagen, wobei der Morbus Pick nur eine Untergruppe darstellt (s. [84]).

Vakuolen

Die granulären Vakuolen bei der Alzheimer-Erkrankung enthalten Tubulin und ein mikrotubuliassoziiertes Tauprotein (MAP) [94], also wichtige Strukturproteine. Bei allen prioneninduzierten Erkrankungen kommt es zu einer neuronalen Vakuolisierung [176].

Vorkommen: Alzheimer-Erkrankung, PSP und prioneninduzierte Erkrankungen (Kuru, Creutzfeldt-Jakob-Erkrankung, etc.).

2.5.5 Veränderungen der Gliazellen

Als Gliazellen werden mehrere Zelltypen des Stützgewebes des Gehirns bezeichnet wie Astrozyten, Mikrogliazellen, Oligodendrogliazellen und Ependymzellen. Man kann folgende Typen der Schädigung unterscheiden: Demyelinisierung, Gliose (reaktive Veränderungen), Gliom (tumoröse Veränderungen) (Kap. 2.5) sowie Ödem der Gliazellen (Kap. 2.5.2).

Astrogliazellen bilden einen wesentlichen Teil der Blut-Hirn-Schranke (Kap. 2.5.2). Über die Funktion der Gliazellen ist den letzten Jahren viel geforscht worden, aber im Vergleich zu den Neuronen noch relativ wenig bekannt. Die bisherigen Forschungsergebnisse zeigen, dass Gliazellen eine wichtige Rolle bei der Aufrechterhaltung des extrazellulären Milieus im ZNS spielen. Dabei kommt dem Myoinositol eine wichtige Bedeutung zu; so wird es bei Hyposmolalität in die Gliazellen aufgenommen und umgekehrt bei Hyperosmolalität abgegeben. Das Ionengleichgewicht wird von Gliazellen z. B. durch Elimination von extrazellulärem Kalium reguliert [173]. In den Gliazellen kann GABA und in den Astrozyten Glutamat aufgenommen und abgebaut werden. Die Funktion von Neurotransmitterrezeptoren, die auf Gliazellen nachgewiesen werden konnten, ist noch weitgehend unbekannt.

Mikrogliazellen, die wahrscheinlich von Makrophagen abstammen und v. a. perivaskulär nachweisbar sind, kommt möglicherweise eine wichtige Rolle bei einer Enzephalitis, z. B. der HIV-1-Enzephalitis, zu [136]. Andere Gliazellen spielen eine wichtige Rolle bei den kaskadenartigen Immunreaktionen im ZNS [16, 161], so z. B. bei der Alzheimer-Erkrankung [3], der hepatischen Enzephalopathie [133] und bei ischämischen Hirninfarkten [160].

Demyelinisierung

Wie eine Zerstörung des Myelins, das die schnell leitenden Nerven wie eine Art Isolator umgibt, vonstatten geht, ist bisher nicht hinreichend geklärt. Als Laborindikator für eine akute Demyelinisierung wird von einigen Autoren eine Erhöhung der Konzentration des basischen Myelinproteins im Liquor angesehen [12].

Vorkommen: Fleckförmige Demyelinisierungen treten, begleitet von einer lymphozytären Reaktion, bei der multiplen Sklerose auf (→ Abb. 5.7.1). Bevorzugt sind perivaskuläre und periventrikuläre Bezirke betroffen. Bei Neurolues und Neuro-AIDS (→ Abb. 5.3.1) kommt es zu einer Demyelinisierung.

Eine generalisierte perivaskuläre Demyelinisierung wird als wesentliche neuropathologische Veränderung bei der Leukoaraiose angesehen [63, 186] (→ Abb. 5.2.2). Es kann auch zur umschriebenen Demyelinisierung, z. B. bei der pontinen Myelinolyse kommen (Abb. 2.6) (→ Kap. 4.2.10). Die Ätiologie ist ebenso wie die Demyelinisierung im Marklager bei der Alzheimer-Erkrankung [63] noch nicht geklärt.

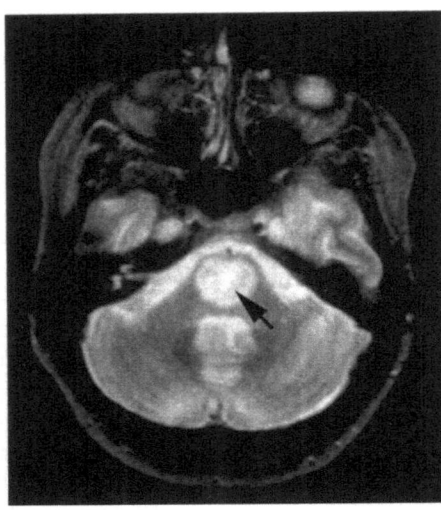

Abb. 2.6. T2-gewichtetes MR-Tomogramm eines Patienten mit einer ausgeprägten zentral pontinen Myelinolyse. Die pontinen Strukturen zeigen scharf begrenzt und symmetrisch eine nahezu rundliche Signalanhebung. Eine Raumforderung besteht nicht

Gliose

Bei der multiplen Sklerose kommt es nach dem akuten Stadium (disseminierter herdförmiger Demyelinisierung) zu einer ausgeprägten Fasergliose und Retikulinfaserzunahme, wodurch die Herde verhärten (Sklerose). Auch viele degenerative Erkrankungen führen zu einer Gliose. Hierbei handelt es sich – wie die deutlich erhöhte Konzentration an einem gliaspezifischen Protein im gesamten Gehirn zeigt – um eine generalisierte astrozytäre Reaktion. Die pathogenetische Bedeutung der Gliose, z.B. bei der Alzheimer-Erkrankung, ist bisher noch unklar [35].

Vorkommen: multiple Sklerose, Alzheimer-Erkrankung, Parkinson-Syndrom, Morbus Pick, prioninduzierte Erkrankungen und nach Schädel-Hirn-Traumen.

2.5.6 Veränderungen der zerebralen Gefäße

Die zerebralen Gefäße lassen sich nach der Funktion (Arterien/Venen) und dem Kaliber, Wandaufbau etc. in verschiedene Typen unterteilen. Ablagerungen kommen v.a. in den Arterien vor. In den großen Arterien finden sich atherosklerotische Veränderungen, die denen aus anderen großen Arterien weitgehend entsprechen. Sie können zu arterioarteriellen Embolien (z.B. bei Plaques in der Carotis interna) bis zur Thrombosierung (Verschluss) des Gefäßes und damit zum Hirninfarkt führen (→ Kap. 5.2). In den Arteriolen, die das Hirnparenchym penetrieren, kommt es zu Proteineinlagerungen (Amyloid oder Hyalin) in die Gefäßwände. Diese Einlagerungen führen zu Funktionseinschränkungen der Gefäße, z.B. hinsichtlich

der Reagibilität bei Blutdruckschwankungen und des Stoffaustausches (verminderte Diffusion).
Vorkommen: Amyloid, v. a. bei der zerebralen Amyloidangiopathie (CAA) [171] und Alzheimer-Erkrankung, Hyalin bei Leukoaraiose/Morbus Binswanger.

2.5.7 Extrazelluläre Ablagerungen

Im ZNS können im Rahmen von neurodegenerativen Prozessen eine Reihe von extrazellulären Ablagerungen auftreten, die sich durch eine unterschiedliche Pathogenese und Zusammensetzung unterscheiden lassen:

- **Plaques.** Die Bildung von senilen Plaques ist ein Kennzeichen der Alzheimer-Erkrankung [94]. Diese Plaques bestehen neben degenerierten Nervenzellenden vorwiegend aus einer extrazellulären Ablagerung eines Betaamyloids. Die Bildung dieses Betaamyloids wird als ein zentraler Schritt in der Pathogenese der Alzheimer-Erkrankung angesehen; sie war und ist daher Gegenstand intensiver Forschungsarbeiten (s. [16, 18, 71]). Da senile Plaques auch bei Normalpersonen (etwa ab 65. Lebensjahr) auftreten, ist deren pathologische Bedeutung unklar. Wahrscheinlich handelt es sich um eine Frage der Quantität [19] (s. Schwellenwerttheorie).
Vorkommen: Alzheimer-Erkrankung und andere degenerative Demenzformen, prioninduzierte Erkrankungen [176] *und auch* Normalpersonen (etwa ab 65. Lebensjahr).

2.6 Möglichkeiten der Regeneration

Nervenzellen sind nach Schädigungen in der Lage sich zu regenerieren. Das Gehirn kann so einige Funktionen wieder entwickeln (→ Kap. 8). Eine Regeneration kann theoretisch auf unterschiedliche Weise erfolgen.
Regeneration durch Redundanz (Äquipotenzialität): Verbliebene Reste der Hirnregion übernehmen die Funktion der geschädigten Teile (es ist umstritten, ob dies beim Menschen auf Grund der hohen Differenzierung möglich ist);
Regeneration durch multiple Kontrolle: Spezifische Funktionen sind in verschiedenen Hirnregionen repräsentiert, sodass bei Ausfall der einen andere die Funktion übernehmen (ebenfalls beim Menschen sehr umstritten);
Regeneration durch funktionelle Substitution: Als Reaktion auf die Schädigung bilden sich im Gehirn neue Subsysteme, die die Funktion des geschädigten Systems zum Teil übernehmen können. Hierfür finden sich beim Menschen, v. a. bei frühgeschädigten Kindern, Hinweise.

Die Regeneration von Hirnfunktionen kann durch eine geeignete neuropsychologische und verhaltenstherapeutische Behandlung gefördert werden (s. [138]→ Kap. 7 und 8).

Auf molekularer Ebene sind die Regenerationsvorgänge im Gehirn sehr komplex (s. [8, 25, 45, 49, 83, 95, 125, 148, 149]). Hierbei haben die Neurotropine und wahrscheinlich auch das Apolipoprotein E eine wichtige Bedeutung. Meist kommt es nur zu einer sehr streng lokal begrenzten Regeneration und somit nur zu einer geringen Funktionsverbesserung.

2.7 Psychologische Faktoren

Die Ausgestaltung einer OPS kann auch durch psychologische Faktoren geprägt sein. So können z.B. die psychologischen Bewältigungsstrategien bei kognitiv Beeinträchtigten nicht mehr ausreichen Defizite auszugleichen. Wenn z.B. Gegenstände verlegt und nicht wieder gefunden werden, so wird jemand anderes dafür verantwortlich gemacht und es kommt zur Wahnbildung (bestohlen zu werden etc.). Diese mangelnde Kompensation könnte eine mögliche Erklärung für die bei Dementen recht häufigen wahnhaften Störungen sein (→ Kap. 4.7).

Auch bei plötzlich auftretenden schweren Erkrankungen reichen die Bewältigungsmechanismen oft nicht mehr aus, sodass sich eine depressive Verstimmung entwickelt, z.B. eine Depression nach einem Schlaganfall (→ Kap. 5.2). Durch eine OPS können auch Entwicklungen in Gang gesetzt werden, die die Anpassung negativ beeinflussen:
Durch die Hirnschädigung kann es zu einer Akzentuierung, aber auch zum Zusammenbruch von (neurotischen) Abwehrmechanismen kommen (Persönlichkeitsänderung) (→ Kap. 4.9);
durch die Einschränkung der kognitiven Fähigkeiten kann das Erlernen von Bewältigungsstrategien erschwert sein;
die OPS kann zu vermehrten Konflikten mit der Umgebung (Angehörige, professionelle Helfer etc.) führen, sodass die soziale Unterstützung nachlässt (v.a. bei chronischen OPS) (→ Kap. 7);
die der OPS zu Grunde liegende Läsion kann die Empfindlichkeit für weitere Hirnschädigungen erhöhen (z.B. verringerte Toleranz gegen epileptogene Reize wie Schlafentzug), die die OPS verstärken können.

Zusammenfassend ist festzustellen, dass die Pathogenese von organischen psychischen Störungen sehr komplex und individuell verschieden ist. Eine Vielzahl von möglichen Einflussfaktoren ist zu berücksichtigen. Die bisherigen Modellvorstellungen müssen als vorläufig angesehen werden, denn v.a. die molekulare Medizin und die neuen Neuroimagingverfahren wie funktionelle Magnetresonanztomografie (fMRT) und Magnetresonanzspektroskopie (MRS) liefern ständig neue Erkenntnisse, die unsere Vorstellungen von Hirnerkrankungen erweitern, aber z. T. auch Anlass zur Revision von alten Modellen sind.

Grundsätzlich bleibt aber das Problem, Erklärungsmodelle für die Komplexität von höheren Hirnfunktionen und ihren Störungen zu finden.

2.8 Literatur

1. Ader R, Madden K, Felten DL, Bellinger DL, Schiffer RB (1996) Psychoneuroimmunology: Interactions between the brain and the immune system. In: Fogel BS, Schiffer RB, Rao SM (Hrsg) Neuropsychiatry. Williams & Wilkins, Baltimore, S 193–221
2. Aguzzi A, Klein MA, Montrasio F, Pekarik V, Brandner S, Furukawa H, Kaser P, Rockl C, Glatzel M (2000) Prions: pathogenesis and reverse genetics. Ann NY Acad Sci 920:140–157
3. Akiyama H, Arai T, Kondo H, Tanno E, Haga C, Ikeda K (2000) Cell mediators of inflammation in the Alzheimer disease brain. Alzheimer Dis Assoc Disord 14 Suppl 1:S 47–53
4. Alexander GE, Crutcher MD (1990) Functional architecture of basal ganglia circuits: neural substrates of parallel processing. TINS 13:266–271
5. Anderson SW, Damasio H, Tranel D (1990) Neuropsychological impairments associated with lesions caused by tumor or stroke. Arch Neurol 47:397–405
6. Araujo DM, Lapchak PA, Robitaille Y, Gauthier S, Quirion R (1988) Differential alteration of various cholinergic markers in cortical and subcortical regions of human brain in Alzheimer's disease. J Neurochem 50:1914–1923
7. Ashe J, Rosen SA, McArthur JC, Davis LE (1993) Bacterial, fungal, and parasitic causes of dementia. In: Whitehouse PJ (Hrsg) Dementia. Davis, Philadelphia, S 276–306
8. Bähr M, Bonhoeffer F (1994) Perspectives on axonal regeneration in the mammalian CNS. TINS 17:473–479
9. Ballenger JC, Post RM (1978) Kindling as a model for alcohol withdrawal syndromes. Br J Psychiatry 133:1–14
10. Banasiaka KJ, Xiab Y, Haddadbc GG (2000) Mechanisms underlying hypoxia-induced neuronal apoptosis. Prog Neurobiol 62:215–249
11. Barkhof F, Frequin STFM, Hommes OR, Lamers K, Scheltens P, van Geel WJA, Valk J (1992) A correlative triad of gadolinium-DPTA MRI, EDSS, and CSF-MBP in relapsing multiple sclerosis patients treated with high-dose intravenous methylprednisolone. Neurology 42:63–67
12. Barker EL, Blakely RD (1995) Norepinephrine and serotonin transporters: molecular target of antidepressant drugs. In: Bloom FE, Kupfer DJ (Hrsg) Psychopharmacology. The 4th generation of progress. Raven Press, New York, S 321–333
13. Baumgartner A, Campos-Barros A (1993) Schilddrüsenhormone und depressive Erkrankungen – Kritische Übersicht und Perspektiven. Teil II: Schilddrüsenhormone und ZNS-Ergebnisse der Grundlagenforschung. Nervenarzt 64:11–20
14. Bayer TA, Wirths O, Majtenyi K, Hartmann T, Multhaup G, Beyreuther K, Czech C (2001) Key factors in Alzheimer's disease: beta-amyloid precursor protein processing, metabolism and intraneuronal transport. Brain Pathol 11:1–11

15. Beaman BL, Beaman L, Kjelstrom JA, Ogata SA (1994) Bacteria and neurodegeneration. In: Calne DB (Hrsg) Neurodegenerative diseases. Saunders, Philadelphia, S 319–338
16. Becher B, Prat A, Antel JP (2000) Brain-immune connection: immuno-regulatory properties of CNS-resident cells. Glia 29:293–304
17. Bernheimer H, Birkmayer W, Hornykiewicz O, Jellinger K, Seitelberger F (1973) Brain dopamine and the syndromes of Parkinson and Huntington. J Neurol Sci 20:415–455
18. Beyreuther K (1997) Molekularbiologie der Alzheimer-Demenz. In: Förstl H (Hrsg) Lehrbuch der Gerontopsychiatrie. Enke, Stuttgart, S 31–43
19. Blessed G, Tomlinson BE, Roth M (1968) The association between quantitative measures of dementia and of senile change in the cerebral grey matter of elderly subjects. Br J Psychiatry 114:797–811
20. Bleuer E (1916) Lehrbuch der Psychiatrie, 1. Aufl. Springer, Berlin
21. Bleuler M (1954) Das endokrine Psychosyndrom. Thieme, Stuttgart
22. Bowlby J (1961) Processes of mourning. Int J Psychoanalysis 42:317–340
23. Bowen DM, Davidson AN (1986) Biochemical studies of nerve cells and energy metabolism in Alzheimer's disease. Brit Med Bull 42:75–80
24. Braak H, Braak E (1994) Pathology of Alzheimer's disease. In: Calne DB (Hrsg) Neurodegenerative diseases. Saunders, Philadelphia, S 585–613
25. Calne DB, Zigmond MJ (1991) Compensatory mechanisms in degenerative neurologic diseases. Arch Neurol 48:361–363
26. Charney DS, Nagy LM, Bremer JD, Goddard AW, Yehuda R, Southwich SM (1996) Neurobiological mechanisms of human anxiety. In: Fogel BS, Schiffer RB, Rao SM (Hrsg) Neuropsychiatry. Williams & Wilkins, Baltimore, S 257–278
27. Choi DW (1995) Calcium: still center-stage in hypoxic-ischemic neuronal death. TINS 18:58–60
28. Cohen BM, Renshaw PF, Stoll AL, Wurtman RJ, Yurgelun-Todd D, Babb SM (1995) Decreased brain choline uptake in older adults. An in vivo proton magnetic resonance spectroscopy study. JAMA 274:902–907
29. Cohen G, Werner R (1994) Free radicals, oxidative stress, and neurodegeneration. In: Calne DB (Hrsg) Neurodegenerative diseases. Saunders, Philadelphia, S 139–161
30. Cotman CW, Kahle JS, Miller SE, Ulas J, Bridges RJ (1995) Excitatory amino acid neurotransmission. In: Bloom FE, Kupfer DJ (Hrsg) Psychopharmacology. The 4th generation of progress. Raven Press, New York, S 75–85
31. Cutting J (1992) The role of right hemisphere dysfunction in psychiatric disorders. Br J Psychiatry 160:583–588
32. Chua P, Chiu E (2000) Huntington's disease. In: O'Brien J, Ames D, Burns A (Hrsg) Dementia, 2nd edn. Arnold, London, S 827–843
33. Davies KJA (1988) Protein oxidation, protein cross-linking, and proteolysis in the formation of lipofuscin: rationale and methods for the measurements of protein degradation. In: Zs.-Nagy I (Hrsg) Lipofuscin – 1987. State of the art. Elsevier, Amsterdam, S 109–133
34. DeKosky ST, Harbaugh RE, Schmitt FA, Bakay RAE, Chui HC, Knopman DS, Reeder TM, Shetter AG, Senter HJ, Markesberry WR, Intraventricular Bethanecol Study Group (1992) Cortical biopsy in Alzheimer's disease: diagnostic accuracy and neurochemical, neuropathological, and cognitive correlations. Ann Neurol 32:625–632
35. Delacourte A (1990) General and dramatic glial reaction in Alzheimer brains. Neurology 40:33–37
36. DeMoranville BM, Jackson IMD (1996) Psychoendocrinology. In: Fogel BS, Schiffer RB, Rao SM (Hrsg) Neuropsychiatry. Williams & Wilkins, Baltimore, S 173–194

37. Desmond DW, Erkinjuntti T, Sano M, Cummings JL, Bowler JV, Pasquier F, Moroney JT, Ferris SH, Stern Y, Sachdev PS, Hachinski VC (1999) The cognitive syndrome of vascular dementia: implications for clinical trials. Alzheimer Dis Assoc Disord 13 Suppl 3:S 21–29
38. DiMauro S, Moraes CT (1993) Mitochondrial encephalomyopathies. Arch Neurol 50:1197–1208
39. Dittmann J, Schüttler R (1992) Bewältigungs- und Kompensationsstrategien bei Patienten mit Enzephalomyelitis disseminata (MS) und bei Patienten mit schizophrenen Psychosen. Rehabilitation 31:98–103
40. Donaldson LF, Hanley MR, Villablanca AC (1997) Inducible receptors. Trends Pharmacol Sci 18:171–181
41. Doble A (1999) The role of excitotoxicity in neurodegenerative disease: implications for therapy. Pharmacol Ther 81:163–221
42. Drago J, Kilpatrick TJ, Koblar SA, Talman PS (1994) Growth factors: potential therapeutic applications in neurology. J Neurol, Neurosurg, Psychiatry 57:1445–1450
43. Driessen M, Wetterling T, Wedel T, Preuss R (1995) Secondary hyperparathyroidism and depression in chronic renal failure. Nephron 70:334–339
44. Dunnett SB, Everitt BJ, Robbins TW (1991) The basal forebrain-cortical cholinergic system: interpreting the functional consequences of excitotoxic lesions. TINS 14:494–501
45. Fawcett JW (1997) Astrocytic and neuronal factors affecting axon regeneration in the damaged central nervous system. Cell Tissue Res 290:371–377
46. Feldmann E, Plum F (1993) Metabolic dementia. In: Whitehouse PJ (Hrsg) Dementia. Davis, Philadelphia, S 307–336
47. Felgenhauer K, Liappis N, Nekic M (1982) Low molecular solutes and the blood cerebrospinal fluid barrier. Klin Wochenschr 60:1385–1392
48. Fern R, Ransom BR, Stys PK, Waxman SG (1993) Pharmacological protection of CNS white matter during anoxia: actions of phenytoin, carbamazepine and diazepam. J Pharmacol Exp Ther 266:1549–1555
49. Fern R, Davis P, Waxman SG, Ransom BR (1998) Axon conduction and survival in CNS white matter during energy deprivation: a developmental study. J Neurophysiol 79:95–105
50. Findley L, Barth JT, Powers DC, Wilhoit SC, Boyd DG, Scratt PM (1986) Cognitive impairment in patients with obstructive sleep apnea and associated hypoxemia. Chest 90:686–690
51. Fishman RA (1982) Brain edema. In: Siegel GJ, Albers RW, Agranoff BW, Katzman R (Hrsg) Basic neurochemistry, 3rd edn. Little, Brown and Company, Boston, S 681–689
52. Fix AJ, Golden CJ, Daughton D, Kass I, Bell CW (1982) Neuropsychological deficits among patients with chronic obstructive pulmonary disease. Int J Neurosci 16:99–105
53. Foster NL, van der Speck AFL, Aldrich MS, Berent S, Hichwa RH, Sackellares JC, Gilman S, Agranoff BW (1987) The effect of diazepam sedation on cerebral glucose metabolism in Alzheimer's disease as measured using positron emission tomography. J Cereb Blood Flow Metab 7:415–420
54. Frackowiak RSJ, Lenzi GL, Jones T, Heather JD (1980) Quantitative measurement of regional cerebral blood flow and oxygen metabolism in man using ^{15}O and positron emission tomography: Theory, procedure, and normal values. JCAT 4:727–736
55. Friedland RP, Jagust WJ, Huesman RH, Koss E, Knittel B, Mathis CA, Ober BA, Mazoyer BM, Budinger TF (1989) Regional cerebral glucose transport and utilization in Alzheimer's disease. Neurology 39:1427–1433

56. Frölich L (1997) Neurochemie-Glukosestoffwechsel-freie Sauerstoffradikale-Apolipoprotein E. In: Weis S, Weber G (Hrsg) Handbuch Morbus Alzheimer. Beltz PsychologieVerlagsUnion, Weinheim, S 411–434
57. Gajdusek DC (1985) Hypothesis: Interference with axonal transport of neurofilament as a common pathogenic mechanism in certain diseases of the central nervous system. N Engl J Med 312:714–719
58. Gibson GA, Duffy TE (1981) Impaired synthesis of acetyl-choline by mild hypoxia and nitrous oxide. J Neurochem 36:28–37
59. Gibson GA, Pulsinelli W, Blass JP, Duffy TE (1981) Brain dysfunction in mild to moderate hypoxia. JAMA 70:1247–1254
60. Gilman AG (1995) Nobel lecture: G proteins and regulation of adenylyl cyclase. Biosci Rep 15:65–97
61. Goldberg JF, Harrow M (1994) Kindling in bipolar disorders: a longitudinal follow-up study. Biol Psychiatry 35:70–72
62. Goldman MB (1992) Neuropsychiatric features of endocrine disorders. In: Yudofsky SC, Hales RE (Hrsg) Textbook of Neuropsychiatry. American Psychiatric Press, Washington, S 519–540
63. Gottfries CG, Blennow, Karlsson I, Wallin A (1994) The neurochemistry of vascular dementia. Dementia 5:163–167
64. Grafman J, Salazar A, Weingartner H, Vance S, Amin D (1986) The relationship of brain-tissue loss volume and lesion location to cognitive deficit. J Neurosci 6:301–307
65. Grafstein B (1995) Axonal transport: function and mechanisms. In: Waxman SG, Kocsis JD, Stys PK (Hrsg) The axon: structure, function and pathophysiology. Oxford University Press, Oxford, S 185–199
66. Grant I, Prignato GP, Heaton RK, McSweeny AJ, Wright EC, Adams KM (1987) Progressive neuropsychologic impairment and hypoxemia: relationship in chronic obstructive pulmonary disease. Arch Gen Psychiatry 44:999–1006
67. Gray F, Adle-Biassette H, Brion F, Ereau T, le Maner I, Levy V, Corcket G (2000) Neuronal apoptosis in human immunodeficiency virus infection. J Neurovirol 6 Suppl 1:S38–43
68. Greenberg GD, Watson RK, Deptula D (1987) Neuropsychological dysfunction in sleep apnea. Sleep 10:254–262
69. Greenamyre JT, Shoulson I (1994) Huntington's disease. In: Calne DB (Hrsg) Neurodegenerative diseases. Saunders, Philadelphia, S 685–704
70. Gsell W, Strein I, Riederer P (1996) The neurochemistry of Alzheimer type, vascular type and mixed type dementias compared. J Neural transm Suppl 47:73–101
71. Haass G (1999) Molekulare Mechanismen der Alzheimer Erkrankung. In: Förstl H, Bickel H, Kurz A (Hrsg) Alzheimer Demenz. Springer, Berlin, S 55–66
72. Hadcock JR, Malbon CC (1991) Regulation of receptor expression by agonists: transcriptional and post-transcriptional controls. TINS 14:242–247
73. Hadcock JR, Malbon CC (1993) Agonist regulation of gene expression of adrenergic receptors and G proteins. J Neurochem 60:1–9
74. Hansen L, Salmon D, Galasko D, Masliah E, Katzman R, DeTeresa R, Thal L, Pay MM, Hofstetter R, Klauber M, Rice V, Butters N, Alford M (1990) The Lewy body variant of Alzheimer's disease: a clinical and pathologic entity. Neurology 40:1–8
75. Hardy J, Gwinn-Hardy K (1998) Genetic classification of primary neurodegenerative disease. Science 282:1075–1079
76. Hartikainen P, Reinikainen KJ, Soininen H, Sirvio J, Soikkeli R, Riekkinen PJ (1992) Neurochemical markers in the cerebrospinal fluid of patients with Alzheimer's disease, Parkinson's disease and amyotrophic lateral sclerosis and normal controls. J Neural Transm Park Dis Dement Sect 4:53–68

77. Hedera P, Whitehouse PJ (1994) Neurotransmitters in neurodegeneration. In: Calne DB (Hrsg) Neurodegenerative diseases. Saunders, Philadelphia, S 97–126
78. Heiss W-D (1984) Messungen der regionalen Durchblutung und des regionalen Stoffwechsels im Gehirn bei Patienten mit hirnorganischem Psychosyndrom. In: Heiss W-D (Hrsg) Diagnosemethoden bei hirnorganischem Psychosyndrom. Scripta medica merck 17, S 35–64
79. Heizmann CW, Braun K (1992) Changes in Ca^{2+}-binding proteins in human neurodegenerative disorders. TINS 15:259–264
80. Herholz K (1995) FDG PET and differential diagnosis of dementia. Alzheimer Dis Assoc Disord 9:6–16
81. Hermle L, Spitzer M (2000) „Modellpsychosen", Halluzinogen- und Stimulantienbedingte psychische Störungen. In: Förstl H (Hrsg) Klinische Neuro-Psychiatrie. Thieme, Stuttgart, S 367–386
82. Hille B (1994) Modulation of ion-channel function by G-protein-coupled receptors. TINS 17:531–536
83. Hirsch S, Bähr M (1999) Growth promoting and inhibitory effects of glial cells in the mammalian nervous system. Adv Exp Med Biol 468:199–205
84. Hodges J (2000) Pick's disease: its relationship to progressive aphasia, semantic dementia and frontotemporal dementia. In: O'Brien J, Ames D, Burns A (Hrsg) Dementia, 2nd edn. Arnold, London, S 747–758
85. Hökfelt T, Johansson O, Holds V, Meister B, Melander T (1987) Distribution of neuropeptides with special reference to their coexistence with classical neurotransmitters. In: Meltzer HY (Hrsg) Psychopharmacology: 3rd generation of progress. Raven Press, New York, S 401–417
86. Hopkins SJ, Rothwell NJ (1995) Cytokines and the nervous system I: expression and recognition. TINS 18:83–88
87. Horowski R, Wachtel H, Turski L, Löschmann P-A (1994) Glutamate excitotoxicity as a possible pathogenetic mechanism in chronic neurodegeneration. In: Calne DB (Hrsg) Neurodegenerative diseases. Saunders, Philadelphia, S 163–175
88. Hoyer S (1991) Energy metabolism in cortex and hippocampus during aging, ischemia, and dementia. In: Hartmann A, Kuschinsky W, Hoyer S (Hrsg) Cerebral ischemia and dementia. Springer, Berlin, S 132–148
89. Ince P, Perry R, Perry E (2000) Pathology of dementia with Lewy bodies. In: O'Brien J, Ames D, Burns A (Hrsg) Dementia, 2nd edn. Arnold, London, S 699–717
90. Iqbal K, Zaidi T, Wen GY, Grundke-Iqbal I, Merz PA, Shaikh SS, Wisniewski HM (1986) Defective brain microtubule assembly in Alzheimer's disease. Lancet ii:421–426
91. Iqbal K, Grundke-Iqbal I (1994) Neurofibrillary tangles. In: Calne DB (Hrsg) Neurodegenerative diseases. Saunders, Philadelphia, S 71–82
92. Iversen S, Kupfermann I, Kandel ER (2000) Emotional states and feelings. In: Kandel ER, Schwartz JH, Jessell TM (Hrsg) Principles of neural science, 4th edn. McGraw-Hill, New York, S 982–997
93. Iyo M, Namba H, Fukushi K, Shinotoh H, Nagatsuka S, Suhara T, Sudo Y, Suzuki K, Irie T (1997) Measurement of acetylcholinesterase by positron emission tomography in the brains of healthy controls and patients with Alzheimer's disease. Lancet 349 (9068):1805–1809
94. Jellinger K (1989) Morphologie des alternden Gehirnes und der (Prä)senilen Demenz. In: Platt D (Hrsg) Handbuch der Gerontologie, Vol 5. Fischer, Stuttgart, S 3–56
95. Jessell TM, Sanes JR (2000) The generation and survival of nerve cells. In: Kandel ER, Schwartz JH, Jessell TM (Hrsg) Principles of neural science. 4th ed.. McGraw-Hill, New York, S 1041–1062

96. Kandel ER (2000) Disorders of thought and volitions: Schizophrenia. In: Kandel ER, Schwartz JH, Jessell TM (Hrsg) Principles of neural science, 4th edn. McGraw-Hill, New York, S 1188–1208
97. Kandel ER (2000) Disorders of mood: Depression, mania, and anxiety disorders. In: Kandel ER, Schwartz JH, Jessell TM (Hrsg) Principles of neural science, 4th edn. McGraw-Hill, New York, S 1209–1226
98. Kandel ER (2000) Cellular mechanisms of learning and the biological basis of individuality. In: Kandel ER, Schwartz JH, Jessell TM (Hrsg) Principles of neural science, 4th edn. McGraw-Hill, New York, S 1247–1279
99. Kandel ER, Siegelbaum SA (2000) Overview of synaptic transmission. In: Kandel ER, Schwartz JH, Jessell TM (Hrsg) Principles of neural science, 4th edn. McGraw-Hill, New York, S 175–186
100. Kandel ER, Siegelbaum SA (2000) Synaptic integration. In: Kandel ER, Schwartz JH, Jessell TM (Hrsg) Principles of neural science, 4th edn. McGraw-Hill, New York, S 207–228
101. Kandel ER, Siegelbaum SA (2000) Transmitter release. In: Kandel ER, Schwartz JH, Jessell TM (Hrsg) Principles of neural science, 4th edn. McGraw-Hill, New York, S 253–279
102. Kebabian JW (1994) Neurotransmitter receptors in neurodegeneration. In: Calne DB (Hrsg) Neurodegenerative diseases. Saunders, Philadelphia, S 119–126
103. Koester J (2000) Membrane potential. In: Kandel ER, Schwartz JH, Jessell TM (Hrsg) Principles of neural science, 4th edn. McGraw-Hill, New York, S 124–139
104. Koester J, Siegelbaum SA (2000) Propagated signaling: The action potential. In: Kandel ER, Schwartz JH, Jessell TM (Hrsg) Principles of neural science, 4th edn. McGraw-Hill, New York, S 150–170
105. Kornhuber J, Weller M (1997) Psychogenity and N-methyl-D-aspartate receptor antagonism: implications with neuroprotective properties. J Neural Transm Suppl 43:91–104
106. Korwall NW, Kosik KS (1987) Axonal disruption and aberrant localization of tau protein characterize the neuropil pathology of Alzheimer's disease. Ann Neurol 22:639–643
107. Kosik KS, Joachim CL, Selkoe DJ (1986) Microtubule-associated protein tau is a major antigenic component of paired helical filaments in Alzheimer's disease. Proc Natl Acad Sci USA 83:4044–4048
108. Krieglstein J (1990) Hirnleistungsstörungen. Wissenschaftliche Verlagsgesellschaft, Stuttgart
109. Kuhl DE, Koeppe RA, Minoshima S, Snyder SE, Ficaro EP, Foster NL, Frey KA, Kilbourn MR (1999) In vivo mapping of cerebral acetylcholinesterase activity in aging and Alzheimer's disease. Neurology 52:691–699
110. Kupfermann I (1991) Hypothalamus and limbic system: peptidergic neurons, homeostasis, and emotional behavior. In: Kandel ER, Schwartz JH, Jessell TM (Hrsg) Principles of neural science, 3rd edn. Elsevier, New York, S 735–749
111. Kuzuhara S, Mori H, Izumiyama N, Yoshimura M, Ihara Y (1988) Lewy bodies are ubiquitinated. Acta Neuropathol 75:345–353
112. Lang C (1994) Demenzen: Diagnose und Differentialdiagnose. Chapman & Hall, Weinheim
113. Langston JW, Irwin I (1994) Organic neurotoxicants. In: Calne DB (Hrsg) Neurodegenerative diseases. Saunders, Philadelphia, S 225–240
114. Laterra J, Goldstein GW (2000) Ventricular organization of the cerebrospinal fluid, brain edema, and hydrozephalus. In: Kandel ER, Schwartz JH, Jessell TM (Hrsg) Principles of neural science, 4th edn. McGraw-Hill, New York, S 1288–1301

115. Lauritzen M (1987) Cortical spreading depression as a putative migraine mechanism. TINS 10:8–13
116. Lesch K-P, Beckmann H (1993) Neurotransporter: Neue Aspekte zum Wirkmechanismus psychotroper Substanzen. Nervenarzt 64:75–79
117. Lezak MD (1986) Psychological implications of traumatic brain damage for the patient's family. Rehabilitation Psychology 31/4:241–250
118. Lindvall O, Kokaia Z, Bengzon J, Elmer E, Kokaia M (1994) Neutrophine and brain insults. TINS 17:490–496
119. Magistretti PJ, Pellerin L, Martin JL (1995) Brain energy metabolism. In: Bloom FE, Kupfer DJ (Hrsg) Psychopharmacology. The 4th generation of progress. Raven Press, New York, S 657–670
120. Markowitsch HJ (1997) Neuropsychologie des Gedächtnisses. In: Förstl H (Hrsg) Lehrbuch der Gerontopsychiatrie. Enke, Stuttgart, S 71–83
121. Martin LJ, Al-Abdulla NA, Brambrink AM, Kirsch JR, Sieber FE, Portera-Cailliau C (1998) Neurodegeneration in excitotoxicity, global cerebral ischemia, and target deprivation: A perspective on the contributions of apoptosis and necrosis. Brain Res Bull 46:281–309
122. Martin RL, Lloyd HG, Cowan AI (1994) The early event of oxygen and glucose deprivation: setting the scene for neuronal death? TINS 17:251–257
123. McArthur JC, Roos RP, Johnson RT (1993) Viral dementias. In: Whitehouse PJ (Hrsg) Dementia. Davis, Philadelphia, S 237–275
124. Mesulam MM (1990) Large-scale neurocognitive networks and distributed processing for attention, language, and memory. Ann Neurol 28:597–613
125. Moore RY, Zigmond MJ (1994) Compensatory mechanisms in central neurodegenerative diseases. In: Calne DB (Hrsg) Neurodegenerative diseases. Saunders, Philadelphia, S 355–369
126. Morgan JI, Curran T (1995) Proto-Oncogene. In: Bloom FE, Kupfer DJ (Hrsg) Psychopharmacology. The 4th generation of progress. Raven Press, New York, S 631–642
127. Moseley IF, Radü EW (1979) Factors influencing the development of periventricular lucencies in patients with raised intracranial pressure. Neuroradiology 17:65–69
128. Nicoll RA, Malenka RC, Kauer JA (1990) Functional comparison of neurotransmitter receptor subtypes in mammalian central nervous system. Physiol Rev 70:513–565
129. Nieuwenhuys R (1985) Chemoarchitecture of the brain. Springer, Berlin
130. Nijst TQ, Wevers RA, Schoonderwaldt HC, Hommes OR, de Haan AFJ (1990) Vitamin B12 and folate concentrations in serum and cerebrospinal fluid of neurological patients with special reference to multiple sclerosis and dementia. J Neurol Neurosurg Psychiatr 53:951–954
131. Nixon RA, Sihag RK (1991) Neurofilament phosphorylation: a new look at regulation and function. TINS 14:501–506
132. Nixon RA (1998) The slow axonal transport of cytoskeletal proteins. Curr Opin Cell Biol 10:87–92
133. Norenberg MD (1998) Astroglial dysfunction in hepatic encephalopathy. Metab Brain Dis 13:319–335
134. Penney JB (1996) Neurochemical neuroanatomy. In: Fogel BS, Schiffer RB, Rao SM (Hrsg) Neuropsychiatry. Williams & Wilkins, Baltimore, S 145–171
135. Perry EK, Morris CM, Court JA, Cheng A, Fairbairn AF, McKeith IG, Irving D, Brown A, Perry RH (1995) Alteration in nicotine binding sites in Parkinson's disease, Lewy body dementia and Alzheimer's disease: possible index of early neuropathology 64:385–395

136. Persidsky Y, Zheng J, Miller D, Gendelman HE (2000) Mononuclear phagocytes mediate blood-brain barrier comprise and neuronal injury during HIV-1-associated dementia. J Leukoc Biol 68:413–422
137. Petito CK (1979) Early and late mechanism of increased vascular permeability following experimental cerebral infarction. J Neuropathol Exp Neurol 38:222–234
138. Pöppel E, von Steinbüchel N (1990) Neuropsychological rehabilitation from a theoretical point of view. In: Von Steinbüchel N, von Cramon DY, Pöppel E (Hrsg) Neuropsychological rehabilitation. Springer, Berlin, S 3–19
139. Pohlmann-Eden B (2000) Epilepsie. In: Förstl H (Hrsg) Klinische Neuro-Psychiatrie. Thieme, Stuttgart, S 270–297
140. Rayport SG (1992) Cellular and molecular biology of the neuron. In: Yudofsky SC, Hales RE (Hrsg) Textbook of neuropsychiatry, 2nd edn. American Psychiatric Press, Washington, S 3–28
141. Reiber H (1980) The discrimination between different blood-CSF barrier dysfunctions and inflammatory reactions of the CNS by a recent evaluation graph for the protein profile of cerebrospinal fluid. J Neurol 224:89–99
142. Reiber H, Felgenhauer K (1987) Protein transfer at the blood cerebrospinal fluid barrier and the quantitation of the humoral immune response within the central nervous system. Clin Chim Acta 163:319–328
143. Reichmann H, Riederer P (1994) Mitochondrial disturbances in neurodegeneration. In: Calne DB (Hrsg) Neurodegenerative diseases. Saunders, Philadelphia, S 195–204
144. Rogers RL, Meyer JS, Mortel KF, Mahurin RK, Judd BW (1986) Decreased cerebral blood flow precedes multi-infarct dementia, but follows senile dementia of Alzheimer type. Neurology 36:1–6
145. Roman GC (1987) Senile dementia of the Binswanger type. JAMA 258:1782–1788
146. Rothwell NJ, Hopkins SJ (1995) Cytokines and the nervous system II: Actions and mechanisms of action. TINS 18:130–136
147. Sanchez C, Diaz-Nido J, Avila J (2000) Phosphorylation of microtubule-associated protein 2 (MAP2) and its relevance for the regulation of the neuronal cytoskeleton function. Prog Neurobiol 61:133–168
148. Sanes JR, Jessell TM (2000) The guidances of axons to their targets. In: Kandel ER, Schwartz JH, Jessell TM (Hrsg) Principles of neural science, 4th edn. McGraw-Hill, New York, S 1063–1086
149. Sanes JR, Jessell TM (2000) The formation and regeneration of synapses. In: Kandel ER, Schwartz JH, Jessell TM (Hrsg) Principles of neural science, 4th edn. McGraw-Hill, New York, S 1087–1114
150. Schwartz JH (2000) Neurotransmitter. In: Kandel ER, Schwartz JH, Jessell TM (Hrsg) Principles of neural science, 4th edn. McGraw-Hill, New York, S 280–297
151. Schwartz JH, De Camilli P (2000) Synthesis and trafficking of neuronal protein. In: Kandel ER, Schwartz JH, Jessell TM (Hrsg) Principles of neural science, 4th edn. McGraw-Hill, New York, S 88–104
152. Schwartz JH, Westbrook GL (2000) The cytology of neurons. In: Kandel ER, Schwartz JH, Jessell TM (Hrsg) Principles of neural science, 4th edn. McGraw-Hill, New York, S 67–87
153. Seligman MEP (1999) Erlernte Hilflosigkeit. Beltz Taschenbuch 16, Weinheim
154. Shinotoh H, Namba H, Yamaguchi M, Fukushi K, Nagatsuka S, Iyo M, Asahina M, Hattori T, Tanada S, Irie T (1999) Positron emission tomographic measurement of acetylcholinesterase activity reveals differential loss of ascending cholinergic systems in Parkinson's disease and progressive supranuclear palsy. Ann Neurol 46:62–69
155. Shinotoh H, Namba H, Fukushi K, Nagatsuka S, Tanaka N, Aotsuka A, Ota T, Tanada S, Irie T (2000) Progressive loss of cortical acetylcholinesterase activity

in association with cognitive decline in Alzheimer's disease: a positron emission tomography study. Ann Neurol 48:194-200
156. Siegelbaum SA, Schwartz JH, Kandel ER (2000) Modulation of synaptic transmission: second messengers. In: Kandel ER, Schwartz JH, Jessell TM (Hrsg) Principles of neural science, 4th edn. McGraw-Hill, New York, S 229-252
157. Soares JC, Mann JJ (1997) The anatomy of mood disorders - review of structural neuroimaging studies. Biol. Psychiatry 41:86-106
158. Sokoloff L (1989) Circulation and energy metabolism of the brain. In: Siegel GJ, Agranoff B, Albers RW, Molinoff P (Hrsg) Basic neurochemistry, 4th edn. Raven Press, New York, S 565-590
159. Staub F, Kempski O, Peters J, Weigt H, von Rosen F, Baethmann A (1991) Mechanisms of glial swelling from lactacidosis and high K$^+$ levels in the extracellular compartment. In: Hartmann A, Kuschinsky W, Hoyer S (Hrsg) Cerebral ischemia and dementia. Springer, Berlin, S 149-156
160. Stoll G, Jander S, Schroeter M (1998) Inflammation and glial responses in ischemic brain lesions. Prog Neurobiol 56:149-171
161. Stoll G, Jander S (1999) The role of microglia and macrophages in the pathophysiology of the CNS. Prog Neurobiol 58:233-247
162. Szatkowski M, Attwell D (1994) Triggering and execution of neuronal death in brain ischemia: two phases of glutamate release by different mechanisms. TINS 17:359-365
163. Taylor MA, Sierles FS, Abrams R (1987) The neuropsychiatric evaluation. In: Hales RE, Yudofsky SC (Hrsg) Textbook of neuropsychiatry. American Psychiatric Press, Washington, S 3-16
164. Theodore WH, DiChiro G, Margolin R, Fishbein D, Porter RJ, Brooks RA (1986) Barbiturates reduce human cerebral glucose metabolism. Neurology 36:60-64
165. Theodore WH, Bairamian D, Newmark ME, DiChiro G, Porter RJ, Larson S, Fishbein D (1986) The effect of phenytoin on human cerebral glucose metabolism. J Cereb Blood Flow Metab 6:315-320
166. Theodore WH, Bromfield E, Onorati L (1989) The effect of carbamazepine on cerebral glucose metabolism. Ann Neurol 25:516-520
167. Tranel D (1992) Functional neuroanatomy: neuropsychological correlates of cortical and subcortical damage. In: Yudofsky SC, Hales RE (Hrsg) Textbook of neuropsychiatry, 2nd edn. American Psychiatric Press, Washington, S 57-88
168. Ulrich J (1985) Alzheimer changes in nondemented patients younger than sixty-five: Possible early stages of Alzheimer's disease and senile dementia of Alzheimer type. Ann Neurol 17:273-277
169. Ulrich J, Probst A, West M (1986) The brain diseases causing senile dementia. J Neurol 233:118-122
170. Vieregge P (2000) Hirntumoren. In: Förstl H (Hrsg) Klinische Neuro-Psychiatrie. Thieme, Stuttgart, S 298-310
171. Vinters HV (1987) Cerebral amyloid angiopathy. A critical review. Stroke 18:311-324
172. Walden J (1992) Glutamat und Gaba. Bedeutung für die Ausbreitung und Begrenzung epileptischer Aktivität. Schattauer, Stuttgart
173. Walz W, Hertz L (1984) Intense furosemide-sensitive potassium accumulation in astrocytes in the presence of pathological high extracellular potassium levels. J Cereb Blood Flow Metabol 4:301-304
174. Waxman SG, Ransom BR, Stys PK (1991) Non-synaptic mechanisms of Ca^{2+}-mediated injury in CNS white matter. TINS 14:461-467
175. Weinberger DR, Gibson R, Coppola R, Jones DW, Molchan S, Sunderland T, Berman KF, Reba RC (1991) The distribution of cerebral muscarinic acetylcholine receptors in vivo in patients with dementia. Arch Neurol 48:169-176

176. Westaway D, Carlson CA, Prusiner SB (1989) Unraveling prion diseases through molecular genetics. TINS 12:221–227
177. Wetterling T (1987) Hyponatriämie – unterschätzte Komplikation bei psychiatrischen Patienten. Nervenarzt 58:625–631
178. Wetterling T (1989) Alzheimersche Erkrankung. Überblick über den aktuellen Stand der Forschung. Fortschr Neurol Psychiatr 57:1–13
179. Wetterling T (1992) Neurotransmitterveränderungen bei der Demenz vom Alzheimer Typ. Nervenheilkunde 11:239–245
180. Wetterling T (1992) Subkortikale arteriosklerotische Enzephalopathie – eine Krankheitsentität? Nervenheilkunde 11:289–293
181. Wetterling T (1994) Differentialdiagnose dementieller Abbauprozesse. Thieme, Stuttgart
182. Wetterling T, Kanitz R-D, Veltrup C, Driessen M (1994) Clinical predictors of alcohol withdrawal delirium. Alcohol Clin Exp Res 18:1100–1102
183. Wetterling T (2000) Alkoholfolgeerkrankungen. In: Förstl H (Hrsg) Klinische Neuro-Psychiatrie. Thieme, Stuttgart, S 354–366
184. Wolfe LS, Gauthier S, Durham HD (1988) Dolichols and phosphorylated dolichols in the neuronal ceroid lipofuscinoses, other lysosomal storage diseases and Alzheimer disease, induction of autolysosomes in fibroblasts. In: Zs.-Nagy I (Hrsg) Lipofuscin – 1987. State of the art. Elsevier, Amsterdam, S 389–411
185. Wurtman RJ (1992) Choline metabolism as a basis for the selective vulnerability of cholinergic neurons. TINS 15:117–122
186. Yamanouchi H (1991) Loss of white matter oligodendrocytes and astrocytes in progressive subcortical vascular encephalopathy of Binswanger's type. Acta Neurol Scand 83:301–305
187. Zenner K, Gold R, Meurers B, Reichmann H (1990) Die mitochondrialen Enzephalomyopathien Kearns-Sayre-Syndrom, MELAS und MERFF im Vergleich. Nervenarzt 61:597–603
188. Zs.-Nagy I (1988) The theoretical background and cellular autoregulation of biological waste product formation. In: Zs.-Nagy I (Hrsg) Lipofuscin – 1987. State of the art. Elsevier, Amsterdam, S 23–50

Kapitel 3 Untersuchungsverfahren

Inhaltsübersicht

3.1	**Psychopathologie**	68
3.2	**Neuropsychologische Tests**	74
3.3	**Elektrophysiologische Verfahren**	75
3.3.1	Elektroenzephalografie (EEG)	75
3.3.2	Evozierte Potenziale (EVP)	77
3.3.3	„Brain-Mapping" (BM)	77
3.4	**Bildgebende Verfahren**	77
3.4.1	Kraniale Computertomografie (CT)	77
3.4.2	Magnetresonanztomografie (MRT) und verwandte Methoden: funktionelle Magnetresonanztomografie (fMRT), Magnetresonanzangiografie (MRA) und -spektroskopie (MRS)	78
3.4.3	Single-Photon-Emissionscomputertomografie (SPECT)	79
3.4.4	Positronemissionstomografie (PET)	79
3.5	**Sonstige apparative Verfahren**	80
3.5.1	Doppler-Sonografie	80
3.5.2	Transkranielle Doppler-Sonografie (TCD)	80
3.5.3	Durchblutungsmessungen („regional cerebral blood flow", rCBF)	81
3.5.4	Elektrokardiografie (EKG)	81
3.5.5	Echokardiografie	81
3.6	**Laborchemische Verfahren**	81
3.6.1	Serumanalyse	81
3.6.2	Liquoranalyse	82
3.6.3	Urinanalyse	83
3.7	**Literatur**	83

Da eine Vielzahl von Erkrankungen einer organischen psychischen Störung zu Grunde liegen können, ist eine umfangreiche Diagnostik erforderlich. Im klinischen Alltag sind zum Nachweis und zur differenzialdiagnostischen Einordnung einer OPS folgende Untersuchungen sinnvoll [33, 95] (Tabelle 3.1)

Tabelle 3.1. Diagnostischer Untersuchungsplan bei Verdacht auf eine organisch bedingte psychische Störung

1a. psychopathologischer Befund (zur Differenzierung der verschiedenen Formen organisch bedingter psychischer Störungen zur Abgrenzung z.B. von endogenen Psychosen);

1b. Verhaltensbeobachtung (insbesondere zur Feststellung von Beeinträchtigungen bei alltäglichen Tätigkeiten (Körperhygiene, Anziehen, Essen etc.) und der sozialen Kompetenz (Arbeit, Außenkontakte etc.);

2. neuropsychologische Testung (zum Nachweis von Intelligenzabbau etc.);

3a. neurologischer Befund (zum Nachweis gleichzeitig vorliegender neurologischer Symptome, die sich evtl. differenzialdiagnostisch verwerten lassen);

3b. internistischer Befund (zum Nachweis schwerer interner Grunderkrankungen, die zu metabolischen Störungen des Gehirns führen können);

4. laborchemische und andere internistische apparative Verfahren (zum Nachweis einer systemischen und/oder behandelbaren Ursache organisch bedingter psychischer Störungen (Labor, Toxikologie, EKG, Lungenfunktionsprüfung, EEG);

5. bildgebende Verfahren (zum Nachweis einer strukturellen Hirnschädigung: CT, MRT);

v.a. für wissenschaftliche Fragestellungen:

6. Messung von Hirnfunktionsparametern (zum Nachweis einer funktionsdynamischen Hirnschädigung: evozierte Potenziale, SPECT, PET, fMRT, rCBF und „brain-mapping")

Die Untersuchungsverfahren sollen hier nur kurz allgemein dargestellt werden, auf spezifische Aspekte wird dann im Zusammenhang mit bestimmten Krankheitsbildern in den Kapiteln 4.1 bis 5.10 eingegangen.

3.1 Psychopathologie

Die genaue Erhebung des psychopathologischen Befundes ist die entscheidende Voraussetzung zur diagnostischen Einordnung, denn die OPS sind im Wesentlichen durch die psychopathologischen Auffälligkeiten definiert. Zur standardisierten psychopathologischen Befunderhebung sind eine Vielzahl von Instrumenten entwickelt worden, die meist auch dazu dienen sollen, den Schwere- oder Ausprägungsgrad eines Merkmals einzuschätzen (Psychopathometrie). Die Auswahl richtet sich v.a. nach der Zielsetzung. So können psychopathometrische Verfahren eingesetzt werden u.a. zur Merkmalsdiagnostik (quantifizierende Beschreibung psychischer Normabweichungen im Querschnitt) und zur Verlaufsbeurteilung (quantifizierende Erfassung von Veränderungen der psychopathologischen Symptomatik im Verlauf).

Anhand des psychopathologischen Befundes kann dann nach diagnostischen Leitlinien wie dem DSM-IV [4, 85] oder der ICD-10 [21, 22, 103,

104] eine standardisierte Zuordnung von Einzelfällen zu nosologischen Kategorien (syndromalen Diagnosen) erfolgen.

Bei allen psychopathometrischen Verfahren ist es wichtig, den Beobachtungszeitraum bzw. den Zeitraum anzugeben, auf den die Angaben sich beziehen sollen. Meist wird nur die aktuelle Symptomatik (z. B. in den letzten 14 Tagen) ermittelt, sodass psychodynamische und Verlaufsaspekte nicht miterfasst werden.

Grundsätzlich sind verschiedene Arten der psychopathometrischen Datenerhebung zur Merkmalsdiagnostik zu unterscheiden: Selbstbeurteilungsverfahren, Fremdbeurteilungsverfahren und (halb-) standardisierte Interviews.

Diese können durch Leistungstests, v. a. zur Einschätzung der kognitiven Fähigkeiten ergänzt werden (Kap. 3.2). Die zuerst genannten Untersuchungsverfahren erfüllen nur z. T. die üblichen Gütekriterien für psychologische Tests (Objektivität, Reliabilität, Validität und Normierung).

Selbstbeurteilungsverfahren sind für den Arzt sehr zeitökonomisch. Dabei wird der Patient aufgefordert sein Befinden einzuschätzen, meist auf einem standardisierten Fragebogen mit verschiedenen Antwortmöglichkeiten. Dieses Verfahren hat den Nachteil, dass bewusste oder unbewusste Verfälschungstendenzen (Verleugnung oder Überbewerten von Beschwerden, Antworten im Sinne sozialer Erwünschtheit etc.) des Patienten ins Ergebnis eingehen [64].

Andererseits werden Beurteilerfehler vermieden. Selbstbeurteilungsverfahren sind zur Einschätzung des psychopathologischen Befundes bei OPS-Patienten häufig nur eingeschränkt anwendbar, da die Patienten auf Grund kognitiver Beeinträchtigungen Schwierigkeiten beim Verstehen und Ausfüllen der Fragebögen haben. Aber nur mit Hilfe einer Selbstbeurteilung ist es möglich, etwas über die subjektiv empfundenen Beschwerden und über die subjektive Lebensqualität zu erfahren.

Die Erhebung des psychopathologischen Befundes eines Patienten durch den Behandler (Fremdbeurteilung) zählt in der Psychiatrie zu den Standarduntersuchungsverfahren. Bei den psychopathometrischen Fremdbeurteilungsverfahren erfolgt die Einschätzung der Symptomatik durch einen geschulten Beurteiler, manchmal aber auch durch Angehörige oder Betreuer, meist auf einer Rangskala (z. B. Merkmal vorhanden: nein/ja; Symptom: leicht/mittel/deutlich/schwer ausgeprägt). Der Beurteiler stützt sich dabei auf die Aussagen des Patienten sowie auf seine eigenen Beobachtungen. Patientenbedingte Fehler (s. o.) werden so weitgehend ausgeschlossen, aber Fehleinschätzungen durch die Beobachter sind möglich [63]. In diesem Zusammenhang ist besonders eine Überprüfung der Übereinstimmung zwischen verschiedenen Beurteilern (Interraterreliabilität) wichtig.

Um die Reliabilität zu erhöhen, d. h. die Befunderhebung weitgehend unabhängig vom Untersucher zu machen, wurden (halb-) standardisierte Interviews entwickelt, bei denen die Fragen teilweise oder ganz vorstrukturiert sind. Damit ist eine bestimmte Art der Befunderhebung und/oder der Beobachtungssituation vorgegeben. Die häufig sehr umfangreichen standar-

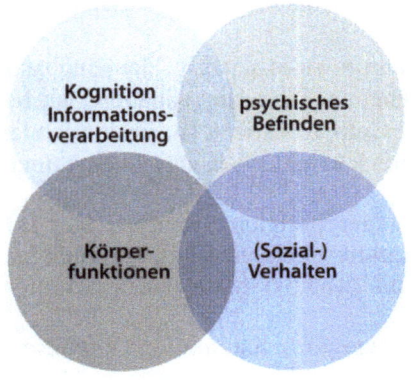

Abb. 3.1. Verschiedene bei Patienten mit organischen psychischen Störungen zu berücksichtigende Symptombereiche

disierten psychiatrischen Interviews (wie z. B. CIDI [80, 100], DIA-X [101], SCAN [99] oder SCID [89, 102]) sind trotz Sprungbefehlen sehr starr und benötigen ein längeres Interview. Sie sind deswegen nur bei gutwilligen Patienten anwendbar. Außerdem bieten diese Interviews nur wenig differenzialdiagnostische Hinweise bei OPS.

Da OPS oft eine vielfältige Symptomatik aufweisen, empfiehlt es sich, um nicht wichtige Aspekte bei der Diagnostik und Behandlungsplanung zu übersehen, alle Symptome mit Schweregrad auf einem Befundbogen zusammenzufassen (Tabelle 3.2). Dabei sind die Symptombereiche in Abbildung 3.1 besonders zu berücksichtigen.

▪ **Instrumente zur Erfassung des psychopathologischen Befundes (Merkmalsdiagnostik).** Zur Selbsteinschätzung des psychischen Befindens sind eine Reihe von Skalen entwickelt worden. Am häufigsten verwendet werden in Deutschland die international gebräuchliche Symptomcheckliste SCL-90R [20] und die Befindlichkeitsskala [106]. Zur Fremdbeurteilung der psychischen Auffälligkeiten wird im deutschsprachigen Raum vorwiegend das AMDP- bzw. das AGP-System [5, 34] eingesetzt. Das letztere, eigentlich für geriatrische Patienten gedachte Manual ist auch zur Dokumentation der psychiatrischen Befunde bei Patienten mit einer OPS geeignet. In den angelsächsischen Ländern sind in den letzten Jahren v. a. das „Neuropsychiatric Inventory" [17] und das „BEHAVE-AD" [77] bei OPS-Patienten eingesetzt worden. Diese Instrumente erfassen auch Verhaltensauffälligkeiten (→ Kap. 6).

▪ **Instrumente zur Syndrom- und nosologischen Diagnostik.** Psychopathologische Symptome sind diagnostisch weitgehend unspezifisch, d. h. ein bestimmtes Symptom, z. B. ein Wahn, kann nicht ausschließlich einer Diagnose, etwa einer Schizophrenie, zugeordnet werden. Die OPS sind Syndrome, denn es handelt sich hierbei um nosologische Einheiten, die besonders häufig vorkommende Symptomkonstellationen beschreiben (→ Tabelle 4.1).

Tabelle 3.2. Befundbogen

	nicht vorhanden	vorhanden	beeinträchtigt durch	erheblich beeinträchtigt durch
Psychische Störungen				
Angst				
Antriebsverminderung				
depressive Verstimmung				
Halluzinationen				
Wahnvorstellungen				
Kognitive Störungen				
Auffassungsstörung				
Aufmerksamkeitsstörung				
Gedächtnisstörung				
Konzentrationsstörung				
Orientierungsstörung				
Sprachstörung				
Verlangsamung				
Wortfindungsstörung				
Verhaltensauffälligkeiten				
Agressivität/erhöhte Reizbarkeit				
psychomotorische Unruhe				
Schlafstörungen				
sexuelle Störungen				
sozialer Rückzug				
Körperliche Störungen				
Ataxie				
Dysarthrie				
extrapyramidale Bewegungsstörungen				
Gangstörungen				
Krampfanfälle				
Paresen				
Polyneuropathie				

Um die diagnostische Zuordnung zu erleichtern, wurden in den Diagnosemanualen DSM-IV [4, 85] und ICD-10 [21, 22, 103, 104] diagnostische Leitlinien zusammengestellt.

In dem Diagnosemanual DSM-III [2], dem Vorläufer des DSM-III-R [3] und des DSM-IV ([4], deutsch: [85]), wurde der Versuch unternommen die Diagnostik psychiatrischer Erkrankungen durch die Einführung von Kriterien zu operationalisieren. Die Kriterien des DSM-III bzw. DSM-III-R wurden in Evaluierungsstudien überprüft, und anhand deren Ergebnisse sowie auf Grund von konzeptuellen Überlegungen wurden die Kriterien revidiert (DSM-III-R bzw. DSM-IV). Im DSM-III und DSM-IV erfolgt die Klassifikation psychischer Störungen auf klinisch-deskriptiver Grundlage, also nach einem weitgehend atheoretischen Ansatz, auf mehreren Achsen:
- deskriptive psychopathologische Symptomatologie der verschiedenen Syndrome,
- Störungen der Primärpersönlichkeit,
- körperliche Störungen,
- psychosoziale Belastungsfaktoren im letzten Jahr,
- höchstes Niveau der sozialen Anpassung im letzten Jahr.

Bei den OPS wird aber eine Ausnahme von dem rein deskriptiven, atheoretischen Ansatz gemacht, denn es wird eine bestimmte Ursache (wie körperliche Erkrankung) als Kriterium zur Diagnose einer OPS mit herangezogen. Da das DSM-III und DSM-IV vornehmlich zur Querschnittsdiagnostik (Zustandsbeschreibung) entwickelt wurden, wird der Verlauf, insbesondere psychodynamische Gesichtspunkte, kaum berücksichtigt.

Von dem Kapitel V („Mental and behaviourial disorders") der ICD-10 existieren mehrere Versionen:
- die „klinischen Beschreibungen und diagnostischen Leitlinien" ([103]; deutsch: [22]) für den allgemeinen klinischen Gebrauch,
- die Forschungskriterien ([104], deutsch: [4]),
- vereinfachte diagnostische Beschreibungen für die an der medizinischen Grundversorgung teilnehmenden Personengruppen („primary health care") [63].

Sowohl die diagnostischen Leitlinien als auch die wesentlich strenger gefassten Forschungskriterien sind operationalisiert und stimmen häufig weitgehend mit denen des DSM-IV überein; allerdings existieren gerade im Bereich der OPS bedeutsame Unterschiede. Im Folgenden wird, wenn nicht anders erwähnt, auf die Forschungskriterien der ICD-10 [21, 104] Bezug genommen.

Für die ICD-10 ist ebenfalls eine multiaxiale diagnostische Klassifikation entwickelt worden. Die ICD-10-Kriterien sind wie die DSM-IV-Kriterien v. a. zur Querschnittsdiagnostik geeignet. Auch die ICD-10 weicht bei den Kriterien für OPS von dem deskriptiven, atheoretischen Ansatz ab, denn in den diagnostischen Leitlinien sind nebeneinander ätiologisch definierte Erkrankungen (z. B. Chorea Huntington), Syndrome (z. B. Delir), komplexe

Störungen (z. B. organische Persönlichkeitsstörungen) sowie durch einzelne psychopathologische Symptome definierte Störungen (z. B. organisches Wahnsyndrom) enthalten.

Schwierigkeiten ergeben sich bei der Verwendung von Diagnosemanualen wie dem DSM-IV und der ICD-10 häufig bei der diagnostischen Einordnung von Fällen, die nur einen Teil der geforderten Symptome erfüllen („oligosymptomatische Fälle"). Geht man nach den diagnostischen Leitlinien vor, so würden diese Fälle einer der unspezifischen Restkategorien zugeordnet werden müssen, bzw. es kann allenfalls die Verdachtsdiagnose gestellt werden. Einige Untersuchungen zeigen, dass der Anteil der Patienten einer unselektionierten Stichprobe, die in eine solche Restkategorie eingeordnet werden, recht groß ist [96, 97].

Instrumente zur Verlaufsdiagnostik. Spezielle Instrumente zur Verlaufs- bzw. Therapiekontrolle von OPS-Patienten sind bisher nicht entwickelt worden. Von den Selbstbeurteilungsverfahren zur Verlaufsdiagnostik ist nach testpsychologischen Kriterien zu fordern, dass sie in mindestens 2 Parallelformen vorliegen müssen, um als Messinstrument für den Verlauf oder den Therapieerfolg angewandt werden zu können. Viele der häufig zur Verlaufsdiagnostik verwendeten Erhebungsinstrumente erfüllen diese Voraussetzungen nicht. Die gleiche Anforderung ist, um Lerneffekte zu vermeiden, auch an die Leistungstests zu stellen (s. u.). Wenn die Untersuchungsabstände groß (>6 Monate) sind, ist dieser Faktor vernachlässigbar klein.

Die in Deutschland häufig zur Selbstbeurteilung verwendete Befindlichkeitsskala [107] weist 2 Parallelformen auf. Als Fremdbeurteilungsverfahren wird bei geriatrischen OPS-Patienten häufig das SCAG [87] zur Verlaufsbeobachtung verwendet. Eine Skala, die speziell zur Verlaufsmessung bei Dementen entwickelt wurde, ist die NOSGER [88]. Im angloamerikanischen Raum werden zur Abschätzung des kognitiven Abbaus v. a. das „Mini-Mental-State-Exam" [28], der ADAS-cog [82] sowie der CANTAB [81] verwendet [27].

Ein großes Problem bei der Verlaufsmessung ist die häufig recht große intraindividuelle Variabilität, d. h., die Ergebnisse in einem bestimmten Test sind abhängig von den Außenbedingungen (z. B. Tageszeit, Raum, Untersucher) und besonders von der aktuellen Befindlichkeit des Probanden (z. B. schlechter bei depressiver Verstimmung oder Medikamenteneinfluss). Diese intraindividuelle Variabilität sollte auch begrifflich von der interindividuellen abgegrenzt werden (Plastizität – Variabilität) [6]. Die Plastizität sagt etwas über die noch vorhandenen Leistungsreserven aus und ist daher für die Prognose und Therapieplanung (z. B. Rehabilitation) von OPS-Patienten von großer Wichtigkeit [6]. Bei der Abschätzung der Leistungsreserven ist auch zu berücksichtigen, dass sich nach dem Modell von Catell [14] die Intelligenz aus 2 wesentlichen Faktoren zusammensetzt: der kristallinen Intelligenz, die v. a. das im Leben erworbene Wissen (Erfahrungsschatz) umfasst und die meist bis ins hohe Alter gut erhalten ist, evtl. sogar zunimmt, sowie der fluiden Intelligenz, deren Hauptaufgabe darin besteht, schnell Lösungsstrategien für neu auftretende Probleme oder Situationen zu entwickeln. Diese Fähigkeit zum schnellen Reagieren soll nach allgemeiner Meinung im Alter und besonders bei OPS, v. a. bei der Demenz, abnehmen.

3.2 Neuropsychologische Tests

Mit Hilfe von Leistungstests können objektive Daten z. B. über die kognitive Leistungsfähigkeit gewonnen werden. Solche Tests sind v. a. wichtig für die Planung von geeigneten Rehabilitationsmaßnahmen [8, 94]. Bei solchen Testungen werden u. a. die Aufmerksamkeit (z. B. d2-Test [11]), Auffassung (z. B. Benton-Test [7]) und die Arbeitsgeschwindigkeit (z. B. Zahlenverbindungstest [66]) untersucht. Es sind einige neuropsychologische Testbatterien, mit denen möglichst viele Hirnleistungsstörungen erfasst werden können, z. B. von Luria [32, 36], Halstead und Reitan [35, 78] und dem RIVERMEAD Rehabilitationsinstitut [94], sowie für die Computeranwendung [81] entwickelt worden. Eine wichtige Voraussetzung von Tests für die Anwendung bei OPS-Patienten ist die Normierung auch für ältere Personen, da OPS gehäuft im höheren Lebensalter auftreten. Speziell für Alterspatienten sind im „Nürnberger Altersinventar" [66] und im CANTAB [81] eine Reihe von altersnormierten Tests zusammengestellt worden. Es wurden auch eine Reihe von kurzen Instrumenten zur Erfassung der kognitiven Beeinträchtigungen entwickelt [26]. Das sehr viel verwendete „Mini-Mental-State-Exam" [28] enthält für einzelne neuropsychologische Störungen meist nur 1 Item. Er ist deswegen von neuropsychologischer Seite scharf kritisiert worden [69]. Trotzdem hat dieser Test auf Grund der leichten Anwendbarkeit (Dauer etwa 10 Minuten) weltweite Verbreitung, v. a. auch als Screeningtest für Demenz, gefunden.

Zusammenfassend kann festgestellt werden, dass es eine Vielzahl von Tests gibt, mit deren Hilfe bestimmte neuropsychologische Defizite ermittelt werden können. Aber meist ist eine diagnostische Zuordnung zu einer psychopathologisch definierten OPS nicht möglich, da kognitive Beeinträchtigungen bei einer Vielzahl von OPS auftreten können (→ Tabelle 4.1).

Aus diesen Überlegungen folgt, dass eine „Mehrebenendiagnostik" – wie in Tabelle 3.1 vorgeschlagen – angezeigt ist [33, 95]. Aber bei der Fülle der Tests, die zur Erfassung von kognitiven Störungen angeboten werden, und den zahlreichen psychopathologischen Skalen ist die Auswahl geeigneter Instrumente erschwert, da eine kritische Evaluation insbesondere hinsichtlich klinischer Fragestellungen und Anwendbarkeit bisher weitgehend fehlt [24]. Ein wichtiger, häufig aber unbeachteter Aspekt ist, dass nur wenige Tests zeitabhängig sind. Gerade die deutlich verlangsamte Informationsverarbeitung und damit auch verzögerte Reaktion auf Umweltreize jedoch erschwert die soziale Kommunikation bei vielen OPS-Patienten. Daher ist zu fordern, dass zu einer Testbatterie für OPS-Patienten auch zeitabhängige Leistungstests gehören. Wichtig ist es auch zu bestimmen, inwieweit der Patient sich überhaupt auf das Testmaterial konzentrieren kann. Dies kann in Aufmerksamkeitstests überprüft werden [48, 70].

Versuche die Beeinträchtigungen im alltäglichen Leben in Form eines Leistungstests zu überprüfen [54], können nicht darüber hinwegtäuschen, dass komplexe Fähigkeiten wie z.B. eine erfolgreiche und v.a. zufriedene Lebensführung kaum durch Tests zu erfassen sind.

Zur Abschätzung der Lebensqualität sind einige Skalen entwickelt worden, die jedoch alle noch nicht als zufriedenstellend gelten können (s. [27]).

Für die Definition einer Demenz und einiger Persönlichkeitsstörungen ist die Störung der sozialen Bezüge von zentraler Bedeutung (DSM-IV, ICD-10). Instrumente, die Beeinträchtigungen der täglichen Aktivitäten wie Körperhygiene, Anziehen, Essen etc. erfassen, sind ausschließlich Fremdbeurteilungsskalen und ähneln sich im Aufbau sehr [94]. Sie dienen u.a. dazu, den Grad der Pflegebedürftigkeit zu ermitteln (Tabelle 4.3.4). Einfache Tests zur Einschätzung der Störungen im alltäglichen Bereich sind z.B. der Uhrentest (s. [12]), die Demenzskala [10], B-ADL [43], „Functional Assessment Staging" (FAST) [76] und die Nürnberger Altersalltagsaktivitäten (NAA) und -beobachtungsskala (NAB)[66].

Bei OPS-Patienten ist auch eine genaue Erfassung von Verhaltensauffälligkeiten notwendig (z.B. mit dem „Behave-AD" [77] „Neuropsychiatric Inventory" [17]). Weiter sollte überprüft werden, inwieweit der Patient noch in der Lage ist komplexe Probleme zu lösen (Methoden hierzu s. [93]). Da sensorische Beeinträchtigungen (Schwerhörigkeit, Visusverlust z.B. nach Staroperation) die Lebensqualität der Betroffenen erheblich einschränken und Testergebnisse verfälschen können, sollte im Zweifelsfall eine entsprechende eingehende Diagnostik erfolgen (s. z.B. [9, 50]).

3.3 Elektrophysiologische Verfahren

3.3.1 Elektroenzephalografie (EEG)

Die Entstehung der Hirnströme ist noch nicht hinreichend geklärt. Mit Hilfe mehrerer Elektroden, die nach dem international üblichen 10/20-System auf der Kopfhaut platziert werden, werden die endogenen Hirnströme abgeleitet (technische Einzelheiten und Theorie s. [31, 56, 65, 72]). Die Auswertung erfolgt meist visuell. Automatische computergestützte Auswertungsmethoden, v.a. zur Spektralanalyse, werden bisher noch vorwiegend für wissenschaftliche Fragestellungen angewandt. Bei der EEG-Auswertung ist es unverzichtbar, die Ableitungsbedingungen, den Wachheitszustand und die Medikation zu kennen. Der Grundrhythmus wird beim wachen Patienten unter Ruhebedingungen ermittelt, meist werden hierzu die okzipitalen Ableitungen herangezogen. Durch Augenöffnen wird der Grundrhythmus unterbrochen (Berger-Effekt).

Bei der Beurteilung von EEG-Befunden sind folgende Gesichtspunkte zu beachten:
- Mit zunehmendem Alter nimmt die Frequenz des EEG-Grundrhythmus bei Gesunden langsam ab [23], aber weder die Amplitude noch die Frequenz zeigen eine deutliche Korrelation zum Alter [23]. Die spektralanalytische EEG-Auswertung zeigt bei gesunden Normalpersonen mit steigendem Alter (>60. Lebensjahr) [57] eine Abnahme des Alpha- (8–12 Hz) und des Beta- (>12 Hz) Wellenanteils und eine Zunahme des Theta- (4–8 Hz) und des Delta- (<3Hz) Wellenanteils;
- zahlreiche Psychopharmaka können, teils auch schon in geringer Dosierung, EEG-Veränderungen hervorrufen. Bei Intoxikationen können schwere Allgemeinveränderungen mit Frequenzverlangsamung bis zu Deltawellen und bei schweren Intoxikationen bis zum Null-Linien-EEG (v. a. Barbiturate) auftreten. Fast immer sind die durch Psychopharmaka verursachten EEG-Veränderungen reversibel;
- das EEG ist besonders geeignet die verschiedenen Schlafstadien zu erfassen. So lassen sich anhand einer polysomnografischen Ableitung (kombinierte Aufzeichnung von EEG, EKG, Augenbewegungen, Muskelkontraktionen, Atmung und Sauerstoffsättigung) verschiedene Schlafstadien unterschieden [73]. Moderne Auswertungsverfahren basieren meist auf frequenzanalytischen Ansätzen (s. o.).

Auf den Beitrag des EEG zur Diagnostik bzw. Differenzialdiagnostik von OPS wird in den entsprechenden Kapiteln (→ Kap. 4 und Kap. 5) näher eingegangen. Die wesentlichen *Anwendungsgebiete der EEG:*
- Routineverfahren zum Ausschluss bzw. Nachweis einer Epilepsie (evtl. mit Tiefenelektroden und polysomnographischer Langzeitableitung),
- „Screeningverfahren" zum Ausschluss oder Nachweis einer zerebralen Raumforderung (cave: häufig falsch-negative Ergebnisse, z. B. bei mittelliniennahen Tumoren → sicheres Untersuchungsverfahren: CT/MRT),
- Verfahren zur Überwachung bzw. Verlaufsbeobachtung bei metabolisch, infektiös, toxisch oder medikamentös bedingter OPS, v. a. Bewusstseinsstörung und Delir,
- Differenzialdiagnose demenzieller Abbauprozesse (v. a. bei Verdacht auf Creutzfeldt-Jakob-Syndrom),
- polysomnographische Ableitung zur Erfassung von Schlafstörungen bei Verdacht auf ein Schlafapnoesyndrom (→ Kap. 6.4).

3.3.2 Evozierte Potenziale (EVP)

Hierbei handelt es sich um eine elektrophysiologische Untersuchungsmethode, bei der durch Mehrfachreizung eines adäquaten normierten Reizes (optisch, akustisch oder sensibel) und Ableitung der Hirnstromaktivität über dem korrespondierenden Kortexareal durch elektronische Datenverarbeitung aus der Hirnstromkurve das evozierte Potenzial (EVP) herausgerechnet werden kann („signal averaging") (Einzelheiten zur Ableitungstechnik s. [31, 56, 59, 72]). Nach der Zeit (Latenz), nach der die Signale abgeleitet werden können, sind verschiedene Komponenten von EVP zu unterscheiden. Die Schwierigkeit in der Beurteilung von EVP besteht darin, dass die Latenzen und auch die Amplitudenhöhe altersabhängig sind [23], insbesondere auch die erlebniskorrelierten Potenziale [67, 68]. Bei OPS wurden bisher EVP vorwiegend für wissenschaftliche Fragestellungen abgeleitet. Diagnostisch wertvolle Hinweise geben die EVP v. a. bei Verdacht auf eine OPS bei multipler Sklerose, Neurolues oder anderen demyelinisierenden Erkrankungen (→ Kap. 5).

3.3.3 „Brain-mapping" (BM)

Das „brain-mapping" ist ein Verfahren, bei dem die EEG-Signale, vereinfacht gesagt, über mehreren Ableitungspunkten über einen kurzen Zeitraum gemessen und mit Hilfe eines Computers die Daten so ausgewertet werden, dass eine räumliche Darstellung der Ergebnisse möglich wird [31, 58]. Im Gegensatz zur CT erhält man aber keine Darstellung in Schnittebenen, sondern ein auf die Kopfoberfläche bezogenes Bild der Frequenzverteilung. Bisher liegen nur von wenigen Arbeitsgruppen Ergebnisse bei OPS, v. a. bei dementen Patienten, vor. Der Beitrag des „brain-mappings" zur klinischen Diagnostik von OPS wird von der amerikanischen neurologischen Gesellschaft als gering angesehen [79]. Ebenso wie ein weiteres elektrophysiologisches Verfahren, die Magnetoenzephalografie, ist das „brain-mapping" vorerst v. a. für wissenschaftliche Fragestellungen von Interesse.

3.4 Bildgebende Verfahren

3.4.1 Kraniale Computertomografie (CT)

In der kranialen CT wird der Kopf von Röntgenstrahlen durchstrahlt, die von einer um das Objekt (in diesem Fall: Kopf) rotierenden Röntgenröhre ausgesendet werden. Hochempfindliche Detektoren, die mitrotieren, zeichnen die Röntgenabsorptionswerte auf. Mit einem Computerprogramm [44] wird daraus ein zweidimensionales koronares oder sagittales Schnittbild errechnet (technische Grundlage und Einzelheiten der Bilddarstellung s. [13, 56, 71, 84]). Die CT ist (neben der MRT) das Verfahren der Wahl zur Darstellung von strukturellen Hirnläsionen wie Atrophie (→ Kap. 5.1), Infarkten (→ Kap. 5.2), intrakranialen Blutungen (→ Kap. 5.2), Tumoren (→ Kap. 5.5), Verkalkungen, Missbildungen und von Verletzungsfolgen bei Schädel-Hirn-Traumen (→ Kap. 5.4).

Auch bei der Beurteilung von Computertomogrammen ist das Alter des Patienten zu berücksichtigen, denn die mit Hilfe der CT in vivo zu ermittelnde Weite der Ventrikel und der äußeren Liquorräume ist altersabhängig. Etwa ab dem 60. Lebensjahr ist eine deutliche Abnahme der Gehirnsubstanz festzustellen [30, 60, 64, 86, 92]. Dies ist bei der Diagnose einer Hirnatrophie zu berücksichtigen. Spezielle Verfahren zur quantitativen Erfassung der Hirnatrophie in der CT basieren auf der Bestimmung linearer Parameter [60] oder auf der Berechnung der Volumen der Liquorräume [30, 55].

Auf den Beitrag der CT zur Diagnostik bzw. Differenzialdiagnostik von OPS wird in den entsprechenden Kapiteln näher eingegangen. Die wesentlichen Anwendungsgebiete der CT sind:

Standardverfahren in der Notfalldiagnostik bei unklaren Bewusstseinsstörungen zum Ausschluss struktureller Hirnläsionen (Infarkt, intrakraniale Blutung, Hirnödem etc.) sowie in der Diagnostik von OPS zum Nachweis bzw. Ausschluss struktureller Hirnläsionen (wie Atrophie, Infarkte, intrakraniale Blutungen, Missbildungen, Tumoren, Verkalkungen etc.).

3.4.2 Magnetresonanztomografie (MRT) und verwandte Methoden: funktionelle Magnetresonanztomografie (fMRT), Magnetresonanzangiografie (MRA) und -spektroskopie (MRS)

Bei der MRT wird die Dichte von Wasserstoffkernen oder anderer Atome mit einer ungeraden Protonenzahl in einer Probe (Gehirn) mit Hilfe eines sich ändernden Magnetfeldes gemessen. Aus den Messdaten errechnet ein Computer eine zweidimensionale Darstellung (analog der CT) (Methodik und physikalische Grundlagen s. [51, 84, 106]). Es ist aber auch eine dreidimensionale Darstellung möglich, insbesondere eine genaue Darstellung der Hals- und der zerebralen Gefäße (MRA) [1]. Die MRT ist der CT in der Darstellung von einigen Läsionen, v. a. in knochennahen Bereichen (z. B. basalen schädelbasisnahen Prozessen) und entzündlichen Veränderungen, deutlich überlegen.

Anwendungsgebiete der MRT sind Verfahren zur Diagnose von strukturellen Hirnläsionen (wie CT), besonders:
lakunäre Infarkte und Marklagerveränderungen (Leukoaraiose) (→ Kap. 5.2),
multiple Sklerose, demyelinisierende Erkrankungen (→ Kap. 5.3 und 5.7),
Herdenzephalitis (auch Herpes simplex) (→ Kap. 5.3),
Temporallappenepilepsie (→ Kap. 5.8),

Hirnstamminfarkte und andere Hirnstammläsionen,
Gliome (→ Kap. 5.4),
Darstellung von Gefäßen (MRA), z. B. Gefäßmissbildung (AV-Angiom)
bzw. -veränderung,
allgemein Schädel-Hirn-Traumen [53] (→ Kap. 5.4),
subdurale Ergüsse (→ Kap. 5.4).

Mit dem fMRT (Methodik s. [15, 16]) ist es möglich, anhand der im Zeitverlauf gemessenen Signalveränderungen, v. a. bei dem den Probanden gestellten kognitiven Aufgaben, festzustellen, welche Hirnareale besonders aktiviert werden. Diese z. Z. fast ausschließlich wissenschaftlichen Fragestellungen vorbehaltene Methode erlaubt daher eine genaue Lokalisation von Hirnleistungen bzw. deren Störung. Auch die MRS (Methodik s. [47, 84, 106]) ist z. Z. fast ausschließlich wissenschaftlichen Fragestellungen vorbehalten [29, 46, 84]. Mit dieser Methode können Veränderungen von bestimmten biochemischen Substanzen nachgewiesen werden, die v. a. als Marker für einen neuronalen Abbau angesehen werden [19]. Daneben ist es möglich, mit Hilfe des Perfusions-MR die zerebrale Perfusion zu überprüfen [25].

3.4.3 Single-Photon-Emissionstomografie (SPECT)

Die SPECT ist eine Weiterentwicklung nuklearmedizinischer Verfahren (Gammakamera), bei der das Messsystem rotiert. Mit Hilfe eines Computers wird aus den Messdaten eine räumliche Darstellung der Verteilung der gammastrahlenden Radionuklide errechnet (s. [38, 39, 45]). Das Radionuklid ^{99m}Tc-HMPAO verteilt sich entsprechend der Durchblutung im Gehirn. Es wird daher als indirekter Marker für die Durchblutung angesehen. Eine Quantifizierung der Durchblutung ist aber im Gegensatz zur PET (s. u.) nur eingeschränkt möglich. Durch geeignete Markersubstanzen wird versucht bestimmte Rezeptortypen darzustellen [18].

Anwendungsgebiete der SPECT: Differenzialdiagnose demenzieller Abbauprozesse, Nachweis fokaler Durchblutungsstörungen, epileptischer Herde, v. a. Temporallappenepilepsie, sowie von degenerativen Basalganglienaffektionen (Morbus Parkinson, Chorea Huntington, progressiver supranukleärer Lähmung etc.).

3.4.4 Positronemissionstomografie (PET)

Die PET ist ein aufwendiges nuklearmedizinisches Verfahren [37,49], das mit einer komplizierten Messapparatur die Strahlung eines Positronenstrahlers (meist ein leicht abgewandeltes und markiertes Glukosemolekül mit einer kurzen Halbwertzeit) misst. Ein Computer errechnet aus den Daten – analog der CT – ein zweidimensionales Schnittbild. Bei der Auswertung der PET-Messungen sind v.a. bei atrophischen Prozessen Volumeneffekte zu berücksichtigen. Dieses Verfahren bietet den Vorteil, verschiedene entsprechend markierte Stoffwechselprodukte in vivo untersuchen zu können [18, 37, 90].

Anwendungsgebiete der PET: Wegen der hohen Kosten und der geringen Verfügbarkeit wird die PET fast ausschließlich für wissenschaftliche Fragestellungen genutzt, v.a. zur Differenzialdiagnose bei demenziellen Abbauprozessen [41, 42].

3.5 Sonstige apparative Verfahren

3.5.1 Doppler-Sonografie

Mit Hilfe der Doppler-Sonografie können durch Bestimmung der Strömungsgeschwindigkeit in den extrakraniellen Arterien Stenosen bzw. Verschlüsse, z.B. an der Karotisgabel, in der A. carotis interna oder einer A. vertebralis erkannt werden (technische Grundlagen und Ableitungstechnik s. [98]). Mit Hilfe eines auf der Doppler-Sonografie basierenden bildgebendem Verfahren (B-scan) können Stenose und Plaques in den hirnzuführenden Gefäßen sichtbar gemacht werden (technische Grundlagen und Anwendung s. [98]).

Anwendungsgebiete der extrakraniellen Doppler-Sonografie: Verdacht auf extrazerebrale Gefäßstenose (insbesondere der A. carotis interna) und – bei thrombembolisch oder hämodynamisch bedingtem Infarkt – zum Nachweis einer Stenose bzw. eines Verschlusses der A. carotis interna bzw. communis oder A. vertebralis.

3.5.2 Transkranielle Doppler-Sonografie (TCD)

Bei der TCD kann auf Grund einer relativ niedrigen Sendefrequenz (≤ 2 MHz) bei gleichzeitig höherer Sendeleistung Knochen durchstrahlt werden. So gelingt es, durch „Knochenfenster" die Strömungsgeschwindigkeit in den basalen Hirnarterien zu bestimmen (technische Grundlagen und Ableitungstechnik s. [98]).

Anwendungsgebiete der transkraniellen Doppler-Sonografie: Stenose der A. basilaris (z.B. bei transitorischer globaler Amnesie), intrazerebrale Gefäßprozesse (insbesondere zerebrale Makroangiopathie, Angiom) und Verlaufskontrolle bei erhöhtem intrazerebralen Druck [52].

3.5.3 Durchblutungsmessungen („regional cerebral blood flow", rCBF)

Zur Messung der zerebralen Durchblutung sind mehrere Methoden entwickelt worden (dynamische Hirnszintigrafie, Stickoxydulmethode und Xenonclearance) (Grundlagen s. [40]). Mit Hilfe der Xenon-Methode ist es möglich die regionale Durchblutung (rCBF) in einzelnen Hirnarealen zu bestimmen. Die rCBF der grauen Substanz ist deutlich höher als die der weißen (beim Normalen ~ 80 gegenüber ~ 50 ml/100 g Hirngewicht/min (s. Übersicht [40]). Die rCBF ist altersabhängig [91]. Außerdem korreliert sie mit der Atrophie v. a. der grauen Substanz [105]. Durchblutungsmessungen werden vorwiegend für wissenschaftliche Fragestellungen, insbesondere bei zerebrovaskulär bedingten OPS durchgeführt. Diese Untersuchungsmethode wurde weitgehend von der Positronemissionstomografie (PET) und der Single-Photonemissionscomputertomografie (SPECT) verdrängt (s. u.).

3.5.4 Elektrokardiografie (EKG)

Mit Hilfe der EKG können Herzrhythmusstörungen wie Tachyarrhythmien etc., die eine verminderte Herzauswurfleistung bewirken, diagnostiziert werden. Eine verminderte Herzauswurfleistung führt zu einer zerebralen Minderperfusion und damit häufig zu einer OPS.
Anwendungsgebiete der EKG: Standardverfahren zum Nachweis von Herzrhythmusstörungen, z. B. Vorhofflimmern (häufig Emboli) und zum Nachweis ischämischer Herzerkrankungen.

3.5.5 Echokardiografie

Mit Hilfe der Echokardiografie können Herzklappenfehler und meist auch Emboli in den Vorhöfen, im Herzohr und an den Klappen sichtbar gemacht werden.
Anwendungsgebiet der Echokardiografie: Suche nach der Emboliequelle bei nachgewiesenem Territorialinfarkt.

3.6 Laborchemische Verfahren

3.6.1 Serumanalyse

Da zahlreiche internistische und endokrinologische Erkrankungen zu einem OPS führen können, ist eine ausgiebige Serumanalyse bei einem OPS obligat (Grundprogramm s. Tabelle 3.3). Sie kann je nach Verdachtsdiagnose geändert bzw. erweitert werden ($\rightarrow$ Kap. 4 und 5).

Tabelle 3.3. Laboruntersuchungen bei Verdacht auf eine organisch bedingte psychische Störung

	Hinweis auf
Serumuntersuchungen	
Na$^+$, K$^+$, Ca^{2+}, Cl$^-$	Elektrolytstörungen
+ Hämatokrit ↑	Exsikkose
Blutgasanalyse (pO$_2$, pCO$_2$, pH)	Hypoxie, Azidose, Alkalose
Blutzucker	Diabetes, Hypoglykämie, Hyperglykämie
Cholesterin, Triglyzeride	Hyperlipidämie
γ-GT, MCV, CDT	Alkoholmissbrauch
GOT, GPT, γ-GT	akutes Leberversagen
Quick (NH^{3+}/CHE)	(chron.) Leberinsuffizienz
Kreatinin	(chron.) Niereninsuffizienz
Cortisol/ACTH	Addison-/Cushing-Syndrom
TSH	Hypothyreose, Hyperthyreose
BSG	Kollagenose, malignen Tumor
Zusatzprogramm	
TPHA, FTA-ABS	Lues
HIV	AIDS
Vitamin B$_1$	Wernicke-Enzephalopathie
Vitamin B$_{12}$ (Schilling-Test)	funikuläre Myelose
Liquoruntersuchung	
Zellzahl, Albumin, IgG, IgM	entzündliche ZNS-Prozesse, multiple Sklerose
Bakteriologie, Virologie	entzündliche ZNS-Prozesse

3.6.2 Liquoranalyse

Das Gehirn ist durch die Blut-Hirn-Schranke weitgehend vom Blutkreislauf abgeschlossen. Daher finden sich im Blut bei zerebralen Veränderungen oft keine pathologischen Laborwerte (Ausnahme: systemische Erkrankungen). Bei Verdacht auf eine zerebrale Erkrankung, insbesondere entzündlicher oder immunologischer Genese, ist eine Lumbalpunktion angezeigt, um den lumbalen Liquor zu gewinnen, der in seiner Zusammensetzung annähernd der hirnumgebenden Flüssigkeit entspricht. Eine Liquoruntersuchung sollte die Bestimmungen folgender Parameter enthalten: Zellzahl, Konzentration von Gesamteiweiß, Albumin und Immunglobulin IgG (wenn möglich auch IgA und IgM), oligoklonale IgG-Banden.

Der Vergleich zu den entsprechenden Proteinwerten im Serum sollte obligatorisch sein. Durch die Bildung der Quotienten [74, 75] kann eine Blut-Liquor-Schranken-Störung ermittelt werden. Sie ist als Hinweis auf eine Blut-Hirn-Schranken-Störung zu werten.

Das Hauptanwendungsgebiet der Liquoranalyse besteht in der Diagnostik entzündlicher ZNS-Erkrankungen, z. B.

Meningitis/Enzephalitis (Zellzahl-/Eiweißerhöhung),
multiple Sklerose (IgG-Erhöhung, oligoklonale Banden),
Neuro-AIDS (HIV-Antikörper),
Neurolues (TPHA Liquor/Serumquotient),
Pilzmeningitis (Versuch eines Erregernachweises),
tuberkulöse Meningitis (Kultur),
zerebrales Gefäßleiden (bes. Immunvaskulitis),
Differenzialdiagnose der Demenz.

3.6.3 Urinanalyse

Eine Urinanalyse ist v. a. bei Vergiftungen und bei Verdacht auf Medikamenten- und Drogenmissbrauch indiziert. Bisher lassen sich einige Medikamente und Drogen im Urin nur auf semiquantitative Weise einfach nachweisen. Für eine quantitative Bestimmung sind meist aufwendige Verfahren nötig (z. B. HPLC-Chromatografie).

Anwendungsgebiete der Urinanalyse: Ausschluss von Medikamenten- (Benzodiazepine, Barbiturate, Opiate) sowie von Drogenmissbrauch (Amphetamine, Kokain, Opiate).

3.7 Literatur

1. Alexander AL, Napel S, Parker DL (2000) Neurovascular magnetic resonance and computed tomography angiography. In: Orrison WW (Hrsg) Neuroimaging. Saunders, Philadelphia, S 37–59
2. American Psychiatric Association (1980) Diagnostic and statistical manual of mental disorders. Third edition (DSM III). American Psychiatric Press, Washington DC, S 103–123
3. American Psychiatric Association (1987) Diagnostic and statistical manual of mental disorders. Third edition, revised (DSM III-R). American Psychiatric Press, Washington DC, S 94–137
4. American Psychiatric Association (1994) Diagnostic and statistical manual of mental disorders. Fourth edition (DSM IV). American Psychiatric Association, Washington DC, S 123–174
5. Arbeitsgemeinschaft für Methodik und Dokumentation in der Psychiatrie (AMDP) (2000) Das AMDP-System. 7. Aufl. Hogrefe, Göttingen
6. Baltes MM, Kindermann T (1985) Die Bedeutung der Plastizität für die klinische Beurteilung des Leistungsverhaltens im Alter. In: Bente D, Coper H, Kanowski S (Hrsg) Hirnorganische Psychosyndrome im Alter II. Springer, Berlin, S 171–184
7. Benton AL (1974) Revised Visual Retention Test. Psychological Corporation, New York (deutsch: 7. Aufl. Hogrefe Testzentrale, Göttingen)
8. Biefang S, Potthoff P, Schliehe F (1999) Assessmentverfahren für die Rehabilitation. Hogrefe, Göttingen
9. Blaettner U, Goldenberg G (1993) Hören. In: Von Cramon DY, Mai N, Ziegler W (Hrsg) Neuropsychologische Diagnostik. VCH, Weinheim, S 39–52

10. Blessed G, Tomlinson BE, Roth M (1968) The association between quantitative measures of dementia and senile change in the cerebral grey matter of elderly subjects. Br J Psychiatry 114:797–811
11. Brickenkamp R (2000) Test d2. Aufmerksamkeits-Belastungstest, 8. Aufl. Hogrefe Testzentrale, Göttingen
12. Brodaty H, Moore CM (1997) The clock drawing test for dementia of the Alzheimer's type: A comparison of three scoring methods in a memory disorders clinic. Int J Geriatr Psychiatry 12:619–629
13. Burns A, Pearlson G (2000) Computed tomography. In: O'Brien J, Ames D, Burns A (Hrsg) Dementia, 2nd edn. Arnold, London, S 102–113
14. Catell RB (1963) Theory of fluid and cristallized intelligence. J Educ Psychol 54:1–22
15. Chong BW, Sanders JA, Jones GM (2000) Functional magnetic resonance imaging. In: Orrison WW (Hrsg) Neuroimaging. Saunders, Philadelphia, S 60–85
16. Cohen MS (1996) Rapid MRI and functional applications. In: Toga AW, Mazziotta JC (Hrsg) Brain mapping. The methods. Academic Press, San Diego, S 223–255
17. Cummings JL, Mega M, Gray K, Rosenberg-Thompson S, Carusi DA, Gornbein J (1994) The Neuropsychiatric Inventory: comprehensive assessment of psychopathology in dementia. Neurology 44:2308–2314
18. Daniel DG, Zigun JR, Weinberger DR (1992) Brain imaging in neuropsychiatry. In: Yudofsky SC, Hales RE (Hrsg) Textbook of neuropsychiatry, 2nd edn. Americam Psychiatric Press, Washington, S 165–186
19. Danielsen ER, Ross B (1999) Magnetic resonance spectroscopy diagnosis of neurological diseases. Marcel Dekker, New York
20. Degoratis LR, Lipman RS, Covi L (1973) SCL-90. An outpatient psychiatric rating scale – Preliminary report. Psychopharm Bull 9:13–28
21. Dilling H, Mombour W, Schmidt MH (1994) Klassifikation psychischer Krankheiten. Forschungskriterien Kapitel V (F) der ICD-10. Huber, Bern
22. Dilling H, Mombour W, Schmidt MH (2000) Klassifikation psychischer Krankheiten. Klinisch-diagnostische Leitlinien nach Kapitel V (F) der ICD-10. 3. Aufl. Huber, Bern
23. Duffy FH, Albert MS, McAnulty G, Garvey AJ (1984) Age-related differences in brain electrical activity of healthy subjects. Ann Neurol 16:430–438
24. Erzigkeit H, Lehfeld H, Branik M (1991) Überlegungen zur Anwendung von psychometrischen Testverfahren bei der Diagnostik und Therapiekontrolle dementieller Erkrankungen. In: Möller H-J (Hrsg) Hirnleistungsstörungen im Alter. Springer, Berlin, S 11–27
25. Fisher M, Sotak CH, Minematsu K, Li L (1992) New magnetic resonance techniques for evaluating cerebrovascular disease. Ann Neurol 32:115–122
26. Flicker L (2000) Screening instruments for the detection of cognitive impairment. In: O'Brien J, Ames D, Burns A (Hrsg) Dementia, 2nd edn. Arnold, London, S 82–86
27. Foli S, Shah A (2000) Measurement of behavioural disturbance, non-cognitive symptoms and quality of life. In: O'Brien J, Ames D, Burns A (Hrsg) Dementia. 2nd ed. Arnold, London, S 87–100
28. Folstein M, Folstein S, Mc Hugh PR (1975) Mini-Mental state: A practical for grading the cognitive state of patients for the clinician. J Psychiatric Res 12:189–192
29. Frederick B, Moore C, Renshaw P (2000) Magnetic resonance spectroscopy in dementia. In: O'Brien J, Ames D, Burns A (Hrsg) Dementia. 2nd ed. Arnold, London, S 131–149

30. Gado M, Hughes CP, Danziger W, Chi D, Jost G, Berg L (1982) Volumetric measurements of the cerebrospinal fluid spaces in demented subjects and controls. Radiology 144:535–538
31. Gevins A (1996) Electrophysiological imaging of brain function. In: Toga AW, Mazziotta JC (Hrsg) Brain mapping. The methods. Academic Press, San Diego, S 259–276
32. Golden CJ, Hammeke T, Purisch A (1980) The Luria-Nebraska neuropsychological battery. Manual, rev. edn. Western Psychological Services, Los Angeles
33. Gutzmann H, Kühl K-P (1986) Klinische Beurteilungsebenen hirnorganischer Psychosyndrome: Zum Problem einer differenzierten Befunderhebung. In: Coper H, Heimann H, Kanowski S, Künkel H (Hrsg) Hirnorganische Psychosyndrome im Alter III. Springer, Berlin, S 29–53
34. Gutzmann H, Kühl K-P, Göhringer (2000) Das AGP-System, 2. Aufl. Hogrefe, Göttingen
35. Halstead WC (1947) Brain and intelligence: a quantitative study of the frontal lobes. University of Chicago Press, Chicago
36. Hamster W, Langner W, Mayer K (1980) TÜLUC – Tübinger-Luria-Christensen Neuropsychologische Untersuchungsreihe. Beltz-Test, Weinheim
37. Hartshorne MF (2000) Positron emission tomography in the central nervous system. In: Orrison WW (Hrsg) Neuroimaging. Saunders, Philadelphia, S 87–122
38. Hartshorne MF (2000) Single-photon emission computed tomography in the central nervous system. In: Orrison WW (Hrsg) Neuroimaging. Saunders, Philadelphia, S 123–170
39. Heede JP, Reischies FM (1986) Bildgebende Hirndiagnostik in der Psychiatrie. Nervenarzt 57:65–79
40. Heiss W-D (1984) Messung der regionalen Durchblutung und des regionalen Stoffwechsels im Gehirn bei Patienten mit hirnorganischem Psychosyndrom. In: Heiss W-D (Hrsg) Diagnosemethoden bei hirnorganische Psychosyndrom. Scripta Medica Merck 17, Darmstadt, S 37–64
41. Heiss W-D, Herholz K, Pawlik G, Szelies B (1988) Beitrag der Positronen-Emissions- Tomographie zur Diagnose der Demenz. DMW 113:1362–1367
42. Herholz K (1995) FDG PET and differential diagnosis of dementia. Alzheimer Dis Assoc Disord 9:6–16
43. Hindmarch I, Lehfeld H, de Jongh P, Erzigkeit H (1998) The Bayer Activities of daily living scale (B-ADL). Dement Geriatr Cogn Disord 9 Suppl 2:20–26
44. Hountsfield GN (1968) A method of an apparatus for examination of a body by radiation such as X or gamma radiation. Patent Office, London, 1283915
45. Jobst K, Wyper D (2000) Single photon emission computed tomography (SPECT). In: O'Brien J, Ames D, Burns A (Hrsg) Dementia, 2nd edn. Arnold, London, S 151–161
46. Kauppinen RA (1993) ^{1}H Nuclear magnetic resonance spectroscopy identifies neural cell types: a promising step for Neuroimaging? Trends Neurosci 16:384–386
47. Kauppinen RA, Williams SR, Busza AL, van Bruggen N (1993) Applications of magnetic resonance spectroscopy and diffusion-weighted imaging to the study of brain biochemistry and pathology. Trends Neurosci 16:88–95
48. Keller I, Grömminger O (1993) Aufmerksamkeit. In: Von Cramon DY, Mai N, Ziegler W (Hrsg) Neuropsychologische Diagnostik. VCH, Weinheim, S 1–38
49. Kennedy A (2000) Positron emission tomography in dementia. In: O'Brien J, Ames D, Burns A (Hrsg) Dementia, 2nd edn. Arnold, London, S 163–177
50. Kerkhoff G, Münßinger U, Marquardt C (1993) Sehen. In: Von Cramon DY, Mai N, Ziegler W (Hrsg) Neuropsychologische Diagnostik. VCH, Weinheim, S 1–38

51. Kido DK, Sheline YI (1996) Neuroimaging for neuropsychiatry. In: Fogel BS, Schiffer RB, Rao SM (Hrsg) Neuropsychiatry. Williams & Wilkins, Baltimore, S 65–92
52. Klingelhöfer J, Conrad B, Benecke R, Sander D, Markakis E (1988) Evaluation of intracranial pressure from transcranial Doppler studies in cerebral disease. J Neurol 235:159–162
53. Krüger J, Vogt J, Stappenbeck C, Schoof C, Pressler M (1991) EEG, CCT und MRT bei Patienten nach leichtem und mittelschweren Schädel-Hirn-Trauma. Nervenarzt 62:226–231
54. Loewenstein DA, Amigo E, Duara R, Guterman A, Hurwitz D, Berkowitz N, Wilkie F, Weinberg G, Black B, Gittelman B, Eisdorfer C (1989) A new scale for the assessment of functional status in Alzheimer's disease and related disorders. J Gerontol 44:P114–121
55. Luxenberg JS, Haxby JV, Creasey H, Sundaram M, Rapoport SI (1987) Rate of ventricular enlargement in dementia of the Alzheimer type correlates with rate of neuropsychological deterioration. Neurology 37:1135–1140
56. Martin JH, Brust JC, Hilal S (1991) Imaging the living brain. In: Kandel ER, Schwartz JH, Jessell TM (Hrsg) Principles of neural science, 3rd edn. Elsevier, New York, S 309–324
57. Matejcek M (1981) Das EEG am alternden Menschen – einige Befunde und Folgerungen für die Geriatrie-Forschung. In: Platt D (Hrsg) Funktionsstörungen des Gehirns im Alter. Schattauer, Stuttgart, S 145–159
58. Maurer K, Dierks T (1987) Topographic brain mapping of EEG and evoked potentials in psychiatry and neurology. Z EEG EMG 18:4–12
59. Maurer K, Eckert J (1999) Evozierte Potentiale in der Praxis. Enke, Stuttgart
60. Meese W, Kluge W, Grumme T, Hopfenmüller W (1980) CT evaluation of CSF spaces of healthy persons. Neuroradiology 19:131–136
61. Möller HJ, von Zerssen D (1982) Psychopathometrische Verfahren: I. Allgemeiner Teil. Nervenarzt 53:493–503
62. Möller HJ (1990) Möglichkeiten und Grenzen von Selbstbeurteilungsskalen zur Verlaufsbeurteilung depressiver Symptomatik im Rahmen der Therapie-Evaluation. In: Baumann U, Fähndrich E, Stieglitz R-D, Woggon B (Hrsg) Veränderungsmessung in Psychiatrie und klinischer Psychologie. Profil Verlag, München, S 307–328
63. Müßigbrodt H, Kleinschmidt S, Schürmann A, Freyberger HJ, Dilling H (Hrsg) (1996) Psychische Störungen in der Praxis. Huber, Bern
64. Nagata K, Basugi N, Fukushima T, Tango T, Suzuki I, Kaminuma T, Kurashina S (1987) A quantitative study of physiological cerebral atrophy with aging. Neuroradiology 29:327–332
65. Niedermeyer E, Lopes da Silva F (1993) Electroencephalography. Basic principles, clinical applications, and related fields, 3rd edn. Williams & Wilkins, Baltimore
66. Oswald WD, Fleischmann UM (1995) Nürnberger Altersinventar (NAI). Hogrefe, Göttingen
67. Pfefferbaum A, Ford JM, Wenegrat BG, Roth WT, Kopell BS (1984) Clinical application of the P3 component of event-related potentials. I. Normal ageing. Electroenceph clin Neurophysiol 59:85–103
68. Pfefferbaum A, Wenegrat BG, Ford JM, Roth WT, Kopell BS (1984) Clinical application of the P3 component of event-related potentials. II. Dementia, depression and schizophrenia. Electroenceph clin Neurophysiol 59:209–223
69. Poeck K (1988) A case for neuropsychology in dementia research. J Neurol 235:257
70. Prosiegel M (1991) Neuropsychologische Störungen und ihre Rehabilitation. Pflaum-Verlag

71. Radü EW, Kendall BE, Moseley IF (1987) Computertomographie des Kopfes. Thieme, S 2-62
72. Reeve A (1996) Clinical neurophysiology in neuropsychiatry. In: Fogel BS, Schiffer RB, Rao SM (Hrsg) Neuropsychiatry. Williams & Wilkins, Baltimore, S 65-92
73. Rechtschaffen A, Kales A (1968) A manual of standardized terminology, techniques, and scoring system for sleep stages of human subjects. US Department of Health, Education, and Welfare, Public Health Service, Bethesda
74. Reiber H, Felgenhauer K (1987) Protein transfer at the blood cerebrospinal fluid barrier and the quantitation of the humoral immune response within the central nervous system. Clin Chim Acta 163:319-328
75. Reiber H (1998) Cerebrospinal fluid – physiology, analysis and interpretation of protein patterns for diagnosis of neurological diseases. Mult Scler 4:99-107
76. Reisberg B (1988) Functional Assessment Staging (FAST). Psychopharmacol Bull 24:653-659 (deutsch: CIPS 4. Aufl., Beltz Test, Weinheim)
77. Reisberg B, Ferris SH (1985) A clinical rating scale for symptoms of psychosis in Alzheimer's disease. Psychopharmacol Bull 21:101-106
78. Reitan RM, Wolfson D (1993) The Halstead-Reitan Neuropsychological Test Battery: Theory and clinical interpretation, 2nd edn. Neuropsychological Press, Tuscon
79. Report of the American Academy of Neurology, Therapeutics and Technology assessment subcommittee (1989) Assessment: EEG brain mapping. Neurology 39:1100-1101
80. Robins L, Wing JK, Wittchen HU, Helzer JE, Babaor TF, Burke J, Farmer A, Jablensky A, Pickens R, Regier DA, Sartorius N, Towle LE (1989) The Composite International Diagnostic Interview. Arch Gen Psychiatry 45:1069-1077
81. Robins TW, James M, Owen A, Sahakian BJ, McInnes L, Rabbit PM (1994) Cambridge Neuropsychological Test Automated Battery (CANTAB): a factor analytic study of a large sample of normal elderly volunteers. Dementia 5:266-281
82. Rosen WG, Mohs RC, Davis KL (1984) A new rating scale for Alzheimer's disease. Am J Psychiatry 141:1356-1364
83. Roth M, Tym E, Mountjoy CQ, Huppert PA, Hendrie H, Verma S, Goddard R (1986) CAMDEX. A standardised instrument for the diagnosis of mental disorder in the elderly with special reference to the early detection of dementia. Br J Psychiatry 149:698-709 (deutsch: Hogrefe Testzentrale, Göttingen)
84. Sanders JA (2000) Computed tomography and magnetic resonance imaging. In: Orrison WW (Hrsg) Neuroimaging. Saunders, Philadelphia, S 12-36
85. Saß H, Wittchen H-U, Zaudig M (Hrsg) (2000) Diagnostisches und Statistisches Manual Psychischer Störung DSM-IV, 3. Aufl. Hogrefe, Göttingen
86. Schwartz M, Creasey H, Grady CL, DeLeo JM, Frederickson HA, Cutler NR, Rapoport SI (1985) Computed tomographic analysis of brain morphometrics in 30 healthy men, aged 21 to 81 years. Ann Neurol 17:146-157
87. Shader RI, Harmatz JS, Salzmann C (1974) A new scale for clinical assessment on geriatric populations: SANDOZ Clinical Assessment Geriatric (SCAG). J Am Geriatr Soc 22:107-113
88. Spiegel R, Puxty J, Tremmel L, Brunner C (1990) Verlauf von Demenzen: Methoden zur Erfassung relevanter Leistungs- und Verhaltensmerkmale. In: Baumann U, Fähndrich E, Stieglitz R-D, Woggon B (Hrsg) Veränderungsmessung in Psychiatrie und klinischer Psychologie. Profil Verlag, München, S 350-376
89. Spitzer RL, Williams JBW, Gibbon M, First MB (1992) The structured clinical interview for DSM-III-R (SCID). I. History, rationale, description. Arch Gen Psych 49:624-629

90. Stöcklin G (1985) Möglichkeiten und Grenzen radiobiochemischer Ansätze in der Emissionstomographie. In: Bente D, Coper H, Kanowski S (Hrsg) Hirnorganische Psychosyndrome im Alter. Springer, Berlin, S 125–144
91. Tachibana H, Meyer JS, Kitagawa Y, Rogers RL, Okayasu H, Mortel KF (1984) Effects of aging on cerebral blood flow in dementia. J Am Geriatr Soc 32:114–120
92. Takeda S, Matsuzawa T (1984) Brain atrophy during aging: a quantitative study using computed tomography. J Am Geriatr Soc 32:520–524
93. Von Cramon DY, Matthes-von Cramon C (1993) Problemlösendes Denken. In: Von Cramon DY, Mai N, Ziegler W (Hrsg) Neuropsychologische Diagnostik. VCH, Weinheim, S 123–152
94. Wade DT (1992) Measurement in neurological rehabilitation. Oxford University Press, Oxford
95. Wetterling T (1989) Diagnostische Leitlinien bei hirnorganischen Psychosyndromen. Öff Gesundh- Wes 51:451–452
96. Wetterling T (1994) Differentialdiagnose dementieller Abbauprozesse. Thieme, Stuttgart
97. Wetterling T, Kanitz R-D, Borgis K-J (1996) Comparison of different diagnostic criteria for vascular dementia (ADDTC, DSM-IV, ICD-10, NINDS-AIREN). Stroke 27:30–36
98. Widder B (1999) Doppler- und Duplexsonographie der hirnversorgenden Arterien. Springer, Berlin
99. Wing JK, Babor T, Brugha T, Burke J, Cooper JE, Giel R, Jablensky A, Regier D, Sartorius N (1990) SCAN: Schedules for Clinical Assessment in Neuropsychiatry. Arch Gen Psychiatry 47:589–593 (deutsch: Van Gülick-Bailer M, Maurer K, Häffner H (Hrsg) (1995) Deutsche Ausgabe. Hogrefe Testzentrale, Göttingen)
100. Wittchen U, Garcynski E, Pfister H (Hrsg) (2001) Composite International Diagnostic Interview. Hogrefe Testzentrale, Göttingen
101. Wittchen H-U, Pfister H (1997) DIA-X-Interview. Swets Testservice, Frankfurt
102. Wittchen H-U, Zaudig M, Frydrich (1997) Strukturiertes Klinisches Interview für DSM-IV (SKID-I und SKID-II). Hogrefe Testzentrale, Göttingen
103. World Health Organization (1993) International Classification of Diseases (ICD-10). Chapter V. Diagnostic guidelines. Genf
104. World Health Organization (1994) International Classification of Diseases (ICD-10). Chapter V. Research criteria. Genf
105. Yamaguchi F, Meyer JS, Yamamoto M, Sakai F, Shaw T (1980) Noninvasive regional cerebral blood flow measurements in dementia. Arch Neurol 37:410–418
106. Zeitler E (1984) Kernspintomographie. Deutscher Ärzte-Verlag, Köln
107. Zerssen D von, Koeller D-M, Rey E-R (1970) Die Befindlichkeits-Skala (B-S) – ein einfaches Instrument zur Objektivierung von Befindlichkeits-Störungen, insbesondere im Rahmen von Längsschnitt-Untersuchungen. Arzneimittel-Forsch 20:915–918

KAPITEL 4 **Organische psychische Störungen**

Inhaltsübersicht		
4.1	**Amnestisches Syndrom**	92
4.2	**Delir**	118
4.3	**Demenz**	145
4.4	**Organische depressive Störungen**	177
4.5	**Organische manische Störungen**	205
4.6	**Organische Angststörung**	214
4.7	**Organische Halluzinose**	231
4.8	**Organische wahnhafte oder schizophreniforme Störung**	245
4.9	**Persönlichkeits- und Verhaltensstörung auf Grund einer Krankheit, Schädigung und Funktionsstörung des Gehirns**	264
4.10	**Andere organische psychische Störungen**	275

Das Spektrum der organischen psychischen Störungen umfasst eine Vielzahl von verschiedenen Störungen. Diese werden in den folgenden Kapiteln eingehend dargestellt.

Differenzialdiagnose organisch bedingter psychischer Störungen

Die Differenzialdiagnose der verschiedenen organisch bedingten psychischen Störungen kann anhand des psychopathologischen Befundes, der Verlaufsdynamik und evtl. anhand vorhandener körperlicher Symptome vorgenommen werden. Eine große Schwierigkeit besteht darin, dass eine klare Abgrenzung nicht immer möglich ist, da z.B. eine Amnesie ein eigenständiges Krankheitsbild, aber auch nur ein (vorherrschendes) Symptom einer Demenz sein kann. Weiter ist es durchaus möglich, dass ein Delir und eine Demenz gleichzeitig bestehen, denn gerade Demente zeigen

4 Organische psychische Störungen

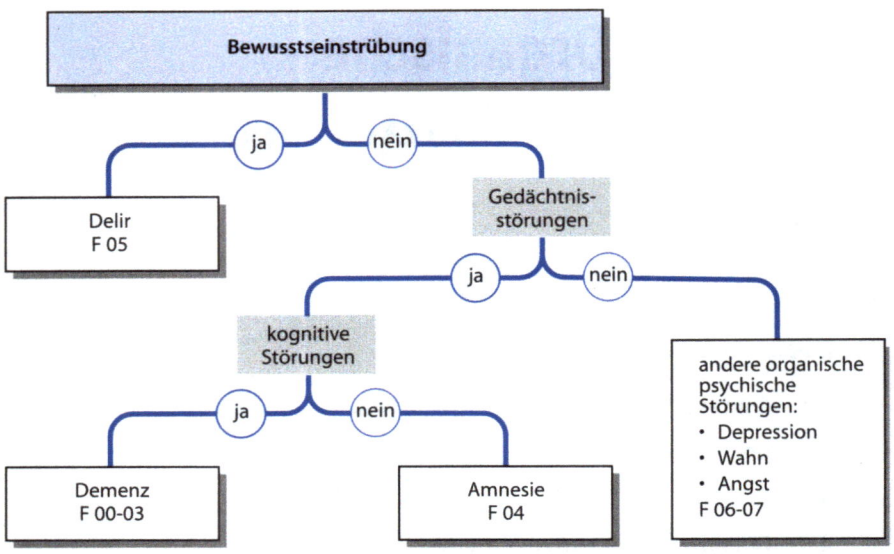

Abb. 4.1. Schema zur Differenzierung von organischen psychischen Störungen anhand von Kernsymptomen (in Anlehnung an die ICD-10)

Tabelle 4.1. Typische Symptome bei verschiedenen OPS

	Amnesie	Delir	Demenz	Affekt. Störung	Halluzination	Wahnhafte Störung	Angst	Persönlichkeitsstörung
Neuropsychologische Störung								
anterograde Amnesie	*	***	*					
retrograde Amnesie	*	***	**					
Aphasie			*					
Akalkulie		***	*					
Apraxie		***	*					
Affektive Störungen								
Angst		***		***		***	*	***
Depression		***	*					
verminderte Affektkontrolle		***	**					
verminderter Antrieb/ Apathie		**	**			***	***	
Bewusstseinsstörung	*							
Aufmerksamkeitsstörung	*	***				***		
Orientierungsstörung	*	**						
Denkstörungen								
formale		**						
inhaltliche		**						

Tabelle 4.1 (Fortsetzung)

	Amnesie	Delir	Demenz	Affekt. Störung	Halluzination	Wahnhafte Störung	Angst	Persönlichkeitsstörung
Produktive Symptome								
Halluzinationen		**	***		*	**		
Illusionen		**	***					
Wahn		**	***			*		
inkohärente Sprache		**						
Verlauf								
plötzlicher Beginn		*						
schleichender Beginn			*,a					
progredienter Verlauf			*,a					
Tagesschwankungen		*						
abrupter Wechsel der Symptomatik		*						
Störung Schlaf-Wach-Rhythmus			**					
Soziale Störungen								
Vergröberung des Sozialverhaltens			**	*				**
soziale Kontakte beeinträchtigt			**	*				**
Arbeit beeinträchtigt			**	*				**
Persönlichkeitsveränderungen			**					*

* obligat, ** fakultativ, *** häufig vorkommend, a bei degenerativer Demenz

oft delirante Zustände. In solchen Fällen ist die Anamnese von besonderer Bedeutung. Da neuroradiologische und in vielen Fällen auch die laborchemischen Befunde meist keinen oder nur einen geringen Beitrag zur Differenzialdiagnose leisten, kommt der genauen Erhebung des psychopathologischen Befundes besondere Bedeutung zu (s. Entscheidungsbaum in Abb. 4.1). Da die einzelnen psychopathologischen Symptome nicht pathognomisch, d.h. nicht spezifisch für eine Erkrankung sind, ist es für differenzialdiagnostische Überlegungen sinnvoll, alle in Frage kommenden Störungen zu bedenken (Tabelle 4.1).

4.1 Amnestisches Syndrom

Inhaltsübersicht

4.1.1	Terminologie	92
4.1.2	Diagnostische Kriterien	92
4.1.3	Epidemiologie	94
4.1.4	Vorkommen (häufige Grunderkrankungen)	96
4.1.5	Pathogenese	96
4.1.6	Klinische Symptomatik und Verlauf	99
4.1.7	Diagnostik	102
4.1.8	Risikofaktoren	102
4.1.9	Differenzialdiagnose	103
4.1.10	Therapie	104
4.1.11	Sonderformen	106
4.1.12	Komplikationen	108
4.1.13	Abschließende Betrachtungen	109
4.1.14	Literatur	109

4.1.1 Terminologie

Mit dem Terminus „Amnesie" wurden im Altertum und im Mittelalter alle Formen von Gedächtnisstörungen und Gedächtnisschwäche bezeichnet [120]. Unter dem Oberbegriff „amnestisches Syndrom" werden 2 verschiedene Funktionsstörungen subsummiert: eine Störung der Merkfähigkeit (Speicherung neuer Informationen) und der Gedächtnisverlust (Unfähigkeit, vorhandene Informationen abzurufen).

Die Abgrenzung der Begriffe „Amnesie" (als Symptom) und „amnestisches Syndrom" ist unscharf [104].

4.1.2 Diagnostische Kriterien

Die im DSM-IV [3, 139] angegebenen Kriterien für ein amnestisches Syndrom sind mit den in Tabelle 4.1.1 aufgeführten ICD-10-Kriterien [25, 26, 180, 181] weitgehend identisch. Sie beinhalten die wesentlichen Symptome eines amnestischen Syndroms.

Zwei Formen der Amnesie lassen sich unterscheiden (Abb. 4.1.1).

Als anterograde Amnesie wird die Unfähigkeit bezeichnet, sich nach Eintritt der die Amnesie verursachenden Schädigung neue Informationen für längere Zeit (>5 Minuten) zu merken. Es besteht also eine weitgehende Lernunfähigkeit. Mitunter können jedoch bestimmte „prozedurale" oder sensomotorische Fertigkeiten erlernt werden [12, 17, 20, 31]. Eine mögliche

Tabelle 4.1.1. Diagnostische Kriterien der ICD-10 für ein amnestisches Syndrom

Gedächtnisstörungen in 2 Bereichen
1. Störungen des Kurzzeitgedächtnisses (beeinträchtigtes Lernen neuen Materials, zeitliche Orientierungsstörungen, anterograde Amnesie) und
2. verminderte Fähigkeit, vergangene Erlebnisse in ihrer chronologischen Reihenfolge zu erinnern (retrograde Amnesie). Diese kann weniger auffallen als die Kurzzeitgedächtnisstörung und kann sich im Verlauf bessern.

Fehlen
1. einer Störung des Immediatgedächtnisses (der unmittelbaren Wiedergabe) (geprüft z. B. durch Zahlennachsprechen),
2. von Bewusstseins- und Auffassungsstörungen,
3. von Beeinträchtigungen der allgemeinen intellektuellen Fähigkeiten (Demenz).

Objektiver/auf Grund körperlicher, neurologischer und laborchemischer Untersuchungen und/ oder anamnestischer Nachweis eines Insultes oder einer Gehirnerkrankung (die besonders bilateral dienzephale und mediotemporale Strukturen betrifft, außer einer Alkoholenzephalopathie), die für die unter A beschriebenen klinischen Manifestationen verantwortlich gemacht werden kann.

Zusätzliche Merkmale, einschließlich Konfabulationen, affektive Veränderungen (Apathie, Entschlusslosigkeit) und Mangel an Einsichtsfähigkeit, sind hilfreiche zusätzliche Hinweise auf die Diagnose, aber nicht immer **vorhanden**.

Erklärung hierfür könnte darin liegen, dass dem Kleinhirn, das meist nicht mitgeschädigt ist, beim Erlernen motorischer Abläufe eine wichtige Rolle zukommt [44]. Auch können bestimmte Inhalte doch noch erinnert werden, wenn sie anders abgerufen werden bzw. Hilfestellung geleistet wird („priming" [146]).

Eine retrograde Amnesie liegt dann vor, wenn Gedächtnisinhalte aus der Zeit vor der Schädigung nicht mehr erinnert werden können. Am stärksten betroffen sind im Allgemeinen die Erinnerungen an Geschehnisse unmittelbar vor dem schädigenden Ereignis [2, 144]. Das Erinnerungsvermögen nimmt in der Regel mit dem Abstand zur Schädigung wieder zu (Abb. 4.1.1 a). Wenn das amnestische Syndrom sich zurückbildet, kann auch die Erinnerung an bestimmte Ereignisse zurückkehren, während andere nicht erinnert werden („Gedächtnisinseln"). Bei chronischen Prozessen können häufig weit zurückliegende Ereignisse, z.B. aus der Kindheit, noch gut erinnert werden (Abb. 4.1.1 b).

Als Konfabulationen werden Erinnerungslücken bezeichnet, die der Betreffende mit ihm spontan einfallenden Inhalten füllt. Er ist aber der Überzeugung, dass diese „Erinnerungen" richtig sind. Konfabulationen haben häufig einen phantastischen Charakter und wechseln oft bei wiederholtem Fragen.

4 Organische psychische Störungen

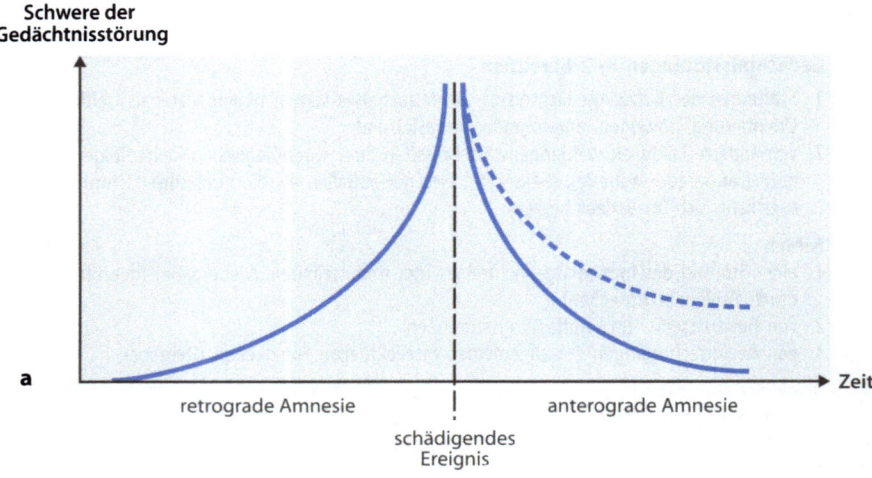

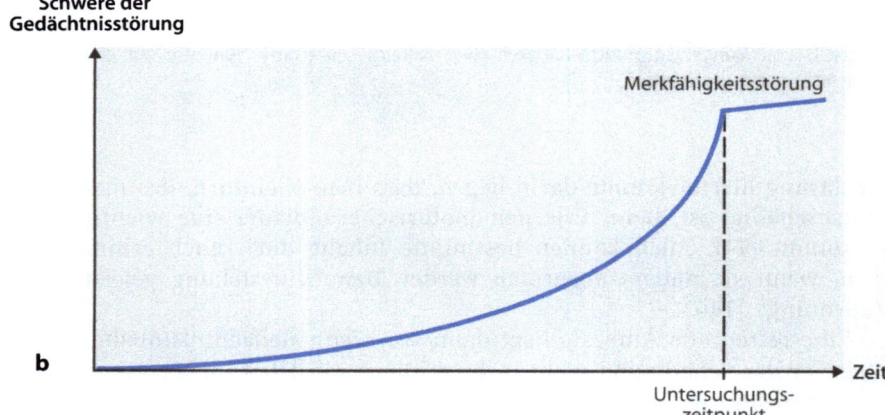

Abb. 4.1.1. a Verschiedene Formen der Amnesie bei einer akuten Schädigung. Meist besteht für das schädigende Ereignis, z. B. Schädel-Hirn-Trauma, eine vollständige Erinnerungslücke. Die Rückbildung der Gedächtnisstörung kann inkomplett sein. **b** Bei chronischen Prozessen wie z. B. einer Demenz vom Alzheimer-Typ besteht eine ausgeprägte Amnesie für aktuelle Ereignisse und nur eine geringgradige Erinnerungsstörung für weit zurückliegende Ereignisse. Meist besteht aber eine fortdauernde Merkfähigkeitsstörung

4.1.3 Epidemiologie

Über die Häufigkeit eines amnestischen Syndroms liegen keine zuverlässigen Daten vor, da sie stark abhängig ist von der Prävalenz möglicher Grunderkrankungen bzw. der von Schädel-Hirn-Traumen (SHT) oder des Alkoholmissbrauchs (Tabelle 4.1.2). Die Prävalenz von Gedächtnisstörungen steigt mit dem Alter deutlich an [87]. Häufig handelt es sich wahr-

Tabelle 4.1.2. Mögliche Ursachen eines amnestischen Syndroms

	akut	länger andauernd	persistierend
Schädel-Hirn-Trauma (Commotio/Contusio)	+++ →	++ →	+
demenzielle Abbauprozesse (z. B. Alzheimer-Demenz)		+++	+++
zerebrale Durchblutungsstörungen	++ TGA		
systemische Hypoxie (z. B. Herzstillstand)	+++ →	+++ →	+++
intrazerebrale/subarachnoidale Blutung	+	+	+
Hirntumor (v. a. nahe 3. Ventrikel)		+	+
Meningitis tuberculosa		+	+
multiple Sklerose		+	+
Z. n. Herpes-simplex-Enzephalitis	+ →	++ →	++
epileptischer Anfall (postiktal)	++		
Induziert durch Substanzmissbrauch/toxisch*			
Alkoholismus („Filmriss", „black out") (Wernicke-) Korsakoff-Syndrom	+++	+++ →	+++
Benzodiazepinbehandlung/-überdosierung	++		
Intoxikationen (Kohlenmonoxid, Blei etc.)	+ →	+	+
„Psychogen"/funktionell			
Depression (Pseudodemenz)		++	
dissoziative Zustände	+++	+	
funktionell	++	+	

+ *selten,* ++ *häufig,* +++ *sehr häufig (in Anlehnung an* [174]); *TGA* transitorische globale Amnesie
* Nach der ICD-10 und dem DSM-IV sind die drogeninduzierten amnestischen Zustände, also auch das alkoholinduzierte Korsakoff-Syndrom, gesondert (als substanzinduziert) zu betrachten

scheinlich um einen normalen Alterungsprozess, der sich durch eine erhöhte Vergesslichkeit auszeichnet, die nicht mit anderen kognitiven Störungen einhergeht (benigne senile Vergesslichkeit) [127]. Gedächtnisstörungen sind aber auch ein sehr häufiges Frühsymptom bei einem demenziellen Abbau [54]. Die Zahl der Patienten mit einem alkoholinduzierten Korsakoff-Syndrom ist stark von dem Anteil der Alkoholkranken in einer Population und sozialen Faktoren (wie v. a. Mangelernährung) abhängig. Für Holland wurde die Prävalenzrate für ein Korsakoff-Syndrom mit 48/100 000 Einwohner angegeben [11]. Hochrechnungen anhand der Basisdokumentation der Lübecker psychiatrischen Universitätsklinik liegen in der gleichen Größenordnung: danach bekommen mindestens 2,5% aller Alkoholkranken ein Korsakoff-Syndrom [178]. Dies entspricht einer Schätzung aus den USA, nach der ein Korsakoff-Syndrom etwa 3% aller alkoholbezogenen Störungen ausmacht [38]. Die Prävalenz nichtalkoholischer und nicht demenzbedingter amnestischer Syndrome wird auf ebenfalls mindestens 50/100 000 geschätzt [178].

4.1.4 Vorkommen (häufige Grunderkrankungen)

Ein amnestisches Syndrom kann bei einer Reihe von Erkrankungen in unterschiedlicher Häufigkeit auftreten (Tabelle 4.1.2). Die Häufigkeit von Gedächtnisstörungen nimmt generell mit dem Alter zu. Die Art der Gedächtnisstörung bei verschiedenen Demenzformen unterscheidet sich v.a. zwischen kortikalen und subkortikalen Demenzformen [111, 122]. Eine Amnesie ist auch eine häufige Komplikation einer Elektrokonvulsivtherapie, v.a. bei bilateraler Reizung [95, 134, 135, 151, 163, 177].

4.1.5 Pathogenese

Das Gedächtnis beruht auf dem Zusammenspiel neuroanatomisch sehr komplex verschalteter Hirnareale [23, 53, 100, 106, 145, 171]. In der Neuropsychologie werden meist 2 Ebenen unterschieden [4, 64] (Abb. 4.1.2): das

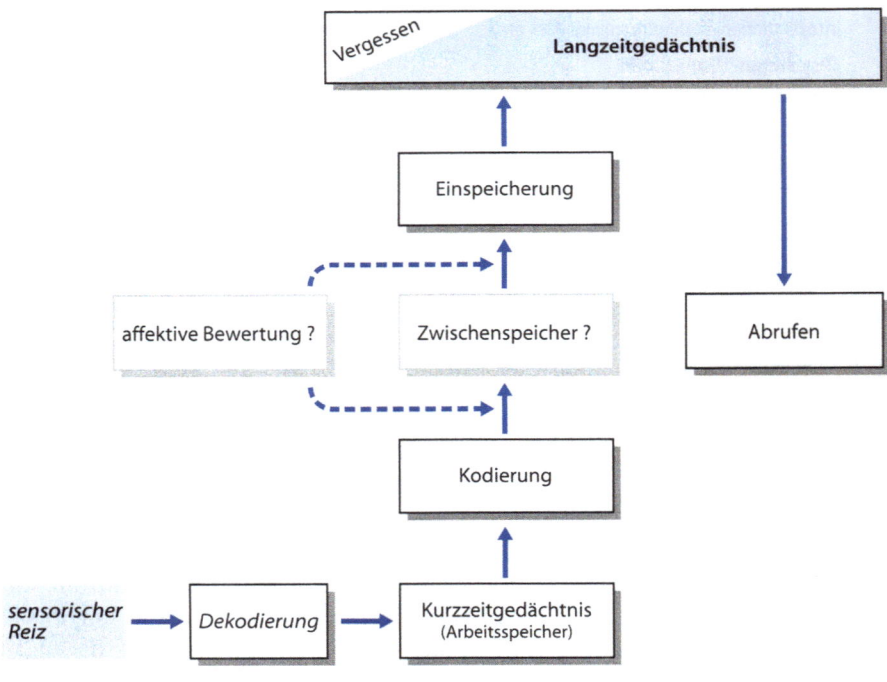

Abb. 4.1.2. Schematischer Aufbau (teilweise hypothetisch) des Gedächtnisses mit verschiedenen Möglichkeiten der Störung

Kurzzeitgedächtnis (mit begrenzter Kapazität, Speicherdauer bis zu einigen Minuten) und das Langzeitgedächtnis (mit sehr großer Kapazität und langer Speicherdauer, >Jahre).

Vorgeschaltet ist das Ultrakurzzeitgedächtnis, in dem 7 ± 2 Zahlen gespeichert werden können [105]. Häufig wird das Gedächtnis nach der Art der Gedächtnisinhalte und der Zugriffsmöglichkeiten auf den Gedächtnisinhalt unterschieden in ein deklaratives oder explizites Gedächtnis (direkter, reflektierter Zugriff auf Gedächtnisinhalt möglich), bestehend aus einem semantischen (gespeichertes Wissen, z. B. Namen, Formeln etc.) und einem episodischen (Erinnerung an persönlich Erlebtes/Erfahrung) Gedächtnis einerseits sowie ein nichtdeklaratives oder implizites Gedächtnis (nicht bewusst abrufbare Gedächtnisinhalte, z. B. motorische und prozedurale Fähigkeiten, Handlungs-, Wahrnehmungs- oder Denkroutinen) andererseits.

Die Lern-, Speicherungs-, Such- bzw. Wiedergabe- und Vernetzungsprozesse, die Voraussetzung sind für das Funktionieren des Gedächtnisses, sind komplex (s. [23, 53, 59, 74, 94, 100, 106, 151]). Es existieren vielfältige Hypothesen zur Ursache eines amnestischen Syndroms (s. [176]). Angenommen werden [78] (Abb. 4.1.2) Fehler bei der Kodierung (Umformung der sensorischen Information in eine für das Gedächtnis verwertbare Form), bei der Einspeicherung (Übergang Kurzzeitgedächtnis ins Langzeitgedächtnis), beschleunigtes Vergessen sowie Fehler bei der Suche nach bestimmten Gedächtnisinhalten.

Beim amnestischen Syndrom besteht wahrscheinlich vorwiegend eine Unfähigkeit, neue Inhalte im Langzeitgedächtnis zu speichern (s. [34, 75]).

Die neuropathologischen Veränderungen, die bei Patienten mit einem amnestischen Syndrom gefunden wurden, sind, da sehr verschiedenartige Erkrankungen zu Grunde liegen können (Tabelle 4.1.2), variabel. In den meisten Fällen liegt eine bilaterale Läsion des limbischen und/oder des dienzephalen Systems vor (s. Übersicht [23, 53, 100]). Die Schädigungen betreffen v. a. den Hippocampus, die Corpora amygdala und basale Anteile des Temporallappens [22]; auch bilaterale Thalamusläsionen können zu einem amnestischen Syndrom führen. Allerdings ist das Spektrum der Ausfälle bei Schädigung der Thalamuskerne sehr variabel. Möglicherweise sind die Beeinträchtigungen abhängig von der Größe der Thalamusläsion [88] bzw. von den geschädigten Bahnen (Tractus mamillothalamicus) [171]. Bilaterale paramediane Thalamusläsionen führen v. a. zu einer deutlich herabgesetzten „Selbstaktivierung" [27, 48]. Bilaterale Thalamusschädigungen kommen besonders häufig bei einer alkoholbedingten Gedächtnisstörung (Korsakoff-Syndrom) vor [52, 165, 166]. Daneben sind beim Korsakoff-Syndrom auch Schädigungen der Corpora mamillaria und des Endabschnitts des Fornix festzustellen [165]. Funktionelle MRT-Studien haben bisher keinen sicheren Aufschluss über die an den Gedächtnisprozessen beteiligten Hirnareale gebracht [152]. Gleichwohl wird den funktionellen Untersuchungsmethoden wie PET, SPECT und fMRT große Bedeutung bei der Aufklärung der bei einer Amnesie geschädigten Hirnbereiche zugemessen

[101]. Nach Schädel-Hirn-Traumen ist besonders bei Schädigungen der weißen Substanz und/oder einer Ventrikelerweiterung eine nur geringe Rückbildung der Gedächtnisstörungen beobachtet worden (s. Übersicht [34]).

Ob basale frontale Läsionen allein zu einer Amnesie führen können, ohne dass gleichzeitig (cholinerge) Verbindungsbahnen zum Hippocampus bzw. dem Corpus amygdala geschädigt sind, ist umstritten [21]. Konfabulationen sollen vorwiegend bei frontalen Schädigungen auftreten [8]. In SPECT-Untersuchungen fanden sich Hinweise für eine frontale Minderperfusion, deren Ausprägung mit der Amnesie korrelierte [61].

In Studien an Patienten mit verschiedenen Hirnschädigungen ist versucht worden eine genauere lokalisatorische Zuordnung der verschiedenen Gedächtnisleistungen vorzunehmen (Tabelle 4.1.3). Danach sind Schädigungen des Dienzephalons und des dorsolateralen Frontalhirns wesentlich für Störungen in der zeitlichen Einordnung von Gedächtnisinhalten verantwortlich [51, 81, 147]; bei Schädigungen im Temporallappen treten v.a. Schwierigkeiten in der räumlichen Zuordnung auf [82]. Eine retrograde Amnesie ist besonders ausgeprägt bei dienzephalen und Temporallappenläsionen zu beobachten [83].

Die biochemischen Veränderungen, die zu einem amnestischen Syndrom führen können, sind ebenfalls sehr vielfältig. Häufig kommt es zu hypoxischen Schäden des limbischen Systems auf Grund einer Hypoperfusion (z.B. Herzstillstand, Spasmus bei Subarachnoidalblutung, Schädel-Hirn-Trauma)

Tabelle 4.1.3. Lokalisatorische Zuordnung der verschiedenen Gedächtnisleistungen (Zusammenfassung der Ergebnisse aus [51, 81–83, 147]

	Wiederholen („recall")	Anterograde Amnesie	Retrograde Amnesie	Autobiografisches Gedächtnis	Räumliche Zuordnung von Gedächtnisinhalten	Zeitliche Einordnung von Gedächtnisinhalten
Frontalhirn – dorsolateral	0	0	0	–	0	0 +
Temporallappen	0	+	– (flacher Gradient*)	–	– (bes. rechtshirnige Schädigung)	(+)
Dienzephalon (Korsakoff-Syndrom)	0	–	– (steiler Gradient*)	+	(+)	–

0 keine Veränderung gegenüber Kontrollen, (+) geringfügig herabgesetzt, + schlechter als Kontrollen, – deutlich schlechter als Kontrollen
* Gradient (s. Abb. 4.1.1); Zeitspanne, in der die Erinnerung gestört ist (steiler Gradient kurze Zeitspanne, flacher Gradient lange Zeitspanne)

oder einer Intoxikation (z. B. CO) [168]. Eine Schädigung des cholinergen Systems ist möglich, denn die Acetylcholinsynthese ist gegen eine Hypoxie besonders empfindlich [42, 43]. Es gibt auch Anzeichen dafür, dass anticholinerg wirksame Medikamente die Gedächtnisleistungen negativ beeinflussen können [33, 156, 160]. Mit der PET konnten bei Patienten mit einer Amnesie nach einer Hypoxie Hinweise auf Stoffwechselstörungen im mediobasalen Temporallappen und im Thalamus nachgewiesen werden [126, 168].

Benzodiazepine können eine (vorwiegend anterograde) Amnesie hervorrufen [164, 179]. Gehäuft tritt eine Amnesie bei Benzodiazepinen, die schnell resorbiert werden (z. B. Triazolam [182]), und bei i. v. Gabe auf [114]. Dieser Effekt kann erwünscht sein, so z. B. bei der Narkoseeinleitung oder kleineren operativen und diagnostischen Eingriffen [114]. Häufig ist die Amnesie aber als ernste Nebenwirkung zu werten und kann zu schwerwiegenden Folgen führen, z. B. zu Unfällen etc. unter Benzodiazepinmedikation. Die Benzodiazepinwirkungen auf das Gedächtnis sind individuell stark unterschiedlich [113]. Benzodiazepine verstärken im Wesentlichen die GABAerge Wirkung im ZNS und haben eine sedierende Wirkung, sodass auch ein Aufmerksamkeitsdefizit für die Amnesie verantwortlich sein kann [138]. Die Wechselwirkungen zwischen dem GABAergen System und Gedächtnisprozessen sind aber sehr komplex [16, 119].

In tierexperimentellen Untersuchungen fanden sich Hinweise für eine wichtige Rolle des Neurotransmitters Glutamat bei der Bildung eines Gedächtnisengramms [162]. Glutamat wirkt auf NMDA-Rezeptoren, denen eine wichtige Rolle bei der sog. langfristigen Potenzierung („long-term potentiation", LTP) im Hippocampus zugeschrieben wird. Bei der LTP handelt es sich um eine durch kurze hochfrequente Reize angeregte, lang anhaltende veränderte Erregbarkeit der Synapse. Der hippocampalen LTP soll eine wichtige Rolle beim Lernen neuer Inhalte zukommen [148]. Außerdem sind komplexe Wechselwirkungen von anderen Neurotransmittern und Neuropeptiden mit bestimmten Gedächtnisprozessen möglich (s. [72]). Ob beim Korsakoff-Syndrom auch das noradrenerge System beeinträchtigt ist, ist umstritten [102, 103].

4.1.6 Klinische Symptomatik und Verlauf

Anhand des Verlaufs hat Kopelman [78] eine Einteilung in akutes oder persistierendes amnestisches Syndrom vorgenommen. Eine akut auftretende Amnesie tritt v. a. auf bei Schädel-Hirn-Traumen (bei älteren Menschen auch nach Bagatelltraumen möglich), längerem Alkoholmissbrauch oder Intoxikationen (die Erinnerungslücke betrifft in der Regel nur wenige Stunden und bleibt im Allgemeinen dauerhaft bestehen) sowie bei zerebralen Durchblutungsstörungen.

Gedächtnisstörungen, die sich langsam entwickeln und dann meist persistieren, kommen v. a. als führendes Symptom eines demenziellen Abbauprozesses (→ Kap. 4.3) sowie als Folge einer chronischen Alkoholabhängigkeit (Korsakoff-Syndrom [84]) vor.

Im Vordergrund stehen meist eine Störung der Merkfähigkeit und des Neugedächtnisses. Weiter zurückliegende Ereignisse und früher Gelerntes können zumindest zu Beginn einer amnestischen Störung meist noch gut erinnert werden, d. h., das Altgedächtnis ist noch nicht gestört.

Der Verlauf eines amnestischen Syndrom ist in Abhängigkeit von der Ausprägung der Schädigung unterschiedlich. Nach einer schweren substanziellen Hirnschädigung (z. B. Herpes-simplex-Enzephalitis, Zustand nach Schädel-Hirn-Trauma oder Hypoxie etc.) ist oft keine Besserung des klinischen Bildes zu verzeichnen [20, 22, 167, 169]. Substanzinduzierte amnestische Syndrome können sich dagegen innerhalb weniger Stunden bis zu einigen Wochen nach Absetzen der Droge deutlich bessern [66]. Eine Mittelstellung nimmt die (meist alkoholbedingte) Wernicke-Enzephalopathie [175] ein. Das nach Abklingen der akuten Symptomatik zurückbleibende Korsakoff-Syndrom (s. u.) kann sich in einem Teil der Fälle (21%) innerhalb weniger Monate wieder vollständig zurückbilden [165].

Meist bildet sich bei einer akuten Amnesie die Gedächtnisstörung schrittweise zurück, sodass „Gedächtnisinseln" bleiben können. Die häufig als typisch für ein amnestisches Syndrom angesehenen Konfabulationen dienen meist dazu, Gedächtnislücken zu füllen. Konfabulationen sind aber kein obligates Symptom bei einem amnestischen Syndrom [78]. Verschiedene Arten von Konfabulationen können unterschieden werden [78]: momentane und phantastische bzw. provozierte und spontane. Provozierte Konfabulationen sind bei Patienten mit einer Amnesie zu finden. Sie dienen dazu, Erinnerungslücken zu überspielen. Spontane Konfabulationen (mit teils phantastischen Inhalten) beruhen wahrscheinlich auf einer Schädigung des Frontalhirns [5, 8, 69, 97, 142, 155]. Konfabulationen treten besonders bei dem meist alkoholbedingten Korsakoff-Syndrom (s. u.) auf.

Einige Formen des amnestischen Syndroms sollen hier gesondert behandelt werden, da bei ihnen charakteristische Besonderheiten hinsichtlich der Klinik und des Verlaufs bestehen.

Filmriss („black-out") bei Alkoholkranken

Eine akut auftretende anterograde Amnesie ist bei einem längeren Alkoholmissbrauch bzw. bei längerer Alkoholabhängigkeit nicht selten („Filmriss"). Sie tritt besonders nach Konsum größerer Mengen Alkohol auf. Typischerweise erwacht der Betreffende am nächsten Morgen und kann sich nicht erinnern, wie er in das Bett, in die Wohnung etc. gekommen ist. Es gibt einige Hinweise dafür, dass eine amnestische Episode eine Intoxikationserscheinung ist, denn sie tritt besonders nach raschem Trinken von großen Mengen Alkohol auf (Blutalkoholkonzentrationen meist > 2,5 Promille) [46, 157]. In der Regel betrifft die Erinnerungslücke nur wenige Stunden und bleibt im Allgemeinen nicht dauerhaft bestehen. Eine Therapie ist nicht bekannt.

Korsakoff-Syndrom

Nach einer mehrjährigen schweren Alkoholabhängigkeit kann es bei ungünstigem Verlauf ebenso wie akut nach einer Wernicke-Enzephalopathie [173] zu einem schweren amnestischen Syndrom kommen [96]. Als erster beschrieb 1891 Korsakoff die Charakteristika dieses Syndroms [84], das seither nach ihm benannt wird. Neben dem amnestischen Syndrom bestehen meist ausgeprägte Orientierungsstörungen [73], häufig Konfabulationen und weitere Störungen, die auf eine Schädigung des Frontalhirns bzw. der Bahnen zum Frontalhirn hinweisen [8, 80], so z. B. Beeinträchtigung der Planung und der räumlichen Vorstellung [63, 68]. Auch die zeitliche Einordnung von Ereignissen ist gestört [148]. Bei Korsakoff-Patienten fallen darüber hinaus oft ein hochgradiger Antriebsmangel (Adynamie) sowie eine Vergröberung der Persönlichkeitszüge im Sinne einer Persönlichkeitsveränderung auf. Hierzu kommen häufig affektive Störungen (zu Beginn meist euphorisch-heiter, später häufig dysphorisch oder gleichgültig). Nur bei einem Teil der Patienten mit einem Korsakoff-Syndrom nach einer Wernicke-Enzephalopathie bessert sich das amnestische Syndrom wieder [165]. Die Mortalität von Patienten mit einem Wernicke-Korsakoff-Syndrom ist hoch (40% in 4 Jahren [32]).

Posttraumatische Amnesie

Bei einer posttraumatischen Amnesie bestehen folgende Besonderheiten:
auslösendes Ereignis, z. B. Schädel-Hirn-Trauma, ist (meist) bekannt,
anterograde Amnesie,
kurze retrograde Amnesie,
mit der Erholung von dem Trauma wird die amnestische Lücke immer kürzer; meist können auch einzelne Ereignisse aus dieser Zeit erinnert werden („Gedächtnisinseln").

Die Dauer der posttraumatischen Amnesie wird auch als Kriterium zur Klassifizierung des Schweregrades eines Schädel-Hirn-Traumas (v. a. in angelsächsischen Ländern) herangezogen [133] und als Parameter zur Abschätzung für die Prognose der kognitiven Ausfälle angesehen [1, 13]. Die Pathogenese der posttraumatischen Amnesie bei einem geschlossenen Schädel-Hirn-Trauma ist noch nicht hinreichend geklärt [1, 34].

Psychogene Amnesie

Eine v. a. forensisch wichtige Abgrenzung ist die einer organisch bedingten von einer psychogenen Amnesie, da häufig nach schweren Straftaten eine Amnesie angegeben wird (z. B. von 30–40% aller Mörder [78]). Eine psychogene Amnesie ist oft nur äußerst schwierig von einer Amnesie organischer Genese abzugrenzen [78, 159]. Für eine psychogene Genese sprechen ein weitgehender Verlust der persönlichen Identität (Biografie), die bei einer organischen Amnesie meist erhalten bleibt. Einer psychogenen Amnesie liegen häufig extreme emotionale Anspannungen zu Grunde (z. B. Trennung vom Partner, suizidale Krise, Begehung einer Straftat). Prädisponiert scheinen Personen zu sein, die schon einmal eine organisch bedingte Amnesie erlitten haben [78]. Mögliche Erklärungen für eine psychogene Amnesie sind Störungen in der Kodierung der Information auf Grund eines erhöhten Arousals, Störungen beim Abrufen der Information, die häufig in einem Zustand spezifischer Erregung – wie bei dem Ereignis – wieder erinnert werden können, sowie neurotische Verleugnung (eines unangenehmen Sachverhalts).

In PET-Verlaufsuntersuchungen wurde bei Patienten mit einer psychogenen Amnesie ein verändertes Aktivitätsmuster in einigen limbischen Arealen beschrieben [183].

■ **Transitorische globale Amnesie** (→ Kap. 4.1.11)

4.1.7 Diagnostik

Die Diagnose eines amnestischen Syndroms erfolgt klinisch anhand des charakteristischen neuropsychologischen Befundes. Standardisierte neuropsychologische Tests zur Diagnostik eines amnestischen Syndroms gibt es bisher nicht. Es können aber die gebräuchlichen Gedächtnistests Verwendung finden [23, 77]. Globale Gedächtnistests überprüfen gleichzeitig mehrere Funktionen (wie Speicherung, Abruf), z. B. der Berliner Amnesietest [105] und die „Wechsler-Memory-Scale" [172]. Modalitätsspezifische Tests sind z. B. – visuell –: Benton-Test [9], „Recurring Figures Test" [73], „Wisconsin-Card-Sorting-Test" [47] und – auditorisch-verbal –: AVLT [129]. Das Zahlennachsprechen (vorwärts und rückwärts) ist kaum beeinträchtigt, da es sich bei einer Amnesie nicht um eine Störung des Ultrakurzzeitgedächtnisses handelt [4]. Deutlich gestört oder ganz aufgehoben ist hingegen die Fähigkeit, sich Namen, Adressen, Zahlen, kurze Geschichten etc. über 5 Minuten zu merken.

Eine retrograde Amnesie kann mit verschiedenen Untersuchungsverfahren erfasst werden (s. Übersicht [99]). Mit Hilfe dieser Tests konnte gezeigt werden, dass teilweise auch mehrere Jahre zurückliegende Ereignisse nicht erinnert werden können. Im Allgemeinen sind die Gedächtnisinhalte um so schlechter erinnerlich je kürzer sie vor Schädigung gebildet wurden. Bei den Tests können aber eine Anzahl von intervenierenden Variablen (Schulbildung, soziale Schicht etc.) stören. Daher wurde auch versucht Tests zu entwickeln, die sich auf autobiografische Daten beziehen [5, 79, 98].

4.1.8 Risikofaktoren

Als Risikofaktoren für ein amnestisches Syndrom sind anzusehen: Alter, chronischer Alkoholmissbrauch und Mangelernährung (B1-Mangel).

4.1.9 Differenzialdiagnose

Psychopathologie. Da sich, wie unter 4.1.6 geschildert, ein amnestisches Syndrom unterschiedlich entwickeln kann und unterschiedlich verläuft, sind häufig die Initialsymptome differenzialdiagnostisch wegweisend (Tabelle 4.1.4). Eine Gedächtnisstörung stellt oft ein Frühsymptom einer Demenz dar, kann aber im Alter auch ohne weitere kognitive Störungen (benigne senile Vergesslichkeit) auftreten, dadurch gestaltet sich die Differenzialdiagnose häufig sehr schwierig [19, 127]. Nicht selten kann erst im Verlauf eine sichere diagnostische Zuordnung erfolgen. Bei der Demenz bestehen neben den für das amnestische Syndrom pathognomischen Kurzzeitgedächtnisstörungen noch andere kognitive Beeinträchtigungen (s. DSM-IV, ICD-10 [24, 139]). Eine psychopathologische Differenzierung eines amnestischen Syndroms von einer Demenz und einem Delir kann anhand der in Tabelle 4.1.4 zusammengestellten Symptome vorgenommen werden.

Tabelle 4.1.4. Psychopathologische Differenzierung: amnestisches Syndrom – Demenz – Delir (in Anlehnung an [78, 176])

	Amnesie	Demenz	Delir
Beginn	plötzlich/schleichend	schleichend	plötzlich
Bewusstsein	klar	klar	**getrübt**
Affektivität			
– Angst	meist keine	meist keine	häufig
– depressive Stimmung	meist keine	häufig	meist keine
Aufmerksamkeit	normal/reduziert	normal → reduziert	deutlich reduziert
Auffassung	reduziert	reduziert	reduziert
Orientierung	oft beeinträchtigt	oft beeinträchtigt	gestört, v. a. zeitl.
Gedächtnis			
– Kurzzeitgedächtnis	**stark gestört**	gestört	gestört
– Langzeitgedächtnis	oft beeinträchtigt	oft beeinträchtigt	gestört
Halluzinationen	keine	meist keine	**häufig optisch u. akustisch**
Wahn	kein	meist kein	häufig
sonstige psychopathologische Symptome	oft Konfabulationen		**Schlaf-Wach-Umkehr**
Psychomotorik	meist kaum beeinträchtigt	meist normal → verringert/gesteigert	verringert/gesteigert (stark wechselnd)
Sprache	unauffällig	**Wortfindungsstörungen → Aphasie**	inkohärent
körperliche Symptome	meist keine	meist keine → extrapyramidale Störungen	**häufig: Tremor, Schwitzen**

→ in späteren Krankheitsphasen bzw. bei schwerer Ausprägung

■ **Neurologischer Befund.** Da dem amnestischen Syndrom meist eine bilaterale Schädigung des limbischen und/oder des dienzephalen Systems sowie von basalen Anteilen des Temporallappens zu Grunde liegt, sind neurologische Symptome nur zu erwarten, wenn die Schädigung ausgedehnter ist. Daher sind differenzialdiagnostisch verwertbare neurologische Befunde nicht regelhaft zu finden (Tabelle 4.1.5).

■ **Elektrophysiologische Untersuchungen.** Elektrophysiologische Verfahren wie das EEG ergeben bei Patienten mit einem amnestischen Syndrom meist nur uncharakteristische Befunde wie Allgemeinveränderungen (Frequenzverlangsamung) (Tabelle 4.1.5). Differenzialdiagnostisch wichtige Hinweise kann das EEG bei Benzodiazepinmissbrauch (Nachweis von hochgespannten und hochfrequenten frontalen Betawellen) geben.

■ **Bildgebende Verfahren.** Bildgebende Verfahren (CT/MRT) zeigen bei Patienten mit einem amnestischen Syndrom meist keine Auffälligkeiten außer einer vorwiegend subkortikal betonten leichten Hirnatrophie. In der CT, noch deutlicher in der MRT, können häufig bilaterale Hippocampusläsionen und mitunter auch bilaterale Thalamusinfarkte bei Patienten mit einer Amnesie nachgewiesen werden [123]. Relativ charakteristisch sind die Kolliquationsnekrosen nach Schädel-Hirn-Traumen, Herpes-simplex-Enzephalitis und Hypoxie, die durch ihre unterschiedliche Lokalisation meist gut zu differenzieren sind. Bei einer Herpes-simplex-Enzephalitis lässt sich etwa ab dem 4. Tag eine hypodense Auflockerung eines Temporallappens erkennen, die raumfordernd wirken kann [50, 143]. Bei schweren CO-Vergiftungen und Hypoxien sind oft hypodense Veränderungen in den Stammganglien, besonders dem Pallidum, in der CT oder in der MRT zu erkennen [60, 76]. Diese weisen auf eine schlechte Prognose hin.

Ob die in der CT oder MRT bei flacherer Schnittebene bei Alzheimer-Patienten häufig frühzeitig nachweisbare Atrophie des Hippocampus [41] zur Differenzierung von einem amnestischen Syndrom benutzt werden kann, ist noch nicht hinreichend geklärt.

■ **Laborchemische Untersuchungen.** Laboruntersuchungen können v. a. beim substanzbedingten amnestischen Syndrom, also bei Intoxikationen bzw. bei Alkohol- oder Benzodiazepinmissbrauch, wichtige diagnostische Hinweise geben. Bei anderen differenzialdiagnostisch zu erwägenden Erkrankungen finden sich kaum charakteristische Laborbefunde (Tabelle 4.1.5).

4.1.10 Therapie

Eine spezielle Therapie für ein amnestisches Syndrom gibt es nicht. Die Therapie richtet sich nach der nachgewiesenen bzw. vermuteten Grunderkrankung (→ Kap. 5). Bei Verdacht auf eine medikamenteninduzierte bzw. -unterstützte Amnesie ist ein Absetzen der Medikamente sinnvoll.

Tabelle 4.1.5. Untersuchungen zur Differenzialdiagnose eines amnestischen Syndroms

Verdacht auf	Mögliche Initialsymptome	Anamnese	Neurologischer psychopathologischer Befund	Laborbefunde apparative Befunde	CT/MRT
ZNS-Erkrankungen					
Demenz		schleichender Beginn, chronisch progredient	**zusätzliche kognitive und Verhaltens-störungen**	EEG: allgemeine Verlangsamung	Hirnatrophie, auch lakunäre Infarkte/ Leukoaraiose
zerebrovaskulärer Prozess (Ischämie, Blutung, etc.)	Bewusstlosigkeit Delir	Hypertonus, Diabetes mellitus, Herzerkrankung, Rauchen	Herdsymptome	EKG, RR-Messung, Blutzucker, Lipidstatus, EEG: Herdhinweise	**Infarkt/Blutung, u.a. Thalamus (bilateral)**
Hirntumor (v.a. im Bereich 3. Ventrikel)		Kopfschmerzen	psychomotorische Verlangsamung		Hirntumor und Ödem
Herpes-simplex-Enzephalitis	Delir epileptischer Anfall		**aphasische Störungen**, Herdsymptome, epileptischer Anfall	**Liquor: Virennachweis** EEG: Herdhinweise	**Kolliquationsnekrosen im Temporallappen**
Epilepsie	epileptischer Anfall	**epileptische Anfälle**		**EEG: Krampfpotenziale**	
Trauma etc.					
Schädel-Hirn-Trauma	Bewusstlosigkeit Delir	**Trauma, z.B. Verkehrsunfall**	Herdsymptome	EEG: Herdhinweise	**Hirnläsion/Blutung**
Substanzinduziert					
Alkoholmissbrauch		**aktuell: schwerer Alkoholrausch**		γ-GT, MCV, CDT	Ausschluss: intrazerebrale Blutung
Wernicke-Korsakoff-Syndrom	Delir	**Alkoholanamnese**	Augenmuskelparesen, Ataxie, Polyneuropathie	γ-GT, MCV, Vitamin B1, B12	Hirnatrophie, Blutungen um 3. Ventrikel
Benzodiazepin-missbrauch		Benzodiazepineinnahme (v.a. höhere Dosen)	Müdigkeit, Benommen-heit	**Benzodiazepinnachweis im Urin** EEG: frontale β-Wellen	

Umgekehrt ist anzuraten, falls Unruhezustände etc. bei Patienten mit einem amnestischen Syndrom auftreten, möglichst keine Medikamente zu verordnen, die selbst eine Amnesie verursachen können (s. o.).

Bei Patienten mit Verdacht auf oder nachgewiesenem Thiaminmangel (Alkoholiker, Mangelernährung etc.) ist eine i. m. (i. v.)-Therapie mit Vitamin B_1 100 mg/d indiziert.

Cave: Überempfindlichkeitsreaktion bis zum Schock! Nach einer Woche umsetzen auf 20 mg/d für 4 Wochen.

Ob eine Gedächtnisschulung möglich ist, ist in der Literatur umstritten [10, 45, 107, 125, 165, 170]. Patienten mit einem schweren amnestischen Syndrom können bestimmte „prozedurale" oder sensomotorische Fertigkeiten erlernen [12, 20, 31]. Meist gelingt es ihnen jedoch nicht, diese sinnvoll im täglichen Leben einzusetzen.

4.1.11 Sonderformen

**Transitorische globale Amnesie
(Synonyme: amnestische Episode, flüchtige globale Amnesie)**

Das Krankheitsbild der transitorischen globalen Amnesie (TGA) wurde zuerst von Bender [7] beschrieben. Diagnostische Kriterien für die TGA sind [15, 36, 37]:
- plötzliches Auftreten,
- vorwiegend anterograde Amnesie,
- Dauer wenige Stunden (maximal 24 Stunden),
- danach rasche vollständige Rückbildung,
- keine Bewusstseinstrübung,
- Patient ist während der Attacke in der Lage zu kommunizieren,
- Orientierung zur Person bleibt erhalten,
- kein gleichzeitiges Auftreten von fokalen neurologischen Symptomen oder epileptischen motorischen Entäußerungen,
- gehäuftes Auftreten zwischen 50. und 80. Lebensjahr.

Epidemiologie. Die Inzidenz für eine TGA wurde in einer finnischen und einer italienischen Studie mit 8,6–10/100 000 Einwohner/Jahr ermittelt [85, 91]. Frauen sind etwas häufiger als Männer betroffen [91]. Bei über 50-Jährigen steigt die Inzidenzrate auf 32/100 000 Einwohner/Jahr [85].

Pathogenese. Die Ursache einer TGA ist in der Literatur noch umstritten [118]. Diskutiert werden v. a.: zerebrale Durchblutungsstörung, vergleichbar einer transitorischen ischämischen Attacke (TIA), Migräne, epileptisches Anfallsäquivalent sowie Störung des venösen Blutflusses [90, 136].

Von vielen Autoren wird eine Durchblutungsstörung im Basilarisstromgebiet als Ursache der TGA für wahrscheinlich gehalten (s. [15]). Die zerebrale Angiographie erbrachte meist keine wesentlichen Veränderungen an den hirnversorgenden Arterien [39, 130, 131]. In einigen Fällen liegen SPECT-Untersuchungen während einer TGA vor. Sie zeigen v.a. eine verminderte regionale Hirndurchblutung bilateral temporal [30, 153, 158]. Bei der TGA handelt es sich mit großer Wahrscheinlichkeit um eine reversible zirkulatorische und/oder metabolische Störung, aber nicht auf dem Boden eines thrombembolischen Geschehens [92]. Einige Arbeiten (s. Übersicht [118]) weisen auf die große Ähnlichkeit zur Migräne hin. Tatsächlich fanden sich anamnestisch bei TGA-Patienten im Vergleich zu Normalpersonen und TIA-Patienten gehäuft Hinweise auf das Vorliegen einer Migräne [58]. Allerdings ist bemerkenswert, dass im Gegensatz zur Migräne eine TGA meist nur einmalig auftritt und auch das Erkrankungsalter deutlich höher ist. Migräne und TGA stellen aber 2 unterschiedliche Krankheitsbilder dar [140]. Als eine mögliche Erklärung für die gemeinsame Symptomatik bei einer TGA und bei Migräne wird von Olesen et al. [117] die sich ausbreitende kortikale Depression (vom Leaotyp) diskutiert (→ Kap. 2.3.5). Studien mit funktionellen bildgebenden Verfahren konnten diese Hypothese bisher noch nicht eindeutig beweisen [40, 67, 141, 154, 184]. Ob eine transitorische globale Amnesie auch epileptischer Genese sein kann, wird in der Literatur kontrovers diskutiert (s. [36, 70, 115]). Die meisten Autoren (z. B. [39, 110, 112, 130]) konnten (in einigen Fällen auch während der TGA) keine Auffälligkeiten im EEG feststellen. In quantitativen Auswertungen zeigten sich im Vergleich zu Kontrollpersonen leichte Unterschiede, v.a. in den basalen Ableitungen, die sich langsam zurückbildeten [124]. Bei einem geringen Prozentsatz (5–7%) kann sich hinter einer TGA eine Epilepsie verbergen bzw. eine TGA die Erstmanifestation einer Epilepsie darstellen [57, 110]. Kapur [70] hat für diese Fälle Kriterien erarbeitet und die Bezeichnung „transitorische epileptische Amnesie" vorgeschlagen. Aber auch emotionale Faktoren werden als pathogenetisch bedeutsam für eine TGA angesehen [62, 121].

■ **Klinische Symptomatik und Verlauf.** Die anterograde Gedächtnisstörung tritt in der Regel plötzlich auf. Häufig geht eine starke emotionale Belastung voraus [62]. Klinisch fallen die Patienten dadurch auf, dass sie sich z. B. in einem normal geführten Gespräch immer wieder nach Ort, Zeit etc. erkundigen („Wie komme ich hierher? Wo bin ich?"). In einigen Fällen können sich die Patienten jedoch auch scheinbar völlig unauffällig verhalten [130]. Es können bestimmte Gedächtnisfunktionen unterschiedlich stark betroffen sein (s. [28, 29]). Die partielle retrograde und die anterograde Amnesie bilden sich schnell zurück. Nach dem Wiedererlangen der vollen Gedächtnisleistung bleibt eine Erinnerungslücke für die Zeit der TGA und häufig auch wenige Stunden davor bestehen. Dies beunruhigt die Patienten oft sehr und führt zu Angst vor neuen Attacken. Etwa 4–15% der TGA-Patienten erleiden innerhalb der nächsten 30 Monate ein Rezidiv und ungefähr 1,8–8% einen ischämischen Infarkt (s. Übersicht [57]).

Diagnostik. Die Diagnose einer transitorischen globalen Amnesie erfolgt ausschließlich klinisch, denn es finden sich kaum charakteristische Befunde in den apparativen Verfahren. Über auffällige Befunde liegen sehr unterschiedliche Angaben vor (s. o.). Während die meisten CT-Untersuchungen (z. B. [39, 49, 58, 109, 130]) bei TGA-Patienten keine strukturellen Auffälligkeiten zeigten, berichteten einige Autoren ([90, 137, 149]) über in der CT nachweisbare ischämische Infarkte bei ungefähr einem Viertel der TGA-Patienten.

Risikofaktoren. Die Bedeutung zerebrovaskulärer Risikofaktoren bei der TGA ist in der Literatur umstritten [56, 58, 65, 89, 109, 149]. Ein Risikofaktor für die Auslösung einer TGA scheinen schwere körperliche und seelische Belastungen zu sein [36, 58, 62, 130, 131].

Differenzialdiagnose. Kurzdauernde Amnesien sind in Einzelfällen bei zahlreichen Krankheitsbildern (Hirntumoren, intrazerebralen bzw. subarachnoidalen Blutungen etc.) beobachtet worden. Es ist aber zu betonen, dass diese Patienten die Kriterien für eine TGA, v. a. eine schnelle Rückbildung der Symptomatik innerhalb von 24 Stunden, meist nicht erfüllen (s. [55, 57]). Eine TGA muss differenzialdiagnostisch abgegrenzt werden von epileptischen Dämmerattacken, einem Zustand nach Schädel-Hirn-Trauma oder Halswirbelsäulentrauma, einer funktionellen (psychogenen) Amnesie (s. u.), Benzodiazepinintoxikation bzw. -überempfindlichkeit sowie von Alkoholintoxikation („Filmriss", „black out", „rum fits") oder Drogenmissbrauch.

Charakteristische differenzialdiagnostisch verwertbare Befunde in den elektrophysiologischen und bildgebenden Untersuchungsverfahren finden sich bei Patienten mit einer TGA meist nicht.

Therapie. Eine spezielle Therapie bei einer TGA ist bisher nicht bekannt. Generell sollten Medikamente wie z. B. Benzodiazepine, die selbst eine Amnesie verursachen können, nicht gegeben werden. Auch ist anzuraten die Umgebung (z. B. im Krankenhaus) so zu gestalten (z. B. große Uhr, Fenster), dass ein TGA-Patient viele Orientierungshilfen hat. Große Veränderungen der Umgebung sind zu vermeiden. Es sollten auch immer die gleichen Bezugs- und Pflegepersonen zugegen sein, um dem Patienten eine Reorientierung zu ermöglichen. Fragen nach dem augenblicklichen Aufenthaltsort, der Zeit etc. sollten immer wieder beantwortet werden.

4.1.12 Komplikationen

Da Gedächtnisstörungen einerseits im Alter sehr häufig sind, sich in vielen Fällen aber keine weiteren Symptome finden (benigne senile Vergesslichkeit) (s. [84, 127]) und sie andererseits ein wichtiges Symptom einer Demenz sind, stellt sich die Frage, ob und inwieweit Gedächtnisstörungen im

Alter ein früher Hinweis auf eine beginnende Demenz sein können. In Verlaufsstudien (s. [14, 18, 24, 86, 115, 116, 133, 161]) hat sich gezeigt, dass ältere Personen mit Gedächtnisstörungen nur zu einem geringen Prozentsatz später eine Demenz entwickeln. Dennoch sind Gedächtnisstörungen im Alter als Risikofaktor für eine Demenz vom Alzheimer-Typ anzusehen [14].

4.1.13 Abschließende Betrachtungen

Gedächtnisstörungen werden von sehr vielen Menschen beklagt. Besonders psychisch Kranke, z. B. Depressive, geben häufig an, sich nichts oder kaum etwas merken zu können. In den meisten Fällen handelt es sich aber eher um eine Aufmerksamkeits- oder Konzentrationsstörung. Aufmerksamkeits- und Konzentrationsfähigkeit können gerade durch seelische Konflikte stark beeinträchtigt sein. Demgegenüber handelt es sich beim amnestischen Syndrom vorwiegend um eine schwerwiegende Störung der Merkfähigkeit, also der Fähigkeit, neue Inhalte im Gedächtnis zu speichern. Diese Fähigkeit kann kurzzeitig auch auf Grund einer psychischen Belastung (→ psychogene Amnesie) gestört sein. Bei länger andauernden Störungen ist aber eine organische Genese wahrscheinlich. Wenn – wie z. B. bei einem Schädel-Hirn-Trauma – ein schädigendes Ereignis bekannt ist, ist die Zuordnung einfach. Bei langsam zunehmenden Gedächtnisstörungen im Alter ist die diagnostische Einordnung jedoch schwierig und gelingt häufig erst im Verlauf. Treten auch Störungen beim Abrufen von Gedächtnisinhalten (z. B. Wortfindungsstörungen) auf, so ist eine beginnende Demenz, die bei einer Gedächtnisstörung ein Frühsymptom sein kann, wahrscheinlich.

4.1.14 Literatur

1. Ahmed S, Bierley R, Sheikh JI, Date ES (2000) Post-traumatic amnesia after closed head injury: a review of the literature and some suggestions for further research. Brain Inj 14:765–780
2. Albert MS, Butters N, Levin J (1979) Temporal gradients in the retrograde amnesia of patients with alcoholic Korsakoff's disease. Arch Neurol 36:211–216
3. American Psychiatric Association (1994) Diagnostic and statistical manual of mental disorders. Fourth edition (DSM IV). American Psychiatric Association, Washington DC, S 123–163
4. Baddeley AD, Warrington EK (1970) Amnesia and the distinction between long- and short-term memory. J Verbal Learning and Verbal Behavior 9:176–189
5. Baddeley AD, Wilson BA (1986) Amnesia, autobiographical memory and confabulation. In: Rubin DC (ed) Autobiographical memory. Cambridge University Press, Cambridge MA, S 225–252
6. Baddeley AD (1992) Working memory. Science 255:556–559
7. Bender MB (1956) Single episode of confusion with amnesia. J Hillside Hosp 5:212–215
8. Benson DF, Djenderedjian A, Miller BL, Pachana NA, Chang L, Itti L, Mena I (1996) Neural basis of confabulation. Neurology 46:1239–1243

9. Benton AL (1963) The revised visual retention test. Psychological Corp., New York (deutsch: 7. Aufl. Hogrefe Testzentrale, Göttingen)
10. Berrol S (1990) Issues in cognitive rehabilitation. Arch Neurol 47:219-220
11. Blansjaar BA, Horjus MC, Nijhuis HG (1987) Prevalence of the Korsakoff syndrome in The Hague, The Netherlands. Acta Psychiatr Scand 75:604-607
12. Brooks DN, Baddeley AD (1976) What can amnesic patients learn? Neuropsychologia 14:111-122
13. Brooks N (1984) Cognitive deficits after head trauma. In: Brooks N (ed) Closed head injury. Psychological, social and family consequences. Oxford University Press, Oxford
14. Bowen J, Teri L, Kukull W, McCormick W, McCurry SM, Larson EB (1997) Progression to dementia in patients with isolated memory loss. Lancet 349:763-765
15. Caplan LR (1985) Transient global amnesia. In: Vinken P, Bruyn G, Klawans H (eds) Handbook of clinical neurology, Vol 1 (45). Elsevier, Amsterdam
16. Castellano C, Brioni JD, McGaugh JL (1990) GABAergic Modulation of memory. In: Squire LR, Lindenlaub E (eds) The biology of memory. Schattauer, München, S 361-380
17. Cohen NJ, Squire LR (1980) Preserved learning and retention of pattern-analyzing skill in amnesia: dissociation of knowing how and knowing that. Science 210:207-209
18. Copeland JR, Davidson IA, Dewey ME, Larkin BA, McWilliam C, Saunders PA, Scott LR, Sharma V, Sullivan C (1992) Alzheimer's disease, other dementias, depression and pseudodementia: Prevalence, incidence and three-year outcome in Liverpool. Br J Psychiatry 161:230-239
19. Cutting J (1978) The relationship between Korsakov's syndrome and 'alcoholic dementia'. Br J Psychiatry 132:240-251
20. Damasio AR, Eslinger JL, Damasio H, van Hoesen GW, Cornell S (1985) Multimodal amnestic syndrome following bilateral temporal and basal forebrain damage. Arch Neurol 42:252-259
21. Damasio AR, Graff-Radford NR, Eslinger JL, Damasio H, Kassell N (1985) Amnesia following basal forebrain lesions. Arch Neurol 42:263-271
22. Damasio AR, van Hoesen GW (1985) The limbic system and the localization of herpes simplex encephalitis. J Neurol, Neurosurg, Psychiatr 48:297-301
23. Delis DC, Lucas JA (1996) Memory. In: Fogel BS, Schiffer RB, Rao SM (eds) Neuropsychiatry. Williams & Wilkins, Baltimore, S 365-399
24. Devanand DP, Folz M, Gorlyn M, Moeller JR, Stern Y (1997) Questionable dementia: clinical course and predictors of outcome. J Am Geriatr Soc 45:321-328
25. Dilling H, Mombour W, Schmidt MH (1994) Internationale Klassifikation psychischer Störungen. Forschungskriterien. Huber, Bern
26. Dilling H, Mombour W, Schmidt MH (2000) Internationale Klassifikation psychischer Störungen. ICD-10 Kapitel V (F) Klinisch-diagnostische Leitlinien, 3. Aufl., Huber, Bern
27. Engelborghs S, Marien P, Pickut BA, Verstraeten S, De Deyn PP (2000) Loss of psychic self-activation after paramedian bithalamic infarction. Stroke 31:1762-1765
28. Eustache F, Desgranges B, Petit-Taboue MC, de la Sayette V, Piot V, Sable C, Marchal G, Baron JC (1997) Transient global amnesia: implicit/explicit memory dissociation and PET assessment of brain perfusion and oxygen metabolism in the acute stage. J Neurol Neurosurg Psychiatry 63:357-367
29. Eustache F, Desgranges B, Laville P, Guillery B, Lalevee C, Schaeffer S, de la Sayette V, Iglesias S, Baron JC, Viader F (1999) Episodic memory in transient global amnesia: encoding, storage, or retrieval deficit? J Neurol Neurosurg Psychiatry 66:148-154

30. Evans J, Wilson B, Wraight EP, Hodges JR (1993) Neuropsychological and SPECT scan findings during and after transient global amnesia: evidence for the differential impairment of remote episodic memory. J Neurol, Neurosurg, Psychiatry 56:1227-1230
31. Ewert J, Levin HS, Watson MG, Kalisky Z (1989) Procedural memory during post-traumatic amnesia in survivors of severe closed head injury. Arch Neurol 46:911-916
32. Feuerlein W, Küfner H, Flohrschütz T (1994) Mortality in alcoholic patients given inpatient treatment. Addiction 89:841-849
33. Fibiger HC (1991) Cholinergic mechanisms in learning, memory and dementia: a review of recent evidence. TINS 14:220-223
34. Fink GR, Markowitsch HJ (2000) Schädel-Hirn-Traumata. In: Förstl H (Hrsg) Klinische Neuro-Psychiatrie. Thieme, Stuttgart, S 332-353
35. Fisher CM (1982) Transient global amnesia. Precipitating activities and other observations. Arch Neurol 39:605-608
36. Fisher CM, Adams RD (1964) Transient global amnesia. Acta Neurol Scand 40 Suppl 9:7-83
37. Frank G (1981) Amnestische Episoden. Psychiatry Series 25. Springer, Berlin
38. Franklin JE, Francis RJ (1992) Alcohol-induced organic mental disorders. In: Yudofsky SC, Hales RE (eds) Textbook of neuropsychiatry. American Psychiatric Press. Washington, S 563-583
39. Fujii K, Sadoshima S, Ishitsuka T, Kusuda K, Kuwabara Y, Ichiya Y, Fujishima M (1989) Regional cerebral blood flow and metabolism in patients with transient global amnesia. A positron emission tomography study. J Neurol, Neurosurg, Psychiatr 52:622-630
40. Gass A, Gaa J, Hirsch J, Schwartz A, Hennerici MG (1999) Lack of evidence of acute ischemic tissue change in transient global amnesia on single-shot echo-planar diffusion-weighted MRI. Stroke 30:2070-2072
41. George AE, de Leon MJ, Stylopoulos LA, Miller J, Kluger A, Smith G, Miller DC (1990) CT diagnostic features of Alzheimer disease: importance of the choroidal/hippocampal fissure complex. Am J Neuroradiol 11:101-107
42. Gibson GA, Duffy TE (1981) Impaired synthesis of acetyl-choline by mild hypoxia and nitrous oxide. J Neurochem 36:28-37
43. Gibson GA, Pulsinelli W, Blass JP, Duffy TE (1981) Brain dysfunction in mild to moderate hypoxia. JAMA 70:1247-1254
44. Gilbert PFC (1974) A theory of memory that explains the function and structure of the cerebellum. Brain Res 70:1-18
45. Glisky EL, Schacter DL, Tulving E (1986) Computer learning by memory-impaired patients: acquisition and retention of complex knowledge. Neuropsychologia 24:313-328
46. Goodwin DW, Othmer E, Halikas JA, Freemon F (1971) Loss of short-term memory as a predictor of the alcoholic 'blackout'. Nature 227:201-202
47. Grant DA, Berg BA (1994) Wisconsin card sorting test (WCST). 2nd edn. (deutsch: Hogrefe Testzentrale, Göttingen)
48. Guberman A, Stuss D (1983) The syndrome of bilateral paramedian thalamic infarction. Neurology 33:540-546
49. Guidotti M, Anzalone N, Morabito A, Landi G (1989) A case-control study of transient global amnesia. J Neurol, Neurosurg, Psychiatry 52:320-323
50. Hacke W, Zeumer H (1981) Computertomographie bei Herpes-simplex-Encephalitis. Fortschr Röntgenstr 135:426-431
51. Hambrecht M (1987) Gedächtnisstörungen bei Frontalhirnläsionen. Nervenarzt 58:131-136

52. Harding A, Halliday G, Caine D, Kril J (2000) Degeneration of anterior thalamic nuclei differentiates alcoholics with amnesia. Brain 123:141–154
53. Hartje W, Sturm W (2000) Amnesie. In: Hartje W, Poeck K (Hrsg) Klinische Neuropsychologie, 4. Aufl. Thieme, Stuttgart, S 208–239
54. Haupt M, Kurz A, Pollmann S, Romero B (1992) Psychopathologische Störungen bei beginnender Alzheimerscher Krankheit. Fortschr Neurol Psychiatr 60:3–7
55. Heathfield KWG, Croft PB, Swash M (1973) The syndrome of transient global amnesia. Brain 96:729–736
56. Hinge HH, Jensen TS, Kjaer M, Marquardsen J, Olivarius BF (1987) The prognosis of transient global amnesia. Results of a multicenter study. Neurology 37:673–676
57. Hodges JR, Warlow CP (1990) Syndromes of transient amnesia: towards classification. A study of 153 cases. J Neurol, Neurosurg, Psychiatr 53:834–843
58. Hodges JR, Warlow CP (1990) The aetiology of transient global amnesia. Brain 113:637–657
59. Hodges JR, McCarthy RA (1995) Loss of remote memory: a cognitive neuropsychological perspective. Curr Opin Neurobiol 5:178–183
60. Horowitz AL, Kaplan R, Sarpel G (1987) Carbon monoxide toxicity: MR imaging in the brain. Radiology 162:787–788
61. Hunter R, McLuskie R, Wyper D, Patterson J, Christie JE, Brooks DN, McCulloch J, Fink G, Goodwin GM (1989) The pattern of function-related regional cerebral blood flow investigated by single photon emission tomography with ^{99m}Tc-HMPAO in patients with presenile Alzheimer's disease and Korsakoff's psychosis. Psychol Med 19:847–855
62. Inzitari D, Pantoni L, Lamassa M, Pallanti S, Pracucci G, Marini P (1997) Emotional arousal and phobia in transient global amnesia. Arch Neurol 54:866–873
63. Jacobson RR, Acker CF, Lishman WA (1990) Patterns of neuropsychological deficit in alcoholic Korsakoff's syndrome. Psychol Med 20:321–334
64. James W (1890) Principles of psychology. Holt, Rinehart & Winston, S 648
65. Jensen TS, de Olivarius BF (1981) Transient global amnesia – its clinical and pathophysiological basis and prognosis. Acta Neurol Scand 63:220–230
66. John U, Veltrup C, Schnofl A, Wetterling T, Kanitz R-D, Dilling H (1991) Gedächtnisdefizite Alkoholabhängiger in den ersten Wochen der Abstinenz. Z Klin Psychol Psychopathol Psychother 39:348–356
67. Jovin TG, Vitti RA, McCluskey LF (2000) Evolution of temporal lobe hypoperfusion in transient global amnesia: a serial single photon emission computed tomography study. J Neuroimaging 10:238–241
68. Joyce EM, Robbins TW (1991) Frontal lobe function in Korsakoff and non-Korsakoff alcoholics: planning and spatial working memory. Neuropsychologia 29:709–723
69. Kapur N, Coughlan AK (1980) Confabulation and frontal lobe dysfunction. J Neurol, Neurosurg, Psychiatry 43:461–463
70. Kapur N (1993) Transient epileptic amnesia – a clinical update and a reformulation. J Neurol, Neurosurg, Psychiatry 56:1184–1190
71. Kessels RP, Postma A, Wester AJ, de Haan EH (2000) Memory for object locations in Korsakoff's amnesia. Cortex 36:47–57
72. Khan AU (1986) Clinical disorders of memory. Plenum, New York
73. Kimura D (1963) Right temporal lobe damage. Arch Neurol 8:264–271
74. Klimesch W (1990) Gedächtnis: Klassifikation und Diagnostik. In: Baumann U, Perrez M (Hrsg) Klinische Psychologie, Band 1. Huber, Bern, S 93–100
75. Klimesch W (1990) Gedächtnis: Ätiologie/Bedingungsanalyse. In: Baumann U, Perrez M (Hrsg) Klinische Psychologie, Band 1. Huber, Bern, S 182–191

76. Kono E, Kono R, Shida K (1983) Computerized tomography of 34 patients at the chronic stage of acute carbon monoxide poisoning. Arch Psychiatr Nervenkrankh 233:271–278
77. Kopelman MD (1986) Clinical tests of memory. Br J Psychiatry 148:517–525
78. Kopelman MD (1987) Amnesia: organic and psychogenic. Br J Psychiatry 150:428–442
79. Kopelman MD, Wilson BA, Baddeley AD (1989) The Autobiographical Memory Interview: a new assessment of autobiographical and personal semantic memory in amnesic patients. J Clin Exp Neuropsychol 11:724–744
80. Kopelman MD (1991) Frontal dysfunction and memory deficits in the alcoholic Korsakoff syndrome and Alzheimer-type dementia. Brain 114:117–137
81. Kopelman MD, Stanhope N, Kingsley D (1997) Temporal and spatial context memory in patients with focal frontal, temporal lobe, and diencephalic lesions. Neuropsychologia 35:1533–1545
82. Kopelman MD, Stanhope N (1998) Recall and recognition memory in patients with focal frontal, temporal lobe and diencephalic lesions. Neuropsychologia 36:785–795
83. Kopelman MD, Stanhope N, Kingsley D (1999) Retrograde amnesia in patients with diencephalic, temporal lobe or frontal lesions. Neuropsychologia 37:939–958
84. Korsakoff SS (1891) Ueber besondere Erinnerungstörungen (Pseudoreminiscenzen) bei polyneuritischer Psychose. Allg Z Psychiatr 47
85. Koski KJ, Marttila RJ (1990) Transient global amnesia: incidence in an urban population. Acta Neurol Scand 81:358–360
86. Kral VA (1962) Senescent forgetfullness: benign and malignant. Can Med Ass J 86:257–260
87. Kratz B, Schröder J, Pantel J, Weimer D, Minnemann E, Lehr O, Sauer H (1998) Leichte kognitive Beeinträchtigung im Alter. Nervenarzt 69:975–982
88. Kritchevsky M, Graff-Radford, Damasio AR (1987) Normal memory after damage to medial thalamus. Arch Neurol 44:959–962
89. Kushner MJ, Hauser WA (1985) Transient global amnesia: a case-control study. Ann Neurol 18:684–691
90. Ladurner G, Skvarc A, Sager WD (1982) Computer tomography in transient global amnesia. Eur Neurol 21:34–40
91. Lauria G, Gentile M, Fassetta G, Casetta I, Caneve G (1997) Incidence of transient global amnesia in the Belluno province, Italy: 1985 through 1995. Results of a community-based study. Acta Neurol Scand 95:303–310
92. Lauria G, Gentile M, Fassetta G, Casetta I, Caneve G (1998) Transient global amnesia and transient ischemic attack: a community-based case-control study. Acta Neurol Scand 97:381–385
93. Lewis SL (1998) Aetiology of transient global amnesia. Lancet 352 (9125):397–399
94. Lezak MD (1995) Neuropsychological assessment, 3rd edn. Oxford University Press, Oxford
95. Lisanby SH, Maddox JH, Prudic J, Devanand DP, Sackeim HA (2000) The effects of electroconvulsive therapy on memory of autobiographical and public events. Arch Gen Psychiatry 57:581–590
96. Lishman WA (1990) Alcohol and brain. Br J Psychiatry 156:635–644
97. Luria AR (1976) The neuropsychology of memory. Wiley, New York
98. MacKinnon S, Squire LR (1989) Autobiographical memory in amnesia. Psychobiology 17:247–252
99. Markowitsch HJ (1992) Das gestörte Altgedächtnis: Diagnoseverfahren bei Hirngeschädigten. Rehabilitation 31:11–19

100. Markowitsch HJ (1997) Neuropsychologie des Gedächtnisses. In: Förstl H (Hrsg) Lehrbuch der Gerontopsychiatrie. Enke, Stuttgart, S 71–83
101. Markowitsch HJ (1999) Functional neuroimaging correlates of functional amnesia. Memory 7:561–583
102. Martin PR, Weingartner H, Gordon EK, Burns RS, Linnoila M, Kopin IJ, Ebert MH (1984) Central nervous system catecholamine metabolism in Korsakoff's psychosis. Ann Neurol 15:184–187
103. McEntee WJ, Mair RG (1990) The Korsakoff's syndrome: a neurochemical perspective. TINS 13:340–344
104. Meltzer P, Rudolph M, Voshage J, Nickel B (1991) Zum Begriff der Amnesie und zur quantitativen Beurteilung nmestischer Störungen. Fortschr Neurol Psychiatr 59:207–215
105. Metzler P, Voshage J, Rösler P (1992) Berliner Amnesietest. Hogrefe Testzentrale, Göttingen
106. Mesulam MM (1990) Large-scale neurocognitive networks and distributed processing for attention, language, and memory. Ann Neurol 28:597–613
107. Miller E (1992) Psychological approaches to the management of memory impairments. Br J Psychiatry 160:1–6
108. Miller GA (1956) The magical number seven: plus or minus two. Some limits on our capacity for processing information. Psychol Rev 9:81–97
109. Miller JW, Petersen RC, Metter EJ, Millikan CH, Yanagihara T (1987a) Transient global amnesia: clinical characteristics and prognosis. Neurology 37:733–737
110. Miller JW, Yanagihara T, Petersen RC, Klass DW (1987) Transient global amnesia and epilepsy. Electroencephalographic distinction. Arch Neurol 44:629–633
111. Moss MB, Abert MS, Butters N, Payne M (1986) Differential patterns of memory loss among patients with Alzheimer's disease, Huntington's disease, and alcoholic Korsakoff's syndrome. Ann Neurol 43:239–246
112. Mumenthaler M, Treig T (1984) Amnestische Episoden. Analyse von 111 eigenen Beobachtungen. Schw med Wschr 114:1163–1170
113. Netter P (1988) Individual differences in benzodiazepine-induced changes of memory. In: Hindmarch I, Ott H (eds) Benzodiazepine, receptor ligands, memory and information processing. Springer, Berlin, S 90–113
114. O'Boyle CA (1988) Benzodiazepine-induced amnesia and anaesthetic practice: a review. In: Hindmarch I, Ott H (eds) Benzodiazepine, receptor ligands, memory and information processing. Springer, Berlin, S 146–165
115. O'Brien JT, Wolf PA, Bachman DL (1992) Do subjective memory complaints precede dementia? Int J Geriat Psychiatry 7:481–486
116. O'Connor DW, Politt PA, Hyde JB, Fellows JL, Miller ND, Roth M (1990) A follow-up study of dementia diagnosed in the community using the Cambridge mental disorders of the elderly examination. Acta Psychiatr Scand 81:78–82
117. Olesen J, Jörgensen MB (1986) Leao's spreading depression in the hippocampus explains transient global amnesia: a hypothesis. Acta Neurol Scand 73:219–220
118. Pantoni L, Lamassa M, Inzitari D (2000) Transient global amnesia: a review emphasizing pathogenic aspects. Acta Neurol Scand 102:275–283
119. Paulsen O, Moser EI (1998) A model of hippocampal memory encoding and retrieval: GABAergic control of synaptic plasticity. Trends Neurosci 21:273–278
120. Peters UH (1994) Wörterbuch der Psychiatrie, 3. Aufl. Urban & Schwarzenberg, München
121. Pillmann F, Broich K (1998) Transitorische globale Amnesie - psychogene Auslösung einer organischen Störung? Psychopathologisches Bild und pathogenetische Überlegungen. Fortschr Neurol Psychiat 66:160–163
122. Pillon B, Deweer B, Agid Y, Dubois B (1993) Explicit memory in Alzheimer's, Huntington's, and Parkinson's diseases. Arch Neurol 50:374–379

123. Press GA, Amaral DG, Squire LR (1989) Hippocampal abnormalities in amnestic patients revealed by high-resolution magnetic resonance imaging. Nature 341: 54–57
124. Primavera A, Novello P, Stara S (1993) Transient global amnesia: a quantified electroencephalographic study. Acta Neurol Scand 87:115–117
125. Rak A (1998) Die Behandlung von Gedächtnisstörungen. In: Kasten E, Schmid G, Eder R (Hrsg) Effektive neuropsychologische Behandlungsmethoden. Deutscher Psychologen Verlag, Bonn, S 91–124
126. Reed LJ, Marsden P, Lasserson D, Sheldon N, Lewis P, Stanhope N, Guinan E, Kopelman MD (1999) FDG-PET analysis and findings in amnesia resulting from hypoxia. Memory 7:599–612
127. Reischies FM (1997). Normales Altern und leichte Demenz. In: Förstl H (Hrsg) Lehrbuch der Gerontopsychiatrie. Enke, Stuttgart, S 366–377
128. Reisecker F, Deisenhammer E, Forstner K (1985) Die transiente globale Amnesie. Wien klin Wschr 97:790-795
129. Rey A (1964) L'examen clinique en psychologie: Presses Universitaires de France, Paris
130. Riedmann G, Lindner M, Barolin GS (1988) Amnestische Episoden. Wien med Wschr 23/24:622–629
131. Rittmann M, von Kummer R, Betz H (1984) Zerebrale Angiographie bei transitorischer globaler Amnesie. Nervenarzt 55:644–650
132. Rubin EH, Storandt M, Miller JP, Kinscherf DA, Grant EA, Morris JC, Berg L (1998) A prospective study of cognitive function and onset of dementia in cognitively healthy elders. Arch Neurol 55:395–401
133. Russell WR, Smith A (1961) Post-traumatic amnesia in closed head injury. Arch Neurol 5:4–17
134. Sackeim HA, Luber B, Moeller JR, Prudic J, Devanand DP, Nobler MS (2000) Electrophysiological correlates of the adverse cognitive effects of electroconvulsive therapy. J ECT 16:110–120
135. Sackeim HA, Prudic J, Devanand DP, Nobler MS, Lisanby SH, Peyser S, Fitzsimons L, Moody BJ, Clark J (2000) A prospective, randomized, double-blind comparison of bilateral and right unilateral electroconvulsive therapy at different stimulus intensities. Arch Gen Psychiatry 57:425–434
136. Sander D, Winbeck K, Etgen T, Knapp R, Klingelhöfer J, Conrad B (2000) Disturbance of venous flow patterns in patients with transient global amnesia. Lancet 356(9246):1982–1984
137. Santos S, Lopez del Val J, Tejero C, Iniguez C, Lalana JM, Morales F (2000) Amnesia global transitoria: revision de 58 casos. Rev Neurol 30:1113–1117
138. Sarter M, Sterkens DN (1988) β-Carbolines as tools in memory research: animal data and speculation. In: Hindmarch I, Ott H (eds) Benzodiazepine, receptor ligands, memory and information processing. Springer, Berlin, S 230–245
139. Saß H, Wittchen H-U, Zaudig M (Hrsg) (2000) Diagnostisches und statistisches Manual. DSM-IV, 3. Aufl. Hogrefe, Göttingen
140. Schmidtke K, Ehmsen L (1998) Transient global amnesia and migraine. A case control study. Eur Neurol 40:9–14
141. Schmidtke K, Reinhardt M, Krause T (1998) Cerebral perfusion during transient global amnesia: findings with HMPAO SPECT. J Nucl Med 39:155–159
142. Schnider A, Ptak R, von Daniken C, Remonda L (2000) Recovery from spontaneous confabulations parallels recovery of temporal confusion in memory. Neurology 55:74–83
143. Schroth G, Kretschmar K, Gawehn J, Voigt K (1987) Advantage of magnetic resonance imaging in the diagnosis of cerebral infections. Neuroradiology 29:120–126

144. Seltzer B, Benson DF (1974) The temporal pattern of retrograde amnesia in Korsakoff's disease. Neurology 24:527–530
145. Shallice T, Fletcher P, Frith CD, Grasby P, Frackowiak RS, Dolan RJ (1994) Brain regions associated with acquisition and retrieval of verbal episodic memory. Nature 368:633–635
146. Shimamura AP (1989) Disorders of memory: the cognitive science perspective. In: Boller F, Grafman J (eds) Handbook of neuropsychology. Elsevier, Amsterdam, S 35–73
147. Shimamura AP, Janowsky JS, Squire LR (1990) Memory for the temporal order of events in patients with frontal lobe lesions and amnesic patients. Neuropsychologia 28:803–814
148. Shimamura AP, Gershberg FB (1992) Neuropsychiatric aspects of memory and amnesia. In: Yudofsky SC, Hales RE (eds) Textbook of neuropsychiatry, 2nd edn. American Psychiatric Press, Washington, S 345–362
149. Skvarc A, Ladurner G, Lechner H (1984) Verlauf globaler transitorischer Amnesie. Nervenarzt 55:72–74
150. Squire LR, Slater PC (1983) ECT and complaints of memory dysfunction, a prospective three-year follow-up study. Br J Psychiatry 142:1–8
151. Squire LR, Alvarez P (1995) Retrograde amnesia and memory consolidation: a neurological perspective. Curr Opin Neurobiol 5:169–177
152. Stark CE, Squire LR (2000) fMRI activity in the medial temporal lobe during recognition memory as a function of study-test interval. Hippocampus 10:329–337
153. Stillhard G, Landis T, Schiess R, Regard M, Sialer G (1990) Bitemporal hypoperfusion in transient global amnesia: a 99m-Tc-HM-PAO SPECT and neuropsychological findings during and after an attack. J Neurol, Neurosurg, Psychiatry 53:339–342
154. Strupp M, Brüning R, Wu RH, Deimling M, Reiser M, Brandt T (1998) Diffusion-weighted MRI in transient global amnesia: elevated signal intensity in the left mesial temporal lobe in 7 of 10 patients. Ann Neurol 43:164–170
155. Stuss DT, Alexander MP, Lieberman A, Levine H (1978) An extraordinary form of confabulation. Neurology 28:1166–1172
156. Sunderland T, Tariot PN, Cohen RM, Weingartner H, Mueller EA, Murphy DL (1987) Anticholinergic sensitivity in patients with dementia of the Alzheimer Type and age-matched controls. Arch Gen Psychiatry 44:418–426
157. Sweeney DF (1989) Alcohol versus mnemosyne-blackouts. J Subst Abuse Treat 6:159–162
158. Tanabe H, Hashikawa K, Nakagawa Y, Ikeda M, Yamamoto H, Harada K, Tsumoto T, Nishimura T, Shiraishi J, Kimura K (1991) Memory loss due to transient hypoperfusion in the medial temporal lobes including hippocampus. Acta Neurol Scand 84:22–27
159. Taylor PJ, Kopelman MD (1984) Amnesia for criminell offences. Psychol Med 14:581–588
160. Thienhaus OJ, Allen A, Bennett JA, Chopra YM, Zemlan FP (1990) Anticholinergic serum levels and cognitive performance. Eur Arch Psychiatry Clin Neurosci 240:28–33
161. Tierney MC, Szalai JP, Snow WG, Fisher RH (1996) The prediction of Alzheimer disease. The role of patient and informant perceptions of cognitive deficits. Arch Neurol 53:423–427
162. Ungerer A, Mathis C, Melan C (1998) Are glutamate receptors specifically implicated in some forms of memory processes? Exp Brain Res 123:45–51
163. Vakil E, Grunhaus L, Nagar I, Ben-Chaim E, Dolberg OT, Dannon PN, Schreiber S (2000) The effect of electroconvulsive therapy (ECT) on implicit memory: skill

learning and perceptual priming in patients with major depression. Neuropsychologia 38:1405–1414
164. Vgontzas AN, Kales A, Bixler EO (1995) Benzodiazepine side effects: role of pharmacokinetics and pharmacodynamics. Pharmacology 51:205–223
165. Victor M, Adams RD, Collins GH (1989) The Wernicke-Korsakoff syndrome, 2nd edn. Davis, Philadelphia
166. Visser PJ, Krabbendam L, Verhey FR, Hofman PA, Verhoeven WM, Tuinier S, Wester A, Den Berg YW, Goessens LF, Werf YD, Jolles J (1999) Brain correlates of memory dysfunction in alcoholic Korsakoff's syndrome. J Neurol Neurosurg Psychiatry 67:774–778
167. Volpe BT, Hirst W (1983) The characterization of an amnestic syndrome following hypoxic ischemic injury. Arch Neurol 40:436–440
168. Volpe BT, Herscovitch P, Raichle ME (1984) PET evaluation in patients with amnesia after cardiac arrest. Stroke 15:16
169. Volpe BT, Holtzman JD, Hirst W (1986) Further characterization of patients with amnesia after cardiac arrest: perserved recognition memory. Neurology 36:408–411
170. Volpe BT, McDowell FH (1990) The efficacy of cognitive rehabilitation in patients with traumatic brain injury. Arch Neurol 47:220–222
171. Von Cramon D, Hebel N (1989) Lern- und Gedächtnisstörungen bei fokalen zerebralen Gewebsläsionen. Fortschr Neurol Psychiatr 57:544–550
172. Wechsler DA (1945) A standardized memory scale for clinical use. J Psychol 19:87–95 (deutsch: Hogrefe Testzentrale, Göttingen)
173. Wernicke C (1891) Lehrbuch der Gehirnkrankheiten für Ärzte und Studierende. 2. Aufl. T. Fischer, Kassel, S 229–242
174. Wetterling T (1995) Amnestisches Syndrom – Stand der Forschung. Fortschr Neurol Psychiatr 63:402–410
175. Wetterling T (2000) Alkoholfolgeerkrankungen. In: Förstl H (Hrsg) Klinische Neuropsychiatrie. Thieme, Stuttgart, S 354–366
176. Wetterling T (2001) Gerontopsychiatrie – Ein Leitfaden für Diagnostik und Therapie. Springer, Berlin
177. Wetterling T, Michels R, Dilling H (1998) Elektrokrampftherapie bei therapieresistenter Altersdepression. Nervenarzt 69:617–621
178. Wetterling T, Junghanns K (2001) Auswertung der Basisdokumentationsdaten der Lübecker psychiatrischen Universitätsklinik 1990–1998 (MUL). Unveröffentlicht
179. Wolkowitz OM, Weingartner H, Thompson K, Pickar D, Paul SM, Hommer DW (1987) Diazepam-induced amnesia: a neuropharmacological model of an 'organic amnestic syndrome'. Am J Psychiatry 144:25–29
180. World Health Organization (1993) International Classification of Diseases (ICD-10). Chapter V. Diagnostic guidelines. Genf
181. World Health Organization (1994) International Classification of Diseases (ICD-10). Chapter V. Research criteria. Genf
182. Wysowski D, Barash KD (1991) Adverse behavioral reactions attributed to trizolam in the Food and Drug Administration's spontaneous reporting system. Arch Intern Med 151:2003–2008
183. Yasuno F, Nishikawa T, Nakagawa Y, Ikejiri Y, Tokunaga H, Mizuta I, Shinozaki K, Hashikawa K, Sugita Y, Nishimura T, Takeda M (2000) Functional anatomical study of psychogenic amnesia. Psychiatry Res 99:43–57
184. Zorzon M, Longo R, Mase G, Biasutti E, Vitrani B, Cazzato G (1998) Proton magnetic resonance spectroscopy during transient global amnesia. Effect of cognitive rehabilitation on outcomes for persons with traumatic brain injury: a systematic review. J Neurol Sci 156:78–82

4.2 Delir

Inhaltsübersicht

4.2.1	Terminologie	118
4.2.2	Diagnostische Kriterien	119
4.2.3	Epidemiologie	121
4.2.4	Vorkommen (häufige Grunderkrankungen)	121
4.2.5	Pathogenese	123
4.2.6	Klinische Symptomatik und Verlauf	127
4.2.7	Diagnostik	129
4.2.8	Risikofaktoren	129
4.2.9	Differenzialdiagnose	130
4.2.10	Therapie	134
4.2.11	Komplikationen	136
4.2.12	Abschließende Betrachtungen	136
4.2.13	Literatur	136

4.2.1 Terminologie

Der Terminus „Delir" wurde für recht unterschiedliche psychiatrische Krankheitsbilder gebraucht. Historisch gesehen wurde er erstmalig von Arathäus (1. Jh. v. Chr.) zur Beschreibung von psychischen Veränderungen im Fieber verwendet [25]. Der Begriff „Delir" ist abgeleitet von dem lateinischen „delirare" (Bedeutung etwa „aus der Spur geraten"). Galen (2. Jh. n. Chr.) unterschied zwischen einem primären und einem sekundären Delir [68]. Bei Letzterem empfahl er die Behandlung der Grunderkrankung. Hier wird also schon sehr früh das Konzept der körperlich begründbaren oder exogenen Psychose erkennbar.

In späteren Jahrhunderten wurde der Terminus in der medizinischen Literatur der verschiedenen europäischen Länder sehr unterschiedlich gebraucht (s. [116]). Die französische Psychiatrie benutzte ihn im 19. Jahrhundert als Sammelbegriff für alle „Störungen der Intelligenz". Häufig wurde in der älteren deutsch- und auch französischsprachigen Literatur der Begriff „Delir" im Sinne von Psychose gebraucht.

In England wurde mit Delir eine Störung des Sensoriums, der Orientierung und des Denkens (Inkohärenz) bezeichnet (s. [116]). Dies entspricht weitgehend dem heutigen Gebrauch des Terminus. Sutton hat 1813 erstmalig den noch heute gebräuchlichen Ausdruck „Delirium tremens" für die schwerste Form eines Alkoholentzugssyndroms (mit ausgeprägter vegetativer Symptomatik und psychomotorischer Unruhe) verwendet [146]. In seinen klassischen Arbeiten zählte Bonhoeffer [17–19] das Delir zu den akuten exogenen Reaktionstypen. Darunter verstand er charakteristische psychopathologische Symptomkomplexe, die durch unterschiedliche Schädigungen des

Gehirns verursacht werden können. Das Konzept eines Delirs im DSM-IV [5, 128] und in der ICD-10 [28, 29, 178, 179], nach dem mit dem Begriff alle akuten psychischen Störungen bezeichnet werden, die eine organische Ursache haben und mit einer Bewusstseinstrübung und kognitiven Störungen einhergehen, entspricht weitgehend dem allgemeinen Konzept Bonhoeffers [17, 18] für akute exogene Reaktionstypen. Das Leitsymptom für ein Delir ist eine Bewusstseinstrübung (s. Anmerkungen bei [109]). Nach dem Konzept des DSM-IV [128] und der ICD-10 [28, 29] sind andere organische Psychosyndrome ohne Bewusstseinstrübung vom Delir abzugrenzen (→ Abb. 4.1). Bis in die jüngste Zeit hinein wurde eine Reihe von Begriffen weiter synonym benutzt. In einer Zusammenstellung zählten Wise et al. [174] nicht weniger als 24 Diagnosen auf, hinter denen sich ein Delir verbergen kann.

4.2.2 Diagnostische Kriterien

Die Definition eines Delirs ist nicht einfach, da unter dem Einfluss der amerikanischen Psychiatrie, besonders unter dem Einfluss des DSM-III [3] und des DSM-III-R [4], eine Ausweitung des Begriffs stattgefunden hat, u. a. in der Weise, dass alle akuten psychischen Störungen, die eine organische Ursache haben und mit einer Bewusstseinstrübung sowie kognitiven Störungen einhergehen, als Delir bezeichnet werden. In den Kriterien der ICD-10 (Tabelle 4.2.1) [28, 29] ist im Gegensatz zu denen des DSM-IV [5, 128] eine Angabe über die Dauer des Delirs enthalten. Nach den ICD-10-Kriterien kann ein Delir bis zu einem halben Jahr andauern. Allgemein wird die Dauer eines Delirs aber mit unter 14 Tagen, meist nur wenigen Tagen angegeben. Weiter fällt auf, dass in beiden diagnostischen Leitlinien Halluzinationen und in der ICD-10 auch ein Wahn nur fakultative Symptome eines Delirs darstellen. Wahn kommt als Kriterium in dem DSM-IV gar nicht vor. Dies steht im Gegensatz zu der bisher im deutschsprachigen Raum benutzten Terminologie, die den Begriff „Delir" nur verwendet, wenn Halluzinationen oder Wahngedanken bestehen. Falls diese nicht vorhanden sind, wird im deutschsprachigen Raum meist die Bezeichnung „Verwirrtheitszustand" [111] gebraucht.

Operationalisierte Kriterien für einen Verwirrtheitszustand existieren nicht. Im deutschsprachigen Raum wird der Terminus vorwiegend gebraucht, wenn v. a. Orientierungsstörungen und nur gering ausgeprägte Wahrnehmungsstörungen (Verkennungen) bestehen, aber Halluzinationen, ein Wahn, eine inkohärente Sprache oder Erregung nicht auftreten. Der Begriff „Verwirrtheitszustand" wird v. a. für kurzzeitig (vorwiegend nachts) auftretende Phasen von Desorientiertheit und Bettflüchtigkeit (z. B. bei atherosklerotischen Gefäßerkrankungen oder auch nach Operationen) benutzt. Die Kriterien des DSM-IV für ein Delir (führendes Symptom: Aufmerksamkeitsstörung) kommen dem nahe, was in Deutschland unter Verwirrtheitszustand verstanden wird [61, 111].

Tabelle 4.2.1. Diagnostische Kriterien der ICD-10 für ein Delir

Bewusstseinstrübung mit
- verminderter Aufmerksamkeit,
- Orientierungsstörungen,
- Wahrnehmungsstörungen,
- Unfähigkeit die Aufmerksamkeit zu richten, zu halten etc.;

globale Störung der Kognition mit
- Fehlwahrnehmungen wie Illusionen und Halluzinationen (meist optisch),
- Beeinträchtigung des abstrakten Denkens und der Einsicht, mit oder ohne Wahn (wenig systematisiert) und inkohärenter Sprache,
- Merkfähigkeitsstörungen bei weitgehend erhaltenem Altgedächtnis,
- Desorientiertheit hinsichtlich Zeit, in schweren Fällen auch für Ort und zur Person;

psychomotorische Störungen (mind. 1 der 4 folgenden Symptome):
- abrupter Wechsel zwischen erhöhter oder verringerter psychomotorischer Aktivität,
- verlängerte Reaktionszeit,
- vermehrter oder verminderter Redefluss,
- verstärkte Schreckreaktion;

Störung des Schlaf-Wach-Rhythmus (mind. 1 der 3 folgenden Symptome):
- Schlafstörung, in schweren Fällen Schlaflosigkeit mit Störung des Schlaf-Wach-Rhythmus,
- nächtliche Verschlechterung der Symptome,
- Alpträume, die nach Erwachen als Halluzinationen oder Illusionen fortbestehen können.

- **alle Symptome können im Verlauf eines Delirs stark wechseln oder verschwinden**
- **plötzlicher Beginn und Tagesschwankungen der Symptomatik**
- **Gesamtdauer bis zu 6 Monaten, typischerweise Dauer von einigen Tagen bis zu 4 Wochen**

Wesentliches Kriterium für das Vorliegen eines Delirs ist eine Trübung des Bewusstseins mit Einschränkung der kognitiven Fähigkeiten. Bewusstsein ist aber ein sehr komplexer Begriff, der unterschiedlich definiert werden kann (s. [129, 144]) und auch verschieden in der Umgangssprache gebraucht wird. Wesentliche Grundbedingungen für ein ungestörtes Bewusstsein sind [166]:

- Wachheit (Fähigkeit zur Aufnahme von Umweltreizen und zur Reaktion darauf: Kommunikation mit Außenwelt),
- Selbstwahrnehmung (Erkennen der eigenen Existenz und des eigenen Verhaltens als „Selbst-"/Ich-Bewusstsein),
- Fähigkeit zur Selbstreflexion (Erarbeiten von Konzepten zur Verhaltensänderung z. B. auf bestimmte Außenreize hin)

Eine Bewusstseinsstörung kann als eine Beeinträchtigung der bewussten Aufnahme von Außenreizen und die Reaktion darauf angesehen werden. Sie ist aber von anderen Formen einer gestörten Reaktion (Kommunikation) auf Außenreize abzugrenzen.

In dem DSM-IV [128] und in der ICD-10 [28, 29] wird zwischen nichtsubstanzbedingtem (Nachweis einer neurologischen oder körperlichen Erkrankung als Ursache) und alkohol- bzw. substanzbedingtem Delir differenziert, die sich aber in ihrer Symptomatik nicht unterscheiden. Weiter wird ein Delir bei Demenz von einem Delir ohne Demenz abgegrenzt.

4.2.3 Epidemiologie

Die Angaben zur Häufigkeit von Delirien sind stark abhängig von der verwendeten Definition eines Delirs [90], der untersuchten Stichprobe, insbesondere deren Altersverteilung (s. Übersicht [85, 165]) und der Prävalenz möglicher Grunderkrankungen. Die Kriterien, die zur Diagnose eines Delirs herangezogen werden, sind aber entscheidend für die Häufigkeit der als delirant klassifizierten Patienten [90]. So ist die Zahl der Patienten, bei denen anhand der DSM-III-[3]-Kriterien ein Delir diagnostiziert wurde etwas größer als anhand der DSM-III-R-[4]- und um ein Mehrfaches höher als nach ICD-10-[29]-Kriterien [90]. Die Häufigkeitsangaben beziehen sich fast alle auf Krankenhausaufnahmen (s. [84, 166]). Besonders hoch ist die Inzidenzrate bei älteren Patienten, bei Patienten mit einer neurologischen Grunderkrankung (Tabelle 4.2.2) oder nach einer offenen Herzoperation [142], anderen kardiovaskulären Eingriffen [16, 113], Hüftgelenksoperationen [20, 32, 34, 98] und auch bei Karzinompatienten [82, 154].

In allen Studien ist der Anteil der Deliranten bei über 65-Jährigen besonders groß. Die Angaben zur Häufigkeit eines Delirs bei geriatrischen Patienten schwanken stark (von 0,8–16%, s. Übersicht [166]). In einigen angloamerikanischen Arbeiten, die sehr hohe Prävalenzzahlen bei älteren in ein Krankenhaus aufgenommenen Patienten angeben, wird nicht zwischen Verwirrtheitszustand und Delir unterschieden [45, 134]. Demente haben häufiger ein Delir als nichtdemente Alterskontrollen [80]. Eine delirante Symptomatik tritt v. a. bei einer senilen Demenz vom Alzheimer-Typ auf [122].

Ein medikamentös induziertes Delir tritt v. a. bei niedrigpotenten Neuroleptika (z.B. Perazin in 1,2% der behandelten Fälle) und bei trizyklischen Antidepressiva (z.B. Amitriptylin und Clomipramin 1,2% bzw. 0,9%), also bei anticholinerg wirksamen Medikamenten, auf [54]. Die Häufigkeit medikamenteninduzierter Delire nimmt mit dem Alter deutlich zu [54]. Die Inzidenz für ein alkoholinduziertes Delirium tremens liegt bei 35–50/100 000 Einwohner/Jahr [115, 161]. Das Verhältnis von Männern zu Frauen beträgt $\sim 3,5:1$ [161].

4.2.4 Vorkommen (häufige Grunderkrankungen)

Eine Vielzahl von Erkrankungen, aber auch Intoxikation und Medikamente in üblichen Dosen können zu einem Delir führen (Tabelle 4.2.3). Ein Delir tritt v. a. bei metabolischen Störungen des Gehirns auf, z. B. bei Infektio-

Tabelle 4.2.2. Vorkommen eines Delirs (in Anlehnung an [166, 167])

Erkrankung/Störung	hypoaktiv	hyperaktiv
Erkrankungen mit ZNS-Beteiligung		
Demenz vom Alzheimer-Typ	++	+
andere Demenzformen	++	+
Epilepsie (post- u. intraiktal)	+	++
ZNS-Infektionen (Enzephalitis, Meningitis)	++	+
Schlaganfall	++	++
Wernicke-Enzephalopathie	++	+
zerebrale Vaskulitis	+	+
Metabolische Störungen		
Exsikkose/Elektrolytstörungen	++	+
Hypo-/Hyperglykämie	++	++
Infekte (bes. Harnwegsinfekte) mit Fieber	++	+
Leberstoffwechselstörung	++	+
Urämie	+++	+
zerebrale Hypoxie (z. B. kardial oder pulmonal bedingt)	++	++
Nach Trauma etc.		
Hitzschlag	+++	+
postoperativ (bes. nach Herzoperationen)	+	+++
Schädel-Hirn-Trauma	++	++
Verbrennungen	+++	+
Substanzinduziert		
Alkoholentzug	+	+++
Benzodiazepinentzug	+	+++
Drogen (→ Tabelle 4.2.3)		
Intoxikationen	+	+
Medikamente (→ Tabelle 4.2.3)		

+ selten, ++ häufig, +++ sehr häufig

nen, v. a. bei einer Sepsis, Stoffwechselstörungen (z. B. Elektrolytstörungen) und Medikamenteneinnahme (oder -entzug).

Die Häufigkeit der verschiedenen Grunderkrankungen bei einem Delir variiert in den verschiedenen Altersgruppen erheblich. Bei Kindern tritt ein Delir v. a. im Rahmen von Infektionen mit hohem Fieber oder Intoxikationen auf, während es bei jungen Erwachsenen meist auf eine Intoxikation (z. B. Drogen) zurückzuführen ist. Bei Erwachsenen über 30 Jahre dominieren Alkoholentzugsdelire; bei älteren Menschen (>65 Jahre) treten Delire besonders oft im Rahmen einer demenziellen Entwicklung oder bei einer Exsikkose auf. Daneben sind bei geriatrischen Patienten auf Grund der erhöhten Empfindlichkeit medikamentös induzierte sowie durch Infekte,

v. a. Harnwegsinfekte, verursachte Delire häufig. Auch postoperativ tritt bei älteren Patienten oft eine delirante Symptomatik auf [26, 32, 34]. Unabhängig von der Grunderkrankung ist die Mortalität deliranter Patienten gegenüber nichtdeliranten deutlich erhöht (z. B. [32, 85, 119, 151, 154]).

„Hypoaktiv" verlaufende Delire treten bei Kindern und jungen Erwachsenen v. a. nach dem Konsum von atrophinartigen Pflanzenstoffen oder Drogen auf [92]. Bei geriatrischen Patienten kommt ein Delir besonders bei Gabe von anticholinerg wirksamen Medikamenten vor (Tabelle 4.2.3). Ältere, v. a. kognitiv beeinträchtigte Patienten können auch durch eine Krankenhaus- oder Heimaufnahme so stark psychisch belastet werden, dass sie dekompensieren und ein Delir ausbilden [45, 72]. Besonders bei dementen Patienten besteht häufig gleichzeitig eine delirante Symptomatik [38, 80].

4.2.5 Pathogenese

Mit wenigen Ausnahmen (z. B. intrazerebrale Blutung, Wernicke-Enzephalopathie [164], Infarkten in Hippocampus und Gyrus cinguli sowie pontine Myelinolyse [63, 70, 103]) findet man keine neuropathologisch fassbaren Veränderungen bei Patienten mit einem Delir. Da es sich definitionsgemäß um einen reversiblen Zustand von kurzer Dauer handelt, ist auch davon auszugehen, dass die ihm zu Grunde liegenden Störungen allenfalls diffus in Hirnarealen repräsentiert sind [89, 148]. Daraus folgt, dass nur sehr ausgedehnte Schädigungen zu diesem Zustandsbild führen. Seit den klassischen Arbeiten von Romano und Engel [37, 126] wird allgemein angenommen, dass das Delir durch eine (generalisierte) zerebrale Stoffwechselstörung (z. B. hyperthyreote „Überstimulation" [33]) bedingt ist.

Die möglichen Gründe für eine metabolische Störung des Gehirns sind vielfältig. In der Literatur werden v. a. folgende Störungen diskutiert (s. [166, 167]).

Elektrolytstörung bzw. Exsikkose. Im Vordergrund stehen dabei Hypokali- und Hyponatriämien [39, 76]. Diese können selbst eine delirante Symptomatik auslösen [165]. Sie treten gehäuft bei Alkoholentzugsdelirien auf [133, 150, 162, 166]. Bei einem Alkoholentzug können Elektrolytstörungen, v. a. erniedrigte Chloridserumwerte, sogar als Prädiktor für eine schwere Entzugssymptomatik angesehen werden [166]. Insbesondere bei älteren Personen tritt oft eine Exsikkose auf, denn diese vernachlässigen häufig eine ausreichende regelmäßige Flüssigkeitszufuhr [137]. Auch beim „Hitzschlag" führt wahrscheinlich eine Exsikkose zu einem deliranten Zustandsbild. Ebenso kommt der Exsikkose bei Verbrennungen, neben den zahlreichen toxischen Verbrennungsprodukten, die in den Kreislauf gelangen, möglicherweise eine wichtige Rolle bei der Entstehung eines Delirs zu. Bei postoperativen Delirien und beim Alkoholentzugsdelir scheint eine Azidose von besonderer Bedeutung zu sein [16, 105, 133].

Tabelle 4.2.3. Medikamente und andere Substanzen, die ein Delir auslösen können (in Anlehnung an [164])

	Häufigkeit	Anticholinerges Delir	Noradrenerges Delir
Anticholinerg wirksame Medikamente			
– Antihistaminika	++	+++	
– Antiparkinsonmittel (Biperiden, Trihexyphenidyl etc.)	+++ +++	+++ +++	
– Neuroleptika (Phenothiazine und Thioxanthene, auch Clozapin)	+++	+++	
– trizyklische Antidepressiva		+++	
Dopaminerge Medikamente (Antiparkinsonmedikamente)			
– Amantadin	++	+	++
– Bromocriptin	+		+
– L-DOPA	+++		+
Antibiotika, Tuberkulostatika, Virostatika, Fungizide etc.			
– Acyclovir	+		
– Amphotericin B	+		
– Chloroquin	+		
– Gyrasehemmer	++		
– Isoniazid	+		++
– Nitrofuran	+		
– Rifampicin	+		
Antikonvulsiva			
– Benzodiazepine (Entzug)	++		++
– Phenytoin	+		
– Valproat	+		
Verschiedene			
– Aminophyllin/Theophyllin	+		
– anticholinerg wirksame Spasmolytika	+	+++	++
– Kortikosteroide und ACTH	+		
– Digitalisderivate/Herzglykoside	+		+
– Histamin-H2-Antagonisten, v. a. Cimetidin	+		
– Lithium	+		
– Lidocain/Procain	+		
– Mexiletin	+		

+ selten, ++ häufig, +++ sehr häufig

■ **Störung des zerebralen Sauerstoffstoffwechsels.** Engel et al. [37] nahmen eine Reduktion des zerebralen oxidativen Metabolismus als Ursache eines Delirs an (→ Kap. 2.5.1). Die Synthese von Acetylcholin ist besonders hypoxieempfindlich [48]. Daher kann es unter entsprechenden Bedingungen zu einer Verminderung an Acetylcholin kommen.

■ **Störung der Blut-Hirn-Schranke.** Liquoruntersuchungen weisen auf eine Störung der Blut-Hirn-Schranke (→ Kap. 2.5.2) bei dem überwiegenden Teil der Patienten mit einem Alkoholentzugsdelir hin [58]. Möglicherweise können wegen der verringerten Schutzfunktion ZNS-toxische Substanzen aus der Blutbahn ins Gehirn gelangen und dort zu metabolischen Störungen führen.

■ **Stressreaktion.** Als Reaktion auf eine metabolische Dysbalance im ZNS kann es zu einer Stressreaktion kommen (→ Kap. 2.5.3). So waren im Liquor und Urin von Patienten mit einem Alkoholentzugsdelir vermehrt Noradrenalinabbauprodukte nachweisbar [1, 59, 87, 169]. Eine wichtige Rolle in der Genese eines Delirs könnte auch dem durch Stress vermehrt ausgeschütteten Cortisol und Betaendorphin zukommen [114], denn mit steigenden Dosen an verabreichtem Cortisol tritt gehäuft ein Delir auf [124]. Auch wurden bei Patienten mit einem postoperativen Delir erhöhte Plasmaspiegel von Betaendorphin und Cortisol und eine schwere Störung des zirkadianen Ausschüttungsrhythmus dieser Hormone gefunden [101]. Die Befunde sind aber nicht unumstritten, denn auch erniedrigte Betaendorphinspiegel im Liquor und niedrige Cortisolspiegel werden als Ursache für ein Delir diskutiert [12, 79].

■ **Störungen im Aminosäurestoffwechsel.** Einige Hinweise deuten auf schwerwiegende Veränderungen der Aminosäurenkonzentrationen, v.a. von Tryptophan und Phenylalanin, bei deliranten Patienten hin [43, 157].
Ein substanzinduziertes Delir kann prinzipiell auf 2 Wegen entstehen:
durch eine direkte Wirkung der Substanz (z.B. anticholinerge Medikamentenwirkung), d.h., während die Substanz auf das ZNS wirken kann. Hieraus folgt für die Behandlung, dass ein Absetzen sinnvoll ist;
bei oder nach Entzug einer längere Zeit konsumierten Droge (z.B. Alkoholentzugsdelir), d.h., das Delir tritt nach Unterbrechung der Drogeneinnahme auf.

■ **Direkte Wirkung der Substanz.** Eine noradrenerge-cholinerge Dysbalance mit einem Mangel an Acetylcholin und/oder einem Überschuss an Noradrenalin gilt als wesentliche dem Delir zu Grunde liegende biochemische Störung (s. [166]); so können zahlreiche Medikamente mit anticholinerger Wirkung (Tabelle 4.2.3) schon in therapeutischer Dosierung ein Delir induzieren. Besonders gefährdet sind ältere Personen (über 60 Jahre). Diesen werden sehr oft anticholinerg wirksame Medikamente verordnet [54]. Eine Reihe von Arbeiten [41, 52, 93, 106] weisen darauf hin, dass einer erhöhten anticholinergen Aktivität im Serum beim Delir eine wichtige Rolle zukommt. Erhöhte Noradrenalinwerte fanden sich in einigen Hirnarealen bei Parkinson-Patienten, die unter L-DOPA-Behandlung delirant wurden [15].

Entzug einer Substanz. Mögliche Erklärungen für ein Delir bei Entzug sind: Nachdem sich durch regelmäßigen Drogenkonsum ein neues Gleichgewicht im Hirnstoffwechsel (v. a. auf Neurotransmitterebene) eingestellt hat, kommt es beim Absetzen zu überschießenden gegenregulatorischen Vorgängen. Auch bei unregelmäßigem Gebrauch der Droge treten immer wieder kleine relative Entzüge auf (s. [10, 135]).

Einige Hypothesen zur Delirentstehung bei Alkohol-/Drogenentzug basieren v. a. auf neurophysiologischen Phänomenen (s. [166, 169]):

REM-Rebound. Im Delir kommt es zu einer hochgradigen Fragmentierung des Schlafs und oft zu einer Desynchronisierung des EEG-Grundrhythmus (s. Übersicht [117]). Der REM- („rapid-eye-movement") Schlaf ist durch vermehrtes Träumen gekennzeichnet. Einige Medikamente (z.B. Sedativa, anticholinerge Medikamente [49] und Alkohol [83, 180]) unterdrücken bei chronischem Konsum den REM-Schlaf. Nach Absetzen von Alkohol kommt es zum REM-Rebound, d. h., im Entzug treten vermehrt REM-Phasen auf [56]. Im Alkoholentzugsdelir konnten vermehrt schnelle Augenbewegungen (REM) beobachtet werden [99]. Außerdem sind im EEG pathologische REM-Schlafmuster nachweisbar [53, 75], die kurzzeitig bis zu 100% des Schlafmusters ausmachen können, also eine Art Traumstatus [53] (hyperaktives Delir?).

Vermindertes Arousal. EEG-Untersuchungen bei Deliranten zeigen häufig eine deutliche Abnahme des Grundrhythmus und das zunehmende Auftreten langsamer Theta- und auch Deltawellen (s. Übersicht [166]). Diese Veränderungen des Grundrhythmus korrelieren in gewissem Rahmen mit den psychopathologischen Veränderungen. Die Verlangsamung des EEG wird auf ein vermindertes Arousal, d.h. auf eine verringerte Aktivierung des Gehirns, zurückgeführt. Ursache für eine Verlangsamung des EEG-Rhythmus, die mit der Schwere der Bewusstseinstrübung korreliert, ist eine Verminderung der Sauerstoffaufnahme in das Gehirn [143]. Aber auch zahlreiche Medikamente, insbesondere Psychopharmaka [110], können zu einer Verlangsamung des EEG-Rhythmus und zu einem gehäuften Auftreten von Thetawellen führen (hypoaktives Delir?).

Vermehrtes Arousal. Oft zeigen die EEG-Ableitungen bei Deliranten auch ein flaches, schnelles, irreguläres EEG (s. Übersicht [117]). Dies wird auf ein erhöhtes Arousal zurückgeführt (hyperaktives Delir?).

Kindling-Phänomen (→ Kap. 2.3.5). Durch viele relativ kleine Entzüge könnte es zu einer Erniedrigung der Reizschwelle kommen, vergleichbar dem aus der Neurophysiologie bekannten Kindling-Phänomen. Durch eine häufigere unterschwellige Reizung reichen nach einiger Zeit schon kleinere als normalerweise notwendige Reize aus, um einen Effekt hervorzurufen. Dieser Mechanismus ist wahrscheinlich auf die Auslösung eines Entzugsdelirs [10] und auch auf ein sog. Kontinuitätsdelir übertragbar. Klinisch gibt es nur wenige Studien, die diesen Pathomechanismus bei Delirpatienten nachgewiesen haben [176]. Eventuell ist dieses Phänomen auch bei der Entstehung von nächtlichen Verwirrtheitszuständen bei chronischen kardialen oder pulmonalen Prozessen (rezidivierender partieller Sauerstoffmangel) verantwortlich.

Aus biochemischen Studienergebnissen wurde abgeleitet, dass eine noradrenerge-cholinerge Dysbalance mit einem Überschuss an Noradrenalin als die wesentliche dem hyperaktiven Delir zu Grunde liegende Neurotransmitterstörung anzusehen ist [1, 9, 59, 67, 87, 166]. Aber auch eine Störung weiterer Neurotransmittersysteme, insbesondere des serotonergen, wird diskutiert [42, 77, 157]. Beim Alkoholentzugsdelir liegen wahrscheinlich zusätzlich Störungen weiterer Neurotransmittersysteme (GABA, Glutamin und Dopamin) vor [50, 127, 169]; beim hypoaktiven Delir handelt es sich anscheinend um ein anticholinerges Delir.

4.2.6 Klinische Symptomatik und Verlauf

Frühsymptome für ein Delir sind häufig psychomotorische Unruhe, Angst, Schlafstörungen und erhöhte Reiz- und Erregbarkeit. Umstritten ist in diesem Zusammenhang der Begriff „Prädelir" [73].

Häufig wird eine Differenzierung des Delirs in die Unterformen hyperaktives (z.B. Delirium tremens), hypoaktives und gemischtes Delir vorgenommen (s. [166]).

In der Literatur besteht keine Einigkeit darüber, ob die Abgrenzung von einem Verwirrtheitszustand sinnvoll ist. Das hyperaktive Delir zeichnet sich v.a. aus durch psychomotorische Unruhe (bis zum Erregungszustand), lautes Halluzinieren, Angst sowie starke vegetative Zeichen (Schwitzen, Zittern, Tachykardie, Hypertonus).

Das hypoaktive Delir ist durch folgende Merkmale gekennzeichnet: „scheinbare" Bewegungsarmut, Patient nimmt keinen Kontakt zu Untersucher auf, Halluzinationen und Desorientiertheit werden erst durch genaue Befragung deutlich, wenig vegetative Zeichen.

Eine Unterscheidung ist klinisch häufig nicht möglich, denn ein Kennzeichen des voll ausgebildeten Delirs ist gerade der rasche Wechsel der Symptomatik, von einem „hyperaktiven" zu einem „hypoaktiven" Bild und umgekehrt. In 3 Studien von Deliranten zeigten die meisten ein Mischbild (43–52%), während 15–30% nur hyperaktiv, 24–29% nur hypoaktiv waren und einige (7–14%) nicht eingeordnet werden konnten [91, 102, 112]. In einer anderen Studie überwogen hyperaktive Formen [23]. „Hypoaktiv" verlaufende Delire treten besonders bei Medikamentenüberdosierungen auf. Sie werden häufig v.a. bei älteren Patienten nicht erkannt und nicht therapiert. Bei medikamenten- bzw. drogeninduzierten Delirien ist oft eine Unterscheidung zwischen hypernoradrenergem und anticholinergem Delir sinnvoll (Tabelle 4.2.3). Eine klare Abgrenzung gibt es jedoch nicht. Das hypernoradrenerge Delir entspricht weitgehend der „hyperaktiven" Form mit einer vegetativen Überstimulation (Schwitzen, Tachykardie, Hypertonus). Das anticholinerge Delir zeichnet sich v. a. durch eine verminderte Drüsensekretion (Mundtrockenheit, warme trockene Haut) mit der Gefahr einer Hyperthermie, Mydriasis und Harnverhaltung bzw. von Miktionsstörungen aus. In schweren Fällen kann es zum Koma, zu Krampfanfällen und zur Myokarddepression bis zum Herz- und Atemstillstand kommen [74]. Ein anticholinerges Syndrom kann nicht nur bei Überdosierungen oder Intoxikationen auftreten, sondern auch schon in therapeutischen Dosen [74, 131].

Ein Delir entwickelt sich häufig innerhalb weniger Stunden, insbesondere substanzbedingten Delirien. Vorausgehen können Schlafstörungen und Unruhe sowie erhöhte Reiz- und Erregbarkeit. Das Vollbild ist meist schon in den ersten Tagen erreicht. Falls keine Komplikationen auftreten bzw. die Grunderkrankung unverändert bleibt, klingt ein Delir innerhalb von 1–2 Wochen ab. Danach sind meist noch deutliche kognitive Ausfälle nachweisbar, die sich in der Regel innerhalb weniger Wochen zurückbilden [30, 71, 94]. Eine Restschädigung kann bestehen bleiben. Besonders bei älteren Menschen kann ein Delir aber auch zu länger andauernden Beeinträchtigungen im Alltag führen [107]. In ungünstigen Fällen (z. B. bei nicht behandelbarer Grunderkrankung) stellt ein Delir häufig den Übergang in ein Finalstadium dar [45, 82, 155]. Die Mortalität deliranter, v. a. älterer Patienten ist gegenüber nichtdeliranten deutlich erhöht (s. [26, 45, 47, 90, 94, 97, 123, 155]). Außerdem benötigen delirante Patienten intensivere Pflege und verursachen durch eine längere Verweildauer im Krankenhaus (>75% länger) hohe Kosten [47, 82, 90, 149, 155]. Auch im weiteren Verlauf zeigen ältere Patienten mit einem Delir eine erhöhte Mortalität [81, 120]. Bei älteren Menschen kann ein Delir der erste Hinweis auf einen beginnenden demenziellen Abbau sein [120, 123].

Eine Analyse der häufigsten Symptome findet sich nur in wenigen Arbeiten über das Delir [2, 22, 85, 102, 163] und das Alkoholentzugsdelir [40, 62]. Die Angaben über die Häufigkeit verschiedener Symptome beim Delir schwanken je nach Stichprobe und Untersuchungsmethode stark, insbesondere hinsichtlich des Auftretens von (meist paranoiden) Wahnvorstellungen (19–100%) und (meist optischen) Halluzinationen (35–75%) (s. [166]). Optische Halluzinationen treten häufiger als akustische und taktile auf [163]. Oft sind Delirante psychomotorisch agitiert (55%) und zeigen affektive Auffälligkeiten (43%) [141]. Ausgeprägte Angstzustände treten bei Patienten mit kardiopulmonalen Störungen auf [142].

4.2.7 Diagnostik

Die Diagnose eines Delirs erfolgt immer klinisch anhand der charakteristischen psychopathologischen Symptome. Zur Erfassung des psychopathologischen Befundes und zur Abschätzung des Schweregrades eines Delirs wurden verschiedene Skalen entwickelt (s. [65, 85, 166]). Das häufig gebrauchte „Mini-Mental-State-Exam" [44] eignet sich nur eingeschränkt zur Abgrenzung eines Delirs, z. B. von einer Demenz [7, 125]. Für das Alkoholentzugsdelir existieren eine Reihe von Abschätzskalen [11, 55, 136, 138, 145, 172].

Bildgebende Untersuchungsverfahren wie z. B. cCT ergeben meist (abgesehen von einer häufig nachweisbaren leichten Atrophie) keine wegweisenden Befunde [108]. Da es sich bei einem Delir um eine metabolische Funktionsstörung des Gehirns handelt, zeigen dagegen Funktionsuntersuchungen, v. a. das EEG, sehr häufig Veränderungen (Frequenzverlangsamung mit hohem Theta- und auch Deltawellenanteil im EEG) [37, 69, 78, 126] oder ein flaches, schnelles, irreguläres EEG [117]. Wegweisend für die zu Grunde liegende metabolische Störung sind oft Laboruntersuchungen (s. Tabelle 4.2.5) sowie die Medikamentenanamnese.

4.2.8 Risikofaktoren

Risikofaktoren für ein Delir sind besonders bei älteren Menschen untersucht worden [26, 36, 47, 64, 66, 88, 98, 134]. Hierzu zählen Alkoholabhängigkeit (plötzlicher Entzug), Alter (besonders >80 Jahre), anticholinerg wirksame Medikamente (besonders im Alter) (Tabelle 4.2.3), Benzodiazepin- oder Drogenabhängigkeit, Elektrolytstörungen, Exsikkose (bes. im Alter), Herzoperationen, hypoxische Zustände (z. B. kardiales Low-output-Syndrom), schwerwiegende metabolische Störungen (Urämie etc.), schwere körperliche Erkrankungen, insbesondere Infektionen und Frakturen, Verbrennungen.

Zusätzlich sind besonders bei Älteren folgende Risikofaktoren von Bedeutung: schon vor der akuten Erkrankung bestehende kognitive Störungen, Elektrolytstörungen, Behandlung mit dopaminerg wirksamen Medikamenten („Parkinson-Medikamente"), Blutzuckerentgleisungen, Narkose, Sehstörungen.

Besonders häufig tritt ein Delir auf, wenn mehrere Risikofaktoren gleichzeitig vorhanden sind [26, 96, 98]. Als auslösende Faktoren für ein Delir werden angesehen [89]: Narkose und Operation [20, 96], Schlafentzug (besonders bei substanzinduziertem Delir), Reizüberflutung (z. B. Krankenhausaufnahme von kognitiv Gestörten) [26, 45, 98], Reizverarmung.

4.2.9 Differenzialdiagnose

■ **Psychopathologie.** Ein Delir ist psychopathologisch auch von anderen Störungen des Bewusstseins abzugrenzen, nämlich von den quantitativen Bewusstseinsstörungen (Störungen der Vigilanz) Benommenheit, Somnolenz und Sopor sowie von den qualitativen Bewusstseinsstörungen (Bewusstseinstrübung), Dämmerzustand und Stupor. Bei den quantitativen Bewusstseinsstörungen steht eine Störung der Vigilanz, also der Wachheit, im Vordergrund. Die Patienten sind, wenn mitunter auch nur kurzzeitig, erweckbar. Die Übergänge zum Delir sind oft fließend, da häufig eine Reorientierungsphase nach dem Erwecken auftritt, in der die Orientierung kurz gestört sein kann. Weitere Symptome wie Halluzinationen etc. fehlen im Allgemeinen.

Außer von einem Verwirrtheitszustand muss das Delir auch von anderen psychopathologisch definierten organischen psychischen Störungen abgegrenzt werden. Besonders schwierig kann die Differenzierung zu einer Demenz und einer beginnenden paranoid-halluzinatorischen Psychose sein. Anhaltspunkte für differenzialdiagnostische Überlegungen sind in der Tabelle 4.2.4 zusammengetragen (s. [88, 168]). Ein Delir kann eine Demenz verschleiern, da beide Syndrome durch z. T. identische Symptome definiert sind [38, 80]. Daher wird in der ICD-10 ein Delir bei Demenz von einem Delir ohne Demenz abgegrenzt. Die Symptomatik unterscheidet sich kaum [153]. Verglichen mit Dementen weisen delirante Patienten häufiger vegetative Symptome wie Tachykardie, Hyperthermie und erniedrigte Blutdruckwerte auf [119]. Außerdem ist ein Delir von einem amnestischen Syndrom abzugrenzen, da die Patienten auf Grund ihrer Gedächtnisstörung oft desorientiert wirken. Insbesondere wenn Konfabulationen auftreten, kann die Differenzialdiagnose Schwierigkeiten bereiten. Die Differenzierung einer akuten transitorischen globalen Amnesie (TGA) (→ Kap. 4.1.11) von einem Delir gelingt nur bei genauer Befunderhebung.

Bei älteren depressiven Patienten ist eine Abgrenzung von einem hypoaktiven Delir notwendig, da ansonsten ein Delir übersehen wird [39]. Die Abgrenzung eines Delirs von einem Dämmerzustand oder Oneiroid ist unscharf [129]. Dieser Terminus wird v. a. im Zusammenhang mit einer Temporallappenepilepsie benutzt. Meist folgt ein „Terminalschlaf" mit anschließend bestehender Amnesie. Bei dem Oneiroid tritt dagegen keine Amnesie auf. Die Verwendung des Terminus „Durchgangssyndrom" zur Kennzeichnung einer Bewusstseinstrübung z. B. nach einem akuten Ereignis (Unfall, Operation mit Narkose etc.) ist nicht korrekt, denn dieser Begriff sollte auf Fälle *ohne* Bewusstseinstrübung beschränkt bleiben [174].

■ **Differenzierung der zu Grunde liegenden Erkrankung.** Bei einem Delir sollte immer versucht werden die Ursache, d.h. die zu Grunde liegende Erkrankung, zu finden, da es sich hierbei um einen lebensbedrohlichen Zustand handelt. Leider gelingt es in etwa 20% der Fälle nicht einen Grund für das Delir zu ermitteln [89].

Tabelle 4.2.4. Differenzierung Delir – Wahnsyndrom – Demenz (leicht modifiziert nach Lipowski [89])

	Delir	Wahnsyndrom	Demenz
Beginn	**plötzlich**	häufig schleichend	schleichend
Bewusstsein	**getrübt**	klar	klar
Affektivität			
– Angst	häufig	häufig	meist keine
– depressive Stimmung	meist keine	meist keine	häufig
Aufmerksamkeit	deutlich reduziert	normal → reduziert	normal → reduziert
Auffassung	reduziert	normal	reduziert
Orientierung	**gestört, v. a. zeitlich**	normal	oft beeinträchtigt
Gedächtnis			
– Kurzzeitgedächtnis	**gestört**	normal	gestört
– Langzeitgedächtnis	**gestört**	normal	oft beeinträchtigt
Halluzinationen	häufig optisch u. akustisch	sehr häufig	meist keine
Wahn	häufig	obligat	meist kein
sonstige psychopathologische Symptome	Schlaf-Wach-Umkehr	ausgeprägtes Misstrauen	Schlaf-Wach-Umkehr
Psychomotorik	verringert/gesteigert (stark wechselnd)	normal	meist normal → verringert/gesteigert
Sprache	inkohärent	unauffällig	Wortfindungsstörungen → Aphasie
körperliche Symptome	**häufig: Tremor, Schwitzen, Tachykardie**	keine	meist keine → extrapyramidale Störungen

→ in späteren Krankheitsphasen bzw. bei schwerer Ausprägung

Differenzialdiagnostisch wichtige Hinweise aus Anamnese, neurologischer, internistischer und laborchemischer Untersuchung sind in Tabelle 4.2.5 zusammengestellt. Da eine Vielzahl von Medikamenten ein Delir induzieren kann, sollte die Medikamentenanamnese stets genau erhoben werden.

Mit Hilfe des neurologischen Befundes können differenzialdiagnostisch wichtige und auch lebensgefährliche Ursachen eines Delirs erkannt werden (z. B. Schädel-Hirn-Trauma, Herpes-simplex-Enzephalitis, Wernicke-Enzephalopathie). Es ist jedoch zu beachten, dass diese Erkrankungen auch ohne die charakteristischen neurologischen Befunde auftreten können; z. B. sind bei der Wernicke-Enzephalopathie nur in 40% Augenmuskelparesen nachweisbar [160]. Daraus folgt, dass das Fehlen neurologischer Symptome

Tabelle 4.2.5. Differenzialdiagnose von häufig einem Delir zu Grunde liegenden Erkrankungen (in Anlehnung an [171])

	Anamnese	Internistische/neurologische Befunde	Labor	Weitere Untersuchungen
Erkrankungen mit ZNS-Beteiligung				
Demenz	zusätzliche kognitive und Verhaltensstörungen			CT/MRT: Atrophie
Enzephalitis/Meningitis		Fieber, Meningismus evtl. neurol. Herdsymptome	Lumbalpunktion: **Zellzahl, IgG, IgM** Blutkultur	EEG: Allgemeinveränderungen, MRT
Epilepsie	Krampfanfälle			**EEG: Krampfpotenziale**
pontine Myelinolyse	Alkoholmissbrauch?	Dysarthrie, Schluckstörungen, Gangstörungen	Na$^+$, K$^+$, Ca^{++} und Cl$^-$ im Serum	**MRT: pontine Läsion**
Wernicke-Enzephalopathie	Alkoholanamnese	**Augenmuskelparesen, Ataxie, Polyneuropathie**	γ-GT, MCV, **Vitamin B1** u. B12	
vaskulärer Prozess	Diabetes, Hypertonus, Herzerkrankung	Neurol. Herdsymptome	zerebrovaskuläre Risikofaktoren: Diabetes mellitus, Hyperlipidämie	**CT/MRT: vaskuläre Läsionen**
Metabolische Störung				
Elektrolytstörung/Exsikkose			**Na$^+$, K$^+$, Ca^{++} und Cl$^-$ im Serum, Hämatokrit**	
Hypo-/Hyperglykämie	Diabetes mellitus		**Blutzucker**	
Hyperthyreose	Schilddrüsenerkrankung		**TSH**	
Hepatopathie	Lebererkrankung	„flapping tremor" Fieber	γ-**GT, GOT, GPT, Bilirubin,** NH$_3$	EEG: Allgemeinveränderungen
Infektionen/Sepsis			BSG, Leukozyten, **Urin-/Blutkultur** evtl. Lumbalpunktion	
Nephropathie	Nierenerkrankung		**Kreatinin**, Na$^+$, K$^+$, Ca^{++} und Cl$^-$ im Serum	EEG: Allgemeinveränderungen

Tabelle 4.2.5 (Fortsetzung).

	Anamnese	Internistische/ neurologische Befunde	Labor	Weitere Untersuchungen
Nach Trauma etc.				
Hitzschlag	**Anamnese**	trockene Haut	Na$^+$, K$^+$, Ca^{++} und Cl$^-$ im Serum	
Schädel-Hirn-Trauma	**Unfall**	neurol. Herdsymptome		**CT/MRT: Hirnschädigung**
Systemische Hypoxie z. B. Z. n. Herzstillstand	**Herzstillstand etc.**		pO$_2$	EKG
Verbrennungen	**Verbrennungsunfall**	Hautverbrennungen	Kreatinin, Na$^+$, K$^+$, Ca^{++} und Cl$^-$ im Serum	
Substanzinduziert				
Alkoholmissbrauch	**Alkoholanamnese**	Tremor, Schwitzen, erhöhter Puls, Hypertonus	γ-GT, MCV, CDT	
anticholinerge Drogen/ Medikamente	**Drogen-/ Medikamenten- einnahme**	weite Pupillen, warme, trockene Haut und Schleimhäute		
Benzodiazepinmissbrauch	**Benzodiazepin- einnahme**		Benzodiazepinnachweis im Urin	EEG: frontale Betawellen
dopaminerge Medikamente	**Medikamenten- einnahme**		Spiegel	

eine Wernicke-Enzephalopathie nicht ausschließt. Bei Ausfällen kaudaler Hirnnerven (z. B. Dysarthrie, Schluckstörungen) besteht der Verdacht auf eine pontine Myelinolyse, die oft mit einem deliranten Bild einhergeht [14, 70, 130]. Eine pontine Myelinolyse tritt gehäuft bei Alkoholkranken auf [51, 57]. Daher können neurologische Ausfälle zu der schwierigen Differenzialdiagnose Alkoholentzugsdelir – pontine Myelinolyse entscheidend beitragen.

Laborbefunde. Da einem Delir zerebrale Stoffwechselstörungen zu Grunde liegen, können Laboruntersuchungen, insbesondere bei Alkohol- oder/ und Substanzmittelmissbrauch differenzialdiagnostisch wegweisend sein (Tabelle 4.2.5). Wichtig ist die Kontrolle der Elektrolytwerte, insbesondere der Natrium-, Kalium- und Kalziumserumwerte [73] sowie der Serumglukosewerte.

Elektrophysiologische Verfahren. Infolge der das Delir bedingenden Stoffwechselentgleisung [37] finden sich meist unspezifische Allgemeinveränderungen im EEG (Verlangsamung des Grundrhythmus). Daher liefert das EEG nur wenige differenzialdiagnostisch verwertbare Hinweise (Tabelle 4.2.5). Relativ charakteristisch für einen Benzodiazepin- oder Barbituratmissbrauch ist der Nachweis von vermehrt auftretenden frontalen hochgespannten Betawellen (cave: bei stärkerer Intoxikation aber auch nur langsame Theta- und Deltawellen, bei schweren Vergiftungen mit Koma sogar Suppression bis zum Nullinien-EEG).

Da es sich bei dem Delir in der Regel um eine kurz dauernde Stoffwechselentgleisung handelt und in der Regel keine morphologischen Hirnveränderungen zu finden sind, können die bildgebenden Verfahren meist nur wenig zur Differenzialdiagnose des Delirs beitragen [58]. Sie dienen im Wesentlichen dem Ausschluss der Erkrankungen, die zum Delir führen können und mit morphologischen Veränderungen einhergehen (Tabelle 4.2.5). Entscheidend können bildgebende Verfahren, v. a. die MRT, beim Nachweis einer pontinen Myelinolyse sein [27, 104, 130] (→ Abb. 2.6). Eine pontine Myelinolyse tritt häufig bei Alkoholkranken, v. a. bei zu rascher Normalisierung einer Hyponatriämie auf und kann eine dem Delir ähnliche Symptomatik zeigen [70, 159].

4.2.10 Therapie

Eine spezifische Therapie für ein Delir gibt es nicht [6]. Zunächst ist, wenn möglich, die Ursache zu ermitteln. Anticholinerg wirksame Medikamente, die ein Delir verursachen oder verstärken können, sollten nicht gegeben bzw. möglichst sofort abgesetzt werden. Gleiches gilt für die anderen in Tabelle 4.2.3 genannten Medikamente.

- **Verhaltensregeln.** Die Umgebung ist so zu gestalten, dass der delirante Patient viele Orientierungshilfen (z. B. große Uhr, Fenster) hat. Große Veränderungen der Umgebung sind zu vermeiden. Es sollten immer die gleichen Bezugs- und Pflegepersonen zugegen sein, um dem Patienten eine Reorientierung zu erleichtern. Orientierende Fragen (z. B. „Wo bin ich?") sollten geduldig auch bei ständiger Wiederholung beantwortet werden. Außerdem sollte versucht werden, verbal beruhigend auf den Patienten einzuwirken, v. a. sollten plötzliche und laute Geräusche vermieden werden.

- **Medikamentöse Therapie.** Grundsätzlich empfiehlt sich bei jedem ätiologisch nicht geklärten Delir, um nicht eine blande verlaufende Wernicke-Enzephalopathie zu übersehen bzw. unbehandelt zu lassen, die Gabe von Vitamin B1 (100 mg/d i. m.). Außerdem ist immer ein Ausgleich evtl. bestehender Elektrolytstörungen vorzunehmen. Cave: Bei Hyponatriämie kann eine zu schnelle Normalisierung eine pontine Myelinolyse induzieren [14, 51, 57, 70]; daher Na^+-Serumkonzentration um max. 10 mmol/l pro Tag anheben.

Bei ungeklärter Ursache ist eine Behandlung mit einem stark antipsychotisch, aber nicht anticholinerg oder kardial bzw. pulmonal wirkenden Medikament sinnvoll. Dem geforderten Profil kommt Haloperidol am nächsten. Dieses hat sich in der Behandlung deliranter Zustände gut bewährt [175].

Haloperidol (z. B. Haldol®) 10 bis max. 40 mg/d oral oder i. v. Cave: ältere Patienten (>65 J.) 2 bis max. 20 mg/d oral (einschleichen! häufiger paradoxe Wirkung und extrapyramidale Nebenwirkungen).

Ob neuere, sog. „atypische" Neuroleptika wie Olanzapin oder Risperidon ebenfalls zur Behandlung eines Delirs geeignet sind, ist bisher kaum untersucht worden [121, 139, 140]. In einigen Fällen sind unter der Behandlung mit Risperidon delirante Zustände beschrieben worden [31, 147]. Besonders häufig treten Delirien bei der Behandlung mit Clozapin auf [46, 54].

Ist ein sedierender Effekt (bei einem hyperaktiven Delir) gewünscht, kann nach Ausschluss einer pulmonalen bzw. kardialen Erkrankung (mit verringertem zerebralen Sauerstoffangebot) Clomethiazol (Saft oder Kapseln) gegeben werden. Clomethiazol wird v. a. zur Behandlung des Alkoholentzugsdelirs empfohlen.

Clomethiazol (Distraneurin-Mixtur®) 4 bis max. 8-mal 20 ml/d oral, ältere Patienten (>65 J.) 4-mal 10 ml/d oral. Cave: Atemdepression, erhöhte Bronchialsekretproduktion.

Alternative (v. a. bei älteren Patienten): Pipamperon (Dipiperon®-Saft) 3-mal 10 ml/d oral (= 3-mal 40 mg) (einschleichen! max. 360 mg/d);

Melperon (Eunerpan®-Liquidum) 3-mal 5 ml/d oral (= 3-mal 25 mg) (einschleichen! max. 300 mg/d), (Eunerpan®) 3-mal 1 Amp./d i. m. (= 3-mal 50 mg). Cave: antipsychotische Wirkung wesentlich geringer als bei Haloperidol, vorwiegend sedierende Wirkung.

Als weitere Alternative gelten auch Benzodiazepine, insbesondere Alprazolam (Tafil®) [24].

Zur Behandlung des Alkoholentzugsdelirs wurden etwa 100 verschiedene Medikamente, v. a. Clomethiazole (s. o.) und Diazepam empfohlen (s. [100, 169]) Vergleichsstudien fehlen bisher aber weitgehend (s. [8]).

Bei einem anticholinerg induzierten Delir wird von verschiedenen Autoren [13, 21, 35, 60, 118] als geeignetes Antidot Physostigmin genannt. Allerdings können ernst zu nehmende Nebenwirkungen wie bradykarde Herzrhythmusstörungen, Asthma bronchiale, zerebrale Krampfanfälle, Schwitzen und Hypersalivation auftreten. Daher ist diese Therapie nur in schwerwiegenden Fällen zu empfehlen, in denen ein Absetzen der anticholinergen Droge/Medikamente nicht ausreicht:

Physostigmin (Anticholium®) initial 2 mg langsam i. v. (5 min), dann bis max. 12 mg/d als i. v.-Infusion. Cave: Herzrhythmusstörungen (Monitoring!).

Bei medikamenten- bzw. drogeninduzierten Delirien wird die i. v. Gabe von Clonazepam empfohlen [156].

Ein durch L-DOPA induziertes Delir kann mit L-Tryptophan behandelt werden [15]. Cave: als Nebenwirkung eosinophiles Myalgiesyndrom möglich.

4.2.11 Komplikationen

Auf Grund der Bewusstseinsstörung und der Desorientiertheit kommt es bei deliranten Patienten gehäuft zu Stürzen mit teilweise schwerwiegenden Verletzungen. Darüber hinaus ist mit Fehleinschätzungen der Situation und in deren Folge mit grobem Fehlverhalten, z. B. Springen vom Balkon in dem Glauben fliegen zu können, sowie aggressivem Verhalten zu rechnen. Die metabolischen Entgleisungen, die einem Delir häufig zu Grunde liegen, können irreversibel sein und zum Tode führen. Oft treten auch v. a. beim hyperaktiven Delir Tachyarrhythmien auf, die zusammen mit einem Elektrolytmangel zu einem plötzlichen Herdtod führen können.

4.2.12 Abschließende Betrachtungen

Das Delir ist die klassische Form einer organischen psychischen Störung. Es handelt sich dabei um eine globale Funktionsstörung des Gehirns auf dem Boden einer metabolischen Störung. Daher können alle Hirnfunktionen betroffen sein.

4.2.13 Literatur

1. Ackenheil M, Athen D, Beckmann H (1978) Pathophysiology of delirious states. J Neural Trans, Suppl 14:167–175
2. Albert MS, Levkoff SE, Reilly C, Liptzin B, Pilgrim D, Cleary PD, Evans D, Rowe W (1992) The delirium symptom interview: an interview for the detection of delirium in hospitalized patients. J Geriatr Psychiatr Neurol 5:14–21

3. American Psychiatric Association (1980) Diagnostic and statistical manual of mental disorders. Third edition (DSM III). American Psychiatric Press, Washington DC, S 103-123
4. American Psychiatric Association (1987) Diagnostic and statistical manual of mental disorders. Third edition, revised (DSM III-R). American Psychiatric Press, Washington DC, S 94-137
5. American Psychiatric Association (1994) Diagnostic and statistical manual of mental disorders. Fourth edition (DSM-IV). American Psychiatric Press, Washington DC
6. American Psychiatric Association (1999) Practice guideline for the treatment of patients with delirium. Am J Psychiatry 156, Suppl 1-20
7. Anthony JC, LeResche L, Niaz U, von Körff MR, Folstein MF (1982) Limits of the "Mini-Mental-State" as a screening test for dementia and delirium among hospital patients. Psychol Med 12:397-408
8. Anton RF, Becker HC (1995) Pharmacotherapy and pathophysiology of alcohol withdrawal. In: Kranzler HR (eds) The pharmacology of alcohol abuse. Springer, Berlin, S 315-368
9. Athen D, Beckmann H, Ackenheil M, Markianos E (1977) Biochemical investigations into the alcoholic delirium: alterations of biogenic amines. Arch Psychiat Nervenkr 224:129-140
10. Ballenger JC, Post RM (1978) Kindling as a model for alcohol withdrawal syndromes. Br J Psychiatry 133:1-14
11. Banger M, Philipp M, Herth T, Hebenstreit M, Aldenhoff J (1992) Development of a rating scale for quantitative measurement of the alcohol withdrawal syndrome. Eur Arch Psychiatry Clin Neurosci 241:241-246
12. Basavaraju N, Phillips SL (1989) Cortisol deficient state. A cause of reversible cognitive impairment and delirium in the elderly. J Am Geriatr Soc 37:49-51
13. Beaver KM, Gavin TJ (1998) Treatment of acute anticholinergic poisoning with physostigmine. Am J Emerg Med 16:505-507
14. Berlit P (1986) Die zentrale pontine Myelinolyse. Nervenarzt 57:624-633
15. Birkmayer W (1978) Toxic delirium after L-Dopa medication. J Neural Transm, Suppl 14:163-166
16. Bohner H, Schneider F, Stierstorfer A, Weiss U, Gabriel A, Friedrichs R, Miller C, Grabitz K, Müller EE, Sandmann W (2000) Durchgangssyndrome nach gefässchirurgischen Operationen. Zwischenergebnisse einer prospektiven Untersuchung. Chirurg 71:215-221
17. Bonhoeffer K (1908) Zur Frage der Klassifikation der symptomatischen Psychosen. Berl Klein Wochenschr 45:2257-2260
18. Bonhoeffer K (1910) Die symptomatischen Psychosen im Gefolge von akuten Infektionen und inneren Erkrankungen. In: Aschaffenburg G (eds) Handbuch der Psychiatrie, Band III. Deuticke, Leipzig
19. Bonhoeffer K (1917) Die exogenen Reaktionstypen. Arch Psychiatr Nervenkr 58:58-70
20. Brauer C, Morrison RS, Silberzweig SB, Siu AL (2000) The cause of delirium in patients with hip fracture. Arch Intern Med 160:1856-1860
21. Burns MJ, Linden CH, Graudins A, Brown RM, Fletcher KE (2000) A comparison of physostigmine and benzodiazepines for the treatment of anticholinergic poisoning. Ann Emerg Med 35:374-381
22. Camus V, Burtin B, Simeone I, Schwed P, Gonthier R, Dubos G (2000) Factor analysis supports the evidence of existing hyperactive and hypoactive subtypes of delirium. Int J Geriatr Psychiatry 15:313-316

23. Camus V, Gonthier R, Dubos G, Schwed P, Simeone I (2000) Etiologic and outcome profiles in hypoactive and hyperactive subtypes of delirium. J Geriatr Psychiatry Neurol 13:38-42
24. Christensen DB, Benfield WR (1998) Alprazolam as an alternative to low-dose haloperidol in older, cognitively impaired nursing facility patients. J Am Geriat Soc 46:620-625
25. Conrad K (1960) Die symptomatischen Psychosen. In: Gruhle H, Jung WR, Mayer-Gross W, Müller M (Hrsg) Psychiatrie der Gegenwart, Band II. Springer, Berlin, S 369-436
26. Dai YT, Lou MF, Yip PK, Huang GS (2000) Risk factors and incidence of postoperative delirium in elderly chinese patients. Gerontology 46:28-35
27. Dieterle L, Büchler G, Pfitzer F (1992) Zentrale pontine Myelinose. Dtsch med Wschr 117:332-336
28. Dilling H, Mombour W, Schmidt MH (1994) Klassifikation psychischer Krankheiten. Forschungskriterien Kapitel V (F) der ICD-10. Huber, Bern
29. Dilling H, Mombour W, Schmidt MH (2000) Klassifikation psychischer Krankheiten. Klinisch-diagnostische Leitlinien nach Kapitel V (F) der ICD-10, 3. Aufl. Huber, Bern
30. Djernes JK, Gulmann NC, Abelskov KE, Juul-Nielsen S, Sorensen L (1998) Psychopathologic and functional outcome in the treatment of elderly inpatients with depressive disorders, dementia, delirium and psychoses. Int Psychogeriatrics 10:71-83
31. Doig A, Sembhi S, Livingston G (2000) Acute confusional states during treatment with risperidone. Int J Geriatr Psychiatry 15:524-525
32. Dolan MM, Hawkes WG, Zimmerman SI, Morrison RS, Gruber-Baldini AL, Hebel JR, Magaziner J (2000) Delirium on hospital admission in aged hip fracture patients: prediction of mortality and 2-year functional outcomes. J Gerontol A Biol Sci Med Sci 55:M527-534
33. Dunlap HF, Moersch FP (1934) Psychic manifestations associated with hyperthyroidism. Am J Psychiatry 91:1215-1238
34. Duppils GS, Wikblad K (2000) Acute confusional states in patients undergoing hip surgery. A prospective observation study. Gerontology 46:36-43
35. Duvoisin RC, Katz R (1968) Reversal of central anticholinergic syndrome in man by physiostigmine. JAMA 206:1965-1968
36. Elie M, Cole MG, Primeau FJ, Bellavance F (1998) Delirium risk factors in elderly hospitalized patients. J Gen Intern Med 13:204-212
37. Engel GL, Romano J (1959) Delirium, a syndrome of cerebral insufficiency. J Chron Dis 4:260-277
38. Erkinjuntti T, Wikström J, Palo J, Autio L (1986) Dementia among medical inpatients. Evaluation of 2000 consecutive cases. Arch Int Med 146:1923-1926
39. Farrell KR, Ganzini L (1995) Misdiagnosing delirium as depression in medically ill elderly patients. Arch Intern Med 155:2459-2464
40. Feuerlein W (1967) Klinisch-statistische Untersuchungen über die Entstehungsbedingungen und die Prognose des Alkoholdelirs. Nervenarzt 38:492-500
41. Flacker JM, Lipshitz LA (1999) Serum anticholinergic activity changes with acute illness in elderly medical patients. J Gerontol A 54:M12-16
42. Flacker JM, Lipshitz LA (1999) Neural mechanisms of delirium: current hypotheses and evolving concepts. J Gerontol A Biol Sci Med Sci 54:B239-246
43. Flacker JM, Lipshitz LA (2000) Large neutral amino acid changes and delirium in febrile elderly medical patients. Gerontol A Biol Sci Med Sci 55:B249-252
44. Folstein M, Folstein S, McHugh PR (1975) Mini-mental state: a practical guide for grading the cognitive state of patients for a clinician. J Psychiatric Res 12:189-192

45. Francis J, Martin D, Kapoor WN (1990) A prospective study of delirium in hospitalized elderly. JAMA 263:1097–1101
46. Gaertner HJ, Fischer E, Hoss J (1989) Side-effects of clozapine. Psychopharmacology 99 (Suppl):S97–100
47. George J, Bleasdale S, Singleton SJ (1997) Causes and prognosis of delirium in elderly patients admitted to a district general hospital. Age Ageing 26:423–427
48. Gibson GA, Duffy TE (1981) Impaired synthesis of acetylcholine by mild hypoxia and nitrous oxide. J Neurochem 36:28–37
49. Gillin JC, Sitaram N (1984) Rapid eye movement (REM) sleep: cholinergic mechanisms. Psychol Med 14:501–506
50. Glue P, Nutt D (1990) Overexcitement and dishibition. Dynamic neurotransmitter interactions in alcohol withdrawal. Br J Psychiatry 157:491–499
51. Gocht A, Colmant HJ (1987) Central pontine and extrapontine myelinolysis: a report of 58 cases. Clin Neuropathol 6:262–270
52. Golinger RC, Peet T, Tune LE (1987) Association of elevated plasma anticholinergic activity with delirium in surgical patients. Am J Psychiatry 144:1218–1220
53. Greenberg R, Pearlman C (1967) Delirium tremens and dreaming. Am J Psychiatry 124:133–142
54. Grohmann R, Rüther E, Schmidt LG (1989) Unerwünschte Wirkungen von Psychopharmaka – Ergebnisse aus dem multizentrischen Zehnjahresprojekt AMÜP. Springer, Berlin
55. Gross MM, Lewis E, Naggarajan M (1973) An improved quantitative system for assessing the acute alcoholic psychoses and related states (TSA and SSA). Adv Exp Med Biol 35:365–375
56. Gross MM, Hastey JM (1976) Sleep disturbances in alcoholism. In: Tarter RE, Sugerman AA (eds) Alcoholism. Addison-Wesley, London
57. Haan J, Deppe A (1986) Zentrale pontine Myelinolyse bei Alkoholismus. Nervenarzt 57:609–612
58. Haensch CA, Jörg J, Baltzer F (2000) Diagnostischer und prognostischer Wert neurologischer Zusatzdiagnostik beim Alkoholdelir. Nervenarzt 71:822–828
59. Hawley RJ, Nemeroff CB, Bissette G, Guidotti A, Rawlings R, Linnoila M (1994) Neurochemical correlates of sympathetic activation during severe alcohol withdrawal. Alcohol Clin Exp Res 18:1312–1316
60. Heiser JF, Gillin JC (1971) The reversal of anticholinergic drug-induced delirium and coma with physiostigmine. Am J Psychiatry 127:1050–1054
61. Hewer W, Förstl H (1994) Verwirrtheitszustände im höheren Lebensalter – eine aktuelle Literaturübersicht. Psychiat Prax 21:131–138
62. Holzbach E, Haubritz I (1981) Faktorenanalytische Untersuchung der Symptomatologie des Delirium tremens. Suchtgefahren 27:33–40
63. Horenstein S, Chamberlain W, Conomy J (1967) Infarctions of the fusiform and calcarine regions with agitated delirium and hemianopia. Trans Am Neurol Assoc 92:85–89
64. Inouye SK (1996) Precipitating factors for delirium in hospitalized elderly persons. Predictive model and interrelationship with baseline vulnerability. JAMA 275:852–857
65. Inouye SK, van Dyck CH, Alessi CA, Balkin S, Segal AP, Horwitz RI (1990) Clarifying confusion: the confusion assessment method. Ann Intern Med 113:941–948
66. Inouye SK, Viscoli CM, Horwitz RI, Hurst LD, Tinetti ME (1993) A predictive model for delirium in hospitalized elderly medical patients based on admission characteristics. Ann Intern Med 119:474–481
67. Itil T, Fink T (1966) Anticholinergic drug-induced delirium: experimental modification, quantitative EEG and behavioral correlations. J Nerv Ment Dis 143:492–507

68. Jackson SW (1969) Galen – on mental disorders. J Hist Behav Sci 5:365–384
69. Jacobson SA, Leuchtner AF, Walter DO (1993) Conventional and quantitative EEG in the diagnosis of delirium among the elderly. J Neurol, Neurosurg, Psychiatry 56:153–158
70. Jakob H, Spalke G (1971) Klinik und Neuropathologie zentralnervöser Komplikationen nach akuten Elektrolyt- und Wasserhaushaltsstörungen unter besonderer Berücksichtigung der zentralen pontinen Myelinolyse. Fortschr Neurol Psychiat 19:169–191
71. John U, Veltrup C, Schnofl A, Wetterling T, Kanitz R-D, Dilling H (1991) Gedächtnisdefizite Alkoholabhängiger in den ersten Wochen der Abstinenz. Z Klin Psychol Psychopathol Psychother 39:348–356
72. Johnson JC, Gottlieb GL, Sullivan E, Wanich C, Kinosian B, Forciea MA, Sims R, Hogue C (1990) Using DSM III-R criteria to diagnose delirium in elderly general medical patients. J Gerontol 45:M113–M119
73. Jost A, Hermle L, Spitzer M, Oepen G (1992) Zur klinischen und laborchemischen Differenzierung des Alkoholentzugssyndroms („Prädelir") und des Alkoholdelirs. Psychiat Prax 19:16–22
74. Kaumeier S (1984) Anticholinerge Krise. Münch med Wschr 126:77–78
75. Kotorii T, Nakazawa Y, Yokoyama T, Kurauchi H, Sakurada H, Ohkawa T, Nonaka K, Hasuzawa H, Dainoson K, Inanaga K (1980) The sleep pattern of chronic alcoholics during the alcohol withdrawal period. Folia Psychiatr Neurol Jpn 34:89–95
76. Koizumi J, Shirashi H, Ofuku K, Suzuki T (1988) Duration of delirium shortened by correction of electrolyte imbalance. Jpn J Psychiatr Neurol 42:81–88
77. Koponen HJ (1999) Neurochemistry and delirium. Dement Geriatr Cogn 10:339–341
78. Koponen HJ, Partanen J, Paakonen A, Mattila E, Riekkinen PF (1989) EEG spectral analysis in delirium. J Neurol Neurosurg Psychiatry 52:980–985
79. Koponen HJ, Stenbäck U, Mattila E, Reinikainen K, Soininen H, Riekkinen PJ (1989) CSF beta-endorphin-like immunoreactivity in delirium. Biol Psychiat 25:938–944
80. Koponen HJ, Stenbäck U, Mattila E, Soininen H, Reinikainen K, Riekkinen PJ (1989) Delirium among elderly persons admitted to a psychiatric hospital: clinical course during the acute stage and one-year follow-up. Acta Psychiatr Scand 79:579–585
81. Koponen HJ, Riekkinen PJ (1993) A prospective study of delirium in elderly patients admitted to a psychiatric hospital. Psychol Med 23:103–109
82. Lawlor PG, Gagnon B, Mancini IL, Pereira JL, Hanson J, Suarez-Almazor ME, Bruera ED (2000) Occurrence, causes, and outcome of delirium in patients with advanced cancer: a prospective study. Arch Intern Med 160:786–794
83. Lester BK, Rundell OH, Cowden LC, Williams HL (1973) Chronic alcoholism, alcohol and sleep. Adv Exp Med Biol 35:261–279
84. Levkoff SE, Safran C, Cleary PD, Gallop J, Phillips RS (1988) Identification of factors associated with the diagnosis of delirium in elderly hospitalized patients. J Am Geriatr Soc 36:1099–1104
85. Levkoff SE, Cleary P, Liptzin B, Evans D (1991) Epidemiology of delirium: an overview of research issues and findings. Int Psychogeriat 3:149–167
86. Levkoff SE, Liptzin B, Cleary P, Reilly CH, Evans D (1991) Review of research instruments and techniques used to detect delirium. Int Psychogeriat 3:253–271
87. Linnoila M, Mefford I, Nutt D, Adinoff B (1987) Alcohol withdrawal and noradrenergic function. Ann Int Med. 107:875–889
88. Lipowski ZJ (1989) Delirium in the elderly patient. N Engl J Med 320:578–582
89. Lipowski ZJ (1990) Delirium: acute confusional states. Oxford University Press, Oxford

90. Liptzin B, Levkoff SE, Cleary PD, Pilgrim DM, Reilly CH, Albert M, Wetle TT (1991) An empirical study of diagnostic criteria for delirium. Am J Psychiatry 148:454–457
91. Liptzin B, Levkoff SE (1992) An empirical study of delirium subtypes. Br J Psychiatry 161:843–845
92. Löhrer F, Kaiser R (1999) Biogene Suchtmittel. Neue Konsumgewohnheiten bei jungen Abhängigen? Nervenarzt 70:1029–1033
93. Mach JR Jr, Dyksen MW, Kuskowski M, Richelson E, Holden L, Jilk KM (1995) Serum anticholinergic activity in hospitalized older persons with delirium: preliminary study. J Am Geriatr Soc 43:491–495
94. Manos PJ, Wu R (1997) The duration of delirium in medical and postoperative patients referred for psychiatric consultation. Ann Clin Psychiatry 9:219–226
95. Marcantonio ER, Juarez G, Goldman L, Mangione CM, Ludwig LE, Lind L, Katz N, Cook EF, Orav EJ, Lee TH (1994) The relationship of postoperative delirium with psychoactive medications. JAMA 272:1518–1522
96. Marcantonio ER, Goldman L, Mangione CM, Ludwig LE, Muraca B, Haslauer CM, Donaldson MC, Whitemore AD, Sugarbaker DJ, Poss R, Haas S, Cook EF, Orav J, Lee TH (1994) A clinical prediction rule for delirium after elective noncardiac surgery. JAMA 271:134–139
97. Marcantonio ER, Flacker JM, Michaels M, Resnick NM (2000) Delirium is independently associated with poor functional recovery after hip fracture. J Am Geriatr Soc 48:618–624
98. Martin NJ, Stones MJ, Young JE, Bedard M (2000) Development of delirium: a prospective cohort study in a community hospital. Int Psychogeriatr 12:117–127
99. Maxion H, Schneider E (1971) Alkoholdelir und Traumschlaf. Ergebnisse einer polysomnographischen Nachtschlaf-EEG-Untersuchung bei Patienten nach Alkoholdelir. Arch Psychiatr Nervenkr 214:116–126
100. Mayo-Smith MF (1997) Pharmacological management of alcohol withdrawal. A meta-analysis and evidence-based practice guideline. American Society of Addiction Medicine Working Group on Pharmacological Management of Alcohol Withdrawal. JAMA 278:144–151
101. McIntosh TK, Bush HL, Yeston NS, Grasberger R, Palter M, Aun F, Egdahl RH (1985) Beta-Endorphin, cortisol and postoperative delirium: a preliminary report. Psychoendocrinol 10:303–313
102. Meagher DJ, O'Hanlon D, O'Mahony E, Casey PR, Trzepacz PT (2000) Relationship between symptoms and motoric subtype of delirium. J Neuropsychiatry Clin Neurosci 12:51–56
103. Medina JL, Rubino FA, Ross E (1974) Agitated delirium caused by infarctions of the hippocampal formation and fusiform and lingual gyri. Neurology 24:1181–1183
104. Menger H, Machowski J, Jörg J, Cramer BM (1998) Pontine und extrapontine Myelinolysen. Frühdiagnostischer und prognostischer Wert von cerebralem CT und MRT. Nervenarzt 69:1083–1090
105. Meyer JG (1974) Säure-Basen-Veränderungen im Liquor cerebrospinalis während des alkoholischen Prädelirs. Nervenarzt 47:623–627
106. Mussi C, Ferrari R, Ascari S, Salvioldi G (1999) Importance of serum anticholinergic activity in the assessment of elderly patients with delirium. J Geriatr Psychiatry Neurol 12:82–86
107. Murray AM, Levkoff SE, Wetle TT, Beckett L, Cleary PD, Schor JD, Lipshitz LA, Rowe JW, Evans DA (1993) Acute delirium and functional decline in the hospitalized elderly patient. J Gerontol 48:M181–M186
108. Naughton BJ, Moran M, Ghaly Y, Michalakes C (1997) Computed tomography scanning and delirium in elder patients. Acad Emerg Med 4:1107–1110

109. Neumärker K-J (1989) Karl Bonhoeffer und die Stellung der symptomatischen Psychosen – Organischen Psychosen – in Klinik und Forschung. Nervenarzt 60: 593–602
110. Neundörfer B (1990) Das EEG bei Medikamenteneinnahme und Intoxikation. In: Neundörfer B: EEG-Fibel. Fischer, Stuttgart, S 194–207
111. Österreich K (1989) Verwirrtheitszustände. In: Kisker KP, Lauter H, Meyer J-E, Müller C, Strömgren E (Hrsg) Psychiatrie der Gegenwart 6, 3. Aufl. Organische Psychosen. Springer, Heidelberg, S 201–225
112. O'Keeffe ST, Lavan JN (1999) Clinical significance of delirium subtypes in older people. Age Ageing 28:115–119
113. Okita Y, Takamoto S, Ando M, Morota T, Matsukawa R, Kawashima Y (1998) Mortality and cerebral outcome in patients who underwent aortic arch operations using deep hypothermic circulatory arrest with retrograde cerebral perfusion: no relation of early death, stroke, and delirium to the duration of circulatory arrest. J Thor Cardiovas Surg 115:129–138
114. Olsson T (1999) Activity in the hypothalamic-pituitary-adrenal axis and delirium. Dement Geriatr Cogn Disord 10:345–349
115. Palsson A (1986) The efficacy of early chlormethiazole medication in the prevention of delirium tremens. A retrospective study of the outcome of different drug treatment strategies at the Halsingborg psychiatric clinics. Acta Psychiat Scand 73, Suppl 329:140–145
116. Peters UH (1994) Wörterbuch der Psychiatrie, 3. Aufl. Urban & Schwarzenberg, München
117. Pro JD, Wells CE (1977) The use of the electroencephalogram in the diagnosis of delirium. Dis Nerv Syst 38:804–808
118. Puchstein C, van Aken H, Schneider U (1982) Intoxikationen durch anticholinerg wirkende Arzneimittel mit Physostigmin behandeln. Klinikarzt 11:1022–1026
119. Rabins PV, Folstein MF (1982) Delirium and dementia: diagnostic criteria and fatality rates. Br J Psychiatry 140:149–153
120. Rahkonen T, Luukkainen-Markkula R, Paanila S, Sivenius J, Sulkava R (2000) Delirium episode as a sign of undetected dementia among community dwelling elderly subjects: a 2 year follow up study. J Neurol Neurosurg Psychiatry 69:519–521
121. Ravona-Springer R, Dolberg OT, Hirschmann S, Grunhaus L (1998) Delirium in elderly patients treated with risperidone: a report of three cases. J Clin Psychopharmacol 18:171–172
122. Robertsson B, Blennow K, Gottfries CG, Wallin A (1998) Delirium in dementia. Int J Geriatric Psychiatry 13:49–56
123. Rockwood K, Cosway S, Carver D, Jarrett P, Stadnyk K, Fisk J (1999) The risk of dementia and death after delirium. Age Ageing 28:551–556
124. Rogers MP (1985) Rheumatoid arthritis: psychiatric aspects and use of psychotropics. Psychosomatics 26:769–778
125. Rolfson DB, McElhaney JE, Jhangri GS, Rockwood K (1999) Validity of the confusion assessment method in detecting postoperative delirium in the elderly. Int Psychogeriatr 11:431–438
126. Romano J, Engel GL (1944) Delirium, I: Electroencephalographic data. Arch Neurol Psychiatry 51:356–377
127. Rommelspacher H, Schmidt LG, Helmchen H (1991) Pathobiochemie und Pharmakotherapie des Alkoholentzugssyndroms. Nervenarzt 62:649–657
128. Saß H, Wittchen H-U, Zaudig M (Hrsg) (2000) Diagnostisches und Statistisches Manual Psychischer Störung DSM-IV, 3. Aufl. Hogrefe, Göttingen

129. Scharfetter C (1996) Bewußtsein. In: Scharfetter, C.: Allgemeine Psychopathologie, 4. Aufl. Thieme, Stuttgart, S 47–71
130. Schejbal P (1987) Zentrale pontine Myelinolyse: Klinische Verlaufsbeobachtungen, computer- und kernspintomographische Befunde. Akt Neurol 14:149–152
131. Schmidt LG (1986) Das anticholinerge Delir und abortive Vorformen. Münch med Wschr 128:522–523
132. Schmidt PK, Irsigler K, Mildschuh W, Pointer H, Kryspin-Exner K (1971) Störungen des extra- und intrazellulären Wasser- und Elektrolythaushaltes im Delirium tremens. Dtsch med Wschr 96:332–336
133. Schnaberth G, Gell G, Jaklitsch H (1972) Entgleisung des Säure-Basen-Gleichgewichts im Liquor cerebrospinalis beim Delirium tremens. Arch Psychiatr Nervenkr 215:417–428
134. Schor JD, Levkoff SE, Lipshitz LA, Reilly CH, Cleary PD, Rowe JW, Evans DA (1992) Risk factors for delirium in hospitalized elderly. JAMA 267:827–831
135. Selbach H (1978) Das Kippschwingungsprinzip. In: Sturm A, Birkmayer W (Hrsg) Klinische Pathologie des Vegetativen Nervensystems. Fischer, Stuttgart, S 299
136. Sellers EM, Sullivan JT, Somer G, Sykora K (1991) Characterization of DSM III-R criteria for complicated alcohol withdrawal provides an empirical basis for DSM IV. Arch Gen Psychiatry 48:442–447
137. Seymour DG, Henschke PJ, Cape RDT (1980) Acute confusional states and dementia in the elderly: the role of dehydration/ volume depletion, physical illness and age. Age Aging 9:137–146
138. Shaw JM, Kolesar GS, Sellers EM, Kaplan HL, Sandor P (1981) Development of optimal treatment tactics for alcohol withdrawal. Assessment and effectiveness of supportive care. J Clin Psychopharmacol 1:382–388
139. Sipahimalani A, Masand PS (1997) Use of risperidone in delirium: case reports. Ann Clin Psychiatry 9:105–107
140. Sipahimalani A, Masand PS (1998) Olanzapine in the treatment of delirium. Psychosomatics 39:422–430
141. Sirois F (1988) Delirium: 100 cases. Can J Psychiatry 33:375–378
142. Smith LW, Dimsdale JE (1989) Postcardiotomy delirium: conclusions after 25 years? Am J Psychiatry 146:452–458
143. Sokoloff L (1981) Circulation and energy metabolism of the brain. In: Siegel GJ, Albers RW, Agranoff BW, Katzman R (eds) Basic Neurochemistry, 3rd edn. Little Brown Comp, Boston, S 471–495
144. Spittler JF (1992) Der Bewußtseinsbegriff aus neuropsychiatrischer und in interdisziplinärer Sicht. Fortschr Neurol Psychiat 60:54–65
145. Sullivan JT, Sykora K, Schneidermann J, Naranjo CA, Sellers EM (1989) Assessment of alcohol withdrawal: the revised Clinical Institute Withdrawal Assessment for alcohol scale (CIWA-Ar). Br J Addiction 84:1353–1357
146. Sutton T (1813) Tracts on delirium tremens, on peritonitis and on the gout. Thomas Underwood, London, S 1–77
147. Tavcar R, Dernovsek MZ (1998) Risperidone-induced delirium. Can J Psychiatry 43:194
148. Taylor D, Lewis S (1993) Delirium. J Neurol, Neurosurg, Psychiatry 56:742–751
149. Thomas RI, Cameron DJ, Fahs MC (1988) A prospective study of delirium and prolonged hospital stay. Arch Gen Psychiatry 45:937–940
150. Tönnesen E (1982) Delirium tremens and hypokaliaemia. Lancet ii:97
151. Trzepacz PT, Teague GB, Lipowski ZJ (1985) Delirium and other organic mental disorders in a general hospital. Gen Hosp Psychiat 7:101–107
152. Trzepacz PT, Baker RW, Greenhouse J (1988) A symptom rating scale for delirium. Psychiat Res 23:89–97

153. Trzepacz PT, Mulsant BH, Amanda Dew M, Pasternak R, Sweet RA, Zubenko GS (1998) Is delirium different when it occurs in dementia? A study using the delirium rating scale. J Neuropsychiatry Clin Neurosci 10:199–204
154. Tuma R, DeAngelis LM (2000) Altered mental status in patients with cancer. Arch Neurol 57:1727–1731
155. Uldall KK, Harris VL, Lalonde B (2000) Outcomes associated with delirium in acutely hospitalized acquired immune deficiency syndrome patients. Compr Psychiatry 41:88–91
156. Van Sweden B, Mellerio F (1989) Toxic ictal delirium. Biol Psychiatry 25:449–458
157. Van der Mast RC, Fekkes D (2000) Serotonin and amino acids: partners in delirium pathophysiology? Semin Clin Neuropsychiatry 5:125–131
158. Van der Mast RC, van den Broek WW, Fekkes D, Pepplinkhuizen L, Habbema JD (2000) Is delirium after cardiac surgery related to plasma amino acids and physical condition? J Neuropsychiatry Clin Neurosci 12:57–63
159. Vermetten E, Rutten SJ, Boon PJ, Hofman PA, Leentjens AF (1999) Neuropsychiatric and neuropsychologic manifestations of central pontine myelinolysis. Gen Hosp Psychiatry 21:296–302
160. Victor M, Adams RD, Collins GH (1989) The Wernicke-Korsakoff-Syndrome, 2nd edn. Davis, Philadelphia
161. Von Keyserlingk H (1978) Zur Epidemiologie des Delirium tremens im Bezirk Schwerin. Psychiat Neurol Med Psychol 30:483–490
162. Wadstein J, Skude G (1978) Does hypokaliaemia precede delirium tremens? Lancet ii:549
163. Webster R, Holroyd S (2000) Prevalence of psychotic symptoms in delirium. Psychosomatics 41:519–522
164. Wernicke C (1891) Lehrbuch der Gehirnkrankheiten für Ärzte und Studierende, 2. Aufl. T. Fischer, Kassel, S 229–242
165. Wetterling T (1987) Hyponatriämie – unterschätzte Komplikation bei psychiatrischen Patienten. Nervenarzt 58:625–631
166. Wetterling T (1994) Delir – Stand der Forschung. Fortschr Neurol Psychiat 62: 280–289
167. Wetterling T (1997) Delir bei älteren Patienten. In: Förstl H (Hrsg) Lehrbuch der Gerontopsychiatrie. Enke, Stuttgart, S 356–365
168. Wetterling T (1998) Differentialdiagnose von Amnesie, Delir und Demenz. In: Schütz RM (Hrsg) Praktische Geriatrie 18. Graphische Werkstätten, Lübeck, S 56–64
169. Wetterling T (2000) Alkoholfolgeerkrankungen. In: Förstl H (Hrsg) Klinische Neuropsychiatrie. Thieme, Stuttgart, S 354–366
170. Wetterling T (2001) Psychiatrische Notfälle. In: Braun J, Preuß R (Hrsg) Klinikleitfaden Intensivmedizin, 5. Aufl. Urban und Fischer, Stuttgart
171. Wetterling T, Kanitz R-D, Veltrup C, Driessen M (1994) Clinical predictors of alcohol withdrawal delirium. Alcohol Clin Exp Res 18:1100–1102
172. Wetterling T, Kanitz R-D, Besters B, Fischer D, Zerfass B, John U, Spranger H, Driessen M (1997) A new rating scale for the assessment of the alcohol withdrawal syndrome (AWS-Scale) – as a basis for a score-controlled inpatient treatment. Alcohol Alcohol 32:753–760
173. Wetterling T, Kanitz R-D, Driessen M, Junghanns K (2001) Severity of alcohol withdrawal syndrome – age-dependent? Alcohol Alcohol 36:75–78
174. Wieck HH (1971) Neuropsychiatrie der Komazustände. Fortschr Med 89:945–948
175. Wise MG, Brandt GT (1992) Delirium. In: Hales RE, Yudofsky SC (eds) Textbook of Neuropsychiatry, 2nd edn. American Psychiatric Press, Washington, S 291–310

176. Wojnar M, Bizon Z, Wasilewski D (1999) Assessment of the role of kindling in the pathogenesis of alcohol withdrawal seizures and delirium tremens. Alcohol Clin Exp Res 23:204–208
177. Wojnar M, Bizon Z, Wasilewski D (1999) The role of somatic disorders and physical injury in the development and course of alcohol withdrawal delirium. Alcohol Clin Exp Res 23:209–213
178. World Health Organization (1993) International Classification of Diseases (ICD-10). Chapter V. Diagnostic guidelines. Genf
179. World Health Organization (1994) International Classification of Diseases (ICD-10). Chapter V. Research criteria. Genf
180. Zarcone U (1979) Alcoholism and sleep. In: Passonant P, Oswald I (eds) Pharmacology of the states of alertness. Oxford Pergamon Press, Oxford, S 9–38

4.3 Demenz

Inhaltsübersicht

4.3.1	Terminologie	145
4.3.2	Diagnostische Kriterien	146
4.3.3	Epidemiologie	146
4.3.4	Vorkommen (häufige Grunderkrankungen)	147
4.3.5	Pathogenese	150
4.3.6	Klinische Symptomatik und Verlauf	151
4.3.7	Diagnostik	152
4.3.8	Risikofaktoren	155
4.3.9	Differenzialdiagnose	155
4.3.10	Therapie	162
4.3.11	Komplikationen	165
4.3.12	Rehabilitation	165
4.3.13	Abschließende Betrachtungen	166
4.3.14	Literatur	166

4.3.1 Terminologie

Der Begriff „Demenz" wurde in der Vergangenheit unterschiedlich benutzt bzw. definiert [16]. In den letzten 20 Jahren ist er unter dem Einfluss der angelsächsischen Psychiatrie, v. a. des DSM-III [6] bzw. DSM-IV [8, 156] – ähnlich wie der des Delirs – deutlich ausgeweitet worden. Als Demenz bezeichnet man einen durch organische Hirnkrankheiten verursachten Verlust erworbener Fähigkeiten. Im Gegensatz dazu haben Menschen mit einer Minderbegabung nie ein höheres Leistungsniveau erreicht. Bei der Demenz ist der Mensch „als vernünftiges Wesen" in seiner Intellektualität verändert:

Logisches Denken, Wissen, Urteils- und Anpassungsfähigkeit an neue Situationen und an das soziale Milieu werden progredient beeinträchtigt [145].

4.3.2 Diagnostische Kriterien

Die Kriterien zur Diagnose einer Demenz werden in der Literatur nicht einheitlich angegeben (Unterschiede zwischen DSM-IV [8, 156] und ICD-10 [48, 49, 192, 193]); sie haben sich auch in den letzten Jahren noch verändert (s. DSM-III [6] → DSM-III-R [7] → DSM-IV [8]). Entscheidend ist in allen Kriterien ein Verlust der intellektuellen Fähigkeiten von ausreichender Schwere, um die sozialen und beruflichen Leistungen zu beeinträchtigen. Im Gegensatz zur klassischen deutschen Psychopathologie wird eine Demenz nicht als chronisch-progredienter irreversibler Prozess mit zunehmender intellektueller Beeinträchtigung angesehen, sondern die Entwicklung kann akut oder langsam progredient, die Demenz kann reversibel oder irreversibel sein. Nach diesen Kriterien können auch einmalige Ereignisse wie ein Schädel-Hirn-Trauma oder eine schwere Enzephalitis Ursache einer Demenz sein (Abb. 4.3.1). In den ICD-10-Kriterien [48, 49] wird nur gefordert, dass die Symptomatik mindestens 6 Monate bestehen soll, während im DSM-IV [156] Zeitkriterien fehlen.

4.3.3 Epidemiologie

Die Angaben über die Häufigkeit von Dementen in der Bevölkerung hängen erheblich von den angewandten Diagnosekriterien ab, denn die Anzahl der nach den DSM-IV-Kriterien [156] als dement Diagnostizierten ist höher als die mit ICD-10-Kriterien [49] ermittelte [55, 187]. Die Inzidenz

Tabelle 4.3.1. Diagnostische Leitlinien für eine Demenz nach ICD-10

1a. **Nachweis einer Abnahme des Gedächtnisses** von einem solchen Ausmaß, dass die Funktionsfähigkeit im täglichen Leben beeinträchtigt ist; die Beeinträchtigung des Gedächtnisses betrifft vornehmlich das Neugedächtnis;

1b. **Abnahme der intellektuellen Möglichkeiten**
Beeinträchtigung des Denkvermögens
Beeinträchtigung der Urteilsfähigkeit

2. **es besteht nicht gleichzeitig ein Delir**

3. **Verminderung der Affektkontrolle, Vergröberung des Sozialverhaltens und Verminderung des Antriebs**

4. für eine sichere Diagnose sollten die obigen Symptome und Beeinträchtigungen mindestens 6 Monate bestanden haben

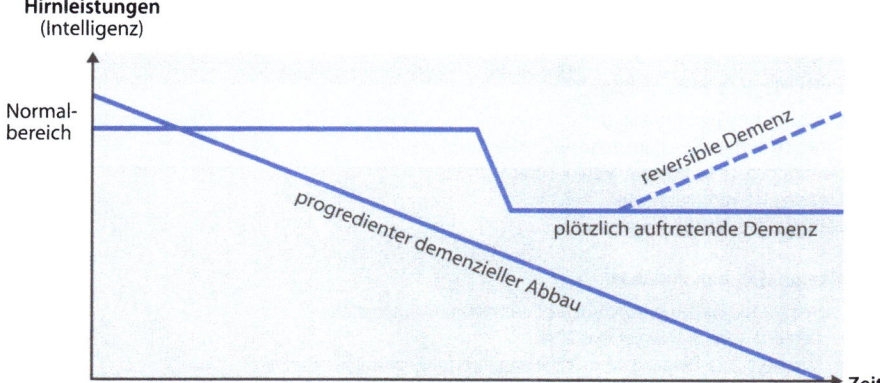

Abb. 4.3.1. Verschiedene Verlaufsformen einer Demenz. Chronisch progredient: z. B. Demenz vom Typ Alzheimer; plötzlich auftretend: z. B. nach Schlaganfall, Schädel-Hirn-Trauma; reversible Demenz: z. B. bei Hypothyreose

für demenzielle Abbauprozesse steigt ab dem 65. Lebensjahr deutlich an. Die Demenz ist daher als eine Erkrankung des höheren Lebensalters anzusehen. Auf Grund der steigenden Lebenserwartung in Deutschland ist mit einer zunehmenden Zahl Dementer zu rechnen. Die Prävalenz für Demenz beträgt nach Feldstudien in der BRD bei über 65-Jährigen zwischen 8,5% und 13,0%. An einer mittelschweren oder schweren Demenz leiden 3,5–7,6%. Daten für andere Industrieländer zeigen vergleichbare Prävalenzraten (Übersicht s. [15]). Frauen erkranken häufiger an einer Demenz als Männer [9].

In Akutkrankenhäusern ist der Anteil Dementer verglichen zu der in Feldstudien ermittelten Häufigkeit demenzieller Erkrankungen erhöht [10, 11, 52]. Auch der Anteil der leicht dementen Patienten (17% der über 65-Jährigen) in den Allgemeinarztpraxen liegt hoch [34].

4.3.4 Vorkommen (häufige Grunderkrankungen)

Der zur Demenz führende pathologische Prozess kann das Gehirn selbst betreffen (auch als primäre Demenz bezeichnet) oder erst sekundär das Gehirn z. B. im Rahmen einer schweren internistischen Krankheit befallen. Eine Vielzahl von Erkrankungen kann zur Demenz führen. Eine Reihe der Grunderkrankungen ist prinzipiell therapierbar (s. Übersicht [180]) (Tabelle 4.3.2), während für andere noch keine Behandlungsmöglichkeiten bestehen (Tabelle 4.3.3).

Anhand von Autopsiestudien, bei denen keine Vorselektion vorausgegangen war (s. Übersicht [180]), lässt sich die Häufigkeit der verschiedenen zur Demenz führenden Erkrankungen bei älteren Patienten abschätzen. Die häufigsten Demenzformen sind die Demenz vom Alzheimer-Typ (DAT),

Tabelle 4.3.2. Erkrankungen, die zu einer Demenz führen können und die *prinzipiell* behandelbar sind (nach [180])

Neurochirurgisch behandelbar
- normotensiver Hydrozephalus
- chronisch-subdurales Hämatom/subdurales Hygrom
- Hirntumoren (z. B. frontale Meningeome)
- Hirnabszesse/Hirnmetastasen
- arteriovenöse Missbildungen

Medikamentös behandelbar

mit Neurotransmitterderivaten/Neurotransmitterabbauhemmern:
- Demenz vom Alzheimer-Typ (DAT)
- Mischtyp aus Demenz vom Alzheimer-Typ und vaskulärer Demenz
- Demenz bei Parkinson-Syndrom

antibiotisch, antimykotisch oder antiviral:
- Neurolues
- Neuro-AIDS (HIV-Enzephalitis)
- tuberkulöse Meningitis [a]
- parasitäre Hirnerkrankungen (z. B. Zystizerkose) [a]
- Pilzinfektionen [a]
- chronische Herpes-simplex-Enzephalitis [b]

hormonell:
- Hypo-/Hyperthyreose
- Hypo-/Hyperparathyreoidismus
- Hypophyseninsuffizienz/Cushing-Syndrom
- Nebenniereninsuffizienz

mit Vitaminen:
- funikuläre Myelose
- Wernicke-Enzephalopathie/Pellagra [a]

mit Kortikoiden oder/und Zytostatika:
- Kollagenosen/Angiitiden (z. B. Lupus erythematodes)
- Neurosarkoidose [b]
- zerebrale Lymphome

mit Chelatbildern oder Penicillinamin:
- chronische Schwermetallvergiftungen [b]
- Morbus Wilson [b]

diätetisch:
- chronische Leber-/Niereninsuffizienz

symptomatisch:
- chronische Lungenerkrankungen, chronische Herzinsuffizienz
- Epilepsie

Entzug der schädigenden Substanz:
- organische und anorganische Chemikalien („painter's disease")
- Medikamente/Alkohol

[a] in Europa selten, häufiger in Entwicklungsländern,
[b] sehr selten bzw. selten Ursache für eine Demenz

Tabelle 4.3.3. Bisher therapeutisch nicht sicher beeinflussbare Demenzformen (nach [180])

Degenerative Erkrankungen:
- „Lewy-body-disease"
- idiopathische Stammganglienverkalkung (Morbus Fahr)
- Chorea Huntington [a]
- Morbus Pick [a]
- progressive supranukleäre Lähmung (PSP) [a]
- Friedreich-Ataxie [a]
- zerebelläre Heredoataxie [a]
- olivopontozerebelläre Atrophie [a]
- Demenz bei Down-Syndrom [a]

Vaskuläre Demenz [b]
- Multiinfarktdemenz
- zerebrale Mikroangiopathie (Leukoaraiose und lakunäre Infarkte)
- CADASIL (hereditär)
- zerebrale Amyloidangiopathie [a]
- neoplastische Angioendotheliose [a]

Entzündliche Erkrankungen
- Prionerkrankungen (z. B. Creutzfeldt-Jakob-Krankheit) [a]
- multiple Sklerose [a, c]

[a] sehr selten bzw. selten Ursache für eine Demenz,
[b] gilt mit Ausnahme der CADASIL als vermeidbar, wenn die zerebrovaskulären Risikofaktoren frühzeitig und konsequent behandelt werden,
[c] möglicherweise durch Interferonbehandlung vermeidbar; *CADASIL* „cerebral autosomal dominant artheriopathy with subcortical infarcts and leukoenzephalopathy"

vaskulär bedingte Demenzen sowie der Mischtyp aus Alzheimer und vaskulärer Demenz.

In der neueren Literatur wird zunehmend diskutiert, ob eine Abgrenzung von Alzheimer-Demenz und vaskulärer Demenz im höheren Alter in vielen Fällen, in denen sowohl die neuropathologischen Veränderungen der Alzheimer-Demenz als auch die der vaskulären Demenz vorliegen, noch sinnvoll ist oder ob im höheren Alter (etwa ab dem 75. Lebensjahr) eher eine gemischte Demenz die häufigste Form ist [75].

Als weitere Erkrankungen, die häufig zu einer Demenz führen, sind zu nennen: „Lewy body-disease", Parkinson-Syndrom, chronischer Alkoholismus, raumfordernde Prozesse (Hirntumoren, v.a. Meningeome), Normaldruckhydrozephalus sowie Hypothyreose.

Bei etwa 12–15% der Demenzpatienten findet sich kein neuropathologisch adäquates Korrelat. Daher ist anzunehmen, dass ein erheblicher Anteil der Demenzen nicht auf eine primäre Erkrankung des Zentralnervensystems zurückzuführen ist. In Übersichten von mehreren Arbeiten [134, 190] lag bei 14–23% der untersuchten dementen Patienten eine Demenz vor, die auf eine grundsätzlich behandelbare Grunderkrankung zurückzuführen war. Aber mit zunehmendem Alter nimmt der Anteil der potenziell reversiblen Demenzformen deutlich ab. Er beträgt etwa 4% bei über

65-Jährigen [162]. Eine vaskuläre Demenz gilt bei konsequenter und frühzeitiger Behandlung der zerebrovaskulären Risikofaktoren als weitgehend vermeidbar [74, 82, 121].

Die häufigsten prinzipiell behandelbaren Grunderkrankungen, die zu einer Demenz führen können, sind: Normaldruckhydrozephalus, depressives Syndrom, raumfordernde Prozesse (Hirntumoren, v. a. Meningeome), Schilddrüsenerkrankungen (Hypo- und Hyperthyreose), zerebrale Arteritiden (Kollagenosen), chronische Enzephalitiden (z. B. HIV- und Neurolues) und pulmonale Erkrankungen.

4.3.5 Pathogenese

Bei der Vielzahl der Erkrankungen, die zur Demenz führen können (Tabelle 4.3.2 u. 4.3.3), ist eine einheitliche Pathogenese unwahrscheinlich. Die zu Grunde liegenden neuropathologischen Befunde sind sehr vielgestaltig. Bisher ist nicht hinreichend geklärt, wieviel Hirngewebe zerstört bzw. geschädigt sein muss, damit eine Demenz auftritt (*Schwellenwerttheorie*). Weiter ist nicht bekannt, ob der Lokalisation der Schädigung eine entscheidende Rolle zukommt [27, 54, 73, 115, 121, 175]. Die vorherrschende neuropathologische Schädigung bei einer Demenz kann sich auf verschiedene Weise zeigen:

neuronale Schädigung (mit Verringerung der Synapsen und Dendritenbaum), z. B. DAT, Demenz bei Parkinson-Syndrom.
Klinische Zeichen: neuropsychologische Störungen (wie z. B. Aphasie), extrapyramidale Störungen;
Gliaschädigung (mit sekundärer Schädigung der neuronalen Signalübertragung), z. B. subkortikaler vaskulärer Demenz.
Klinische Zeichen: Verlangsamung, Apathie (Leitungsstörung, „disconnection-syndrome", d. h. ein ungenügender Informationsfluss zwischen den Hirnarealen durch eine Demyelinisierung) [121, 150];
spongiöse Degeneration (z. B. Creutzfeldt-Jakob-Erkrankung).
Klinische Zeichen: rasch progrediente Demenz (bis zu einem mutistischen Bild) mit neurologischen Störungen (Myoklonien und Rigor).

Die neuropathologischen Veränderungen sind meist nicht pathognomisch für eine bestimmte Grunderkrankung (s. [100]). So findet sich bei fast allen demenziellen Abbauprozessen eine Hirnatrophie mit Abnahme des Hirngewichts und Reduzierung der Neuronenzahl. Die histopathologischen Veränderungen (wie „neurofibrillary tangles", senile Plaques, „Lewy-bodies" etc.) sind ebenfalls nicht spezifisch für eine bestimmte Grunderkrankung [100, 176]. Diese Veränderungen sind auch beim „normalen" Altern, wenn auch in geringerem Ausmaß, anzutreffen [42, 101, 160]. Im Alter (etwa ab dem 75. Lebensjahr) sind v. a. Mischformen zu finden, bei denen sowohl neuronale als auch Gliaveränderungen nachgewiesen werden können. Die diagnostische Klassifizierung hängt weitgehend von der Wertigkeit ab, die den einzelnen histopathologischen Veränderungen für eine bestimmte Erkrankung zugeordnet wird [1, 102, 109, 173, 176]. Insbesondere die zur Abgrenzung einer vaskulären von einer degenerativen Demenz sowie zur Differenzierung möglicher Unterformen der vaskulären Demenz benutzten neuropathologischen Kriterien sind bisher noch nicht allgemeingültig definiert [121]; verschiedene Empfehlungen von Konsensuskonferenzen liegen vor [124, 126]. Es bleibt aber ein erheblicher Anteil von dementen Patienten, die die typischen neuropathologischen Veränderungen zweier Demenzformen aufweisen. Besonders häufig kommen Veränderungen einer Alzheimer-Erkrankung kombiniert mit zerebrovaskulären Läsionen oder „Lewybodies" vor [93, 99, 127].

In seltenen Fällen können auch schwere metabolische Störungen [60, 114], Virusenzephalitiden [114, 123], bakterielle oder sonstige Infektionen, z. B. eine tuberkulöse Meningitis [12, 114], zu einer Demenz führen. Die Pathogenese dieser Demenzformen ist erst ansatzweise geklärt [12, 60, 114, 123].

4.3.6 Klinische Symptomatik und Verlauf

Der demenzielle Abbau beginnt oft schleichend und wird von den Betreffenden und den Angehörigen häufig kaum bemerkt, da eine anfänglich häufig geklagte Vergesslichkeit als altersgemäß angesehen wird. In einigen Fällen, v. a. bei der vaskulären Demenz und der Demenz bei Parkinson-Syndrom, fallen zunächst neurologische Symptome (Herdsymptome, Aphasie oder extrapyramidale Bewegungsstörungen) auf. Erste klinische Hinweise auf das mögliche Vorliegen einer Demenz sind Gedächtnisstörungen, Orientierungsstörungen (z. B. nächtliche Verwirrtheitszustände), Wortfindungsstörungen, häufiges Benutzen von Floskeln, Verlangsamung der kognitiven Funktionen, Wahn bestohlen oder hintergangen zu werden, Schlafstörungen mit nächtlicher Unruhe (Tag-Nacht-Umkehr), Verhaltensänderungen (Ausbildung „sinnloser" stereotyper Verhaltensmuster) sowie Veränderungen der Persönlichkeit im Sinne einer Akzentuierung oder Entdifferenzierung der Primärpersönlichkeit (→ Kap. 4.9).

Die klinische Symptomatik, insbesondere zu Beginn der demenziellen Entwicklung, ist sehr variabel [87–89]. Sie ist von der zu Grunde liegenden Erkrankung abhängig. Sehr häufig, v. a. bei der DAT, stehen zu Beginn des demenziellen Abbaus zunehmende Merkfähigkeitsstörungen im Vordergrund. Hieraus resultiert eine weitgehende Unfähigkeit sich Neues zu merken. Meist treten auch frühzeitig Orientierungs-, Wortfindungs- und apraktische Störungen (Durchführung von mehrschrittigen Handlungen, z. B. Ankleiden, Kaffee kochen etc.) auf. In einer ganzen Reihe von Fällen, v. a. bei der subkortikalen (vaskulären) Demenz, fallen zu Beginn des demenziellen Abbaus jedoch ein hochgradiger Antriebsverlust sowie Schwierigkeiten der exekutiven Funktionen (Planung, Durchführung von Bewegungen etc.) auf, während die Gedächtnisstörungen nur gering ausgeprägt sind.

Patienten mit einer Demenz zeigen häufig noch weitere psychiatrische Störungen und Verhaltensauffälligkeiten (→ Kap. 6). Besonders oft ist eine wahnhafte (z. B. Wahn bestohlen zu werden) oder eine depressive Symptomatik (s. u.) zu beobachten [13, 14, 40, 84, 87–89, 105, 165, 168, 180, 194].

Der Verlauf, insbesondere die Progredienz einer Demenz, ist, wie Verlaufsuntersuchungen zeigen, sehr variabel und hängt von der zu Grunde liegenden Erkrankung ab [15, 31, 46, 88, 107, 120, 128, 140, 148, 169, 171]. Auch der schon erreichte Schweregrad gestattet nur bedingt eine Vorhersage über den weiteren Verlauf. Der Verlauf bei einer DAT und auch bei der Lewy-body-Demenz ist meist relativ einförmig progredient [107, 140], während der Verlauf bei der vaskulären Demenz sehr variabel ist. Die durchschnittliche Krankheitsdauer beträgt (von Beginn der ersten Symptome einer Demenz bis zum Tod) bei der DAT ungefähr 7–8 Jahre und bei vaskulären Demenzen etwa 4–5 Jahre [15, 20, 120, 128].

Im Vergleich zu nichtdementen Alten kommt es bei dementen Patienten zu längeren Krankenhausaufenthalten und damit auch zu höheren Kosten. Grund hierfür sind die häufige Multimorbidität und der durch mangelnde Mitarbeit behinderte Genesungsprozess bei Dementen.

Demente werden sehr häufig in Alten- oder Pflegeheime eingewiesen, da sie nicht mehr in der Lage sind sich selbst ausreichend zu versorgen [188, 189]. Der Anteil der Dementen liegt in Alten- und Pflegeheimen bei ungefähr 30% [33] und ist damit deutlich höher als der Prozentsatz Dementer (6–8%) in der Altenbevölkerung [17].

4.3.7 Diagnostik

Eine wesentliche Schwierigkeit in der Diagnostik der Demenz besteht darin, den demenziellen Abbau als eine über die Norm des normalen Alterns hinausgehende Störung zu erkennen. Die Schwierigkeiten in der Demenzdiagnostik zeigten sich in Vergleichsuntersuchungen [55, 187], in denen sich in derselben Stichprobe die Zahl der nach den Kriterien des DSM-IV [156] als dement Diagnostizierten deutlich von der nach ICD-10-Kriterien [48, 49] als dement Klassifizierten unterschied. Daher ist immer die Angabe der herangezogenen diagnostischen Kriterien wichtig.

▪ Verfahren zur Demenzdiagnostik. In der Literatur sind zahlreiche Instrumente zur Diagnostik einer Demenz veröffentlicht worden (s. Übersicht [58, 67, 112]). Die meisten Tests sind nur geeignet schwere Ausprägungsgrade eines dementiven Abbauprozesses zu diagnostizieren und quantitativ im Verlauf zu erfassen. Sie basieren v. a. auf der Erfassung von kognitiven Beeinträchtigungen und der Einschränkung der alltäglichen lebenspraktischen Tätigkeiten sowie der Beurteilung von Verhaltensabweichungen. Veränderungen des psychischen Befindens werden meist nicht erfasst (Ausnahme: [18, 152]). Zur Erfassung von psychiatrischen und Verhaltensauffälligkeiten wurde das „Neuropsychiatric Inventory" entwickelt [41].

Häufige in der Literatur verwendete Tests zur Feststellung eines dementiven Abbaus sind das „Mini-Mental State Exam" (MMSE) [63] und der „Information-Memory-Concentration Test" (IMCT), ein Teil der Demenzskala [18]. Beide Tests weisen eine hohe Korrelation in ihren Ergebnissen auf [180]. Sie prüfen auch einige der in der Definition einer Demenz vom DSM-IV [156] und der ICD-10 [48, 49] erwähnten Kriterien. In den NINCDS-ADRDA-Kriterien für eine DAT [125] (→ Tabelle 5.1.1) sind diese explizit aufgeführt. Der MMSE ist trotz vielfältiger Kritik sehr verbreitet und kann schon als eine Art Standardinstrument zur Minimaldiagnostik (Untersuchungsdauer etwa 10 Minuten) bei Verdacht auf Demenz angesehen werden. Dieser Test überprüft die Orientierung, Merkfähigkeit, Rechenfähigkeit, das Sprachverständnis, die Ausführung einer dreischrittigen Handlungsanweisung und das räumliche Vorstellungsvermögen. Bei unter 24 von 30 möglichen Punkten besteht der dringende Verdacht auf eine Demenz. In neuerer Zeit werden neben diesen Tests der ADAS [129] und der SKT [57] zunehmend für die Demenzdiagnostik eingesetzt. In Deutschland wird das ausführliche Nürnberger Altersinventar (NAI) [141] häufig verwendet. Als Screeningtest am Krankenbett ist auch der Uhrentest geeignet [23].

Für die Diagnose einer Demenz hat der Nachweis einer Beeinträchtigung der alltäglichen lebenspraktischen Tätigkeiten („activities of daily living", ADL) eine große Bedeutung (Tabelle 4.3.4).

Diese Fähigkeiten können mit dem entsprechenden Teil der Demenzskala [18], der B-ADL [94], dem „Functional Assessment Staging" (FAST) [147], der Nürnberger Altersalltagsaktivitäten- (NAA) und -beobachtungsskala (NAB) [141] genauer erfasst werden. Zur Erfassung der Verhaltensauffälligkeiten bei Dementen (→ Kap. 6) wurden mehrere Skalen entwickelt (s. Übersicht [60]).

Zur Schweregradeinteilung der Demenz wird meist die Beeinträchtigung der kognitiven Fähigkeiten herangezogen, die mit dem schon erwähnten MMSE [63], der Demenzskala [18] oder mit der ADAS-cog [129] auch im Verlauf schnell eingeschätzt werden kann. Die GDS- und BCRS-Skalen [145, 146] sowie die CDR-Skala [96] gestatten eine rasche klinische Einstufung. Umfangreichere Instrumente, die auch eine Differenzialdiagnose der Ursachen einer Demenz ermöglichen, sind das CAMDEX [152], GMS-AGECAT [36] und das SIDAM [195]. Sie enthalten u. a. Items aus dem MMSE [63].

■ **Neuropsychologische Verfahren zur Demenzdiagnostik.** Die herkömmlichen neuropsychologischen Tests überprüfen häufig nur eine bestimmte Funktion, die im Gehirn meist in einem Areal repräsentiert ist (z. B. motorische Aphasie – 3. Schläfenwindung links). Bei der Demenz ist aber die Lokalisation der Schädigung entweder diffus über mehrere Areale verteilt (z. B. Alzheimer-Demenz oder Morbus Pick), oder die Lokalisation der Herde (z. B. MID oder vaskuläre Demenz) ist so variabel, dass die herkömmlichen neuropsychologischen Methoden nicht ausreichen (s. auch [50]).

Tabelle 4.3.4. Selbstversorgung (in Anlehnung an [184])

	selbstständig möglich	gelegentlich Unterstützung benötigt	regelmäßig Unterstützung benötigt	vollständig auf Hilfe angewiesen
Körperpflege etc.				
Kopf/Hals waschen [a]				
Haare waschen [a]				
Arme/Hände waschen [a]				
Beine/Füße waschen [a]				
Rücken waschen [a]				
Zähneputzen/Mundpflege [a]				
Finger-/Fußnägel schneiden [b]				
Wasser lassen [b]				
Stuhlgang [b]				
Aus Bett aufstehen				
Ins Bett gehen				
Essen				
Einkaufen [a]				
Warmes Essen kochen [a]				
Herd sicher bedienen				
Essen mit Messer/Gabel				
Warmes Getränk zubereiten [a]				
Wichtige alltägliche Tätigkeiten				
Uhrzeit ablesen (Uhrentest)				
Brief/Mitteilung schreiben				
Zeitung lesen				
Radiogerät bedienen				
Fernsehgerät bedienen				
Telefonieren				
Wäsche waschen [a]				
Waschmaschine bedienen				
Wohnung säubern [a]				
Staubsauger bedienen				
Müll beseitigen [a]				
Treppensteigen				
Bus/Straßenbahn fahren				
Taxi bestellen und fahren				
Geldautomat bedienen				
Medikamenteneinnahme [a]				
Arztbesuch				

Bei diesen Tätigkeiten ist auch auf die [a] Regelmäßigkeit bzw. [b] Rechtzeitigkeit zu achten

4.3.8 Risikofaktoren

Als allgemeiner Risikofaktor für eine Demenz ist v. a. das Alter zu nennen, da das Risiko dement zu werden mit zunehmendem Alter deutlich ansteigt [15] (Abb. 4.3.2). Da bei älteren Menschen häufig leichte kognitive Störungen nachweisbar sind und die Zahl der Betroffenen in epidemiologischen Studien hoch ist [112], stellt sich die Frage, ob leichte kognitive Störungen im Alter als Risikofaktor für einen demenziellen Abbau zu werten sind. In einer Reihe von Verlaufsstudien [19, 37, 45, 111, 138, 139, 155, 174] konnte nachgewiesen werden, dass innerhalb von wenigen Jahren ein erheblicher Teil der Menschen mit leichten kognitiven Störungen dement werden. Eine leichte kognitive Störung ist daher als Risikofaktor für eine Demenz anzusehen. In einigen Studien fanden sich Hinweise darauf, dass eine geringe Ausbildung ein Risikofaktor für einen demenziellen Abbau sein könnte [17, 106, 142]. Eine Reihe von Verlaufsuntersuchungen zeigen, dass ältere Depressive ein erhöhtes Risiko haben dement zu werden (s. [103]).

Die spezifischen Risikofaktoren werden bei den verschiedenen Grunderkrankungen (→ Kap. 5) dargestellt. Die Risikofaktoren für eine DAT und für eine vaskuläre Demenz sind sehr ähnlich (s. Übersicht [22]).

4.3.9 Differenzialdiagnose

Die Differenzialdiagnose der Demenz von anderen organisch bedingten psychischen Störungen (wie Amnesie, Delir etc.) kann nur psychopathologisch erfolgen, da die gleichen Grunderkrankungen zu verschiedenen psychopathologischen Bildern führen können (→ Tabelle 5.1).

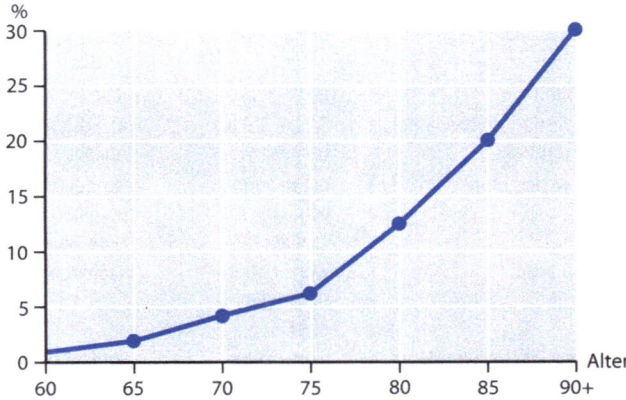

Abb. 4.3.2. Der Anteil der an einer Demenz Erkrankten in verschiedenen Altersgruppen

■ **Psychopathologie.** Eine Demenz muss psychopathologisch v. a. von einem Delir und auch von einer depressiven Störung differenzialdiagnostisch abgegrenzt werden, da beide Störungen mit deutlichen kognitiven Beeinträchtigungen einhergehen können (Tabelle 4.3.5).

Differenzierung einer Demenz von einem Delir. Obwohl viele Demente auch die Kriterien für ein Delir erfüllen [110, 150], ist eine Differenzierung anzustreben (Tabelle 4.3.5). Ein Delir kann in vielen Fällen klinisch eine Demenz maskieren. Besonders bei Patienten, die längere Zeit (>14 Tage) delirant bleiben, ist an das gleichzeitige Vorliegen einer Demenz zu denken. Delirante weisen häufiger als Demente vegetative Symptome wie Tachykardie, Fieber und niedrige Blutdruckwerte auf [144]. Die Mortalität Dementer mit einem Delir ist erhöht [144].

Tabelle 4.3.5. Differenzierung Demenz – Delir – Depression (in Anlehnung an [184])

	Demenz	Delir	Depression
Beginn	schleichend über Monate	plötzlich	schleichend über einige Tage
Bewusstsein	klar	getrübt	klar
Affektivität			
– Angst	meist keine	häufig	sehr häufig
– depressive Stimmung	häufig	meist keine	obligat
Aufmerksamkeit	normal → reduziert	deutlich reduziert	normal → reduziert
Auffassung	reduziert	reduziert	normal → reduziert
Orientierung	oft beeinträchtigt	gestört, v. a. zeitlich	normal
Gedächtnis			
– Kurzzeitgedächtnis	gestört	gestört	kaum gestört
– Langzeitgedächtnis	oft beeinträchtigt	gestört	oft beeinträchtigt
Halluzinationen	meist keine	häufig optisch u. akustisch	meist keine
Wahn	meist kein	häufig	meist kein
sonstige psychopatholog. Symptome	Schlaf-Wach-Umkehr	oft Schlaf-Wach-Umkehr	Ein- und Durchschlafstörungen
Psychomotorik	meist normal → verringert/ gesteigert	verringert/ gesteigert (stark wechselnd)	meist normal → verringert/ gesteigert
Sprache	Wortfindungsstörungen → Aphasie	inkohärent	normal
körperliche Symptome	meist keine → extrapyramidale Störungen	häufig: Tremor, Schwitzen, Tachykardie	Obstipation, Müdigkeit

Differenzierung einer Demenz von einer Depression. Einige Studien zeigen die Schwierigkeiten der Differenzierung zwischen einer Demenz und einer Depression. In Verlaufsuntersuchungen von ursprünglich als dement klassifizierten Patienten wurden später 8–15% der Störungen als depressive Verstimmung diagnostiziert [3, 119, 151]. Umgekehrt haben alte Depressive, insbesondere diejenigen, die kognitive Beeinträchtigungen aufwiesen, im Verlauf ein deutlich erhöhtes Risiko dement zu werden [103]. Bei einer Reihe von zur Demenz führenden Erkrankungen kann im Verlauf eine depressive Verstimmung auftreten. Besonders häufig ist eine Depression bei einer vaskulären Demenz [13, 40, 84, 90, 136], einer DAT [40, 136, 194] und einer Demenz bei Parkinson-Syndrom [39]. Insbesondere bei einer leicht ausgeprägten Demenz und gleichzeitiger depressiver Verstimmung ist eine Differenzierung kaum möglich. In solchen Fällen wird mitunter die Diagnose „depressive Pseudodemenz" gestellt. Dieser Begriff ist nur deskriptiv und in der Literatur sehr umstritten (s. [182]). Nur wenn bei einer Depression die kognitiven Defizite so stark ausgeprägt sind, dass sie die Diagnose einer Demenz rechtfertigen würden, ist differenzialdiagnostisch an eine depressive Pseudodemenz zu denken (Kap. 4.4.9). Klinische Untersuchungen zur Differenzierung Demenz-Depression existieren kaum (z. B. [35, 64, 78]). Sie zeigen, dass eine zufriedenstellende psychopathologische Unterscheidung nur bei Anwendung mehrdimensionaler Ansätze möglich ist (Tabelle 4.3.5).

Eine Differenzierung der verschiedenen Grunderkrankungen, die zur Demenz führen können, ist psychopathologisch kaum möglich. Das frühzeitige Auftreten von Halluzinationen und extrapyramidalen Störungen wird aber als Hinweis auf eine Demenz vom Lewy-body-Typ (→ Kap. 5.1.5) angesehen [124].

Ob eine psychopathologische Differenzierung der Demenz in verschiedene Ausprägungsformen sinnvoll ist, ist bisher kaum diskutiert worden [2, 30, 38, 80, 134, 135, 157, 191]. Eine Einteilung in folgende Prägnanztypen erscheint denkbar:
kortikal betonte Demenz (z. B. Demenz bei Alzheimer-Erkrankung)
frontal betonte Demenz (z. B. Demenz bei Morbus Pick)
subkortikal betonte Demenz (z. B. Demenz bei Chorea Huntington)
fokale (vaskuläre) Demenz (z. B. bei Multiinfarkt-Demenz).

Kortikal betonte Demenz (häufigste Form: senile Demenz vom Alzheimer-Typ, SDAT). Die kortikale Form der Demenz weist meist die vom DSM-IV [156] und der ICD-10 [48, 49] für eine Demenz geforderten Symptome auf wie intellektuellen Abbau, insbesondere mit Gedächtnisstörungen und Störung der höheren kortikalen Funktionen wie Aphasie, Amnesie, Agnosie, Akalkulie und Apraxie.

Frontal betonte Demenz (z. B. Demenz bei Morbus Pick). Die frontale Form der Demenz ist gekennzeichnet durch nur leichte Gedächtnisstörung, Änderung der Persönlichkeit, Enthemmung mit sozialem Fehlverhalten, mangelnde Einsichtsfähigkeit (häufiger auch Wahn), Antriebsmangel und stereotype Verhaltensmuster [80, 135].

Die Eigenständigkeit einer frontalen Demenz wird wegen der vielfältigen Ähnlichkeiten mit der kortikal betonten Demenz in Frage gestellt [66].

Subkortikal betonte Demenz (z. B. Demenz bei Chorea Huntington). Obwohl die ICD-10 im Gegensatz zum DSM-IV, zumindest bei der vaskulär bedingten Demenz zwischen einer vorwiegend kortikalen und einer subkortikalen Form unterscheidet, werden hier keine klaren neuropsychologischen oder psychopathologischen Kriterien zur Differenzierung angegeben. Die subkortikale Form der Demenz soll gekennzeichnet sein durch [2, 38]: Störungen der Motivation, Stimmung, Affektivität und Emotionalität, Aufmerksamkeits- und Merkfähigkeitsstörungen, psychomotorische Verlangsamung, Schwierigkeiten in der Lösung komplexer Aufgaben (Störung der Exekutivfunktionen), meist gleichzeitig neurologische Ausfälle, v.a. extrapyramidale Bewegungsstörungen.

Von einigen Autoren [30, 122, 191] wurde bezweifelt, dass eine Differenzierung in kortikale und subkortikale Demenz klinisch möglich und sinnvoll ist, da in den meisten Fällen sowohl kortikale als auch subkortikale Hirnareale betroffen sind.

Fokale (vaskuläre) Demenz (z. B. bei Multiinfarktdemenz). Der demenzielle Abbau bei einer vaskulären Demenz (VD) soll nach den Kriterien des DSM-IV oder der ICD-10 anfangs nur eine oder wenige kortikale Funktionen betreffen (je nach Lokalisation der zerebrovaskulären Schädigung, z. B. Aphasie), während andere Funktionen im Anfangsstadium intakt bleiben. Der typische Verlauf soll stufenförmig mit sukzessivem Hinzukommen neuer Hirnleistungsstörungen sein. Dieses Konzept einer Multiinfarktdemenz (MID) ist bisher nicht hinlänglich bewiesen worden [4, 53, 183]. Zudem ist eine MID nur eine seltene Form der vaskulären Demenz [97, 137].

Die Differenzierung der verschiedenen Demenzformen anhand der psychopathologischen Symptomatik ist dadurch erschwert, dass es kaum pathognomische Symptome gibt. Die Unterformen unterscheiden sich v.a. durch die Ausprägung der verschiedenen Symptome.

Die häufig zur Differenzierung einer Multiinfarktdemenz von einer Alzheimer-Demenz verwendete Ischämieskala [80] ist nicht zur allgemeinen Abgrenzung einer vaskulären Demenz von degenerativen Demenzformen geeignet [183]. Die neuropathologischen Befunde (s.o.) sprechen gegen eine strenge lokalisatorische Einteilung der Demenz, denn bei fast allen „subkortikalen" Demenztypen (z.B. Parkinson-Demenz) finden sich auch Veränderungen der zum Kortex ziehenden Bahnen oder im Kortex selbst, während bei kortikalen Demenzformen (z.B. Alzheimer-Demenz) sehr oft auch subkortikale Strukturen betroffen sind (z.B. Nucleus basalis Meynert, weiße Substanz [25, 51]). Meist besteht auch eine frontale Mitbeteiligung [43]. Eine vaskuläre Demenz wird überwiegend durch bilaterale vaskuläre Schädigungen hervorgerufen [54, 179]; daher liegt also keine rein fokale Störung vor.

Die Differenzierung der verschiedenen zur Demenz führenden Erkrankungen sollte schrittweise erfolgen, da die häufigste Form einer Demenz, die DAT, eine Ausschlussdiagnose ist und so prinzipiell behandelbare Demenzformen rechtzeitig erkannt werden können (s. Schema in Abb. 4.3.3, Tabelle 4.3.2).

▪ **Neurologische Untersuchung.** Zahlreiche neurologische Krankheiten können zur Demenz führen (Tabelle 4.3.2 und 4.3.3). Meist treten bei diesen Erkrankungen die neurologischen Symptome (z. B. Rigor, Hypokinese, zerebelläre Ataxie, Augenmuskelstörungen) vor dem demenziellen Abbau auf, sodass in diesen Fällen die Differenzialdiagnose der zur Demenz führenden Erkrankung kaum Schwierigkeiten macht. Für die Differenzialdiagnose DAT – Parkinson-Syndrom mit Demenz ist der Zeitpunkt des Auftretens der extrapyramidalen Symptome ein wesentliches Kriterium. Neurologische Herdzeichen weisen auf eine vaskuläre Erkrankung hin.

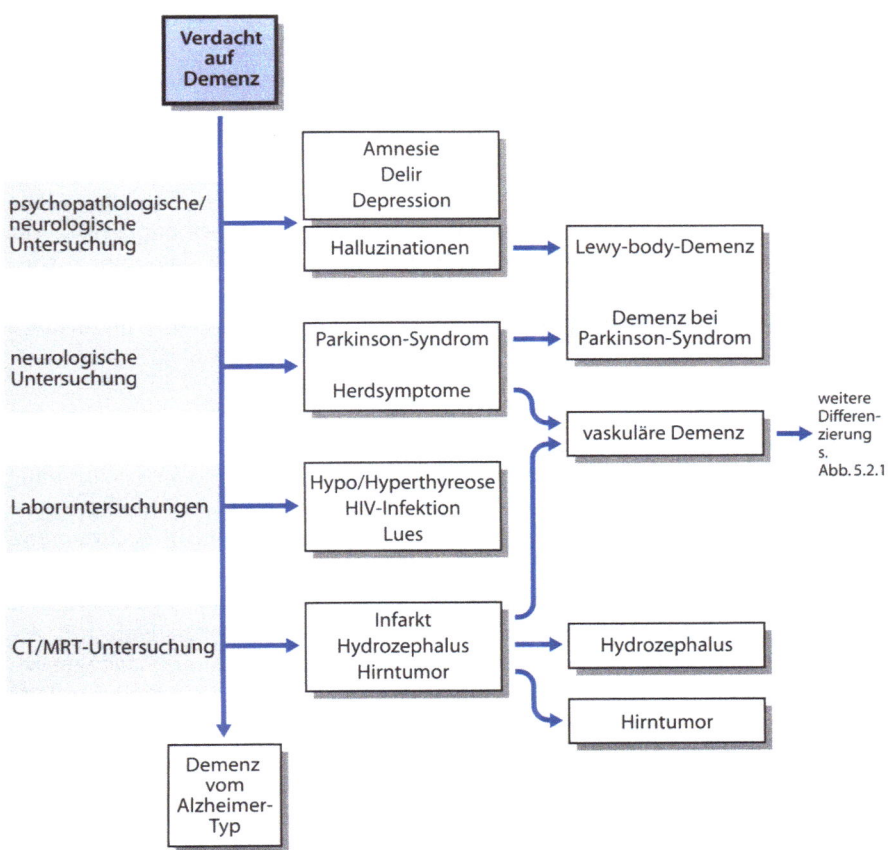

Abb. 4.3.3. Schema zur Differenzierung von verschiedenen Erkrankungen, die häufig zu einer Demenz führen

■ **Laboruntersuchungen.** Für die meisten Demenzformen mit Ausnahme der seltenen entzündlich, immunologisch oder metabolisch bedingten Demenzen gibt es keine hinweisenden laborchemischen Parameter. Relativ häufig wird bei Hormonbestimmungen eine Hypo-/Hyperthyreose als Ursache der Demenz gefunden [86]. Auch sollten metabolische Störungen ausgeschlossen werden, die in seltenen Fällen zur Demenz führen können [60, 114] (→ Tabelle 4.3.2). Von den DSM-IV-, den ICD-10- und auch den NINCDS-ADRDA-Kriterien [125] für eine DAT wird eine umfangreiche Labordiagnostik, z. B. HIV- und TPHA-Test, sowie eine Liquoranalyse zum Ausschluss einer behandelbaren Demenz (z. B. einer chronischen Enzephalitis) gefordert. Besonders der Nachweis von oligoklonalen IgG-Banden spricht für das Vorliegen einer multiplen Sklerose, Neurolues oder chronischen Enzephalitis. Eine HIV-Enzephalitis kann durch den Virustiter diagnostiziert werden. Tests für die Alzheimer-Erkrankung sind noch in Erprobung [83] (→ Kap. 5.1.8).

Die Schwierigkeiten in der klinischen Differenzierung Alzheimer-Demenz – vaskuläre Demenz werden durch eine Reihe von neueren Arbeiten verdeutlicht, die zeigen, dass bei der Alzheimer-Demenz gehäuft sog. zerebrovaskuläre Risikofaktoren wie atherosklerotische Gefäßveränderungen, Diabetes mellitus und sogar Infarkte nachweisbar sind [22, 163] bzw. das Apolipoprotein Typ E4-, das als typisch für Alzheimer-Demenz angesehen wurde, besonders oft bei Patienten mit vaskulärer Demenz vorkommt [94]. Aus diesen Ergebnissen kann geschlossen werden, dass die Zahl der Menschen, die im Alter gleichzeitig an einem degenerativen Abbauprozess und einer zerebrovaskulären Erkrankung leiden, hoch ist und dass bei Vorliegen zerebrovaskulärer Risikofaktoren diese behandelt werden sollten, denn der vaskuläre Prozess ist häufig der „Schrittmacher" für den demenziellen Abbau.

■ **Funktionelle Verfahren.** Da mit zunehmendem Alter die Frequenz des EEG-Grundrhythmus auch bei Gesunden langsam abnimmt, ist eine Frequenzabnahme differenzialdiagnostisch von nur geringem Wert. Sehr häufig (89%) wurde bei neuropathologisch verifizierten Alzheimer-Patienten eine Frequenzverlangsamung gefunden [130]. Bei der Multiinfarktdemenz wurden im EEG häufig Herde (Theta- und seltener auch Deltafoci) gefunden. Daneben sind bei MID-Patienten mitunter paroxysmale Dysrhythmien im EEG zu beobachten. Bei 53% der autopsierten gesicherten Fälle mit zerebrovaskulären Läsionen konnten fokale EEG-Veränderungen nachgewiesen werden [130]. Schlaf-EEG-Ableitungen sollen helfen die schwierige Differenzialdiagnose Demenz – depressive Pseudodemenz zu erleichtern [149].

Mit der PET lässt sich die beste Differenzierung der verschiedenen Demenzformen erreichen [92], aber diese Methode ist sehr aufwendig und teuer sowie nur an wenigen Zentren verfügbar. Eine Kombination mehrerer Untersuchungsverfahren wie EEG, CT und Skalen wie z. B. der Ischämieskala [82] führt nicht zu eindeutigeren differenzialdiagnostischen Ergebnissen [59, 180].

■ **Bildgebende Verfahren.** In einigen Fällen kann anhand des CT-/MRT-Befundes eine prinzipiell behandelbare Ursache der Demenz (meist intrakranielle Raumforderungen wie z.B. ein frontales Meningeom oder ein Normal-pressure-Hydrozephalus) festgestellt werden. Extrazerebrale Raumforderungen (chronisch-subdurale Hämatome und subdurale Hygrome), die in der CT hypodens abgebildet werden, treten häufig bilateral frontal auf und können daher zu Schwierigkeiten in der Abgrenzung von einer frontal betonten Hirnatrophie führen [185].

Hirnatrophische Veränderungen in der CT/MRT geben keinen sicheren Hinweis auf einen demenziellen Abbauprozess. Im Alter, etwa ab dem 60. Lebensjahr, nimmt die Variationsbreite der Größe der inneren und äußeren Liquorräume deutlich zu. So fand sich in größeren CT-/MRT-Studien bei einem hohen Prozentsatz älterer Gesunder [133] und älterer Depressiver [164] eine Hirnatrophie. Eine in der CT/MRT nachgewiesene Hirnatrophie bei neuropsychologisch gesicherter Demenz lässt keinen Hinweis auf den zu Grunde liegenden neuropathologischen Prozess zu, denn bei einer Reihe von Demenzformen konnte in der CT gehäuft eine Hirnatrophie nachgewiesen werden. Fakultativ kann eine Hirnatrophie bei fast allen demenziellen Abbauprozessen auftreten. Daher ist die Abgrenzung von einem Hydrozephalus internus oft sehr schwierig (→ Kap. 5.5.2). Eine Hippocampusatrophie bei einer leichten Demenz wird als Hinweis auf eine DAT angesehen [71].

Bei dementen Patienten werden in der CT und MRT gehäuft Marklagerveränderungen, oft Leukoaraiose genannt, gefunden (s. Übersicht [121, 159, 178]). Die Häufigkeit dieser Veränderungen nimmt mit dem Lebensalter deutlich zu [44, 69, 70]. Sie sind unspezifisch, denn sie kommen bei einer Reihe von Erkrankungen vor [186]. Ob und inwieweit die Ausdehnung und insbesondere die Zunahme dieser Veränderungen mit dem intellektuellen Abbau korrelieren, ist nach den bisherigen Studien [21, 44, 68] noch nicht sicher zu sagen. Im Zusammenhang mit einer Demenz werden diese CT-/MRT-Veränderungen im Marklager oft als Hinweis auf eine vaskuläre (Mit-)Verursachung angesehen [186] (→ vaskuläre Demenz). Mitunter wird auch anhand der bildgebenden Verfahren eine neuropathologische Diagnose gestellt: Morbus Binswanger bzw. Demenz vom Binswanger-Typ oder subkortikale arteriosklerotische Enzephalopathie. Dies ist angesichts der verschiedenen neuropathologischen Korrelate für diese neuroradiologisch festgestellten Veränderungen im Marklager (Gliose, Aufweitung der Rubin-Virchow-Räume um die Arteriolen) (s. [32, 121, 159, 183, 186]) nicht zulässig.

Multiple Infarkte werden als zweithäufigste Ursache einer Demenz angesehen. Aber der Nachweis von multiplen Hirninfarkten kann nicht als sicheres Zeichen für eine MID gewertet werden, da sich sogar bei Patienten ohne klinische Hinweise auf einen Hirninfarkt in der CT multiple Infarkte nachweisen ließen [113, 116]. Der Nachweis von einem oder mehreren ischämischen Infarkten in der CT/MRT schließt eine reine DAT aus. Wahrscheinlich liegt dann eine Demenz vom Mischtyp vor. Bei Patienten mit einer vaskulären Demenz sind meist bilaterale Infarkte, vorzugsweise im Bereich des Thalamus und subkortikal in der weißen Substanz [113, 116], nachweisbar.

Ob ein Zusammenhang zwischen dem Volumen der zerebrovaskulären Läsionen und dem Grad des demenziellen Abbaus besteht, wird in der Literatur kontrovers diskutiert [54, 117, 175]. Aber das Volumen der vaskulären Läsionen ist auch mit CT und MRT nicht einfach zu bestimmen. Erhebliche Schwierigkeiten ergeben sich insbesondere bei der Ermittlung des geschädigten Hirngewebes bei Marklagerveränderungen (Leukoaraiose), denn diese sind häufig in der CT und auch in der MRT nicht klar demarkiert [118, 158]. Bei Patienten mit einer vaskulären Demenz konnten oft deutliche biochemische Veränderungen der weißen Substanz (im Sinne einer Demyelinisierung) nachgewiesen werden [28, 77], die nicht eindeutig ischämischen Läsionen zuzuordnen sind [25]. Diese Befunde deuten darauf hin, dass die metabolisch geschädigten Hirnareale ausgedehnter sein können als die mit den neuroradiologischen Verfahren sichtbaren Läsionen. Auch zeigen PET-Studien (z. B. [167]), dass die Ausdehnung des metabolisch vermindert versorgten (geschädigten?) Areals bei kleinen, v. a. subkortikalen Infarkten sehr viel größer sein kann als der im CT oder MRT sichtbare Bezirk.

Kleinere vaskuläre Läsionen, insbesondere lakunäre Infarkte (Durchmesser < 1,5 cm), bleiben in sehr vielen Fällen klinisch stumm [115], sodass sie oft einen Zufallsbefund bei neuroradiologischen Untersuchungen darstellen. Eine Abhängigkeit der Ausprägung der kognitiven Störungen vom Volumen der lakunären Infarkte war nicht feststellbar [12]. Schwer zu bestimmen ist die klinische Bedeutung der häufig bei älteren Personen im MRT sichtbaren kleineren rundlichen Marklagerveränderungen [159].

Bilaterale Stammganglienverkalkungen kommen bei dementen Patienten gehäuft vor. Sie konnten aber bei über 20 Erkrankungen nachgewiesen werden, sodass sie als unspezifisch anzusehen sind [84]. Bei sehr ausgedehnten Verkalkungen, die auch das Kleinhirn betreffen können, liegt mit hoher Wahrscheinlichkeit ein Morbus Fahr vor [170]. In diesen Fällen sollte der Kalziumstoffwechsel genauer untersucht werden (Parathormon, Serum-Ca^{++}).

4.3.10 Therapie

Bei der Planung einer Therapiestrategie für demente Patienten sind die im Folgenden dargestellten Aspekte zu berücksichtigen:

■ **Behandlung der Grunderkrankung.** Eine Therapie der Grunderkrankung ist v. a. bei sekundären Demenzen sinnvoll, denn bei einer frühzeitigen Behandlung kann der demenzielle Abbau noch (teil-) reversibel sein. Die dazu notwendigen Behandlungsstrategien können in Abhängigkeit von der Grunderkrankung vielfältig sein (Tabelle 4.3.2). Einige einer Demenz zu Grunde liegende Erkrankungen/Störungen können nicht wesentlich beeinflusst werden, z. B. Schlaganfälle, Schädel-Hirn-Traumen und die Alzheimer-Erkrankung. Bei einigen Erkrankungen sind nur präventive Maßnahmen, z. B. bei zerebrovaskulären Erkrankungen [181], oder eine Therapie der demenziellen Beeinträchtigungen und/oder der Komplikationen der Demenz möglich (s. u.).

■ **Behandlung der demenziellen Beeinträchtigungen.** Zur Therapie von Dementen stehen eine Reihe von Behandlungsmaßnahmen zur Verfügung wie Medikamente (Antidementiva, evtl. auch Nootropika) [72, 98, 131], kognitive Aktivierung (→ Kap. 7.3.2), psychosoziale Aktivierung (v. a. Milieutherapie) (→ Kap. 7.3.4) und supportive Psychotherapie (→ Kap. 7.3.3).

Angesichts der Komplexität der Erkrankung ist meist eine Kombination der genannten Therapieverfahren erforderlich, z. B. eine medikamentöse Behandlung, supportive Psychotherapie und eine psychosoziale Aktivierung [177]. Leider unterbleibt bei Dementen sehr häufig eine adäquate Behandlung, da sie als aussichtslos angesehen wird (s. u.). Der Zeitpunkt der therapeutischen Maßnahme richtet sich weitgehend nach dem Stadium des demenziellen Abbaus (Abb. 4.3.4).

■ **Behandlung der Komplikationen der Demenz (symptomatische Therapie).** Die psychiatrischen Störungen wie depressive Verstimmung und Wahn, die häufig bei einer Demenz auftreten, können medikamentös behandelt werden. Zu empfehlen sind Medikamente mit einem günstigen Nebenwirkungsspektrum.

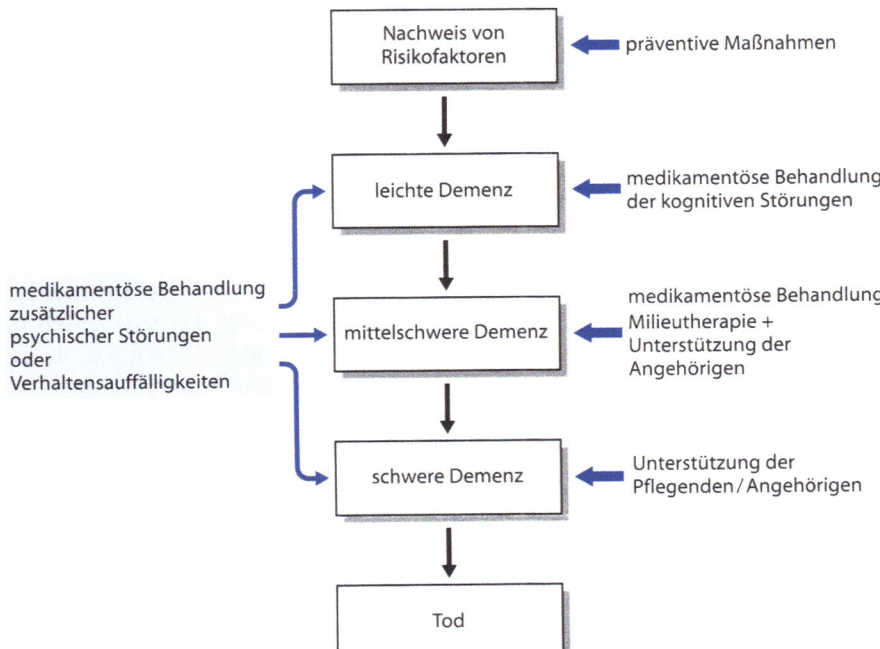

Abb. 4.3.4. Behandlungsmaßnahmen bei Demenz in Abhängigkeit vom Schweregrad

Da eine Störung der cholinergen Neurotransmission als eine der grundlegenden Störungen bei der Demenz angesehen wird [61, 178], sind Medikamente mit anticholinergen Nebenwirkungen wie trizyklische Antidepressiva und Neuroleptika vom Phenothiazin- und Thioxanthentyp zu vermeiden. Denn es wurde nachgewiesen, dass anticholinerg wirksame Medikamente die kognitiven Störungen verstärken und ein Delir verursachen können [79, 168, 172]. Zur antidepressiven Behandlung sind daher Serotoninwiederaufnahmehemmer zu empfehlen wie [76, 168] Citalopram (z.B. Cipramil®) 20 mg/d oder Fluoxetin (z.B. Fluctin®) und zur Behandlung der Wahnsymptomatik „atypische" Neuroleptika wie z.B. [105, 165] Olanzapin (Zyprexa®) 5–10 mg/d oder Risperidon (Risperdal® Lsg.) 0,5–2 mg/d; aber auch das klassische Neuroleptikum Haloperidol (2–3 mg/d) wird empfohlen [47]. Allerdings trat bei 20% eine extrapyramidale Symptomatik auf.

Zur medikamentösen Therapie von Verhaltensauffälligkeiten existieren eine Reihe von Behandlungsansätzen [153] (→ Kap. 6).

■ **Stützung der Angehörigen von Dementen.** Zur Unterstützung der Angehörigen von Dementen sind Programme entwickelt worden, die helfen sollen die psychische Belastung für die Pflegepersonen zu verringern und damit in vielen Fällen auch die Verlegung in ein Pflegeheim hinauszuschieben (s. [24]).

Ein Therapieerfolg ist bei chronisch progredient verlaufenden Erkrankungen wie einer DAT und bei vaskulären Erkrankungen, die einen unregelmäßigen Verlauf aufweisen, nur schwer zu bestimmen. Schon eine Abschwächung der Progression ist bei degenerativen Erkrankungen wie der Alzheimer-Erkrankung als wichtiger therapeutischer Erfolg zu bewerten (Abb. 4.3.5). Kriterien für Therapiestudien mit Medikamenten bei dementen Patienten wurden von mehreren Konsensuskonferenzen erarbeitet (z.B. [5, 104, 108, 196]). Neben der Forderung nach einer eindeutig (möglichst nach ätiologischen Gesichtspunkten) diagnostisch definierten Stichprobe wird ein Nachweis der Befundänderung auf mehreren Ebenen verlangt: klinischer Gesamteindruck (meist CGI), psychopathometrisch (meist MMSE und ADAS), Alltagsaktivitäten und deskriptiver psychopathologischer Befund. Auch sind Behandlungsversuche über mehrere Monate erforderlich, denn erst diese können zeigen, ob die Progredienz des Leidens unterbrochen werden kann und damit die häusliche Pflege länger möglich ist, sodass sich eine Einweisung in ein Heim oder eine gerontopsychiatrische Krankenhausabteilung hinausschieben lässt (Abb. 4.3.5). Diese Therapieziele sind auch aus volkswirtschaftlichen Gründen als sehr wichtig einzuschätzen. Sie gelten mit den angewandten Kriterien v.a. für degenerative Demenzprozesse, während für die vaskuläre Demenz andere Kriterien erarbeitet werden müssen [56].

Als z.Z. realistische Therapieziele in der Behandlung Dementer sind anzusehen:
  Erhalt der noch vorhandenen intellektuellen Leistungsfähigkeit,
  Verminderung der Progredienz des demenziellen Abbaus bzw. Verschiebung des demenziellen Abbaus um einen längeren Zeitraum,

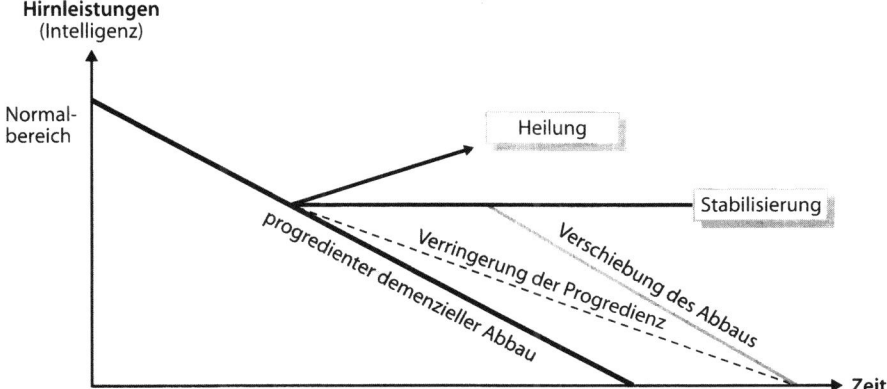

Abb. 4.3.5. Verschiedene durch eine Therapie (theoretisch) zu erreichende Verlaufsveränderungen einer Demenz

Entlastung der Pflegepersonen (Angehörigen) durch Verminderung der Komplikationen (Wahn, Aggressivität, „wandering", etc.).

Die verschiedenen Therapieansätze werden bei den unterschiedlichen Grunderkrankungen, die zu einer Demenz führen können, abgehandelt (→ Kap. 5).

4.3.11 Komplikationen

Demente Patienten sind in besonderem Maße gefährdet zu stürzen, insbesondere solche mit in der CT oder MRT nachweisbaren Marklagerveränderungen [91]. Wegen der Aufmerksamkeits- und Orientierungsstörungen haben sie generell ein deutlich erhöhtes Verletzungsrisiko. Darüber hinaus besteht ein hohes Risiko, dass schwerwiegende internistische Erkrankungen übersehen werden, da der Demenzkranke seine Beschwerden nicht mehr adäquat formulieren kann. Demente versterben oft an inkurrenten Infektionen, insbesondere wenn sie weitgehend immobilisiert sind [29, 65, 140].

4.3.12 Rehabilitation

Die Möglichkeiten der Rehabilitation von Dementen sind sehr begrenzt. Im Vordergrund stehen dabei Aktivierungsmaßnahmen (z.B. im Rahmen von Tageskliniken). Oft bedürfen auch die betreuenden Angehörigen einer „Rehabilitation". Im Pflegeversicherungsgesetz (→ Kap. 8) ist für den Fall, dass betreuende Angehörige in Urlaub gehen, vorgesehen, dass der Demenzkranke dann vorübergehend (teil-) stationär in einer Kurzpflegeeinrichtung aufgenommen wird.

4.3.13 Abschließende Betrachtungen

Die Demenz wird als klassische organisch bedingte Störung angesehen. Nur in seltenen Fällen sind die von psychisch Kranken häufig beklagten kognitiven Beeinträchtigungen so ausgeprägt, dass sie die Diagnose einer Demenz rechtfertigen würden. Aber auch bei der „depressiven Pseudodemenz" kommt es im Verlauf nicht selten zu einer Demenz. Eine Demenz kann im Rahmen zahlreicher Erkrankungen auftreten. Der in den ICD-10-Kriterien (→ Tabelle 1.2) geforderte zeitliche Zusammenhang mit der Grunderkrankung ist in sehr vielen Fällen nicht nachweisbar, insbesondere bei der häufigsten Form, der DAT. Auch ist nicht immer ein eindeutiger pathogenetischer Zusammenhang erkennbar, sodass in vielen Fällen die körperliche Erkrankung nur als wahrscheinliche Ursache angesehen werden kann. Für diese kritische Einschätzung sprechen auch die häufig nicht eindeutigen neuropathologischen Befunde bzw. die häufig nicht eindeutige Korrelation zwischen Demenzgrad und neuropathologischem Befund.

4.3.14 Literatur

1. Alafuzoff I, Iqbal K, Friden H, Adolfsson R, Winblad B (1987) Histopathological criteria for progressive dementia disorders: clinical-pathological correlation and classification by multivariate data analysis. Acta Neuropathol 74:209–225
2. Albert ML, Feldman RG, Willis AL (1974) The "subcortical dementia" of progressive supranuclear palsy. J Neurol Neurosurg Psychiat 37:121–130
3. Alexopoulos GS, Meyers BS, Young RC, Mattis S, Kakuma T (1993) The course of geriatric depression with "reversible dementia": a controlled study. Am J Psychiatry 150:1693–1699
4. Almkvist O (1994) Neuropsychological deficits in vascular dementia in relation to Alzheimer's disease: reviewing evidence for functional similarity or divergence. Dementia 5:203–209
5. Amaducci L, Angst J, Bech P, Benkert O, Bruinvels J, Engel RR, Gottfries CG, Hippius H, Levy R, Lingjaerde O, Lopez-Ibor JJ, Orgogozo JM, Pull C, Saletu B, Stoll KD, Woggon B (1990) Consensus Conference on the Methodology of Clinical Trials of "Nootropics", Munich, June 1989. Pharmacopsychiatry 23:171–175
6. American Psychiatric Association (1980) Diagnostic and statistical manual of mental disorders. Third edition (DSM III). American Psychiatric Press, Washington DC, S 103–123
7. American Psychiatric Association (1987) Diagnostic and statistical manual of mental disorders. Third edition, revised (DSM III-R). American Psychiatric Press, Washington DC, S 94–137
8. American Psychiatric Association (1994) Diagnostic and statistical manual of mental disorders. Fourth edition (DSM-IV). American Psychiatric Press, Washington DC
9. Andersen K, Launer LJ, Dewey ME, Letenneur L, Ott A, Copeland JR, Dartigues JF, Kragh-Sorensen P, Baldereschi M, Brayne C, Lobo A, Martinez-Lage JM, Stijnen T, Hofman A (1999) Gender differences in the incidence of AD and vascular dementia: The EURODEM Studies. EURODEM Incidence Research Group. Neurology 53:1992–1997

10. Anthony JC, LeResche L, Niaz U, von Körff MR, Folstein MF (1982) Limits of the "Mini-Mental-State" as a screening test for dementia and delirium among hospital patients. Psychol Med 12:397–408
11. Arolt V, Driessen M, Bangert-Verleger A, Neubauer H, Schürmann A, Seibert W (1995) Psychische Störungen bei internistischen und chirurgischen Krankenhauspatienten. Prävalenz und Behandlungsbedarf. Nervenarzt 66:670–677
12. Ashe J, Rosen SA, McArthur JC, Davis LE (1993) Bacterial, fungal, and parasitic causes of dementia. In: Whitehouse PJ (ed) Dementia. Davis, Philadelphia, S 276–306
13. Ballard C, McKeith I, O'Brien J, Kalaria R, Jaros E, Ince P, Perry R (2000) Neuropathological substrates of dementia and depression in vascular dementia, with a particular focus on cases with small infarct volumes. Dement Geriatr Cogn Disord 11:59–65
14. Ballard C, Neill D, O'Brien J, McKeith IG, Ince P, Perry R (2000) Anxiety, depression and psychosis in vascular dementia: prevalence and associations. J Affect Disord 59:97–106
15. Barclay LL, Zemcov A, Blass JP, Sansone J (1985) Survival in Alzheimer's disease and vascular dementias. Neurology 35:834–840
16. Berrios G (2000) Dementia: historical overview. In: O'Brien J, Ames D, Burns A (eds) Dementia, 2nd edn. Arnold, London, S 3–13
17. Bickel H (1999) Epidemiologie der Demenzen. In: Förstl H, Bickel H, Kurz A (Hrsg) Alzheimer Demenz. Grundlagen, Klinik und Therapie. Springer, Berlin, S 9–32
18. Blessed G, Tomlinson BE, Roth M (1968) The association between quantitative measures of dementia and senile change in the cerebral grey matter of elderly subjects. Br J Psychiatry 114:797–811
19. Bowen J, Teri L, Kukull W, McCormick W, McCurry SM, Larson EB (1997) Progression to dementia in patients with isolated memory loss. Lancet 349:763–765
20. Bracco L, Gallato R, Grigoletto F, Lippi A, Amaducci L, SMID group (1989) Survival in presenile and senile Alzheimer's disease. J Neural Transm (P-D Sect) 1:39
21. Bracco L, Campani D, Baratti E, Lippi A, Inzitari D, Pracucci G, Amaducci L (1993) Relation between MRI features and dementia in cerebrovascular disease patients with leukoaraiosis: a longitudinal study. J Neurol Sci 120:131–136
22. Breteler MMB, Bots ML, Ott A, Hofman A (1998) Risk factors for vascular disease and dementia. Haemostasis 28:167–173
23. Brodaty H, Moore CM (1997) The clock drawing test for dementia of the Alzheimer's type: a comparison of three scoring methods in a memory disorders clinic. Int J Geriatr Psychiatry 12:619–629
24. Brodaty H, Green A (2000) Family carers for people with dementia. In: O'Brien J, Ames D, Burns A (eds) Dementia, 2nd edn. Arnold, London, S 193–205
25. Brun A (1994) Pathology and pathophysiology of cerebrovascular dementia: pure subgroups of obstructive and hypoperfusive etiology. Dementia 5:145–147
26. Brun A, Englund E (1986) A white matter disorder in dementia of the Alzheimer type: a pathoanatomical study. Ann Neurol 19:253–262
27. Brun A, Gustafson L (1988) Zerebrovaskuläre Erkrankungen. In: Kisker KP, Lauter H, Meyer J-E, Müller C, Strömgren E (Hrsg) Psychiatrie der Gegenwart 6, 3. Aufl. Springer, Heidelberg, S 253–295
28. Capizzano AA, Schuff N, Amend DL, Tanabe JL, Norman D, Maudsley AA, Jagust W, Chui HC, Fein G, Segal MR, Weiner MW (2000) Subcortical ischemic vascular dementia: assessment with quantitative MR imaging and 1H MR spectroscopy. Am J Neuroradiol 21:621–630
29. Chandra V, Bharucha NE, Schoenberg BS (1986) Conditions associated with Alzheimer's disease at death: case-control study. Neurology 36:209–211

30. Chui HC (1989) Dementia. A review emphasizing clinicopathologic correlation and brain-behavior relationships. Arch Neurol 46:806–814
31. Clark CM, Sheppard L, Fillenbaum GG, Galasko D, Morris JC, Koss E, Mohs R, Heyman A (1999) Variability in annual Mini-Mental-State Examination score in patients with probable Alzheimer's disease: a clinical perspective of the data from the Consortium to Establish a Registry for Alzheimer's Disease. Arch Neurol 56: 857–862
32. Clarke R, Joachim C, Esiri M, Morris J, Bungay H, Molyneux A, Budge M, Frost C, King E, Barnetson L, Smith AD (2000) Leukoaraiosis at presentation and disease progression during follow-up in histologically confirmed cases of dementia. Ann N Y Acad Sci 903:497–500
33. Cooper B, Mahnkopf B, Bickel H (1984) Psychische Erkrankungen und soziale Isolation bei älteren Heimbewohnern: eine Vergleichsstudie. Z Gerontol 17:117–125
34. Cooper B, Bickel H, Schäufele M (1992) Demenzerkrankungen und leichtere kognitive Beeinträchtigungen bei älteren Patienten in der ärztlichen Allgemeinpraxis. Nervenarzt 63:551–560
35. Copeland JRM, Dewey ME (1985) Differential diagnosis: depression versus dementia. In: Traber J, Gispen WH (eds) Senile dementia of the Alzheimer type. Springer, Berlin, S 72–83
36. Copeland JRM, Dewey ME, Griffiths-Jones HM (1986) A computerized psychiatric diagnostic system and case nomenclature for elderly subjects: GMS and AGECAT. Psychol Med 16:89–99
37. Copeland JRM, Davidson IA, Dewey ME, Larkin BA, McWilliam C, Saunders PA, Scott LR, Sharma V, Sullivan C (1992) Alzheimer's disease, other dementias, depression and pseudodementia: prevalence, incidence and three-year outcome in Liverpool. Br J Psychiatry 161:230–239
38. Cummings JL (1986) Subcortical dementia. Neuropsychology, neuropsychiatry, and pathopsychology. Br J Psychiatry 149:682–689
39. Cummings JL (1992) Depression and Parkinson's disease: a review. Am J Psychiatry 149:443–454
40. Cummings JL, Miller B, Hill MA, Neshkes R (1987) Delusions, depression, and hallucinations were assessed in 30 patients with dementia of the Alzheimer type (DAT) and 15 with multi-infarct dementia. Arch Neurol 44:389–393
41. Cummings JL, Mega M, Gray K, Rosenberg-Thompson S, Carusi DA, Gornbein J (1994) The Neuropsychiatric Inventory: comprehensive assessment of psychopathology in dementia. Neurology 44:2308–2314
42. Davis DG, Schmitt FA, Wekstein DR, Markesbery WR (1999) Alzheimer neuropathologic alterations in aged cognitively normal subjects. J Neuropathol Exp Neurol 58:376–388
43. DeKosky ST, Scheff SW (1990) Synapse loss in frontal cortex biopsies in Alzheimer's disease: correlation with cognitive severity. Ann Neurol 27:457–464
44. DeLeeuw F-E, de Groot JC, Achten E, Oudkerk M, Ramos LMP, Heijboer R, Hofman A, Jolles J, van Gijn J, Breteler MMB (2001) Prevalence of cerebral white matter lesions in elderly people: a population based magnetic resonance imaging study. The Rotterdam Scan Study. J Neurol Neurosurg Psychiatry 70:9–14
45. Devanand DP, Folz M, Gorlyn M, Moeller JR, Stern Y (1997) Questionable dementia: clinical course and predictors of outcome. J Am Geriatr Soc 45:321–328
46. Devanand DP, Jacobs DM, Tang MX, Del Castillo-Castaneda C, Sano M, Marder K, Bell K, Bylsma FW, Brandt J, Albert M, Stern Y (1997) The course of psychopathologic features in mild to moderate Alzheimer disease. Arch Gen Psychiatry 54:257–263

47. Devanand DP, Marder K, Michaels KS, Sackeim HA, Bell K, Sullivan MA, Cooper TB, Pelton GH, Mayeux R (1998) A randomized, placebo-controlled dose-comparison trial of haloperidol for psychosis and disruptive behaviors in Alzheimer's disease. Am J Psychiatry 155:1512–1520
48. Dilling H, Mombour W, Schmidt MH (1994) Internationale Klassifikation psychischer Störungen. Forschungskriterien. Huber, Bern
49. Dilling H, Mombour W, Schmidt MH (2000) Internationale Klassifikation psychischer Störungen. ICD-10 Kapitel V (F) Klinisch-diagnostische Leitlinien. 3. Aufl. Huber, Bern
50. Dunn B, Owen A, Sahakian B (2000) Neuropsychological assessment of dementia. In: O'Brien J, Ames D, Burns A (eds) Dementia, 2nd edn. Arnold, London, S 49–59
51. Englund E, Brun A, Alling A (1988) White matter changes in dementia of Alzheimer's type. Brain 111:1425–1439
52. Erkinjuntti T, Wikström J, Palo J, Autio L (1986) Dementia among medical inpatients. Evaluation of 2000 consecutive cases. Arch Int Med 146:1923–1926
53. Erkinjuntti T, Laaksoonen R, Sulkava R, Syrjölinen R, Palo J (1986) Neuropsychological differentiation between normal aging, Alzheimer's disease and vascular dementia. Acta Neurol Scand 74:393–403
54. Erkinjuntti T, Haltia M, Palo J, Sulkava R, Paetau R (1988) Accuracy of the clinical diagnosis of vascular dementia: a prospective clinical and post-mortem neuropathological study. J Neurol, Neurosurg, Psychiat 51:1037–1044
55. Erkinjuntti T, Ostbye T, Steenhuis R, Hachinski V (1997) The effect of different diagnostic criteria on the prevalence of dementia. N Engl J Med 337:1667–1674
56. Erkinjuntti T, Bowler JV, DeCarli CS, Fazekas F, Inzitari D, O'Brien JT, Pantoni L, Rockwood K, Scheltens P, Wahlund LO, Desmond DW (1999) Imaging of static brain lesions in vascular dementia: implications for clinical trials. Alzheimer Dis Assoc Disord 13 Suppl 3:81–90
57. Erzigkeit H (1989) Der SKT-Ein Kurztest zur Erfassung von Gedächtnis- und Aufmerksamkeitsstörungen. Beltz, Weinheim
58. Erzigkeit H, Lehfeld H, Branik M (1991) Überlegungen zur Anwendung von psychometrischen Testverfahren bei der Diagnostik und Therapiekontrolle dementieller Erkrankungen. In: Möller H-J (Hrsg) Hirnleistungsstörungen im Alter. Springer, Berlin, S 11–27
59. Ettlin TM, Staehelin HB, Kischka U, Ulrich J, Scollo-Lavizzari G, Wiggli U, Seiler WO (1989) Computed tomography, electroencephalography, and clinical features in the differential diagnosis of senile dementia. A prospective clinicopathologic study. Arch Neurol 46:1217–1220
60. Feldmann E, Plum F (1993) Metabolic dementia. In: Whitehouse PJ (ed) Dementia. Davis, Philadelphia, S 307–336
61. Fibiger HC (1991) Cholinergic mechanisms in learning, memory and dementia: a review of recent evidence. Trends Neurosci 14:220–223
62. Foli S, Shah A (2000) Measurement of behavioural disturbance, non-cognitive symptoms and quality of life. In: O'Brien J, Ames D, Burns A (eds) Dementia, 2nd edn. Arnold, London, S 87–100
63. Folstein M, Folstein S, McHugh PR (1975) Mini-mental state: a practical for grading the cognitive state of patients for the clinician. J Psychiatric Res 12:89–192
64. Forsell Y, Jorm AF, Fratiglioni L, Grut M, Winblad B (1993) Application of DSM-III-R criteria for major depressive episode to elderly subjects with and without dementia. Am J Psychiatry 150:1199–1202
65. Förstl H, Burns A, Luthert P, Cairns A (1991) Demenz und internistische Erkrankungen. Z Gerontol 24:91–93

66. Frisoni GB, Bianchetti A, Trabucchi M, Pizzolato G (1992) SPECT and dementia. Neurology 42:1850-1851
67. Frölich L, Maurer K (1997) Klinische Untersuchung und Psychometrie. In: Förstl H (Hrsg) Lehrbuch der Gerontopsychiatrie. Enke, Stuttgart, S 84-94
68. Garde E, Mortensen EL, Krabbe K, Rostrup E, Larsson HBW (2000) Relation between age-related decline in intelligence and cerebral white-matter hyperintensities in healthy octogenarians: a longitudinal study. Lancet 356:628-634
69. George AE, de Leon MJ, Gentes CI, Miller J, London E, Budzilovich GN, Ferris S, Chase N (1986) Leucoencephalopathy in normal and pathologic ageing: 1. CT of brain lucencies. Am J Neuroradiol 7:561-566
70. George AE, de Leon MJ, Kalnin A, Rosner L, Goodgold A, Chase N (1986) Leucoencephalopathy in normal and pathologic ageing: 2. MRI of brain lucencies. Am J Neuroradiol 7:567-570
71. George AE, de Leon MJ, Stylopoulos LA, Miller J, Kluger A, Smith G, Miller DC (1990) CT diagnostic features of Alzheimer disease: importance of the choroidal/ hippocampal fissure complex. Am J Neuroradiol 11:101-107
72. Gertz HJ (1997) Nootropika. In: Förstl H (Hrsg) Lehrbuch der Gerontopsychiatrie. Enke, Stuttgart, S 163-171
73. Gorelick PB (1997) Status of risk factors for dementia associated with stroke. Stroke 28:459-463
74. Gorelick PB, Erkinjuntti T, Hofman A, Rocca WA, Skoog I, Winblad B (1999) Prevention of vascular dementia. Alzheimer Dis Assoc Disorder 13 Suppl 3:131-139
75. Gottfries CG (1989) Alzheimer's disease - one, two, or several? J Neural Transm. (P-D Sect) 1:22
76. Gottfries CG, Nyth AL (1991) Effect of citalopram, a selective 5-HT reuptake blocker, in emotionally disturbed patients with dementia. Ann NY Acad Sci 640:276-279
77. Gottfries CG, Blennow K, Karlsson I, Wallin A (1994) The neurochemistry of vascular dementia. 5:163-167
78. Grayson DA, Henderson AS, Kay DW (1987) Diagnoses of dementia and depression: a latent trait analysis of their performance. Psychol Med 17:667-675
79. Grohmann R, Schmidt LG, Antretter K, Rüther E (1990) Unerwünschte Wirkungen von Psychopharmaka - ausgewählte Ergebnisse aus dem multizentrischen Zehnjahresprojekt AMÜP. Internist 31:468-474
80. Gustafson L (1987) Frontal lobe degeneration of non-Alzheimer type. II. Clinical picture and differential diagnosis. Arch Gerontol Geriatr 6:209-233
81. Hachinski VC, Illif LD, Zilhka E, du Boulay GH, McAllister VL, Marshall J, Russell RWR, Symon L (1975) Cerebral blood flow in dementia. Arch Neurol 32:632-637
82. Hachinski VC (1992) Preventable senility: a call for action against the vascular dementias. Lancet 340:645-648
83. Hampel H, Bürger K, Padberg F, Bahro M (1999) Aktuelle Möglichkeiten und Perspektiven der Liquoruntersuchung bei der Alzheimer Demenz. In: Förstl H, Bickel H, Kurz A (Hrsg) Alzheimer Demenz. Grundlagen, Klinik und Therapie. Springer, Berlin, S 153-166
84. Hargrave R, Reed B, Mungas D (2000) Depressive syndromes and functional disability in dementia. J Geriatr Psychiatry Neurol 13:72-77
85. Harrington MG, MacPherson P, McIntosh WB, Allam BF, Bone I (1981) The significance of incidental finding of basal ganglia calcification on computed tomography. J Neurol Neurosurg, Psychiat 44:1168-1170
86. Haupt M, Kurz A (1990) Die Demenz bei Hypothyreose. Fortschr Neurol Psychiatr 58:175-177
87. Haupt M, Kurz A, Pollmann S, Romero B (1992) Psychopathologische Störungen bei beginnender Alzheimerscher Krankheit. Fortschr Neurol Psychiatr 60:3-7

88. Haupt M, Kurz A, Pollmann S, Romero B (1992) Symptomausprägung und Symptomprogression bei Alzheimer-Krankheit – ein Vergleich zwischen Fällen mit frühem und spätem Beginn. Nervenarzt 63:561–565
89. Haupt M, Janner, Stierstorfer A, Kretschmar C (1998) Klinisches Erscheinungsbild und Stabilität nicht-kognitiver Symptome bei Patienten mit Alzheimer Krankheit. Fortschr Neurol Psychiat 66:233–240
90. Hebert R, Lindsay J, Verreault R, Rockwood K, Hill G, Dubois MF (2000) Vascular dementia: incidence and risk factors in the Canadian study of health and aging. Stroke 31:1487–1493
91. Hennerici MG (1997) Vaskuläre Demenzen. In: Förstl H (Hrsg) Lehrbuch der Gerontopsychiatrie. Enke, Stuttgart, S 309–330
92. Herholz K (1995) FDG PET and differential diagnosis of dementia. Alzheimer Dis Assoc Disord 9:6–16
93. Heyman A, Fillenbaum GG, Welsh-Bohmer KA, Gearing M, Mirra SS, Mohs RC, Peterson BL, Pieper CF (1998) Cerebral infarcts in patients with autopsy-proven Alzheimer's disease: CERAD, part XVIII. Consortium to Establish a Registry for Alzheimer's Disease. Neurology 51:159–162
94. Hindmarch I, Lehfeld H, de Jongh P, Erzigkeit H (1998) The Bayer Activities of daily living scale (B-ADL). Dement Geriatr Cogn Disord 9 Suppl 2:20–26
95. Hofman A, Ott A, Breteler MMB, Bots ML, Slooter AJC, van Harskamp F, van Duijn CN, van Broeckhoven C, Grobbee DE (1997) Atherosclerosis, apolipoprotein E, and prevalence of dementia and Alzheimer's disease in the Rotterdam study. Lancet 349:151–154
96. Hughes CP, Berg L, Danziger WL, Coben LA, Martin RL (1982) A new clinical scale for the staging of dementia. Br J Psychiatry 140:566–572
97. Hulette C, Mirra S, Wilkinson W, Heyman A, Fillenbaum G, Clark C (1995) The Consortium to Establish a Registry for Alzheimer's Disease (CERAD). Part IX. A prospective cliniconeuropathologic study of Parkinson's features in Alzheimer's disease. Neurology 45:1991–1995
98. Ihl R (1999) Aktueller Stand der Diagnostik- und Therapieleitlinien. In: Müller WE (Hrsg) Dementielle Erkrankungen: Erkennen und behandeln. LinguaMed Verlag, Neu-Isenburg, S 103–124
99. Ince PG, McArthur FK, Bjertness E, Torvik A, Candy JM, Edwardson JA (1995) Neuropathological diagnoses in elderly patients in Oslo: Alzheimer's disease, Lewy body disease, vascular lesions. Dementia 6:162–168
100. Jellinger KA (1989) Morphologie des alternden Gehirns und der (Prä)senilen Demenz. In: Platt D (Hrsg.) Handbuch der Gerontologie, Vol 5. Fischer, Stuttgart, S 3–56
101. Jellinger KA, Bancher C (1997) Proposals for re-evaluation of current autopsy criteria for the diagnosis of Alzheimer's disease. Neurobiol Aging 18 (Suppl): 55–65
102. Joachim CL, Morris JH, Selkoe D (1988) Clinically diagnosed Alzheimer's disease: autopsy neuropathological results in 150 cases. Ann Neurol 24:50–56
103. Jorm AF (2000) Is depression a risk factor for dementia or cognitive decline? A review. Gerontology 46:219–227
104. Kanowski S, Ladurner G, Maurer K, Oswald D, Stein U (1990) Empfehlungen zur Evaluierung der Wirksamkeit von Nootropika. Z Gerontopsychol -psychiatrie 3:67–80
105. Katz IR, Jeste DV, Mintzer JE, Clyde C, Napolitano J, Brecher M (1999) Comparison of risperidone and placebo for psychosis and behavioral disturbances associated with dementia: a randomized, double-blind trial. Risperidone Study Group. J Clin Psychiatry 60:107–115

106. Katzman R (1993) Education and the prevalence of dementia and Alzheimer's disease. Neurology 43:13–20
107. Katzman R, Brown T, Thal LJ, Fuld PA, Aronson M, Butters N, Klauber MR, Wiederholt W, Pay M, Renbing X, Ooi WL, Hofstetter R, Terry RD (1988) Comparison of rate of annual change of mental status score in four independent studies of patients with Alzheimer's disease. Ann Neurol 24:384–389
108. Kern U, Menges (1992) Proof of efficacy of nootropics for the indication "dementia". Phase III recommendations. Pharmacopsychiatry 25:12–135
109. Kokmen E, Offord K, Okazaki H (1987) A clinical and autopsy study of dementia in Oldsted county, Minnesota, 1980–1981. Neurology 37:426–430
110. Koponen H, Stenbäck U, Mattila E, Soininen H, Reinikainen K, Riekkinen PJ (1989) Delirium among elderly persons admitted to a psychiatric hospital: clinical course during the acute stage and one-year follow-up. Acta Psychiatr Scand 79:579–585
111. Kral VA (1962) Senescent forgetfullness: benign and malignant. Can Med Ass J 86:257–260
112. Kratz B, Schröder J, Pantel J, Weimer D, Minnemann E, Lehr O, Sauer H (1998) Leichte kognitive Beeinträchtigung im Alter. Nervenarzt 69:975–982
113. Ladurner G, Jeindl E, Schneider G (1982) Die Beziehung zwischen multiplen Infarkten und vaskulärer (Multiinfarkt-)Demenz. Fortschr Neurol Psychiat 50:124–127
114. Lang C (1994) Demenzen: Diagnose und Differentialdiagnose. Chapman & Hall, Weinheim
115. Loeb C (1989) The lacunar syndromes. Eur Neurol 29 Suppl 2:2–7
116. Loeb C, Gandolfo C, Bino G (1988) Intellectual impairment and cerebral lesions in multiple cerebral infarcts. Stroke 19:560–565
117. Loeb C, Gandolfo C, Croce R, Conti M (1992) Dementia associated with lacunar infarction. Stroke 23:1225–1229
118. Mäntylä R, Erkinjuntti T, Salonen O, Aronen HJ, Peltonen T, Pohjasvaara T, Standertskjöld-Nordenstam CG (1997) Variable agreement between visual rating scales for white matter hyperintensities on MRI. Comparison of 13 rating scales in a poststroke cohort. Stroke 28:1614–1623
119. Marsden CD, Harrison MJG (1972) Outcome of investigation of patients with presenile dementia. Br Med J ii:249–252
120. Martin DC, Miller J, Kapoor W, Arena V, Boller F (1987) A controlled study of survival of patients with dementia. Arch Neurol 44:1122–1126
121. Martinez-Lage P, Hachinski VC (1999) Vaskulär bedingte kognitive Beeinträchtigung und Demenz. In: Helmchen H, Henn F, Lauter H, Sartorius N (Hrsg) Psychische Störungen bei somatischen Krankheiten. Psychiatrie der Gegenwart, 4. Aufl. Springer, Berlin, S 167–204
122. Mayeux R, Stern Y, Rosen J, Benson DF (1983) Is "subcortical dementia" a recognizable clinical entity? Ann Neurol 14:278–283
123. McArthur JC, Roos RP, Johnson RT (1993) Viral dementias. In: Whitehouse PJ (ed) Dementia. Davis, Philadelphia, S 237–275
124. McKeith IG, Galasko D, Kosaka K, Perry EK, Dickson DW, Hansen LA, Salmon DP, Lowe J, Mirra SS, Byrne EJ, Lennox G, Quinn NP, Edwardson JA, Ince PG, Bergeron C, Burns A, Miller BL, Lovestone S, Collerton D, Jansen EN, Ballard C, de Vos RA, Wilcock GK, Jellinger KA, Perry RH (1996) Consensus guidelines for the clinical and pathologic diagnosis of dementia with Lewy bodies (DLB): report of the consortium on DLB international workshop. Neurology 47:1113–1124
125. McKhann G, Drachman D, Folstein M, Katzman R, Price D, Stadlan EM (1984) Clinical diagnosis of Alzheimer's disease: Report of the NINCDS-ADRDA work

group under the auspices of Department of Health and human services task force on Alzheimer's disease. Neurology 34:939–944
126. Mirra SS, Heyman A, McKeel D, Sumi SM, Crain BJ, Brownlee LM, Vogel FS, Hughes JP, van Belle G, Berg L (1991) The Consortium to Establish a Registry for Alzheimer's Disease (CERAD). Part II. Standardization of the neuropathologic assessment of Alzheimer's disease. Neurology 41:479–486
127. Mirra SS (1997) Neuropathological assessment of Alzheimer's disease: the experience of the Consortium to Establish a Registry for Alzheimer's Disease. Int Psychogeriatrics 9 Suppl 1:263–268
128. Mölsa PK, Marttila RJ, Rinne UK (1986) Survival and cause of death in Alzheimer's disease and multiinfarct dementia. Acta Neurol Scand 74:103–107
129. Mohs RC, Rosen WG, Davis KL (1983) The Alzheimer's disease assessment scale: an instrument for assessing treatment efficacy. Psychopharmacol Bull 19:448–450
130. Müller HF, Schwartz G (1978) Electroencephalograms and autopsy findings in geropsychiatry. J Gerontol 33:504–513
131. Müller WE, Förstl H (1999) Pharmakologische und nichtmedikamentöse Behandlungsansätze der Demenz. In: Helmchen H, Henn F, Lauter H, Sartorius N (Hrsg) Psychische Störungen bei somatischen Krankheiten. Psychiatrie der Gegenwart, 4. Aufl. Springer, Berlin, S 53–70
132. Mumenthaler M (1987) Behebbare und vermeidbare Demenzen. Schweiz Med Wschr 117:964–967, 1002–1008, 1040–1045
133. Nagata K, Basugi N, Fukushima T, Tango T, Suzuki I, Kaminuma T, Kurashina S (1987) A quantitative study of physiological cerebral atrophy with aging. Neuroradiology 29:327–332
134. Neary D, Snowdon JS, Northen B, Goulding P (1988) Dementia of frontal lobe type. J Neurol, Neurosurg, Psychiat 51:351–361
135. Neary D, Snowdon JS, Gustafson L, Passant U, Stuss D, Black S, Freedman M, Kertesz A, Robert PH, Albert M, Boone K, Miller BL, Cummings J, Benson DF (1998) Frontotemporal lobar degeneration: a consensus on clinical diagnostic criteria. Neurology 51:1546–1554
136. Newman SC (1999) The prevalence of depression in Alzheimer's disease and vascular dementia in a population sample. J Affect Disord 52:169–176
137. Nolan KA, Lino MM, Seligman AW, Blass JP (1998) Absence of vascular dementia in an autopsy series from a dementia. J Am Geriatr Soc 46:597–604
138. O'Brien JT, Wolf PA, Bachman DL (1992) Do subjective memory complaints precede dementia? Int J Geriat Psychiatry 7:481–486
139. O'Connor DW, Politt PA, Hyde JB, Fellows JL, Miller ND, Roth M (1990) A follow-up study of dementia diagnosed in the community using the Cambridge mental disorders of the elderly examination. Acta Psychiat Scand 81:78–82
140. Olichney JM, Galasko D, Salmon DP, Hofstetter CR, Hansen LA, Katzman R, Thal LJ (1998) Cognitive decline is faster in Lewy body variant than in Alzheimer's disease. Neurology 51:351–357
141. Oswald WD, Fleischmann UM (1995) Nürnberger Altersinventar (NAI). Hogrefe, Göttingen
142. Ott A, Breteler MMB, van Harskamp F, Claus JJ, van der Cammen TJM, Grobbee DE, Hofman A (1995) Prevalence of Alzheimer's disease and vascular dementia: association with education. The Rotterdam Study 310:970–973
143. Peters UH (1994) Wörterbuch der Psychiatrie, 3. Aufl. Urban & Schwarzenberg, München
144. Rabins PV, Folstein MF (1982) Delirium and dementia: diagnostic criteria and fatality rates. Br J Psychiatry 140:149–153

145. Reisberg B, Ferris SH, de Leon MJ, Crook T (1982) The Global Deterioration Scale for the assessment of primary degenerative dementia. Am J Psychiatry 139:1136–1139
146. Reisberg B, Schneck MK, Ferris SH, Schwartz GE, deLeon MJ (1983) The brief cognitive rating scale (BCRS). Findings in primary degenerative dementia (PDD). Psychopharmacol Bull 19:47–50
147. Reisberg B (1988) Functional Assessment Staging (FAST). Psychopharmacol Bull 24:653–659
148. Reisberg B, Ferris SH, Franssen EH, Shulman E, Monteiro I, Sclan SG, Steinberg G, Kluger A, Torossian C, de Leon MJ, Laska E (1996) Mortality and temporal course of probable Alzheimer's disease: a 5-year prospective study. Int Psychogeriatrics 8:291–311
149. Reynolds CF, Kupfer DJ, Houck PR, Hoch CC, Stack JA, Berman SR, Zimmer B (1988) Reliable discrimination of elderly depressed and demented patients by electroencephalographic sleep data. Arch Gen Psychiatry 45:258–264
150. Robertsson B, Blennow K, Gottfries CG, Wallin A (1998) Delirium in dementia. Int J Geriatric Psychiatry 13:49–56
151. Roman GC (1987) Senile dementia of the Binswanger type. JAMA 258:1782–1788
152. Ron MA, Toone BK, Garralda ME, Lishman WA (1978) Diagnostic accuracy in presenile dementia. Br J Psychiatry 134:161–168
153. Rosenquist K, Tariot P, Loy R (2000) Treatments for behavioural and psychological symptoms in Alzheimer's disease and other dementias. In: O'Brien J, Ames D, Burns A (eds) Dementia, 2nd edn. Arnold, London, S 571–601
154. Roth M, Tym E, Mountjoy CQ, Huppert PA, Hendrie H, Verma S, Goddard R (1986) CAMDEX. A standardised instrument for the diagnosis of mental disorder in the elderly with special reference to the early detection of dementia. Br J Psychiatry 149:698–709
155. Rubin EH, Storandt M, Miller JP, Kinscherf DA, Grant EA, Morris JC, Berg L (1998) A prospective study of cognitive function and onset of dementia in cognitively healthy elders. Arch Neurol 55:395–401
156. Saß H, Wittchen H-U, Zaudig M (Hrsg) (2000) Diagnostisches und statistisches Manual. DSM-IV, 3. Aufl. Hogrefe, Göttingen
157. Scheller H (1965) Über den Begriff der Demenz und unterscheidbare klinische Formen von Demenzen. Nervenarzt 36:1–7
158. Scheltens P, Erkinjuntti T, Leys D, Wahlund LO, Inzitari D, del Ser T, Pasquier F, Barkhof F, Mäntylä R, Bowler J, Wallin A, Ghika J, Fazekas F, Pantoni L (1998) White matter changes on CT and MRI: an overview of visual rating scales. European Task Force on Age-Related White Matter Changes. Eur Neurol 39:80–89
159. Schmidt R, Fazekas F (1997) Klinische Bedeutung und neuropathologische Basis der „Leuko-Araiose". In: Förstl H (Hrsg) Lehrbuch der Gerontopsychiatrie. Enke, Stuttgart, S 108–116
160. Schmitt FA, Davis DG, Wettstein DR, Smith CD, Ashford JW, Markesbery WR (2000) "Preclinical" AD revisited: neuropathology of cognitively normal older adults. Neurology 55:370–376
161. Schröter J, Pantel J (1999) Morphologische und funktionelle Bildgebung. In: Förstl H, Bickel H, Kurz A (Hrsg) Alzheimer Demenz. Grundlagen, Klinik und Therapie. Springer, Berlin, S 129–152
162. Smith JS, Kiloh LG (1981) The investigation of dementia: results in 200 consecutive admissions. Lancet i:824–827
163. Snowdon DA, Greiner LH, Mortimer JA, Riley KP, Greiner PA, Markesbery WR (1997) Brain infarction and the clinical expression of Alzheimer disease. The Nun Study. JAMA 277:813–817

164. Soares JC, Mann JJ (1997) The anatomy of mood disorders – review of structural neuroimaging studies. Biol Psychiatry 41:86–106
165. Street JS, Clark WS, Gannon KS, Cummings JL, Bymaster FP, Tamura RN, Mitan SJ, Kadam DL, Sanger TM, Feldman PD, Tollefson GD, Breier A (2000) Olanzapine treatment of psychotic and behavioral symptoms with Alzheimer disease in nursing care facilities: a double-blind, randomized, placebo-controlled trial. The HGEU Study Group. Arch Gen Psychiatry 57:968–976
166. Sunderland T, Tariot PN, Cohen RM, Weingartner H, Mueller EA, Murphy DL (1987) Anticholinergic sensitivity in patients with dementia of the Alzheimer Type and age-matched controls. Arch Gen Psychiatry 44:418–426
167. Szelies B, Herholz K, Pawlik G, Karbe H, Hebold I, Heiss W-D (1991) Widespread functional effects of discrete thalamic infarction. Arch Neurol 48:178–182
168. Taragano FE, Lyketsos CG, Mangone CA, Allegri RF, Comesana-Diaz E (1997) A double-blind, randomized, fixed-dose trial of fluoxetine vs. amitriptyline in the treatment of major depression complicating Alzheimer's disease. Psychosom 38:246–252
169. Tatemichi TK, Desmond DW, Mayeux R, Paik M, Stern Y, Sano M, Remien RH, Williams JBW, Mohr JP, Hauser WA, Figueroa M (1992) Dementia after stroke: Baseline frequency, risks, and clinical features in a hospitalized cohort. Neurology 42:1185–1193
170. Taxer F, Haller R, König P (1986) Klinische Frühsymptome und CT-Befunde beim Fahr'schen Syndrom. Nervenarzt 57:583–588
171. Thal LJ, Grundman M, Klauber MR (1988) Dementia: characteristics of a referral population and factors associated with progression. Neurology 38:1083–1090
172. Thienhaus OJ, Allen A, Bennett JA, Chopra YM, Zemlan FP (1990) Anticholinergic serum levels and cognitive performance. Eur Arch Psychiatry Clin Neurosci 240:28–33
173. Tierney MC, Fisher RH, Lewis AJ, Zorzitto ML, Snow WG, Reid DW, Nieuwstraten P (1988) The NINCDS-ADRDA work group criteria for the clinical diagnosis of probable Alzheimer's disease: a clinico-pathologic study of 57 cases. Neurology 38:359–364
174. Tierney MC, Szalai JP, Snow WG, Fisher RH (1996) The prediction of Alzheimer disease. The role of patient and informant perceptions of cognitive deficits. Arch Neurol 53:423–427
175. Tomlinson BE, Blessed G, Roth M (1970) Observations on the brains of demented old people. J Neurol Sci 11:331–356
176. Ulrich J, Probst A, West M (1986) The brain diseases causing senile dementia. J Neurol 233:118–122
177. Unkenstein A (2000) Psychological approaches for the management of cognitive impairment in Alzheimer's disease. In: O'Brien J, Ames D, Burns A (eds) Dementia, 2nd edn. Arnold, London, S 615–620
178. Wetterling T (1992) Neurotransmitter-Veränderungen bei der Demenz vom Alzheimer Typ. Nervenheilkunde 11:239–245
179. Wetterling T (1992) Subkortikale arteriosklerotische Enzephalopathie – eine Krankheitsentität? Nervenheilkunde 11:289–293
180. Wetterling T (1994) Differentialdiagnose dementieller Abbauprozesse. Thieme, Stuttgart
181. Wetterling T (1996) Therapeutische Strategien bei vaskulärer Demenz. Fortschr Med 114:445–450
182. Wetterling T (1997) Depressive Pseudodemenz. In: Radebold H, Hirsch D, Kipp J, Kortus R, Stoppe G, Struwe B, Wächtler C (Hrsg) Depression im Alter. Steinkopff, Darmstadt, S 92–95

183. Wetterling T (1998) Vaskuläre Demenz – ein schlüssiges Konzept? Z Gerontol Geriatr 31:36–45
184. Wetterling T (2001) Gerontopsychiatrie. Ein Leitfaden für Diagnostik und Therapie. Springer, Berlin
185. Wetterling T, Rama B (1989) Zur Differentialdiagnose von subduralen Effusionen. Röntgen-Bl 42:508–514
186. Wetterling T, Borgis K-J (1992) Klinisch-diagnostische Einordnung von Patienten mit Marklager-Hypodensitäten. Nervenheilkunde 11:294–298
187. Wetterling T, Kanitz R-D, Borgis K-J (1996) Comparison of different diagnostic criteria for vascular dementia (ADDTC, DSM-IV, ICD-10, NINDS-AIREN). Stroke 27:30–36
188. Wetterling T, Schürmann A (1997) Gründe für die Heimeinweisung stationär aufgenommener gerontopsychiatrischer Patienten. Z Gerontol Geriatr 30:469–473
189. Wetterling T, Junghanns K (2000) Psychiatrischer Konsiliardienst bei älteren Patienten. Nervenarzt 71:559–564
190. Weytingh MD, Bossuyt PM, van Crevel H (1995) Reversible dementia: more than 10% or less than 1%: a quantitative review. J Neurol 242:466–471
191. Whitehouse PJ (1986) The concept of subcortical and cortical dementia: another look. Ann Neurol 19:1–6
192. World Health Organization (1993) International Classification of Diseases (ICD-10). Chapter V. Diagnostic guidelines. Genf
193. World Health Organization (1994) International Classification of Diseases (ICD-10). Chapter V. Research criteria. Genf
194. Wragg RE, Jeste DV (1989) Overview of depression and psychosis in Alzheimer's disease. Am J Psychiatry 146:577–587
195. Zaudig M, Mittelhammer J, Hiller W (1989) SIDAM. Strukturiertes Interview für die Diagnose der Demenz vom Alzheimer Typ, der Multiinfarkt-Demenz und Demenzen anderer Ätiologien nach DSM-III-R und ICD-10. Logomed Verlag, München
196. BGA (1991) Gemeinsames Papier der das Bundesgesundheitsamt beratenden Zulassungskommissionen für neue Stoffe (Kommission A) und der Aufbereitungskommission „Neurologie, Psychiatrie" (Kommission B3). Empfehlung zum Wirksamkeitsnachweis von Nootropika im Indikationsbereich „Demenz" (Phase III). Bundesgesundhbl 7:342–350

4.4 Organische depressive Störungen

Inhaltsübersicht

4.4.1	Terminologie	177
4.4.2	Diagnostische Kriterien	177
4.4.3	Epidemiologie	178
4.4.4	Vorkommen	180
4.4.5	Pathogenese	180
4.4.6	Klinische Symptomatik und Verlauf	182
4.4.7	Diagnostik	184
4.4.8	Risikofaktoren	184
4.4.9	Differenzialdiagnose	184
4.4.10	Therapie	190
4.4.11	Komplikationen	193
4.4.12	Rehabilitation	194
4.4.13	Abschließende Betrachtungen	194
4.4.14	Literatur	195

4.4.1 Terminologie

Der Begriff „Depression" wird umgangssprachlich oft zur Beschreibung einer Verschlechterung der Stimmungslage gebraucht, aber bei einer Depression im engeren, psychiatrischen Sinne handelt es sich um ein komplexes psychopathologisches Phänomen, das in seiner Symptomatologie und Pathogenese variieren kann. Sowohl biographische (psychodynamische) als auch reaktive (psychologische), organische (neuropathologische und neurochemische) und biologische (genetische) Faktoren werden als pathogenetisch bedeutsam angesehen. Es ist wahrscheinlich, dass eine depressive Störung durch das komplexe Zusammenwirken der o. g. Faktoren zustande kommt. Dabei können von Fall zu Fall unterschiedliche Faktoren dominieren bzw. in verschiedenen Konstellationen zusammenwirken. Im Folgenden sollen die Formen der Depression abgehandelt werden, bei denen eine organische Ursache als maßgeblich anzusehen ist.

4.4.2 Diagnostische Kriterien

Eine genaue psychopathologische Definition einer organischen Depression ist angesichts der vielfältigen Symptomatik schwierig. Es sollten die Kriterien der ICD-10 [42, 43, 200, 201] für eine organische psychische Störung (→ Tabelle 1.2) erfüllt sein. Zur besseren diagnostischen Einordnung sind eine Schweregradeinteilung und eine Beschreibung der Verlaufsdynamik sinnvoll. Hierzu können die diagnostischen Leitlinien des DSM-IV [7, 155] oder der ICD-10 [42, 43, 200, 201] für depressive Störungen herangezogen werden (Tabelle 4.4.1). Bei bipolaren affektiven (manisch-depressiven) Störungen treten neben depressiven Episoden auch Phasen mit einer manischen Symptomatik auf (→ Kap. 4.5), d. h. mit Antriebssteigerung, Ideenflucht, gehobener Stimmung und Größenwahn. Bipolare affektive Störungen sind nur selten auf eine organische Ursache zurückzuführen [24, 61, 86]. Sie sind überwiegend „endogen" und treten wahrscheinlich genetisch bedingt gehäuft familiär auf.

4.4.3 Epidemiologie

Zur Häufigkeit einer organischen Depression liegen kaum fundierte Daten vor, da diese stark abhängig sind von der Prävalenz der möglichen Grunderkrankungen. Diese können in unterschiedlicher Frequenz eine depressive Störung zur Folge haben (Tabelle 4.4.2). In einer Repräsentativbefragung in Lübeck wurde bei unter 65-Jährigen eine Lebenszeitprävalenz von affektiven Störungen auf Grund eines medizinischen Krankheitsfaktors (nach DSM-IV [7, 155]) von nur 0,2% ermittelt [113]. Dieser Wert erscheint ange-

Tabelle 4.4.1. Diagnostische Kriterien für eine Depression (modifiziert nach ICD-10)

- Die depressive Episode sollte mindestens 2 Wochen dauern;
- in der Anamnese keine Hinweise auf eine Manie (ansonsten bipolare affektive Störung);
- die Depression ist nicht auf einen Missbrauch psychotroper Substanzen zurückzuführen;
- je nach Schweregrad der Depression mindestens 2 der folgenden Symptome: – depressive Stimmung, die meiste Zeit des Tages über mindestens 2 Wochen, – Interessenverlust oder Verlust der Freude an normalerweise angenehmen Aktivitäten, – verminderter Antrieb oder gesteigerte Ermüdbarkeit;
- je nach Schweregrad der Depression mindestens eines oder mehrere der folgenden Symptome:
  – vermindertes Selbstwertgefühl und Selbstvertrauen,
  – unbegründete Selbstvorwürfe oder ausgeprägte, unangemessene Schuldgefühle,
  – wiederkehrende Gedanken an den Tod oder an Suizid, suizidales Verhalten,
  – Klagen über oder Nachweis eines verminderten Denk- oder Konzentrationsvermögens,
  – psychomotorische Agitiertheit oder Hemmung,
  – Schlafstörungen,
  – verminderter Appetit;
- mindestens 2 der folgenden Symptome (somatisches Syndrom):
  – mangelnde Fähigkeit auf eine freundliche Umgebung oder freudige Ereignisse emotional zu reagieren,
  – frühmorgendliches Erwachen 2 oder mehr Stunden vor der gewohnten Zeit,
  – Morgentief,
  – psychomotorische Hemmung oder Agitiertheit,
  – deutlicher Appetitverlust,
  – Gewichtsverlust, häufig mehr als 5% des Körpergewichts im vergangenen Monat,
  – deutlicher Libidoverlust.
- Bei einer schweren Depression kann auch ein Wahn (z. B. Verarmungswahn) auftreten.

Tabelle 4.4.2. Erkrankungen, bei denen häufig eine depressive Störung beschrieben wurde*

	Depressive Verstimmung als Frühsymptom	Häufigkeit einer depressiven Verstimmung	Zitat
Allgemeinbevölkerung		5% (–10%)[a,b]	[60]
Degenerative Erkrankungen			
– Demenz vom Alzheimer Typ	++	11–55% ∅ 30–40%	[202]
– Parkinson-Syndrom	++	7–70% ∅ 40%	[35]
– Chorea Huntington		40%	[65]
Zerebrovaskuläre Erkrankungen			
– zerebrale Infarkte	++	30–50%	[149]
– vaskuläre Demenz	+	0–60% ∅ 40%	[202]
– Kollagenosen (z. B. Lupus erythematodes)	++		
Epilepsie		40–80%	[80]
Schädel-Hirn-Traumen	+	26–28% (–80%)[d]	[53, 87, 164]
Endokrine Störungen			
– Hypothyreose	++		
– Hyperthyreose	+	39–48%	[26, 97]
– Cushing-Syndrom	+	57%	[90]
– Addison-Syndrom	++		
– Hypo-/Hyperparathyreoidismus	+		
Infektionserkrankungen			
– „lyme disease" (Borrelieninfektion)		26–66%	[52]
– virale Erkrankungen (Hepatitis, Influenza)	+		
Sonstige Erkrankungen			
– multiple Sklerose		4–39%	[65, 127, 169][c]
– Vitamin-B12-Mangel	+	+	

+ selten, ++ häufig, +++ sehr häufig, [a] depressive Verstimmung im Goldberg-Interview, [b] Frauen > Männer (deutliche Altersabhängigkeit), [c] Anteil der depressiven Patienten stark abhängig von den verwendeten Erfassungsinstrumenten, [d] abhängig vom Schweregrad des Schädel-Hirn-Traumas
* Die meisten der in der Tabelle 4.4.2 aufgeführten Studien erfüllen nicht die methodischen Anforderungen an epidemiologische Studien, da es sich häufig um selektierte Stichproben handelt und/oder nicht klar ist, zu welchem Zeitpunkt bzw. in welchem Zeitraum die Patienten depressiv waren

sichts der Häufigkeit der Erkrankungen, die zu einem hohen Prozentsatz eine depressive Verstimmung zur Folge haben (Tabelle 4.4.2), zu niedrig. Dabei ist aber zu berücksichtigen, dass diese Erkrankungen überwiegend erst im höheren Alter auftreten bzw. eine deutliche Altersabhängigkeit aufweisen.

4.4.4 Vorkommen

Eine Reihe von degenerativen, vaskulären und infektiösen Erkrankungen führen relativ häufig zu depressiven Verstimmungen (Tabelle 4.4.2). Diese ist im Anschluss an Infektionserkrankungen ohne Befall des ZNS, wie z. B. einer Grippe, meist nur von kurzer Dauer, sodass das Zeitkriterium der ICD-10 (14 Tage) oft nicht erfüllt ist. Auch zahlreiche Medikamente können, besonders bei chronischer Einnahme, zu einer depressiven Verstimmung führen, so v. a. blutdrucksenkende Medikamente (bes. Clonidin und Betablocker), Neuroleptika (v. a. Phenothiazine, Thioxanthene und Butyrophenonderivate), Benzodiazepine, Antikonvulsiva, Dopaminergika (L-DOPA), Östrogene/Gestagene sowie Cimetidin.

4.4.5 Pathogenese

Bei einer Depression handelt es sich um ein komplexes psychopathologisches Phänomen, das in seiner Symptomatologie und Pathogenese vielfältig variieren kann; v. a. biographische, reaktive, organische und biologische Faktoren können von Fall zu Fall dominieren bzw. in verschiedenen Konstellationen zusammenwirken. Die verschiedenen Betrachtungsweisen sind wichtig, da sich ein zufriedenstellendes Bild des komplexen Krankheitsbildes nur bei einer Zusammenfügung der unterschiedlichen Befunde ergibt.

■ **Biografische Faktoren.** Ob bei schweren körperlichen Erkrankungen, insbesondere solchen, die mit körperlichen oder intellektuellen Einbußen einhergehen, eine depressive Verstimmung auftritt, hängt wesentlich auch von biografischen Faktoren ab [173]. Besonders die Bewältigungs- (Coping-) Strategien für schwere Erkrankungen, die der Betreffende im Laufe des Lebens ausgebildet hat, können für das Auftreten einer depressiven Reaktion entscheidend sein (→ Abb. 1.3). Oft tritt bei den ersten schweren Krankheitssymptomen (z. B. beim Bewusstwerden von kognitiven Störungen), bei denen nicht auf geeignete Copingstrategien zurückgegriffen werden kann, eine deutliche depressive Reaktion auf, insbesondere, wenn die Erkrankung eine erhebliche Einschränkung der Lebensqualität und -perspektive zur Folge hat. Auch eine lange Krankheitsdauer (Chronifizierung) und/oder Zunahme der Beschwerden im Verlauf können zu einem Nachlassen der Hoffnung auf Besserung (Resignation) und damit zur Depression führen [156]. Eine depressive Reaktion ist besonders dann zu erwarten, wenn plötzlich (z. B. nach einem Schlaganfall, Unfall etc.) eine Abhängigkeit von fremder Hilfe eintritt. Dieser Verlust an Autonomie wird meist als sehr traumatisch erlebt. Insbesondere subjektiv erlebte Hilflosigkeit scheint die Entwicklung einer Depression zu begünstigen [161]. Affektive Störungen in der Vorgeschichte oder in der Familienanamnese sind als prädisponierender Faktor für das Auftreten einer depressiven Verstimmung im Rahmen einer schweren körperlichen Erkrankung anzusehen [35, 49, 133, 153].

■ **Reaktive Faktoren.** Lebensgeschichtlich bedeutenden Ereignissen kommt oft eine wichtige Rolle in der Pathogenese einer depressiven Störung zu. So können z. B. eine schwerwiegende Erkrankung oder ein Unfall mit körperlichen und/oder intellektuellen Beeinträchtigungen (und daraus resultierender Hilfsbedürftigkeit), Berentung oder Verlust des Arbeitsplatzes (auf Grund der Erkrankung oder des Unfalls) und sonstige schwerwiegende psychosoziale Beeinträchtigungen (auf Grund der Erkrankung oder des Unfalls) wie sexuelle Störungen z. B. eine depressive Reaktion zur Folge haben [37, 111, 204].

Insbesondere auf eine langsam nachlassende körperliche und/oder intellektuelle Leistungsfähigkeit reagieren viele Menschen mit einer depressiven Verstimmung. Hintergrund ist häufig ein Verlust an autonomer Selbstbestimmung. So tritt eine Depression bei Schlaganfallpatienten sehr häufig unmittelbar nach dem Insult auf und ist besonders ausgeprägt bei Patienten mit schweren körperlichen Beeinträchtigungen [82, 122]. Auch bei Patienten mit einem Lupus erythematodes korreliert die Schwere der körperlichen Beeinträchtigungen mit dem Grad der depressiven Verstimmung [38, 162, 187]. Bei MS-, Parkinson-Patienten und auch bei Dementen tritt eine Depression ebenfalls gehäuft im Falle mit stärker ausgeprägter Funktionseinschränkung [35, 115, 171] bzw. bei MS-Patienten, erhöhter Erschöpfbarkeit auf [14, 66, 98]. Bei Dementen ist eine depressive Verstimmung oft in der Anfangsphase zu beobachten [36, 40, 79, 143, 191], wenn die Betreffenden ihre kognitiven Beeinträchtigungen noch bewusst wahrnehmen. Chronische Schmerzpatienten zeigen häufig eine depressive Symptomatik [61]. Auch Patienten, die an einer unheilbaren Erkrankung, z. B. an einem Karzinom oder an AIDS erkrankt sind, sind oft depressiv. Auffallend ist jedoch, dass bei manchen Karzinomen wie z. B. dem Pankreaskarzinom bei dem eine Depression nicht selten das erste Symptom ist [75], gehäuft depressive Verstimmungen auftreten [75, 131].

■ **Morphologische Veränderungen bei Depression.** Die Ergebnisse von Studien mit bildgebenden Verfahren wie CT, MRT, SPECT und PET bzgl. der bevorzugten Lokalisation der zerebralen Läsion bei Depression sind widersprüchlich [13, 23, 29, 39, 129, 149, 168, 170]. Gehäuft finden sich bei älteren Depressiven Hinweise auf zerebrovaskulär bedingte subkortikale Hirnveränderungen (Leukoaraiose) (s. [39, 129, 149]) oder lakunäre Infarkte [16]. Ob ischämische Hirninfarkte in bestimmten Hirnarealen gehäuft zu einer depressiven Verstimmung führen, ist in der Literatur sehr umstritten (s. [149, 170, 203]). In einer Metaanalyse der bisherigen Studien konnten keine deutlichen Unterschiede festgestellt werden [29]. Auch bei Epilepsiepatienten mit einer Depression wurden keine eindeutigen lokalisatorischen Hinweise gefunden [147]. Bei MS-Patienten fand sich keine Korrelation zwischen den in der MRT nachweisbaren Läsionen und einer depressiven Verstimmung [55, 114]. Patienten mit einer Demenz vom Alzheimer-Typ, die gleichzeitig an einer Depression leiden, zeigten neuropathologisch einige Besonderheiten (gehäuft Veränderungen im Locus coeruleus, Nucleus raphne und der Substantia nigra) [65]. Parkinson- und Chorea-Huntington-Patienten scheinen eine depressive Verstimmung oft im Zusammenhang mit Störungen von Funktionen, die im Frontalhirn lokalisiert werden, zu entwickeln [35, 112, 171]. Bei älteren Depressiven fanden sich gehäuft Hinweise für „Durchblutungsstörungen" des Gehirns im Sinne eines reduzierten zerebralen Blutflusses [104, 140]. Eine Depression tritt häufiger bei einer vaskulären Demenz als bei einer degenerativen wie z. B. einer Alzheimer-Demenz auf [17, 36, 79, 81, 125, 165]. Patienten, die nach einem Schädel-Hirn-Trauma depressiv verstimmt waren, wiesen bevorzugt Schädigungen im linken Vorderhirn auf [54].

Zusammenfassend ist festzustellen, dass in der Literatur keine Einigkeit darüber besteht, ob es bestimmte Hirnareale gibt, deren Schädigung gehäuft eine Depression zur Folge haben kann.

■ **Biochemische Faktoren.** Als die wesentlichen der Depression zu Grunde liegenden biochemischen Störungen werden Veränderungen mehrerer Neurotransmittersysteme (Serotonin, Noradrenalin und Acetylcholin) angesehen (s. [68]). Diskutiert werden v. a. Veränderungen auf der Rezeptorebene (Downregulation: Verringerung der Empfindlichkeit). Entsprechende Hinweise fanden sich auch bei Patienten mit einer organischen Depression: Bei Patienten mit einer Demenz vom Alzheimer-Typ und einer Depression sind v. a. die aufsteigenden noradrenergen Bahnen betroffen [205]. Die Bestimmung von Metaboliten aminerger Neurotransmitter im Liquor bei depressiven Patienten mit verschiedenen Grunderkrankungen erbrachte uneinheitliche Ergebnisse und erlaubt keine differenzialdiagnostische Zuordnung [72, 99, 154]. Auch die noradrenergen und die dopaminergen Bahnen sind betroffen [35]. Bei zahlreichen Medikamenten (v. a. Clonidin und Betablockern) kommt es zu einer Beeinträchtigung der noradrenergen Transmission. Diese Medikamente können bei einem Teil der behandelten Patienten eine depressive Verstimmung verursachen. Entsprechende Beobachtungen bei Reserpin haben mit zu der Noradrenalinmangelhypothese der Depression geführt [156].

4.4.6 Klinische Symptomatik und Verlauf

Eine „organische" Depression verläuft häufig chronisch bzw. zeigt eine geringere Remissionsrate, insbesondere wenn sich die Grunderkrankung nicht bessert. Typische Symptome für eine organische Depression sind v. a. Antriebsverlust („Schwunglosigkeit"), Lustlosigkeit und Mutlosigkeit, Konzentrationsstörungen und Klagen über verlangsamtes Denken, erhöhte Ermüdbarkeit und Erschöpfbarkeit, psychomotorische Hemmung oder Agitiertheit, Niedergeschlagenheit und Traurigkeit, häufiges Grübeln (v. a. über körperliche Erkrankung), Ängste (v. a. auch vor der Erkrankung) und Schlafstörungen (Ein- und Durchschlafstörungen).

Daneben können noch eine Reihe von weiteren Symptomen auftreten wie z. B. Selbstmordgedanken, negative Kognitionen („alles schwarz sehen") und Perspektivlosigkeit sowie unspezifische somatische Beschwerden (z. B. Kopfschmerzen, Abgeschlagenheit etc.). Wahnhafte Überzeugungen (Schuldwahn etc.) sind bei organisch Depressiven außer bei Patienten mit einer zerebrovaskulären Erkrankung oder einer Epilepsie relativ selten anzutreffen [36, 100].

Antriebsverlust. Eine Antriebsstörung tritt besonders häufig bei einer Depression bei subkortikalen Läsionen auf (z. B. bei Chorea Huntington, Parkinson-Syndrom oder Leukoaraiose, s. [196]).

Kognitive Störungen. „Organisch" Depressive klagen oft über kognitive und Konzentrationsstörungen. Besonders häufig wird eine erhöhte Vergesslichkeit und die Unfähigkeit sich Neues zu merken angegeben. Hier stellt sich die Frage, ob eine beginnende Demenz oder eine sog. depressive Pseudodemenz vorliegt [192]. Wenn die Symptomatik plötzlich begonnen hat und sich unter Antidepressiva zurückbildet, liegt mit großer Wahrscheinlichkeit eine Pseudodemenz vor (s. u.).

Somatische Beschwerden. Depressive klagen häufig über körperliche Beschwerden oder Schmerzen. Oft fällt die Abgrenzung von „somatischen Symptomen" im Rahmen der Depression von Beschwerden bei Organerkrankungen sehr schwer, denn häufige „somatische Symptome" bei einer Depression sind rasche Erschöpfbarkeit bzw. verminderte körperliche Leistungsfähigkeit, diffuse d. h. schlecht lokalisierte Schmerzen in Abdomen, Thorax und Hals, Verdauungsbeschwerden, v. a. Obstipation (Verstopfung), Appetitmangel, diffuse, oft wechselnde Gelenkbeschwerden, Kopfschmerzen (meist nicht näher zu lokalisieren) und Schwindel.

Verhaltensauffälligkeiten. Organisch Depressive zeigen in ihrem Verhalten häufig Auffälligkeiten (→ Kap. 7), v. a. einen sozialen Rückzug (Isolation), Rückzug ins Bett für den überwiegenden Teil des Tages, verminderte Aktivitäten, motorische Unruhe (Agitiertheit), Vernachlässigung von lebensnotwendigen Aktivitäten (Essenzubereiten, Körperhygiene, etc.).

Eine Depression ist auch oft mit körperlichen und sexuellen Störungen sowie mit Essstörungen assoziiert [37, 111, 184, 204], wobei die Interaktionen vielfältig sind und keine eindeutige Ursache-Wirkung-Beziehung besteht. Epileptiker beschreiben oft eine sukzessive Stimmungsverschlechterung vor einem Anfall [25].

4.4.7 Diagnostik

Einfache psychopathologische Instrumente wie die vielbenutzte Hamilton-Skala [78] oder das Beck Depression Inventar [21] sind zur Diagnosestellung ungeeignet, da sie viele Fragen zu körperlichen Symptomen und zu Schlafstörungen enthalten, die im Rahmen schwerer körperlicher Erkrankungen ohne depressive Verstimmung sehr häufig auftreten, also unspezifisch sind. Zur Schweregradbestimmung einer organischen Depression sind diese Instrumente daher nur bedingt geeignet. Es gibt einige Ansätze diese Schwierigkeiten zu umgehen (z.B. [47, 116, 127]). Ob eine Reduktion auf die „organischen" Items Vorteile bringt, ist umstritten [3, 127]. Aber die Anwendung von Instrumenten wie der Hamilton-Depression-Skala [78] oder dem Beck-Depression-Inventar [21] erhöht die Erkennungsrate von depressiven Störungen bei körperlich Erkrankten [167, 174]. Auch andere Instrumente zur Erfassung einer Depression wurden bei Patienten mit einer OPS angewandt (z.B. [4]). Bisher sind spezielle Instrumente zur Diagnose einer „organischen Depression" jedoch noch nicht entwickelt worden. Sinnvoll erscheint die Heranziehung der Kriterien der ICD-10 (→ Tabelle 4.4.1 und Tabelle 1.2).

4.4.8 Risikofaktoren

Als Risikofaktoren für eine „organische" Depression sind Erkrankungen mit ZNS-Beteiligung (z.B. zerebrovaskuläre Prozesse, degenerative Prozesse und Infektionen) anzusehen, denn diese führen oft zu einer depressiven Verstimmung (→ Tabelle 4.4.2).

4.4.9 Differenzialdiagnose

Eine „organische Depression" ist oft schwierig abzugrenzen von den im Folgenden beschriebenen Krankheitsbildern.
- *Differenzierung einer „organischen" von einer sog. „endogenen" Depression.* Bei der endogenen Depression tritt die psychopathologische Symptomatik ohne erkennbaren Grund und ohne eine durch eingehende medizinische Untersuchung feststellbare Ursache auf. Wegweisend sind frühere Phasen einer Depression, Hinweise auf eine Manie in der Anamnese sowie ein gehäuftes Auftreten von affektiven Erkrankungen in der Familie.
- *Differenzierung einer „organischen Depression" von reaktiven depressiven Verstimmungen bei schweren körperlichen Erkrankungen.* Oft stellt sich die Frage, ob die Verschlechterung der Stimmung eine Reaktion auf die körperliche Erkrankung oder Beeinträchtigung (z.B. Lähmung) ist oder durch die Krankheit im Sinne einer OPS durch Mitbeteiligung des Zentralnervensystems hervorgerufen wird. Diese Frage ist in vielen Fällen

auch unter Heranziehung der ICD-10-Kriterien [42, 43, 200, 201] für eine organische Genese (→ Tabelle 1.2) nicht genau zu klären. Zusätzlich wird die Beurteilung noch dadurch erschwert, dass v. a. bei älteren „endogen" Depressiven Klagen über somatische Beschwerden häufig im Vordergrund des Beschwerdebildes stehen [26, 93].

Die Frage der Abgrenzung „organische" – „reaktive" Depression ist insbesondere bei einer Reihe von Erkrankungen, die das ZNS betreffen und ebenfalls eine depressive Verstimmung verursachen können, oft nicht sicher zu entscheiden, denn die psychische Störung kann sowohl Reaktion auf die wahrgenommene somatische Beeinträchtigung (z. B. Paresen nach Schlaganfall) als auch durch die Hirnschädigung selbst hervorgerufen sein (z. B. → Parkinson-Syndrom, Kap. 5.1.7; Lupus erythematodes, Kap. 5.7.3). Besonders schwierig gestaltet sich mitunter die Abgrenzung bei älteren Depressiven, da diese einerseits häufig über somatische Symptome klagen [93], andererseits aber auch oft körperlich krank sind [15].

Psychopathologisch ergeben sich nur wenige Unterschiede zwischen den durch eine ZNS-Schädigung („organisch") und den nichtorganisch („endogen" oder „reaktiv") bedingten depressiven Störungen [6, 35, 95, 194]. Die Depression bei Parkinson-, MS- oder Epilepsiepatienten ist häufig mit Angst verknüpft [35, 58, 126]. Das psychopathologische Bild bei Hormonstörungen (z. B. bei einer Hypothyreose oder einem Cushing-Syndrom) kann einer Depression ähnlich sein; meist steht jedoch eine Verlangsamung der kognitiven und motorischen Funktionen und weniger eine affektive Verstimmung im Vordergrund [20]. Da sich anhand des psychopathologischen Befundes in der Regel keine sicheren Anhaltspunkte für eine „organische" Genese einer depressiven Störung ergeben, sind andere Kriterien – wie die der ICD-10 (→ Tabelle 1.2) – heranzuziehen. Diese stellen einen zeitlichen Zusammenhang zwischen dem Auftreten der körperlichen und der psychischen Symptomatik heraus, der jedoch bei chronischen Erkrankungen und ohne Verlaufsuntersuchungen oft nicht nachweisbar ist.

Differenzierung einer „organischen Depression" von dem sog. „chronischen Erschöpfungssyndrom" („chronic fatigue syndrome"). Das sog. „chronische Erschöpfungssyndrom" wird in der Literatur sehr kontrovers diskutiert [169]. Von einigen Autoren wird die Existenz eines entsprechenden eigenständigen Krankheitsbildes bestritten, während andere es als postinfektiös ansehen und auf komplexe psychoimmunologische Prozesse zurückführen [41]. Eindeutig definierte immunologische Veränderungen sind aber nicht regelhaft nachweisbar [121]. Psychopathologisch ist das chronische Erschöpfungssyndrom mitunter nicht sicher von einer länger andauernden Depression oder Dysthymie zu unterscheiden. Oft wird ein chronisches Erschöpfungssyndrom auch mit dem in der ICD-10 [42, 43, 200, 201] beschriebenen Krankheitsbild der Neurasthenie gleichgesetzt [169].

Psychopathologie. Psychopathologisch sind Angststörungen und depressive Verstimmungen oft schwierig zu differenzieren [10, 11, 45, 133, 137, 150, 172, 186, 197]. Häufig kommen aber auch beide Störungen gemeinsam vor (Komorbidität). Inwieweit eine solche Komorbidität mit einer Angststörung auch bei einer „organischen" Depression auftritt, ist bisher nicht hinreichend untersucht worden (s. z. B. [35, 58, 126]).

Schwierig ist auch die psychopathologische Abgrenzung (Tabelle 4.4.3) zu einem demenziellen Abbau [32, 33], da sich einerseits die kognitiven Beeinträchtigungen bei Depressiven von denen bei Alzheimer-Patienten nur graduell, aber nicht qualitativ unterscheiden, anderseits eine Depression im Alter sowohl häufig einer Demenz vorausgeht als auch bei einer Demenz auftritt [67, 88]. Insbesondere bei einer subkortikalen Demenz kann die

Tabelle 4.4.3. Anhaltspunkte zur Differenzialdiagnose Depression – Pseudodemenz – Demenz

	Depression	Depressive Pseudodemenz	Demenz
Beginn	schleichend über einige Tage	schleichend über einige Tage	schleichend über Monate
Affektivität			
– Angst	sehr häufig	häufig	meist keine
– depressive Stimmung	obligat	obligat	häufig
Aufmerksamkeit	normal → reduziert	normal → reduziert	normal → reduziert
Auffassung	normal → reduziert	normal → reduziert	reduziert
Orientierung	normal	normal	oft beeinträchtigt
Gedächtnis		wechselnde Ausprägung der kognitiven Beeinträchtigungen	
– Kurzzeitgedächtnis	kaum gestört		gestört
– Langzeitgedächtnis	kaum beeinträchtigt		oft beeinträchtigt
sonstige psychopathologische Symptome	Ein- und Durchschlafstörungen, Appetitstörungen	Ein- und Durchschlafstörungen, Appetitstörungen	Schlaf-Wach-Umkehr
Psychomotorik	meist normal → verringert/ gesteigert	Klagen über rasche Ermüdbarkeit	meist normal → verringert/ gesteigert
Sprache	normal	normal → verlangsamt	Wortfindungsstörungen → Aphasie
körperliche Symptome	Obstipation, Müdigkeit	häufig multiple	meist keine → extrapyramidale Störungen
EEG	normal	normal	verlangsamt („allgemeinverändert")
CT	normal	normal	

Symptomatik der einer Depression sehr ähneln [34]. Die Depression bei vaskulärer Demenz soll mit extrapyramidalen Reflexen und Enthemmungsreflexen, die Depression bei Alzheimer-Demenz mit dem gehäuften Auftreten von extrapyramidalen Symptomen assoziiert sein [165].

Vorwiegend psychopathologisch können Unterformen der Depression wie die vaskuläre Depression und auch die depressive Pseudodemenz abgegrenzt werden.

Vaskuläre Depression. Bei Depressiven wurde eine globale Verringerung der zerebralen Durchblutung (rCBF) gemessen (s. [5]). Diese korrelierte mit der Ausprägung der Depression und den kognitiven Beeinträchtigungen [163]. Die Durchblutung ist besonders frontal und basal vermindert [152].

Da zerebrovaskuläre Störungen, insbesondere Schlaganfälle, gehäuft mit einer Depression einhergehen (Tabelle 4.4.2), werden sie als eine wesentliche differenzialdiagnostisch zu erwägende Ursache einer depressiven Verstimmung im Alter angesehen. Es wurden 2 verschiedene Konzepte entwickelt:

Vaskuläre Depression [5, 96].
Patienten mit einer vaskulären Depression sollen sich im Vergleich zur nicht vaskulär bedingten Depression v. a. durch die folgenden Merkmale auszeichnen:
- Nachweis von vaskulärer Erkrankung oder vaskulärem Risikofaktor,
- Beginn der Depression nach dem 65. Lebensjahr,
- kognitive Defizite, gekennzeichnet durch eine Beeinträchtigung von Planung und Organisation von Handlungsabläufen,
- psychomotorische Verlangsamung,
- geringe depressive Symptomatik, z. B. Schuldgefühle,
- beeinträchtigtes Urteilsvermögen,
- Beeinträchtigung der täglichen Aktivitäten,
- kein Hinweis auf eine familiäre Belastung mit affektiven Störungen.

In dem Konzept der vaskulären Depression wird nicht – wie in den ICD-10-Leitlinien (→ Tabelle 1.2) – ein meist nur schwer nachweisbarer zeitlicher Zusammenhang zwischen dem Auftreten der psychopathologischen Symptomatik und einem zerebrovaskulären Ereignis gefordert. Das Konzept der vaskulären Depression wurde bisher empirisch erst in wenigen Studien untersucht [6, 96, 108, 109, 194] und bedarf daher noch einer weiteren Bestätigung. Indirekte Hinweise für häufige vaskuläre Läsionen fanden sich v. a. bei älteren Depressiven [183]. Auch für einige zerebrovaskuläre Risikofaktoren wie z. B. Diabetes mellitus [52] konnte gezeigt werden, dass sie mit einer erhöhten Rate an depressiven Verstimmungen einhergehen. Daher ist der Nachweis von zerebrovaskulären Risikofaktoren bei Depressiven kein sicheres Anzeichen für das Vorliegen zerebrovaskulärer Läsionen. Mögliche sich aus dem Konzept der vaskulären Depression ergebende spezifische Therapieansätze sind bisher noch nicht untersucht worden. So gibt es noch keine Hinweise für die Notwendigkeit bzw. den Erfolg spezifischer Therapien [198].

■ **Depression nach Schlaganfall** (s. [149, 170]).
Bei einer Depression nach Schlaganfall tritt die depressive Symptomatik – wie in den ICD-10-Kriterien gefordert (→ Tabelle 1.2) – in einem engen zeitlichen Zusammenhang mit dem Schlaganfall auf.

Anhand der CT-/MRT-Befunde kann eine Unterteilung der Depression bei zerebrovaskulären Erkrankungen in 2 Untertypen vorgenommen werden [196]. Typ I entspricht weitgehend der Depression nach Schlaganfall (Territorial- oder lakunärer Infarkt), während Typ II der vaskulären Depression gleicht und meist mit Marklagerveränderungen (Leukoaraiose) in der CT/MRT einhergeht (→ Abb. 5.2.3).

■ **Depressive Pseudodemenz.** Da besonders ältere Depressive oft über kognitive Beeinträchtigungen, v. a. über eine erhöhte Vergesslichkeit, klagen, ergibt sich häufig die Notwendigkeit der Abgrenzung gegen eine (beginnende) Demenz. Bei ausgeprägten kognitiven Störungen wird nicht selten eine sog. „depressive Pseudodemenz" diagnostiziert. Dieser Begriff ist rein deskriptiv und in der Literatur umstritten (s. [192]), insbesondere da genaue Kriterien fehlen. Für eine depressive Pseudodemenz sollen folgende Anzeichen sprechen [73]: relativ schnelles Einsetzen der Symptome, kurze Dauer der Symptomatik, Depression in der Eigen- oder Familienanamnese, wechselnde Ausprägung der kognitiven Beeinträchtigungen, häufiges Klagen über „Nicht-Können", Teilnahmslosigkeit, rasche Ermüdbarkeit, Appetitstörungen, unauffällige CT und EEG, erfolgreiche Behandlung mit Antidepressiva.

Zum Nachweis bzw. Ausschluss einer möglichen organischen Ursache einer depressiven Störung sind einige diagnostische Maßnahmen sinnvoll, insbesondere wenn nur der Verdacht auf eine behandelbare körperliche Grunderkrankung besteht (Tabelle 4.4.4):

■ **Laborchemische Untersuchungen.** Bei Depressiven sollte immer eine TSH-Bestimmung durchgeführt werden, da eine Hypothyreose oft zu einer depressiven Verstimmung führt und gut behandelt werden kann. Der Nachweis von „zerebrovaskulären Risikofaktoren" wie Hypertonus, Diabetes mellitus, Hyperlipidämie etc. wird von einigen Autoren [5, 6, 95] als wesentlich für das Vorliegen einer „vaskulären Depression" (s. u.) angesehen.

■ **Neurologische Untersuchungsbefunde.** Zur Differenzialdiagnose der zu einer Depression führenden Erkrankung kann der neurologische Befund entscheidend beitragen, denn einige der in Tabelle 4.4.2 aufgeführten Erkrankungen (z. B. Parkinson-Syndrom, Schlaganfall, multiple Sklerose) zeigen in der Regel eine deutliche neurologische Symptomatik, sodass die Diagnose meist schon klinisch gestellt werden kann. Allerdings ist zu berücksichtigen, dass v. a. bei älteren Patienten eine Hypokinese und eine Hypomimie sowohl bei einem Parkinson-Syndrom als auch bei einer Depression auftreten können.

Tabelle 4.4.4. Bei einer Depression differenzialdiagnostisch zu erwägende Erkrankungen

Verdacht auf	Depression als Frühsymptom	Anamnese	Neurologischer/ psychopathologischer Befund	Laborchemische/ apparative Untersuchungen	CT/MRT
degenerative Erkrankungen					
– Demenz vom Alzheimer Typ	++		Neuropsychologischer Befund: Aphasie, Akalkulie etc.		Hirnatrophie
– Parkinson-Syndrom	++	extrapyramidale Symptome	**Rigor, Tremor**		
– Chorea Huntington	+		Hyperkinesen		
zerebrovaskuläre Erkrankungen					
– zerebrale Infarkte	++	Schlaganfall	Herdsymptome		ischämische Läsion(en)/ Marklagerveränderungen (Leukoaraiose)
– Morbus Binswanger (Leukoaraiose)	+				
– vaskuläre Demenz					
andere ZNS-Erkrankungen					
– multiple Sklerose	+		Spastik, sens. Störungen, Herdsymptome		Marklagerherde
– Hirntumor, v.a. Meningeom	+				Raumforderung u. Ödem
– bilaterale Basalganglienverkalkung	+				
Epilepsie v.a. bei komplex-partialen Anfällen		Krampfanfälle		EEG	
Schädel-Hirn-Trauma			Herdsymptome		Hirnläsion
endokrine Störungen					
– Hypothyreose	+++			TSH <0,05 nmol/l	
– Cushing-Syndrom	+			Cortisol/ACTH	
– Addison-Syndrom	++			Cortisol/ACTH	
– Hypo-/Hyperparathyreoidismus	++			PTH, Ca^{2+}, PO_4^{3-}	
sonstige internistische Erkrankungen					
– virale Erkrankungen (z. B. Influenza, Hepatitis)	+			Virustiter im Blut	
– Vitamin-B12-Mangel	+			B_{12}, Schilling-Test	
– Kollagenosen (z. B. Lupus erythematodes)				Antikörper im Blut	irreguläre Infarkte

+ selten, ++ häufig, +++ sehr häufig

Funktionelle Untersuchungsverfahren. Funktionelle Untersuchungsverfahren (wie EEG, SPECT) tragen zur Differenzialdiagnose der Depression und möglicher Ursachen kaum bei. Es gibt jedoch einige Hinweise dafür, dass Schlaf-EEG-Ableitungen die schwierige Differenzialdiagnose depressive Pseudodemenz – Demenz erleichtern [145].

Bildgebende Verfahren (CT und MRT). Diese können bei der Differenzialdiagnose zum Nachweis von zerebrovaskulären Veränderungen (Infarkten und Marklagerveränderungen/Leukoaraiose) eingesetzt werden. Eine Leukoaraiose findet sich sehr häufig bei älteren Depressiven (s. [168]). Bisher ist noch nicht klar, ob dieser neuroradiologische Befund von therapeutischer Relevanz ist [190, 194]. In einigen Fällen kann anhand des CT-/MRT-Befundes eine kausal behandelbare Ursache der Depression wie z. B. ein frontales Meningeom festgestellt werden. Eine Hirnatrophie findet sich gehäuft bei älteren Depressiven (s. [168]). Die Breite der Temporallappen soll eine Differenzierung einer Alzheimer-Demenz von einer Depression gestatten [128].

Therapie

Leider unterbleibt eine adäquate Behandlung einer „organischen" Depression häufig, da diese oft nicht diagnostiziert wird bzw. im Rahmen der körperlichen Grunderkrankung als nicht therapierbar oder als nicht therapiebedürftig angesehen wird. Da eine depressive Verstimmung in jedem Fall eine schwerwiegende Einschränkung der Lebensqualität bedeutet und auch zu schlechteren Rehabilitationsergebnissen führen kann [102, 130, 166], sollte eine Depression auch bei körperlichen Erkrankungen immer behandelt werden. Meist ist angesichts der Komplexität der Erkrankung eine Kombination der u. g. Therapieverfahren erforderlich, z. B. Antidepressivabehandlung mit supportiver Psychotherapie und einer psychosozialen Aktivierung.

Zur Behandlung einer organischen Depression stehen eine Reihe von unterschiedlichen Behandungsmaßnahmen zur Verfügung wie Antidepressiva, Behandlung der körperlichen Grunderkrankung, psychotherapeutische Verfahren (z. B. interpersonelle Psychotherapie, IPT, supportiv), psychosoziale Aktivierung.

Über 2 Therapieverfahren, die sich bei der Behandlung einer „endogenen" Depression bewährt haben, nämlich den Schlafentzug und die Elektrokonvulsionstherapie (EKT), existieren bei „organisch" Depressiven kaum Erfahrungen [139, 141, 142]. Bei Parkinson-Patienten werden auch positive Effekte einer EKT bei motorischen Symptomen (off-Phänomenen) beschrieben [1, 9, 188].

Medikamentöse Therapie. Bei der Behandlung von „organischen" Depressionen mit Antidepressiva sind die möglichen Wechselwirkungen mit der Grunderkrankung besonders zu berücksichtigen. Grundsätzlich ist zur medikamentösen Therapie bei „organischer" Depression eine einschleichende Aufdosierung zu empfehlen, denn Patienten mit ZNS-Schädigungen zeigen mitunter schon bei geringen Dosierungen deutliche Nebenwirkungen. Bei älteren Patienten sollten die Dosierungen angepasst werden. Eine medikamentöse antidepressive Therapie ist auch bei der „organischen" Depression einer Plazebobehandlung überlegen (s. [71]).

Bisher sind auf Grund ethischer und versicherungsrechtlicher Bedenken erst sehr wenige kontrollierte Studien bei depressiven Patienten mit einer organischen Grunderkrankung durchgeführt worden [71]. Angesichts der Vielzahl der auf dem Markt befindlichen Antidepressiva fällt die Auswahl eines geeigneten Medikaments nicht leicht, denn bisher sind noch keine zufriedenstellenden differenziellen Indikationen erarbeitet worden. Bei der Auswahl der Medikamente sollten v. a. die Leitsymptome und das Nebenwirkungsspektrum berücksichtigt werden [193], da bisher überzeugende Hinweise für eine bessere Wirksamkeit bestimmter Antidepressiva weitgehend fehlen [63, 71, 81, 103]. Übersichtsarbeiten [18, 71] sprechen dafür, dass trizyklische Antidepressiva, v. a. Amitriptylin, bei einer schweren Depression effektiver sind, aber auch eine höhere Nebenwirkungsrate als Serotoninwiederaufnahmehemmer zeigen.

Die trizyklischen Antidepressiva wie Amitriptylin, Clomipramin, Doxepin, Imipramin oder Trimipramin haben starke anticholinerge Nebenwirkungen wie Akkommodationsstörungen, Delir, Hypotonie, Müdigkeit, Mundtrockenheit und Tremor [76]. Sie sollten daher v. a. bei kognitiven Störungen und Herz-Kreislauf-Erkrankungen, besonders bei Herzrhythmusstörungen (AV-Block), aber auch bei orthostatischer Dysregulation, Obstipation, Blasenentleerungsstörungen (besonders bei Prostatahypertrophie) und einem Glaukom nur dann eingesetzt werden, wenn andere Antidepressiva keine ausreichende Wirkung gezeigt haben und eine engmaschige Kontrolle der Nebenwirkungen gewährleistet ist. Häufig wird empfohlen, wenn trizyklische Antidepressiva zum Einsatz kommen sollen, Nortriptylin zu geben, da es relativ geringe anticholinerge Wirkungen hat.

Die Serotoninwiederaufnahmehemmer wie Citalopram, Fluoxamin, Fluoxetin, Paroxetin und Sertalin haben v. a. eine antriebssteigernde Wirkung und führen daher häufig zu Agitiertheit (Unruhezustände), Angst, Schlafstörungen, Übelkeit und Appetitstörungen. Bei entsprechenden Symptomen sollten daher andere Antidepressiva verordnet werden.

In Deutschland sind noch eine Reihe weiterer Antidepressiva wie Maprotilin, Mianserin, Mirtazapin, Moclobemid, Nefazodon, Reboxetin, Trazodon, Venlafaxin und auch pflanzliche Stoffe mit einer antidepressiven Wirkung (v. a. Johanniskraut) auf dem Markt. Die Nebenwirkungsprofile dieser Medikamente weisen deutliche Unterschiede auf (s. [12, 22]). Da es kaum Studien mit diesen Medikamenten bei Patienten mit „organischer Depression" gibt, kann keine sichere Aussage über die Einsatzmöglichkeiten bei der Behandlung gemacht werden.

Die folgenden Empfehlungen basieren vorwiegend auf klinischen Erfahrungen und Überlegungen zu den Nebenwirkungen, denn kontrollierte Vergleichsstudien bei organisch Depressiven liegen bisher kaum vor (s. [71]). Zwar sind eine Reihe von Übersichtsarbeiten über die bisherigen Studien

[71, 146, 185] und Leitlinien [8] veröffentlicht worden, aber die Empfehlungen sind mitunter widersprüchlich [179].

Bei Depressiven mit kognitiven Störungen sind Serotoninwiederaufnahmehemmer, die weniger anticholinerge Wirkungen als trizyklische Antidepressiva haben [48, 51, 123], zu bevorzugen, denn kognitive Beeinträchtigungen können durch anticholinerg wirksame Medikamente verstärkt werden [59, 178, 182]. Dies gilt insbesondere für eine depressive Verstimmung bei Dementen, da bei der klassischen Form der degenerativen Demenz, der Demenz vom Alzheimer-Typ, ein cholinerges Defizit als ein wesentlicher pathogenetischer Faktor angesehen wird [189]. Bei Gabe von stark anticholinerg wirksamen Antidepressiva tritt häufig eine delirante Symptomatik auf [76] (→ Kap. 4.2.3).

Auch bei Patienten mit zerebrovaskulären oder kardialen Vorschädigungen sind Serotoninwiederaufnahmehemmer trizyklischen Antidepressiva wegen der geringeren Nebenwirkungsrate vorzuziehen [124]. Bei Antriebsstörungen und sozialem Rückzug sind Serotoninwiederaufnahmehemmer gegenüber sedierenden Antidepressiva zu bevorzugen, da sich in großen Studien keine Hinweise für eine erhöhte Suizidalität bei einer Behandlung mit Serotoninwiederaufnahmehemmern ergeben haben [84, 85, 118]. Wegen der besseren Steuerbarkeit sind Serotoninwiederaufnahmehemmer mit einer kurzen Halbwertszeit zu empfehlen wie Citalopram (z.B. Cipramil®) 1-mal 20 (–40) mg/d oder Sertalin (Zoloft®) 1–3-mal 50 mg/d. Cave: Hyponatriämie bei Serotoninwiederaufnahmehemmer [199].

Die oben gemachten Therapieempfehlungen beruhen überwiegend auf theoretischen pharmakologischen Überlegungen zu den Nebenwirkungen. In der Praxis ist aber nach den bisher vorliegenden Studien die Rate der Nebenwirkungen bei trizyklischen Antidepressiva und Serotoninwiederaufnahmehemmern nicht so unterschiedlich wie erwartet. So ist die Rate der Stürze oder Oberschenkelbrüche, die als Maß für eine orthostatische Dysregulation angesehen wird, bei Gabe von Serotoninwiederaufnahmehemmern nur geringfügig kleiner als bei trizyklischen Antidepressiva [106, 181] und die Beeinträchtigung der kognitiven Leistungen bei Alzheimer-Patienten unter einer niedrigdosierten Imipraminbehandlung nur gering [144].

Die agitierte Form der Depression, die v.a. nach Schlaganfällen oft mit Schlafstörungen und Angst einhergeht, sollte mit einem sedierenden Antidepressivum behandelt werden, z.B. mit trizyklischen Antidepressiva, die geringere anticholinerge Nebenwirkungen als Amitriptylin haben wie Doxepin (z.B. Aponal®) initial 25 bis 150 mg/d oder Trimipramin (Stangyl®) initial 25 bis 150 mg/d. Cave: Delir, langsam aufdosieren, auf ausreichende Flüssigkeitszufuhr achten.

Ein Wahn (z.B. Schuld-, Verarmungs- oder Versündigungswahn) ist bei einer „organischen" Genese einer Depression selten. Er kann mit einer Kombination aus einem eher sedierenden (anticholinerg wirksamen) Antidepressivum wie Amitriptylin und einem hochpotenten Neuroleptikum, wie Haloperidol (z.B. Haldol®) behandelt werden [119]. Dabei sind die Nebenwirkungen von Amitriptylin und Haloperidol zu berücksichtigen, besonders das häufige Auftreten von extrapyramidalen Störungen (Parkinsonoid) und die anticholinergen Wirkungen von Amitriptylin.

Bei *chronifizierten Verläufen* sollte nach einem Stufenschema verfahren werden. Wenn nach etwa 3 Wochen keine Besserung oder nur eine ungenügende Besserung zu beobachten ist, sollte wie folgt vorgegangen werden:
- Erhöhung der Dosis, evtl. auch z. T. als Infusionsbehandlung (unter Beachtung möglicher Nebenwirkungen),
- zusätzliche Gabe niedrigdosierter Schilddrüsenhormone,
- Verordnung eines anderen Antidepressivums (mit einem anderen Wirkprofil),
- Gabe einer Kombination zweier Antidepressiva mit unterschiedlichen Wirkmechanismen (z. B. trizyklisches Antidepressivum plus MAO-Hemmer).

Cave: Nach bzw. vor Gabe von MAO-Hemmern ist eine längere Medikamentenpause, insbesondere vor Gabe von Serotoninwiederaufnahmehemmern einzuhalten.

In der Literatur finden sich einige spezifische Empfehlungen für eine „organische" Depression (diese sind detailiert bei den jeweiligen Erkrankungen angegeben):

Alzheimer-Demenz: Serotoninwiederaufnahmehemmer [8, 179],

Epilepsie: Serotoninwiederaufnahmehemmer > Venlafaxin, Nefazadon > trizyklische Antidepressiva [19]. Das Anfallsrisiko soll bei Maprotilin am größten und bei Gabe von Trazodon, Fluoxetin und Fluvoxamin am geringsten von allen antidepressiven Medikamenten sein [135]. Von den Antiepileptika sollen Felbamat und Lamotrigin am ehesten einen leichten antidepressiven Effekt haben [91].

Parkinson-Syndrom: In der Fachliteratur werden unterschiedliche Empfehlungen gegeben: Paroxetin, Sertalin > Nortriptylin [146]; Deprenyl, trizyklische Antidepressiva, EKT [185]; trizyklische Antidepressiva, Serotoninwiederaufnahmehemmer [136].

Psychotherapie. Auch „organische" depressive Störungen sollten psychotherapeutisch behandelt werden. Neben einer empathischen Grundhaltung, die immer angezeigt ist, kommen eine Reihe von psychotherapeutischen Maßnahmen in Frage. Besonders geeignet sind auch bei älteren Depressiven folgende Verfahren: kognitive Verhaltenstherapie [101, 117, 180], IPT und Entspannungsverfahren (z. B. autogenes Training) sowie supportive (stützende) Gesprächstherapie.

4.4.11 Komplikationen

Suizidalität. Depressive zeigen eine deutlich erhöhte Selbstmordgefährdung. Sowohl die Zahl der Suizidversuche als insbesondere auch die Zahl der vollendeten Suizide ist bei depressiven Patienten sehr hoch [83, 84].

Die Daten bzgl. der Suizidgefährdung bei Patienten mit neurologischen Erkrankungen, die häufig mit einer organischen Depression einhergehen, sind uneinheitlich [31, 174]; v.a. bei Epilepsie und multipler Sklerose wurde eine erhöhte Suizidrate gefunden [174]. Eine Studie zeigt eine deutlich erhöhte Anzahl an Suiziden bei Patienten nach einem Schädel-Hirn-Trauma [164]. Bisher ist jedoch kaum untersucht worden, ob und inwieweit diese erhöhte Suizidrate in einem Zusammenhang mit einer organischen Depression steht. Unter den Patienten mit einer multiplen Sklerose [175], einer Chorea Huntington [105], Demenz [46] sowie Schlaganfall [70, 92] wurde eine erhöhte Suizidrate bei den Patienten gefunden, die gleichzeitig eine Depression hatten.

Da eine Suizidalität nicht nur bei Depressiven zu beobachten ist, wird die Diagnostik und Behandlung in Kap. 7.6 dargestellt.

Entwicklung einer Demenz bei Depression. In der Literatur wurde die Frage, ob eine Depression, besonders eine mit kognitiven Störungen, gehäuft zu einer Demenz führt, lange Zeit kontrovers diskutiert. Eine Reihe von Verlaufsuntersuchungen von älteren Depressiven zeigt (s. [88]), dass das Risiko dement zu werden bei Depressiven, besonders bei solchen mit kognitiven Störungen (Pseudodemenz), erhöht ist [28, 40, 94, 138, 151].

Schädlicher Gebrauch (Abusus) von Alkohol und Medikamenten. Depressive betreiben oft einen zumindest episodischen Alkoholmissbrauch (s. [195]). Inwieweit dies auch auf „organische" Depressive zutrifft, ist bisher kaum untersucht worden.

Affektlabilität („pathologisches" Weinen oder Lachen). Als Affektlabilität wird eine fehlende Kontrolle über die Affekte (z.B. Weinen bei nichtigen Anlässen und Schwierigkeiten) bezeichnet. Diese Störung wird häufig als Depression fehldiagnostiziert. Es handelt sich aber um ein Enthemmungsphänomen, meist auf dem Boden einer vaskulären Hirnstammschädigung oder bei Frontalhirnschädigung, z.B. bei multipler Sklerose [56, 57]. Zur Behandlung können Amitriptylin [158], Nortriptylin [147] oder Serotoninwiederaufnahmehemmer [120] eingesetzt werden.

4.4.12 Rehabilitation

Eine Depression, sowohl eine mehr organisch bedingte als auch eine reaktive, kann die Erfolge einer Rehabilitation erheblich beeinflussen [102, 130, 166].

4.4.13 Abschließende Betrachtungen

Eine depressive Verstimmung ist eine der häufigsten menschlichen Reaktionen. Die Gründe können sehr unterschiedlich sein. Daher ist es unbedingt erforderlich, wenn eine organische Genese vermutet wird, den Zusammenhang mit organischen Faktoren möglichst sicher nachzuweisen, am besten anhand der ICD-10-Kriterien für eine OPS (→ Tabelle 1.2). Obwohl bei einer ganzen Reihe von körperlichen Erkrankungen gehäuft eine depressive Verstimmung auftritt, kann im Einzelfall die Differenzierung organisch – reaktiv bedingt sehr schwierig sein.

4.4.14 Literatur

1. Aarsland D, Larsen JP, Waage O, Langeveld JH (1997) Maintenance electroconvulsive therapy for Parkinson's disease. Convuls Ther 13:274–277
2. Adams SG Jr, Dammers PM, Saia TL, Brantley PJ, Gaydos GR (1994) Stress, depression, and anxiety predict average symptom severity and daily symptom fluctuation in systemic lupus erythematosus. J Behav Med 17:459–477
3. Aikens JE, Reinecke MA, Pliskin NH, Fischer JS, Wiebe JS, McCracken LM, Taylor JL (1999) Assessing depressive symptoms in multiple sclerosis: is it necessary to omit items from the original Beck Depression Inventory? J Behav Med 22:127–142
4. Alexopoulos GS, Abrams RC, Young RC, Shamoian CA (1988) Cornell scale for depression in dementia. Biol Psychiatry 23:271–284
5. Alexopoulos GS, Meyers BS, Young RC, Campbell S, Silbersweig D, Charlson M (1997) Vascular depression' hypothesis. Arch Gen Psychiatry 54:915–922
6. Alexopoulos GS, Meyers BS, Young RC, Kakuma T, Silbersweig D, Charlson M (1997) Clinically defined vascular depression. Am J Psychiatry 154:562–565
7. American Psychiatric Association (1994) Diagnostic and statistical manual of mental disorders. Fourth edition (DSM IV). American Psychiatric Association, Washington DC, S 165–174
8. American Psychiatric Association (1997) Practice guidelines for the treatment of patients with Alzheimer's disease and other dementias of late life. Am J Psychiatry 154, Suppl 5:1–39
9. Andersen K, Balldin J, Gottfries CG, Granerus AK, Modigh K, Svennerholm L, Wallin A (1987) A double-blind evaluation of electroconvulsive therapy in Parkinson's disease with 'on-off'-phenomena. Acta Neurol Scand 76:191–199
10. Angst J, Dobler-Mikola A (1986) Assoziation von Angst und Depression auf syndromaler und diagnostischer Ebene. In: Helmchen H, Linden M (Hrsg) Die Differenzierung von Angst und Depression. Springer, Berlin, S 75–82
11. Angst J, Vollrath M (1989) Beziehungen zwischen Angst und Depression. In: Kielholz P, Adams C (Hrsg) Die Vielfalt von Angstzuständen. Deutscher Ärzte-Verlag, Köln, S 79–100
12. Arzneimittel-VerlagsGmbH (1999) Arzneimittelkursbuch 99/2000. Berlin
13. Bakshi R, Czarnecki D, Shaikh ZA, Priore RL, Janardhan V, Kaliszky Z, Kinkel PR (2000) Brain MRI lesions and atrophy are related to depression in multiple sclerosis. Neuroreport 11:1153–1158
14. Bakshi R, Shaikh ZA, Miletich RS, Czarnecki D, Dmochowski J, Henschel K, Janardhan V, Dubey N, Kinkel PR (2000) Fatigue in multiple sclerosis and its relationship to depression and neurologic disability. Mult Scler 6:181–185
15. Baldwin R (1997) Depressive Erkrankungen. In: Förstl H (Hrsg) Lehrbuch der Gerontopsychiatrie. Enke, Stuttgart, S 408–418
16. Ballard C, McKeith I, O'Brien J, Kalaria R, Jaros E, Ince P, Perry R (2000) Neuropathological substrates of dementia and depression in vascular dementia, with a particular focus on cases with small infarct volumes. Dement Geriatr Cogn Disord 11:59–65

17. Ballard C, Neill D, O'Brien J, McKeith IG, Ince P, Perry R (2000) Anxiety, depression and psychosis in vascular dementia: prevalence and associations. J Affect Disord 59:97–106
18. Barbui C, Hotopf M (2001) Amitriptyline vs. the rest: still the leading antidepressant after 40 years of randomized trials. Br J Psychiatry 178:129–144
19. Barry JJ, Huynh N, Lembke A (2000) Depression in individuals with epilepsy. Curr Treat Options Neurol 2:571–585
20. Baumgartner A (1993) Schilddrüsenhormone und depressive Erkrankungen – kritische Übersicht und Perspektiven. Teil I: Klinik. Nervenarzt 64:1–10
21. Beck AT, Ward CH, Mendelson M, Mock J, Erbaugh J (1961) An inventory for measuring depression. Arch Gen Psych 4:561–571 (deutsch: Hogrefe Testzentrale, Göttingen)
22. Benkert O, Hippius H (2000) Kompendium der Psychiatrischen Pharmakotherapie, 2. Aufl. Springer, Berlin
23. Berg D, Supprian T, Thomae J, Warmuth-Metz M, Horowski A, Zeiler B, Magnus T, Rieckmann P, Becker G (2000) Lesion pattern in patients with multiple sclerosis and depression. Mult Scler 6:156–162
24. Berthier ML, Kulisevsky J, Gironell A, Fernandez Benitez JA (1996) Poststroke bipolar affective disorder: clinical subtypes, concurrent movement disorders, and anatomical correlates. J Neuropsychiatry Clin Neurosci 8:160–167
25. Blanchet P, Frommer GP (1986) Mood change predicting epileptic seizures. J Nerv Ment Dis 174:364–372
26. Bron B (1990) Alterstypische psychopathologische Besonderheiten bei endogenen und neurotisch-reaktiven Depressionen im höheren Lebensalter. Nervenarzt 61:170–175
27. Brownlie BE, Rae AM, Walshe JW, Wells JE (2000) Psychoses associated with thyrotoxicosis – 'thyrotoxic psychosis'. A report of 18 cases, with statistical analysis of incidence. Eur J Endocrinol 142:438–444
28. Buntinx F, Kester A, Bergers J, Knottnerus JA (1996) Is depression in elderly people followed by dementia? Age Aging 25:231–233
29. Carson AJ, MacHale S, Allen K, Lawrie SM, Dennis M, House A, Sharpe M (2000) Depression after stroke and lesion location: a systematic review. Lancet 356 (9224):122–126
30. Christensen H, Griffith K, Mackinnon A, Jacomb P (1997) A quantitative review of cognitive deficits in depression and Alzheimer-type dementia. J Int Neuropsychol Soc 3:631–651
31. Conwell Y, Henderson RE (1996) Neuropsychiatry of suicide. In: Fogel BS, Schiffer RB, Rao SM (Hrsg) Neuropsychiatry. Williams & Wilkins, Baltimore, S 485–521
32. Copeland JRM, Dewey ME (1985) Differential diagnosis: depression versus dementia. In: Traber J, Gispen WH (eds) Senile dementia of the Alzheimer type. Springer, Berlin, S 72–83
33. Copeland JRM, Davidson IA, Dewey ME, Larkin BA, McWilliam C, Saunders PA, Scott LR, Sharma V, Sullivan C (1992) Alzheimer's disease, other dementias, depression and pseudodementia: Prevalence, incidence and three-year outcome in Liverpool. Br J Psychiatry 161:230–239
34. Cummings JL (1986) Subcortical dementia. Neuropsychology, neuropsychiatry, and pathopsychology. Br J Psychiatry 149:682–689
35. Cummings JL (1992) Depression and Parkinson's disease: a review. Am J Psychiatry 149:443–454
36. Cummings JL, Miller B, Hill MA, Neshkes R (1987) Delusions, depression, and hallucinations were assessed in 30 patients with dementia of the Alzheimer type (DAT) and 15 with multi-infarct dementia. Arch Neurol 44:389–393

37. Curry SL, Levine SB, Corty E, Jones PK, Kurit DM (1994) The impact of systemic lupus erythematosus on women's sexual functioning. J Rheumatol 21:2254–2260
38. Da Costa D, Dobkin PL, Pinard L, Fortin PR, Danoff DS, Esdaile JM, Clarke AE (1999) The role of stress in functional disability among women with systemic lupus erythematosus: a prospective study. Arthritis Care Res 12:112–119
39. De Groot JC, de Leeuw FE, Oudkerk M, Hofman A, Jolles J, Breteler MM (2000) Cerebral white matter lesions and depressive symptoms in elderly adults. Arch Gen Psychiatry 57:1071–1076
40. Devanand DP, Sano M, Tang MX, Taylor S, Gurland BJ, Wilder D, Stern Y, Mayeux R (1996) Depressed mood and the incidence of Alzheimer's disease in the elderly living in the community. Arch Gen Psychiatry 53:175–182
41. Dickson CJ (1997) Chronic fatigue syndrome – aetiological aspects. Eur J Clin Invest 27:257–267
42. Dilling H, Mombour W, Schmidt MH (1994) Internationale Klassifikation psychischer Störungen. Forschungskriterien. Huber, Bern
43. Dilling H, Mombour W, Schmidt MH (2000) Internationale Klassifikation psychischer Störungen. ICD-10 Kapitel V (F) Klinisch-diagnostische Leitlinien. 3. Aufl. Huber, Bern
44. Douyon R, Serby M, Klutchko B, Rotrosen J (1989) ECT and Parkinson's disease revisited: a "naturalistic" study. Am J Psychiatry 146:1451–1455
45. Downing RW, Rickels K (1974) Mixed anxiety-depression: fact or myth? Arch Gen Psychiatry 30:312–317
46. Draper B, MacCuspie-Moore C, Brodaty H (1998) Suicidal ideation and the 'wish to die' in dementia patients: the role of depression. Age Ageing 27:503–507
47. Driessen M, Wetterling T, Wedel T, Preuss R (1995) Secondary hyperparathyroidism and depression in chronic renal failure. Nephron 70:334–339
48. Dunner DL, Cohn JB, Walshe T, Cohn CK, Feighner JP, Fieve RR, Halikas JP, Hartford JT, Hearst ED, Settle EC, Menolascino FJ, Muller DJ (1992) Two combined, multicenter double-blind studies of paroxetine and doxepin in geriatric patients with major depression. J Clin Psychiatry 53, Suppl 2:57–60
49. Eastwood MR, Rifat SL, Nobbs H, Ruderman J (1989) Mood disorder following cerebrovascular accident. Br J Psychiatry 154:195–200
50. Eiber R, Berlin I, Grimaldi A, Bisserbe JC (1997) Diabete insulinodependent et pathologie psychiatrique: revue generale clinique et epidemiologique. Encephale 23:351–357
51. Fairweather DB, Kerr JS, Harrison DA, Moon CA, Hindmarch I (1993) A double blind comparison of the effects of fluoxetine and amitriptyline on cognitive function in elderly depressed patients. Hum Psychopharmacol 8:41–47
52. Fallon BA, Nields JA (1994) Lyme disease: a neuropsychiatric illness. Am J Psychiatry 151:1571–1583
53. Fann JR, Katon WJ, Uomoto JM, Esselman PC (1995) Psychiatric disorders and functional disability in outpatients with traumatic brain injuries. Am J Psychiatry 152:1493–1499
54. Fedoroff JP, Starkstein SE, Forrester AW, Geisler F, Jorge RE, Robinson RG (1992) Depression in patients with acute brain injury. Am J Psychiatry 149:7
55. Feinstein A (1995) Depression associated with multiple sclerosis: an etiological conundrum. Can J Psychiatry 40:573–576
56. Feinstein A, Feinstein K, Gray T, O'Connor P (1997) Prevalence and neurobehavioral correlates of pathological laughing and crying in multiple sclerosis. Arch Neurol 54:1116–1121
57. Feinstein A, O'Connor P, Gray T, Feinstein K (1999) Pathological laughing and crying in multiple sclerosis: a preliminary report suggesting a role for the prefrontal cortex. Mult Scler 5:69–73

58. Feinstein A, O'Connor P, Gray T, Feinstein K (1999) The effects of anxiety on psychiatric morbidity in patients with multiple sclerosis. Mult Scler 5:323–326
59. Fibiger HC (1991) Cholinergic mechanisms in learning, memory and dementia: a review of recent evidence. Trends Neurosci 14:220–223
60. Fichter MM, Witzke W (1990) Affektive Erkrankungen. In: Fichter MM (Hrsg) Verlauf psychischer Erkrankungen in der Bevölkerung. Springer, Berlin, S 112–144
61. Fishbein DA (1996) Pain and psychopathology. In: Fogel BS, Schiffer RB, Rao SM (eds) Neuropsychiatry. Williams & Wilkins, Baltimore, S 443–483
62. Fisk JD, Morehouse SA, Brown MG, Skedgel C, Murray TJ (1998) Hospital-based psychiatric service utilization and morbidity in multiple sclerosis. Can J Neurol Sci 25:230–235
63. Flint AJ (1998) Choosing appropriate antidepressant therapy in the elderly. A risk-benefit assessment of available agents. Drugs Aging 13:269–280
64. Förstl H, Burns A, Cairns N, Luthert P, Lantos P, Levy R (1992) Organische Grundlagen depressiver Symptome bei Alzheimer Demenz. Nervenarzt 63:566–574
65. Folstein S (1989) Huntington's disease: a disorder of families. John Hopkins Press, Baltimore
66. Ford H, Trigwell P, Johnson M (1998) The nature of fatigue in multiple sclerosis. J Psychosom Res 45 (1 Spec No):33–38
67. Forsell Y, Winblad B (1998) Major depression in a population of demented and nondemented older people: prevalence and correlates. J Am Geriatr Soc 46:27–30
68. Fritze J, Deckert J, Lanczik M, Strik W, Struck M, Wodarz N (1992) Zum Stand der Aminhypothesen depressiver Erkrankungen. Nervenarzt 63:3–13
69. Frühwald S, Löffler H, Baumhackl U (1999) Depressionen nach zerebrovaskulären Ereignissen. Überblick und Abgrenzung von anderen psychiatrischen Komplikationen. Fortschr Neurol Psychiatr 67:155–162
70. Garden FH, Garrison SJ, Jain A (1990) Assessing suicide risk in stroke patients: review of two cases. Arch Phys Md Rehabil 71:1003–1005
71. Gill D, Hatcher S (2000) Antidepressants for depression in people with physical illness (Cochrane Review). Cochrane Database Syst Rev 4:CD001312
72. Gjerris A, Werdelin L, Gjerris F, Sörensen PS, Rafaelsen OJ, Alling C (1987) CSF-amine metabolites in depression, dementia and in controls. Acta Psychiatr Scand 75:619–628
73. Gottfries CG, Nyth AL (1991) Effect of citalopram, a selective 5-HT reuptake blocker, in emotionally disturbed patients with dementia. Ann NY Acad Sci 640:276–279
74. Green AI, Austin CP (1993) Psychopathology of pancreatic cancer. A psychobiologic probe. Psychosomatics 34:208–221
75. Grohmann R, Schmidt LG, Antretter K, Rüther E (1990) Unerwünschte Wirkungen von Psychopharmaka - ausgewählte Ergebnisse aus dem multizentrischen Zehnjahresprojekt AMÜP. Internist 31:468–474
76. Haggerty JJ, Golden RN, Evans DL, Janowsky DS (1988) Differential diagnosis of pseudodementia in the elderly. Geriatrics 43:61–74
77. Hamilton M (1960) A rating scale for depression. J Neurol Neurosurg Psychiatry 23:56–62 (deutsch: Hogrefe Testzentrale, Göttingen)
78. Hargrave R, Reed B, Mungas D (2000) Depressive syndromes and functional disability in dementia. J Geriatr Psychiatry Neurol 13:72–77
79. Hebert R, Lindsay J, Verreault R, Rockwood K, Hill G, Dubois MF (2000) Vascular dementia: incidence and risk factors in the Canadian study of health and aging. Stroke 31:1487–1493
80. Heuser I, Möller AA (1992) Depression. In: Möller AA, Fröscher W (Hrsg) Psychische Störungen bei Epilepsie. Thieme, Stuttgart, S 37–44

81. Hirschfeld RM (1999) Efficacy of SSRIs and newer antidepressants in severe depression: comparison with TCAs. J Clin Psychiatry 60:326–335
82. Hüwel J, Weisner B, Kemmer H, Heyder J (1998) Depressive Verstimmung im Akutstadium nach erstmaligem ischämischen Hirninfarkt. Nervenarzt 69:330–334
83. Inskip HM, Harris EC, Barraclough B (1998) Lifetime risk of suicide for affective disorder, alcoholism and schizophrenia. Br J Psychiatry 172:35–37
84. Isacsson G, Holmgren P, Wasserman D, Bergman U (1994) Use of antidepressants among people committing suicide in Sweden. BMJ 308 (6927):506–509
85. Jick SS, Dean AD, Jick H (1995) Antidepressants and suicide. BMJ 310 (6974): 215–218
86. Joffe RT, Lippert GP, Gray TA, Sawa G, Horvath Z (1987) Mood disorder and multiple sclerosis. Arch Neurol 44:376–378
87. Jorge RE, Robinson RG, Starkstein SE, Arndt SV (1993) Depression and anxiety following traumatic brain injury. J Neuropsychiatry Clin Neurosci 5:369–374
88. Jorm AF (2000) Is depression a risk factor for dementia or cognitive decline? A review. Gerontology 46:219–227
89. Kanowski S (1996) Das depressive Syndrom. In: Zapotoczky HG, Fischhof PK (Hrsg) Handbuch der Gerontopsychiatrie. Springer, Wien, S 144–147
90. Kelly WF (1996) Psychiatric aspects of Cushing's syndrome. QJM 89:543–551
91. Ketter TA, Post RM, Theodore WH (1999) Positive and negative psychiatric effects of antiepileptic drugs in patients with seizure disorders. Neurology 53 (5 Suppl 2):53–67
92. Kishi Y, Kosier JT, Robinson RG (1996) Suicidal plans in patients with acute stroke. J Nerv Ment Dis 184:274–280.
93. Kivelä S-L, Pahkala K (1988) Symptoms of depression in old people in Finland. Z Gerontol 21:257–263
94. Kral V (1982) Depressive Pseudodemenz und senile Demenz vom Alzheimer Typ. Nervenarzt 53:284–286
95. Krishnan KR (2000) Depression as a contributing factor in cerebrovascular disease. Am Heart J 140 (Suppl):70–76
96. Krishnan KR, Hays JC, Blazer DG (1997) MRI-defined vascular depression. Am J Psychiatry 154:497–501
97. Köbberling J, Hintze G, Blossey HC, Dirks H, Emrich D, Mayer G, Schicha H (1981) Diagnostische Probleme der Hyperthyreose im höheren Lebensalter. DMW 106:973–978
98. Kroencke DC, Lynch SG, Denney DR (2000) Fatigue in multiple sclerosis: relationship to depression, disability, and disease pattern. Mult Scler 6:131–136
99. Kurlan R, Caine E, Rubin A, Nemeroff CB, Bissette G, Zaczek R, Coyle J, Spielman FJ, Irvine C, Shoulson I (1988) Cerebrospinal fluid correlates of depression in Huntington's disease. Arch Neurol 45:881–883
100. Lambert MV, Robertson MM (1999) Depression in epilepsy: etiology, phenomenology, and treatment. Epilepsia 40, Suppl 10:21–47
101. Larcombe NA, Wilson PH (1984) An evaluation of cognitive-behaviour therapy for depression in patients with multiple sclerosis. Br J Psychiatry 145:366–371
102. Lasar M, Kotterba S (1997) Bewältigungsstile und kognitive Einstellungen bei Patienten mit Multipler Sklerose. Wien Klin Wochenschr 109:954–959
103. Laux G (2001) Cost-benefit analysis of newer versus older antidepressants. Pharmacopsychiatry 34:1–5
104. Lesser IM, Mena I, Boone KB, Miller BL, Mehringer CM, Wohl M (1994) Reduction of cerebral blood flow in older depressed patients. Arch Gen Psychiatry 51:677–686
105. Lipe H, Schultz A, Bird TD (1993) Risk factors for suicide in Huntington's disease: a retrospective case controlled study. Am J Med Genet 48:231–233

106. Liu B, Anderson G, Mittmann N, To T, Axcell T, Shear N (1998) Use of selective serotonin-reuptake inhibitors of tricyclic antidepressants and risk of hip fractures in elderly people. Lancet 351:1303–1307
107. Loosen PT, Chambliss B, DeBold CR, Shelton R, Orth DN (1992) Psychiatric phenomenology in Cushing's disease. Pharmacopsychiatry 25:192–198
108. Lyness JM, Caine ED, King DA, Conwell Y, Cox C, Duberstein PR (1999) Cerebrovascular risk factors and depression in older primary care patients: testing a vascular brain disease model of depression. Am J Geriatr Psychiatry 7:252–258
109. Lyness JM, King DA, Conwell Y, Cox C, Caine ED (2000) Cerebrovascular risk factors and 1-year depression outcome in older primary care patients. Am J Psychiatry 157:1499–1501
110. Masson F, Maurette P, Salmi LR, Dartigues JF, Vecsey J, Destaillats JM, Erny P (1996) Prevalence of impairments 5 years after a head injury, and their relationship with disabilities and outcome. Brain Inj 10:487–497
111. Mattson D, Petrie M, Srivastava DK, McDermott M (1995) Multiple sclerosis. Sexual dysfunction and its response to medications. Arch Neurol 52:862–868
112. Mayberg HS, Starkstein SE, Peyser CE, Brandt J, Dannals RF, Folstein SE (1992) Paralimbic frontal lobe hypometabolism in depression associated with Huntington's disease. Neurology 42:1791–1797
113. Meyer C, Rumpf H-J, Hapke U, Dilling H, John U (2000) Lebenszeitprävalenz psychischer Störungen in der erwachsenen Allgemeinbevölkerung. Nervenarzt 71:535–542
114. Möller A, Wiedemann G, Rohde U, Backmund H, Sonntag A (1994) Correlates of cognitive impairment and depressive mood disorder in multiple sclerosis. Acta Psychiatr Scand 89:117–121
115. Mohr DC, Goodkin DE, Gatto N, Van der Wende J (1997) Depression, coping and level of neurological impairment in multiple sclerosis. Mult Scler 3:254–258
116. Mohr DC, Goodkin DE, Likosky W, Beutler L, Gatto N, Langan MK (1997) Identification of Beck Depression Inventory items related to multiple sclerosis. J Behav Med 20:407–414
117. Mohr DC, Likosky W, Bertagnolli A, Goodkin DE, Van der Wende J, Dwyer P, Dick LP (2000) Telephone-administered cognitive-behavioral therapy for the treatment of depressive symptoms in multiple sclerosis. J Consult Clin Psychol 68:356–361
118. Montgomery SA (1997) Suicide and antidepressants. Ann NY Acad Sci 836:329–338
119. Müller-Siecheneder F, Müller MJ, Hillert A, Szegedi A, Wetzel H, Benkert O (1998) Risperidone versus haloperidol and amitriptyline in the treatment of patients with a combined psychotic and depressive syndrome. J Clin Psychopharmacol 18:111–120
120. Nahas Z, Arlinghaus KA, Kotrla KJ, Clearman RR, George MS (1998) Rapid response of emotional incontinence to selective serotonin reuptake inhibitors. J Neuropsychiatry Clin Neurosci 10:453–455
121. Natelson BH, LaManca JJ, Denny TN, Vladutiu A, Oleske J, Hill N, Bergen MT, Korn L, Hay J (1998) Immunologic parameters in chronic fatigue syndrome, major depression, and multiple sclerosis. Am J Med 105:43–49
122. Neau JP, Ingrand P, Mouille-Brachet C, Rosier MP, Couderq C, Alvarez A, Gil R (1998) Functional recovery and social outcome after cerebral infarction in young adults. Cerebrovasc Dis 8:296–302
123. Nebes RD, Pollock BG, Mulsant BH, Butters MA, Zmuda MD, Reynolds CF 3rd (1999) Cognitive effects of paroxetine in older depressed patients. J Clin Psychiatry 60 Suppl 20:26–29

124. Nelson JC, Kennedy JS, Pollock BG, Laghrissi-Thode F, Narayan M, Nobler MS, Robin DW, Gergel I, McCafferty J, Roose S (1999) Treatment of major depression with nortriptyline and paroxetine in patients with ischemic heart disease. Am J Psychiatry 156:1024–1028
125. Newman SC (1999) The prevalence of depression in Alzheimer's disease and vascular dementia in a population sample. J Affect Disord 52:169–176
126. Noy S, Achiron A, Gabbay U, Barak Y, Rotstein Z, Laor N, Sarova-Pinhas I (1995) A new approach to affective symptoms in relapsing-remitting multiple sclerosis. Compr Psychiatry 36:390–395
127. Nyenhuis DL, Rao SM, Zajecka JM, Luchetta T, Bernardin L, Garron DC (1995) Mood disturbance versus other symptoms of depression in multiple sclerosis. J Int Neuropsychol Soc 1:291–296
128. O'Brien JT, Metcalfe S, Swann A, Hobson J, Jobst K, Ballard C, McKeith I, Gholkar A (2000) Medial temporal lobe width on CT scanning in Alzheimer's disease: comparison with vascular dementia, depression and dementia with Lewy bodies. Dement Geriatr Cogn Disord 11:114–118
129. O'Brien JT, Perry R, Barber R, Gholkar A, Thomas A (2000) The association between white matter lesions on magnetic resonance imaging and noncognitive symptoms. Ann NY Acad Sci 903:482–489
130. Parikh RM, Robinson RG, Lipsey JR, Starkstein SE, Fedoroff JP, Price TR (1990) The impact of poststroke depression on recovery in activities of daily living over a 2-year follow-up. Arch Neurol 47:785–789
131. Passik SD, Breitbart WS (1996) Depression in patients with pancreatic carcinoma. Diagnostic and treatment issues. Cancer 78 (3 Suppl):615–626
132. Patten SB, Metz LM (1997) Depression in multiple sclerosis. Psychother Psychosom 66:286–292
133. Patten SB, Metz LM, Reimer MA (2000) Biopsychosocial correlates of lifetime major depression in a multiple sclerosis population. Mult Scler 6:115–120
134. Paykel ES (1971) Classification of depressed patients: a cluster analysis derived grouping. Br J Psychiatry 118:275–288
135. Pisani F, Spina E, Oteri G (1999) Antidepressant drugs and seizure susceptibility: from in vitro data to clinical practice. Epilepsia 40, Suppl 10:48–56
136. Poewe W, Luginger E (1999) Depression in Parkinson's disease: impediments to recognition and treatment options. Neurology 52 (7 Suppl 3):2–6
137. Prusoff BA, Klerman GL (1974) Differentiating depressed from anxious neurotic outpatients. Arch Gen Psychiatry 30:302–308
138. Rabins PV, Merchant A, Nestadt G (1984) Criteria for diagnosing reversible dementia caused by depression: validation by 2-year follow-up. Br J Psychiatry 144:488–492
139. Ranen NG, Peyser CE, Folstein SE (1994) ECT as a treatment for depression in Huntington's disease. J Neuropsychiatry Clin Neurosci 6:154–159
140. Rao R (2000) Cerebrovascular disease and late life depression: an age old association revisited. Int J Geriatr Psychiatry 15:419–433
141. Rao V, Lyketsos CG (2000) The benefits and risks of ECT for patients with primary dementia who also suffer from depression. Int J Geriatr Psychiatry 15:729–735
142. Rasmussen K, Abrams R (1991) Treatment of Parkinson's disease with electroconvulsive therapy. Psychiatr Clin North Am 14:925–933
143. Reifler BV, Larson E, Teri L, Poulsen M (1986) Dementia of Alzheimer's disease and depression. J Am Geriatr Soc 34:855–859
144. Reifler BV, Teri L, Raskind M, Veith R, Barnes R, White E, McLean P (1989) Double-blind trial of imipramine in Alzheimer's disease patients with and without depression. Am J Psychiatry 146:45–49

145. Reynolds CF, Kupfer DJ, Houck PR, Hoch CC, Stack JA, Berman SR, Zimmer B (1988) Reliable discrimination of elderly depressed and demented patients by electroencephalographic sleep data. Arch Gen Psychiatry 45:258–264
146. Richard IH (2000) Depression in Parkinson's disease. Curr Treat Options Neurol 2:263–274
147. Rink HA, Trimble MR (1990) Depression in epilepsy. In: Starkstein SE, Robinson RG (eds) Depression in Neurological Disease. Johns Hoppkins University Press, S 63–83
148. Robinson RG, Parikh RM, Lipsey JR, Starkstein SE, Price TR (1993) Pathological laughing and crying following stroke: validation of a measurement scale and a double-blind treatment study. Am J Psychiatry 150:286–293
149. Robinson RG, Travella JI (1996) Neuropsychiatry of mood disorders. In: Fogel BS, Schiffer RB, Rao SM (eds) Neuropsychiatry. Williams & Wilkins, Baltimore, S 279–305
150. Roth M, Gurney C, Garside RF, Kerr TA (1972) The relationship between anxiety states and depressive illnesses. Part I. Br J Psychiatry 121:147–161
151. Sachdev PS, Smith JS, Angus Lepan H, Rodriguez P (1990) Pseudodementia twelve years on. J Neurol Neurosurg Psychiatry 53:254–259
152. Sackeim HA, Prohovnik I, Moeller JR, Brown RP, Apter S, Prudic J, Devanand DP, Mukherjee S (1990) Regional cerebral blood flow in mood disorders. 1. Comparison of major depressives and normal controls at rest. Arch Gen Psychiatry 47:60–70
153. Salmaggi A, Palumbo R, Fontanillas L, Eoli M, La Mantia L, Solari A, Pareyson D, Milanese C (1998) Affective disorders and multiple sclerosis: a controlled study on 65 Italian patients. Ital J Neurol Sci 19:171–175
154. Sano M, Stern Y, Williams J, Cote L, Rosenstein R, Mayeux R (1989) Coexisting dementia and depression in Parkinson's disease. Arch Neurol 46:1284–1286
155. Saß H, Wittchen H-U, Zaudig M (Hrsg) (2000) Diagnostisches und statistisches Manual psychischer Störungen, DSM-IV, 3. Aufl. Hogrefe, Göttingen
156. Schildkraut J (1965) The catecholamine hypothesis of affective disorders: a review of supporting evidence. Am J Psychiatry 122:509
157. Schiaffino KM, Shawaryn MA, Blum D (1998) Examining the impact of illness representations on psychological adjustment to chronic illnesses. Health Psychol 17:262–268
158. Schiffer RB, Hernden RM, Rudick RA (1985) Treatment of pathological laughing and weeping with amitriptyline. N Engl J Med 312:1480–1482
159. Schmidt R, Fazekas F (1997) Klinische Bedeutung und neuropathologische Basis der „Leuko-Araiose". In: Förstl H (Hrsg) Lehrbuch der Gerontopsychiatrie. Enke, Stuttgart, S 108–116
160. Shiwach R (1994) Psychopathology in Huntington's disease patients. Acta Psychiatr Scand 90:241–246
161. Shnek ZM, Foley FW, LaRocca NG, Gordon WA, DeLuca J, Schwartzman HG, Halper J, Lennox S, Irvine J (1997) Helplessness, self-efficacy, cognitive distortions, and depression in multiple sclerosis and spinal cord injury. Ann Behav Med 19:287–294
162. Shortall E, Isenberg D, Newman SP (1995) Factors associated with mood and mood disorders in SLE. Lupus 4:272–279
163. Silfverskiöld P, Risberg J (1989) Regional cerebral blood flow in depression and mania. Arch Gen Psychiatry 46:253–259
164. Silver JM, Hales RE, Yudofsky SC (1994) Neuropsychiatric aspects of traumatic brain injury. In: Yudofsky SC, Hales RE (eds) Synopsis of neuropsychiatry. American Psychiatric Press, Washington DC, S 280–306

165. Simpson S, Allen H, Temenson B, Burns A (1999) Neurological correlates of depressive symptoms in Alzheimer's disease and vascular dementia. J Affect Disord 53:129-136
166. Sinyor D, Amato P, Kaloupek DG, Becker R, Goldenberg M, Coopersmith H (1986) Post-stroke depression: relationship to functional impairment, coping strategies, and rehabilitation outcome. Stroke 17:1102-1107
167. Smith SJ, Young CA (2000) The role of affect on the perception of disability in multiple sclerosis. Clin Rehabil 14:50-54
168. Soares JC, Mann JJ (1997) The anatomy of mood disorders - review of structural neuroimaging studies. Biol Psychiatry 41:86-106
169. Starcevic V (1999) Neurasthenia: cross-cultural and conceptual issues in relation to chronic fatigue syndrome. Gen Hosp Psychiatry 21:249-255
170. Starkstein SE, Robinson RG (1989) Affective disorders and cerebral vascular disease. Br J Psychiatry 154:170-182
171. Starkstein SE, Petracca G, Chemerinski E, Teson A, Sabe L, Merello M, Leiguarda R (1998) Depression in classic versus akinetic-rigid Parkinson's disease. Mov Disord 13:29-33
172. Stavrakaki C, Vargo B (1986) The relationship of anxiety and depression: a review of the literature. Br J Psychiatry 149:7-16
173. Steller U, Schulz-Venrath U (1995) Zerebrovaskuläre Erkrankungen. In: Ahrens S, Hasenbring M, Schulz-Venrath U, Strenge H (Hrsg) Psychosomatik in der Neurologie. Schattauer, Stuttgart, S 152-178
174. Stenager EN, Stenager E (1992) Suicide and patients with neurologic diseases. Methodologic problems. Arch Neurol 49:1296-1303
175. Stenager EN, Koch-Henriksen N, Stenager E (1996) Risk factors for suicide in multiple sclerosis. Psychother Psychosom 65:86-90
176. Sullivan MJ, Weinshenker B, Mikail S, Bishop SR (1995) Screening for major depression in the early stages of multiple sclerosis. Can J Neurol Sci 22:228-231
177. Sullivan MJ, Weinshenker B, Mikail S, Edgley K (1995) Depression before and after diagnosis of multiple sclerosis. Mult Scler 1:104-108
178. Sunderland T, Tariot PN, Cohen RM, Weingartner H, Mueller EA, Murphy DL (1987) Anticholinergic sensitivity in patients with dementia of the Alzheimer Type and age-matched controls. Arch Gen Psychiatry 44:418-426
179. Swartz M, Barak Y, Mirecki I, Naor S, Weizman A (2000) Treating depression in Alzheimer's disease: integration of differing guidelines. Int Psychogeriatr 12:353-358
180. Teri L, Logsdon RG, Uomoto J, McCurry SM (1997) Behavioral treatment of depression in dementia patients: a controlled clinical trial. J Gerontol Series B 52: P159-166
181. Thapa PB, Gideon P, Cost TW, Milam AB, Ray WA (1998) Antidepressants and the risk of falls among nursing home residents. N Engl J Med 339:875-882
182. Thienhaus OJ, Allen A, Bennett JA, Chopra YM, Zemlan FP (1990) Anticholinergic serum levels and cognitive performance. Eur Arch Psychiatry Clin Neurosci 240:28-33
183. Thomas AJ, Ferrier IN, Kalaria RN, Woodward SA, Ballard C, Oakley A, Perry RH, O'Brien JT (2000) Elevation in late-life depression of intercellular adhesion molecule-1 expression in the dorsolateral prefrontal cortex. Am J Psychiatry 157: 1682-1684
184. Thomas FJ, Wiles CM (1999) Dysphagia and nutritional status in multiple sclerosis. J Neurol 246:677-682
185. Tom T, Cummings JL (1998) Depression in Parkinson's disease: pharmacological characteristics and treatment. Drugs Ageing 12:55-76

186. Van Valkenburg C, Akiskal HS, Puzantian V, Rosenthal T (1984) Anxious depressions: clinical, family history, and naturalistic outcome – comparisons with panic and major depressive disorders. J Affect Dis 6:67–82
187. Ward MM, Lotstein DS, Bush TM, Lambert RE, van Vollenhoven R, Neuwelt CM (1999) Psychosocial correlates of morbidity in women with systemic lupus erythematosus. J Rheumatol 26:2153–2158
188. Wengel SP, Burke WJ, Pfeiffer RF, Roccaforte WH, Paige SR (1998) Maintenance electroconvulsive therapy for intractable Parkinson's disease. Am J Geriatr Psychiatry 6:263–269
189. Wetterling T (1992) Neurotransmitter-Veränderungen bei der Demenz vom Alzheimer Typ. Nervenheilkunde 11:239–245
190. Wetterling T (1992) Subkortikale arteriosklerotische Enzephalopathie – eine Krankheitsentität? Nervenheilkunde 11:289–293
191. Wetterling T (1994) Differentialdiagnose dementieller Abbauprozesse. Thieme, Stuttgart
192. Wetterling T (1997) Depressive Pseudodemenz. In: Radebold H, Hirsch D, Kipp J, Kortus R, Stoppe G, Struwe B, Wächtler C (Hrsg) Depression im Alter. Steinkopff, Darmstadt, S 92–95
193. Wetterling T (1998) Besonderheiten affektiver Psychosen im Alter. In: Hartwich P, Haas S, Maurer K, Pflug B (Hrsg) Affektive Störungen und Lebensalter. Verlag Wissenschaft und Praxis, Sternenfels, S 29–38
194. Wetterling T (1998) Vascular depression – a concise concept? Eur Psychiatry 13 Suppl 4:167
195. Wetterling T (1999) Diagnostik und Behandlungsansätze depressiver Störungen bei Alkoholabhängigen. Fortschr Neurol Psychiat 67:131–141
196. Wetterling T (1999) Vaskuläre Depression – ein schlüssiges Konzept? Fortschr Neurol Psychiat 67:327–335
197. Wetterling T (2000) Psychopathologische Aspekte zur Diagnostik und Verlaufsmessung von Angststörungen im Alter. In: Kretschmar C, Hirsch RD, Haupt M, Ihl R, Kortus R, Stoppe G, Wächtler C (Hrsg) Angst-Sucht-Anpassungsstörungen im Alter. Schriftenreihe der Deutschen Gesellschaft für Gerontopsychiatrie und Psychotherapie, Band 1, Düsseldorf, S 105–109
198. Wetterling T, Reger K-H, Borgis K-J (1993) Symptomatische Behandlung von gerontopsychiatrischen Patienten mit einer Leuko-Araiosis im CT. In: Möller H-J, Rohde A (Hrsg) Psychische Krankheiten im Alter. Springer, Berlin, S 216–217
199. Wilkinson TJ, Begg EJ, Winter AC, Sainsbury R (1999) Incidence and risk factors for hyponatraemia following treatment with fluoxetine or paroxetine in elderly people. Br J Clin Pharmacol 47:211–217
200. World Health Organization (1993) International Classification of Diseases (ICD-10). Chapter V. Diagnostic guidelines. Genf
201. World Health Organization (1994) International Classification of Diseases (ICD-10). Chapter V. Research criteria. Genf
202. Wragg RE, Jeste DV (1989) Overview of depression and psychosis in Alzheimer's disease. Am J Psychiatry 146:577–587
203. Zerfaß R, Kretschmar K, Förstl H (1992) Depressive Störungen nach Hirninfarkt: Beziehungen zu Infarktlage, Hirnatrophie und kognitiven Defiziten. Nervenarzt 63:163–168
204. Zivadinov R, Zorzon M, Bosco A, Bragadin LM, Moretti R, Bonfigli L, Iona LG, Cazzato G (1999) Sexual dysfunction in multiple sclerosis: II. Correlation analysis. Mult Scler 5:428–431
205. Zubenko GS, Moosy J, Kopp U (1990) Neurochemical correlates of major depression in primary dementia. Arch Neurol 47:209–214

4.5 Organische manische Störung

Inhaltsübersicht

4.5.1	Terminologie	205
4.5.2	Diagnostische Kriterien	205
4.5.3	Epidemiologie	206
4.5.4	Vorkommen	206
4.5.5	Pathogenese	207
4.5.6	Klinische Symptomatik und Verlauf	208
4.5.7	Diagnostik	208
4.5.8	Risikofaktoren	208
4.5.9	Differenzialdiagnose	209
4.5.10	Therapie	210
4.5.11	Komplikationen	211
4.5.12	Abschließende Betrachtungen	211
4.5.13	Literatur	211

4.5.1 Terminologie

Der Begriff „Manie" war schon im Altertum bekannt. Als *mania* wurde im Griechischen ein Zustand der Raserei, Wut, des Wahnsinns, aber auch der Begeisterung bezeichnet [16]. Ursprünglich war mit *mania* ein Zustand des Außer-sich-Seins, der Ekstase und Entrückung gemeint. In den letzten Jahrhunderten wurde der Begriff in wechselnden Bedeutungen angewendet. Ab Mitte des 19. Jahrhunderts verstand man Manie im heutigen Sinne nämlich als Krankheitsbild der gehobenen Stimmung und des gesteigerten Antriebs. Die Manie zählt zusammen mit der Depression zu den affektiven Störungen.

4.5.2 Diagnostische Kriterien

Zur Diagnose einer organisch bedingten manischen Störung können die Kriterien der ICD-10 [11, 12, 56, 57] herangezogen werden (Tabelle 4.5.1). Gleichzeitig sollten die ICD-10-Kriterien für eine organische psychische Störung erfüllt sein (→ Tabelle 1.2). Bei bipolaren affektiven (manisch-depressiven) Störungen treten neben Phasen mit einer manischen Symptomatik auch depressive Episoden (→ Kap. 4.4) mit Antriebsverlust, gedrückter Stimmung etc. auf.

Tabelle 4.5.1. Diagnostische Kriterien für eine Manie (modifiziert nach ICD-10)

Die manische Episode sollte mindestens 1 Woche dauern und ist schwer genug, um die berufliche und soziale Funktionsfähigkeit mehr oder weniger vollständig zu unterbrechen;
mindestens 3 der folgenden Symptome müssen vorliegen:
- gesteigerte Aktivität oder motorische Ruhelosigkeit,
- gesteigerte Gesprächigkeit („Rededrang"),
- Ideenflucht oder subjektives Gefühl von Gedankenrasen,
- Verlust normaler sozialer Hemmungen, der zu unangemessenem Handeln führt,
- vermindertes Schlafbedürfnis,
- überhöhte Selbsteinschätzung oder Größenwahn,
- Ablenkbarkeit oder andauernder Wechsel von Aktivitäten oder Plänen,
- tollkühnes oder leichtsinniges Verhalten,
- gesteigerte Libido oder sexuelle Taktlosigkeit;

Fehlen von Halluzinationen oder Wahn, Wahrnehmungsstörungen
(falls sie auftreten: Manie mit psychotischen Symptomen);

die Kriterien für eine organisch bedingte psychische Störung (→ Tabelle 1.2) sind erfüllt.

Epidemiologie

Organisch bedingte Manien sind relativ selten. Es liegen kaum fundierte Daten vor, da diese stark abhängig sind von der Prävalenz der möglichen Grunderkrankungen. Diese können in unterschiedlicher Frequenz eine manische Störung zur Folge haben (Tabelle 4.5.2).

Vorkommen

Eine Reihe von Erkrankungen kann zu einer manischen Störung führen (Tabelle 4.5.2). Auch bei chronischen ZNS-Infektionen sind maniforme Zustandsbilder beschrieben worden, so z.B. bei AIDS [14] und bei Lues [25]. Einige Medikamente und Drogen können ebenfalls ein maniformes Zustandsbild auslösen [4], z.B. Antidepressiva (relativ häufig kurzzeitige hypomane Störung nach längerer Gabe) [1], Antikonvulsiva, Benzodiazepine, Dopaminergika, Glukokortikoide [44]. Besonders Patienten mit einer multiplen Sklerose werden nach ACTH- oder Prednisolongabe oft manisch [34]. Bei 1% der medikamentös behandelten Parkinson-Patienten tritt ein medikamenteninduziertes maniformes und bei 10% ein euphorisches Zustandsbild auf [9].

Auch Drogen, die wie Amphetamine, Kokain etc. sowohl den Antrieb als auch das Selbstbewusstsein steigern, können maniforme Zustandsbilder auslösen.

Tabelle 4.5.2. Erkrankungen, bei denen manische Störungen beschrieben wurden

	Störungstyp	Häufigkeit	Zitat
Chorea Huntington	maniform	2–10%	[24]
Demenz vom Alzheimer-Typ	maniform	2,2–3,5%	[9, 33]
Enzephalitis (z. B. HIV)	maniform	nur Einzelfallbeschreibungen	[41]
Epilepsie (v. a. bei komplex-fokalen Anfällen oder Temporallappenepilepsie)	maniform	nur Einzelfallbeschreibungen	[3, 41]
Hirntumor (bes. Cushing-Syndrom)	maniform	3%	[25, 47]
Hyperthyreose	maniform	39%	[8]
multiple Sklerose	bipolar-affektiv	1,97%	[19]
Parkinson-Syndrom	bipolar-affektiv		[17]
Schädel-Hirn-Trauma (v. a. orbito-frontal, rechts)	maniform		[2, 47]
Schlaganfall	maniform	1%	[39]

Pathogenese

Die Pathogenese einer Manie ist noch nicht zufriedenstellend geklärt. Für eine organische maniforme Störung sehen einige Autoren [40, 50] eine Disinhibition, d. h. eine fehlende Steuerung (durch das Frontalhirn und auch basale Temporallappenareale) des Verhaltens und der Affekte, als wesentlich an.

Bei bipolaren affektiven Störungen liegt häufig eine familiäre Belastung mit affektiven Störungen vor, die auf eine genetische Grundlage hinweist [16]. Daher wurde auch bei Patienten mit einer organischen manischen oder bipolaren affektiven Störung untersucht, ob vermehrt in der eigenen Vorgeschichte oder in der Familie affektive Störungen aufgetreten sind. Entsprechende Hinweise fanden sich in einigen Studien [17, 30, 33]. So hatten die meisten Alzheimer-Patienten, die ein maniformes Bild zeigen, schon vor dem Auftreten des demenziellen Abbaus eine manische Episode [33], und bei Parkinson-Patienten mit einer bipolaren affektiven Störung fanden sich Hinweise auf eine erhöhte familiäre Belastung für Demenz [17]. Ob bei den bei multipler Sklerose häufigen manischen oder bipolaren affektiven Störungen [42] (Lebenszeitprävalenz 13% [29]) eine familiäre Belastung besteht, ist umstritten [28, 43].

Morphologische Veränderungen bei organisch bedingten manischen Störungen. Die Ergebnisse von Studien mit bildgebenden Verfahren wie CT, MRT, SPECT und PET bzgl. der bevorzugten Lokalisation der zerebralen Läsion bei maniformen Störungen sind uneinheitlich [2, 8, 18, 30, 32, 39, 40, 46–50, 54]. Gehäuft finden sich Hinweise auf rechtsorbitofrontal-temporalbasale Hirnschädigung bei Manie [2, 3, 30, 39, 40, 46–50], aber auch bei linkshirnigen Schädigungen sind maniforme Zustandsbilder beschrieben worden [18, 32, 54]. Es fand sich keine Korrelation zwischen dem Auftreten einer Manie und der Ausprägung der Hirnläsion, der kognitiven oder funktionellen Beeinträchtigungen [30]. Auch bei sog. stillen Infarkten (also solchen ohne neurologische Symptomatik) treten gehäuft manische Störungen auf [20]. Bei Patienten mit bipolaren affektiven Störungen wurden ähnlich wie bei älteren Depressiven (→ Kap. 4.4.5) gehäuft CT- bzw. MRT-Veränderungen im Marklager festgestellt [13]. Bei Alzheimer-Patienten mit einer Manie konnte oft ein aufgeweiteter Interhemisphärenspalt nachgewiesen werden [9]. In der Literatur besteht noch keine Einigkeit darüber, ob es bestimmte Hirnareale gibt, deren Schädigung gehäuft eine Manie zur Folge haben kann [22].

Es liegen bisher nur wenige Studien zu möglichen biochemischen Veränderungen bei manischen Störungen vor [16], sodass zusammenfassend festzustellen ist, dass die Pathogenese organischer manischer und organisch bedingter bipolarer affektiver Störungen bisher nur unzureichend geklärt ist.

4.5.6 Klinische Symptomatik und Verlauf

Eine „organische" Manie verläuft meist eher chronisch bzw. zeigt eine geringere Remissionsrate als eine „endogene" Manie, insbesondere wenn sich die Grunderkrankung nicht bessert. Typische Symptome für eine organische Manie sind neben formalen Denkstörungen mit assoziativ gelockertem Denken bis zur Ideenflucht v.a. Auffälligkeiten im Verhalten (→ Kap. 6), wie Antriebssteigerung (mit motorischer Unruhe), Aggressivität, Distanzlosigkeit, erhöhte Reizbarkeit und Erregungszustände, vermindertes Schlafbedürfnis und gesteigerte Sexualität.

4.5.7 Diagnostik

Ob und inwieweit zur Diagnosestellung einer organisch bedingten Manie einfache psychopathologische Instrumente wie die Bech-Rafaelsen-Manieskala [5] geeignet sind, ist bisher noch nicht hinreichend untersucht.

4.5.8 Risikofaktoren

Risikofaktoren für eine „organische" Manie sind nicht bekannt [48].

4.5.9 Differenzialdiagnose

Psychopathologie. Psychopathologisch sind schizophreniforme Störungen mitunter schwierig von einer Manie zu differenzieren, v. a. wenn eine wahnhafte Symptomatik auftritt. Wenn diese nicht bizarr ist und keine Ich-Störungen vorliegen, handelt es sich wahrscheinlich um eine manische Störung.
Eine „organische Manie" ist oft auch schwierig abzugrenzen von einer sog. endogenen Manie, euphorischen Zuständen bei körperlichen Erkrankungen oder einer Antriebssteigerung (→ Kap. 6.2) bzw. anderen „monosymptomatischen" Störungen.

Differenzierung einer „organischen" von einer sog. „endogenen" Manie
Psychopathologisch ergeben sich nur wenige Unterschiede zwischen den durch eine ZNS-Schädigung („organisch") verursachten und den nicht-organisch bedingten manischen Störungen [49]. Bei der „endogenen" Manie tritt die psychopathologische Symptomatik ohne erkennbaren Grund und ohne eine durch eingehende medizinische Untersuchung feststellbare Ursache auf. Wegweisend sind frühere Phasen einer Manie oder Depression in der Anamnese sowie ein gehäuftes Auftreten von affektiven Erkrankungen in der Familie [28].

Differenzierung einer „organischen Manie" von euphorischen Zuständen bei körperlichen Erkrankungen
Euphorische Zustände, bei denen die ICD-10-Kriterien für eine Manie (Tabelle 4.5.1) nicht erfüllt sind, scheinen v. a. bei einer multiplen Sklerose gehäuft vorzukommen [35]. Insgesamt ist die diagnostische Einschätzung besonders bei der multiplen Sklerose schwierig [35]. Es wurde diskutiert diese Störungen eher als „zykloide Psychose" zu bezeichnen [44]. Bei Patienten mit einer multiplen Sklerose sind, meist bei Frauen, sowohl bipolar affektiv verlaufende Störungen [42] und eine Manie mit psychotischen Symptomen [21] als auch ein „rapid-cycling", d. h. eine schnell wechselnde affektive Symptomatik [26], beschrieben worden.

Die früher häufiger bei der progressiven Paralyse (Neurolues) beobachteten maniform-expansiven Bilder (mit Megalomanie) sind nur noch selten festzustellen [38].

Ferner sind analog zu den Kriterien für eine vaskuläre Depression (→ Kap. 4.4.9) auch Kriterien für eine vaskuläre Manie vorgeschlagen worden [51]. Bisher sind diese aber noch nicht in größeren klinischen Studien auf ihre Anwendbarkeit hin untersucht worden.

Zum Nachweis bzw. Ausschluss einer möglichen organischen Ursache einer manischen Störung sind einige diagnostische Maßnahmen sinnvoll, insbesondere wenn nur der Verdacht auf eine behandelbare körperliche Erkrankung besteht (Tabelle 4.5.2).

Laborchemische Untersuchungen. Bei Manikern sollte eine TSH-Bestimmung durchgeführt werden, da eine Hyperthyreose zu einer erheblichen Antriebssteigerung führen kann.

Neurologische Untersuchungsbefunde. Zur Differenzialdiagnose der zu einer Manie führenden Erkrankung kann der neurologische Befund beitragen, denn einige der in Tabelle 4.5.2 aufgeführten Erkrankungen (z. B. Parkinson-Syndrom, Schlaganfall, multiple Sklerose) zeigen in der Regel eine deutliche neurologische Symptomatik, sodass die Diagnose meist schon klinisch gestellt werden kann. Bei einer multiplen Sklerose kann eine Manie auch frühzeitig auftreten [37]. Wegweisend sind dann zusätzliche neurologische Zeichen.

Bildgebende und funktionelle Untersuchungsverfahren. Bildgebende und funktionelle Untersuchungsverfahren (wie EEG, SPECT) tragen zur Differenzialdiagnose der Manie und möglicher Ursachen kaum bei.

4.5.10 Therapie

Organisch bedingte manische Störungen sind vorwiegend medikamentös zu behandeln, da psycho- und verhaltenstherapeutische Interventionen nur sehr begrenzt möglich sind. Bisher ist erst eine kontrollierte Studie zur medikamentösen Therapie von organisch bedingten manischen Störungen durchgeführt worden [2]. Dieser Studie zufolge ist zur Behandlung einer „organischen" Manie v. a. Clonidin (600 µg/d) geeignet, während Carbamazepin nicht geeignet ist. In einer Übersicht wird auch Valproat empfohlen [15]. Lithiumsalze, die sich sowohl in der Behandlung einer akuten „endogenen" Manie als auch zur Prophylaxe einer bipolaren affektiven Störung bewährt haben [23], werden auf Grund vermehrter Nebenwirkungen bei organisch bedingter Manie sehr zurückhaltend beurteilt [15, 36].

Ein Wahn (z. B. Größenwahn), die Denkstörungen und auch die Antriebssteigerung bei einer „organischen" Manie können mit einem hochpotenten Neuroleptikum behandelt werden. Die wenigen bisher veröffentlichten Studien bei Patienten mit „endogenen" manischen oder bipolaren affektiven Störungen zeigen [8, 45, 52, 53], dass die Wirksamkeit in der Akutphase sowohl von Olanzapin [6] als auch von Risperidon und Haloperidol der von Lithiumsalzen entspricht [45]. Der Effekt von Olanzapin ist deutlich besser als der bei Plazebogabe [52, 53].

Da bei den betroffenen Patienten meist eine ZNS-Schädigung vorliegt und diese daher besonders häufig Nebenwirkungen zeigen, ist das Nebenwirkungsspektrum genau zu berücksichtigen. Bei bipolarer Manie bei Parkinson-Patienten wurde auch Clozapin erfolgreich eingesetzt [31].

4.5.11 Komplikationen

Fehlende Krankheitseinsicht. Patienten mit einer Manie zeigen häufig keine Krankheits- und Behandlungseinsicht. Dadurch kann es zu vielfältigen Schäden, v. a. finanzieller Art und im beruflichen sowie im sozialen Umfeld kommen.

Schädlicher Gebrauch (Abusus) von Alkohol und Medikamenten. Maniker betreiben oft, zumindest episodisch, einen Alkoholmissbrauch (s. [55]). Inwieweit dies auch auf „organische" manische Störungen zutrifft, ist bisher nicht untersucht worden.

4.5.12 Abschließende Betrachtung

Zusammenfassend ist festzustellen, dass eine organisch bedingte manische Störung selten ist, dagegen sind bei einigen Krankheiten wie v. a. bei der multiplen Sklerose euphorische Zustände häufig. Antriebsstörungen, die bei vielen Erkrankungen vorkommen können (→ Kap. 7), sollten nur dann als Manie bezeichnet werden, wenn weitere typische Symptome nachweisbar sind.

4.5.13 Literatur

1. Altshuler LL, Post RM, Leverich GS, Mikalauskas K, Rosoff A, Ackerman L (1995) Antidepressant-induced mania and cycle acceleration: a controversy revisited. Am J Psychiatry 152:1130–1138
2. Bakchine S, Lacomblez L, Benoit N, Parisot D, Chain F, Lhermitte F (1989) Manic-like state after bilateral orbitofrontal and right temporoparietal injury: efficacy of clonidine. Neurology 39:777–781
3. Barczak P, Edmunds E, Betts T (1988) Hypomania following complex partial seizures. A report of three cases. Br J Psychiatry 152:137–139
4. Bazire S (2000) Psychotropic drug directory 2000. Mark Allen Publishing, Wilts
5. Bech P, Kastrup M, Rafaelsen OJ (1991) Mini-compendium of rating scales for states of anxiety, depression, mania, schizophrenia with corresponding DSM III syndromes. Acta Psychiatr Scand 326 (Suppl):1–37 (deutsch: CIPS 4. Aufl., Beltz Test, Weinheim)
6. Berk M, Ichim L, Brook S (1999) Olanzapine compared to lithium in mania: a double-blind randomized controlled trial. Int Clin Psychopharmacol 14:339–343
7. Berthier ML, Kulisevsky J, Gironell A, Fernandez Benitez JA (1996) Poststroke bipolar affective disorder: clinical subtypes, concurrent movement disorders, and anatomical correlates. J Neuropsychiatry Clin Neurosci 8:160–167
8. Brownlie BE, Rae AM, Walshe JW, Wells JE (2000) Psychoses associated with thyrotoxicosis – 'thyrotoxic psychosis'. A report of 18 cases, with statistical analysis of incidence. Eur J Endocrinol 142(5):438–444
9. Burns A, Jacoby R, Levy R (1990) Psychiatric phenomena in Alzheimer's disease. III: Disorders of mood. Br J Psychiatry 157:81–86, 92–94

10. Cummings JL (1991) Behavioral complications of drug treatment of Parkinson's disease. J Am Geriatr Soc 39:708–716
11. Dilling H, Mombour W, Schmidt MH (1994) Internationale Klassifikation psychischer Störungen. Forschungskriterien. Huber, Bern
12. Dilling H, Mombour W, Schmidt MH (2000) Internationale Klassifikation psychischer Störungen. ICD-10 Kapitel V (F) Klinisch-diagnostische Leitlinien, 3. Aufl. Huber, Bern
13. Dupont RM, Butters N, Schafer K, Wilson T, Hesselink J, Gillin JC (1995) Diagnostic specificity of focal white matter abnormalities in bipolar and unipolar mood disorder. Biol Psychiatry 38:482–486
14. El-Mallakh RS (1991) Mania in AIDS: clinical significance and theoretical considerations. Int J Psychiatry Med 21:383–391
15. Evans DL, Byerly MJ, Greer RA (1995) Secondary mania: diagnosis and treatment. J Clin Psychiatry 56, Suppl 3:31–37
16. Faust V (1997) Manie. Enke, Stuttgart
17. Fahim S, van Duijn CM, Baker FM, Launer L, Breteler MM, Schudel WJ, Hofman A (1998) A study of familial aggregation of depression, dementia and Parkinson's disease. Eur J Epidemiol 14:233–238
18. Fenn D, George K (1999) Post-stroke mania late in life involving the left hemisphere. Aust N Z J Psychiatry 33:598–600
19. Fisk JD, Morehouse SA, Brown MG, Skedgel C, Murray TJ (1998) Hospital-based psychiatric service utilization and morbidity in multiple sclerosis. Can J Neurol Sci 25:230–235
20. Fujikawa T, Yamawaki S, Touhouda Y (1995) Silent cerebral infarctions in patients with late-onset mania. Stroke 26:946–949
21. Garfield DA (1985) Multiple sclerosis and affective disorder: 2 case reports of mania with psychosis. Psychother Psychosom 44:25–33
22. Ghika-Schmid F, Bogousslavsky J (1997) Affective disorders following stroke. Eur Neurol 38:75–81
23. Greil W, Ludwig-Mayerhofer W, Erazo N, Schöchlin C, Schmidt S, Engel RR, Czernik A, Giedke H, Müller-Oerlinghausen B, Osterheider M, Rudolf GA, Sauer H, Tegeler J, Wetterling T (1997) Lithium versus carbamazepine in the maintenance treatment of bipolar disorders – a randomised study. J Affect Dis 43:151–161
24. Harper PS (1991) Huntington's disease. In: Detchant W, Warlow CP (eds) Major problems in neurology, Vol. 22. Saunders, London
25. Hoffman BF (1982) Reversible neurosyphilis presenting as chronic mania. J Clin Psychiatry 43:338–339
26. Kellner CH, Davenport Y, Post RM, Ross RJ (1984) Rapidly cycling bipolar disorder and multiple sclerosis. Am J Psychiatry 141:112–113
27. Kelly WF (1996) Psychiatric aspects of Cushing's syndrome. QJM 89:543–551
28. Joffe RT, Lippert GP, Gray TA, Sawa G, Horvath Z (1987) Personal and family history of affective illness in patients with multiple sclerosis. J Affect Disord 12:63–65
29. Joffe RT, Lippert GP, Gray TA, Sawa G, Horvath Z (1987) Mood disorder and multiple sclerosis. Arch Neurol 44:376–378
30. Jorge RE, Robinson RG, Starkstein SE, Arndt SV (1993) Manic syndromes following traumatic brain injury. Am J Psychiatry 150:916–921
31. Kim E, Zwil AS, McAllister TW, Glosser DS, Stern M, Hurtig H (1994) Treatment of organic bipolar mood disorders in Parkinson's disease. J Neuropsychiatry Clin 6:181–184
32. Liu CY, Wang SJ, Fuh JL, Yang YY, Liu HC (1996) Bipolar disorder following a stroke involving the left hemisphere. Aust N Z J Psychiatry 30:688–691

33. Lyketsos CG, Corazzini K, Steele C (1995) Mania in Alzheimer's disease. J Neuropsychiatry Clin Neurosci 7:350–352
34. Minden SL, Orav J, Schildkraut JJ (1988) Hypomanic reactions to ACTH and prednisone treatment for multiple sclerosis. Neurology 38:1631–1634
35. Minden SL, Schiffer RB (1990) Affective disorders in multiple sclerosis. Review and recommendations for clinical research. Arch Neurol 47:98–104
36. Moskowitz AS, Altshuler L (1991) Increased sensitivity to lithium-induced neurotoxicity after stroke: a case report. J Clin Psychopharmacol 11:272–273
37. Pine DS, Douglas CJ, Charles E, Davies M, Kahn D (1995) Patients with multiple sclerosis presenting to psychiatric hospitals. J Clin Psychiatry 56:297–306
38. Ritter G, Prange HW (1987) Klinik, Diagnostik und Therapie der Neurosyphilis. Nervenarzt 58:265–271
39. Robinson RG, Boston JD, Starkstein SE, Price TR (1988) Comparison of mania with depression following brain injury. Am J Psychiatry 145:172–178
40. Robinson RG, Travella JI (1996) Neuropsychiatry of mood disorders. In: Fogel BS, Schiffer RB, Rao SM (eds) Neuropsychiatry. Williams & Wilkins, Baltimore, S 279–305
41. Rundell JR, Wise MG (1989) Causes of organic mood disorder. J Neuropsychiatry Clin Neurosci 1:398–400
42. Schiffer RB, Wineman NM, Weitkamp LR (1986) Association between bipolar affective disorder and multiple sclerosis. Am J Psychiatry 143:94–95
43. Schiffer RB, Weitkamp LR, Wineman NM, Guttormsen S (1988) Multiple sclerosis and affective disorder. Family history, sex, and HLA-DR antigens. Arch Neurol 45:1345–1348
44. Schifferdecker M, Krahl A, Krekel NO (1995) Psychosen bei multipler Sklerose – eine Neubewertung. Fortschr Neurol Psychiatr 63:310–319
45. Segal J, Berk M, Brook S (1998) Risperidone compared with both lithium and haloperidol in mania: a double-blind randomized controlled trial. Clin Neuropharmacol 21:176–180
46. Shukla S, Cook BI, Mukherjee S (1987) Mania following head trauma. Am J Psychiatry 144:93–96
47. Starkstein SE, Boston JD, Robinson RG (1988) Mechanisms of mania after brain injury. 12 case reports and review of the literature. J Nerv Ment Dis 176:87–100
48. Starkstein SE, Pearlson GD, Robinson RG (1988) Mania after brain injury: a controlled study of etiological factors. Arch Neurol 44:1069–1073
49. Starkstein SE, Federoff JP, Berthier ML, Robinson RG (1991) Manic depressive and pure manic states after brain lesions. Biol Psychiatry 29:149–158
50. Starkstein SE, Robinson RG (1997) Mechanism of disinhibition after brain lesions. J Nerv Ment Dis 185:108–114
51. Steffens DC, Krishnan KR (1998) Structural neuroimaging and mood disorders: recent findings, implications for classification, and future directions. Biol Psychiatry 43:705–712
52. Tohen M, Sanger TM, McElroy SL, Tollefson GD, Chengappa KN, Daniel DG, Petty F, Centorrino F, Wang R, Grundy SL, Greaney MG, Jacobs TG, David SR, Toma V (1999) Olanzapine versus placebo in the treatment of acute mania. Olanzapine HGEH Study Group. Am J Psychiatry 156:702–709
53. Tohen M, Jacobs TG, Grundy SL, McElroy SL, Banov MC, Janicak PG, Sanger T, Risser R, Zhang F, Toma V, Francis J, Tollefson GD, Breier A (2000) Efficacy of olanzapine in acute bipolar mania: a double-blind, placebo-controlled study. The Olanzapine HGGW Study Group. Arch Gen Psychiatry 57:841–849
54. Turecki G, Mari JD, Del Porto JA (1993) Bipolar disorder following a left basal-ganglia stroke. Br J Psychiatry 163:690

55. Winokur G, Coreyll W, Akiskal HS, Maser JD, Keller MB, Endicott J, Mueller T (1995) Alcoholism in manic-depressive (bipolar) illness. Familial illness, course of illness, and the primary-secondary distinction. Am J Psychiatry 152:365–372
56. World Health Organization (1993) International Classification of Diseases (ICD-10). Chapter V. Diagnostic guidelines. Genf
57. World Health Organization (1994) International Classification of Diseases (ICD-10). Chapter V. Research criteria. Genf

4.6 Organische Angststörungen

Inhaltsübersicht

4.6.1	Terminologie	214
4.6.2	Diagnostische Kriterien	215
4.6.3	Epidemiologie	215
4.6.4	Vorkommen	216
4.6.5	Pathogenese	217
4.6.6	Klinische Symptomatik und Verlauf	219
4.6.7	Diagnostik	220
4.6.8	Risikofaktoren	220
4.6.9	Differenzialdiagnose	220
4.6.10	Therapie	223
4.6.11	Komplikationen	224
4.6.12	Rehabilitation	224
4.6.13	Abschließende Betrachtungen	224
4.6.14	Literatur	225

Terminologie

Angst ist eine ubiquitäre menschliche Erlebensreaktion auf bestimmte, meist als bedrohlich erlebte Umweltreize oder Situationen. Daher stellt sich die Frage, wann eine Angst als psychische Störung anzusehen ist. Entscheidend hierfür sind der Schweregrad und die durch die Angst verursachte Beeinträchtigung im beruflichen, familiären und sozialen Umfeld. Insbesondere wenn eine Angst schon ohne (spezifische) auslösende Situation auftritt, wie z. B. bei einer generalisierten Angststörung oder bei Panikattacken, liegt eine psychische Störung vor. Angststörungen zählen zu den neurotischen Störungen. Sie sind also als eine psychisch bedingte Gesundheitsstörung anzusehen, deren Symptome unmittelbare Folge und symbolischer Ausdruck eines seelischen Konfliktes sind, der dem Betreffenden unbewusst bleibt. Im Gegensatz dazu geht das Konzept der organischen Angststörung davon aus, dass eine körperliche Erkrankung bzw. eine Schädigung oder Funktionsstörung des Zentralnervensystems die Angststörung verursacht.

4.6.2 Diagnostische Kriterien

Zur Diagnosestellung können die ICD-10-Kriterien [27, 28, 111, 112] (Tabelle 4.6.1) oder das DSM-IV [5, 83] herangezogen werden. Beide diagnostischen Leitlinien greifen dabei auf die allgemeinen Kriterien für eine Angststörung zurück. Zusätzlich müssen noch die Kriterien für eine OPS (→ Tabelle 1.2) bzw. Störung auf Grund eines medizinischen Krankheitsfaktors (→ Tabelle 1.3) erfüllt sein.

Für die verschiedenen Ausprägungsformen einer Angststörung werden noch weitere Symptome gefordert. Die ICD-10 unterscheidet phobische Störungen (z. B. Agoraphobie, soziale Phobie) und andere Angststörungen (z. B. Panikstörung, generalisierte Angststörung). Diese Formen sind meist neurotisch bedingt und daher differenzialdiagnostisch abzugrenzen (Kap. 4.6.9).

4.6.3 Epidemiologie

Angststörungen zählen zu den häufigsten psychischen Störungen in der Allgemeinbevölkerung.

Viele Menschen, die einen Arzt aufsuchen, klagen über Angst- und Panikzustände. Die Prävalenz in der Gesamtbevölkerung für Angststörungen beträgt in verschiedenen Feldstudien 2–5% und für Phobien etwa 1% [35, 40]. Zur Häufigkeit einer organischen Angststörung liegen keine detaillier-

Tabelle 4.6.1. Allgemeine Symptome für eine organische Angststörung (nach ICD-10, etwas modifiziert)

Es müssen mindestens 2 der folgenden Symptome vorliegen:
- Palpitationen, Herzklopfen oder erhöhte Herzfrequenz,
- Schweißausbrüche,
- fein- oder grobschlägiger Tremor,
- Mundtrockenheit (nicht medikamentös bedingt),
- Atembeschwerden oder Beklemmungsgefühl,
- Thoraxschmerzen oder -missempfindungen,
- Übelkeit oder abdominelle Missempfindungen,
- Schwindelgefühle, Unsicherheit, Schwäche oder Benommenheit,
- Gefühl die Umgebung sei unwirklich (Derealisation) oder man befinde sich nicht wirklich hier (Depersonalisation),
- Angst vor Kontrollverlust (Angst verrückt zu werden),
- Angst zu sterben,
- Hitzewallungen oder Kälteschauer,
- Gefühllosigkeit oder Kribbelgefühle;

deutliche emotionale Belastung durch das Vermeidungsverhalten oder die Angstsymptome und Einsicht, dass diese übertrieben oder unvernünftig sind;

die ICD-10-Kriterien für eine organische Genese der Störung sind erfüllt (→ Tabelle 1.2)

ten Daten vor. Sie ist stark abhängig von der Prävalenz der möglichen Grunderkrankungen, die in unterschiedlicher Frequenz eine Angststörung zur Folge haben können (Tabelle 4.6.2). Angststörungen sind nur relativ selten organisch bedingt. Auch nach Schädel-Hirn-Traumen wurde keine Häufung von Angststörungen beobachtet [84].

4.6.4 Vorkommen

Eine Reihe von Erkrankungen können eine Angststörung zur Folge haben (Tabelle 4.6.2). Ebenso kann eine Vielzahl von Medikamenten zu Angst- und Unruhezuständen führen (s. [8]). Die häufigsten sind in Tabelle 4.6.3 zusammengefasst.

Erhöhter Kaffeekonsum (Koffein) und Nikotinentzug können ebenso wie der Konsum einiger Drogen, z. B. LSD („horror trip"), Amphetaminen, Kokain etc. zu Angstzuständen führen. Auch eine Hypoglykämie, die im Rah-

Tabelle 4.6.2. Erkrankungen, bei denen eine Angststörung auftreten kann

	Häufigkeit	Zitat
Degenerative Erkrankungen		
Chorea Huntington	32%	[110]
Demenz vom Alzheimer-Typ	GAD 0–5%	[14, 18]
	31–72%	[7, 11, 19, 64, 66, 74]
Parkinson-Syndrom	10–40%	[1, 22, 25, 44, 81]
progressive supranukleäre Lähmung (PSP)	18%	[58, 68]
Entzündliche/immunologische Erkrankungen		
Enzephalitiden		[15]
multiple Sklerose	25–37% (–90%[a])	[26, 33, 71]
Hormonstörungen		
Cushing-Syndrom	12–79%	[50, 57]
Hyperthyreose	45–61,5%	[42, 48, 104]
Phäochromozytom	35%	[61]
prolaktinsezernierende Hypophysentumoren	41%	[79]
Andere		
Epilepsie (v. a. bei komplex-fokalem Anfallstyp und Temporallappenepilepsie)	11–16%	[29, 60]
Hirntumoren (Gliome)		[56]
Schädel-Hirn-Trauma	GAD 11%	[47]
	28–63%	[31, 63]
Schlaganfall	14–30%	[16, 24, 53, 106]
vaskuläre Demenz	33–38%	[7, 98]

[a] bei schubförmigem Verlauf; *GAD* generalisierte Angststörung

Tabelle 4.6.3. Medikamente und Drogen, die eine Angststörung induzieren können

	akuter Gebrauch	chronischer Gebrauch	im Entzug	bei Überdosierung/ Intoxikation
Medikamente				
Benzodiazepine (bes. Triazolam)			++	
Dopaminerg wirksame Medikamente (z. B. DOPA)	+	+		++
Glukokortikoide	(+)	+		
noradrenerg wirksame Medikamente (Antihypotensiva, Appetitzügler etc.)	++	++		++
Serotoninwiederaufnahmehemmer	++	+		++
Theophyllin	+	+		++
trizyklische Antidepressiva	(+)	(+)		
Alkohol/Drogen				
Alkohol			++	
Amphetamine	++	++		
Koffein (Kaffee)	+	+	+	++
LSD, Psilocybin etc. [a]	+++	+++ („horror trip")		
Kokain, „Crack"	+	+		
Nikotin			++	+
Opiate			+	

+ selten, ++ häufig, +++ sehr häufig, [a] meist verbunden mit Halluzinationen

men eines v. a. mit Insulin behandelten Diabetes mellitus recht häufig auftritt, wird oft als angstauslösend angesehen, wenngleich die Zusammenhänge zwischen Diabetes mellitus und Angstzuständen komplex sind [101]. Insbesondere konnte in experimentellen Untersuchungen bei induzierten Hypoglykämien keine Angst festgestellt [86] bzw. nach Gabe von Laktat, das starke Panik induzieren kann, keine Hypoglykämie nachgewiesen werden [38], sodass ein Zusammenhang zwischen Hypoglykämie und Angst zweifelhaft erscheint.

4.6.5 Pathogenese

Einer Angststörung liegt meist ein neurotischer Konflikt zu Grunde. Eine Reihe anderer Faktoren, v. a. reaktive, organische und biologische, können von Fall zu Fall eine wichtige Rolle spielen und in verschiedenen Konstellationen zusammenwirken. Im Zusammenhang mit den organisch bedingten

Angststörungen sind die Konstellationen zu betrachten, in denen organische bzw. biologische Faktoren dominieren.

Biologische Faktoren. Die neurobiologischen Korrelate der Angst sind komplex und noch nicht abschließend geklärt [4, 17]. So werden Angststörungen mit einer Reihe von Störungen der Neurotransmittersysteme, besonders einer erhöhten noradrenergen Aktivität, in Verbindung gebracht [4, 17], aber das im Blut messbare Noradrenalin korrelierte bei Phäochromozytompatienten nicht mit Angstzuständen [91]. Bei Alzheimer-Patienten korrelierte der Ausprägungsgrad der Angst mit dem Gehalt des Serotoninabbauprodukts Hydroxyindolessigsäure (HIAA) im Liquor [13].

Daneben werden bei Patienten mit Angststörungen häufig auch endokrine Störungen, v. a. eine erhöhte Aktivität der HPA-Achse und erhöhte Schilddrüsenhormonwerte, gefunden [70]. Beim Cushing-Syndrom, das mit einer erhöhten Cortisolausschüttung einhergeht, verschwindet auch die Angststörung nach Normalisierung der Cortisolwerte [51]. Bei Patienten mit einer vaskulären Demenz zeigten diejenigen, die ein pathologisches Ergebnis im Dexamethasontest (Hinweis auf unregulierte überhöhte ACTH-Ausschüttung) aufwiesen, gehäuft eine Angstsymptomatik [39]. Auch bei Patienten mit einer multiplen Sklerose trat Angst besonders bei denjenigen mit einem pathologischen Dexamethasontest auf [32]. Außerdem wurden bei einer Hyperprolaktinämie gehäuft Angststörungen beobachtet [79].

Morphologische Veränderungen bei Angststörungen. Über morphologische Hirnveränderungen bei Angststörungen liegen kaum Ergebnisse vor. Bei Patienten mit einer Herpes-simplex-Enzephalitis wurde besonders bei Schädigung der linksamgydala-frontobasalen Bahnen eine Angststörung beobachtet [15]. Untersuchungen an neurochirurgisch operierten Patienten zeigten, dass v. a. Läsionen im frontalen und im (temporo-) parietalen Assoziationskortex zu Angst und Depression führen [46].

Es liegen kaum Studien mit bildgebenden Verfahren bzgl. der bevorzugten Lokalisation der zerebralen Läsion bei Angststörungen vor. Eine PET-Studie zeigte bei Alzheimer-Patienten mit einer Angststörung Hinweise auf einen parietal verminderten Glukosemetabolismus [98]. Bei Patienten mit einer multiplen Sklerose korrelierte die Angst mit den im MRT sichtbaren gadoliniumangereicherten (aktiven) Läsionen, aber nicht mit der neurologischen Symptomatik [32]. Bei Alzheimer-Patienten wurde auch eine Assoziation der Ausprägung der Angst mit der der Marklagerveränderungen (Leukoaraiose) ermittelt [99]. Nach einer anderen Untersuchung soll eine Angststörung aber bevorzugt bei kortikalen vaskulären Läsionen auftreten [92].

Biografische/reaktive Faktoren. Die Bewältigungs-(Coping-)Strategien für schwere Erkrankungen, die der Betreffende im Laufe des Lebens ausgebildet hat, können für das Auftreten einer Angststörung wichtig sein [2, 21, 59] (→ Abb. 1.3), v. a. wenn es sich um eine Erkrankung handelt, bei der eine erhebliche Einschränkung der Lebensqualität und -perspektive oder auch eine lange Krankheitsdauer (Chronifizierung) und/oder Zunahme der Beschwerden im Verlauf zu befürchten sind. In solchen Fällen ist davon auszugehen, dass, wenn eine Angst vor Verschlechterung des eigenen Zustandes besteht, eine reaktive Störung vorliegt. Eine Angststörung kann auch dann auftreten, wenn der Betreffende eine Wiederholung des für ihn sehr beeinträchtigenden Ereignisses, z. B. Grand mal, transitorisch ischämische Attacke etc., befürchtet (antizipatorische Angst) (z. B. [45]). Das Alter bei Beginn einer schweren Erkrankung kann ebenfalls einen Einfluss haben. So ist die Angstsymptomatik beim Parkinson-Syndrom bei den Patienten mit einem frühen Krankheitsbeginn stärker ausgeprägt als bei denjenigen mit einem späten Beginn [20].

4.6.6 Klinische Symptomatik und Verlauf

Die klinische Symptomatik von „organischen" Angststörungen unterscheidet sich nach den bisherigen Erkenntnissen kaum von „nichtorganischen". Genauere Untersuchungen mit standardisierten Erfassungsinstrumenten haben gezeigt, dass die Angststörung oft eher neurotischer Genese ist. So zeigten in einer Studie 4,9% der Parkinson-Patienten eine Agoraphobie und 11,5% eine soziale Phobie [25]. Bei Alzheimer-Patienten wurden häufig phobische Ängste beobachtet [19]. Die aktuelle (4-Wochen-) Prävalenz von ungerichteter starker Angst im Sinne einer generalisierten Angststörung wird bei Alzheimer-Patienten mit nur 5% angegeben [18].

Vor dem Hintergrund dieser Zahlen stellt sich die Frage, ob die teilweise sehr hohen Zahlenangaben in der Literatur (Tabelle 4.6.2) nicht überwiegend „neurotische" Ängste repräsentieren, die durch die krankheitsbedingten Beeinträchtigungen exazerbieren. Eine Angststörung ist oft mit körperlichen und v. a. psychosozialen Störungen assoziiert [113], wobei die Interaktionen vielfältig sind und keine eindeutige Ursache-Wirkung-Beziehung besteht. So wurde bei Patienten mit einer multiplen Sklerose eine Korrelation der Angst mit den körperlichen und kognitiven Beeinträchtigungen ermittelt [95]. Bei Dementen ließ sich ein Zusammenhang mit den intellektuellen Beeinträchtigungen jedoch nicht ermitteln [3]. In 2 Studien wurde aber festgestellt, dass bei Patienten mit einer vaskulären Demenz, die häufiger mit körperlichen Störungen einhergeht, öfter eine Angststörung auftritt als im Rahmen einer Alzheimer-Demenz [7, 98]. Bei Dementen sind Ängste noch in hohem Alter beschrieben worden [36]. Eine Angststörung kann auch ein Frühsymptom bestimmter Erkrankungen sein, so z. B. bei einer Chorea Huntington [77].

Der Verlauf von unbehandelten Angststörungen ist unterschiedlich, tendiert aber zu Schwankungen und zur Chronifizierung, insbesondere bei der generalisierten Form. Inwieweit dies auch für organisch bedingte Angststörungen zutrifft, ist bisher nicht hinreichend untersucht worden.

▪ **Verhaltensauffälligkeiten.** Patienten mit „organischen" Angststörungen zeigen auch in ihrem Verhalten Auffälligkeiten (→ Kap. 6), v. a. motorische Unruhe (Agitiertheit), sozialen Rückzug (Isolation), Rückzug ins Bett für den überwiegenden Teil des Tages sowie verminderte Aktivitäten.

4.6.7 Diagnostik

Die Diagnose einer Angststörung erfolgt rein klinisch. Dabei ist besonderer Wert auf die Frage zu legen, ob eine bzw. welche belastende auslösende Situation vorliegt, da eine phobische Angst ansonsten subjektiv und physiologisch sowie im Verhalten von anderen Angstformen nicht zu unterscheiden ist. Wenn eine auslösende Situation angegeben wird, ist eine „organische" Angststörung wenig wahrscheinlich (Kap. 4.6.9). Ob und inwieweit einfache psychopathologische Instrumente wie das vielbenutzte „State-Trait-Anxiety-Inventory" [89], das Beck-Angst-Inventar [9], die Hamilton-Angst-Skala [41] oder die Zung-Selbstbeurteilungsskala für Angst [114] zur Diagnosestellung einer „organischen" Angststörung eingesetzt werden können, ist bisher kaum untersucht worden. Da diese Instrumente viele Fragen zu körperlichen Symptomen und zu Schlafstörungen enthalten, sind sie nur eingeschränkt zur Diagnose einer Angststörung geeignet.

4.6.8 Risikofaktoren

Risikofaktoren für eine „organische" Angststörung sind bisher nicht bekannt.

4.6.9 Differenzialdiagnose

▪ **Psychopathologie.** Angst ist eine ubiquitäre menschliche Erlebensreaktion. Daher ist eine „organische" Angststörung abzugrenzen von folgenden Angstformen:

▪ *Differenzierung einer „organischen" von Formen der „nichtorganischen" Angststörung.* Psychopathologisch ergeben sich nur wenige Unterschiede zwischen den durch eine ZNS-Schädigung („organisch") und den nichtorganisch bedingten Angststörungen. Bei einer nichtorganisch bedingten Angststörung tritt die psychopathologische Symptomatik ohne eine durch eingehende medizinische Untersuchung feststellbare Ursache auf. Wegweisend sind Hinweise auf frühere Phasen einer Angststörung, die vor dem Beginn der möglichen Grunderkrankung lagen, sowie Hinweise auf einen neurotischen Konflikt.

Einige Ausprägungsformen einer Angststörung treten fast ausschließlich auf dem Boden eines neurotischen Konfliktes auf, so z. B. eine Panikstörung, die durch wiederkehrende schwere Angstattacken (Panik), die sich *nicht* auf eine spezifische Situation oder besondere Umstände beziehen und deshalb auch nicht vorhersehbar sind, gekennzeichnet ist. Die einzelnen Anfälle dauern meist nur Minuten, manchmal auch länger. Häufigkeit und Verlauf der Störung sind unterschiedlich. Patienten erleben in einer Panikattacke häufig ein schnelles Ansteigen der Angst und der vegetativen Symptome (z. B. Herzrasen, Beklemmungs- oder Kloßgefühl im Hals) und einen langsamen Rückgang der Symptomatik. Nur in sehr seltenen Fällen, z. b. bei Phäochromozytom [90], Cushing-Syndrom [57] oder Temporallappentumoren [49], können Panikattacken durch eine organische Erkrankung ausgelöst werden.

Auch phobische Störungen sind meist Ausdruck eines neurotischen Konflikts. Phobische Ängste werden ausschließlich oder überwiegend durch umschriebene, im Allgemeinen ungefährliche Situationen (z. B. größere Menschenmengen, öffentliche Plätze, allein Reisen etc.) oder Objekte (z. B. Hunde oder Spinnen) hervorgerufen. Diese Situationen oder Objekte werden charakteristischerweise gemieden oder voller Angst ertragen. Phobische Ängste können von einer durch die körperliche oder ZNS-Erkrankung bedingten Behinderung (→ Abb. 1.1) entscheidend beeinflusst sein.

Da sich anhand des psychopathologischen Befundes oft keine sicheren Anhaltspunkte für eine „organische" Genese einer Angststörung ergeben, sind die ICD-10- (→ Tabelle 1.2) oder die DSM-IV-Kriterien (→ Tabelle 1.3) heranzuziehen. Sie stellen einen zeitlichen Zusammenhang zwischen dem Auftreten der körperlichen und der psychischen Symptomatik heraus. Dieser ist aber oft ohne Verlaufsuntersuchungen nicht nachweisbar.

Die Frage der Abgrenzung „organische" – „reaktive" Angststörung ist insbesondere bei einer Reihe von Erkrankungen, die plötzlich und wiederholt auftreten können, oft nicht sicher zu entscheiden, denn die Angststörung kann sowohl durch die befürchtete erneute Schädigung (z. B. Sprachstörungen bei TIA) bzw. Verschlimmerung der schon eingetretenen Beeinträchtigungen (z. B. nach einem Schlaganfall) als auch durch die Hirnschädigung selbst hervorgerufen sein.

Anhaltspunkte für eine „organische" Genese der Angststörungen finden sich nur in wenigen Studien. So wurde eine Korrelation der Angststörungen mit autonomen Funktionsstörungen bei Parkinson-Patienten festgestellt [12]. Auch der Rückgang der Angstsymptomatik bei Normalisierung erhöhter Hormonwerte spricht für eine „organische" Ursache [51].

Differenzierung einer „organischen Angststörung" von einer Angst bei anderen psychiatrischen Erkrankungen. Die Abgrenzung einer Angststörung von einer Angst im Rahmen einer anderen psychischen Störung (z. B. Depression) gestaltet sich häufig schwierig. Entscheidend sind zusätzliche wegweisende psychopathologische Symptome, z. B. ein Wahn oder ausgeprägte Traurigkeit.

Die psychopathologische Differenzierung von einer Angst- und einer depressiven Störung ist häufig schwierig (Tabelle 4.6.4) [43, 78, 82], da viele Symptome bei beiden Erkrankungen vorkommen können [6, 75, 93, 105, 108].

Tabelle 4.6.4. Anhaltspunkte zur Differenzialdiagnose Angst – Depression

	Generalisierte Angststörung	Panikstörung	Depression
Beginn	häufig ständig vorhanden	schlagartig	schleichend über einige Tage
Dauer			
Affektivität			
– Angst		Todesangst	häufig
– depressive Stimmung			obligat
sonstige psychopathologische Symptome		Vernichtungsgefühl	Ein- und Durchschlafstörungen, Appetitstörungen
Psychomotorik	meist unruhig	sehr unruhig	meist normal → verringert/gesteigert
körperliche Symptome		vegetative, z. B. Herzrasen, Schwitzen	Obstipation, Müdigkeit

Oft treten beide Störungen gemeinsam vor (Komorbidität) [10, 109]. Bei einer „organischen" Angststörung besteht häufig gleichzeitig eine depressive Symptomatik (s. [16, 23, 29, 33, 44, 67, 71, 92, 102]).

Differenzierung einer „organischen" Angststörung von einer traumatischen Belastungsreaktion. Oft stellt sich die Frage, ob eine Angststörung Reaktion auf die körperliche Erkrankung oder Beeinträchtigung (z. B. Lähmung) ist oder ob sie durch die Krankheit im Sinne einer OPS durch Mitbeteiligung des Zentralnervensystems hervorgerufen wird. Diese Frage ist in vielen Fällen auch unter Heranziehung der ICD-10-Kriterien [27, 28, 111, 112] für eine organische Genese (→ Tabelle 1.2) nicht genau zu klären. Die Schwierigkeiten der Einschätzung, ob eine reaktive oder eine „organische" Angststörung vorliegt, wird an einer Studie mit Parkinson-Patienten besonders deutlich [87]. In dieser Untersuchung wurde beobachtet, dass die Angstsymptomatik mit der motorischen Symptomatik korrelierte. Sie war stärker ausgeprägt bei „off"-Symptomen (also in Phasen vermehrter Bewegungseinschränkungen) als in „on"-Phasen [87]. Andere Autoren fanden aber keinen Zusammenhang mit den motorischen Parkinson-Symptomen [94].

Laborchemische Untersuchungen. Bei Patienten mit einer Angststörung sollte eine TSH-Bestimmung durchgeführt werden, da eine Hyperthyreose oft zu einer Angststörung führt und gut behandelt werden kann. In Verdachtsfällen (z. B. bei Patienten mit Bluthochdruck) sollte eine Urinanalyse auf Katecholamine veranlasst werden.

Neurologische Untersuchungsbefunde. Zur Differenzialdiagnose der zu einer Angststörung führenden Erkrankungen kann der neurologische Befund beitragen, denn einige der in Tabelle 4.6.2 aufgeführten Erkrankungen (z. B. Parkinson-Syndrom, Schlaganfall, multiple Sklerose) zeigen in der Regel eine deutliche neurologische Symptomatik, sodass die Diagnose meist schon klinisch gestellt werden kann.

Bildgebende und funktionelle Untersuchungsverfahren. Bildgebende Verfahren (wie CT und MRT) und funktionelle Untersuchungsverfahren (wie EEG und SPECT) können nur wenig zur Differenzialdiagnose der zu einer Angststörung führenden Erkrankungen beitragen, da Angststörungen meist erst im Verlauf von neurologischen Erkrankungen auftreten, sodass die Grunderkrankung meist schon bekannt ist.

4.6.10 Therapie

Psychotherapie. Die Behandlung der Angststörungen erfolgt im Allgemeinen psychotherapeutisch. Phobische Störungen können besonders gut mit verhaltenstherapeutischen Programmen, „organische" Angststörungen sollten psychotherapeutisch behandelt werden. Neben einer empathischen Grundhaltung, die immer angezeigt ist, kommen eine Reihe von psychotherapeutischen Maßnahmen in Frage: Erlernen von Bewältigungsstrategien („coping skills") [85], kognitive Verhaltenstherapie [55], Entspannungsverfahren (z. B. autogenes Training), supportive (stützende) Gesprächstherapie.

Medikamentöse Therapie. Eine medikamentöse Therapie ist bei schweren Angststörungen oft indiziert, um die Patienten in einen Zustand zu versetzen, in dem es ihnen erst möglich ist, an einer Psycho- bzw. Verhaltenstherapie teilzunehmen. Eine alleinige medikamentöse Behandlung über eine längere Dauer (> 4 Wochen) ist abzulehnen, da die vorwiegend verwendeten Benzodiazepine ein erhebliches Abhängigkeitspotenzial haben und es so zu einer iatrogen unterstützten Sucht kommen kann. Zur Behandlung schwerer Angstzustände sollte ein Benzodiazepin mit einer Halbwertzeit unter 24 Stunden und ohne aktive Metaboliten gewählt werden, um eine Kumulation zu vermeiden, z. B. Oxazepam (z. B. Adumbran®) 5–20 mg/d. Cave: Wegen des erheblichen Suchtpotenzials sollten Benzodiazepine nur in Einzelfällen länger als 4 Wochen gegeben werden.
Alternativen: Buspiron (Bespar®) 3-mal 5–10 mg/d. Cave: verzögerter Wirkungseintritt (nach 10–14 Tagen); trizyklische Antidepressiva, z. B. Doxepin (z. B. Aponal®) bis 100 mg/d. Cave: anticholinerge Nebenwirkungen, vorwiegend sedierende und antidepressive Wirkung.

Spezifische Therapieansätze. Angstsymptome bei Alzheimer-Patienten bilden sich unter Donezepilbehandlung, zumindest bei den Respondern, zurück [65]. Auch eine Therapie mit Trazodon (Thombran®) 25 mg/d oder dem Serotoninwiederaufnahmehemmer Citalopram (z. B. Cipramil®) 20 mg/d zeigte bei Alzheimer-Patienten bzw. Dementen eine Besserung der Angstsymptomatik [54, 72].

Bei Parkinson-Patienten, nicht aber bei Patienten mit einer Multisystematrophie, die unter Angstzuständen litten, ging die Symptomatik bei Behandlung mit L-DOPA zurück [34, 62], aber L-DOPA kann auch Angstzustände provozieren [30]. Auch unter der Gabe von Clozapin ließen Angstsymptome bei Parkinson-Patienten nach [103]. Bei Patienten mit einer Hyperthyreose können Angstsymptome ebenso wie die vegetativen Symptome durch Gabe von Betablockern verringert werden [104].

4.6.11 Komplikationen

■ **Schädlicher Gebrauch (Abusus) von Alkohol und Medikamenten.** Patienten mit Angststörungen betreiben oft einen Alkohol- oder Medikamentenmissbrauch (s. [80]). Der Alkohol wird als eine Art „Selbstmedikation" (zur Beruhigung) getrunken. Inwieweit dies auch auf Patienten mit „organischen" Angststörungen zutrifft, ist bisher nicht untersucht worden.

4.6.12 Rehabilitation

Eine Angststörung bei Patienten nach Schlaganfall oder mit multipler Sklerose hat kaum Einfluss auf den Langzeitverlauf bzw. den Erfolg einer Rehabilitationsbehandlung [24, 52].

4.6.13 Abschließende Betrachtungen

Obwohl Angststörungen bei einigen Erkrankungen (Tabelle 4.6.2) deutlich häufiger vorkommen als in der Allgemeinbevölkerung und damit das erste Kriterium der ICD-10 für eine organische Genese (→ Tabelle 1.2) erfüllt ist, ist in den meisten Fällen kein sicherer zeitlicher Zusammenhang zwischen dem Auftreten bzw. Rückgang der Angstsymptomatik und dem der potenziellen Grunderkrankung herzustellen, sodass die Kriterien 2 und 3 der ICD-10 nur selten als erfüllt anzusehen sind. Weiter ist zu bedenken, dass es psychologisch durchaus verständlich erscheint, wenn durch eine schwere körperliche Erkrankung oder ZNS-Schädigung latente Ängste hervortreten bzw. auch Ängste (z. B. davor, dass die Erkrankung fortschreitet etc.) entstehen. Das gehäufte Auftreten von Phobien, die vom Charakter her als neurotische Störung anzusehen sind, und die oft gleichzeitig bestehende depressive Symptomatik sprechen auch dafür, dass die Ängste bei schweren körperlichen Erkrankungen vielfach reaktiv sind.

4.6.14 Literatur

1. Aarsland D, Larsen JP, Cummings JL, Laake K (1999) Prevalence and clinical correlates of psychotic symptoms in Parkinson disease: a community-based study. Arch Neurol 56:595–601
2. Adams SG Jr, Dammers PM, Saia TL, Brantley PJ, Gaydos GR (1994) Stress, depression, and anxiety predict average symptom severity and daily symptom fluctuation in systemic lupus erythematosus. J Behav Med 17:459–477
3. Aharon-Peretz J, Kliot D, Tomer R (2000) Behavioral differences between white matter lacunar dementia and Alzheimer's disease: a comparison on the neuropsychiatric inventory. Dement Geriatr Cogn Disord 11:294–298
4. Albus M (2000) Angsterkrankungen. In: Förstl H (Hrsg) Klinische Neuro-Psychiatrie. Thieme, Stuttgart, S 61–87
5. American Psychiatric Association (1994) Diagnostic and statistical manual of mental disorders. Fourth edition (DSM-IV). American Psychiatric Press, Washington
6. Angst J (1997) Depression and anxiety: implications for nosology, course, and treatment. J Clin Psychiatry 58, Suppl 8:3–5
7. Ballard C, Neill D, O'Brien J, McKeith IG, Ince P, Perry R (2000) Anxiety, depression and psychosis in vascular dementia: prevalence and associations. J Affect Disord 59:97–106
8. Bazire S (2000) Psychotropic drug directory 2000. Mark Allen Publishing, Wilts
9. Beck AT, Epstein N, Brown G, Steer RA (1988) An inventory for measuring clinical anxiety: psychometric properties. J Consult Clin Psychol 56:893–897
10. Beekman AT, de Beurs E, van Balkom AJ, Deeg DJ, van Dyck R, van Tilburg W (2000) Anxiety and depression in later life: co-occurrence and communality of risk factors. Am J Psychiatry 157:89–95
11. Benoit M, Dygai I, Migneco O, Robert PH, Bertogliati C, Darcourt J, Benoliel J, Aubin-Brunet V, Pringuey D (1999) Behavioral and psychological symptoms in Alzheimer's disease. Relation between apathy and regional cerebral perfusion. Dement Geriatr Cogn Disord 10:511–517
12. Berrios GE, Campbell C, Politynska BE (1995) Autonomic failure, depression and anxiety in Parkinson's disease. Br J Psychiatry 166:789–792
13. Brane G, Gottfries CG, Blennow K, Karlsson I, Lekman A, Parnetti L, Svennerholm L, Wallin A (1991) Monoamine metabolites in cerebrospinal fluid and behavioral ratings in patients with early and late onset of Alzheimer dementia. Alzheimer Dis Assoc Disord 3:148–156
14. Bungener C, Jouvent R, Derouesne C (1996) Affective disturbances in Alzheimer's disease. J Am Geriatr Soc 44:1066–1071
15. Caparros-Lefebvre D, Girard-Buttaz I, Reboul S, Lebert F, Cabaret M, Verier A, Steinling M, Pruvo JP, Petit H (1996) Cognitive and psychiatric impairment in herpes simplex virus encephalitis suggest involvement of the amygdalo-frontal pathways. J Neurol 243:248–256
16. Castillo CS, Schultz SK, Robinson RG (1995) Clinical correlates of early-onset and late-onset poststroke generalized anxiety. Am J Psychiatry 152:1174–1179
17. Charney DS, Nagy LM, Bremer JD, Goddard AW, Yehuda R, Southwich SM (1996) Neurobiological mechanisms of human anxiety. In: Fogel BS, Schiffer RB, Rao SM (eds) Neuropsychiatry. Williams & Wilkins, Baltimore, S 257–278
18. Chemerinski E, Petracca G, Manes F, Leiguarda R, Starkstein SE (1998) Prevalence and correlates of anxiety in Alzheimer's disease. Depress Anxiety 7:166–170
19. Chen JC, Borson S, Scanlan JM (2000) Stage-specific prevalence of behavioral symptoms in Alzheimer's disease in a multi-ethnic community sample. Am J Geriatr Psychiatry 8:123–133

20. Cole SA, Woodard JL, Juncos JL, Kogos JL, Youngstrom EA, Watts RL (1996) Depression and disability in Parkinson's disease. J Neuropsychiatry Clin Neurosci 8:20–25
21. Counte MA, Bieliauskas LA, Pavlou M (1983) Stress and personal attitudes in chronic illness. Arch Phys Med Rehabil 64:272–275
22. Cummings JL (1991) Behavioral complications of drug treatment of Parkinson's disease. J Am Geriatr Soc 39:708–716
23. Cummings JL (1992) Depression and Parkinson's disease: a review. Am J Psychiatry 149:443–454
24. Dennis M, O'Rourke S, Lewis S, Sharpe M, Warlow C (2000) Emotional outcomes after stroke: factors associated with poor outcome. J Neurol Neurosurg Psychiatry 68:47–52
25. De Rijk C, Bijl RV (1998) De prevalentie van psychische stoornissen bij mensen met de ziekte van Parkinson. Ned Tijdschr Geneeskd 142:27–31
26. Diaz-Olavarrieta C, Cummings JL, Velazquez J, Garcia de la Cadena C (1999) Neuropsychiatric manifestations of multiple sclerosis. J Neuropsychiatry Clin Neurosci 11:51–57
27. Dilling H, Mombour W, Schmidt MH (1994) Internationale Klassifikation psychischer Störungen. Forschungskriterien. Huber, Bern
28. Dilling H, Mombour W, Schmidt MH (2000) Internationale Klassifikation psychischer Störungen. ICD-10 Kapitel V (F) Klinisch-diagnostische Leitlinien, 3. Aufl. Huber, Bern
29. Ettinger AB, Weisbrot DM, Nolan EE, Gadow KD, Vitale SA, Andriola MR, Lenn NJ, Novak GP, Hermann BP (1998) Symptoms of depression and anxiety in pediatric epilepsy patients. Epilepsia 39:595–599
30. Factor SA, Molho ES, Podskalny GD, Brown D (1995) Parkinson's disease: drug-induced psychiatric states. Adv Neurol 65:115–138
31. Fann JR, Katon WJ, Uomoto JM, Esselman PC (1995) Psychiatric disorders and functional disability in outpatients with traumatic brain injuries. Am J Psychiatry 152:1493–1499
32. Fassbender K, Schmidt R, Mossner R, Kischka U, Kuhnen J, Schwartz A, Hennerici M (1998) Mood disorders and dysfunction of the hypothalamic-pituitary-adrenal axis in multiple sclerosis: association with cerebral inflammation. Arch Neurol 55:66–72
33. Feinstein A, O'Connor P, Gray T, Feinstein K (1999) The effects of anxiety on psychiatric morbidity in patients with multiple sclerosis. Mult Scler 5:323–326
34. Fetoni V, Soliveri P, Monza D, Testa D, Girotti F (1999) Affective symptoms in multiple system atrophy and Parkinson's disease: response to levodopa therapy. J Neurol Neurosurg Psychiatry 66:541–544
35. Fichter MM, Witzke W (1990) Affektive Erkrankungen. In: Fichter MM (Hrsg) Verlauf psychischer Erkrankungen in der Bevölkerung. Springer, Berlin, S 112–144
36. Fichter MM, Meller I, Schroppel H, Steinkirchner R (1995) Dementia and cognitive impairment in the oldest old in the community. Prevalence and comorbidity. Br J Psychiatry 166:621–629
37. Fleminger S (1991) Left-sided Parkinson's disease is associated with greater anxiety and depression. Psychol Med 21:629–638
38. Gorman JM, Martinez JM, Liebowitz MR, Fyer AJ, Klein DF (1984) Hypoglycemia and panic attacks. Am J Psychiatry 141:101–102
39. Gottfries CG, Balldin J, Blennow K, Brane G, Karlsson I, Regland B, Wallin A (1994) Hypothalamic dysfunction in dementia. J Neural Transm Suppl 43:203–209

40. Häfner H, Veiel H (1986) Epidemiologische Untersuchungen zu Angst und Depression. In: Helmchen H, Linden M (Hrsg) Die Differenzierung von Angst und Depression. Springer, Berlin, S 65-74
41. Hamilton M (1969) Diagnosis and rating of anxiety. In: Lander MH (ed) Studies on anxiety. Br J Psychiatry Spec Publ 3:76-79 (deutsch: CIPS 4. Aufl. Beltz Test, Weinheim)
42. Harsch I, Paschke R, Usadel KH (1992) The possible etiological role of psychological disturbances in Graves disease. Acta Med Austriaca 19, Suppl 1:62-65
43. Helmchen H, Linden M (Hrsg) (1986) Die Differenzierung von Angst und Depression. Springer, Berlin
44. Henderson R, Kurlan R, Kersun JM, Como P (1992) Preliminary examination of the comorbidity of anxiety and depression in Parkinson's disease. J Neuropsychiatry Clin Neurosci 4:257-264
45. Hodges JR, Warlow CP (1990) Syndromes of transient amnesia: towards classification. A study of 153 cases. J Neurol, Neurosurg, Psychiatry 53:834-843
46. Irle E, Peper M, Wowra B, Kunze S (1994) Mood changes after surgery for tumors of the cerebral cortex. Arch Neurol 51:164-174
47. Jorge RE, Robinson RG, Starkstein SE, Arndt SV (1993) Depression and anxiety following traumatic brain injury. J Neuropsychiatry Clin Neurosci 5:369-374
48. Kathol RG, Delahunt JW (1986) The relationship of anxiety and depression to symptoms of hyperthyroidism using operational criteria. Gen Hosp Psychiatry 8:23-28
49. Kellner M, Hirschmann M, Wiedemann K (1996) Panic attacks caused by temporal tumors: an exemplary new case and a review. Depress Anxiety 4:243-245
50. Kelly WF (1996) Psychiatric aspects of Cushing's syndrome. QJM 89:543-551
51. Kelly WF, Kelly MJ, Faragher B (1996) A prospective study of psychiatric and psychological aspects of Cushing's syndrome. Clin Endocrinol (Oxf) 45:715-720
52. Langdon DW, Thompson AJ (1999) Multiple sclerosis: a preliminary study of selected variables affecting rehabilitation outcome. Mult Scler 5:94-100
53. Langhorne P, Stott DJ, Robertson L, MacDonald J, Jones L, McAlpine C, Dick F, Taylor GS, Murray G (2000) Medical complications after stroke: a multicenter study. Stroke 31:1223-1229
54. Lebert F, Pasquier F, Petit H (1994) Behavioral effects of trazodone in Alzheimer's disease. J Clin Psychiatry 55:536-538
55. Levy Y, Ziza JM, Nollet D, Landault C, Chapelon C, Bletry O, Zoghbi F, Godeau P (1987) Attaques de panique: un diagnostic a connaitre en medecine interne. Analyse a propos de onze malades et tentative d'explication physiopathologique. Ann Med Interne (Paris) 138:269-274
56. Lilja A, Salford LG (1997) Early mental changes in patients with astrocytomas with special reference to anxiety and epilepsy. Psychopathology 30:316-323
57. Loosen PT, Chambliss B, DeBold CR, Shelton R, Orth DN (1992) Psychiatric phenomenology in Cushing's disease. Pharmacopsychiatry 25:192-198
58. Litvan I, Mega MS, Cummings JL, Fairbanks L (1996) Neuropsychiatric aspects of progressive supranuclear palsy. Neurology 47:1184-1189
59. Malt UF, Olafsen OM (1992) Psychological appraisal and emotional response to physical injury: a clinical, phenomenological study of 109 adults. Psychiatr Med 10:117-134
60. Manchanda R, Schaefer B, McLachlan RS, Blume WT, Wiebe S, Girvin JP, Parrent A, Derry PA (1996) Psychiatric disorders in candidates for surgery for epilepsy. J Neurol Neurosurg Psychiatry 61:82-89
61. Mannelli M, Ianni L, Cilotti A, Conti A (1999) Pheochromocytoma in Italy: a multicentric retrospective study. Eur J Endocrinol 141:619-624

62. Maricle RA, Nutt JG, Valentine RJ, Carter JH (1995) Dose-response relationship of levodopa with mood and anxiety in fluctuating Parkinson's disease: a double-blind, placebo-controlled study. Neurology 45:1757–1760
63. Masson F, Maurette P, Salmi LR, Dartigues JF, Vecsey J, Destaillats JM, Erny P (1996) Prevalence of impairments 5 years after a head injury, and their relationship with disabilities and outcome. Brain Inj 10:487–497
64. Mega MS, Cummings JL, Fiorello T, Gornbein J (1996) The spectrum of behavioral changes in Alzheimer's disease. Neurology 46:130–135
65. Mega MS, Masterman DM, O'Connor SM, Barclay TR, Cummings JL (1999) The spectrum of behavioral responses to cholinesterase inhibitor therapy in Alzheimer disease. Arch Neurol 56:1388–1393
66. Mendez MF, Martin RJ, Smyth KA, Whitehouse PJ (1990) Psychiatric symptoms associated with Alzheimer's disease. J Neuropsychiatry Clin Neurosci 2:28–33
67. Menza MA, Robertson-Hoffman DE, Bonapace AS (1993) Parkinson's disease and anxiety: comorbidity with depression. Biol Psychiatry 34:465–470
68. Menza MA, Cocchiola J, Golbe LI (1995) Psychiatric symptoms in progressive supranuclear palsy. Psychosomatics 36:550–554
69. Mentzos S (1984) Neurotische Konfliktverarbeitung. Fischer, Frankfurt/M
70. Musselman DL, Nemeroff CB (1996) Depression and endocrine disorders: focus on the thyroid and adrenal system. Br J Psychiatry Suppl 81:123–128
71. Noy S, Achiron A, Gabbay U, Barak Y, Rotstein Z, Laor N, Sarova-Pinhas I (1995) A new approach to affective symptoms in relapsing-remitting multiple sclerosis. Compr Psychiatry 36:390–395
72. Nyth AL, Gottfries CG (1990) The clinical efficacy of citalopram in treatment of emotional disturbances in dementia disorders. A Nordic multicentre study. Br J Psychiatry 157:894–901
73. Patience DA, Blackwood DH, McColl KE, Moore MR (1994) Patience Porphyr Acute intermittent porphyria and mental illness – a family study. Acta Psychiatr Scand 89:262–267
74. Patterson MB, Schnell AH, Martin RJ, Mendez MF, Smyth KA, Whitehouse PJ (1990) Assessment of behavioral and affective symptoms in Alzheimer's disease. J Geriatr Psychiatry Neurol 3:21–30
75. Paykel ES (1971) Classification of depressed patients: a cluster analysis derived grouping. Br J Psychiatry 118:275–288
76. Perini GI, Tosin C, Carraro C, Bernasconi G, Canevini MP, Canger R, Pellegrini A, Testa G (1996) Interictal mood and personality disorders in temporal lobe epilepsy and juvenile myoclonic epilepsy. J Neurol, Neurosurg, Psychiatry 61:601–605
77. Pflanz S, Besson JA, Ebmeier KP, Simpson S (1991) The clinical manifestation of mental disorder in Huntington's disease: a retrospective case record study of disease progression. Acta Psychiatr Scand 83:53–60
78. Prusoff BA, Klerman GL (1974) Differentiating depressed from anxious neurotic outpatients. Arch Gen Psychiatry 30:302–308
79. Reavley A, Fisher AD, Owen D, Creed FH, Davis JR (1997) Psychological distress in patients with hyperprolactinaemia. Clin Endocrinol (Oxf) 47:343–348
80. Regier DA, Farmer M, Rae DS, Locke BZ, Keith SJ, Judd LL (1990) Comorbidity of mental disorders with alcohol and other drug abuse. Results from the epidemiological catchement area (ECA) study. JAMA 264:2511–2518
81. Richard IH, Schiffer RB, Kurlan R (1996) Anxiety and Parkinson's disease. J Neuropsychiatry Clin Neurosci 8:383–392
82. Roth M, Gurney C, Garside RF, Kerr TA (1972) The relationship between anxiety states and depressive illnesses. Part I. Br J Psychiatry 121:147–161

83. Saß H, Wittchen H-U, Zaudig M (Hrsg) (2000) Diagnostisches und statistisches Manual psychischer Störungen, DSM-IV, 3. Aufl. Hogrefe, Göttingen
84. Schoenhuber R, Gentilini M (1988) Anxiety and depression after mild head injury: a case control study. J Neurol Neurosurg Psychiatry 51:722-724
85. Schwartz CE (1999) Teaching coping skills enhances quality of life more than peer support: results of a randomized trial with multiple sclerosis patients. Health Psychol 18:211-220
86. Schweizer E, Winokur A, Rickels K (1986) Insulin-induced hypoglycemia and panic attacks. Am J Psychiatry 143:654-655
87. Siemers ER, Shekhar A, Quaid K, Dickson H (1993) Anxiety and motor performance in Parkinson's disease. Mov Disord 8:501-506
88. Smith SJ, Young CA (2000) The role of affect on the perception of disability in multiple sclerosis. Clin Rehabil 14:50-54
89. Spielberger CD, Gorsuch RL, Lushene RE (1970) State-trait anxiety inventory. Consulting Psychologists Press, Palo Alto (deutsch: Laux G et al., Hogrefe Testzentrale, Göttingen)
90. Starkman MN, Zelnik TC, Nesse RM, Cameron OG (1985) Anxiety in patients with pheochromocytomas. Arch Intern Med 145:248-252
91. Starkman MN, Cameron OG, Nesse RM, Zelnik T (1990) Peripheral catecholamine levels and the symptoms of anxiety: studies in patients with and without pheochromocytoma. Psychosom Med 52:129-142
92. Starkstein SE, Robinson RG (1992) Neuropsychiatric aspects of cerebral vascular disorders. In: Yudofsky SC, Hales RE (eds) Textbook of Neuropsychiatry. 2nd edn. American Psychiatric Press, Washington, S 449-472
93. Stavrakaki C, Vargo B (1986) The relationship of anxiety and depression: a review of the literature. Br J Psychiatry 149:7-16
94. Stein MB, Heuser IJ, Juncos JL, Uhde TW (1990) Anxiety disorders in patients with Parkinson's disease. Am J Psychiatry 147:217-220
95. Stenager E, Knudsen L, Jensen K (1994) Multiple sclerosis: correlation of anxiety, physical impairment and cognitive dysfunction. Ital J Neurol Sci 15:97-101
96. Strauss ME, Lee MM, DiFilippo JM (1997) Premorbid personality and behavioral symptoms in Alzheimer disease. Some cautions. Arch Neurol 54:257-259
97. Strian F (1992) Angstsyndrome. In: Möller AA, Fröscher W (Hrsg) Psychische Störungen bei Epilepsie. Thieme, Stuttgart, S 50-54
98. Sultzer DL, Levin HS, Mahler ME, High WM, Cummings JL (1993) A comparison of psychiatric symptoms in vascular dementia and Alzheimer's disease. Am J Psychiatry 150:1806-1812
99. Sultzer DL, Mahler ME, Cummings JL, Van Gorp WG, Hinkin CH, Brown C (1995) Cortical abnormalities associated with subcortical lesions in vascular dementia. Clinical and position emission tomographic findings. Arch Neurol 52:773-780
100. Sultzer DL, Mahler ME, Mandelkern MA, Cummings JL, Van Gorp WG, Hinkin CH, Berisford MA (1995) The relationship between psychiatric symptoms and regional cortical metabolism in Alzheimer's disease. J Neuropsychiatry Clin Neurosci 7:476-484
101. Tattersall RB (1981) Psychiatric aspects of diabetes - a physician's view. Br J Psychiatry 139:485-493
102. Teri L, Ferretti LE, Gibbons LE, Logsdon RG, McCurry SM, Kukull WA, McCormick WC, Bowen JD, Larson EB (1999) Anxiety of Alzheimer's disease: prevalence, and comorbidity. J Gerontol A Biol Sci Med Sci 54:M348-352
103. Trosch RM, Friedman JH, Lannon MC, Pahwa R, Smith D, Seeberger LC, O'Brien CF, LeWitt PA, Koller WC (1998) Clozapine use in Parkinson's disease: a retro-

spective analysis of a large multicentered clinical experience. Mov Disord 13: 377–382
104. Trzepacz PT, McCue M, Klein I, Levey GS, Greenhouse J (1988) A psychiatric and neuropsychological study of patients with untreated Graves' disease. Gen Hosp Psychiatry 10:49–55
105. Van Valkenburg C, Akiskal HS, Puzantian V, Rosenthal T (1984) Anxious depressions: Clinical, family history, and naturalistic outcome – comparisons with panic and major depressive disorders. J Affect Dis 6:67–82
106. Wade DT, Legh-Smith J, Hewer RL (1987) Depressed mood after stroke: a community study of its frequency. Br J Psychiatry 151:200–205
107. Weiner MF, Svetlik D, Risser RC (1997) What depressive symptoms are reported in Alzheimer's patients? Int J Geriatr Psychiatry 12(6):648–652.
108. Wetterling T (2000) Psychopathologische Aspekte zur Diagnostik und Verlaufsmessung von Angststörungen im Alter. In: Kretschmar C, Hirsch RD, Haupt M, Ihl R, Kortus R, Stoppe G, Wächtler C (Hrsg) Angst-Sucht-Anpassungsstörungen im Alter. Schriftenreihe der Deutschen Gesellschaft für Gerontopsychiatrie und Psychotherapie, Band 1. Düsseldorf, S 105–109
109. Wittchen H-U, Essau CA (1993) Comorbidity and mixed anxiety-depressive disorders: is there epidemiologic evidence? J Clin Psychiatry 54, Suppl 1:9–15
110. Wong MT, Chang PC, Yu YL, Chan YW, Chan V (1994) Psychosocial impact of Huntington's disease on Hong Kong Chinese families. Acta Psychiatr Scand 90:16–18
111. World Health Organization (1993) International Classification of Diseases (ICD-10). Chapter V. Diagnostic guidelines. Genf
112. World Health Organization (1994) International Classification of Diseases (ICD-10). Chapter V. Research criteria. Genf
113. Zivadinov R, Zorzon M, Bosco A, Bragadin LM, Moretti R, Bonfigli L, Iona LG, Cazzato G (1999) Sexual dysfunction in multiple sclerosis: II. Correlation analysis. Mult Scler 5:428–431
114. Zung WWK (1976) SAS Self-rating Anxiety Scale. In: Guy W (ed) ECDEU Assessment Manual of Psychopharmacology. Rev edn Rockville, Md, S 337–340

4.7 Organische Halluzinose

Inhaltsübersicht

- 4.7.1 Terminologie 231
- 4.7.2 Diagnostische Kriterien 231
- 4.7.3 Epidemiologie 231
- 4.7.4 Vorkommen 232
- 4.7.5 Pathogenese 233
- 4.7.6 Klinische Symptomatik und Verlauf 234
- 4.7.7 Diagnostik 235
- 4.7.8 Risikofaktoren 235
- 4.7.9 Differenzialdiagnose 235
- 4.7.10 Therapie 237
- 4.7.11 Sonderformen 237
- 4.7.12 Komplikationen 238
- 4.7.13 Abschließende Betrachtungen 238
- 4.7.14 Literatur 239

4.7.1 Terminologie

Als „Halluzinationen" werden Wahrnehmungserlebnisse bezeichnet, die ohne entsprechende Reizquelle auftreten und von dem Betreffenden für wirkliche Sinneseindrücke gehalten werden [9]. Halluzinationen können alle Sinnesmodalitäten betreffen. Das Konzept für eine organische Halluzinose geht davon aus, dass es zu isolierten Halluzinationen auf Grund einer körperlichen oder einer ZNS-Erkrankung kommen kann.

4.7.2 Diagnostische Kriterien

Nur in der ICD-10 [35, 36, 123, 124] finden sich Kriterien für eine organische Halluzinose. Im DSM-IV [8, 103] ist diese Diagnose nicht explizit aufgeführt.

4.7.3 Epidemiologie

Genaue Zahlen über die Häufigkeit organischer Halluzinosen existieren kaum. Die Häufigkeitsangaben beziehen sich meist auf die entsprechenden Grunderkrankungen (Tabelle 4.7.2). Halluzinationen treten v.a. im höheren Alter auf. Bei Dementen kommen sie gehäuft vor (s. [37, 99]); dazu werden jedoch sehr unterschiedliche Angaben gemacht (Zusammenfassung bei [22, 125]). Häufigste Ursache für eine Halluzinose bei Kindern sind Vergiftungen [38], bei jüngeren Erwachsenen Drogenmissbrauch, während eine Alkoholhalluzinose meist im mittleren Erwachsenenalter auftritt [106].

Tabelle 4.7.1. Kriterien für eine organische Halluzinose (nach ICD-10)

1. Nachweis (auf Grund körperlicher, neurologischer und laborchemischer Untersuchungen) und/oder Anamnese einer zerebralen Erkrankung, Schädigung oder Funktionsstörung oder Systemerkrankung, einschließlich Hormonstörung, von der bekannt ist, dass sie eine organische Halluzinose verursachen kann (Tabelle 4.7.2);
2. zeitlicher Zusammenhang zwischen der Entwicklung bzw. Verschlechterung der zu Grunde liegenden Erkrankung, Schädigung oder Funktionsstörung und dem Beginn der organischen Halluzinose. Unabhängig davon, welche von beiden Störungen zuerst auftritt, sollte das Intervall 3 Monate nicht überschreiten;
3. Rückbildung oder deutliche Besserung der organischen Halluzinose nach Rückbildung oder Besserung der vermutlich zu Grunde liegenden Erkrankung;
4. kein ausreichender oder überzeugender Beleg für eine andere Verursachung der organischen Halluzinose, wie z. B. eine sehr belastete Familienanamnese für eine klinisch gleiche oder ähnliche Störung.

Wenn die Kriterien 1, 2 und 4 zutreffen, kann eine kausale Beziehung vorläufig angenommen werden. Wird zusätzlich 3 nachgewiesen, erhöht sich der Sicherheitsgrad der diagnostischen Einordnung deutlich.

Tabelle 4.7.2. Erkrankungen, bei denen Halluzinationen auftreten können

	Häufigkeit	Zitat
Degenerative Erkrankungen		
Demenz vom Lewy-body-Typ	93%	[14, 81]
Demenz vom Alzheimer-Typ	11–27%	[14, 25, 37, 55, 81, 93, 99]
vaskuläre Demenz		[29]
Parkinson-Syndrom	6–39,8%	[2, 34, 39, 69, 85, 89]
multiple Sklerose	10%	[33]
Stoffwechselerkrankungen		
metachromatische Leukodystrophie		[67]
Andere		
Epilepsie (v. a. bei einer Temporallappenepilepsie)		[4, 28, 59, 70, 74, 90, 121]
Migräne?		[98, 104]

4.7.4 Vorkommen

Eine Halluzinose kann im Rahmen von degenerativen, entzündlichen Erkrankungen und auch bei Stoffwechselerkrankungen des ZNS vorkommen (Tabelle 4.7.2). Daneben können Halluzinationen als Symptom auch im Rahmen anderer OPS auftreten bei Demenz, Delir [20], wahnhafter oder schizophreniformer Störung und bei wahnhafter Depression [91].

Tabelle 4.7.3. Medikamente und Drogen, die eine Halluzinose induzieren können[a]

	akuter Gebrauch	chronischer Gebrauch	im Entzug	bei Überdosierung/ Intoxikation
Medikamente				
Anticholinergika	+	+		++
Benzodiazepine (bes. Triazolam)	+			
dopaminerg wirksame Medikamente	+	++		++
Ketanest (Kurzzeitanästhetikum)	+++			
Topriamat (Antiepileptikum)	+			
Alkohol/Drogen				
Alkohol		++	++	
Amphetamine	++	++		
Cannabis	+	+		
LSD, Psilocybin etc.	+++	+++		
Phencyclidin	+++	++		
Pilze	+++			+++

+ selten, ++ häufig, +++ sehr häufig
[a] Weitere Medikamente, bei denen in seltenen Fällen Halluzinationen aufgetreten sind, s. [16]

Auch Medikamente bzw. Drogen können Halluzinationen induzieren [16] (Tabelle 4.7.3), besonders häufig treten sie unter L-DOPA-Therapie auf [46, 48, 108].

4.7.5 Pathogenese

Die Pathogenese der Halluzinationen auf dem Boden einer organischen Ursache ist bisher weitgehend unklar [79, 105]. So werden Halluzinationen mit einer Funktionsstörung einer Reihe von Hirnarealen in Verbindung gebracht [18]. Es wurden unterschiedliche lokalisatorische Hinweise gefunden [28, 41, 47, 63, 72, 94, 117]. Studien mit funktionellen bildgebenden Verfahren (fMRT, SPECT und PET) zeigten, dass bei Lewy-body-Demenz eine Assoziation von optischen Halluzinationen mit einer Minderperfusion der Sehrinde besteht [68]. Epilepsie- und Parkinson-Patienten sowie Ertaubte mit Halluzinationen weisen eine linkstemporale Minderperfusion auf [57, 70, 87]. Akustische Halluzinationen bei einer Alkoholhalluzinose sind mit einer Thalamusminderperfusion assoziiert [107].

Bei den medikamenteninduzierten Halluzinosen ist davon auszugehen, dass es sich hierbei in erster Linie um eine Überstimulation des dopaminergen Systems handelt. Der Pathomechanismus ähnelt also dem, den man für Halluzinationen bei einer Schizophrenie annimmt. Eine Studie zeigte, dass bei Parkinson-Patienten, die durch dopaminerge Medikamente induzierte Halluzinationen hatten, der REM-Schlaf und die Schlafeffizienz deutlich vermindert waren [27]. Eine andere Studie ergab einen Zusammenhang zwischen der Schlaffragmentierung und Halluzinationen. Im Wachzustand kommt es zur Einstreuung von REM-Phasen, die mit Halluzinationen koinzidieren [10]. Auch Anticholinergika können Halluzinationen triggern [48]. Halluzinogene wie LSD wirken vorwiegend auf das serotoninerge System [5]. Zusammenfassend ist festzustellen, dass Halluzinationen nicht auf die Störung eines einzelnen Neurotransmittersystems zurückzuführen sind.

Es gibt Hinweise dafür, dass Halluzinationen v. a. in den Sinnesmodalitäten auftreten, die organisch gestört sind [11, 57, 58, 75]. Dies gilt insbesondere für optische Halluzinationen [11, 21, 75, 110]. So wurden bei 11% der älteren Patienten mit einem Visus von unter 0,3 Anzeichen für ein Charles-Bonnet-Syndrom gefunden [111]. Optische Halluzinationen sollen bei Dementen, insbesondere mit Lewy-body-Demenz, gehäuft assoziiert mit Störungen des Raumempfindens auftreten [17, 83]. Dies könnte auf einen pathogenetisch wichtigen Zusammenhang hinweisen. Auch bei älteren Schizophrenen kommen optische Halluzinationen gehäuft bei denen vor, die Sehstörungen haben [66]. Zusammenfassend sprechen diese Ergebnisse unter Berücksichtigung der Tatsache, dass viele ältere Patienten mit Halluzinationen vereinsamt sind, für eine sensorische Deprivation als eine wesentliche Ursache für eine Halluzinose [62, 112].

Einige Arbeiten weisen auf eine mögliche genetische Prädisposition zu Halluzinationen hin. So wurde bei Parkinson-Patienten mit medikamenteninduzierten Halluzinationen gehäuft das Apolipoprotein E-ε4-Allel gefunden [31], aber nicht ein bestimmter Dopamin-D2-Rezeptor-Subtyp [78]. Auch bei einer autosomal-dominanten Form der Epilepsie mit akustischen Halluzinationen konnte eine Genmutation nachgewiesen werden [121].

4.7.6 Klinische Symptomatik und Verlauf

Am häufigsten sind isolierte optische und akustische Halluzinationen. Olfaktorische, taktile oder körperbezogene Halluzinationen werden seltener festgestellt [18]. Bei medikamenten- und drogeninduzierten Halluzinationen sowie im Alkoholentzugsdelir überwiegen optische Halluzinationen die akustischen und taktilen [84, 95].

Halluzinationen, die durch Medikamente oder Drogen induziert wurden, treten meist plötzlich auf und gehen nach Absetzen oder Reduktion der Medikamente schnell zurück. Auch Halluzinationen, die im Rahmen einer Demenz oder bei einem Parkinson-Syndrom auftreten, bestehen meist nur vorübergehend [25, 32, 34]. Es gibt jedoch Hinweise dafür, dass sie längere Zeit bestehen bleiben können [49]. Das Auftreten von Halluzinationen soll bei der Demenz vom Alzheimer-Typ [24, 43, 120] und beim Parkinson-Syndrom [56, 71, 73] auf eine stärkere Progredienz hinweisen. Aber auch die Demenz vom Lewy-body-Typ, die häufig mit Halluzinationen einhergeht, weist eine raschere Progredienz als eine Alzheimer-Demenz auf [88], sodass diese immer differenzialdiagnostisch abgegrenzt werden sollte (→ Kap. 5.1.8).

Akustische Halluzinationen wurden bei 3–33% der Alzheimer-Demenz [22, 29, 102] und bei 6% der Patienten mit einer Multiinfarktdemenz [29], optische Halluzinationen bei 23–32% [22, 102] bzw. 20% [29] gefunden. Meist liegen aber keine isolierten Halluzinationen (nur 1,3–16%) [2, 15, 61, 77], sondern mit einem Wahn assoziierte vor [12, 15, 39, 61]. Die Angaben über die Häufigkeit (meist optischer) Halluzinationen beim Delir schwanken stark je nach Stichprobe und Untersuchungsmethode erheblich (35–75%) (s. [118]).

4.7.7 Diagnostik

Die Diagnose kann nur klinisch auf Grund der Angaben des Betreffenden gestellt werden. Es ist versucht worden, anhand von Fragebögen die Inhalte und die Ausprägung von akustischen Halluzinationen genauer zu erfassen [26]. Wenn Halluzinationen mit einem Wahn vergesellschaftet sind, ist die Diagnose einer organischen wahnhaften oder schizophreniformen Störung (→ Kap. 4.8) sinnvoller.

4.7.8 Risikofaktoren

Risikofaktoren für die Entstehung sind mit Ausnahme der Einnahme von Drogen und Medikamenten (Tabelle 4.7.3) kaum bekannt. In Bezug auf das Parkinson-Syndrom liegen einige Untersuchungen vor, die zeigen, dass ein demenzieller Abbau, Schlafstörungen und längere Krankheitsdauer als Risikofaktoren anzusehen sind [39, 69, 101]. Bei Alzheimer-Patienten sind ebenfalls eine zunehmende kognitive Beeinträchtigung und längere Krankheitsdauer sowie Gangstörungen als Risikofaktoren für Halluzinationen ermittelt worden [44, 61, 93].

4.7.9 Differenzialdiagnose

Differenzialdiagnostisch ist insbesondere eine Schizophrenie abzugrenzen, die nach neueren Untersuchungen auch noch im höheren Alter neu auftreten kann, denn auch bei der Late-onset-Schizophrenie kommt es u.a. sehr häufig zu Halluzinationen [7]. Auch andere Störungen, die mit Halluzinationen einhergehen können, bei denen aber weitere psychische Auffälligkeiten bestehen, z. B. ein Delir oder eine Demenz auf dem Boden einer degenerativen Erkrankung, sind psychopathologisch abzugrenzen. Insofern stellt eine organische Halluzinose eine Ausschlussdiagnose dar. Anhaltspunkte zur Unterscheidung einer Halluzinose von einer organischen wahnhaften Störung und einem Delir sind in der Tabelle 4.7.4 zusammengestellt (s. auch [13]).

Weiter ist zu prüfen, ob und inwieweit Halluzinationen Rückschlüsse auf die zu Grunde liegende Erkrankung zulassen. Da Halluzinationen nur äußerst selten als Frühsymptom auftreten, ist die Grunderkrankung meist schon bekannt. Schwierig kann allerdings die diagnostische Zuordnung von Halluzinationen bei Dementen sein. So treten Halluzinationen bei Patienten mit einer Demenz vom Lewy-body-Typ häufiger und meist früher auf als bei Alzheimer-Patienten [14, 82, 116] und können daher als *ein* Hinweis für diese Demenzform angesehen werden. Wenn auch frühzeitig extrapyramidale Störungen festzustellen sind, liegt wahrscheinlich eine Demenz vom Lewy-body-Typ vor [6].

Bei früh unter einer L-DOPA-Therapie auftretenden Halluzinationen sollte die Diagnose „Parkinson-Syndrom" genau überprüft werden, da sich oft eine beginnende Demenz vom Lewy-body-Typ oder auch eine Alzheimer-Demenz dahinter verbirgt [51].

Tabelle 4.7.4. Differenzierung Halluzinose – Wahnsyndrom – Delir

	Halluzinose	Wahnsyndrom	Delir
Beginn	häufig schleichend	häufig schleichend	plötzlich
Bewusstsein	klar	klar	**getrübt**
Affektivität			
– Angst	häufig	häufig	häufig
– depressive Stimmung	meist keine	meist keine	meist keine
Aufmerksamkeit	normal → reduziert	normal → reduziert	deutlich reduziert
Auffassung	normal → reduziert	normal → reduziert	reduziert
Orientierung	normal	normal	**gestört, v. a. zeitlich**
Gedächtnis	normal	normal	**gestört**
Halluzinationen	obligat	sehr häufig	häufig optisch u. akustisch
Wahn	kein	**obligat**	häufig
sonstige psychopathologische Symptome	häufig Misstrauen	**ausgeprägtes Misstrauen**	Schlaf-Wach-Umkehr
Psychomotorik	normal	normal	**verringert/gesteigert (stark wechselnd)**
Sprache	unauffällig	unauffällig	**inkohärent**
körperliche Symptome	keine	keine	**häufig: Tremor, Schwitzen, Tachykardie**

→ in späteren Krankheitsphasen bzw. bei schwerer Ausprägung

4.7.10 Therapie

Bei optischen Halluzinationen sollten immer der Augenhintergrund, Visus und/oder Sehhilfen (Brille) überprüft werden [23, 62]. Bei medikamentös induzierten Halluzinationen besteht die wichtigste Maßnahme darin, die auslösenden Medikamente – soweit möglich – rasch abzusetzen. Durch L-DOPA oder durch dopaminerge Substanzen (Bromocryptin, Lisurid etc.) induzierte Halluzinationen bei Parkinson-Patienten (→ Kap. 5.1.7) können, wenn eine Dosisreduktion nicht möglich ist oder keine Besserung bewirkt, mit dem atypischen Neuroleptikum Clozapin behandelt werden [42, 92, 100, 113]: Clozapin (z. B. Leponex®) 12,5–50 mg/d (langsame Dosissteigerung!). Cave: hohes Risiko einer Agranulozytose, regelmäßige Blutbildkontrollen.

Ein symptomatischer Therapieversuch kann mit hochpotenten Neuroleptika wie z. B. Haloperidol oder Flupenthixol erfolgen: 3-mal 2 mg/d (einschleichen), max. 15 mg/d. Cave: bei älteren Patienten Dosis anpassen! Bei OPS-Patienten hohes Risiko für extrapyramidale Störungen. Daher ist grundsätzlich die Gabe von atypischen Neuroleptika vorzuziehen; über den Einsatz von atypischen Neuroleptika (wie z. B. Olanzapin, Quetiapin, Risperidon etc.) liegen jedoch erst wenige Berichte vor [42, 76, 109, 115, 122]. Auch bei Gabe dieser Medikamente treten v. a. bei älteren Patienten recht häufig extrapyramidale Störungen [60, 115] bzw. verstärkt motorische Parkinson-Symptome [51] auf.

Im Falle des Auftretens von extrapyramidalen Störungen bei Gabe von atypischen Neuroleptika oder niedrigen Dosen von klassischen Neuroleptika ist eine differenzialdiagnostische Abgrenzung zur Lewy-body-Erkrankung erforderlich [80].

4.7.11 Sonderformen

Alkoholhalluzinose. Da ein erhöhter Alkoholkonsum oft in Abrede gestellt wird, kann eine Alkoholhalluzinose zu erheblichen differenzialdiagnostischen Schwierigkeiten führen [106]; diese Sonderform der Halluzinose soll daher hier kurz erwähnt werden, obwohl sie zu den substanzinduzierten Störungen gehört. Eine Alkoholhalluzinose soll bei 9% aller Alkoholabhängigen auftreten [114]. Der Anteil an den behandelten Alkoholikern in der Lübecker Universitätsklinik ist allerdings viel geringer [119]. Diejenigen Alkoholabhängigen, die eine Halluzinose entwickeln, sollen im Vergleich zu denen ohne diese Störung eher jünger sein, mehr Alkohol getrunken und mehr Drogen konsumiert haben [114]. Es treten fast ausschließlich akustische Halluzinationen auf, die auch dialogisierenden Charakter haben können. Etwa 10–20% der Alkoholhalluzinosen persistieren über einen längeren Zeitraum [106].

Charles-Bonnet-Syndrom. Die Bezeichnung „Charles-Bonnet-Syndrom" erfolgte nach dem Erstbeschreiber [30]. Es handelt sich um visuelle Halluzinationen, die auch isoliert bei nicht bewusstseins- oder kognitiv gestörten älteren Personen auftreten können. Da sie als Fehlwahrnehmung erkannt werden, liegen streng genommen Pseudohalluzinationen vor. Eine eindeutige Definition des Charles-Bonnet-Syndroms fehlt bisher [40, 65]. Meist werden die Kriterien von Gold et al. [52] angewendet. Danach liegt ein Charles-Bonnet-Syndrom vor, wenn (stereotype) optische Halluzinationen ohne Wahn auftreten, die bewusst als Halluzinationen wahrgenommen werden. Die Diagnose eines Charles-Bonnet-Syndroms sollte nur dann gestellt werden, wenn keine weiteren psychischen Auffälligkeiten, insbesondere keine Demenz, bestehen [97]. Die optischen Erscheinungen treten in der Regel nur kurzzeitig auf und haben keinen bedrohlichen Charakter, sondern beziehen sich meist immer wieder auf dasselbe Objekt, das häufig in einem lebensgeschichtlichen Zusammenhang zum Betroffenen steht. Ätiologisch werden hierfür v. a. Störungen in der Sehrinde (z. B. Okzipitalinfarkte) verantwortlich gemacht.

Nach einer niederländischen Studie scheint ein Charles-Bonnet-Syndrom bei älteren Patienten mit einer deutlichen Visusminderung (<0,3) recht häufig zu sein (11%) [110]. Auch unter älteren psychiatrischen Patienten werden relativ oft (2%) Patienten mit einer vergleichbaren Symptomatik angetroffen [86]. Ebenso treten bei Dementen mit Sehstörungen optische Halluzinationen gehäuft auf [11]. Diskutiert wird, ob ein Charles-Bonnet-Syndrom als Vorstufe für eine demenzielle Entwicklung zu werten ist [96]. Patienten mit einem Charles-Bonnet-Syndrom leben sehr oft sozial isoliert [112].

Über Therapieansätze bei einem Charles-Bonnet-Syndrom ist kaum etwas bekannt. Erfolgreiche Behandlungen mit Carbamazepin und Valproat wurden berichtet [53, 64].

4.7.12 Komplikationen

Ob Halluzinationen z. B. bei Alzheimer-Patienten gehäuft zu aggressivem Verhalten führen, ist nach den vorliegenden Studien nicht sicher einzuschätzen [1, 45, 54]. Der oft gleichzeitig vorhandenen Wahnsymptomatik wird meist eine größere Bedeutung zugemessen [45, 54]. Halluzinationen sind ein wesentlicher Prädiktor für eine Heimeinweisung von Parkinson-Patienten [3, 71].

4.7.13 Abschließende Betrachtungen

Zusammenfassend ist festzustellen, dass eine *reine* organische Halluzinose ein eher seltenes Krankheitsbild ist, das v. a. bei einer Lewy-body-Erkrankung vorkommt. Häufig treten neben den Halluzinationen noch weitere

Symptome auf, sodass eine wahnhafte oder schizophreniforme Störung vorliegt (→ Kap. 4.8). Oft sind die Halluzinationen, so z. B. beim Parkinson-Syndrom, medikamenteninduziert.

Literatur

1. Aarsland D, Cummings JL, Yenner G, Miller B (1996) Relationship of aggressive behavior to other neuropsychiatric symptoms in patients with Alzheimer's disease. Am J Psychiatry 153:243–247
2. Aarsland D, Larsen JP, Cummings JL, Laake K (1999) Prevalence and clinical correlates of psychotic symptoms in Parkinson disease: a community-based study. Arch Neurol 56:595–601
3. Aarsland D, Larsen JP, Tandberg E, Laake K (2000) Predictors of nursing home placement in Parkinson's disease: a population-based, prospective study. J Am Geriatr Soc 48:938–942
4. Adachi N, Onuma T, Nishiwaki S, Murauchi S, Akanuma N, Ishida S, Takei N (2000) Inter-ictal and post-ictal psychoses in frontal lobe epilepsy: a retrospective comparison with psychoses in temporal lobe epilepsy. Seizure 9:328–335
5. Aghajanian GK, Marek GJ (1999) Serotonin and hallucinogens. Neuropsychopharmacology 21(2 Suppl):16S–23S
6. Ala TA, Yang KH, Sung JH, Frey WH (1997) Hallucinations and signs of parkinsonism help distinguish patients with dementia and cortical Lewy bodies from patients with Alzheimer's disease at presentation: a clinicopathological study. J Neurol Neurosurg Psychiatry 62:16–21
7. Almeida OP, Howard RJ, Levy R, David AS (1995) Psychotic states arising in late life (late paraphrenia) psychopathology and nosology. Br J Psychiatry 166:205–214
8. American Psychiatric Association (1994) Diagnostic and statistical manual of mental disorders. Fourth edition (DSM-IV). American Psychiatric Press, Washington DC
9. Arbeitsgemeinschaft für Methodik und Dokumentation in der Psychiatrie (2000) Das AMDP-System. Hogrefe, Göttingen
10. Arnulf I, Bonnet AM, Damier P, Bejjani BP, Seilhean D, Derenne JP, Agid Y (2000) Hallucinations, REM sleep, and Parkinson's disease: a medical hypothesis. Neurology 55:281–288
11. Ballard CG, Bannister CL, Graham C, Oyebode F, Wilcock G (1995) Associations of psychotic symptoms in dementia sufferers. Br J Psychiatry 167:537–540
12. Ballard CG, Bannister CL, Patel A, Graham C, Oyebode F, Wilcock G, Chung MC (1995) Classification of psychotic symptoms in dementia sufferers. Acta Psychiatr Scand 92:63–68
13. Ballard CG, McKeith I, Harrison R, O'Brien J, Thompson P, Lowery K, Perry R, Ince P (1997) A detailed phenomenological comparison of complex visual hallucinations in dementia with Lewy bodies and Alzheimer's disease. Int Psychogeriatr 9:381–388
14. Ballard CG, Holmes C, McKeith I, Neill D, O'Brien J, Cairns N, Lantos P, Perry E, Ince P, Perry R (1999) Psychiatric morbidity in dementia with Lewy bodies: a prospective clinical and neuropathological comparative study with Alzheimer's disease. Am J Psychiatry 156:1039–1045
15. Bassiony MM, Steinberg MS, Warren A, Rosenblatt A, Baker AS, Lyketsos CG (2000) Delusions and hallucinations in Alzheimer's disease: prevalence and clinical correlates. Int J Geriatr Psychiatry 15:99–107
16. Bazire S (2000) Psychotropic drug directory 2000. Mark Allen Publishing, Wilts

17. Becker D, Hershkowitz M, Maidler N, Rabinowitz M, Floru S (1994) Psychopathology and cognitive decline in dementia. J Nerv Ment Dis 182:701–703
18. Benson DF, Gorman DG (1996) Hallucinations and delusional thinking. In: Fogel BS, Schiffer RB, Rao SM (eds) Neuropsychiatry. Williams & Wilkins, S 307–323
19. Bonnet C (1760) Essai analytique sur les facultes de l'ame. Kopenhagen
20. Bühler KE, Holzbach E (1982) Grundfaktoren und Symptomenkomplexe des Delirium Tremens, Faktor- und gruppenanalytische Untersuchung. Arch Psychiatr Nervenkr 232:451–461
21. Burke WJ, Roccaforte WH, Wengel SP (1988) Characteristics of elderly patients admitted for the first time to a psychiatric facility. J Geriatr Psychiatry Neurol 1:159–162
22. Burns A, Jacoby R, Levy R (1990) Psychiatric phenomena in Alzheimer's disease. II. Disorders of perception. Br J Psychiatry 157:76–81
23. Chapman FM, Dickinson J, McKeith I, Ballard C (1999) Association among visual hallucinations, visual acuity, and specific eye pathologies in Alzheimer's disease: treatment implications. Am J Psychiatry 156:1983–1985
24. Chui HC, Lyness SA, Sobel E, Schneider LS (1994) Extrapyramidal signs and psychiatric symptoms predict faster cognitive decline in Alzheimer's disease. Arch Neurol 51:676–681
25. Cohen-Mansfield J, Taylor L, Werner P (1998) Delusions and hallucinations in an adult day care population. A longitudinal study. Am J Geriatr Psychiatry 6:104–121
26. Close H, Garety P (1998) Cognitive assessment of voices: further developments in understanding the emotional impact of voices. Br J Clin Psychology 37:173–188
27. Comella CL, Tanner CM, Ristanavic RK (1993) Polysomnographic sleep measures in Parkinson's disease patients with treatment-induced hallucinations. Ann Neurol 34:710–714
28. Conlon P, Trimble MR, Rogers D (1990) A study of epileptic psychosis using magnetic resonance imaging. Br J Psychiatry 156:231–235
29. Cummings JL, Miller B, Hill MA, Neshkes R (1987) Neuropsychiatric aspects of multi-infarct dementia and dementia of the Alzheimer type. Arch Neurol 44:389–393
30. Damas-Mora J, Skelton-Robinson M, Jenner FA (1982) The Charles Bonnet syndrome in perspective. Psychol Med 12:251–261
31. De la Fuente-Fernandez R, Nunez MA, Lopez E (1999) The apolipoprotein E epsilon 4 allele increases the risk of drug-induced hallucinations in Parkinson's disease. Clin Neuropharmacol 22:226–230
32. Devanand DP, Jacobs DM, Tang MX, Del Castillo-Castaneda C, Sano M, Marder K, Bell K, Bylsma FW, Brandt J, Albert M, Stern Y (1997) The course of psychopathologic features in mild to moderate Alzheimer disease. Arch Gen Psychiatry 54:257–263
33. Diaz-Olavarrieta C, Cummings JL, Velazquez J, Garcia de la Cadena C (1999) Neuropsychiatric manifestations of multiple sclerosis. J Neuropsychiatry Clin Neurosci 11:51–57
34. Diederich NJ, Pieri V, Goetz CG (2000) Die optischen Halluzinationen des Parkinson-Patienten und das Charles Bonnet-Syndrom. Eine phänomenologische und pathogenetische Gegenüberstellung. Fortschr Neurol Psychiatr 68:129–136
35. Dilling H, Mombour W, Schmidt MH (1994) Internationale Klassifikation psychischer Störungen. Forschungskriterien. Huber, Bern
36. Dilling H, Mombour W, Schmidt MH (2000) Internationale Klassifikation psychischer Störungen. ICD-10 Kapitel V (F) Klinisch-diagnostische Leitlinien, 3. Aufl. Huber, Bern

37. Eastwood MR, Corbin S (1983) Hallucinations in patients admitted to a geriatric psychiatry service: review of 42 cases. J Am Geriatr Soc 31:593–597
38. Eggers C (1975) Die akute optische Halluzinose im Kindesalter. Klinische, differentialtypologische, neurophysiologische und entwicklungspsychologische Aspekte Fortschr Neurol Psychiatr 43:441–470
39. Fenelon G, Mahieux F, Huon R, Ziegler M (2000) Hallucinations in Parkinson's disease: prevalence, phenomenology and risk factors. Brain 123:733–745
40. Fernandez A, Lichtshein G, Vieweg WV (1997) The Charles Bonnet syndrome: a review. J Nerv Ment Dis 185:195–200
41. Frieboes RM, Müller U, von Cramon DY (1994) Symptomatische akustische Halluzinose nach traumatischer Hirnschädigung. Literaturübersicht und Fallbericht. Nervenarzt 65:707–711
42. Friedman JH, Factor SA (2000) Atypical antipsychotics in the treatment of drug-induced psychosis in Parkinson's disease. Mov Disord 15:201–211
43. Förstl H, Besthorn C, Geiger-Kabisch C, Sattel H, Schreiter-Gasser U (1993) Psychotic features and the course of Alzheimer's disease: relationship to cognitive, electroencephalographic and computerized tomography findings. Acta Psychiatr Scand 87:395–399
44. Gilley DW, Whalen ME, Wilson RS, Bennett DA (1991) Hallucinations and associated factors in Alzheimer's disease. J Neuropsychiatry Clin Neurosci 3:371–376
45. Gilley DW, Wilson RS, Beckett LA, Evans DA (1997) Psychotic symptoms and physically aggressive behavior in Alzheimer's disease. J Am Geriatr Soc 45:1074–1079
46. Glantz R, Bieliauskas L, Paleologos N (1986) Behavioral indicators of hallucinosis in levodopa-treated Parkinson's disease. Adv Neurol 45:417–420
47. Gloor P, Olivier A, Quesney LF, Andermann F, Horowitz S (1982) The role of the limbic system in experiential phenomena of temporal lobe epilepsy. Ann Neurol 12:129–144
48. Goetz CG, Tanner CM, Klawans HL (1982) Pharmacology of hallucinations induced by long-term drug therapy. Am J Psychiatry 139:494–497
49. Goetz CG, Stebbins GT (1995) Mortality and hallucinations in nursing home patients with advanced Parkinson's disease. Neurology 45:669–671
50. Goetz CG, Vogel C, Tanner CM, Stebbins GT (1998) Early dopaminergic drug-induced hallucinations in parkinsonian patients. Neurology 51:811–814
51. Goetz CG, Blasucci LM, Leurgans S, Pappert EJ (2000) Olanzapine and clozapine: comparative effects on motor function in hallucinating PD patients. Neurology 55:789–794
52. Gold K, Rabins PV (1989) Isolated visual hallucinations and the Charles Bonnet syndrome: a review of the literature and presentation of six cases. Compr Psychiatry 30:90–98
53. Görgens K, Liedtke M (1998) Charles-Bonnet-Syndrom. Psychiatr Prax 25:85–86
54. Gormley N, Rizwan MR, Lovestone S (1998) Clinical predictors of aggressive behaviour in Alzheimer's disease. Int J Geriatr Psychiatry 13:109–115
55. Gormley N, Rizwan MR (1998) Prevalence and clinical correlates of psychotic symptoms in Alzheimer's disease. Int J Geriatr Psychiatry 13:410–414
56. Graham JM, Grunewald RA, Sagar HJ (1997) Hallucinosis in idiopathic Parkinson's disease. J Neurol Neurosurg Psychiatry 63:434–440
57. Griffiths TD (2000) Musical hallucinosis in acquired deafness: phenomenology and brain substrate. Brain 123:2065–2076
58. Hauss K, Reimer F (1970) Visuelle Wahrnehmungsstörungen bei der optischen Halluzinose. Nervenarzt 41:249–251
59. Hausser-Hauw C, Bancaud J (1987) Gustatory hallucinations in epileptic seizures. Electrophysiological, clinical and anatomical correlates. Brain 110:339–359

60. Herrmann N, Rivard MF, Flynn M, Ward C, Rabheru K, Campbell B (1998) Risperidone for the treatment of behavioral disturbances in dementia: a case series. J Neuropsychiatry Clin Neurosci 10:220–223
61. Hirono N, Mori E, Yasuda M, Ikejiri Y, Imamura T, Shimomura T, Ikeda M, Hashimoto M, Yamashita H (1998) Factors associated with psychotic symptoms in Alzheimer's disease. J Neurol Neurosurg Psychiatry 64:648–652
62. Holroyd S, Rabins PV, Finkelstein D, Nicholson MC, Chase GA, Wisniewski SC (1992) Visual hallucinations in patients with macular degeneration. Am J Psychiatry 149:1701–1706
63. Holroyd S, Shepherd ML, Downs JH (2000) Occipital atrophy is associated with visual hallucinations in Alzheimer's disease. J Neuropsychiatry Clin Neurosci 12:25–28
64. Hori H, Terao T, Shiraishi Y, Nakamura J (2000) Treatment of Charles Bonnet syndrome with valproate. Int Clin Psychopharmacol 15:117–119
65. Hosty G (1990) Charles Bonnet Syndrom: a description of two cases. Acta Psychiatr Scand 82:316–317
66. Howard R, Almeida O, Levy R (1994) Phenomenology, demography and diagnosis in late paraphrenia. Psychol Med 24:397–410
67. Hyde TM, Ziegler JC, Weinberger DR (1992) Psychiatric disturbances in metachromatic leukodystrophy. Insights into the neurobiology of psychosis. Arch Neurol 49:401–406
68. Imamura T, Ishii K, Hirono N, Hashimoto M, Tanimukai S, Kazuai H, Hanihara T, Sasaki M, Mori E (1999) Visual hallucinations and regional cerebral metabolism in dementia with Lewy bodies (DLB). Neuroreport 10:1903–1907
69. Inzelberg R, Kipervasser S, Korczyn AD (1998) Auditory hallucinations in Parkinson's disease. J Neurol, Neurosurg, Psychiatr 64:533–535
70. Jibiki I, Maeda T, Kubota T, Yamaguchi N (1993) ^{123}I-IMP SPECT brain imaging in epileptic psychosis: a study of two cases of temporal lobe epilepsy with schizophrenia-like syndrome. Neuropsychobiology 28:207–211
71. Klein C, Kömpf D, Pulkowski U, Moser A, Vieregge P (1997) A study of visual hallucinations in patients with Parkinson's disease. J Neurol 244:371–377
72. Kölmel HW (1991) Peduncular hallucinations. J Neurol 238:457–459
73. Kraft E, Winkelmann J, Trenkwalder C, Auer DP (1999) Visual hallucinations, white matter lesions and disease severity in Parkinson's disease. Acta Neurol Scand 99:362–367
74. Kristensen O, Sindrup EH (1979) Psychomotor epilepsy and psychosis. III. Social and psychological correlates. Acta Neurol Scand 59:1–9
75. Lance JW (1976) Simple formed hallucinations confined to the area of a specific visual field defect. Brain 99:719–734
76. Leopold NA (2000) Risperidone treatment of drug-related psychosis in patients with parkinsonism. Mov Disord 15:301–304
77. Lyketsos CG, Baker L, Warren A, Steele C, Brandt J, Steinberg M, Kopunek S, Baker A (1997) Depression, delusions, and hallucinations in Alzheimer's disease: no relationship to apolipoprotein E genotype. J Neuropsychiatry Clin Neurosci 9:64–67
78. Makoff AJ, Graham JM, Arranz MJ, Forsyth J, Li T, Aitchison KJ, Shaikh S, Grunewald RA (2000) Association study of dopamine receptor gene polymorphisms with drug-induced hallucinations in patients with idiopathic Parkinson's disease. Pharmacogenetics 10:43–48
79. Manford M, Andermann F (1998) Complex visual hallucinations. Clinical and neurobiological insights. Brain 121:1819–1840
80. McKeith I, Fairbairn A, Perry R, Thompson P, Perry E (1992) Neuroleptic sensitivity in patients with senile dementia of Lewy body type. BMJ 305:673–678

81. McKeith I, O'Brien J (1999) Dementia with Lewy bodies. Aust N Z J Psychiatry 33:800–808
82. McShane R, Gedling K, Reading M, McDonald B, Esiri MM, Hope T (1995) Prospective study of relations between cortical Lewy bodies, poor eyesight, and hallucinations in Alzheimer's disease. J Neurol Neurosurg Psychiatry 59:185–188
83. Mori E, Shimomura T, Fujimori M, Hirono N, Imamura T, Hashimoto M, Tanimukai S, Kazui H, Hanihara T (2000) Visuoperceptual impairment in dementia with Lewy bodies. Arch Neurol 57:489–493
84. Moskovitz C, Moses K, Klawans HL (1978) Levodopa-induced psychosis: a kindling phenomenon. Am J Psychiatry 135:669–675
85. Naimark D, Jackson E, Rockwell E, Jeste DV (1996) Psychotic symptoms in Parkinson's disease patients with dementia. J Am Geriatr Soc 44:296–299
86. Norton-Willson L, Munir M (1987) Visual perceptual disorders resembling the Charles Bonnet syndrome. A study of 434 consecutive patients referred to a psychogeriatric unit. Fam Pract 4:27–35
87. Okada K, Suyama N, Oguro H, Yamaguchi S, Kobayashi S (1999) Medication-induced hallucination and cerebral blood flow in Parkinson's disease. J Neurol 246:365–368
88. Olichney JM, Galasko D, Salmon DP, Hofstetter CR, Hansen LA, Katzman R, Thal LJ (1998) Cognitive decline is faster in Lewy body variant than in Alzheimer's disease. Neurology 51:351–357
89. Pappert EJ, Goetz CG, Niederman FG, Raman R, Leurgans S (1999) Hallucinations, sleep fragmentation, and altered dream phenomena in Parkinson's disease. Mov Disord 14:117–121
90. Panayiotopoulos CP (1994) Elementary visual hallucinations in migraine and epilepsy. J Neurol Neurosurg Psychiatry 57:1371–1374
91. Parker G, Roussos J, Mitchell P, Wilhelm K, Austin MP, Hadzi-Pavlovic D (1997) Distinguishing psychotic depression from melancholia. J Affect Disord 42:155–167
92. Parkinson Study Group (1999) Low-dose clozapine for the treatment of drug-induced psychosis in Parkinson's disease. N Engl J Med 340:757–763
93. Paulsen JS, Salmon DP, Thal LJ, Romero R, Weisstein-Jenkins C, Galasko D, Hofstetter CR, Thomas R, Grant I, Jeste DV (2000) Incidence of and risk factors for hallucinations and delusions in patients with probable AD. Neurology 54:1965–1971
94. Peroutka SJ, Sohmer BH, Kumar AJ, Folstein M, Robinson RG (1982) Hallucinations and delusions following a right temporoparietooccipital infarction. Johns Hopkins Med J 151:181–185
95. Platz WE, Oberländer FA, Seidel ML (1995) The phenomenology of perceptual hallucinations in alcohol-induced delirium tremens. Psychopathology 28:247–255
96. Pliskin NH, Kiolbasa TA, Towle VL, Pankow L, Ernest JT, Noronha A, Luchins DJ (1996) Charles Bonnet syndrome: an early marker for dementia? J Am Geriatr Soc 44:1055–1061
97. Podoll K, Osterheider M, Noth J (1989) Das Charles Bonnet-Syndrom. Fortschr Neurol Psychiatr 57:43–60
98. Podoll K, Ebel H (1998) Halluzinationen der Körpervergrösserung bei der Migräne. Fortschr Neurol Psychiatr 66:259–270
99. Rabins PV (1982) Psychopathology of Parkinson's disease. Compr Psychiatry 23:421–429
100. Ruggieri S, De Pandis MF, Bonamartini A, Vacca L, Stocchi F (1997) Low dose of clozapine in the treatment of dopaminergic psychosis in Parkinson's disease. Clin Neuropharmacology 20:204–209

101. Sanchez-Ramos JR, Ortoll R, Paulson GW (1996) Visual hallucinations associated with Parkinson disease. Arch Neurol 53:1265–1268
102. Sattel H, Geiger-Kabisch C, Schreiter-Gasser U, Besthorn C, Förstl H (1993) Häufigkeit und Bedeutung „nicht-kognitiver" Symptome bei der Demenz vom Alzheimer-Typ: produktiv psychotische Symptomatik, depressive Störungen und Störungen des Verhaltens. Z Gerontol 26:275–279
103. Saß H, Wittchen H-U, Zaudig M (Hrsg) (2000) Diagnostisches und statistischer Manual. DSM-IV, 3. Aufl. Hogrefe, Göttingen
104. Schreier HA (1998) Auditory hallucinations in nonpsychotic children with affective syndromes and migraines: report of 13 cases. J Child Neurol 13:377–382
105. Sedman G (1967) Experimental and phenomenological approaches to the problem of hallucinations in organic psychosyndromes. Br J Psychiatry 113:1115–1121
106. Soyka M (1996) Die Alkoholhalluzinose. Klinik, Pathophysiologie und Therapie. Nervenarzt 67:891–895
107. Soyka M, Zetzsche T, Dresel S, Tatsch K (2000) FDG-PET and IBZM-SPECT suggest reduced thalamic activity but no dopaminergic dysfunction in chronic alcohol hallucinosis. J Neuropsychiatry Clin Neurosci 12:287–288
108. Tanner CM, Vogel C, Goetz CG, Klawans HL (1983) Hallucinations in Parkinson's disease: a population study. Ann Neurol 14:136
109. Targum SD, Abbott JL (2000) Efficacy of quetiapine in Parkinson's patients with psychosis. J Clin Psychopharmacol 20:54–60
110. Teunisse RJ, Cruysberg JR, Verbeek A, Zitman FG (1995) The Charles Bonnet syndrome: a large prospective study in The Netherlands. A study of the prevalence of the Charles Bonnet syndrome and associated factors in 500 patients attending the University Department of Ophthalmology at Nijmegen. Br J Psychiatry 166:254–257
111. Teunisse RJ, Cruysberg JR, Hoefnagels WH, Verbeek AL, Zitman FG (1996) Visual hallucinations in psychologically normal people: Charles Bonnet's syndrome. Lancet 347 (9004):794–797
112. Teunisse RJ, Cruysberg JR, Hoefnagels WH, Kuin Y, Verbeek AL, Zitman FG (1999) Social and psychological characteristics of elderly visually handicapped patients with the Charles Bonnet Syndrome. Compr Psychiatry 40:315–319
113. Trosch RM, Friedman JH, Lannon MC, Pahwa R, Smith D, Seeberger LC, O'Brien CF, LeWitt PA, Koller WC (1998) Clozapine use in Parkinson's disease: a retrospective analysis of a large multicentered clinical experience. Mov Disord 13:377–382
114. Tsuang JW, Irwin MR, Smith TL, Schuckit MA (1994) Characteristics of men with alcoholic hallucinosis. Addiction 89:73–78
115. Walker Z, Grace J, Overshot R, Satarasinghe S, Swan A, Katona CL, McKeith IG (1999) Olanzapine in dementia with Lewy bodies: a clinical study. Int J Geriatr Psychiatry 14:459–466
116. Weiner MF, Risser RC, Cullum CM, Honig L, White C 3rd, Speciale S, Rosenberg RN (1996) Alzheimer's disease and its Lewy body variant: a clinical analysis of postmortem verified cases. Am J Psychiatry 153:1269–1273
117. Weingarten SM, Cherlow DG, Holmgren E (1977) The relationship of hallucinations to the depth structures of the temporal lobe. Acta Neurochir 237 (Suppl 24):199–216
118. Wetterling T (1994) Delir – Stand der Forschung. Fortschr Neurol Psychiat 62:280–289
119. Wetterling T, Junghanns K (2001) Auswertung der Basisdokumentationsdaten der Lübecker psychiatrischen Universitätsklinik 1990–1998 (MUL). Unveröffentlicht

120. Wilson RS, Gilley DW, Bennett DA, Beckett LA, Evans DA (2000) Hallucinations, delusions, and cognitive decline in Alzheimer's disease. J Neurol Neurosurg Psychiatry 69:172–177
121. Winawer MR, Ottman R, Hauser WA, Pedley TA (2000) Autosomal dominant partial epilepsy with auditory features: defining the phenotype. Neurology 54:2173–2176
122. Workman RH Jr, Orengo CA, Bakey AA, Molinari VA, Kunik ME (1997) The use of risperidone for psychosis and agitation in demented patients with Parkinson's disease. J Neuropsychiatry Clin Neurosci 9:594–597
123. World Health Organization (1993) International Classification of Diseases (ICD-10). Chapter V. Diagnostic guidelines. Genf
124. World Health Organization (1994) International Classification of Diseases (ICD-10). Chapter V. Research criteria. Genf
125. Wragg RE, Jeste DV (1989) Overview of depression and psychosis in Alzheimer's disease. Am J Psychiatry 146:577–587

4.8 Organische wahnhafte oder schizophreniforme Störung

Inhaltsübersicht

4.8.1	Definition	245
4.8.2	Diagnostische Kriterien	246
4.8.3	Epidemiologie	247
4.8.4	Vorkommen	247
4.8.5	Pathogenese	247
4.8.6	Klinische Symptomatik und Verlauf	250
4.8.7	Diagnostik	251
4.8.8	Risikofaktoren	251
4.8.9	Differenzialdiagnose	251
4.8.10	Therapie	254
4.8.11	Sonderformen	255
4.8.12	Komplikationen	255
4.8.13	Abschließende Betrachtungen	255
4.8.14	Literatur	256

4.8.1 Definition

Der Begriff „Wahn" ist schwierig zu definieren. In der ICD-10 [44, 45, 151, 152] fehlt eine entsprechende Definition. Als allgemein akzeptiert kann die klassische Definition für einen Wahn von K. Schneider [127] angesehen werden:

Ein Wahn ist eine a priori feststehende Überzeugung, an der festgehalten wird, obwohl sie einer Überprüfung nicht standhält.

Die Problematik der Definition eines Wahns ist Gegenstand ausführlicher psychopathologischer Betrachtungen [82, 123, 127]. Die folgenden Wahnformen können unterschieden werden [9, 28, 69, 123]: Beziehungswahn, Beeinträchtigungs- und Verfolgungswahn (auch Wahn bestohlen oder hintergangen zu werden), coästhestischer Wahn (Wahn, dass Körperteile sich verändern bzw. verändert werden), Eifersuchtswahn, Größenwahn, hypochondrischer Wahn, Schuldwahn (meist bei depressiven Störungen), Verarmungswahn (meist bei depressiven Störungen).

Daneben gibt es noch andere spezifische, sehr selten vorkommende Formen eines Wahns [28, 140]: Dermatozoenwahn (Wahn kleine Tierchen, z. B. Läuse, hätten sich in der Haut oder den Haaren eingenistet) [100, 140], Capgras-Syndrom (Unfähigkeit Personen zu erkennen. Der Patient meint stattdessen einen Doppelgänger zu sehen) [114, 142], Fregoli-Syndrom (unbekannte Person wird als vertraut angesehen) [142], Lykanthropie (Überzeugung sich in ein Tier verwandelt zu haben).

Bei einer schizophreniformen Störung treten neben einem Wahn noch weitere Symptome auf, v. a. Halluzinationen und formale sowie inhaltliche Denkstörungen, Ich-Störungen und Störungen des Antriebs (Tabelle 4.8.1).

4.8.2 Diagnostische Kriterien

Im Gegensatz zum DSM-IV [8, 121] sind in der ICD-10 [44, 45, 151, 152] Kriterien für eine wahnhafte oder schizophreniforme Störung angegeben (Tabelle 4.8.1).

Tabelle 4.8.1. Kriterien für eine organische wahnhafte oder schizophreniforme Störung (nach ICD-10)

Die allgemeinen Kriterien für eine psychische Störung auf Grund einer Erkrankung, Schädigung oder Funktionsschädigung des Gehirns oder einer körperlichen Erkrankung, einschließlich Hormonstörungen, müssen vollständig oder teilweise erfüllt sein;
das klinische Bild wird durch Wahnideen bestimmt (Verfolgungswahn, Wahn körperlicher Veränderung, Krankheits-, Todes- und Eifersuchtswahn), die einen unterschiedlichen Grad an Systematisierung aufweisen;
das Bewusstsein ist klar und das Gedächtnis intakt. Folgende zusätzliche Symptome können vorhanden sein: – Halluzinationen, – schizophrene Denkstörungen, – isolierte katatone Symptome, – Stereotypien, – Negativismus, – Impulshandlungen.

4.8.3 Epidemiologie

Eine große Schwierigkeit für epidemiologische Untersuchungen besteht darin, dass die Differenzierung zwischen einer organischen schizophreniformen oder wahnhaften Störung einerseits und einer „endogenen" Schizophrenie andererseits eine aufwendige Abklärung möglicher organischer Ursachen erforderlich macht, diese aber in großen Feldstudien nicht durchführbar ist. Bei 6–21% der untersuchten Schizophrenen ließen sich organische Erkrankungen nachweisen, die einen Einfluss auf die psychopathologische Symptomatik haben können [3, 5, 50, 51, 86]. Bei vielen Schizophrenen wird schon früh im Verlauf mit bildgebenden Verfahren wie der CT oder MRT eine Hirnatrophie sichtbar und neurohistopathologisch finden sich Veränderungen (s. [51, 71]). Die Abgrenzung kann also im Einzelfall sehr problematisch sein [31] (→ Kap. 10). Ein Wahn wurde bei einer detaillierten Symptomanalyse nur bei 0,7% aller OPS-Patienten mit sog. erstrangigen Symptomen (für eine Schizophrenie) nach K. Schneider gefunden [99].

Bei älteren Menschen, insbesondere bei solchen mit einem demenziellen Abbau, findet sich in einem erheblichen Prozentsatz eine Wahnsymptomatik. Die Häufigkeit eines Wahnsyndroms bei Dementen wird sehr unterschiedlich angegeben (s. [22, 153], Tabelle 4.8.2). Für solche Fälle sehen die ICD-10 [44, 45, 151, 152] und das DSM-IV [8, 121] die Diagnose „Demenz mit Wahn" vor.

Die Zahl der vorwiegend jungen Menschen mit einer drogeninduzierten wahnhaften oder schizophreniformen Störung hängt stark von dem Konsum der entsprechenden Substanzen ab (Tabelle 4.8.3).

4.8.4 Vorkommen

Eine wahnhafte oder schizophreniforme Störung ist bei einer großen Anzahl von Krankheiten, Medikamenten [13] und Intoxikationen [32] beschrieben worden (s. Übersicht [13, 28, 33, 108]). Die wichtigsten sind in der Tabelle 4.8.2 bzw. 4.8.3 zusammengestellt. Eine organische wahnhafte oder schizophreniforme Störung tritt besonders häufig bei älteren Menschen auf [25, 87].

Bei Parkinson-Patienten besteht zwar sehr oft eine wahnhafte Symptomatik; diese ist jedoch fast immer medikamenteninduziert [49], also streng genommen keine organisch bedingte psychische Störung.

4.8.5 Pathogenese

Eine einheitliche Pathogenese einer organisch bedingten wahnhaften oder schizophreniformen Störung gibt es wahrscheinlich nicht [15, 84]. Bei der Betrachtung der Ursache ist eine Differenzierung nach dem Alter bei erstmaligem Auftreten der Symptomatik sinnvoll:

Tabelle 4.8.2. Erkrankungen, bei denen eine wahnhafte oder schizophreniforme Symptomatik auftreten kann

	Häufigkeit	Zitat
Degenerative Erkrankungen		
Chorea Huntington	~50%	[41]
Demenz vom Alzheimer-Typ	22–84%	[1, 12, 16, 27, 35, 67, 83, 120, 122, 153]
Parkinson-Syndrom	6–36,5%	[2, 64, 107, 119, 126]
vaskuläre Demenz	33–40%	[16, 27, 29]
Entzündliche/immunologische Erkrankungen		
Enzephalitiden		[19, 74]
Lupus erythematodes	4%	[70, 128]
multiple Sklerose	7%	[14, 42, 48, 54, 124]
Neuroborreliose		[52, 118]
Stoffwechselerkrankungen		
metachromatische Leukodystrophie	53%	[80]
Morbus Wilson (hepatolentikuläre Degeneration)		
Porphyrie		
Andere		
Epilepsie (v. a. bei komplex-fokalem Anfallstyp und Temporallappenepilepsie)	1–3% 9%	[21, 40, 43, 89, 101, 143]
Hirntumoren		[62]
Thyreotoxikose (Hyperthyreose)	2%	[20, 94]
Myxödem (Hypothyreose)	2%	[94]
Migräne?	1%	[101]

Im *Jugend- und jungen Erwachsenenalter* liegt auf Grund des in dieser Altersgruppe häufigen Drogenkonsums meist eine substanzinduzierte wahnhafte oder schizophreniforme Störung vor, während mit zunehmendem Lebensalter körperliche Erkrankungen als Ursache in den Vordergrund treten. Eine Ausnahme ist der Eifersuchtswahn bei Alkoholikern, der eher im mittleren Erwachsenenalter auftritt [130].

Als Lokalisation der einer organischen wahnhaften Störung zu Grunde liegenden strukturellen Schädigung werden bevorzugt der Temporallappen und auch das limbische System angegeben, aber die lokalisatorischen Hinweise sind sehr uneinheitlich: Bei Epileptikern mit einer schizophreniformen Psychose wurden gehäuft perivaskuläre Veränderungen in der weißen Substanz gefunden [21]; bei MS-Patienten mit einer psychotischen Symptomatik ergaben MRT-Untersuchungen Hinweise auf eine periventrikuläre [53] bzw. temporale Atrophie [77], bei Schlaganfallpatienten gehäuft auf rechtstemporoparietale Schädigungen [112].

4.8 Organische wahnhafte oder schizophreniforme Störung

Untersuchungen mit den funktionellen bildgebenden Verfahren wie fMRT, PET und SPECT ergaben ebenfalls unterschiedliche lokalisatorische Hinweise: Paranoide Wahninhalte (bestohlen zu werden, Eifersuchts- und Verfolgungswahn) waren bei Alzheimer-Patienten mit einer rechtsmediotemporalen Minderperfusion assoziiert [63]. Bei Alzheimer-Patienten mit einem Wahn wurde (links-) frontal [92, 103], aber auch bilateral-mediotemporal [132] und parietal [103] eine verminderte Perfusion festgestellt, während sich in der PET ein Anstieg der Perfusion linksinferiotemporal bei einem gleichzeitigen Abfall linksokzipital zeigte [75]. Autografische Wahnerlebnisse waren bei Alzheimer-Patienten mit einer Minderperfusion in der Brodmann Area 9 und 10 rechts assoziiert [131], während sich bei einem Fehlidentifikationssyndrom in der SPECT paralimbisch und linksmediotemporal, aber auch rechtsfrontal eine Minderperfusion zeigte [105]. Bei Parkinson-Patienten mit einer wahnhaften Symptomatik wurden keine eindeutigen Veränderungen [110], bei Epileptikern linkstemporal eine reduzierte Perfusion in der SPECT gefunden [101]. Im EEG zeigten Alzheimer-Patienten mit einem Wahn häufiger Auffälligkeiten [96].

Bei neuropathologischen Untersuchungen wurden bei Alzheimer-Patienten mit einer psychotischen Störung vermehrt senile Plaques und Neurofibrillenknäuel im Prosubiculum und im mittleren frontalen Kortex nachgewiesen [154]. Zusammenfassend ist festzustellen, dass eine wahnhafte oder schizophreniforme Symptomatik nicht auf eine streng lokalisierte Schädigung zurückzuführen ist.

■ Biochemische Modelle. Die biochemischen Erklärungsmodelle zur Entstehung einer wahnhaften oder schizophreniformen Störung gehen im Wesentlichen auf die bei einer hohen Zahl von mit L-DOPA Behandelten und bei vielen Drogenkonsumenten häufig beobachtete psychotische Symptomatik zurück. Einige dieser Medikamente oder Drogen bewirken eine erhöhte Ausschüttung von Katecholaminen (v. a. Dopamin und Noradrenalin) bzw. hemmen deren Wiederaufnahme (→ Kap. 2.5.3) (z. B. Amphetamin, Kokain etc.) oder wirken analog (z. B. L-DOPA). Damit ergeben sich deutliche Parallelen zu den biologischen Modellen (Dopaminhypothese) der Schizophrenie (→ Tabelle 2.2). Bei Parkinson-Patienten mit einer L-DOPA-induzierten Psychose fand sich in vielen Hirnarealen eine erhöhte Konzentration an Noradrenalin und Dopamin [17]. Es wurden auch genetische Variationen der Dopaminrezeptor-D1- und -D3-Gene gefunden, die mit psychotischen Symptomen bei Alzheimer-Patienten assoziiert sein sollen [136]. Auch ein acetylcholinerges Defizit wird als mitverantwortlich für die Entstehung einer Wahnsymptomatik angesehen [30]. Bei Alzheimer-Patienten mit einer Psychose wurde neurohistochemisch ein Mangel des Serotoninabbauprodukts Hydroxyindolessigsäure (HIAA) festgestellt.

Als weitere Ursachen für einen *Alterswahn* werden zahlreiche Aspekte diskutiert, z. B. psychosoziale Faktoren (Kontaktmangel) [81], sensorische Deafferenzierung (v. a. durch zunehmende Taubheit auch bei Visusverlust)

[11, 24, 26, 61, 93] sowie ein zunehmender Verlust der intellektuellen Leistungsfähigkeit (beginnende Demenz).

Bei einer beginnenden Demenz und bei einer sensorischen Deafferenzierung kommt es wahrscheinlich auf Grund einer fehlenden Stimulation der Hirnareale zu spontanen Entladungen, die sich als wahnhafte Symptomatik mit Halluzinationen äußern können.

4.8.6 Klinische Symptomatik und Verlauf

Die Wahninhalte sind v. a. bei Dementen genauer untersucht worden. Demnach tritt bei Dementen besonders häufig (bei bis zu 55% der Alzheimer-Patienten [78]) ein Wahn bestohlen oder hintergangen zu werden auf [22, 29, 78]. Recht häufig sind auch ein Verfolgungswahn [22, 79, 106] und ein Eifersuchtswahn [141]. In einer größeren Studie hatten 7,0% von allen OPS-Patienten und 5,6% aller Patienten mit einer Alkoholpsychose einen Eifersuchtswahn [130]. Ein Capgras-Syndrom oder eine wahnhafte Fehlidentifikation kommen bei Alzheimer-Patienten recht häufig vor (10–30%) [55, 57, 72, 106]. Die wahnhafte Symptomatik ist bei Alzheimer-Patienten oft (bis zu 55%) mit schweren kognitiven Beeinträchtigungen assoziiert [60, 148, 154]. Eine wahnhafte Symptomatik kann aber auch schon auftreten, bevor der intellektuelle Abbau deutlich wird [10]. Der Prozentsatz der Alzheimer-Patienten, die eine wahnhafte Symptomatik ausbilden, steigt mit der Krankheitsdauer bzw. mit dem Alter deutlich an [60, 95, 110]. Neben wahnhaften Symptomen treten bei Alzheimer-Patienten oft Gangstörungen oder extrapyramidale Störungen auf [23]. Bei Parkinson-Patienten mit einem Wahn fanden sich gehäuft kognitive und funktionelle Beeinträchtigungen [107]. Das Auftreten eines Wahns soll bei einer Alzheimer-Demenz auf einen schlechteren Verlauf hinweisen [56, 83]. Bei Epileptikern ist eine schizophreniforme Symptomatik assoziiert mit einer höheren Anfallsfrequenz [101].

Häufig treten neben einem Wahn noch weitere psychopathologische Symptome auf wie psychomotorische Unruhe, erhöhte Reizbarkeit, Misstrauen bis hin zur Feindseligkeit und aggressives Verhalten.

In einigen Studien zeigte sich, dass ein Wahn bei Alzheimer-Patienten zu erhöhter Aggression führt [1, 35, 65, 66].

Besonders bei einer substanzinduzierten wahnhaften Störung werden vielfach auch Halluzinationen, v. a. optische und akustische, angegeben. Die Differenzierung zu einer organischen Halluzinose (→ Kap. 4.7) kann dann schwierig sein (→ Tabelle 4.7.4). Auch bei Dementen treten gehäuft Halluzinationen kombiniert mit einem Wahnsyndrom auf [1, 12, 47, 65, 66, 76].

Eine wahnhafte oder schizophreniforme Störung kann sich akut, v. a. nach Drogenkonsum oder Medikamentenüberdosierung, einstellen. Häufig entwickelt sie sich aber schleichend mit Fortschreiten der Grunderkrankung (z. B. bei degenerativen Erkrankungen). Auch der Verlauf ist sehr variabel. Substanzinduzierte wahnhafte Störungen bilden sich meist innerhalb weniger Tage nach Absetzen des auslösenden Agens vollständig zurück. Eine Ausnahme ist der Eifersuchtswahn bei Alkoholkranken, der häufig eine Tendenz zur Chronifizierung zeigt [129]. Bei Alzheimer-Patienten fluktuieren die Wahnsymptomatik und die Halluzinationen im Verlauf [39].

4.8.7 Diagnostik

Die Diagnose eines Wahns erfolgt immer klinisch durch eine eingehende Exploration und Beobachtung des Patienten. In vielen Fällen ist die Diagnose schwierig zu stellen, da die Patienten sehr misstrauisch sind und oft nicht spontan über ihre Wahninhalte berichten. Nicht selten wird der Untersucher in das Wahnsystem mit einbezogen. Es erfordert häufig die ganze Kunst der psychiatrischen Gesprächsführung, um einen Wahn zu explorieren. Als standardisierte Instrumente zur Erfassung einer Wahnsymptomatik können v.a. das AMDP- oder AGP-Manual [9, 69] und Skalen aus dem angelsächsischen Bereich (z.B. BEHAVE-AD [116] und andere [59, 135]) herangezogen werden, mit deren Hilfe auch der Wahninhalt genauer angegeben wird.

4.8.8 Risikofaktoren

Als Risikofaktoren für eine organische wahnhafte oder schizophreniforme Störung sind außer der Einnahme von Medikamenten und Drogen (Tabelle 4.8.3), die wahninduzierend wirken können, soziale Isolierung (Kontaktmangel) [81], demenzieller Abbau sowie körperliche Beeinträchtigung (besonders Schwerhörigkeit, Visusverlust) [11, 24, 26, 61, 93] anzusehen.

Ob bei einer organischen wahnhaften oder schizophreniformen Störung – vergleichbar der Schizophrenie – einer genetischen Belastung im Sinne einer erhöhten Vulnerabilität eine Rolle zukommt, ist noch nicht hinreichend geklärt.

4.8.9 Differenzialdiagnose

Psychopathologischer Befund. Psychopathologisch ist die Differenzierung Schizophrenie – organische wahnhafte oder schizophreniforme Störung in vielen Fällen nicht zu treffen [4, 58]. Dabei ist zu berücksichtigen, dass eine Schizophrenie auch noch im fortgeschrittenen Alter auftreten kann [7]. Oft wird in der Literatur nicht eindeutig zwischen einer organischen wahnhaften oder schizophreniformen Störung, einer Halluzinose und einem Delir unterschieden, da ein Wahn häufig im Rahmen eines Delirs auftritt. Kriterien zur Unterscheidung sind in der Tabelle 4.7.4 zusammengestellt. Die Differenzierung der zu einer wahnhaften oder schizophrenifor-

Tabelle 4.8.3. Medikamente, die eine wahnhafte oder schizophreniforme Störung induzieren können

Medikamentengruppe	Häufigkeit von Wahnsymptomen oder schizophreniformer Störung	Zitat
dopaminerge Antiparkinsonmittel (z. B. L-DOPA, Bromocriptin, Lisurid)	+++ (20–30%)	[32, 119, 126]
trizyklische Antidepressiva (z. B. Amitriptylin, Clomipramin etc.)	(+)	
Anticholinergika (Antiparkinsonmittel) (z. B. Biperiden)	+	
kurzwirksame Benzodiazepine (z. B. Triazolam)	+	
Antiepileptika (Diphenylhydantoin, Topiramat, Vigabatrin)	(+)	
Betablocker	(+)	
Cimetidin	(+)	
Digitalispräparate	(+)	
Gyrasehemmer, bes. Ofloxacin	(+)	
Ketamine	+	
Kortikosteroide	(+)	
Alkohol, Drogen		
Alkohol (Eifersuchtswahn)	(+)	
Amphetamine		
Cannabis		
Khat		
Kokain, „Crack"		
LSD, Psilocybin etc.		
Phencyclidin (PCP)		
Intoxikationen		
Schwermetalle (Arsen, Mangan, Thallium, Quecksilber)	(+)	
Pilze	++	

(+) sehr selten, + selten, ++ häufig, +++ sehr häufig

men Störung führenden Erkrankungen ist in der Regel nicht schwierig, wenn die Grunderkrankung schon bekannt ist, denn eine Wahnsymptomatik tritt nur in wenigen Fällen als Erstmanifestation der in Tabelle 4.8.2 genannten Erkrankungen auf. Auch erlaubt das Auftreten eines Wahns keine psychopathologische Unterscheidung verschiedener Demenzformen, insbesondere nicht zwischen einer Multiinfarktdemenz, einer Mischdemenz und einer Demenz vom Alzheimer-Typ [27]. Die Ergebnisse von Studien einer Wahnsymptomatik bei der Demenz vom Lewy-body-Typ und der Demenz vom Alzheimer-Typ waren uneinheitlich [11, 97, 145]. Auf eine

Demenz vom Lewy-body-Typ weist eher das Auftreten von Halluzinationen hin (→ Kap. 4.7.9).

Angesichts der hohen Zahl der Cannabiskonsumenten und der Tatsache, dass viele chronische Cannabiskonsumenten (bis zu 15% [137–139]) eine schizophreniforme Psychose entwickeln, ist ein langjähriger Cannabisabusus differenzialdiagnostisch in Betracht zu ziehen.

Neurologischer Befund. Obwohl bei einer ganzen Reihe von neurologischen Erkrankungen eine organische wahnhafte Störung auftreten kann (Tabelle 4.8.2), trägt der neurologische Befund meist nur wenig zur Differenzierung der möglichen Ursachen bei. Denn fast immer ist die neurologische Grunderkrankung schon bekannt, d. h., ein Wahn entwickelt sich erst spät im Verlauf, und nur selten ist die neurologische Symptomatik so blande oder diffus, dass sich differenzialdiagnostische Schwierigkeiten ergeben (z. B. bei der zerebralen Form der multiplen Sklerose oder bei Hypophysentumoren [14, 147]). Bei einem Neglektsyndrom (s. u.) besteht meist eine Halbseitensymptomatik.

Laborbefunde. Den Laborbefunden kommt neben der Anamnese eine entscheidende Bedeutung bei der Differenzialdiagnose einer organischen wahnhaften oder schizophreniformen Störung zu, da die meisten Substanzen, die einen Wahn induzieren können, in Körperflüssigkeiten nachgewiesen werden können (Tabelle 4.8.3). Pharmakogen induzierte paranoide Zustände (wie z. B. bei Digitalis- oder Psychopharmaüberdosierung) können durch Spiegelbestimmungen bzw. „drug-holidays" nachgewiesen bzw. weitgehend ausgeschlossen werden. Allerdings kann bei empfindlichen Personen auch schon bei normalen Medikamentenkonzentrationen im Blut ein Wahn auftreten.

Bildgebende Verfahren. Die bildgebenden Verfahren tragen nur wenig zur Differenzialdiagnose einer organischen wahnhaften oder schizophreniformen Störung bei. Zum Ausschluss eines Hirntumors, eines Morbus Fahr etc. ist bei entsprechendem Verdacht eine CT bzw. MRT sinnvoll. Weiter sollte eine MRT-Untersuchung bei Verdacht auf eine Temporallappenepilepsie durchgeführt werden. In derartigen Fällen ist zur Herdsuche auch eine SPECT zu empfehlen. Eine Ventrikelerweiterung ist kein sicherer Hinweis auf eine zu Grunde liegende organische Störung, denn sie ist auch bei Late-onset Schizophrenen nachweisbar [115].

Elektrophysiologische Verfahren. Dem EEG kommt bei der Diagnose einer Epilepsie, insbesondere einer Temporallappenepilepsie, entscheidende Bedeutung zu. Da diese eine mögliche Ursache für eine organische wahnhafte Störung darstellt, ist bei jedem Patienten mit einer wahnhaften oder schizophreniformen Störung die Ableitung eines EEG zu empfehlen. Auch können sich mitunter im EEG Hinweise auf akute Intoxikationen finden.

4.8.10 Therapie

Zunächst ist wie bei allen OPS die Grunderkrankung zu behandeln.

Symptomatisch wird eine organische wahnhafte oder schizophreniforme Störung mit hochpotenten Neuroleptika therapiert. Wegen der geringeren Nebenwirkungen, insbesondere des geringeren Risikos von extrapyramidalen Bewegungsstörungen, werden v. a. „atypische" Neuroleptika empfohlen [34, 91, 134, 149] wie z. B. Olanzapin (Zyprexa®) initial 5 mg/d, dann max. 20 mg/d; Risperidon (Risperdal®) initial 1 mg/d, dann max. 3-mal 2 mg/d. Cave: bei älteren Patienten Dosisanpassung: Olanzapin max. 10 mg/d und Risperidon 1 mg/d. Auch bei Gabe dieser Medikamente treten recht häufig extrapyramidale Störungen auf [73, 144].

Bei akut auftretender Symptomatik und auch in anderen Fällen wird alternativ das klassische Neuroleptika Haloperidol empfohlen [39]: Haloperidol (z. B. Haldol®) initial 2,5–5 mg oral oder i. v./i. m., dann bis max. 3-mal 5 mg/d oral. Cave: allgemeine Nebenwirkungen von Neuroleptika, besonders extrapyramidale Störungen. Bei älteren Patienten Dosis anpassen (<4 mg/d)! Möglichst immer einschleichen! Haloperidol senkt die „Krampfschwelle", daher Vorsicht bei Epilepsiepatienten, ggf. mit Antikonvulsivum kombinieren: Carbamazepin langsam aufdosieren, beginnend mit 100 mg/d, alle 3–5 Tage um 100 mg/d erhöhen bis ~800 mg/d oral; Enddosis 10 mg/kg Körpergewicht [125]. Cave: Hauterscheinungen. Blutspiegelkontrolle, Kontrolle des Natriumserumspiegels.

Bei psychomotorischer Unruhe: Pipamperon (Dipiperon®) initial 25 mg oral, anschließend bis 360 mg/d oral (auch als Saft); Melperon (z. B. Eunerpan®-Liquidum) 3-mal 25 mg/d oral bis max. 300 mg/d oral, auch i.m.-Gabe möglich: Melperon (Eunerpan®) 3-mal 1 Amp./d. Cave: zu starke Sedierung → Stürze.

Bei Auftreten von extrapyramidalen Störungen bei Gabe von atypischen Neuroleptika oder niedrigen Dosen von klassischen Neuroleptika ist eine differenzialdiagnostische Abgrenzung zur Lewy-body-Erkrankung erforderlich [102].

Bei Induktion durch Medikamente. Bei einer durch Medikamente induzierten wahnhaften Störung bzw. Halluzinationen ist ein Absetzen oder, falls dies nicht möglich ist, eine Reduktion des Medikaments anzustreben. Ansonsten ist eine Therapie wie oben dargestellt durchzuführen.

Durch L-DOPA oder durch dopaminerge Substanzen (Bromocryptin, Lisurid etc.) induzierte wahnhafte oder schizophreniforme Störungen bei Parkinson-Patienten (→ Kap. 5.1.7) können, wenn eine Dosisreduktion nicht möglich ist oder keine Besserung bewirkt, mit dem atypischen Neuroleptikum Clozapin behandelt werden [109]: Clozapin (z. B. Leponex®) 12,5–50 mg/d (langsame Dosissteigerung!). Cave: hohes Risiko einer Agranulozytose (regelmäßige Blutbildkontrollen), Delirauslösung, Fieber, 1,1% Krampfanfälle [68].

Für eine durch Kortikosteroide induzierte wahnhafte Störung wird eine Reduktion der Dosis (Prednison-Äquivalent unter 40 mg/d) und eine Gabe von sedierenden Neuroleptika vorgeschlagen [18].

Bei einer durch Drogen induzierten wahnhaften Störung ist mitunter höher zu dosieren und wegen der häufig sehr angstbesetzten Wahninhalte oft eine stärkere Sedierung notwendig. Diese kann mit Benzodiazepinen erfolgen. Eine häufig auf eine wahnhafte Störung nach Drogenmissbrauch (Amphetamin, Kokain etc.) folgende Depression kann mit Antidepressiva behandelt werden.

4.8.11 Sonderformen

Bei bestimmten (vorwiegend parietalen) Hirnschädigungen kann ein Patient zu der Überzeugung kommen, dass eine schwerwiegende Störung (z. B. Hemiplegie) einer Körperhälfte existiere (Anosognosie [113] in leichterer Form: Neglektsyndrom [90]). Hierbei liegt nach neueren Erkenntnissen aber eher eine Auffassungsstörung als ein Wahn vor. Ein coästhetischer Wahn (auf die Körperfunktionen bezogener Wahn), der am ehesten zu differenzialdiagnostischen Schwierigkeiten bzgl. der Abgrenzung vom Neglektsyndrom Anlass geben könnte, ist sehr selten organischer Genese. Häufig kann auch die Abgrenzung Konversionsstörung (nach ICD-10: dissoziative Störung) – Neglektsyndrom differenzialdiagnostische Probleme bereiten. Bei Dementen kann der sonst als orientierender Test für einen Neglekt oft verwendete Test eine Uhr oder eine Blume malen zu lassen versagen [6].

4.8.12 Komplikationen

Eine im Rahmen einer chronischen Erkrankung aufgetretene Wahnsymptomatik erweist sich in vielen Fällen als therapieresistent. So lässt sich bei wahnhaften und meist gleichzeitig leicht dementen Patienten eine Heimunterbringung häufig nicht umgehen [98, 133, 146]. Auch die Mortalität von Alzheimer-Patienten mit einem Wahn ist erhöht [98, 133]. Ein Wahn ist oft der Grund für aggressives Verhalten (→ Kap. 6.1).

4.8.13 Abschließende Betrachtungen

Vor allem bei älteren Menschen, bei denen gehäuft eine wahnhafte Symptomatik auftritt, ist die diagnostische Zuordnung nicht einfach zu treffen, da oft eine Multimorbidität besteht und die wahnhafte Symptomatik häufig eine Frühsymptomatik eines demenziellen Abbaus darstellt. Daher ist besonders bei älteren Menschen mit einem neu aufgetretenen Wahn nach einer organischen Grunderkrankung zu suchen bzw. nach weiteren Zeichen einer Demenz. Da die wahnhafte Symptomatik sich meist schleichend entwickelt und/ oder von den Patienten nur sehr zögernd angegeben wird, sind die in den ICD-10-Kriterien (→ Tabelle 1.2) angegebenen Zeitkriterien für eine organische Genese der Störung kaum zu überprüfen. Psychopathologisch fällt auf, dass bei organischen wahnhaften oder schizophreniformen Störungen meist keine Ich-Störungen oder bizarre Wahnvorstellungen auftreten. Recht häufig ist ein körper- oder krankheitsbezogener Wahn, der oft nicht leicht von hypochondrischen Befürchtungen abgegrenzt werden kann.

4.8.14 Literatur

1. Aarsland D, Cummings JL, Yenner G, Miller B (1996) Relationship of aggressive behavior to other neuropsychiatric symptoms in patients with Alzheimer's disease. Am J Psychiatry 153:243–247
2. Aarsland D, Larsen JP, Cummings JL, Laake K (1999) Prevalence and clinical correlates of psychotic symptoms in Parkinson disease: a community-based study. Arch Neurol 56:595–601
3. Ahlsen V (1968) Schizophreniforme Psychosen mit belangvollem körperlichem Befund. Fortschr Neurol Psychiat 37:448–457
4. Ahlsen V, Gremse B, Kröber HL (1982) Symptomatische Schizophrenien und Zyklothymien – phänomenologische Überschneidung organischer und endogener Psychosyndrome? In: Huber G (Hrsg) Endogene Psychosen: Diagnose, Basissymptome und biologische Parameter. Schattauer, Stuttgart, S 27–36
5. Albert E (1987) On organically based hallucinatory-delusional psychoses. Psychopathology 20:144–154
6. Albert ML (1973) A simple test of visual neglect. Neurology 23:658–664
7. Almeida OP, Howard RJ, Levy R, David AS (1995) Psychotic states arising in late life (late paraphrenia) psychopathology and nosology. Br J Psychiatry 166:205–214
8. American Psychiatric Association (1994) Diagnostic and statistical manual of mental disorders. Fourth edition (DSM-IV). American Psychiatric Press, Washington DC, S 165–174
9. Arbeitsgemeinschaft für Methodik und Dokumentation in der Psychiatrie (2000) Das AMDP-System. Hogrefe, Göttingen
10. Baker FM, Kokmen E, Chandra V, Schoenberg BS (1991) Psychiatric symptoms in cases of clinically diagnosed Alzheimer's disease. J Geriatr Psychiatry Neurol 4:71–78
11. Ballard C, Bannister C, Graham C, Oyebode F, Wilcock G (1995) Associations of psychotic symptoms in dementia sufferers. Br J Psychiatry 167:537–540
12. Bassiony MM, Steinberg MS, Warren A, Rosenblatt A, Baker AS, Lyketsos CG (2000) Delusions and hallucinations in Alzheimer's disease: prevalence and clinical correlates. Int J Geriatr Psychiatry 15:99–107
13. Bazire S (2000) Psychotropic drug directory 2000. Mark Allen Publishing, Wilts
14. Becker H (1997) Psychotische Erscheinungsbilder als Erstmanifestation einer multiplen Sklerose? (MS). Psychiatr Prax 24:69–72
15. Benson DF, Gorman DG (1996) Hallucinations and delusional thinking. In: Fogel BS, Schiffer RB, Rao SM (eds) Neuropsychiatry. Williams & Wilkins, S 307–323
16. Binetti G, Bianchetti A, Padovani A, Lenzi G, De Leo D, Trabucchi M (1993) Delusions in Alzheimer's disease and multi-infarct dementia. Acta Neurol Scand 88:5–9
17. Birkmayer W (1978) Toxic delirium after L-Dopa medication. J Neural Transm, Suppl 14:163–166

18. Boston Collaborative Drug Surveillance Program (1972) Acute reverse reaction to prednisone in relation to dosage. Clin Pharmacol Ther 13:694–697
19. Brainin M, Presslich O, Eichberger G, Friedmann A, Marksteiner A, Maida E (1982) Akute virale Enzephalitis mit primär psychotischer Symptomatik – Diagnose, Verlauf und Prognose. Fortschr Neurol Psychiatr 50:387–395
20. Brownlie BE, Rae AM, Walshe JW, Wells JE (2000) Psychoses associated with thyrotoxicosis – "thyrotoxic psychosis". A report of 18 cases, with statistical analysis of incidence. Eur J Endocrinol 142:438–444
21. Bruton CJ, Stevens JR, Frith CD (1994) Epilepsy, psychosis, and schizophrenia: clinical and neuropathologic correlations. Neurology 44:34–42
22. Burns A, Jacoby R, Levy R (1990) Psychiatric phenomena in Alzheimer's disease. I. Disorders of thought content. Br J Psychiatry 157:72–76
23. Caligiuri MP, Peavy G (2000) An instrumental study of the relationship between extrapyramidal signs and psychosis in Alzheimer's disease. J Neuropsychiatry Clin Neurosci 12:34–39
24. Christenson R, Blazer D (1984) Epidemiology of persecutory ideation in an elderly population in the community. Am J Psychiatry 141:1088–1091
25. Cohen-Mansfield J, Taylor L, Werner P (1998) Delusions and hallucinations in an adult day care population. A longitudinal study. Am J Geriatr Psychiatry 6:104–121
26. Cooper B, Curry AF (1976) The pathology of deafness in the paranoid and affective psychosis of later life. J Psychosom Res 20:97–105
27. Corey-Bloom J, Galasko D, Hofstetter CR, Jackson JE, Thal LJ (1993) Clinical features distinguishing large cohorts with possible AD, probable AD, and mixed dementia. J Am Geriatr Soc 41:31–37
28. Cummings JL (1985) Organic delusions: phenomenology, anatomical correlations, and review. Br J Psychiatry 146:184–197
29. Cummings JL, Miller B, Hill MA, Neshkes R (1987) Neuropsychiatric aspects of multi-infarct dementia and dementia of the Alzheimer type. Arch Neurol 44:389–393
30. Cummings JL, Gorman DG, Shapira J (1993) Physostigmine ameliorates the delusions of Alzheimer's disease. Biol Psychiatry 33:536–541
31. Cutting J (1987) The phenomenology of acute organic psychosis: comparison with acute schizophrenia. Br J Psychiatry 151:324–332
32. Danielczyk W (1979) Akute pharmakotoxische Psychosen bei chronischen zerebralen Erkrankungen. Wien Med Wochenschr 129, Suppl 55:1–15
33. Davison K, Bagley CR (1969) Schizophrenia-like psychoses associated with organic disorders of the central nervous system: a review of the literature. Br J Psychiatry Spec Issue No 4:113–183
34. De Deyn PP, Rabheru K, Rasmussen A, Bocksberger JP, Dautzenberg PL, Eriksson S, Lawlor BA (1999) A randomized trial of risperidone, placebo, and haloperidol for behavioral symptoms of dementia. Neurology 53:946–955
35. Deutsch LH, Bylsma FW, Rovner BW, Steele C, Folstein MF (1991) Psychosis and physical aggression in probable Alzheimer's disease. Am J Psychiatry 148:1159–1163
36. Devanand DP, Sackeim HA, Brown RP, Mayeux R (1989) A pilot study of haloperidol treatment of psychosis and behavioral disturbance in Alzheimer's disease. Arch Neurol 46:854–857
37. Devanand DP, Miller L, Richards M, Marder K, Bell K, Mayeux R, Stern Y (1992) The Columbia University Scale for Psychopathology in Alzheimer's disease. Arch Neurol 49:371–376
38. Devanand DP, Marder K, Michaels KS, Sackeim HA, Bell K, Sullivan MA, Cooper TB, Pelton GH, Mayeux R (1998) A randomized, placebo-controlled dose-compari-

son trial of haloperidol for psychosis and disruptive behaviors in Alzheimer's disease. Am J Psychiatry 155:1512–1520
39. Devanand DP, Jacobs DM, Tang MX, Del Castillo-Castaneda C, Sano M, Marder K, Bell K, Bylsma FW, Brandt J, Albert M, Stern Y (1997) The course of psychopathologic features in mild to moderate Alzheimer disease. Arch Gen Psychiatry 54:257–263
40. Devinsky O, Abramson H, Alper K, FitzGerald LS, Perrine K, Calderon J, Luciano D (1995) Postictal psychosis: a case control series of 20 patients and 150 controls. Epilepsy Res 20:247–253
41. Dewhurst K, Oliver J, Trick K, McKnight AL (1969) Neuropsychiatric aspects of Huntington's disease. Confinia Neurologica 31:258–268
42. Diaz-Olavarrieta C, Cummings JL, Velazquez J, Garcia de la Cadena C (1999) Neuropsychiatric manifestations of multiple sclerosis. J Neuropsychiatry Clin Neurosci 11:51–57
43. Diehl LW (1992) Epidemiologie psychischer Störungen. In: Möller AA, Fröscher W (Hrsg) Psychische Störungen bei Epilepsie. Thieme, Stuttgart, S 6–10
44. Dilling H, Mombour W, Schmidt MH (1994) Internationale Klassifikation psychischer Störungen. Forschungskriterien. Huber, Bern
45. Dilling H, Mombour W, Schmidt MH (2000) Internationale Klassifikation psychischer Störungen. ICD-10 Kapitel V (F) Klinisch-diagnostische Leitlinien, 3. Aufl. Huber, Bern
46. Drevets WC, Rubin EH (1989) Psychotic symptoms and the longitudinal course of senile dementia of the Alzheimer type. Biol Psychiatry 25:39–48
47. Eastwood MR, Corbin S (1983) Hallucinations in patients admitted to a geriatric psychiatry service: review of 42 cases. J Am Geriatr Soc 31:593–597
48. Engler F, Vetter P (1991) Affektive und schizophrene Syndrome bei Multipler Sklerose. Literaturübersicht und Kasuistiken. Schweiz Arch Neurol Psychiatr 142:367–378
49. Factor SA, Molho ES, Podskalny GD, Brown D (1995) Parkinson's disease: drug-induced psychiatric states. Adv Neurol 65:115–138
50. Falkai P (1996) Differential diagnosis in acute psychotic episode. Int Clin Psychopharmacol 11 Suppl 2:13–17
51. Falkai P, Vogeley K, Bogerts B (2000) Schizophrenie. In: Förstl H (Hrsg) Klinische Neuro-Psychiatrie. Thieme, Stuttgart, S 23–34
52. Fallon BA, Nields JA (1994) Lyme disease: a neuropsychiatric illness. Am J Psychiatry 151:1571–1583
53. Feinstein A, du Boulay G, Ron MA (1992) Psychotic illness in multiple sclerosis. A clinical and magnetic resonance imaging study. Br J Psychiatry 161:680–685
54. Felgenhauer K (1990) Psychiatric disorders in the encephalitic form of multiple sclerosis. J Neurol 237:11–18
55. Förstl H, Burns A, Jacoby R, Levy R (1991) Neuroanatomical correlates of clinical misidentification and misperception in senile dementia of the Alzheimer type. J Clin Psychiatry 52:268–271
56. Förstl H, Besthorn C, Geiger-Kabisch C, Sattel H, Schreiter-Gasser U (1993) Psychotic features and the course of Alzheimer's disease: relationship to cognitive, electroencephalographic and computerized tomography findings. Acta Psychiatr Scand 87:395–399
57. Förstl H, Besthorn C, Burns A, Geiger-Kabisch C, Levy R, Sattel A (1994) Delusional misidentification in Alzheimer's disease: a summary of clinical and biological aspects. Psychopathology 27:194–199
58. Förstl H, Dalgalarrondo P, Riecher-Rössler A, Lotz M, Geiger-Kabisch C, Hentschel F (1994) Organic factors and the clinical features of late paranoid psy-

chosis: a comparison with Alzheimer's disease and normal ageing. Acta Psychiatr Scand 89:335-840
59. Friedberg G, Zoldan J, Weizman A, Melamed E (1998) Parkinson Psychosis Rating Scale: a practical instrument for grading psychosis in Parkinson's disease. Clin Neuropharmacol 21:280-284
60. Frisoni GB, Rozzini L, Gozzetti A, Binetti G, Zanetti O, Bianchetti A, Trabucchi M, Cummings JL (1999) Behavioral syndromes in Alzheimer's disease: description and correlates. Dement Geriatr Cogn Disord 10:130-138
61. Fuchs T (1993) Wahnsyndrome bei sensorischer Beeinträchtigung – Überblick und Modellvorstellung. Fortschr Neurol Psychiat 61:257-266
62. Galasko D, Kwo-On-Yuen PF, Thal L (1988) Intracranial mass lesions associated with late-onset psychosis and depression. Psychiatr Clin North Am 11:151-166
63. Geroldi C, Akkawi NM, Galluzzi S, Ubezio M, Binetti G, Zanetti O, Trabucchi M, Frisoni GB (2000) Temporal lobe asymmetry in patients with Alzheimer's disease with delusions. J Neurol Neurosurg Psychiatry 69:187-191
64. Giladi N, Treves TA, Paleacu D, Shabtai H, Orlov Y, Kandinov B, Simon ES, Korczyn AD (2000) Risk factors for dementia, depression and psychosis in longstanding Parkinson's disease. J Neural Transm 107:59-71
65. Gilley DW, Wilson RS, Beckett LA, Evans DA (1997) Psychotic symptoms and physically aggressive behavior in Alzheimer's disease. J Am Geriatr Soc 45:1074-1079
66. Gormley N, Rizwan MR, Lovestone S (1998) Clinical predictors of aggressive behaviour in Alzheimer's disease. Int J Geriatr Psychiatry 13:109-115
67. Gormley N, Rizwan MR (1998) Prevalence and clinical correlates of psychotic symptoms in Alzheimer's disease. Int J Geriatr Psychiatry 13:410-414
68. Günther W, Baghai T, Naber D, Spatz R, Hippius H (1993) EEG alterations and seizures during treatment with clozapine. A retrospective study of 283 patients. Pharmacopsychiatry 26:69-74
69. Gutzmann H, Kühl K-H, Göhringer K (Hrsg) (2000) Das AGP-System, 2. Aufl. Hogrefe, Göttingen
70. Haji MIHI, Loh WF, Sofiah A (1999) Childhood cerebral lupus in an Oriental population. Brain Dev 21:229-235
71. Harrison PJ (1999) The neuropathology of schizophrenia. A critical review of the data and their interpretation. Brain 122:593-624
72. Harwood DG, Barker WW, Ownby RL, Duara R (1999) Prevalence and correlates of Capgras syndrome in Alzheimer's disease. Int J Geriatr Psychiatry 14:415-420
73. Herrmann N, Rivard MF, Flynn M, Ward C, Rabheru K, Campbell B (1998) Risperidone for the treatment of behavioral disturbances in dementia: a case series. J Neuropsychiatry Clin Neurosci 10:220-223
74. Hewer W, Junker D, Dressing H, Olbrich R (1994) Psychosen bei Enzephalitiden unklarer Ätiologie. Atypische Verlaufsformen einer Multiplen Sklerose? Nervenarzt 65:163-168
75. Hirono N, Mori E, Ishii K, Kitagaki H, Sasaki M, Ikejiri Y, Imamura T, Shimomura T, Ikeda M, Yamashita H (1998) Alteration of regional cerebral glucose utilization with delusions in Alzheimer's disease. J Neuropsychiatry Clin Neurosci 10:433-439
76. Hirono N, Mori E, Yasuda M, Ikejiri Y, Imamura T, Shimomura T, Ikeda M, Hashimoto M, Yamashita H (1998) Factors associated with psychotic symptoms in Alzheimer's disease. J Neurol Neurosurg Psychiatry 64:648-652
77. Honer WG, Hurwitz T, Li DK, Palmer M, Paty DW (1987) Temporal lobe involvement in multiple sclerosis patients with psychiatric disorders. Arch Neurol 44:187-190

78. Hwang JP, Yang CH, Tsai SJ, Liu KM (1997) Delusions of theft in dementia of the Alzheimer type: a preliminary report. Alzheimer Dis Assoc Disord 11:110–112
79. Hwang JP, Tsai SJ, Yang CH, Liu KM, Lirng JF (1999) Persecutory delusions in dementia. J Clin Psychiatry 60:550–553
80. Hyde TM, Ziegler JC, Weinberger DR (1992) Psychiatric disturbances in metachromatic leukodystrophy. Insights into the neurobiology of psychosis. Arch Neurol 49:401–406
81. Janzarik W (1973) Über das Kontaktmangelparanoid des höheren Alters und den Syndromcharakter des schizophrenen Krankseins. Nervenarzt 44:515–526
82. Jaspers K (1913) Allgemeine Psychopathologie. Springer, Berlin
83. Jeste DV, Wragg RE, Salmon DP, Harris MJ, Thal LJ (1992) Cognitive deficits of patients with Alzheimer's disease with and without delusions. Am J Psychiatry 149:184–189
84. Jeste DV, Galasko D, Corey-Bloom J, Walens S, Granholm E (1996) Neuropsychiatric aspects of the schizophrenias. In: Fogel BS, Schiffer RB, Rao SM (eds) Neuropsychiatry. Williams & Wilkins, S 325–344
85. Jibiki I, Maeda T, Kubota T, Yamaguchi N (1993) ^{123}I-IMP SPECT brain imaging in epileptic psychosis: a study of two cases of temporal lobe epilepsy with schizophrenia-like syndrome. Neuropsychobiology 28:207–211
86. Johnstone EC, Macmillan JF, Crow TJ (1987) The occurrence of organic disease of possible or probable aetiological significance in a population of 268 cases of first episode schizophrenia. Psychol Med 17:371–379
87. Jovic N (1988) Das paranoide Syndrom während des Alterns. In: Uchtenhagen A, Jovic N (Hrsg) Psychogeriatrie. Ansanger, Heidelberg, S 113–128
88. Kandel ER (2000) Disorders of thought and volition: schizophrenia. In: Kandel ER, Schwartz JH, Jessell TM (eds) Principles of neural science, 4th edn. McGraw-Hill, New York, S 1188–1208
89. Kanemoto K, Kawasaki M, Kawai I (1996) Postictal psychosis: a comparison with acute interictal and chronic psychoses. Epilepsia 37:551–556
90. Karnath H-O (2000) Neglect. In: Hartje W, Poeck K (eds) Klinische Neuropsychologie, 4. Aufl. Thieme, Stuttgart, S 260–277
91. Katz IR, Jeste DV, Mintzer JE, Clyde C, Napolitano J, Brecher M (1999) Comparison of risperidone and placebo for psychosis and behavioral disturbances associated with dementia: a randomized, double-blind trial. Risperidone Study Group. J Clin Psychiatry 60:107–115
92. Kotrla KJ, Chacko RC, Harper RG, Jhingran S, Doody R (1995) SPECT findings on psychosis in Alzheimer's disease. Am J Psychiatry 152:1470–1475
93. Kraepelin E (1915) Der Verfolgungswahn der Schwerhörigen. In: Kraepelin E: Psychiatrie, 8. Aufl. Barth, Leipzig, S 1441–1448
94. Kudrjavcev T (1978) Neurologic complications of thyroid dysfunction. Adv Neurol 19:619–636
95. Levy ML, Cummings JL, Fairbanks LA, Bravi D, Calvani M, Carta A (1996) Longitudinal assessment of symptoms of depression, agitation, and psychosis in 181 patients with Alzheimer's disease. Am J Psychiatry 153:1438–1443
96. Lopez OL, Becker JT, Brenner RP, Rosen J, Bajulaiye OI, Reynolds CF (1991) Alzheimer's disease with delusions and hallucinations: neuropsychological and electroencephalographic correlates. Neurology 41:906–912
97. Lopez OL, Wisniewski S, Hamilton RL, Becker JT, Kaufer DI, DeKosky ST (2000) Predictors of progression in patients with AD and Lewy bodies. Neurology 54:1774–1779
98. Magni E, Binetti G, Bianchetti A, Trabucchi M (1996) Risk of mortality and institutionalization in demented patients with delusions. J Geriatr Psychiatry Neurol 9:123–126

99. Marneros A (1988) Schizophrenic first-rank symptoms in organic mental disorders. Br J Psychiatry 152:625–628
100. Marneros A, Deister A, Rohde A (1988) Delusional parasitosis. A comparative study to late-onset schizophrenia and organic mental disorders due to cerebral arteriosclerosis. Psychopathology 21:267–274
101. Marshall EJ, Syed GM, Fenwick PB, Lishman WA (1993) A pilot study of schizophrenia-like psychosis in epilepsy using single-photon emission computerised tomography. Br J Psychiatry 163:32–36
102. McKeith I, Fairbairn A, Perry R, Thompson P, Perry E (1992) Neuroleptic sensitivity in patients with senile dementia of Lewy body type. BMJ 305:673–678
103. Mega MS, Lee L, Dinov ID, Mishkin F, Toga AW, Cummings JL (2000) Cerebral correlates of psychotic symptoms in Alzheimer's disease. J Neurol Neurosurg Psychiatry 69:167–171
104. Mendez MF, Grau R, Doss RC, Taylor JL (1993) Schizophrenia in epilepsy: seizure and psychosis variables. Neurology 43:1073–1077
105. Mentis MJ, Weinstein EA, Horwitz B, McIntosh AR, Pietrini P, Alexander GE, Furey M, Murphy DG (1995) Abnormal brain glucose metabolism in the delusional misidentification syndromes: a positron emission tomography study in Alzheimer disease. Biol Psychiatry 38:438–449
106. Migliorelli R, Petracca G, Teson A, Sabe L, Leiguarda R, Starkstein SE (1995) Neuropsychiatric and neuropsychological correlates of delusions in Alzheimer's disease. Psychol Med 25:505–513
107. Naimark D, Jackson E, Rockwell E, Jeste DV (1996) Psychotic symptoms in Parkinson's disease patients with dementia. J Am Geriatr Soc 44:296–299
108. Nasrallah HA (1992) The neuropsychiatry of schizophrenia. In: Yudofsky SC, Hales RE (eds) Textbook of neuropsychiatry, 2nd edn. American Psychiatric Press, Washington, S 621–638
109. Parkinson Study Group (1999) Low-dose clozapine for the treatment of drug-induced psychosis in Parkinson's disease. N Engl J Med 340:757–763
110. Paulsen JS, Salmon DP, Thal LJ, Romero R, Weisstein-Jenkins C, Galasko D, Hofstetter CR, Thomas R, Grant I, Jeste DV (2000) Incidence of and risk factors for hallucinations and delusions in patients with probable AD. Neurology 54:1965–1971
111. Paulus W, Jellinger K (1991) The neuropathologic basis of different clinical subgroups of Parkinson's disease. J Neuropathol Exp Neurol 50:743–755
112. Pertouka SJ, Sohmer BH, Kumer AJ, Folstein M, Robinson RG (1982) Hallucinations and delusions following a right temporoparieto-occipital infarction. J Hopkins Med J 151:181–185
113. Poeck K (2000) Anosognosie und halbseitige Vernachlässigung. In: Hartje W, Poeck K (Hrsg) Klinische Neuropsychologie, 4. Aufl. Thieme, Stuttgart, S 278–282
114. Portwich P, Barocka A (1998) Das Capgras-Syndrom und andere Syndrome wahnhafter Verkennung (DMS). Nervenheilkunde 17:296–300
115. Rabins P, Pearlson G, Jayaram G, Steele C, Tune L (1987) Increased ventricle-to-brain ratio in late-onset schizophrenia. Am J Psychiatry 144:1216–1218
116. Reisberg B, Borenstein J, Salob SP, Ferris SH, Franssen E, Georgotas A (1987) Behavioral symptoms in Alzheimer's disease: phenomenology and treatment. J Clin Psychiatry 48, Suppl 7:9–15
117. Roane DM, Rogers JD, Robinson JH, Feinberg TE (1998) Delusional misidentification in association with parkinsonism. J Neuropsychiatry Clin Neurosci 10:194–198

118. Roelcke U, Barnett W, Wilder-Smith E, Sigmund D, Hacke W (1992) Untreated neuroborreliosis: Bannwarth's syndrome evolving into acute schizophrenia-like psychosis. A case report. J Neurol 239:129–131
119. Rondot P, de Recondo J, Coignet A, Ziegler M (1984) Mental disorders in Parkinson's disease after treatment with L-DOPA. Adv Neurol 40:1020–1023
120. Rosen J, Zubenko GS (1991) Emergence of psychosis and depression in the longitudinal evaluation of Alzheimer's disease. Biol Psychiatry 29:224–232
121. Saß H, Wittchen H-U, Zaudig M (Hrsg) (2000) Diagnostisches und statistisches Manual. DSM-IV, 3. Aufl. Hogrefe, Göttingen
122. Sattel H, Geiger-Kabisch C, Schreiter-Gasser U, Besthorn C, Förstl H (1993) Häufigkeit und Bedeutung „nicht-kognitiver" Symptome bei der Demenz vom Alzheimer-Typ: produktiv psychotische Symptomatik, depressive Störungen und Störungen des Verhaltens. Z Gerontol 26:275–279
123. Scharfetter C (1997) Wahn. In: Scharfetter C: Allgemeine Psychopathologie. Thieme, Stuttgart, S 216–265
124. Schifferdecker M, Krahl A, Krekel NO (1995) Psychosen bei multipler Sklerose – eine Neubewertung. Fortschr Neurol Psychiatr 63:310–319
125. Schmidt D, Fröscher W, Krämer G (1992) Medikamentöse Standardtherapie der Epilepsien des Jugendlichen- und Erwachsenenalters. Nervenheilkunde 11:418–426
126. Schneider E, Fischer P-A, Jacobi P, Grotz A (1984) Exogene Psychosen beim Parkinsonsyndrom. Häufigkeit und Entstehungsbedingungen. Fortschr Neurol Psychiat 52:207–214
127. Schneider K (1973) Klinische Psychopathologie, 13. Aufl. Thieme, Stuttgart
128. Sibley JT, Olszynski WP, Decoteau WE, Sundaram MB (1992) The incidence and prognosis of central nervous system disease in systemic lupus erythematosus. J Rheumatol 19:47–52
129. Soyka M, Saß H, Völcker A (1989) Der alkoholische Eifersuchtswahn – Psychopathologische Charakteristika zweier Verlaufstypen. Psychiat Prax 16:189–193
130. Soyka M, Naber G, Völcker A (1991) Prevalence of delusional jealousy in different psychiatric disorders. Br J Psychiatry 158:549–553
131. Staff RT, Venneri A, Gemmell HG, Shanks MF, Pestell SJ, Murray AD (2000) HMPAO SPECT imaging of Alzheimer's disease patients with similar content-specific autobiographic delusion: comparison using statistical parametric mapping. J Nucl Med 41:1451–1455
132. Starkstein SE, Vazquez S, Petracca G, Sabe L, Migliorelli R, Teson A, Leiguarda R (1994) A SPECT study of delusions in Alzheimer's disease. Neurology 44:2055–2059
133. Stern Y, Albert M, Brandt J, Jacobs DM, Tang MX, Marder K, Bell K, Sano M, Devanand DP, Bylsma F (1994) Utility of extrapyramidal signs and psychosis as predictors of cognitive and functional decline, nursing home admission, and death in Alzheimer's disease: prospective analyses from the Predictors Study. Neurology 44:2300–2307
134. Street JS, Clark WS, Gannon KS, Cummings JL, Bymaster FP, Tamura RN, Mitan SJ, Kadam DL, Sanger TM, Feldman PD, Tollefson GD, Breier A (2000) Olanzapine treatment of psychotic and behavioral symptoms in patients with Alzheimer disease in nursing care facilities: a double-blind, randomized, placebo-controlled trial. The HGEU Study Group. Arch Gen Psychiatry 57:968–976
135. Sultzer DL, Levin HS, Mahler ME, High WM, Cummings JL (1992) Assessment of cognitive, psychiatric, and behavioral disturbances in patients with dementia: the Neurobehavioral Rating Scale. J Am Geriatr Soc 40:549–555

136. Sweet RA, Nimgaonkar VL, Kamboh MI, Lopez OL, Zhang F, DeKosky ST (1998) Dopamine receptor genetic variation, psychosis, and aggression in Alzheimer disease. Arch Neurol 55:1335-1340
137. Täschner K-L (1992) „Drogeninduzierte Psychose" oder „Psychose und Drogenabusus". In: Schwoon DR, Krausz M (Hrsg) Psychose und Sucht. Krankheitsmodelle, Verbreitung, therapeutische Ansätze. Lambertus, Freiburg, S 35-40
138. Tennant FS, Groesbeck CJ (1972) Psychiatric effects of Hashish. Arch Gen Psychiatry 27:133-136
139. Thornicroft G (1990) Cannabis and Psychosis. Br J Psychiatry 157:25-33
140. Trabert W (1991) Zur Epidemiologie des Dermatozoenwahns. Nervenarzt 62:165-169
141. Tsai SJ, Hwang JP, Yang CH, Liu KM (1997) Delusional jealousy in dementia. J Clin Psychiatry 58:492-494
142. Ulmar G, Menges-Fleig (1998) Das Capgras-Syndrom und andere wahnhafte Doppelgängerphänomene. Nervenheilkunde 17:224-228
143. Umbricht D, Degreef G, Barr WB, Lieberman JA, Pollack S, Schaul N (1995) Postictal and chronic psychoses in patients with temporal lobe epilepsy. Am J Psychiatry 152:224-231
144. Walker Z, Grace J, Overshot R, Satarasinghe S, Swan A, Katona CL, McKeith IG (1999) Olanzapine in dementia with Lewy bodies: a clinical study. Int J Geriatr Psychiatry 14:459-466
145. Weiner MF, Risser RC, Cullum CM, Honig L, White C 3rd, Speciale S, Rosenberg RN (1996) Alzheimer's disease and its Lewy body variant: a clinical analysis of postmortem verified cases. Am J Psychiatry 153:1269-1273
146. Wetterling T (1994) Differentialdiagnose dementieller Abbauprozesse. Thieme, Stuttgart
147. Wetterling T, Kanitz R-D (1993) Schizophreniforme Psychose bei Patienten mit suprasellärem Hypophysenadenom. Psycho 19:261-266
148. Wilson RS, Gilley DW, Bennett DA, Beckett LA, Evans DA (2000) Hallucinations, delusions, and cognitive decline in Alzheimer's disease. J Neurol Neurosurg Psychiatry 69:172-177
149. Wolters EC, Jansen EN, Tuynman-Qua HG, Bergmans PL (1996) Olanzapine in the treatment of dopaminomimetic psychosis in patients with Parkinson's disease. Neurology 47:1085-1087
150. Workman RH Jr, Orengo CA, Bakey AA, Molinari VA, Kunik ME (1997) The use of risperidone for psychosis and agitation in demented patients with Parkinson's disease. J Neuropsychiatry Clin Neurosci 9:594-597
151. World Health Organization (1993) International Classification of Diseases (ICD-10). Chapter V. Diagnostic guidelines. Genf
152. World Health Organization (1994) International Classification of Diseases (ICD-10). Chapter V. Research criteria. Genf
153. Wragg RE, Jeste DV (1989) Overview of depression and psychosis in Alzheimer's disease. Am J Psychiatry 146:577-587
154. Zubenko GS, Moossy J, Martinez AJ, Rao G, Claassen D, Rosen J, Kopp U (1991) Neuropathologic and neurochemical correlates of psychosis in primary dementia. Arch Neurol 48:619-624

4.9 Persönlichkeits- und Verhaltensstörung auf Grund einer Krankheit, Schädigung und Funktionsstörung des Gehirns

Inhaltsübersicht

4.9.1	Terminologie	264
4.9.2	Diagnostische Kriterien	264
4.9.3	Epidemiologie	266
4.9.4	Vorkommen	267
4.9.5	Pathogenese	268
4.9.6	Klinische Symptomatik und Verlauf	268
4.9.7	Diagnostik	269
4.9.8	Risikofaktoren	269
4.9.9	Differenzialdiagnose	269
4.9.10	Therapie	270
4.9.11	Komplikationen	270
4.9.12	Abschließende Betrachtungen	271
4.9.13	Literatur	271

4.9.1 Terminologie

In den beiden letzten Jahrzehnten sind Persönlichkeitsstörungen ausgehend von der ausführlichen Darstellung diagnostischer Kriterien im DSM-III [3] intensiv untersucht worden. Dabei hat sich herausgestellt, dass so definierte Persönlichkeitsstörungen in der Allgemeinbevölkerung sehr verbreitet sind [30, 55]. Diese sind aber abzugrenzen von einer Änderung der Persönlichkeit in Folge einer Erkrankung, einer Schädigung oder Funktionsstörung des Gehirns. Früher wurde für entsprechende Persönlichkeitsveränderungen meist der Begriff „Wesensänderung", besonders in Zusammenhang mit einer Epilepsie, verwendet [34, 35]. Die Begriffe werden nicht einheitlich gebraucht und sind mit teilweise recht unterschiedlichen Konzepten verbunden (s. [23]).

4.9.2 Diagnostische Kriterien

Auch heute noch werden die Kriterien für eine organische Persönlichkeitsstörung nicht einheitlich angegeben (s. DSM-IV [4, 56] und ICD-10 [18, 19, 70, 71]). Zwar sind die allgemeinen diagnostischen Kriterien (Tabelle 4.9.1) in beiden diagnostischen Leitlinien weitgehend identisch, aber die Unterteilung in Subtypen weist erhebliche Unterschiede auf. Während sich das DSM-IV an der allgemeinen Subklassifikation für Persönlichkeitsstörungen orientiert und eine Unterteilung in labiler Typus (affektiv labil), enthemmter Typus (herabgesetzte Impulskontrolle), aggressiver Typus (aggressives Ver-

Tabelle 4.9.1. Allgemeine diagnostische Kriterien für eine Persönlichkeits- und Verhaltensstörung auf Grund einer Krankheit, Schädigung und Funktionsstörung des Gehirns (nach ICD-10 etwas modifiziert)

1. Objektiver Nachweis (auf Grund körperlicher, neurologischer und laborchemischer Untersuchungen) und/oder Anamnese einer zerebralen Krankheit, Schädigung oder Funktionsstörung;
2. Fehlen von Bewusstseinstrübung oder ausgeprägten Gedächtnisstörungen;
3. kein ausreichender oder überzeugender Beleg für eine andere Verursachung der Persönlichkeits- und Verhaltensstörung.

Zusätzliche Kriterien für eine organische Persönlichkeitsstörung:
Mindestens 3 der folgenden Merkmale müssen über einen Zeitraum von mehr als 6 Monaten bestehen:
1. andauernd reduzierte Fähigkeit zielgerichtete Aktivitäten durchzuhalten, besonders wenn es sich um längere Zeiträume handelt und darum, Befriedigungen aufzuschieben;
2. eine oder mehrere der folgenden affektiven Veränderungen:
   - emotionale Labilität,
   - Euphorie und flache, inadäquate Scherzhaftigkeit, den Umständen nicht angemessen,
   - Reizbarkeit und/oder Ausbrüche von Wut und Aggression,
   - Apathie;
3. ungehemmte Äußerung von Bedürfnissen oder Impulsen, ohne Berücksichtigung der Konsequenzen oder der sozialen Konventionen;
4. kognitive Störungen, typischerweise in Form von
   - ausgeprägtem Misstrauen und paranoiden Ideen,
   - exzessiver Beschäftigung mit einem Thema;
5. auffällige Veränderung der Sprachproduktion und des Redeflusses mit Umständlichkeit, Begriffsunschärfe, zähflüssigem Denken und Schreibsucht;
6. verändertes Sexualverhalten (Hyposexualität oder Änderungen der sexuellen Präferenz).

halten), apathischer Typus (Apathie und Indifferenz), paranoider Typus (Misstrauen und paranoide Ideen) sowie anderer Typus, kombinierter und unspezifischer Typus vorschlägt, nimmt das ICD-10 eine Unterteilung nach der Art der Hirnschädigung in die Kategorien postenzephalitisch, posttraumatisch (nach Schädel-Hirn-Trauma) (Tabelle 4.9.2) und bei Epilepsien vor.

Bei den Kriterien für eine postenzephalitische Persönlichkeits- oder Verhaltensstörung weichen die ICD-10-Kriterien (Tabelle 4.9.3) auch von der allgemein akzeptierten Auffassung ab, dass eine organische Persönlichkeitsstörung im Wesentlichen irreversibel sei. Verlaufsstudien sprechen dafür, dass die psychopathologischen Auffälligkeiten sich im Laufe der Zeit durchaus ändern können (s. Übersicht [35]). Die älteren Konzepte zur Persönlichkeitsstörung sahen auch folgende Symptome als charakteristisch für eine erworbene Veränderung der Primärpersönlichkeit an (s. auch [59]): verringerte Spontaneität und Initiative sowie herabgesetztes psychomotorisches Tempo, aber auch ziellose Umtriebigkeit, verminderte Frustrationstoleranz mit erhöher Reizbarkeit bis zur Aggressivität, Starrheit (im Denken und auch im Handeln) sowie Nivellierung oder Akzentuierung prämorbider Persönlichkeitszüge.

Tabelle 4.9.2. Zusätzliche Kriterien für ein organisches Psychosyndrom nach Schädel-Hirn-Trauma (nach ICD-10, etwas verkürzt)

- Die allgemeinen Kriterien (Tabelle 4.9.1) sind erfüllt;
- Anamnese eines Schädel-Hirn-Traumas mit Bewusstlosigkeit, das dem Beginn der Symptome bis zu 4 Wochen vorausgeht;
- mindestens 3 der folgenden Merkmale:
  – Klagen über unangenehme Empfindungen und Schmerzen wie Kopfschmerzen oder Schwindel,
  – affektive Veränderungen wie Reizbarkeit, emotionale Labilität, Depression oder Angst,
  – subjektive Klagen oder Schwierigkeiten bei der Konzentration und dem geistigen Leistungsvermögen ohne den objektiven Nachweis einer eindeutigen Beeinträchtigung,
  – Schlafstörungen,
  – verminderte Alkoholtoleranz,
  – Beschäftigung mit den o.g. Symptomen und Angst vor einer bleibenden Hirnschädigung bis zum Ausmaß von hypochondrischen, überwertigen Ideen und der Annahme einer Krankenrolle.

Tabelle 4.9.3. Zusätzliche Kriterien für ein postenzephalitisches Syndrom

- Die allgemeinen Kriterien (Tabelle 4.9.1) sind erfüllt;
- mindestens 1 der folgenden residualen neurologischen Symptome: Lähmung, Taubheit, Aphasie, konstruktive Apraxie oder Akalkulie;
- das Syndrom ist reversibel und dauert selten länger als 24 Monate.

4.9.3 Epidemiologie

Die Häufigkeit organischer Persönlichkeitsstörungen lässt sich nur abschätzen, da keine methodisch zufrieden stellenden epidemiologischen Angaben vorliegen. Meist beziehen sich die Angaben auf ein hoch selektioniertes Klientel, z.B. Aufnahmen in Krankenhäusern oder anderen spezialisierten Einrichtungen. Im Übrigen sind einige der als charakteristisch angesehenen Verhaltensstörungen recht häufig bei OPS-Patienten anzutreffen (s. aggressives Verhalten → Tabelle 6.1, Apathie → Tabelle 6.3, sexuelle Störungen → Tabelle 6.5), sodass eine Abgrenzung mitunter schwierig ist. In einigen Fällen liegt eine Komorbidität vor. Weiter wird die Abschätzung der Häufigkeit von Persönlichkeitsstörungen dadurch erschwert, dass die Ausprägung der psychopathologischen Symptomatik weitgehend von der Schwere der Hirnschädigung [36] sowie, v.a. bei Epileptikern, von der Dauer der Erkrankung abhängt [64] und es bisher kaum einfache, valide Messinstrumente für epidemiologische Untersuchungen gibt [23].

4.9.4 Vorkommen

Obwohl Persönlichkeitsveränderungen bei einer Vielzahl von Erkrankungen dargestellt wurden, gibt es nur wenige Daten über die Häufigkeit (Tabelle 4.9.4). Mitunter liegen auch nur Angaben über das Auftreten von charakteristischen Symptomen vor (z.B. [36, 37, 57]), sodass die Abgrenzung von Verhaltensstörungen (→ Kap. 6) oft nicht sicher möglich ist. Schwerwiegende Persönlichkeitsveränderungen sind insbesondere nach Schädel-Hirn-Traumen beschrieben worden [33, 60].

Bei Epilepsiepatienten wurde wiederholt über eine hohe Prävalenz von Persönlichkeitsstörungen berichtet (s. Übersichten [29, 54, 63, 64]). Hier können jedoch Selektionseffekte der untersuchten Stichproben eine große Rolle spielen, da epidemiologische Daten fehlen. Besonders umstritten ist, ob bei Patienten mit einer Temporallappenepilepsie gehäuft eine Persönlichkeitsstörung auftritt [8, 16, 52], denn in einer größeren Stichprobe hat sich kein Zusammenhang zwischen dem Typ der Persönlichkeitsstörung und dem Anfallstyp nachweisen lassen [61]. Überdurchschnittlich häufig soll eine Persönlichkeitsstörung bei einer Epilepsie mit Auren vorkommen [44].

Eine tiefgreifende Veränderung der Persönlichkeit ist meist zu Beginn einer frontalen Demenz, z.B. einem Morbus Pick, zu beobachten. Auch bei anderen Demenzformen kommt es häufig zu einer deutlichen Persönlichkeitsänderung, ebenso nach schweren (Meningo-) Enzephalitiden. Ob bei HIV-Infizierten, bei denen eine erhöhte Rate an Persönlichkeitsstörungen festgestellt wurde [53], eine organisch bedingte oder eine prämorbide Störung vorliegt, muss in weiteren Untersuchungen geklärt werden.

Tabelle 4.9.4. Literaturangaben zur Häufigkeit organischer Persönlichkeitsstörungen

Erkrankung	Häufigkeit	Zitat
Nichtorganische Persönlichkeitsstörungen *	5,9–6,5%	[30, 55]
Alzheimer-Demenz bes. mit psychotischen Symptomen		[51]
Epilepsie, bes. Temporallappenepilepsie (s.o.)	6–53%	s. Übersichten bei [7, 29, 39, 63]
AIDS (HIV-Infektion)	34%	[17]
Malaria (mit zerebralem Befall)		[67]
multiple Sklerose	19%	[6]
Schädel-Hirn-Trauma	66%	[48, 49]
Schlaganfall	33%	[45]

* Allgemeinbevölkerung

4.9.5 Pathogenese

Über die Pathogenese von organischen Persönlichkeitsstörungen liegen bisher nur wenige fundierte Studien vor. Gehäuft treten Persönlichkeitsstörungen bei Schädigungen des Frontallappens und des Temporallappens auf.
Bei Epileptikern werden folgende Entstehungsmechanismen diskutiert (s. [43]):
vorbestehende strukturelle Hirnschädigung (bes. Temporallappen),
Entladungen im Anfall induzieren Verhaltensstörungen postiktal,
durch Anfälle induzierte neuroendokrinologische Veränderungen,
psychologische Verarbeitung.

Auch die langzeitige Verordnung von Antiepileptika, insbesondere von Barbituraten, kann wesentlich mit zur Ausbildung einer Persönlichkeitsveränderung beitragen.
Für Persönlichkeitsstörungen werden genetisch determinierte Veränderungen bestimmter Neurotransmittersysteme diskutiert [9, 13]. Inwieweit diese Neurotransmittersysteme auch bei organisch bedingten Persönlichkeitsstörungen eine Rolle spielen, ist noch nicht untersucht worden.

4.9.6 Klinische Symptomatik und Verlauf

Die klinische Symptomatik bei Persönlichkeitsstörungen kann – wie auch schon aus den diagnostischen Kriterien der ICD-10 oder des DSM-IV zu ersehen ist – sehr vielgestaltig sein.
Wie bei der sog. „epileptischen Wesensänderung" kommt es bei den schwereren Persönlichkeitsstörungen auch zu kognitiven Störungen, z. B. zu einer Verlangsamung des Denkens, einer verringerten Umstellungsfähigkeit in neuen Situationen wie starkes Haften an bestimmten Gedanken oder Vorstellungen („kleben"). Dadurch sind die Patienten in ihrem Kontaktverhalten sehr auffällig. Bei einer schweren Hirnschädigung ändert sich die Persönlichkeitsstörung im Verlauf nur wenig. Auf Grund von Interaktionen im sozialen Bereich kommt es aber oft zu weiteren Akzentuierungen der Verhaltensauffälligkeiten.
In einigen Untersuchungen wurden die allgemeinen DSM-III- [3] bzw. DSM-IV- [4] Kriterien für Persönlichkeitsstörungen angewendet. Bei Patienten mit einem Schädel-Hirn-Trauma wurden v. a. Persönlichkeitsstörungen vom emotional instabilen (Borderline-), ängstlich-vermeidenden, paranoiden, zwanghaften und narzistischen Typus gefunden [27, 66]. Andere Untersuchungen zeigen eine hohe Rate an Patienten mit einer Apathie [31]. Bei Patienten mit einer therapierefraktären Epilepsie wurden gehäuft ängstlich-vermeidende und abhängige Persönlichkeitsstörungen beobachtet [38]. Diese können aber auch als Reaktion auf das Erleben der unbeeinflussbaren Anfälle angesehen werden. Eine Arbeitsgruppe [65] fand bei der Untersuchung von Patienten mit einer Borderlinepersönlichkeitsstörung gehäuft Schädel-Hirn-Traumen in der Vorgeschichte.

4.9.7 Diagnostik

Die üblichen Skalen zur Persönlichkeitsdiagnostik sind für Persönlichkeitsstörungen auf Grund einer organischen Schädigung nur sehr bedingt anwendbar [11, 23], insbesondere das häufig benutzte „Minnesota-Multiphasic-Personality-Inventory" (MMPI) [12] zur Selbsteinschätzung wird kritisch bewertet [11]. Spezifische Instrumente wie z. B. das „Neuropsychiatric Rating Schedule" befinden sich noch in der Erprobungsphase [40].

Zur Diagnose von Persönlichkeitsveränderungen, v. a. bei chronisch-progredienten Erkrankungen, ist eine Verlaufsanalyse wichtig. Hierbei ist der Untersucher häufig auf die Angaben von Angehörigen und/oder betreuenden Personen angewiesen. Diese Angaben sind nur als bedingt valide anzusehen [58].

4.9.8 Risikofaktoren

Als Risikofaktoren für die Ausbildung von Persönlichkeitsveränderungen nach einem Schädel-Hirn-Trauma sind die Schwere der Verletzung sowie die Dauer des Komas anzusehen [21, 41].

4.9.9 Differenzialdiagnose

Psychopathologie. Eine Persönlichkeitsstörung ist von einer Reihe anderer Störungen, u. a. auch neurotischen und posttraumatischen Belastungsreaktionen, psychopathologisch abzugrenzen (s. [46]).

Da ein demenzieller Abbau häufig mit einer deutlichen Veränderung der Persönlichkeit einhergeht, ist eine differenzialdiagnostische Abgrenzung von einer reinen Persönlichkeitsstörung v. a. bei älteren Patienten nicht immer leicht. Entscheidend ist das Fehlen von schweren kognitiven Störungen. Die Persönlichkeitsveränderungen bei der Alzheimer-Demenz werden mit zunehmender Krankheitsdauer und Demenz sowie dem Auftreten neurologischer Symptome ausgeprägter [2]. Die bisher vorliegenden Studien zeigen, dass es v. a. zu einer Verstärkung prämorbider Persönlichkeitszüge kommt [15]. Noch nicht geklärt ist, ob die Ausprägung bestimmter Persönlichkeitszüge der demenziellen Entwicklung vorangehen kann [5, 42]. Erschwert wird die differenzialdiagnostische Einschätzung dadurch, dass Veränderungen von Persönlichkeitsmerkmalen in längeren Zeitabläufen häufig sind [1].

Besonders schwierig ist die differenzialdiagnostische Abgrenzung einer Persönlichkeitsstörung von einem Frontalhirnsyndrom und von einer frontalen Demenz. Diese ist häufig nicht möglich, wenn eine (Mit-) Schädigung des Frontallappens vorliegt. Grundsätzlich lassen sich nach der Lokalisation der Schädigung 3 verschiedene Läsionstypen unterscheiden [14]:

dorsolaterales präfrontales Syndrom: Dieses ist gekennzeichnet durch Antriebsstörung, Unfähigkeit komplexe Abläufe zu planen und zu initiieren sowie Urteilsschwäche;
orbitofrontales Syndrom: Charakteristische Symptome sind Distanzlosigkeit, Sorg- und Kritiklosigkeit, Missachtung sozialer Normen, Aufmerksamkeitsstörungen und Neigung andere zu imitieren;
vorderes Cingulumsyndrom: mit Apathie, Indifferenz und Perseveration. In schweren Fällen kann ein akinetischer Mutismus auftreten (→ Kap. 6.3).

Zur Diagnostik von Frontalhirnstörungen wurde ein Fragebogen („Frontal Behavioral Inventory") entwickelt [32]. Einige neuropsychologische Tests wie z. B. der „Wisconsin Card Sorting Test" [25] weisen auf eine dorsolaterale Frontalhirnschädigung hin, während mit Tests nach dem Go-no-go-Paradigma orbitomediale Schädigungen erkannt werden können [24].

Neurologischer Befund. Zur Abgrenzung von einer Frontalhirnschädigung ist der neurologische Befund nicht geeignet, denn sowohl bei einer Persönlichkeitsstörung als auch bei einem Frontalhirnprozess treten meist keine neurologischen Symptome auf [24].

Bildgebende Verfahren. Zum Nachweis eines Frontalhirnprozesses, wie z. B. eines Morbus Pick oder einer beginnenden frontalen Demenz [47], sind bildgebende Verfahren, v. a. CT und MRT, und funktionelle Verfahren wie SPECT und PET nur bedingt geeignet, da bei einer Reihe von Verhaltensstörungen, die bei Persönlichkeitsstörungen auftreten, häufig Hinweise auf eine Frontalhirnbeteiligung gefunden werden (→ Kap. 6). Allerdings kann mit Hilfe von bildgebenden Verfahren ein Tumor, ein Insult oder eine Läsion bei einem „leichteren" Schädel-Hirn-Trauma nachgewiesen werden, da sich diese Hirnschädigungen hinter einem Frontalhirnsyndrom verbergen können [20, 68].

4.9.10 Therapie

Bisher gibt es keine zufrieden stellenden Therapieansätze zur Behandlung von Persönlichkeitsstörungen. Häufig bestimmen auffällige Verhaltensweisen das klinische Bild. In diesen Fällen kann auf die entsprechenden Therapieansätze zurückgegriffen werden (→ Kap. 6). Wichtig ist auch eine Beratung der Angehörigen (→ Kap. 7.4).

4.9.11 Komplikationen

Erworbene Persönlichkeitsstörungen, z. B. nach einem Schädel-Hirn-Trauma, erschweren die psychosoziale Wiedereingliederung nach dem schädigenden Ereignis erheblich [10, 22, 69]. Außerdem stellen Persönlichkeitsstörungen sehr oft eine zusätzliche Belastung für die betreuenden Personen von OPS-Patienten dar [10, 62]. Ob Menschen mit einer organischen Persönlichkeitsstörung wie andere Persönlichkeitsgestörte gehäuft Alkohol und/oder Drogen konsumieren, ist bisher nicht untersucht worden.

4.9.12 Abschließende Betrachtungen

Zusammenfassend ist festzustellen, dass eine umfassende Definition einer organischen Persönlichkeitsstörung nicht zufrieden stellend ist, der Ansatz der ICD-10 und auch des DSM-IV, eine Unterteilung vorzunehmen, dagegen sinnvoller erscheint. Die Abgrenzung von einem Frontalhirnsyndrom ist in vielen Fällen nicht möglich, da der Frontallappen mit geschädigt ist. Frontalhirnläsionen sollen einen prädisponierenden Faktor für einige Persönlichkeitsstörungen darstellen [26]. Von einem Frontalhirnsyndrom sollte dann gesprochen werden, wenn die oben beschriebenen Syndrome vorliegen [14]. Im Alter sollte beim Auftreten einer Persönlichkeitsveränderung immer versucht werden, einen demenziellen Abbauprozess nachzuweisen bzw. auszuschließen, denn eine beginnende Demenz ist im Alter der häufigste Grund für eine Persönlichkeitsveränderung.

Da in den letzten Jahren zunehmend mehr „organische" Befunde bei Menschen mit Persönlichkeitsstörungen gefunden wurden (s. [9]), erhebt sich die Frage, wie sinnvoll die Abgrenzung organisch – nichtorganisch ist (→ Kap. 10.3). Zweckmäßiger erscheint es, entsprechend dem Konzept der ICD-10 die Persönlichkeitsstörungen nach dem schädigenden Ereignis (soweit vorhanden bzw. bekannt) zu unterteilen.

4.9.13 Literatur

1. Agronin ME (1998) Personality and psychopathology in late life. Geriatrics 53 Suppl 1:35–40
2. Aitken L, Simpson S, Burns A (1999) Personality change in dementia. Int Psychogeriatr 11:263–271
3. American Psychiatric Association (1980) Diagnostic and statistical manual of mental disorders. Third edition (DSM-III). American Psychiatric Association, Washington DC
4. American Psychiatric Association (1994) Diagnostic and statistical manual of mental disorders. Fourth edition (DSM-IV). American Psychiatric Association, Washington DC
5. Balestrieri M, Nacmias B, Sorbi S, Marcon G (2000) Are premorbid personality traits linked to the risk of Alzheimer's Disease? A case series of subjects with familial mutation. Psychother Psychosom 69:335–338
6. Boerner RJ, Kapfhammer HP (1999) Psychopathological changes and cognitive impairment in encephalomyelitis disseminata. Eur Arch Psychiatry Clin Neurosci 249:96–102
7. Blumer D (1995) Personality disorders in epilepsy. In: Ratey JJ (ed) Neuropsychiatry and personality disorders. Blackwell Science, Oxford, S 230–263

4 Organische psychische Störungen

8. Blumer D (1999) Evidence supporting the temporal lobe epilepsy personality syndrome. Neurology 53 (5 Suppl 2):9–12
9. Bronisch T (2000) Persönlichkeitsstörung. In: Förstl H (Hrsg) Klinische Neuro-Psychiatrie. Thieme, Stuttgart, S 116–135
10. Brooks N (1988) Personality change after severe head injury. Acta Neurochir Suppl 44:59–64
11. Burke JM, Smith SA, Imhoff CL (1989) The response styles of post-acute traumatic brain-injured patients on the MMPI. Brain Inj 3:35–40
12. Butcher JN, Dahlstrom WG, Graham JR, Tellegen AM, Kaemmer B (1989) MMPI-2: Manual for administration and scoring. University of Minnesota Press, Minneapolis
13. Cloninger CR (1987) A systematic method for clinical description and classification of personality variants. A proposal. Arch Gen Psychiatry 44:573–588
14. Cummings JL (1993) Frontal-subcortical circuits and human behavior. Arch Neurol 50:873–880
15. Dawson DV, Welsh-Bohmer KA, Siegler IC (2000) Premorbid personality predicts level of rated personality change in patients with Alzheimer disease. Alzheimer Dis Assoc Disord 14:11–19
16. Devinsky O, Najjar S (1999) Evidence against the existence of a temporal lobe epilepsy personality syndrome. Neurology 53 (5 Suppl 2):13–25
17. Diederich N, Karenberg A, Peters UH (1988) Psychopathologische Bilder bei der HIV-Infektion: AIDS-Lethargie und AIDS-Demenz. Fortschr Neurol Psychiatr 56: 173–185
18. Dilling H, Mombour W, Schmidt MH (1994) Internationale Klassifikation psychischer Störungen. Forschungskriterien. Huber, Bern
19. Dilling H, Mombour W, Schmidt MH (2000) Internationale Klassifikation psychischer Störungen. ICD-10 Kapitel V (F) Klinisch-diagnostische Leitlinien, 3. Aufl. Huber, Bern
20. Eames P (1997) Traumatic brain injury. Curr Opin Psychiatry 10:49–52
21. Formisano R, Schmidhuber-Eiler B, Saltuari L, Cigany E, Birbamer G, Gerstenbrand F (1991) Neuropsychological outcome after traumatic temporal lobe damage. Acta Neurochir 109:1–4
22. Franulic A, Horta E, Maturana R, Scherpenisse J, Carbonell C (2000) Organic personality disorder after traumatic brain injury: cognitive, anatomic and psychosocial factors. A 6 month follow-up. Brain Inj 14:431–439
23. Freyberger HJ, Schmidt LG (1999) Organische Wesensänderung. In: Psychiatrie der Gegenwart. In: Helmchen H, Henn F, Lauter H, Sartorius N (Hrsg) Psychische Störungen bei somatischen Krankheiten. Psychiatrie der Gegenwart, 4. Aufl. Springer, Berlin, S 271–286
24. Fuster JM (1996) Frontal lobe lesions. In: Fogel BS, Schiffer RB, Rao SM (eds) Neuropsychiatry. Williams & Wilkins, Baltimore, S 407–413
25. Grant DA, Berg BA (1994) Wisconsin card sorting test (WCST). 2. Aufl. Hogrefe Testzentrale. Göttingen
26. Herpertz S, Saß H (1997) Psychopathy and antisocial syndromes. Curr Opin Psychiatry 10:436–440
27. Hibbard MR, Bogdany J, Uysal S, Kepler K, Silver JM, Gordon WA, Haddad L (2000) Axis II psychopathology in individuals with traumatic brain injury. Brain Inj 14:45–61
28. Huber G (1972) Klinik und Psychopathologie der organischen Psychosen. In: Kisker KP, Meyer JE, Müller M, Strömgren E (Hrsg) Psychiatrie der Gegenwart. Forschung und Praxis, Band II. Springer, Berlin, S 71–147
29. Hunger J (1992) Persönlichkeitsstörung bei Epilepsie. In: Möller AA, Fröscher W (Hrsg) Psychische Störungen bei Epilepsie. Thieme, Stuttgart, S 58–63

30. Jackson HJ, Burgess PM (2000) Personality disorders in the community: a report from the Australian National Survey of Mental Health and Wellbeing. Soc Psychiatry Psychiatr Epidemiol 35:531–538
31. Kant R, Duffy JD, Pivovarnik (1998) Prevalence of apathy following head injury. Brain Inj 12:87–92
32. Kertesz A, Nadkarni N, Davidson W, Thomas AW (2000) The Frontal Behavioral Inventory in the differential diagnosis of frontotemporal dementia. J Int Neuropsychol 6:460–468
33. Kinzel W (1972) Das irreversible psychische Defektsyndrom nach Hirntrauma. Eine Übersicht über die literarische Produktion zu einem vielschichtigen Problem. Fortschr Neurol Psychiatr Grenzgeb 40:169–219
34. Kraeplin E (1904) Das epileptische Irresein. In: Kraeplin E: Psychiatrie. Ein Lehrbuch für Studierende und Ärzte: Band II, 7. Aufl. Barth, Leipzig, S 623–687
35. Kurz A (1994) Historische Entwicklung und Abgrenzung des Begriffs der Wesensänderung. In: Suchenwirth RMA, Ritter G (Hrsg) Begutachtung der hirnorganischen Wesensänderung. Fischer, Stuttgart, S 5–14
36. Levin DN, Grossman RG (1978) Behavioral sequelae of closed head injury: a quantitative approach. Arch Neurol 35:720–727
37. Levin DN, Grossman RG, Rose JE, Teasdale G (1979) Long-term neuropsychological outcome of closed head injury. J Neurol Neurosurg Psychiatry 50:412–422
38. Lopez-Rodriguez F, Altshuler L, Kay J, Delarhim S, Mendez M, Engel J (1999) Personality disorders among medically refractory epileptic patients. J Neuropsychiatry Clin Neurosci 11:464–469
39. Manchanda R, Schaefer B, McLachlan RS, Blume WT, Wiebe S, Girvin JP, Parrent A, Derry PA (1996) Psychiatric disorders in candidates for surgery for epilepsy. J Neurol Neurosurg Psychiatry 61:82–89
40. Max JE, Castillo CS, Lindgren SD, Arndt S (1998) The Neuropsychiatric Rating Schedule: reliability and validity. J Am Acad Child Adolesc Psychiatry 37:297–304
41. Max JE, Koele SL, Castillo CC, Lindgren SD, Arndt S, Bokura H, Robin DA, Smith WL, Sato Y (2000) Personality change disorder in children and adolescents following traumatic brain injury. J Int Neuropsychol Soc 6:279–289
42. Meins W, Dammast J (2000) Do personality traits predict the occurrence of Alzheimer's disease? Int J Geriatr Psychiatry 15:120–124
43. Mendez MF (1994) Neuropsychiatric aspects of epilepsy. In: Coffey CE, Cummings JL (eds) Textbook of geriatric neuropsychiatry. American Psychiatric Press, Washington, S 510–521
44. Mendez MF, Doss RC, Taylor JL, Arguello R (1995) Relationship of seizure variables to personality disorders in epilepsy. J Neuropsychiatry Clin Neurosci 5:283–286
45. Motomura U, Sawada T, Inoue N, Asaba H, Sakai T (1988) Neuropsychological and neuropsychiatric findings in right hemisphere damaged patients. Jpn J Psychiatry Neurol 42:747–752
46. Müller P (1994) Wesensänderung – sonstige Formen und Kombinationen. In: Suchenwirth RMA, Ritter G (Hrsg) Begutachtung der hirnorganischen Wesensänderung. Fischer, Stuttgart, S 107–116
47. Neary D, Snowden JS, Gustafson L, Passant U, Stuss D, Black S, Freedman M, Kertesz A, Robert PH, Albert M, Boone K, Miller BL, Cummings J, Benson DF (1998) Frontotemporal lobar degeneration: a consensus on clinical diagnostic criteria. Neurology 51:1546–1554
48. Oddy M, Humphrey M, Uttley D (1978) Subjective impairment and social recovery after closed head injury. J Neurol Neurosurg Psychiatry 41:611–616

49. Oddy M, Caughlan T, Tyerman A, Jenkins T (1985) Social adjustment after closed head injury: a further follow-up seven years after injury. J Neurol Neurosurg Psychiatry 48:564–586
50. Quatember R (1994) Bedeutung klinisch-psychologischer Untersuchungsergebnisse für die Begutachtung der hirnorganischen Wesensänderung. In: Suchenwirth RMA, Ritter G (Hrsg) Begutachtung der hirnorganischen Wesensänderung. Fischer, Stuttgart, S 42–47
51. Paulsen JS, Ready RE, Stout JC, Salmon DP, Thal LJ, Grant I, Jeste DV (2000) Neurobehaviors and psychotic symptoms in Alzheimer's disease. J Int Neuropsychol Soc 6:815–820
52. Perini GI, Tosin C, Carraro C, Bernasconi G, Canevini MP, Canger R, Pellegrini A, Testa G (1996) Interictal mood and personality disorders in temporal lobe epilepsy and juvenile myoclonic epilepsy. J Neurol Neurosurg Psychiatry 61:601–605
53. Perkins DO, Davidson EJ, Leserman J, Liao D, Evans DL (1993) Personality disorder in patients infected with HIV. A controlled study with implications for clinical care. Am J Psychiatry 150:309–315
54. Pohlmann-Eden B (2000) Epilepsie. In: Förstl H (Hrsg) Klinische Neuro-Psychiatrie. Thieme, Stuttgart, S 270–297
55. Samuels JF, Nestadt G, Romanoski AJ, Folstein MF, McHugh PR (1994) DSM-III personality disorders in the community. Am J Psychiatry 151:1055–1062
56. Saß H, Wittchen H-U, Zaudig M (Hrsg) (2000) Diagnostisches und statistisches Manual. DSM-IV, 3. Aufl. Hogrefe, Göttingen
57. Scherzer E, Wurzer W (1994) Wesensänderung nach Hirntrauma. In: Suchenwirth RMA, Ritter G (Hrsg) Begutachtung der hirnorganischen Wesensänderung. Fischer, Stuttgart, S 48–61
58. Strauss ME, Lee MM, DiFilippo JM (1997) Premorbid personality and behavioral symptoms in Alzheimer disease. Some cautions. Arch Neurol 54:257–259
59. Suchenwirth RMA (1994) Zur Psychopathologie der hirnorganischen Wesensänderung. In: Suchenwirth RMA, Ritter G (Hrsg) Begutachtung der hirnorganischen Wesensänderung. Fischer, Stuttgart, S 15–31
60. Supprian T, Müller U, Hofmann E, Becker T (1996) Psychiatrische Folgeerkrankungen nach Schädel-Hirn-Trauma – eine Literaturübersicht. Psychiatr Prax 23:161–167
61. Swanson SJ, Rao SM, Grafman J, Salazar AM, Kraft J (1995) The relationship between seizure subtype and interictal personality. Results from the Vietnam Head Injury Study. Brain 118:91–103
62. Teri L (1997) Behavior and caregiver burden: behavioral problems in patients with Alzheimer disease and its association with caregiver distress. Alzheimer Dis Assoc Disord 11 Suppl 4:35–38
63. Trimble MR (1988) Psychiatrische und psychologische Aspekte der Epilepsie. In: Kisker KP, Lauter H, Meyer J-E, Müller C, Strömgren E (Hrsg) Psychiatrie der Gegenwart 6. Organische Psychosen. Springer, Berlin, S 325–363
64. Trimble MR, Ring HA, Schmitz B (1996) Neuropsychiatric aspects of epilepsy. In: Fogel SB, Schiffer RB, Rao SM (eds) Neuropsychiatry. Williams & Wilkins, Baltimore, S 771–803
65. Van Reekum R, Conway CA, Gansler D, White R, Bachman DL (1993) Neurobehavioral study of borderline personality disorder. J Psychiatry Neurosci 18:121–129
66. Van Reekum R, Bolago I, Finlayson MA, Garner S, Links PS (1996) Psychiatric disorders after traumatic brain injury. Brain Inj 10:319–327
67. Varney NR, Roberts RJ, Springer JA, Connell SK, Wood PS (1997) Neuropsychiatric sequelae of cerebral malaria in Vietnam veterans. J Nerv Ment Dis 185:695–703

68. Vieregge P (2000) Hirntumoren. In: Förstl H (Hrsg) Klinische Neuro-Psychiatrie. Thieme, Stuttgart, S 298–310
69. Weddell R, Oddy M, Jenkins D (1980) Social adjustment after rehabilitation: a two year follow-up of patients with severe head injury. Psychol Med 10:257–263
70. World Health Organization (1993) International Classification of Diseases (ICD-10). Chapter V. Diagnostic guidelines. Genf
71. World Health Organization (1994) International Classification of Diseases (ICD-10). Chapter V. Research criteria. Genf

4.10 Andere organische psychische Störungen

Inhaltsübersicht	
4.10.1 Organische dissoziative Störungen	275
4.10.2 Organische emotional-labil-asthenische Störungen	275
4.10.3 Organische katatone Störungen	276
4.10.4 Leichte kognitive Störungen	277
4.10.5 Abschließende Betrachtungen	277
4.10.6 Literatur	278

Als weitere organische psychische Störungen (OPS) werden in der ICD-10 [8, 9, 30, 31] die im Folgenden beschriebenen Störungen erwähnt.

Diese OPS sind schlecht charakterisiert, und man geht von der Annahme aus, dass sie auch in seltenen Fällen eine organische Ursache haben können. Hierfür gibt es bisher jedoch wenig Anhaltspunkte.

Ferner werden – wie im DSM-IV [1, 26] – auch leichte kognitive Störungen als eigenständige Diagnose aufgeführt.

4.10.1 Organische dissoziative Störungen

In der ICD-10 werden diese als Störungen charakterisiert, die die allgemeinen Kriterien für eine der dissoziativen Störungen, nämlich dissoziative Amnesie, Fugue, Stupor etc., erfüllen und bei denen sich Anhaltspunkte für eine organische Genese finden. Über entsprechende Fälle wurde bisher in der Literatur kaum berichtet.

4.10.2 Organische emotional-labil-asthenische Störungen

Die organische emotional-labile Störung ist gekennzeichnet durch eine deutliche und anhaltend erhöhte Affektdurchlässigkeit bzw. -labilität und eine Vielzahl unangenehmer körperlicher Empfindungen (z. B. Schwindel) oder Schmerzen als Folge einer bestehenden somatischen Störung. Als Beispiele, bei denen organische emotional-labil-asthenische Störungen gehäuft auftreten sollen, nennt die ICD-10 [9, 30] zerebrovaskuläre Erkrankungen und Hypertonie.

In der Literatur finden sich bei vielen chronischen, v. a. autoimmunologisch bedingten Störungen wie z. B. der multiplen Sklerose (→ Kap. 5.7.2) oder dem Lupus erythematodes (→ Kap. 5.7.3) Hinweise auf das gehäufte Auftreten einer vergleichbaren Symptomatik.

Die Abgrenzung zu einem „chronischen Erschöpfungssyndrom" („chronic fatigue syndrome") (→ Kap. 4.4.9) ist in vielen Fällen willkürlich, auch sind beide Diagnosen in der Literatur nicht unumstritten.

4.10.3 Organische katatone Störungen

Zur Diagnose können die diagnostischen Kriterien der ICD-10 [8, 9, 30, 31] für eine organische katatone Störung herangezogen werden (Tabelle 4.10.1). Ähnliche Kriterien finden sich auch im DSM-IV [1, 26]. Das wesentliche Kennzeichen einer Katatonie, für die schon der Erstbeschreiber Kahlbaum [13] eine organische Genese postuliert hat, besteht in ausgeprägten Bewegungsstörungen (Verharren und Erregung, häufig auch im Wechsel). In der Literatur werden eine Reihe von Bewegungs- und Verhaltensstörungen als charakteristisch für eine Katatonie angesehen. Die Definitionen sind aber nicht identisch (s. Übersicht [4]).

Katatone Zustände sind beschrieben worden (fast nur Einzelfallbeschreibungen) bei Enzephalitis, v. a. bei Enzephalitis lethargica [12], aber auch bei HIV-Enzephalitis [6] und bakterieller Meningoenzephalitis [22] sowie bei Borrelien- [20] und Spirochäteninfektion (Neurolues) [11], (komplexfokaler) Epilepsie [10, 16–18, 27, 29], (bilateralen) Hirninfarkten, Kohlenmonoxydvergiftungen [11], mesenzephalen Hirntumoren mit Hydrozephalus [21], multipler Sklerose [2, 19], Niereninsuffizienz [6] sowie bei progressiver multifokaler Leukoenzephalitis [6].

Die organische katatone Störung ist von einem Parkinson-Syndrom mit On-off-Phänomenen abzugrenzen [23]. Die Existenz dieser Störung ist auch nach der ICD-10 fraglich, insbesondere ist sie nur schwierig von einem Delir

Tabelle 4.10.1. Kriterien für organische katatone Störungen (nach ICD-10, etwas gekürzt)

- Die allgemeinen Kriterien für eine organische psychische Störung (→ Tabelle 1.2) sind erfüllt.
- Eines der folgenden Merkmale sollte erfüllt sein:
  – Stupor (Verminderung oder vollständiges Fehlen spontaner Bewegung mit teilweisem oder vollständigem Mutismus, Negativismus und Haltungsstereotypien),
  – Erregung (starke Hypermotilität mit oder ohne Tendenz zur Fremdgefährlichkeit),
  – beides (ein rascher und unvorhersehbarer Wechsel von Hypo- zu Hyperaktivität).

abzugrenzen. In der Literatur wird die Entität einer organischen katatonen Störung eher gesehen [23, 24] (Ausnahme: Enzephalitis lethargica).

4.10.4 Leichte kognitive Störungen

Viele psychisch und auch körperlich Kranke klagen über Gedächtnisstörungen, Vergesslichkeit, Lernschwierigkeiten oder eine verminderte Fähigkeit sich länger auf eine Aufgabe zu konzentrieren. Besonders von älteren Menschen werden sehr häufig Gedächtnisstörungen angegeben (s. [15]). Hierbei handelt es sich wahrscheinlich um einen normalen Alterungsprozess, der sich durch eine erhöhte Vergesslichkeit auszeichnet (benigne senile Vergesslichkeit) [16, 25], die nicht mit anderen kognitiven Störungen einhergeht. Aber vor dem Hintergrund, dass leichte kognitive Störungen im Alter sehr häufig sind (s. [7, 15, 25]) und dass insbesondere leichte Gedächtnisstörungen das erste Symptom eines demenziellen Abbaus sein können (→ Kap. 4.3.8), ergibt sich die Schwierigkeit der Abgrenzung zu einer beginnenden Demenz. Eine sichere diagnostische Zuordnung kann daher oft erst im Verlauf erfolgen.

Leichte kognitive Störungen treten bei einer Reihe von Erkrankungen, z.B. bei Enzephalitis, multipler Sklerose, Schädel-Hirn-Trauma etc. (→ Kap. 5) auf. Da sich die kognitiven Störungen häufig auf die psychosoziale Anpassung in Beruf, Familie etc. und damit auf die Lebensqualität auswirken, sind sie genau zu erfassen und nach Möglichkeit zu therapieren bzw. entsprechende Hilfen zu organisieren. Eine Reihe internistischer Erkrankungen sind als Risikofaktor für leichte kognitive Störungen anzusehen (→ Tabelle 5.2.3).

4.10.5 Abschließende Betrachtungen

Zusammenfassend kann festgestellt werden, dass die in diesem Kapitel erwähnten Störungen nicht ausreichend definiert sind und in der Literatur daher kontrovers diskutiert werden. Insbesondere bei der organischen dissoziativen Störung und bei der organischen emotional-labil-asthenischen Störung fehlen bisher sichere Nachweise dafür, dass es sich um eigenständige OPS handelt. Inwieweit leichte kognitive Störungen als eigenständige Diagnose aufgeführt werden sollten, ist noch nicht abschließend diskutiert. Damit sie auch in der Therapie gebührend berücksichtigt werden, erscheint eine eigenständige Diagnose gerechtfertigt.

4.10.6 Literatur

1. American Psychiatric Association (1994) Diagnostic and statistical manual of mental disorders. Fourth edition (DSM-IV). American Psychiatric Press, Washington DC, S 165–174
2. Boerner RJ (1996) Organische katatone Störung – Über das Auftreten eines katatonen Syndroms bei einer Patientin mit Encephalomyelitis disseminata. Psychiatr Prax 23:40
3. Bowen J, Teri L, Kukull W, McCormick W, McCurry SM, Larson EB (1997) Progression to dementia in patients with isolated memory loss. Lancet 349:763–765
4. Bräunig P, Krüger S, Höffler J, Shugar G, Börner I (1999) Entwicklung, Anwendung und Reliabilität einer Katatonie-Skala. In: Bräunig P (Hrsg) Motorische Störungen bei schizophrenen Psychosen. Schattauer, Stuttgart, S 41–67
5. Camp SJ, Stevenson VL, Thompson AJ, Miller DH, Borras C, Auriacombe S, Brochet B, Falautano M, Filippi M, Herisse-Dulo L, Montalban X, Parrcira E, Polman CH, De Sa J, Langdon DW (1999) Cognitive function in primary progressive and transitional progressive multiple sclerosis: a controlled study with MRI correlates. Brain 122:1341–1348
6. Carroll BT, Anfinson TJ, Kennedy JC, Yendrek R, Boutros M, Bilon A (1994) Catatonic disorder due to general medical conditions. J Neuropsychiatry Clin Neurosci 6:122–133
7. Christensen H, O'Brien J (2000) Age-related cognitive decline and its relationship to dementia. In: O'Brien J, Ames D, Burns A (eds) Dementia, 2nd edn. Arnold, London, S 16–27
8. Dilling H, Mombour W, Schmidt MH (1994) Internationale Klassifikation psychischer Störungen. Forschungskriterien. Huber, Bern
9. Dilling H, Mombour W, Schmidt MH (2000) Internationale Klassifikation psychischer Störungen. ICD-10 Kapitel V (F) Klinisch-diagnostische Leitlinien, 3. Aufl. Huber, Bern
10. Gomez EA, Comstock BS, Rosario A (1982) Organic versus functional etiology in catatonia: case report. J Clin Psychiatry 43:200–201
11. Huber G (1955) Zur nosologischen Differenzierung lebensbedrohlicher katatoner Psychosen. Schweiz Arch Neurol Psychiatr 74:216–244
12. Johnson J (1993) Catatonia: the tension insanity. Br J Psychiatry 162:733–738
13. Kahlbaum K (1874) Die Katatonie oder das Spannungsirresein. Hirschwald, Berlin
14. Kral VA (1962) Senescent forgetfullness: benign and malignant. Can Med Ass J 86:257–260
15. Kratz B, Schröder J, Pantel J, Weimer D, Minnemann E, Lehr O, Sauer H (1998) Leichte kognitive Beeinträchtigung im Alter. Nervenarzt 69:975–982
16. Lanham JG, Brown MM, Hughes GR (1985) Cerebral systemic lupus erythematosus presenting with catatonia. Postgrad Med J 61:329–330
17. Lim J, Yagnik P, Schraeder P, Wheeler S (1986) Ictal catatonia as a manifestation of nonconvulsive status epilepticus. J Neurol Neurosurg Psychiatry 49:833–836
18. Louis ED, Pflaster NL (1995) Catatonia mimicking nonconvulsive status epilepticus. Epilepsia 36:943–945
19. Mendez MF (1999) Multiple sclerosis presenting as catatonia. Int J Psychiatry Med 29:435–441
20. Neumärker K-J, Dudeck U, Plaza P (1989) Borrelien-Enzephalitis und Katatonie im Jugendalter. Nervenarzt 60:115–119
21. Neuman E, Rancurel G, Lecrubier Y, Fohanno D, Boller F (1996) Schizophreniform catatonia on 6 cases secondary to hydrocephalus with subthalamic mesencephalic tumor associated with hypodopaminergia. Neuropsychobiology 34:76–81

22. Orland RM, Daghestani AN (1987) A case of catatonia induced by bacterial meningoencephalitis. J Clin Psychiatry 48:489-490
23. Patterson JF (1986) Akinetic parkinsonism and the catatonic syndrome: an overview. South Med J 79:682-685
24. Pichot P, Samuel-Lajeunesse B, Guelfi JD (1969) Problemes etiologiques poses par un syndrome catatonique. Ann Med Psychol (Paris) 1:133-139
25. Reischies FM (1997). Normales Altern und leichte Demenz. In: Förstl H (Hrsg) Lehrbuch der Gerontopsychiatrie. Enke, Stuttgart, S 366-377
26. Saß H, Wittchen H-U, Zaudig M (Hrsg) (2000) Diagnostisches und statistisches Manual. psychischer Störungen. DSM-IV, 3. Aufl. Hogrefe, Göttingen, S 209-219
27. Shah P, Kaplan SL (1980) Catatonic symptoms in a child with epilepsy. Am J Psychiatry 137:738-739
28. Tippin J, Dunner FJ (1981) Biparietal infarctions in a patient with Catatonia. Am J Psychiatry 138:1386-1387
29. Walls MJ, Bowers TC, Dilsaver SC, Swann AC (1993) Catatonia associated with depression secondary to complex partial epilepsy. J Clin Psychiatry 54:73
30. World Health Organization (1993) International Classification of Diseases (ICD-10). Chapter V. Diagnostic guidelines. Genf
31. World Health Organization (1994) International Classification of Diseases (ICD-10). Chapter V. Research criteria. Genf

KAPITEL 5 **Erkrankungen, die zu einer organischen psychischen Störung führen können**

Inhaltsübersicht	
5.1 Degenerative Erkrankungen	283
5.2 Zerebrovaskuläre Störungen (Durchblutungsstörungen des Gehirns)	321
5.3 Entzündliche ZNS-Prozesse	365
5.4 Schädel-Hirn-Traumen	381
5.5 Intrakranielle raumfordernde Prozesse	392
5.6 Metabolisch bedingte Erkrankungen	404
5.7 ZNS-Erkrankungen anderer oder unklarer Genese	426
5.8 Epilepsien	444

In diesem Kapitel werden Erkrankungen, die häufig zu einer organisch bedingten psychischen Störung führen können, ausführlich dargestellt. Dabei wird auch darauf eingegangen, ob und inwieweit psychische Symptome Frühsymptome oder gar die Erstmanifestation dieser Erkrankungen sein können. Da bei einer Reihe der in Frage kommenden Störungen verschiedene OPS auftreten können und daher die Differenzialdiagnose erschwert ist, sind in einer tabellarischen Übersicht (Tabelle 5.1) die am häufigsten vorkommenden zusammengestellt.

Tabelle 5.1. Häufige OPS bei ausgewählten Erkrankungen

	Amnesie	Delir	Demenz	Affekt. Störung	Hallu-zination	Wahn-hafte Störung	Angst-störung	Persön-lichkeits-störung
Degenerative Erkrankungen								
Alzheimer-Demenz	+++	+++	#	+++	+	++	+	++
Chorea Huntington			#	+++		+++	+	++
frontotemporale Demenz	+		#	+++		+		+++
Lewy-body-Demenz	++	++	#		+++			+
Morbus Fahr				+	+		+	
Morbus Wilson				+	+			
Parkinson-Syndrom		**	++	+++	**	**		+
PSP			#	++				++
Vaskuläre Erkrankungen								
lakunäre Infarkte	+		+++	++				+
Leukoaraiose			+++	+++	+			
Territorialinfarkt			++	++				+
Schädel-Hirn-Trauma	+++	+	++	+++			+	+++
Hirntumoren	+	+	+	+			+	++
Hydrozephalus			++					
Entzündliche Erkrankungen								
Borreliose			+	+		+		
Enzephalitis	++	+++	+	+		+		+
HIV-Infektion		+	++	++		+		+
Meningitis		+++		+				
Neurolues	+	+	++	++		+		+++
Metabolische Störungen								
Cushing-Syndrom		+		++		+		
Diabetes mellitus				+				
Hypothyreose			+	+++				
Hyperthyreose		+		++		+		
Leberinsuffizienz		++		+	+			
Niereninsuffizienz		++		+				
Andere Erkrankungen								
Creutzfeldt-Jakob-Syndrom			#					
multiple Sklerose	+		+	++		+	+	++
system. Lupus erythematosus		+	+	++		+	+	
Epilepsie		x	+	++	x	++	+	+++

+ selten, ++ häufig, +++ sehr häufig, # obligates Symptom, * medikamentös induziert, x periiktal; **PSP** progessive supranukleäre Lähmung

5.1 Degenerative Erkrankungen

Inhaltsübersicht

5.1.1	Alzheimer Erkrankung und Demenz vom Alzheimer-Typ (DAT)	283
5.1.2	Chorea Huntington	293
5.1.3	Frontotemporale Demenz (FTD)	296
5.1.4	Idiopathische Stammganglienverkalkung (Morbus Fahr)	299
5.1.5	Lewy-Körperchen-Erkrankung („Lewy-body-disease")	300
5.1.6	Morbus Pick	303
5.1.7	Parkinson-Syndrom	303
5.1.8	Progressive supranukleäre Lähmung (PSP)	308
5.1.9	Andere seltene degenerative Erkrankungen	308
5.1.10	Abschließende Betrachtungen	309
5.1.11	Literatur	309

5.1.1 Alzheimer-Erkrankung und Demenz vom Alzheimer-Typ (DAT)

■ **Terminologie.** Die Erkrankung wird nach Alois Alzheimer, der 1907 erstmals die typischen neuropathologischen Merkmale bei einer dementen Patientin beschrieb, als Alzheimer-Krankheit bezeichnet [5, 164]. In vielen Arbeiten wird nach dem Krankheitsbeginn (vor bzw. nach dem 65. Lebensjahr) zwischen 2 Unterformen unterschieden: Alzheimer-Demenz (oft abgekürzt als AD) und „senile Demenz vom Alzheimer-Typ (SDAT)". Im Folgenden wird nur die allgemeinere Abkürzung DAT benutzt. Bisher ist noch nicht geklärt, ob eine Alzheimer-Erkrankung, die durch histopathologische Merkmale definiert ist (s. u.), immer zur Demenz führt. Daher wird hier die Bezeichnung DAT für die Fälle gewählt, in denen eine psychopathologisch und neuropsychologisch gesicherte Demenz vorliegt.

Die Frage, ob eine Unterteilung nach Erkrankungsbeginn sinnvoll ist, wird in der Literatur kontrovers diskutiert. Einige Untersuchungsergebnisse sprechen gegen eine Einteilung nach dem Krankheitsbeginn. So zeigen die Inzidenzraten keine zweigipfelige Verteilung, sondern einen langsamen Anstieg mit zunehmendem Alter (s. [15]). Psychopathometrische Untersuchungen ergeben nur geringe Unterschiede. Auch die neuropathologischen Befunde deuten auf kontinuierliche Übergänge zwischen der früh und der spät auftretenden DAT hin. Bei früh auftretenden Fällen besteht oft eine familiäre Häufung von Alzheimer-Demenz. Genetische Untersuchungen (s. u.) haben gezeigt, dass in diesen Fällen oft genetische Veränderungen vorliegen. Bei der senilen DAT handelt es sich nach den augenblicklichen Erkenntnissen ganz überwiegend um sporadisch auftretende Fälle.

■ **Diagnostische Kriterien.** Für die DAT sind verschiedene diagnostische Kriterien vorgeschlagen worden (z. B. DSM-IV [7, 211] und ICD-10 [54, 55, 242, 243]). Häufig werden zur Diagnose einer DAT die detaillierten NINCDS-

Tabelle 5.1.1. NINCDS-ADRDA-Kriterien für die klinische Diagnose einer Demenz vom Alzheimer-Typ (DAT)

Befunde, die die klinische Diagnose DAT wahrscheinlich machen:
- Demenz (nachgewiesen im „Mini-Mental State Exam" Blessed-Demenzskala),
- Störungen in 2 oder mehr kognitiven Funktionen,
- progrediente Verschlechterung des Gedächtnisses und anderer kognitiver Funktionen,
- Beginn der Erkrankung zwischen dem 40. und 90., meist nach dem 65. Lebensjahr,
- Fehlen von systemischen Erkrankungen oder Hirnerkrankungen.

Die klinisch wahrscheinliche Diagnose wird unterstützt durch folgende Befunde:
- progressive Verschlechterung spezifischer kortikaler Funktionen,
- Störungen in alltäglichen Tätigkeiten und Verhaltensänderungen,
- anamnestisch und besonders neuropathologisch gesicherte Fälle in der Familie,
- normaler Liquorbefund,
- unauffälliges Elektroenzephalogramm (EEG) oder unspezifische Veränderungen wie z. B. Allgemeinveränderung,
- Hinweise auf eine Hirnatrophie in der CT, die bei Verlaufsuntersuchungen zunimmt.

*

Befunde, die die Diagnose einer DAT unwahrscheinlich machen:
- plötzlicher, apoplektiformer Beginn,
- neurologische Herdsymptome oder Koordinationsstörungen früh im Verlauf,
- zerebrale Krampfanfälle oder Gangstörungen in einem sehr frühen Krankheitsstadium.

* Im 3. Abschnitt der NINCDS-ADRDA-Kriterien werden Befunde erwähnt, die mit einer Demenz vom Alzheimer-Typ vereinbar, aber nicht diagnostisch wegweisend sind

ADRDA-Kriterien benutzt [175] (Tabelle 5.1.1). Auf anderen Konsensuskonferenzen wurden noch weitere Vorschläge für Kriterien gemacht (z. B. CERAD [179]) [216].

■ **Epidemiologie.** Die DAT ist die häufigste Demenzform. Die Zahl der Betroffenen wird auf etwa 60% aller Dementen geschätzt. Demnach ist in Deutschland bei einer geschätzten Zahl von 765000–1,1 Mill. Dementen [15] mit etwa 460000–660000 Alzheimer-Patienten zu rechnen. Die Prävalenz- und die Inzidenzrate nehmen mit dem Alter, besonders ab dem 65. Lebensjahr kontinuierlich zu (s. [15], vgl. Abb. 4.3.2). Frauen erkranken häufiger als Männer an einer DAT [9].

■ **Pathogenese.** Neuropathologisch ist die Alzheimer-Krankheit charakterisiert durch eine Hirnatrophie, die mit einer Verschmächtigung der Hirnrinde und Aufweitung der Sulci einhergeht. Die deutlichsten und meist auch die frühesten Veränderungen finden sich im limbischen System, v. a. im Hippocampus und im temporoparietalen Cortex [25]. Histopathologisch finden sich eine Reihe von Veränderungen [25], v. a.
- eine Rarifizierung von Neuronen, überwiegend mit einem Querschnitt von 90 μmm^2 [225],
- eine Verringerung der Anzahl der Dendriten,

eine Verminderung der Anzahl der Synapsen,
in den Neuronen, vorwiegend in den Perikarya, aber auch in den Dendriten und Axonen eingelagerte Neurofibrillenknäuel („neurofibrillary tangles", NFT) [129],
intrazelluäre granuläre Vakuolenbildung,
Bildung von senilen Plaques aus den Enden degenerierter Neuronen,
Einlagerungen eines Polypeptids (Betaamyloid) in senilen Plaques, in den Gefäßwänden der Arteriolen und auch diffus,
reaktive astrozytäre Gliose [49].

Bei bis zu 60% der Alzheimer-Patienten fanden sich auch symmetrische „Aufweichungen" der weißen Substanz [29, 60]. Histopathologisch ließen sich v. a. inkomplette ischämische Infarkte mit Untergang von Oligodendrogliazellen und Axonen sowie partiellem Verlust von Myelin nachweisen [30].

Besonders betroffen sind aufsteigende cholinerge Bahnen, die vom Nucleus basalis Meynert ausgehen [238]. Aber auch in anderen Hirnarealen lassen sich gehäuft senile Plaques und eine Rarifizierung großkalibriger Neuronen nachweisen, so z. B. im Nucleus raphe dorsalis (serotonerge Bahnen) [244]. Außerdem konnte eine Abnahme der Neuronen im Locus coeruleus (aufsteigende noradrenerge Bahnen [21]) und im dopaminergen System (ventrales Tegmentum) festgestellt werden [157].

Die neuropathologischen Veränderungen (Neurofibrillenknäuel, senile Plaques, Amyloidablagerungen etc.) sind *nicht spezifisch*, denn sie werden auch bei einigen anderen Erkrankungen und, v. a. in geringerer Ausprägung, auch bei nichtdementen älteren Menschen gefunden [134]. Daher ergibt sich die Frage, ob es einen Schwellenwert gibt, ab dem eine Demenz auftritt (z. B. ab welcher Zahl von senilen Plaques und Neurofibrillenknäueln [20, 138, 180, 183, 185, 228] bzw. ab welchem Anteil geschädigter Neuronen [21, 138, 185, 205]). Beweisend für eine pathogenetisch wichtige Rolle wäre allerdings der Nachweis einer Korrelation zwischen dem Ausprägungsgrad von neuropathologischen Veränderungen und dem Schweregrad der Demenz. Eine solche Korrelation konnte für senile Plaques und Neurofibrillenknäuel [20, 183, 185] sowie bei den histopathologisch nachweisbaren Veränderungen der großen Neurone (Zellverlust, Zellkernvolumenreduktion und RNA-Gehalt im Zytoplasma) [185] belegt werden. Entscheidender für die Ausbildung einer Demenz ist aber wahrscheinlich eine Verringerung der Dendriten und der Synapsenzahl [47, 48] (→ Kap. 2.3.2).

Patienten mit einer Alzheimer-Krankheit entwickeln bei Fortschreiten der Erkrankung häufig extrapyramidale Symptome. Diese Patienten weisen entsprechende neuropathologische Veränderungen in der Substantia nigra (Neuronenverlust und „Lewy-bodies" (s. u.)) auf [101]. Bei der neuropathologischen Untersuchung von Dementen werden in vielen Fällen Veränderungen einer Alzheimer-Erkrankung und zerebrovaskuläre Läsionen oder „Lewy-bodies" kombiniert gefunden [95, 127, 177, 228].

Die Pathogenese der Alzheimer-Erkrankung ist noch nicht hinreichend geklärt (pathogenetische Modelle s. [71]). Eine wesentliche Rolle spielen wahrscheinlich die im Folgenden dargestellten Faktoren.

Veränderungen im Energiestoffwechsel. Stoffwechseluntersuchungen bei DAT-Patienten zeigen zahlreiche metabolische Veränderungen (Übersicht s. [71, 233]) neben Veränderungen im Proteinstoffwechsel und im Membranstoffwechsel v. a. einen reduzierten Sauerstoffverbrauch (abhängig vom Demenzgrad, aber nur entsprechend der verminderten regionalen zerebralen Durchblutung, denn die Sauerstoffextraktionsrate ändert sich nur unwesentlich [70]) sowie eine lokal betonte Reduktion der Glukoseumsatzrate, später generalisiert (postmortem sind zahlreiche Enzyme des Glukoseabbaus in der Aktivität gemindert (s. [71]).

Veränderungen im Neurotransmitterstoffwechsel. Untersuchungen über Neurotransmitter bei Alzheimer-Patienten zeigten vielfältige Störungen v. a. des cholinergen, noradrenergen und serotonergen System (s. Übersicht [140, 234]). Eine Korrelation zum Schweregrad der Demenz und/oder den neuropathologischen Veränderungen ließ sich v. a. für die Cholinacetyltransferase (das Enzym, das Acetylcholin synthetisiert bzw. Acetylcholinproduktion nachweisen [185]). Die Neurotransmitterveränderungen bei Alzheimer-Patienten sind *unspezifisch*, da auch bei anderen neurodegenerativen Erkrankungen wie dem Parkinson-Syndrom oder der Multiinfarktdemenz häufig vergleichbare Veränderungen festgestellt wurden.

Amyloidbildung. Der Hauptbestandteil der senilen Plaques ist ein Betaamyloid, ein kurzkettiges Peptid mit 40–43 Aminosäuren, das auch diffus und in den Gefäßwänden abgelagert wird [14]. Es entsteht durch Spaltung aus einem größeren Vorläuferprotein APP, das auf Chromosom 21 kodiert ist und ubiquitär, d. h. nicht nur im ZNS vorkommt. Die genaue Funktion von APP ist noch nicht bekannt. Wahrscheinlich hat APP eine wichtige Funktion im synaptischen Spalt [14]. Beim normalen Abbau von APP fällt kein Betaamyloid, das weitgehend unlöslich ist und sich daher in Plaques ablagert, an. Der pathologische APP-Abbau wird daher als einer der entscheidenden pathogenen Prozesse bei der DAT angesehen [11].

Bildung von intrazellulären Neurofibrillenknäueln (NFT). Die intrazellulären NFT bestehen aus gepaarten helikalen Filamenten (umeinander gewundenen langen Proteinketten), die aus Neurofilamenten, mikrotubulärem assoziierten Protein und Tauprotein bestehen (→ Kap. 2.5.4). An der Bildung von NFT sind pathologische Phosphylierungsvorgänge, möglicherweise Folge eines gestörten Energiestoffwechsels, beteiligt [129].

Immunologische Reaktionen. Eine Reihe von Hinweisen spricht dafür, dass bei der Alzheimer-Erkrankung auch immunologische Reaktionen eine wichtige pathogenetische Rolle spielen. Hierbei sind Mikroglia- und Astrogliazellen von besonderer Bedeutung [2, 136] (→ Kap. 2.5.5). Im ZNS übernehmen Mikrogliazellen viele Funktionen von Lymphozyten. Sie können

z. B. durch APP aktiviert werden. Diese Reaktion wird wahrscheinlich durch Apolipoprotein E4 moduliert [10].

Apoptose. Als Apoptose bezeichnet man den genetisch vorprogrammierten Tod einer Zelle. Dieser Prozess spielt z. B. in der Embryonalentwicklung und bei der Regulation von Leukozyten eine wichtige Rolle. Eine apoptische Zelle wird von körpereigenen „Fresszellen" eliminiert. Bei sporadischen Alzheimer-Patienten finden sich Hinweise für eine vermehrte Apoptose von Neuronen (→ Kap. 2.5).

Genetik. In einigen Familien tritt eine DAT gehäuft und mit meist früherem Beginn auf. In genetischen Untersuchungen hat sich gezeigt, dass bei einem erheblichen Teil dieser Fälle eine Veränderung bestimmter Genorte auf verschiedenen Chromosomen nachweisbar ist (s. Übersicht [94]). Bei einigen Familien, in denen gehäuft eine DAT vorkommt, wurden Genmutationen für APP (Chromosom 21) gefunden. An der pathologischen Spaltung von APP sind die Proteasen Presenilin 1 und 2 beteiligt, die auf den Chromosomen 14 und 1 kodiert sind. Entsprechende Genmutationen sind bei familär gehäuften Alzheimer-Fällen in einem hohen Prozentsatz zu finden (s. [15, 83]). Alle bisher nachgewiesenen Genmutationen bei der DAT scheinen eine vermehrte Bildung von unlöslichem Betaamyloid (s. o.) zu fördern.

Da aber die meisten Alzheimer-Fälle sporadisch auftreten, kann durch die genetischen Veränderungen (bisher) nur ein Teil der pathogenetisch bedeutsamen Veränderungen bei der DAT erklärt werden. Das intensiv untersuchte Apolipoprotein E4 (kodiert auf Chromosom 19) ist nur als Risikofaktor für einen früheren Beginn anzusehen [12]. Es kommt auch bei anderen Demenzformen vor. Es ist im ZNS wahrscheinlich an Reparatur- und Regenerationsvorgängen beteiligt. Inwieweit weitere nachgewiesene Risikofaktoren für die DAT (s. u.) einen direkten Einfluss auf den pathogenetischen Prozess haben, ist noch nicht hinreichend geklärt.

Klinische Symptomatik und Verlauf. Die DAT verläuft meist schleichend progredient (Abb. 5.1.1), wobei der Beginn in der Regel kaum bemerkt wird. Häufig ist er auch nach genauer Befragung der Angehörigen nur an-

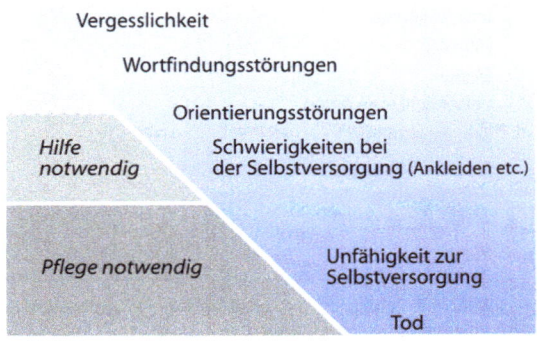

Abb. 5.1.1. Typischer Verlauf einer Demenz vom Typ Alzheimer mit zunehmender Einschränkung der Selbstversorgung

nähernd zu ermitteln. Der Beginn der DAT liegt in der Regel nach dem 60. Lebensjahr. Die Inzidenz nimmt mit dem Alter stetig zu. Die Patienten klagen anfangs häufig über Vergesslichkeit. Klinische Untersuchungen von DAT-Patienten zeigten eine Vielfalt an Symptomen, die in sehr unterschiedlicher Häufigkeit auftreten wie neuropsychologische Störungen, v. a. Gedächtnisstörungen, Störungen des Raumempfindens → Orientierungsstörungen, Aphasie (zu Beginn v. a. Wortfindungsstörungen), apraktische Störungen sowie psychische Störungen und Verhaltensauffälligkeiten (Tabelle 5.1.2).

Verlaufsuntersuchungen zeigten, dass die Progredienz der DAT sehr variabel ist (vgl. Abb. 5.1.1). Über längere Zeit kommt es zu einer stetigen Verschlechterung der kognitiven Leistungen. Die durchschnittliche jährliche Verschlechterung beträgt etwa 4 Punkte im „Information-Memory-Concentration-Test", einem Teil der Demenzskala [20], etwa 4 ± 3 Punkte im „Mini-Mental-State Exam" [67] und 4,5 Punkte im ADAS-cog [178]. Eindeutige Prädiktoren für eine schnelle Progredienz der DAT bzw. für den Verlauf konnten nicht gefunden werden (s. Übersicht [236]). Die durchschnittliche Krankheitsdauer beträgt (von Beginn der ersten Symptome einer Demenz

Tabelle 5.1.2. Psychische Störungen, die gehäuft bei Alzheimer-Patienten beschrieben wurden

	Frühsymptom	Häufigkeit	
Aggressives Verhalten		25–64%	s. Tabelle 6.1
Amnesie		###	
Angststörung		GAD 0–5% 31–72%	s. Tabelle 4.6.2
Antriebssteigerung		55–60%	s. Tabelle 6.2
Apathie	+	59–72%	s. Tabelle 6.3
Delir		–41%	[139]
Depression	+++		
Halluzinationen		11–27%	s. Tabelle 4.7.2
Hypersexualität sexuell deviantes Verhalten		8 4–14%	s. Tabelle 6.5
leichte kognitive Störung	+++	###	
Manie		2,2–3,5%	s. Tabelle 4.5.2
Persönlichkeitsstörung	+	++	
Schlafstörungen		43%	s. Tabelle 6.4
sexuelle Störungen – Dysfunktion – Inappetenz		53%	s. Tabelle 6.5.
Wahn	++	22–84%	s. Tabelle 4.8.2

+ selten, ++ häufig, +++ sehr häufig, ### Kardinalsymptom einer Demenz vom Alzheimer-Typ; **GAD** generalisierte Angststörung

bis zum Tod) von ungefähr 7–8 Jahre. Im Vergleich zur Normalbevölkerung weisen DAT-Patienten unabhängig vom Alter eine erhöhte Sterblichkeit auf. Todesursache ist häufig nicht die Alzheimer-Krankheit, sondern meist führen inkurrente Infekte wie Bronchopneumonien zum Tode. Diese sind oft Folge der durch die Demenz verursachten Inmobilität (s. [236]).

Psychiatrische Symptome. Bei vielen DAT-Patienten können neben der Demenz eine Reihe von psychischen Störungen auftreten (Tabelle 5.1.2). Verhaltensauffälligkeiten wie z.B. zielloses, stundenlanges Umherlaufen („Wandering"), Aggressivität und Verkennungen sowie Persönlichkeitsveränderungen treten meist erst im Verlauf einer DAT auf [52, 87]. Eine psychopathologische Symptomatik wie eine depressive Verstimmung oder ein Wahn (z.B. bestohlen zu werden) können dagegen sehr frühzeitig auftreten und das erste Symptom einer DAT darstellen [33, 34]. Es besteht kein klarer Zusammenhang zwischen dem Schweregrad der intellektuellen Beeinträchtigung und dem Auftreten psychischer Störungen [33, 34].

Neurologische Symptome. Neurologische Symptome wie extrapyramidale, Gang- und Koordinationsstörungen können im Verlauf hinzukommen. In fortgeschrittenen Stadien treten auch Myoklonien und Greifreflexe auf.

Diagnostik. Die Diagnose einer Alzheimer-Krankheit als Ursache einer Demenz ist klinisch mitunter schwierig zu stellen. Die meisten Screeninginstrumente erlauben nur die Diagnose einer Demenz [72], aber nicht eine Artdiagnose. Bei dem Vergleich der klinischen Diagnose, die anhand der NINCDS-ADRDA- [175] oder der CERAD-Kriterien [179] gestellt wurde, und der postmortem gefundenen neuropathologischen Diagnose fanden mehrere Autoren eine Übereinstimmung von 81 bis zu 96% [19, 24, 75, 141, 177]. Die Diagnostik beruht v.a. auf dem Ausschluss anderer Ursachen für einen demenziellen Abbau (s. DSM-IV, ICD-10, NINCDS-ADRDA). Die Zahl der reinen Alzheimer-Fälle ist jedoch nur etwa halb so groß [24]. Die neurologische Untersuchung trägt nicht wesentlich zur Diagnose einer DAT bei, denn der überwiegende Teil der Patienten zeigt in früheren Stadien kaum neurologische Symptome. Trotz zahlreicher Bemühungen ist bisher kein in vivo messbarer Laborparameter, der pathognomisch für die DAT ist, bekannt. Apolipoprotein E4 weist nur auf das Risiko eines früheren Beginns hin, erhöht aber nicht die Sicherheit der Diagnose [148, 168]. Liquoruntersuchungen zeigten, dass der Nachweis von Tauprotein im Liquor als Hinweis auf das Vorliegen einer DAT zu werten ist [32].

Elektrophysiologische Untersuchungen (EEG, EVP). EEG-Veränderungen sind bei DAT-Patienten häufig, aber nicht regelhaft anzutreffen. Sie können im Krankheitsverlauf auftreten, überwiegend als unspezifische Allgemeinverlangsamung, wobei die Lokalisation (meist temporoparietal) der Veränderung als diagnostisch hilfreich angesehen wird [105]. In Verlaufsuntersuchungen konnte eine Korrelation zwischen dem Schweregrad der EEG-Veränderungen und dem psychometrischen Befund bzw. dem Neuronenverlust bei der Autopsie ermittelt werden [199].

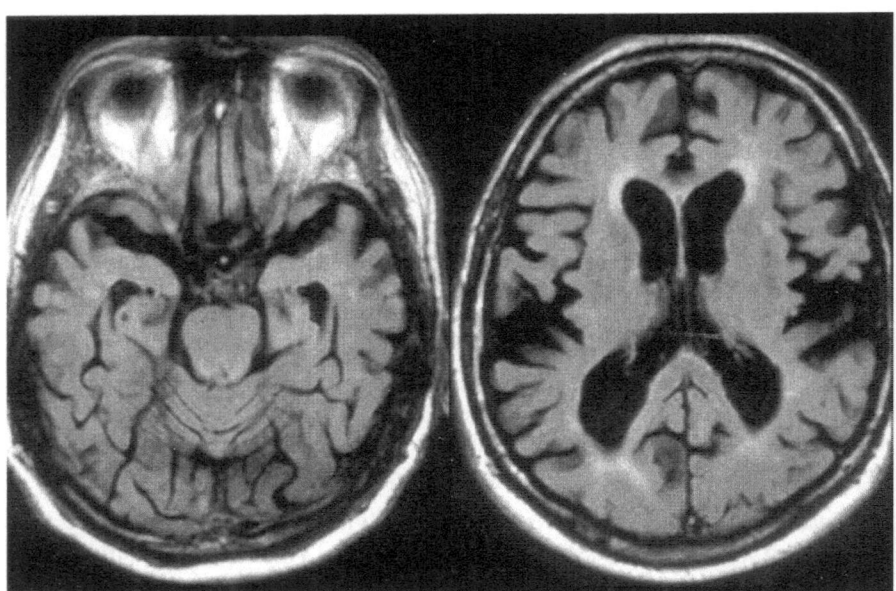

Abb. 5.1.2. Axiale FLAIR-Tomogramme eines 68-jährigen Patienten mit einer Demenz vom Alzheimer-Typ. Es bestehen relativ weite äußere Liquorräume in der mittleren Schädelgrube und in der Inselregion als Ausdruck einer temporal betonten Hirnvolumenminderung. Ansonsten Nachweis nur geringer gliotischer Marklagerveränderungen (Signalanhebungen) als Zeichen einer beginnenden Mikroangiopathie

Bildgebende Verfahren (CT und MRT). Die bildgebenden Verfahren CT und MRT (Abb. 5.1.2) dienen v. a. der Differenzialdiagnose (s. u.) [84]). Quantitative CT-Untersuchungen zeigen bei Alzheimer-Patienten abhängig vom Schweregrad der Demenz eine deutliche Aufweitung des 3. Ventrikels und auch der Seitenventrikel (s. [90]). Eine Hippocampusatrophie ist bei DAT-Patienten meist (in der CT bei entsprechend geänderten Schnittebenen) schon frühzeitig in der CT/MRT nachweisbar [76]. Der Nachweis von ischämischen Insulten in der CT/MRT schließt eine DAT weitgehend aus [61]. Ob der Nachweis einer diffusen Dichteminderung der weißen Substanz in der CT als typisch für einen vaskulären Prozess und als Ursache der Demenz angesehen werden kann, wird sehr kontrovers diskutiert [212, 235].

SPECT-Untersuchungen zeigen, dass – verglichen mit Normalpersonen oder Patienten mit einer Multiinfarktdemenz – bei DAT-Patienten bilateral im temporoparietalen Cortex eine verminderte Anreicherung auftritt. Dies weist auf einen verringerten Blutfluss in dieser Hirnregion hin. Auch konnte eine Korrelation zwischen dem Schweregrad des demenziellen Abbaus und der temporoparietalen Aktivitätsminderung, verglichen mit der Gesamtaktivität, nachgewiesen werden [132]. In Frühstadien der DAT sind die SPECT-Befunde allerdings inkonsistent und daher nur eingeschränkt aussagekräftig [135].

PET-Untersuchungen zeigen bei schon geringgradig ausgeprägter Demenz eine wechselnd lokalisierte Reduktion des Glukosemetabolismus, v. a. parietal, temporal und auch frontal [91], und können die klinisch schwierige Differenzialdiagnose DAT – frontale Demenz erleichtern [91]; sie sind jedoch sehr aufwändig und daher nicht zur Routinediagnostik geeignet.

Risikofaktoren. Es sind eine Reihe von Studien unternommen worden, um mögliche Risikofaktoren einer DAT aufzudecken (s. Übersicht [15, 148, 166]). Danach konnte ein erhöhtes Erkrankungsrisiko ermittelt werden bei vielen, v. a. früh auftretenden Fällen mit DAT in der Familie (familiäre Belastung), Verwandten 1. Grades von DAT-Patienten (auch von Parkinson-Patienten), vielen Fällen mit Down-Syndrom in der Familie, Alter der Mutter bei Geburt >40 Jahre, weiblichem Geschlecht sowie bei Schädel-Hirn-Trauma in der Anamnese (uneinheitliche Ergebnisse).

Nicht eindeutig ist ein oft diskutierter Zusammenhang zwischen Zigarettenrauchen und dem Risiko an einer DAT zu erkranken. Einige Studien weisen darauf hin, dass eine geringe Ausbildung mit einem erhöhten Risiko an einer DAT zu erkranken, verbunden ist.

Es werden auch protektive Faktoren, z. B. Einnahme von Antioxidantien wie z. B. Vitamin C und E [210], Östrogensubstitution bei Frauen (s. [15]) diskutiert. Widersprüchlich sind die bisherigen Ergebnisse einer längeren Behandlung mit nichtsteroidalen Antirheumatika (s. [15]).

Differenzialdiagnose. Die DAT ist von **allen** anderen chronisch verlaufenden demenziellen Abbauprozessen abzugrenzen. Da diese vorwiegend neuropathologisch definiert und die klinischen Symptome meist uncharakteristisch sind, ist die Differenzialdiagnose häufig schwierig (→ Tabelle 4.3.2 u. 4.3.3). Zur klinischen Unterscheidung können u. a. die ICD-10-Kriterien [54, 55, 242, 243] für die verschiedenen Demenzerkrankungen herangezogen werden. Ob Patienten, deren klinische Symptomatik der einer DAT entspricht, die aber im CT oder MRT Veränderungen im Marklager (Leukoaraiose) aufweisen, als eine gesonderte Gruppe anzusehen sind, ist umstritten [79]. Diese Fälle sind insbesondere bei über 75-Jährigen häufig. Da meist zerebrovaskuläre Risikofaktoren vorliegen, ist eine gemischte Demenz (mit Veränderungen wie bei der Alzheimer-Erkrankung und einer zerebrovaskulären Erkrankung) wahrscheinlich. Bei der Differenzialdiagnose der DAT sollte schematisch vorgegangen werden (→ Abb. 4.3.3), um nicht eine behandelbare Demenz zu übersehen.

Therapie

Nicht-medikamentöse Therapieansätze. Da Alzheimer-Patienten Störungen auf vielen Gebieten, insbesondere auch in ihrem Verhalten zeigen, sind vielfältige, individuell abgestimmte Therapieansätze notwendig. Einen großen Raum nehmen dabei die nichtmedikamentösen Maßnahmen ein (→ Kap. 6 und 7).

Medikamentöse Therapieansätze zur Behandlung der DAT. In den letzten Jahren wurden sehr unterschiedliche Vorschläge zur medikamentösen Behandlung der DAT gemacht (s. Übersicht [106]). Ausgehend von der Überlegung, dass bei der Alzheimer-Demenz analog dem Parkinson-Syndrom ein Neurotransmitterdefizit, v. a. an Acetylcholin, vorliegt, wurden zahlreiche Therapiestudien mit Neurotransmittern oder Vorstufen unternommen (s. [73, 150]). Besonders intensiv wurden Cholinesterasehemmer, die den Abbau von Acetylcholin vermindern, untersucht (Tabelle 5.1.3). Vergleichsstudien der verschiedenen Cholinesterasehemmer liegen noch nicht vor. In Übersichtsarbeiten wird Rivastigmin (Exelon®) als etwas wirksamer angesehen als Donezepil (Aricept®) (s. [17, 18], auch [142]). Galantamin (Reminyl®) hat zusätzlich zu einer hemmenden Wirkung auf die Acetylcholinesterase eine allosterisch-modulierende Wirkung auf den nikotinischen Acetylcholinrezeptor.

Schon länger sind v. a. in Deutschland einige Medikamente, die sog. Nootropika, zur Behandlung der DAT im Gebrauch. Diese zeigen im Tierexperiment sehr unterschiedliche pharmakologische Effekte (s. [181]). Bisher wurde wiederholt kritisiert, dass die vorliegenden Studien nicht aussagekräftig genug seien [77]. Der Nutzen von Acetylcholinesterasehemmern wird auch unter ökonomischen Gesichtspunkten angezweifelt [31]. In neueren Studien konnte die Wirksamkeit von einigen Nootropika unter kontrollierten Bedingungen nachgewiesen werden (s. Tabelle 5.1.3). Bisher existie-

Tabelle 5.1.3. Kontrollierte Studien zur Behandlung einer Alzheimer-Demenz

	Tagesdosis	Kontrollierte Studien
Acetylcholinesterasehemmer		
Donezepil (Aricept®)	5 mg → 10 mg	s. Übersicht [16]
Rivastigmin (Exelon®)	1,5 mg → → 6–12 mg	s. Übersicht [17]
Tacrin (Cognex®)	*	s. Übersicht [150]
Acetylcholinesterasehemmer + allosterische Hemmung des Nikotinrezeptors		
Galantamin (Reminyl®)	24 mg	[202, 222, 240]
Glutamat (NMDA)antagonisten		
Memantine (Akantinol®)		[241]
Nootropika		
Ginkgo-biloba-Extrakt (z. B. Tebonin®)	3-mal 40 mg	[149, 165]
Nicergolin (z. B. Sermion®)	30 mg	s. [92, 209]
Nimodipin (Nimotop®)	30 mg	s. [92]
Piracetam (z. B. Nootrop®)	–4800 mg	s. [92, 44]
Pyrintol (z. B. Encephabol®)	200–600 mg	[64]

* Tacrin ist wegen einer hohen Nebenwirkungsrate (v. a. Lebertoxizität, Anstieg der GPT bei bis zu 25% der Behandlungsfälle) und einer schwierigen Aufdosierung in letzter Zeit durch andere Cholinesterasehemmer weitgehend ersetzt worden

ren aber noch keine Vergleichsstudien zwischen Nootropika und Acetylcholinesterasehemmern. In einer Vergleichsanalyse konnte kein Unterschied hinsichtlich der Wirksamkeit zwischen Ginkgoextrakt und Acetylcholinesterasehemmern ermittelt werden [237]. Alle genannten Medikamente sind für die Behandlung einer leichten und v. a. einer mittelschweren DAT geeignet. Besonders die DAT-Patienten mit einer rasch progredienten Symptomatik sollen auf die Therapie mit Acetylcholinesterasehemmern ansprechen [63].

Symptomatische Behandlung psychiatrischer Störungen bei DAT. Bisher gibt es zur Behandlung einer depressiven Verstimmung bei der DAT nur wenige kontrollierte Studien mit den trizyklischen Antidepressiva Amitriptylin [221], Clomipramin [194], Imipramin [203] und den Serotoninwiederaufnahmehemmern Citalopram [80], Fluoxetin [221] und Sertalin [153, 154] sowie mit Maprotilin [74]. Deutliche Unterschiede in der Wirksamkeit hinsichtlich der depressiven Symptomatik fanden sich kaum, sodass das Nebenwirkungsspektrum für die Auswahl eines individuell geeigneten Antidepressivums entscheidend wird (→ Kap. 4.4.10). Die einzige Vergleichsstudie [221] zeigte, dass bei gleicher antidepressiver Wirksamkeit Fluoxetin deutlich weniger Nebenwirkungen hatte als Amitriptylin.

Zur Therapie eines Wahns oder von Halluzinationen bei der DAT existieren ebenfalls erst wenige kontrollierte Studien mit Haloperidol (2–3 mg/d) [53], Olanzapin (5–10 mg/d) [220] und Risperidon (0,5–2 mg/d) [46, 137]. Vergleichsstudien fehlen bisher, sodass das Nebenwirkungsspektrum für die Auswahl eines individuell geeigneten Neuroleptikums entscheidend sein sollte (s. [236]). Neue Arbeiten zeigen, dass die langfristige Gabe von klassischen Neuroleptika den kognitiven Leistungsabfall bei Dementen beschleunigen kann [176]. Daher ist die Indikation zu einer Behandlung mit Neuroleptika bei Dementen sehr sorgfältig zu stellen. Besonders empfindlich auf Neuroleptika, auch auf atypische, reagieren Patienten mit einer sog. Lewy-body-Demenz [170] (→ Kap. 5.1.5). Für die vielfältigen Verhaltensstörungen sind eine Reihe von Medikamenten empfohlen worden (→ Kap. 6) [207, 219].

5.1.2 Chorea Huntington

■ **Terminologie.** Diese Erkrankung wird nach der typischen Symptomatik (Chorea: Veitstanz) und ihrem Erstbeschreiber George Huntington [102] als „Chorea Huntington" bezeichnet.

■ **Epidemiologie.** Die Prävalenz für die Chorea Huntington ist regional stark unterschiedlich, da es sich um ein autosomal-dominantes Leiden handelt. Die Prävalenz wird auf 5–10/100 000 geschätzt (s. [81]). Danach wäre mit etwa 4000–8000 Huntington-Kranken in Deutschland zu rechnen.

■ **Pathogenese.** Die Chorea Huntington ist eine genetisch bedingte Erkrankung mit autosomal dominantem Erbgang. Das Gen konnte genau lokalisiert werden (Gendefekt auf dem kurzen Arm des Chromosoms 4) [103]). Es kommt zu einer vielfachen Wiederholung einer Basensequenz (CAG). Je höher die Anzahl der Replikationen ist, um so wahrscheinlich tritt eine Chorea Huntington auf (s. [40]). Die pathogenetische Bedeutung des dort kodierten Huntingtin ist noch nicht geklärt [40].

Die neuropathologischen Veränderungen bestehen vorwiegend in einer makroskopisch erkennbaren fortschreitenden Atrophie des Striatums (Nucleus caudatus und Putamen). Mikroskopisch werden zuerst an den Dendriten der mittelgroßen „stacheligen" Zellen im Striatum die ersten pathologischen Veränderungen gefunden. Diese gehen zu Grunde und werden durch Astroglia ersetzt. Ein Neuronenverlust ist auch im Cortex, Thalamus und Hirnstamm festzustellen (s. [81]). Der genaue Mechanismus der Striatumdegeneration ist noch nicht bekannt. Auch in MR-Spektroskopie-Untersuchungen finden sich Hinweise für einen Neuronenuntergang (s. [40]). Bei der Chorea Huntington sind zahlreiche Neurotransmitterstoffwechselveränderungen in den Basalganglien, v. a. eine Reduktion des hemmenden Neurotransmitters GABA, nachgewiesen worden (s. Zusammenfassung [40, 43, 162]). Bezüglich der Ursache der Chorea Huntington wird v. a. das Exzitotoxinmodell (→ Kap. 2.5.4) diskutiert [81].

■ **Klinische Symptomatik und Verlauf.** Das Manifestationsalter bei der Chorea Huntington ist unterschiedlich (vor dem 20. bis nach dem 50. Lebensjahr) [206]. Die klinische Symptomatik ist zu Beginn der Erkrankung sehr vielgestaltig. Es können primär sowohl neurologische Symptome (v. a. hyperkinetische Bewegungsstörungen) als auch psychische Auffälligkeiten auftreten (Tabelle 5.1.4). Häufig gehen unspezifische Frühsymptome wie Initiativverlust, Konzentrationsschwierigkeiten oder Vernachlässigung sozialer Kontakte voraus. Eine depressive Symptomatik tritt oft vor den choreatiformen Bewegungsstörungen auf und kann dem demenziellem Abbau um mehr als 20 Jahre vorausgehen [68]. Darüber hinaus sind Störungen im Sozialverhalten (Alkoholmissbrauch, dissoziales Verhalten) und eine verminderte Impulskontrolle sowie eine paranoid-halluzinatorische Psychose gehäuft bei Chorea Huntington-Patienten beschrieben worden (s. [57]). Eine Rechenstörung [68] sowie ein Aufmerksamkeitsdefizit und eine psychomotorische Verlangsamung sind frühe Zeichen für den demenziellen Abbau (s. [40]).

Die Symptomatik der Chorea Huntington kann zunächst vornehmlich in neurologischen oder psychischen Symptomen oder sozialen Anpassungsstörungen bestehen. Im weiteren Verlauf kommt es dann zum allmählichen demenziellen Abbau. Die choreatiformen Bewegungsstörungen sind in manchen Fällen während des gesamten Verlaufs nur gering ausgeprägt. Bei anderen Patienten stehen sie dagegen ganz im Vordergrund der Symptomatik. Später kann ein Übergang zu mehr myoklonischen Bewegungen vorkommen. Im Endstadium besteht dann häufig eine hochgradige Demenz

Tabelle 5.1.4. Psychische Störungen, die gehäuft bei Patienten mit einer Chorea Huntington beschrieben wurden

	Frühsymptom	Häufigkeit	
aggressives Verhalten	+++	–45%	s. Tabelle 6.1
		30%	[68]*
Angststörung		32%	s. Tabelle 4.6.2
Antriebssteigerung	++	38%	s. Tabelle 6.2
Apathie	+	+++	s. Tabelle 6.3
Demenz		–100% im Verlauf	
Depression	+++	33–54%	[56, 68, 232]*
Halluzinationen		im Rahmen einer schizoph. Psychose	s. Tabelle 4.7.2
Hypersexualität		M: 12% F: 7%	s. Tabelle 6.5
sexuell deviantes Verhalten		6%	
leichte kognitive Störung	+++	im Verlauf kommt es zu einer Demenz	
Manie		2–10%	s. Tabelle 4.5.2 [86]*
Persönlichkeitsstörung	+++	6–42% v.a. antisoziale Persönlichkeitsstörung	[68, 232]*
sexuelle Störungen – Dysfunktion – Inappetenz		M: 7% F: 4%	s. Tabelle 6.5
Wahn		–50% (7–12%)	s. Tabelle 4.8.2 [68, 232]*

+ selten, ++ häufig, +++ sehr häufig; **M** Männer, **F** Frauen
* Da die Zahlenangaben in stark selektionierten Stichproben erhoben wurden, wurden die teilweise sehr viel niedrigeren Werte aus bevölkerungsbezogenen Studien, v.a. [68, 232], zusätzlich aufgeführt

mit eher hypokinetischer Bewegungsstörung. Der Tod tritt nach einer Verlaufsdauer von 2–45, durchschnittlich 15–21 Jahren ein [69, 206]. Die früh Erkrankten haben meist eine genetische Belastung väterlicherseits [162]. Symptomatik und Verlauf sollen sich innerhalb einer betroffenen Familie ähneln. Eine depressive Symptomatik geht oft einer schnelleren Einschränkung der psychosozialen Fähigkeiten voraus [160].

Diagnostik. Die Diagnose erfolgt zunächst vorwiegend klinisch und auf Grund familienanamnestischer Angaben [81]. Sie wird dann durch eine genetische Untersuchung gesichert. Die Untersuchung von „High-risk-Personen" mithilfe von Genmarkern ist ethisch umstritten, daher wird eine eingehende Beratung und Betreuung der Betroffenen empfohlen. Auf Grund des vielgestaltigen klinischen Bildes sind Fehldiagnosen, v.a. in Frühstadien, nicht selten.

In der CT ist bei Chorea-Huntington-Patienten eine Atrophie des N. caudatus und damit ein vergrößerter bikaudaler Abstand sichtbar, während in der MRT eine Atrophie der Basalganglien erkennbar wird. In den funktionellen bildgebenden Verfahren wie SPECT und PET wurde eine frühzeitig verringerte Perfunktion bzw. ein reduzierter Glukosemetabolismus, v.a. in den Basalganglien, nachgewiesen (s. Übersicht [40]).

▪ **Differenzialdiagnose.** Bei Fehlen der relativ charakteristischen hyperkinetischen Bewegungsstörungen (Chorea) und einer eindeutigen Familienanamnese ist die Differenzialdiagnose zu den anderen Demenzformen schwierig. Bei frühem Beginn bzw. bei Vorherrschen einer psychotischen Symptomatik ist die Abgrenzung von einer Schizophrenie nicht leicht, da eindeutige Labor-, CT- oder EEG-Befunde fehlen.

▪ **Therapie.** Eine kausale Therapie der Chorea Huntington ist bisher nicht bekannt [57, 81]. Es sind verschiedene Ansätze, ausgehend von verschiedenen Pathogenesemodellen, verfolgt worden, aber bisher stehen erfolgreiche, kontrollierte Studien noch aus (s. [40]). Daher ist nur eine symptomatische Therapie der Bewegungsstörungen möglich mit Tiaprid (Tiapridex®) 1- bis 8-mal 100 mg/d oral oder Haloperidol (z.B. Haldol®) bis zu 20 mg/d.

5.1.3 Frontotemporale Demenz (FTD)

▪ **Terminologie.** Der Begriff „frontotemporale Demenz" wurde eingeführt, da es eine Reihe neuropathologisch sehr ähnlicher Prozesse gibt, die zu einer demenziellen Entwicklung mit einer charakteristischen klinischen Symptomatik führen (s. [96]) (Tabelle 5.1.5) und deren Kennzeichen eine frontale (und auch temporale) Hirnatrophie ist [82, 186].

▪ **Diagnostik.** Auf einer Konsensuskonferenz wurden Kriterien für eine FTD entwickelt [187] (Tabelle 5.1.5). Diese Kriterien unterscheiden sich erheblich von den in der ICD-10 [54, 55, 242, 243] gegebenen Kriterien für den Morbus Pick, denn sie zielen darauf ab, u.a. auch klinisch durch neurologische Symptome charakterisierte Erkrankungen (z.B. FTD mit Motor-neurone-disease- oder mit Parkinson-Symptomen, s. [96]) mit einzuschließen.

▪ **Epidemiologie.** Die Häufigkeit einer FTD wird in neuropathologischen Studien mit etwa 10–19% aller Demenzfälle angegeben (s. Übersicht [96]). In einer normierten Stichprobe wiesen 12% der Dementen die neuropathologischen Charakteristika einer FTD auf [86].

▪ **Pathogenese.** Die Pathogenese und somit die neuropathologischen Befunde bei der FTD sind nicht einheitlich (s. [130, 217]). Es können 5 Typen anhand der neuropathologischen Merkmale unterschieden werden; dabei sind bei der FTD mit Parkinson-Symptomen Genmutationen auf den Chromosomen 17 bzw. 3 bekannt (s. [96]). Die neuropathologischen Veränderungen sind dementsprechend nicht einheitlich (s. [156]). Es kommt v. a. zu einer mikrovakuolären, kortikal betonten Degeneration und häufig zu intraneuronalen Einschlüssen, die nicht mit „Pick-bodies" identisch sind [156].

- **Klinische Symptomatik und Verlauf.** Die Erkrankung tritt etwa ab dem 60. Lebensjahr auf, wobei die Häufigkeit mit dem Alter ansteigt. Die klinische Symptomatik der FTD ist gekennzeichnet durch die in wechselnder Ausprägung auftretenden klinischen Merkmale [184], die in Tabelle 5.1.5 aufgeführt sind. Meist beginnt die Erkrankung schleichend mit uncharakteristischen Symptomen, v. a. mit Verhaltensauffälligkeiten. Der Krankheitsverlauf ist chronisch-progredient. Die Persönlichkeitsveränderungen werden bei häufig noch weitgehend erhaltenem Gedächtnis und erhaltener Orientierung zunehmend ausgeprägter. Im weiteren Verlauf kommt es zum Erlöschen der Sprachleistungen, zu Verhaltensstereotypien und zu einer schweren Demenz. Im Spätstadium treten dann vermehrt neurologische Symptome (extrapyramidale Störungen, Enthemmungsreflexe und Inkontinenz) auf. Bei Unterformen können motorische Störungen auch schon in früheren Stadien der Erkrankung vorkommen [184].

- **Diagnostik.** Die Diagnose der FTD ist v. a. klinisch anhand der Konsensuskriterien (Tabelle 5.1.5) zu stellen. Typische Laborbefunde fehlen. In den bildgebenden Verfahren (CT, MRT) wird meist eine frontale oder temporale kortikale Atrophie sichtbar. Die Atrophie nimmt mit der Krankheitsdauer und der Ausprägung der Demenz zu. In der SPECT ist ein frontaler Hypometabolismus zu erkennen. Das EEG zeigt in der Regel keine Auffälligkeiten (s. [184]).

- **Differenzialdiagnose.** Die Abgrenzung der FTD von der DAT kann in vielen Fällen auf Grund der frühzeitig auftretenden Persönlichkeitsveränderungen, der auffälligen Sprachstörungen sowie der neurologischen Symptome erfolgen. Von einer FTD sind wegen der häufig ähnlichen Symptomatik auch andere Prozesse, die mit einer progredienten Frontalhirnsymptomatik einhergehen können, zu differenzieren, z. B. frontale Hirntumoren, aber auch eine progressive Paralyse oder Creutzfeldt-Jakob-Erkrankung. Diese können anhand von bildgebenden Verfahren (Hirntumoren) oder Labortests (TPHA) diagnostiziert werden. Die Abgrenzung zur DAT ist häufig schwierig, da auch bei dieser „Frontalhirnsymptome" auftreten können.

- **Therapie.** Eine Therapie ist bisher nicht bekannt, auch eine symptomatische Behandlung, z. B. mit Neuroleptika, zeigt kaum eine Besserung der Symptomatik.

Tabelle 5.1.5. Kriterien für eine frontotemporale Demenz [187]

Hauptkriterien:
- schleichender Beginn und langsame Progredienz,
- frühe Beeinträchtigung der sozialen zwischenmenschlichen Kontakte,
- frühe Beeinträchtigung der Regelung persönlicher Belange,
- frühe emotionale Verflachung,
- früher Verlust der Urteilsfähigkeit.

Ergänzende diagnostische Merkmale:

■ *Verhaltensauffälligkeiten*:
Vernachlässigung der eigenen Körperhygiene und -pflege,
Starrsinn,
erhöhte Irritabilität und Unentschlossenheit,
Hyperoralität (Neigung alle Gegenstände in den Mund zu stecken) und veränderte Nahrungsaufnahme,
wiederholtes, stereotypes Verhalten;

■ *Veränderung im Sprechen und der Sprache:*
veränderte Sprachproduktion mit Sprachverarmung und Sprachstereotypien (Echolalie, Perseverationen),
Mutismus;

■ *Körperliche Symptome:*
primitive Reflexe (z. B. Greifreflexe),
Inkontinenz,
Akinese, Rigor und Tremor,
niedriger und labiler Blutdruck;

■ *Untersuchungsbefunde:*
neuropsychologische Testung: deutliche Beeinträchtigung in sog. Frontalhirntests (z. B. „Wisconsin-Card-Sorting-Test" (→ Kap. 3.2), ohne dass gleichzeitig eine schwere Amnesie, Aphasie oder Störung des räumlichen Vorstellungsvermögens vorliegt,
EEG: Normalbefund trotz klinisch erkennbarer Demenz,
bildgebende Verfahren: Nachweis von vorwiegend frontalen und/oder temporalen Veränderungen.

Ergänzende Merkmale:
- bei Beginn vor dem 65. Lebensjahr in der Familienanamnese Hinweise auf ähnliche Symptomatik bei Verwandten 1. Grades,
- Bulbärparalyse, Muskelschwäche und -faszikulationen.

Ausschlusskriterien:

■ *Hinweise aus der Anamnese oder/und klinischen Untersuchung auf*
plötzlichen Beginn mit Anfällen,
Schädel-Hirn-Trauma im Zusammenhang mit Beginn der Symptomatik,
frühe, schwere Gedächtnisstörung,
räumliche Orientierungsstörung,
Logoklonie,
Myoklonien, zerebelläre Ataxie oder Choreoathetose;

■ *Untersuchungsbefunde:*
bildgebende Verfahren: vorwiegend postzentrale strukturelle oder funktionelle Veränderungen, multifokale Veränderungen in der CT oder MRT,
Laborbefunde: Hinweise auf metabolische Störung und/oder Infektion des ZNS wie z. B. multiple Sklerose, Lues, AIDS und Herpes-simplex-Enzephalitis.

5.1.4 Idiopathische Stammganglienverkalkung (Morbus Fahr)

Terminologie. Basalganglienverkalkungen (Abb. 5.1.3) konnten bei einer Vielzahl von Erkrankungen in der CT nachgewiesen werden [85]. Es handelt sich also ähnlich wie bei der Leukoaraiose (→ Kap. 5.2.11) um einen relativ häufigen neuroradiologischen Befund (bis 1,5% aller CT [227]), dessen klinische Bedeutung umstritten ist. Anhand des Kalzifikationsmusters können 6 Hauptformen unterschieden werden [145], von denen 5 durch Störungen der Nebenschilddrüsenfunktion entstehen. Die 6. Form ist der Morbus Fahr als familiäre und sporadische Stammganglienverkalkung. Als Morbus Fahr sollten nur die Fälle bezeichnet werden, bei denen keine Störung der Nebenschilddrüsenfunktion nachgewiesen werden konnte und die progredient verlaufen mit Auftreten von extrapyramidalmotorischen Bewegungsstörungen und/oder einer OPS (z. B. Demenz) [145].

Epidemiologie. Gesicherte Angaben über die Prävalenz für den Morbus Fahr liegen nicht vor. Die Häufigkeit der in der CT nachgewiesenen Verkalkungen der Basalganglien steigt mit dem Alter an [223].

Pathogenese. In einigen Familien besteht eine deutliche Häufung, ein Erbgang ist jedoch noch nicht sicher. Der charakteristische neuropathologische Befund besteht in einer Kalkeinlagerung in der Media der Arteriolen des Pallidums und der Nuclei caudati mit Auflockerung der Intima. Es kommt zu Lumeneinengungen, selten zu echten Gefäßverschlüssen. Die Kalkablagerungen können von lokalen Entmarkungen und Fasergliosen begleitet sein. Der Pathomechanismus der Verkalkung ist nicht genau bekannt. Wahrscheinlich sind 2 Faktoren maßgeblich: eine Kalziumstoffwechselstörung (z. B. Nebenschilddrüsenstörung) und eine Veränderung der Gefäßwände.

Klinische Symptomatik und Verlauf. Ob und inwieweit Basalganglienverkalkungen zu einer klinisch relevanten Symptomatik führen, ist umstritten [145]. Es werden aber bei etwa 85–90% neuropsychiatrische Symptome gefunden [208, 223]. Das Spektrum an Symptomen, die bei Patienten mit in der CT nachgewiesenen Stammganglienverkalkungen beschrieben worden sind, ist weit. Es reicht von unspezifischen Beschwerden wie Kopfschmerzen und Schwindel bis zu extrapyramidalen Symptomen (10%) oder einer organischen affektiven Störung (21%) und Demenz (6%) und epileptischen Krampfanfällen [223]. Dabei kann das errechnete Volumen der Verkalkungen gering sein (<3 ml) [223].

Diagnostik. Die Diagnostik stützt sich im Wesentlichen auf den Nachweis von Basalganglienverkalkungen in den bildgebenden Verfahren wie v. a. die CT. Falls in der CT Basalganglienverkalkungen nachweisbar sind, sind eine Parathormonbestimmung sowie eine Messung der Kalzium- und Phosphatkonzentration im Serum zum Nachweis bzw. Ausschluss einer Störung der Nebenschilddrüsenfunktion angezeigt.

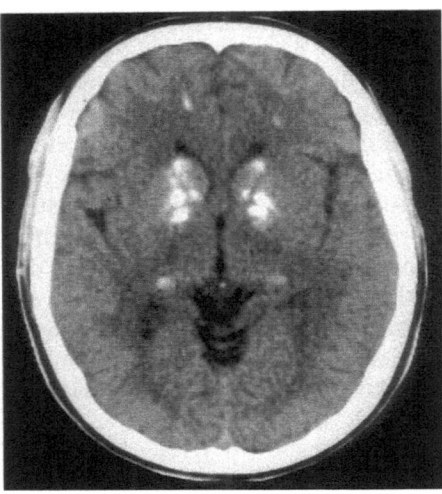

Abb. 5.1.3. Nativ-CT eines 23-jährigen Patienten mit Morbus Fahr. Es bestehen relativ symmetrisch streifig-fleckige Verkalkungen insbesondere im Caput nuclei caudati und Globus pallidus, aber auch disseminiert subkortikal

■ **Therapie.** Eine kausale Therapie ist bisher nur bei nachgewiesenem Hypoparathyreoidismus bekannt.

■ **Abschließende Betrachtung.** Die klinische Bedeutung der Stammganglienverkalkung ist umstritten [145], denn es handelt sich hierbei häufig um Zufallsbefunde in der CT, und es liegt keine typische neuropsychiatrische Störung vor. Daher werden auch die ICD-10-Kriterien für eine organische Genese einer psychischen Störung (→ Tabelle 1.2) nur selten erfüllt.

5.1.5 Lewy-Körperchen-Erkrankung („Lewy-body-disease")

■ **Terminologie.** Als „Lewy-body-disease" wird eine neuropathologisch definierte Erkrankung bezeichnet. Allerdings können diese Lewy-Körperchen, benannt nach dem Erstbeschreiber F. Lewy [152], bei einer ganzen Reihe von Erkrankungen in wechselnder Lokalisation und Dichte nachgewiesen werden (s. [128, 169]), v.a. auch beim Parkinson-Syndrom (Kap. 5.1.7). Die Nomenklatur ist nicht einheitlich (s. [201]).

■ **Diagnostik.** Zur Diagnose der Lewy-Körperchen-Erkrankung sind in einer Konsensuskonferenz Kriterien erarbeitet worden [172, 173] (Tabelle 5.1.6).

■ **Epidemiologie.** In einer Reihe von klinisch-neuropathologischen Arbeiten zu Dementen wird die Lewy-body-Erkrankung als zweithäufigste degenerative Ursache einer Demenz beschrieben (s. Zusammenfassung [39, 171]). Männer erkranken häufiger als Frauen [201].

Tabelle 5.1.6. Diagnostische Kriterien für die Demenz vom Lewy-body-Typ (DLBT) [172, 173, 201]

Progredientes demenzielles Syndrom,
wobei Aufmerksamkeitsstörungen, Störungen frontaler Funktionen und visuell-räumlicher Fähigkeiten bisweilen ausgeprägter sind als andere Hirnleistungsstörungen.

Wahrscheinliche DLBT 2, mögliche DLBT: 1 der folgenden Störungen:
- Fluktuationen der Hirnleistungen mit ausgeprägten Schwankungen der Wachheit und der Aufmerksamkeit,
- wiederholte visuelle Halluzinationen, typischerweise gut ausgeformt und detailliert,
- spontane motorische Parkinson-Symptomatik.

Die Verdachtsdiagnose wird erhärtet durch
wiederholte Stürze, Synkopen, vorübergehenden Bewusstseinsverlust, erhöhte Empfindlichkeit auf Neuroleptika (Ausbildung von Parkinson-Symptomen bei niedrigen Neuroleptikadosen), Halluzinationen anderer Sinnesmodalitäten, Depression und REM-Schlaf-Verhaltensstörungen.

Definitive DLBT
Klinische und neuropathologische Kriterien der Erkrankung sind erfüllt;
weitere Zeichen: Beginn der Demenz spätestens 1 Jahr nach Beginn der Parkinson-Symptomatik; bei Schlaganfall oder anderen Erkrankungen ist die Diagnose einer DLBT unwahrscheinlich.

■ **Pathogenese.** Die Lewy-Körperchen-Erkrankung ist durch neuropathologische Auffälligkeiten (eine deutliche Zunahme von Lewy-Körperchen im Kortex und im Parahippocampus) definiert [169]. „Lewy-bodies" sind eosinophile intrazelluläre Einschlusskörperchen, deren Hauptbestandteile Alphasynuklein und Ubiquitin sind (→ Kap. 2.5.4). Sie enthalten aber noch eine Reihe weiterer Bestandteile (s. [201]). Die Gehirne von Patienten mit einer Demenz vom Lewy-body-Typ (DLBT) weisen meist noch typische histopathologische Veränderungen in den Neuriten auf [127]. Aber häufig kommen „Lewy-bodies" kombiniert mit den Veränderungen einer Alzheimer-Erkrankung vor [95, 127, 177].

■ **Klinische Symptomatik und Verlauf.** Die Erkrankung beginnt im Durchschnitt zwischen dem 60. und 68. Lebensjahr [201] und zeichnet sich besonders durch das frühe Auftreten von extrapyramidalen Bewegungsstörungen sowie v. a. visuellen Halluzinationen aus [51, 169, 193]. Gehäuft entrichtet sich ein paranoider Wahn und/oder eine depressive Verstimmung (Tabelle 5.1.7). Neurologisch fallen eine erhöhte Fallneigung sowie eine Hypokinese auf [169]. Der Verlauf bei der DLBT ist über einen längeren Zeitraum betrachtet relativ einförmig progredient [190]; sehr häufig kommt es zu Vigilanzstörungen und fluktierenden kognitiven Störungen.

Die Progredienz des demenziellen Abbaus ist bei der DBLT höher als bei der DAT [190]. Die Krankheitsdauer bis zum Tod beträgt etwa 6–8 Jahre [201]. Ob eine Lewy-body-Erkrankung regelhaft mit einer Demenz einhergeht, ist noch nicht hinreichend geklärt.

Tabelle 5.1.7. Psychische Störungen, die gehäuft bei einer Demenz vom Lewy-body-Typ beschrieben wurden

	Frühsymptom	im Verlauf	Häufigkeit	
Delir	38%	43%	81%	[169]
Demenz			#	
Depression	14%	0%	14%	[169]
Halluzinationen (visuelle, akustische)	33% 14%	14% 5%	47% 19%	[169]
Wahn	47%	10%	57%	[169]

obligat

Diagnostik. Die Diagnose erfolgt klinisch nach den Konsensuskriterien (Tabelle 5.1.6). Diese haben eine hohe Spezifität, die Sensitivität wird unterschiedlich angegeben (s. [201]). In den bildgebenden Verfahren wie CT oder MRT findet sich nur eine unspezifische Hirnatrophie [39]. Im EEG ist eine Verlangsamung des Grundrhythmus festzustellen [39].

Risikofaktoren. Es sind familiäre Häufungen einer DLBT mit autosomaldominater Vererbung beschrieben worden; ein genetischer Defekt konnte bisher nicht nachgewiesen werden [201].

Differenzialdiagnose. Eine Differenzierung der verschiedenen Grunderkrankungen, bei denen neuropathologisch „Lewy-bodies" nachgewiesen werden können, erfolgt neuropathologisch nach der Hauptlokalisation der „Lewy-bodies" im Gehirn: bei der DLBT vorwiegend kortikal und beim Parkinson-Syndrom bevorzugt in der Substantia nigra.

Psychopathologisch ist eine Differenzierung von anderen degenerativen Demenzformen schwierig. Eine Gegenüberstellung der charakteristischen Symptome (s. [201]) zeigt, dass v.a. das frühzeitige Auftreten von Halluzinationen als Hinweis auf eine DLBT anzusehen ist [3]. Die DLBT ist kaum von einer Demenz bei Parkinson-Syndrom abzugrenzen, da auch die neuropathologischen Kennzeichen weitgehend identisch sind. Unterschiede zeigen sich nur in dem Verteilungsmuster der „Lewy-bodies" im Gehirn [128]. Das frühe Auftreten von extrapyramidalen Symptomen kann zur Abgrenzung einer DLBT von einer DAT dienen. Auch sind die Parkinson-Patienten mit einer Demenz meist älter (>75 Jahre) und die extrapyramidale Symptomatik besteht schon länger als 1 Jahr (s. [128]).

Therapie. Eine adäquate Therapie ist bisher nicht bekannt (s. [31]). Zur Behandlung der extrapyramidal-motorischen Symptomatik kann wie beim Parkinson-Syndrom L-DOPA eingesetzt werden. Allerdings ist die Ansprechrate geringer [201]. Erste Studien zeigen, dass Acetylcholinesterasehemmer auch bei der DLBT erfolgreich eingesetzt werden können [174]. Die Halluzinationen verringern sich bei Gabe von (auch atypischen) Neuroleptika nicht, die extrapyramidalen Störungen verschlechtern sich meist deutlich [231].

Abschließende Betrachtungen. Die Abgrenzung der DLBT von einer Demenz bei Parkinson-Syndrom ist klinisch sehr schwierig. Neuropathologisch finden sich nur geringe Unterschiede. Daher ist zu diskutieren, ob es sich um 2 Ausprägungsformen einer Erkrankung handelt. Von einigen Autoren (z.B. [66]) wird die DLBT auch als Variante der Alzheimer-Erkrankung angesehen, da die neuropathologische Abgrenzung ebenfalls schwierig ist [95, 127, 177].

5.1.6 Morbus Pick

Die Bezeichnung „Morbus-Pick" geht zurück auf einige Fälle mit einer aphasischen Störung und einer frontotemporal betonten Atrophie, die von Arnold Pick zwischen 1892 und 1904 beschrieben wurden [195]. Die histopathologischen Auffälligkeiten (neuronale Schwellungen und argyrophile zytoplasmatische Einschlüsse, die aus Fibrillen mit variablem Durchmesser bestehen) wurden von Alois Alzheimer entdeckt [6] und erst später als Pick-Körperchen bezeichnet [96]. Aber die neuropathologischen Befunde, die zur Diagnose eines Morbus Pick herangezogen wurden, waren nicht einheitlich (s. [41, 42, 133, 182]). Der Terminus „Morbus Pick" wurde erst später eingeführt und in der Folge sehr uneinheitlich benutzt (s. [65, 96]). Häufig wurde er weitgehend synonym mit dem Begriff „frontale Demenz" verwendet. Da bei dieser Störung jedoch häufig nicht charakteristische neuropathologische Veränderungen nachgewiesen werden konnten, ist diese Bezeichnung nicht korrekt, sodass andere Einteilungen und Termini vorgeschlagen wurden (s. [96]). Meist wird jetzt der umfassendere Begriff „frontotemporale" Demenz (FTD) benutzt.

5.1.7 Parkinson-Syndrom

Terminologie. Das Parkinson-Syndrom ist kein einheitliches Krankheitsbild, sondern ein typischer Symptomkomplex aus vorwiegend motorischen Symptomen (s.u.), der nach dem Erstbeschreiber James Parkinson [191] benannt wurde.

Epidemiologie. Die jährliche Inzidenz für das Parkinson-Syndrom beträgt nach amerikanischen Studien 12–20/100 000. Die Prävalenz liegt bei Weißen in verschiedenen Studien zwischen 66 und 187/100 000 (s. Zusammenfassung bei [163]), meist um 100/100 000 [1, 167]. Bei anderen Rassen ist sie niedriger. Sie steigt mit dem Lebensalter deutlich auf 300–1800/100 000 bei 70–79-Jährigen an (s. [163]). Die Zahl der Betroffenen wird in Deutschland auf 100 000 geschätzt [215].

Vorkommen. Neben der autosomal-dominant vererbten familiären Form, die nach dem Erstbeschreiber James Parkinson [191] „Morbus Parkinson" genannt wird, gelten als mögliche Ursachen eines Parkinson-Syndroms Parkinsonismus bei anderen degenerativen Affektionen, auch DAT, postenzephalitischer Parkinsonismus (v. a. bei Enzephalitis – lethargica –) (nach 1967 konnten keine Neuerkrankungen, die auf die Epidemie um 1920 zurückzuführen waren, registiert werden [200]), arteriosklerotische Veränderungen, posttraumatische Läsionen (Boxer), Zustand nach Hypoxie (bes. nach CO-Vergiftung), Intoxikationen (Mangan, MPTP [146] sowie Medikamentenunverträglichkeit (Neuroleptika und Rauwolfia).

Die meisten Fälle weisen jedoch keine spezifische Ätiologie auf (idiopathisches Parkinson-Syndrom). Daneben kann ein Parkinson-Syndrom im Verlauf einer Vielzahl von Erkrankungen auftreten [163]).

Pathogenese. Das Parkinson-Syndrom tritt familiär gehäuft auf [59]. Bisher konnte jedoch noch keine entsprechende genetische Veränderung nachgewiesen werden [188]; daher ist eine multifaktorelle Genese wahrscheinlich [204]. Die grundlegenden neuropathologischen Veränderungen beim Parkinson-Syndrom finden sich in der Substantia nigra und den striatonigratalen Bahnen. In der Substantia nigra gehen die pigmenthaltigen (Melanin) Ganglienzellen zu Grunde und werden durch Faserglia ersetzt. Histopathologisch sind dabei 2 Typen der Demelaninisierung mit unterschiedlichem Erkrankungsalter und Verlauf zu differenzieren [131]. Typische intrazelluläre Veränderungen beim Parkinson-Syndrom sind abnorme eosinophile zytoplasmatische Einschlüsse („Lewy-bodies"), die vorwiegend in den betroffenen Neuronen der Substantia nigra, des Locus coeruleus, des dorsalen Nucleus vagii, des Nucleus basalis Meynert und deren sympathischen Ganglien, aber auch im Kortex und im limbischen System nachgewiesen wurden (s. [128]).

Bei Patienten mit Parkinson-Syndrom in höherem Lebensalter konnten gehäuft multifokale vaskuläre Prozesse in der weißen Substanz, den Stammganglien und im Hirnstamm festgestellt werden [131]. Die neuropathologischen Veränderungen bei der Demenz im Rahmen eines Parkinson-Syndroms gleichen meist weitgehend denen bei der DAT [101, 198, 228], mit zusätzlichen „Lewy-bodies" in den o. g. Hirnarealen.

Beim Parkinson-Syndrom sind mehrere Neurotransmitter im Striatum erniedrigt: Serotonin, Noradrenaline und am ausgeprägtesten Dopamin [50, 58, 161]). Eine Demenz bei Parkinson-Syndrom wird auf eine cholinerge Störung zurückgeführt, denn sowohl die Aktivität der Acetylcholinesterase als auch der Cholinacetyltransferase ist in betroffenen Gehirnen reduziert [98]. Eine Depression bei Parkinson-Syndrom wird auf eine dopaminerge Störung im mesolimbischen Belohnungssystem zurückgeführt (s. [45]).

Klinische Symptomatik und Verlauf. Ein Parkinson-Syndrom kann schon im mittleren Erwachsenenalter auftreten. Die Häufigkeit steigt deutlich mit zunehmendem Lebensalter, besonders ab dem 65. Lebensjahr. Die klinischen Symptome beim Parkinson-Syndrom bestehen zunächst vorwiegend in den extrapyramidalen neurologischen Symptomen: Hypo-/Akinese mit Hypo-/Amimie, Gangstörungen (kurzschrittiger Gang mit gebeugter Haltung), Rigor (Tonuserhöhung) sowie Ruhetremor (rhythmisch 4–8/s, distal betont, v. a. bei Intentionsbewegungen).

Diese nehmen im Krankheitsverlauf zu und können zu einer weitgehenden Immobilität führen. Es kann auch zu hypokinetischen Krisen kommen (→ Kap. 6.3). Im Verlauf können eine Reihe von psychischen Störungen auftreten (Tabelle 5.1.8).

Demenz bei Parkinson-Syndrom. Der demenzielle Abbau tritt gehäuft bei höherem Alter (ab etwa dem 75. Lebensjahr) und höherem Alter bei Krankheitsbeginn auf [1, 167]. Die Rate der Parkinson-Patienten, die eine Demenz entwickeln, ist in vielen Studien untersucht worden (s. Übersicht [229]). Diesem Zufolge liegt die Prävalenz für eine Demenz bei Parkinson-Patienten bei 14–41%. In Verlaufsstudien beträgt sie im Mittel 23% [229]. Der Vergleich zu Alterskontrollen ergibt eine 2- bis 3-mal höhere Prävalenz für eine Demenz bei Parkinson-Patienten [27, 158]. Mit der Krankheitsdau-

Tabelle 5.1.8. Psychische Störungen, die gehäuft bei Patienten mit einem Parkinson-Syndrom beschrieben wurden

	Frühsymptom	Häufigkeit	
Amnesie		im Rahmen einer demenziellen Entwicklung	
Angststörung		10–40%	s. Tabelle 4.6.2
Apathie		12%	s. Tabelle 6.3
Delir		meist medikamentös induziert	
Demenz		10–18%	s. Übersicht [229]
Depression	++		
Halluzinationen		meist medikamentös induziert 6–40%	s. Tabelle 4.7.2
Hypersexualität sexuell deviantes Verhalten		medikamentös induzierte Einzelfälle	s. Tabelle 6.5
Katatonie		differenzialdiagnostisch abzugrenzen von On-off-Phänomenen	
leichte kognitive Störung		+++	
Persönlichkeitsstörung		?	
Schlafstörungen		fraglich medikamentös induziert	s. Tabelle 6.4
sexuelle Störungen – Dysfunktion – Inappetenz		wahrscheinlich reaktiv bzw. körperlich begründet ++ bis +++	s. Tabelle 6.5
Wahn		meist medikamentös induziert 6–37%	s. Tabelle 4.8.2

+ selten, ++ häufig, +++ sehr häufig

er bzw. mit dem Schweregrad der extrapyramidalen Symptomatik steigt der Anteil der Dementen an allen Parkinson-Patienten (s. [229]).

Depression bei Parkinson-Syndrom. Feldstudien zur Prävalenzrate einer Depression bei Parkinson-Syndrom fehlen bisher. Die Angaben schwanken in klinischen Studien je nach Stichprobe und angewandter Untersuchungsmethode deutlich. Eine Depression wird bei ungefähr 40% aller Parkinson-Patienten gefunden (s. Übersicht [45]). Davon erfüllen ungefähr je die Hälfte die DSM-III-R-Kritierien für eine „major" bzw. eine „minor depression". Ein eindeutiger Zusammenhang mit der neurologischen Symptomatik bzw. mit dem Grad der Behinderung, dem Alter oder der Krankheitsdauer ließ sich nicht nachweisen. Häufig finden sich jedoch gleichzeitig Zeichen einer kognitiven Beeinträchtigung (s. [45]). Ob Parkinson-Patienten besonders zu Beginn der Erkrankung depressiv werden, ist umstritten, denn es fand sich keine Abhängigkeit von der Krankheitsdauer [45]. Eine Häufung findet sich jedoch bei Patienten mit Hypo-/Akinese und kognitiven Beeinträchtigungen (s. [45]). Bei einem großen Anteil der depressiven Parkinson-Patienten bleibt die Verstimmung über lange Zeit (>1 Jahr) bestehen.

Delir. Ein bei Parkinson-Patienten oft zu beobachtendes Delir ist meist medikamentös (v. a. durch L-DOPA und/oder Anticholinergika sowie Amantadin) induziert (→ Kap. 4.2).

Diagnostik. Die Diagnose eines Parkinson-Syndroms erfolgt klinisch anhand des neurologischen Befundes. Typische Symptome sind Tremor (Pillendrehtremor), Rigor und Akinese mit Hypomimie. Spezifische Laborbefunde, die auf ein Parkinson-Syndrom hinweisen, sind bisher nicht bekannt. In den bildgebenden Verfahren wie der CT findet sich bei Parkinson-Patienten meist nur eine unspezifische Hirnatrophie [213]. Im MRT können bei entsprechender Auswertungsmethode frühzeitig Veränderungen in der Substantia nigra nachgewiesen werden [100, 104]. Die elektrophysiologischen Verfahren wie das EEG zeigen meist nur uncharakteristische Befunde.

■ **Risikofaktoren.** Neben einer familiären Belastung ist v. a. hohes Alter als Risikofaktor für ein Parkinson-Syndrom anzusehen. Einige Studien zeigen, dass Rauchen (Nikotinkonsum) und eine Östrogensubstitution bei Frauen protektive Faktoren für eine Parkinson-Erkrankung darstellen [89, 159, 230].

■ **Differenzialdiagnose**

Psychopathologie. Die Demenz beim Parkinson-Syndrom gilt als klassische subkortikale Form. Daher ist bei Vorliegen der typischen Symptome einer subkortikalen Demenz (→ Kap. 4.3.9) eine Parkinson-Demenz wahrscheinlich. Von der DAT unterscheidet sie sich v. a. hinsichtlich der neurologischen Symptomatik. Das Auftreten von extrapyramidalen Bewegungsstörungen vor dem kognitiven Abbau weist auf eine Parkinson-Demenz hin. Wenn die extrapyramidalen Störungen erst im Verlauf (also bei deutlich ausgeprägter Demenz) auftreten, ist eine DAT wahrscheinlich. Zeigen sich allerdings früh im Verlauf Halluzinationen, ist eine DLBT differenzialdiagnostisch abzugrenzen.

Da auch die Depression im Alter häufig mit einer Antriebsschwäche und einer Amimie einhergeht, ist die Differenzialdiagnose häufig schwierig. Psychopathologisch unterscheidet sich eine Depression bei Parkinson-Patienten von einer „endogenen" Depression v. a. durch das gehäufte Auftreten einer Dysphorie und Perspektivlosigkeit und das weitgehende Fehlen von Schuldgedanken [45].

Apparative Methoden. Da es kaum charakteristische Befunde in den apparativen Verfahren für ein Parkinson-Syndrom gibt, können diese nicht zur Differenzialdiagnose herangezogen werden. In der MRT konnten auch bei dementen Parkinson-Patienten keine spezifischen Auffälligkeiten festgestellt werden [99].

Therapie. Das Parkinson-Syndrom war die Erkrankung, bei der zuerst erfolgreich eine Neurotransmitter-Vorstufe (L-DOPA) zur Behandlung eingesetzt wurde. Mittlerweile ist die Therapie des Parkinson-Syndroms auf Grund der Verfügbarkeit verschieden wirkender Substanzen differenzierter geworden, aber L-DOPA ist immer noch die wesentliche Säule der Parkinson-Therapie. L-DOPA und andere dopaminerge Parkinson-Medikamente (Bromocryptin, Lisurid etc.) induzieren häufig wahnhafte oder schizophreniforme Störungen und Halluzinationen [214]. In diesen Fällen wird, wenn eine Dosisreduktion nicht möglich ist, die niedrigdosierte Gabe des atypischen Neuroleptikums Clozapin empfohlen [192].

Durch anticholinerg wirksame Medikamente wie Biperiden oder durch Amantandin, die in der Behandlung des Tremors bzw. der Akinese bei Parkinson-Patienten eingesetzt werden, wird relativ häufig ein hypoaktives Delir induziert. In diesen Fällen wird eine Reduktion bzw. ein Absetzen der Medikamente empfohlen (→ Kap. 4.2.9).

Medikamentöse Therapie der psychischen Störungen bei Parkinson-Syndrom. Zur Behandlung der depressiven Störungen bei Parkinson-Patienten sind bisher erst wenige Studien durchgeführt worden, so z. B. mit den trizyklischen Antidepressiva Desipramin [143], Nortriptylin [8] sowie den Serotoninwiederaufnahmehemmern Paroxetin [38, 224] und Sertalin [88]. Vergleichsstudien fehlen, sodass die Auswahl sich nach dem Nebenwirkungsspektrum richten sollte (→ Kap. 4.4.10). Spezifische therapeutische Ansätze für die Demenz bei Parkinson sind bisher nicht bekannt. Durch die frühzeitige Gabe von Selegilin kann die Progression der Parkinson-Erkrankung verzögert [196] und möglicherweise so auch das Auftreten eines demenziellen Abbaus hinausgeschoben werden. Da die kognitiven Defizite wie bei der DAT auf einen Mangel an Acetylcholin zurückgeführt werden, könnten Acetylcholinesterasehemmer (Tabelle 5.1.3) wahrscheinlich auch bei der Parkinson-Demenz eingesetzt werden. Kontrollierte Studien stehen aber noch aus.

5.1.8 Progressive supranukleäre Lähmung (Steele-Richardson-Olszewski-Syndrom)

Terminologie. Dieses Krankheitsbild wird nach seiner klinischen neurologischen Symptomatik, manchmal auch nach den Verfassern der ersten ausführlichen Darstellung [218] bezeichnet.

Epidemiologie. Die progressive supranukleäre Lähmung (PSP) galt bis vor kurzem als selten [37]. In einer größeren Autopsiestudie zu Dementen fand sich bei 1,3% eine PSP [226]. Etwa 1% der Patienten mit einem Parkinson-Syndrom soll eine PSP haben [200]. In einer amerikanischen Studie wurde eine Prävalenz von 1,39/100 000 Einwohner ermittelt. Die Prävalenz war stark altersabhängig [78].

Pathogenese. Der zur PSP führende Pathomechanismus ist noch nicht bekannt [37]. Neuropathologisch findet man makroskopisch eine diffuse Hirnatrophie und mikroskopisch einen Neuronenverlust in den Basalganglien, im Hirnstamm und in den zerebellären Kernen, granulovakuläre Degenerationen, Neurofibrillärenknäuel (NFT) sowie eine reaktive Gliose [218]. Es ließen sich sowohl eine Reduktion des Dopamins im Striatum als auch eine verringerte Zahl an Dopaminrezeptoren in den Basalganglien [28] und eine deutliche Reduzierung der Acetylcholinrezeptoren (Nikotintyp) [239] nachweisen.

Klinische Symptomatik und Verlauf. Die häufigsten neurologischen Symptome sind supranukleäre Blickparesen (v. a. vertikal), Gangstörungen (breitbasig-ataktisch) und ein Parkinson-Syndrom (Rigor und Bradykinese) [37, 155, 218]. Häufig kommt es zu einem demenziellen Abbau [218]. Die kognitiven Beeinträchtigungen entsprechen denen einer subkortikalen Demenz [4].

Diagnostik. Die Diagnose erfolgt anhand des charakteristischen neurologischen Befundes. In den bildgebenden Verfahren CT und MRT sind Normalbefunde oder eine mittelhirnbetonte Atrophie zu finden [37].

Therapie. Eine Therapie der PSP ist bisher noch nicht bekannt. Acetylcholinesterasehemmer scheinen nicht wirksam zu sein [62]. Eine symptomatische medikamentöse Behandlung der Parkinson-Symptomatik ist meist nur wenig erfolgreich [37].

5.1.9 Andere seltene degenerative ZNS-Erkrankungen

Kufs-Syndrom (Ceroidlipofuszinose)

Die neuronale Ceroidlipofuszinose stellt eine der häufigsten neurodegenerativen Erkrankungen im Kindesalter dar. Über die Häufigkeit der adulten Form, auch Kufs-Syndrom genannt, die mit einem depressiven Syndrom und einer langsam progredienten Demenz einhergeht, liegen keine genauen Angaben vor [22].

Morbus Wilson (hepatolentikuläre Degeneration)

Die Prävalenz in Deutschland wird mit 0,28/100 000 angegeben [197]. Es handelt sich um eine autosomal-rezessiv vererbte Kupferstoffwechselstörung, die v. a. zu degenerativen Veränderungen im Pallidum führt und mit einer Vielzahl an neuropsychiatrischen Symptomen einhergehen kann [151]. Eine Demenz tritt nur in etwa 5% der Fälle auf [197].

Es gibt neben den genannten degenerativen ZNS-Erkrankungen noch eine ganze Reihe meist sehr seltener Erkrankungen, die zu einer OPS, v. a. zu einem demenziellen Abbau, führen können ($\rightarrow$ Tabelle 4.3.2 und 4.3.3). Aus Platzgründen wird hier auf die entsprechende weiterführende Literatur verwiesen [36, 93, 144].

5.1.10 Abschließende Betrachtungen

Bei den degenerativen ZNS-Erkrankungen ist der Beginn häufig genauso wenig zu bestimmen wie der Beginn der klinischen Symptomatik, da er bei beiden meist schleichend ist. Damit sind die Zeitkriterien der ICD-10 ($\rightarrow$ Tabelle 1.2) kaum zu überprüfen. Gleichwohl sind die durch degenerative ZNS-Erkrankungen verursachten psychischen Störungen als klassische OPS anzusehen. Einzig bei depressiven Verstimmungen, die auch als Reaktion auf das Bewusstwerden der Defizite entstehen können, ist die Zuordnung in vielen Fällen nicht sicher zu treffen.

5.1.11 Literatur

1. Aarsland D, Tandberg E, Larsen JP, Cummings JL (1996) Frequency of dementia in Parkinson's disease. Arch Neurol 53:538–542
2. Akiyama H, Arai T, Kondo H, Tanno E, Haga C, Ikeda K (2000) Cell mediators of inflammation in the Alzheimer disease brain. Alzheimer Dis Assoc Disord 14 Suppl 1: 47–53
3. Ala TA, Yang KH, Sung JH, Frey WH (1997) Hallucinations and signs of parkinsonism help distinguish patients with dementia and cortical Lewy bodies from patients with Alzheimer's disease at presentation: a clinicopathological study. J Neurol Neurosurg Psychiatry 62:16–21
4. Albert ML, Feldman RG, Willis AL (1974) The "subcortical dementia" of progressive supranuclear palsy. J Neurol Neurosurg Psychiatry 37:121–130
5. Alzheimer A (1907) Über eine eigenartige Erkrankung der Hirnrinde. Allg Z Psychiatrie 64:146–148
6. Alzheimer A (1911) Über eigenartige Krankheitsfälle des späteren Alters. Zbl ges Neurol Psychiat 4:356–385
7. American Psychiatric Association (1994) Diagnostic and statistical manual of mental disorders. Fourth edition (DSM-IV). American Psychiatric Press, Washington DC
8. Andersen J, Abro E, Gulmann N, Hjelmsted A, Pedersen HE (1980) Anti-depressive treatment in Parkinson's disease: a controlled trial of the effect of nortriptyline in patients with Parkinson's disease treated with L-DOPA. Acta Neurol Scand 62:210–219

9. Andersen K, Launer LJ, Dewey ME, Letenneur L, Ott A, Copeland JR, Dartigues JF, Kragh-Sorensen P, Baldereschi M, Brayne C, Lobo A, Martinez-Lage JM, Stijnen T, Hofman A (1999) Gender differences in the incidence of AD and vascular dementia: The EURODEM Studies. EURODEM Incidence Research Group. Neurology 53:1992-1997
10. Barger SW, Harmon AD (1997) Microglial activation by Alzheimer amyloid precursor protein and modulation by apolipoprotein E. Nature 388:878-881
11. Bayer TA, Wirths O, Majtenyi K, Hartmann T, Multhaup G, Beyreuther K, Czech C (2001) Key factors in Alzheimer's disease: beta-amyloid precursor protein processing, metabolism and intraneuronal transport. Brain Pathol 11:1-11
12. Beffert U, Danik M, Krzywkowski P, Ramassamy C, Berrada F, Poirier J (1998) The neurobiology of apolipoproteins and their receptors in the CNS and Alzheimer's disease. Brain Res - Brain Res Rev 27:119-142
13. Bergman H, Chertkow H, Wolfson C, Stern J, Rush C, Whitehead V, Dixon R (1997) HM-PAO (CERETEC) SPECT brain scanning in the diagnosis of Alzheimer's disease. J Am Geriatr Soc 45:15-20
14. Beyreuther K (1997) Molekularbiologie der Alzheimer-Demenz. In: Förstl H (Hrsg) Lehrbuch der Gerontopsychiatrie. Enke, Stuttgart, S 31- 43
15. Bickel H (1999) Epidemiologie der Demenzen. In: Förstl H, Bickel H, Kurz A (Hrsg) Alzheimer Demenz. Springer, Berlin, S 9- 32
16. Bigl V (1997) Morpho-funktionelle Veränderungen des Gehirns im Alter und bei altersbegleitenden Hirnleistungsstörungen. In: Förstl H (Hrsg) Lehrbuch der Gerontopsychiatrie. Enke, Stuttgart, S 44-57
17. Birks J, Grimley Evans J, Iakovidou V V, Tsolaki M (2000) Rivastigmine for Alzheimer's disease (Cochrane Review). Cochrane Database Syst Rev 2000; 4:CD001191
18. Birks JS, Melzer D, Beppu H (2000) Donepezil for mild and moderate Alzheimer's disease (Cochrane Review). Cochrane Database Syst Rev 2000; 4:CD001190
19. Blacker D, Albert MS, Bassett SS, Go RC, Harrell LE, Folstein MF (1994) Reliability and validity of NINCDS-ADRDA criteria for Alzheimer's disease. The National Institute of Mental Health Genetics Initiative. Arch Neurol 51:1198-1204
20. Blessed G, Tomlinson BE, Roth M (1968) The association between quantitative measures of dementia and of senile change in the cerebral grey matter of elderly subjects. Br J Psychiatry 114:797-811
21. Bondareff W, Mountjoy CQ, Roth M, Rossor MN, Iversen LL, Reynolds GP (1987) Age and histopathologic heterogeneity in Alzheimer's disease. Arch Gen Psychiatry 44:412-417
22. Boustany RMN, Kolodny EH (1989) The neuronal ceroid lipofuscinoses: a review. Rev Neurol 145:105-110
23. Bowen DM, Davidson AN (1986) Biochemical studies of nerve cells and energy metabolism in Alzheimer's disease. Brit Med Bull 42:75-80
24. Bowler JV, Munoz DG, Merskey H, Hachinski V (1998) Fallacies in the pathological confirmation of the diagnosis of Alzheimer's disease. J Neurol Neurosurg Psychiatry 64:18-24
25. Braak H, Braak E (1994) Pathology of Alzheimer's disease. In: Calne DB (ed) Neurodegenerative diseases. Saunders, Philadelphia, S 585-613
26. Brannan TS, Burger AA, Chaudhary MY (1980) Bilateral basal ganglia calcifications visualized on CT-scan. J Neurol Neurosurg Psychiatry 43:403-406
27. Breteler MM, de Groot RR, van Romunde LK, Hofman A (1995) Risk of dementia in patients with Parkinson's disease, epilepsy, and severe head trauma: a register-based follow-up study. Am J Epidemiol 142:1300-1305
28. Brooks DJ (2000) Movement disorders: other hypokinetic disorders. In: Mazziotta JC, Toga AW, Frackowiak RSJ (eds) Brain Mapping. The disorders. Academic Press, San Diego, S 263-284

29. Brun A (1994) Pathology and pathophysiology of cerebrovascular dementia: pure subgroups ob obstructive and hypoperfusive etiology. Dementia 5:145–147
30. Brun A, Englund E (1986) A white matter disorder in dementia of the Alzheimer type: A pathoanatomical study. Ann Neurol 19:253–262
31. Bryant J, Clegg A, Nicholson T, McIntyre L, De Broe S, Gerard K, Waugh N (2001) Clinical and cost-effectiveness of donepezil, rivastigmine and galantamine for Alzheimer's disease: a rapid and systematic review. Health Technol Assess 5:1–137
32. Buch K, Riemenschneider M, Bartenstein P, Willoch F, Müller U, Schmolke M, Nolde T, Steinmann C, Guder WG, Kurz A (1998) Tau Protein: Ein potentieller Indikator zur Früherkennung der Alzheimer Krankheit. Nervenarzt 69:379–385
33. Burns A, Jacoby R, Levy R (1990) Psychiatric phenomena in Alzheimer's disease. I. Disorders of thought content. Br J Psychiatry 157:72–76
34. Burns A, Jacoby R, Levy R (1990) Psychiatric phenomena in Alzheimer's disease. III. disorders of mood. Br J Psychiatry 157:81–86
35. Bryne JE (2000) The treatment of dementia with Lewy bodies. In: O'Brien J, Ames D, Burns A (eds) Dementia. 2nd ed. Arnold, London, S 729–734
36. Calne DB (ed) Neurodegenerative diseases. Saunders, Philadelphia
37. Cardoso F, Jankovic J (1994) Progressive supranuclear palsy. In: Calne DB (ed) Neurodegenerative diseases. Saunders, Philadelphia, S 769–786
38. Ceravolo R, Nuti A, Piccinni A, Dell'Agnello G, Bellini G, Gambaccini G, Dell'Osso L, Murri L, Bonuccelli U (2000) Paroxetine in Parkinson's disease: effects on motor and depressive symptoms. Neurology 55:1216–1218
39. Cercy SP, Byslsma FW (1997) Lewy bodies and progressive dementia: A critical review and meta-analysis. J Int Neuropsychol Soc 3:179–194
40. Chua P, Chiu E (2000) Huntington's disease. In: O'Brien J, Ames D, Burns A (eds) Dementia, 2nd edn. Arnold, London, S 827–843
41. Clark AW, Manz HJ, White III CL, Lehmann J, Miller D, Coyle JT (1986) Cortical degeneration with swollen chromatolytic neurons: its relationship to Pick's disease. J Neuropathol Exp Neurol 45:268–284
42. Constantinidis J, Richard J, Tissot R (1974) Pick's disease. Histological and clinical correlations. Eur Neurol 11:208–217
43. Cramer H (1988) Zur Neurochemie der Huntingtonschen Krankheit. In: Deuschl G, Oepen G, Wolff G (Hrsg) Die Huntingtonsche Krankheit, Springer, Berlin, S 128–139
44. Croisile B, Trillet M, Fondarai J, Laurent B, Mauguiere F, Billardon M (1993) Long-term and high-dose piracetam treatment of Alzheimer's disease. Neurology 43:301–305
45. Cummings JL (1992) Depression and Parkinson's disease: a review. Am J Psychiatry 149:443–454
46. De Deyn PP, Rabheru K, Rasmussen A, Bocksberger JP, Dautzenberg PL, Eriksson S, Lawlor BA (1999) A randomized trial of risperidone, placebo, and haloperidol for behavioral symptoms of dementia. Neurology 53:946–955
47. DeKosky ST, Scheff SW (1990) Synapse loss in frontal cortex biopsies in Alzheimer's disease: correlation with cognitive severity. Ann Neurol 27:457–464
48. DeKosky ST, Harbaugh RE, Schmitt FA, Bakay RAE, Chui HC, Knopman DS, Reeder TM, Shetter AG, Senter HJ, Markesberry WR, Intraventricular Bethanecol Study Group (1992) Cortical biopsy in Alzheimer's disease: diagnostic accuracy and neurochemical, neuropathological, and cognitive correlations. Ann Neurol 32:625–632
49. Delacourte A (1990) General and dramatic glial reaction in Alzheimer brains. Neurology 40:33–37
50. DeLong MR (2000) The basal ganglia. In: Kandel ER, Schwartz JH, Jessell TM (eds) Principles of neural science, 4th edn. McGraw-Hill, New York, pp 853–867

51. Del Ser T, McKeith I, Anand R, Cicin-Sain A, Ferrara R, Spiegel R (2000) Dementia with lewy bodies: findings from an international multicentre study. Int J Geriatr Psychiatry 15:1034–1045
52. Devanand DP, Jacobs DM, Tang MX, Del Castillo-Castaneda C, Sano M, Marder K, Bell K, Bylsma FW, Brandt J, Albert M, Stern Y (1997) The course of psychopathologic features in mild to moderate Alzheimer disease. Arch Gen Psychiatry 54:257–263
53. Devanand DP, Marder K, Michaels KS, Sackeim HA, Bell K, Sullivan MA, Cooper TB, Pelton GH, Mayeux R (1998) A randomized, placebo-controlled dose-comparison trial of haloperidol for psychosis and disruptive behaviors in Alzheimer's disease. Am J Psychiatry 155:1512–1520
54. Dilling H, Mombour W, Schmidt MH (1994) Internationale Klassifikation psychischer Störungen. Forschungskriterien. Huber, Bern
55. Dilling H, Mombour W, Schmidt MH (2000) Klassifikation psychischer Krankheiten. Klinisch-diagnostische Leitlinien nach Kapitel V (F) der ICD-10, 3. Aufl. Huber, Bern
56. Di Maio L, Squitieri F, Napolitano G, Campanella G, Trofatter JA, Conneally PM (1993) Onset symptoms in 510 patients with Huntington's disease. J Med Genet 30:289–292
57. Dose M (2000) Chorea Huntington. In: Förstl H (Hrsg) Klinische Neuro-Psychiatrie. Thieme, Stuttgart, S 242–251
58. Eidelberg D, Edwards C, Mentis M, Dhawan V, Moeller JR (2000) Movement disorders: Parkinsons disease. In: Mazziotta JC, Toga AW, Frackowiak RSJ (eds) Brain Mapping. The disorders. Academic Press, San Diego, S 241–261
59. Elbaz A, Grigoletto F, Baldereschi M, Breteler MM, Manubens-Bertran JM, Lopez-Pousa S, Dartigues JF, Alperovitch A, Tzourio C, Rocca WA (1999) Familial aggregation of Parkinson's disease: a population-based case-control study in Europe. EUROPARKINSON Study Group. Neurology 52:1876–1882
60. Englund E, Brun A, Alling A (1988) White matter changes in dementia of Alzheimer's type. Brain 111:1425–1439
61. Erkinjuntti T, Haltia M, Palo J, Sulkava R, Paetau A (1988) Accuracy of the clinical diagnosis of vascular dementia: a prospective clinical and post-mortem neuropathological study. J Neurol Neurosurg Psychiatry 51:1037–1044
62. Fabbrini G, Barbanti P, Bonifati V, Colosimo C, Gasparini M, Vanacore N, Meco G (2001) Donepezil in the treatment of progressive supranuclear palsy. Acta Neurol Scand 103:123–125
63. Farlow MR, Hake A, Messina J, Hartman R, Veach J, Anand R (2001) Response of patients with Alzheimer disease to rivastigmine treatment is predicted by the rate of disease progression. Arch Neurol 58:417–422
64. Fischhof PK, Saletu B, Rüther E, Litschauer G, Möslinger-Gehmayr R, Herrmann WM (1992) Therapeutic efficacy of pyritinol in patients with Senile Dementia of the Alzheimer Type (SDAT) and Multi-Infarct Dementia (MID). Neuropsychobiology 26:65–70
65. Förstl H, Baldwin B (1994) Pick und die fokalen Hirnatrophie. Fortschr Neurol Psychiatr 62:345–355
66. Förstl H (1999) The Lewy body variant of Alzheimer's disease: clinical, patho-physiological and conceptual issues. Eur Arch Psychiatry Clin Neurosci 249, Suppl 3:64–67
67. Folstein M, Folstein S, McHugh PR (1975) Mini-Mental state: A practical for grading the cognitive state of patients for the clinican. J Psychiatric Res 12:189–192
68. Folstein SE (1989) Huntington's disease: a disorder of families. John Hopkins University Press, Baltimore

69. Foroud T, Gray J, Ivashina J, Conneally PM (1999) Differences in duration of Huntington's disease based on age at onset. J Neurol Neurosurg Psychiatry 66:52–56
70. Frackowiak RSJ, Pozzilli C, Legg NJ, du Boulay GH, Marshall J, Lenzi GL, Jones T (1981) Regional cerebral, oxygen supply and utilization in dementia. A clinical and physiological study with oxygen-15 and positron tomography. Brain 104:753–778
71. Frölich L (1997) Neurochemie – Glukosestoffwechsel – freie Sauerstoffradikale – Apolipoprotein E. In: Weis S, Weber G (Hrsg) Handbuch Morbus Alzheimer. Beltz PsychologieVerlagsUnion, Weinheim, S 411–434
72. Frölich L, Maurer K (1997) Klinische Untersuchung und Psychometrie. In: Förstl H (Hrsg) Lehrbuch der Gerontopsychiatrie. Enke, Stuttgart, S 84–94
73. Frölich L, Hampel H, Gorriz C, Schramm U (1999) Cholinerge Behandlungsstrategien. In: Förstl H, Bickel H, Kurz A (Hrsg) Alzheimer Demenz. Springer, Berlin, S 179–190
74. Fuchs A, Hehnke U, Erhart C, Schell C, Pramshohler B, Danninger B, Schautzer F (1993) Video rating analysis of effect of maprotiline in patients with dementia and depression. Pharmacopsychiatry 26:37–41
75. Gearing M, Mirra SS, Hedreen JC, Sumi SM, Hansen LA, Heyman A (1996) The Consortium to Establish a Registry for Alzheimer's Disease (CERAD). Part X. Neuropathology confirmation of the clinical diagnosis of Alzheimer's disease. Neurology 45:461–466
76. George AE, de Leon MJ, Stylopoulos LA, Miller J, Kluger A, Smith G, Miller DC (1990) CT diagnostic features of Alzheimer disease: importance of the choroidal/hippocampal fissure complex. Am J Neuroradiol 11:101–107
77. Gertz HJ (1997) Nootropika. In: Förstl H (Hrsg) Lehrbuch der Gerontopsychiatrie. Enke, Stuttgart, S 163–171
78. Golbe LI, Davis PH, Schoenberg BS, Duvoisin RC (1988) Prevalence and the natural history of progressive supranuclear palsy. Neurology 38:1031–1034
79. Gottfries CG (1989) Alzheimer's disease – one, two, or several? J Neural Transm (P-D Sect) 1:22
80. Gottfries CG, Nyth AL (1991) Effect of citalopram, a selective 5-HT reuptake blocker, in emotionally disturbed patients with dementia. Ann NY Acad Sci 640:276–279
81. Greenamyre JT, Shoulson I (1994) Huntington's disease. In: Calne DB (ed) Neurodegenerative diseases. Saunders, Philadelphia, S 685–704
82. Gustafson L (1987) Frontal lobe degeneration of non-Alzheimer type. II. Clinical picture and differential diagnosis. Arch Gerontol Geriatr 6:209–233
83. Haass G (1999) Molekulare Mechanismen der Alzheimer Erkrankung. In: Förstl H, Bickel H, Kurz A (Hrsg) Alzheimer Demenz. Springer, Berlin, S 55–66
84. Hampel H, Padberg F, Buch K, Unger J, Stübner S, Möller HJ (1999) Diagnose und Therapie der Demenz vom Alzheimer Typ. DMW 124:124–129
85. Harrington MG, MacPherson P, McIntosh WB, Allam BF, Bone I (1981) The significance of incidental finding of basal ganglia calcification on computed tomography. J Neurol Neurosurg Psychiatry 44:1168–1170
86. Harvey RJ, Rossor MN, Skelton-Robinson M, Garralda E (1998) Young onset dementia: Epidemiology, clinical symptoms, family burden, supoort and outcome. National Hospital of Neurology and Neurosurgery. Dementia Group Publications. London
87. Haupt M, Janner H, Stierstorfer A, Kretschmar C (1998) Klinisches Erscheinungsbild und Stabilität nicht-kognitiver Symptome bei Patienten mit Alzheimer Krankheit. Fortschr Neurol Psychiat 66:233–240
88. Hauser RA, Zesiewicz TA (1997) Sertraline for the treatment of depression in Parkinson's disease. Mov Disord 12:756–759

89. Hellenbrand W, Seidler A, Robra BP, Vieregge P, Oertel WH, Joerg J, Nischan P, Schneider E, Ulm G (1997) Smoking and Parkinson's disease: a case-control study in Germany. Int J Epidemiol 26:328–339
90. Hentschel F, Förstl H (1997) Neuroradiologische Diagnostik. In: Förstl H (Hrsg) Lehrbuch der Gerontopsychiatrie. Enke, Stuttgart, S 95–107
91. Herholz K (1995) FDG PET and differential diagnosis of dementia. Alzheimer Dis Assoc Disord 9:6–16
92. Herrschaft H (1992) Nootropika. Spezieller Teil. In: Riederer P, Laux G, Pöldinger W (Hrsg) Neuro-Psychopharamaka, Band 5. Springer, Berlin, S 189–324
93. Heun R (1997) Demenzen bei andernorts klassifizierten Erkrankungen. In: Förstl H (Hrsg) Lehrbuch der Gerontopsychiatrie. Enke, Stuttgart, S 331–344
94. Heun R, Papassotiropoulus A (1999) Genetik der Alzheimer Demenz. In: Förstl H, Bickel H, Kurz A (Hrsg) Alzheimer Demenz. Springer, Berlin, S 33–54
95. Heyman A, Fillenbaum GG, Welsh-Bohmer KA, Gearing M, Mirra SS, Mohs RC, Peterson BL, Pieper CF (1998) Cerebral infarcts in patients with autopsy-proven Alzheimer's disease: CERAD, part XVIII. Consortium to Establish a Registry for Alzheimer's Disease. Neurology 51:159–162
96. Hodges J (2000) Pick's disease: its relationship to progressive aphasia, semantic dementia and frontotemporal dementia. In: O'Brien J, Ames D, Burns A (eds) Dementia, 2nd edn. Arnold, London, pp 747–758
97. Holmes C, Fortenza O, Powell J, Lovestone S (1997) Do neuroleptic drugs hasten cognitive decline in dementia? BMJ 314:1411
98. Hornykiewicz O, Kish SJ (1984) Neurochemical basis of dementia in Parkinson's disease. Can J Neurol Sci 11:185–190
99. Huber SJ, Shuttleworth EC, Christy JA, Chakeres DW, Curtin A, Paulson GW (1989) Magnetic resonance imaging in dementia of Parkinson's disease. J Neurol Neurosurg Psychiatry 52:1221–1227
100. Huber SJ, Chakeres DW, Paulson GW, Khanna R (1990) Magnetic resonance imaging in Parkinson's disease. Arch Neurol 47:735–737
101. Hulette C, Mirra S, Wilkinson W, Heyman A, Fillenbaum G, Clark C (1995) The Consortium to Establish a Registry for Alzheimer's Disease (CERAD). Part IX. A prospective cliniconeuropathologic study of Parkinson's features in Alzheimer's disease. Neurology 45:1991–1995
102. Huntington G (1872) On chorea. Med Surg Rep 26:320–321
103. Huntington's disease collaborative research group (1993) A novel gene containing a trinucleotide repeat that is expanded and unstable on Huntington's disease chromosomes. Cell 72:971–983
104. Hutchinson M, Raff U (1999) Parkinson's disease: a novel MRI method for determining structural changes in the substantia nigra. J Neurol Neurosurg Psychiatry 67:815–818
105. Ihl R, Dierks T, Martin E-M, Frölich L, Maurer K (1992) Die Bedeutung des EEG bei der Früh- und Differentialdiagnose der Demenz vom Alzheimer Typ. Fortschr Neurol Psychiatr 60:451–459
106. Ihl R (1999) Aktueller Stand der Diagnostik- und Therapieleitlinien. In: Müller WE (Hrsg) Dementielle Erkrankungen: Erkennen und behandeln. LinguaMed Verlag, Neu-Isenburg, S 103–124
127. Ince PG, McArthur FK, Bjertness E, Torvik A, Candy JM, Edwardson JA (1995) Neuropathological diagnoses in elderly patients in Oslo: Alzheimer's disease, Lewy body disease, vascular lesions. Dementia 6:162–168
128. Ince P, Perry R, Perry E (2000) Pathology of dementia with Lewy bodies. In: O'Brien J, Ames D, Burns A (eds) Dementia, 2nd edn. Arnold, London, pp 701–717

129. Iqbal K, Alonso AC, Gong CX, Khatoon S, Pei JJ, Wang JZ, Grundke-Iqbal I (1998) Mechanisms of neurofibrillary degeneration and the formation of neurofibrillary tangles. J Neural Transm Suppl 53:169–180
130. Jackson M, Lowe J (1996) The new neuropathology of degenerative frontotemporal dementias. Acta Neuropathol 91:127–134
131. Jacob H, Kawagoe T (1984) Klinische Neuropathologie des Parkinson-Syndroms-Proteintyp und Dopamintyp der Demelaninisierung. In: Fischer PA (Hrsg) Parkinson plus, Springer, Berlin, S 18–31
132. Jagust WJ, Budinger TF, Reed BR (1987) The diagnosis of dementia with single photon emission computed tomography. Arch Neurol 44:258–262
133. Jakob H (1979) Die Picksche Krankheit. Springer, Berlin
134. Jellinger KA (1998) The neuropathological diagnosis of Alzheimer's disease. J Neural Trans 53:97–118
135. Johnson KA, Jones K, Holman BL, Becker JA, Spiers PA, Satlin A, Albert MS (1998) Preclinical prediction of Alzheimer's disease using SPECT. Neurology 50:1563–1571
136. Johnstone M, Gearing AJ, Miller KM (1999) A central role for astrocytes in the inflammatory response to beta-amyloid; chemokines, cytokines and reactive oxygen species are produced. J Neuroimmunol 93:182–193
137. Katz IR, Jeste DV, Mintzer JE, Clyde C, Napolitano J, Brecher M (1999) Comparison of risperidone and placebo for psychosis and behavioral disturbances associated with dementia: a randomized, double-blind trial. Risperidone Study Group. J Clin Psychiatry 60:107–115
138. Katzman R, Terry R, DeTeresa R, Brown T, Davies P, Fuld P, Renbing X, Peck A (1988) Clinical, pathological, and neurochemical changes in dementia: a subgroup with perserved mental status and numerous neocortical plaques. Ann Neurol 23:138–144
139. Koponen H, Stenbäck U, Mattila E, Soininen H, Reinikainen K, Riekkinen PJ (1989) Delirium among elderly persons admitted to a psychiatric hospital: clinical course during the acute stage and one-year follow-up. Acta Psychiatr Scand 79:579–585
140. Kornhuber J, Gundacker I, Maler M, Otto M, Wiltfang J (1999) Neurotransmitterveränderungen bei der Alzheimer Demenz. In: Förstl H, Bickel H, Kurz A (Hrsg) Alzheimer Demenz. Springer, Berlin, S 33–54
141. Kosunen O, Soininen H, Paljarvi L, Heinonen O, Talasniemi S, Riekkinen PJ Sr (1996) Diagnostic accuracy of Alzheimer's disease: a neuropathological study. Acta Neuropathol 91:185–193
142. Kuhl DE, Minoshima S, Frey KA, Foster NL, Kilbourn MR, Koeppe RA (2000) Limited donepezil inhibition of acetylcholinesterase measured with positron emission tomography in living Alzheimer cerebral cortex. Ann Neurol 48:391–395
143. Laitinen L (1969) Desipramine in treatment of Parkinson's disease. Acta Neurol Scand 45:109–113
144. Lang C (1994) Demenzen: Diagnose und Differentialdiagnose. Chapman & Hall, Weinheim
145. Lang C, Huk W, Taghavy A (1987) Zur klinischen Bedeutung bilateral-symmetrischer intrazerebraler Verkalkungen. Akt Neurol 14:91–98
146. Langston JW, Ballard P, Tetrud JW, Irwin I (1983) Chronic Parkinsonism in humans due to a product of meprediene-analog synthesis. Science 219:979–980
147. Launer LJ, Andersen K, Dewey ME, Letenneur L, Ott A, Amaducci LA, Brayne C, Copeland JR, Dartigues JF, Kragh-Sorensen P, Lobo A, Martinez-Lage JM, Stijnen T, Hofman A (1999) Rates and risk factors for dementia and Alzheimer's disease: results from EURODEM pooled analyses. EURODEM Incidence Research Group and Work Groups. European Studies of Dementia. Neurology 52:78–84

148. Lautenschlager N, Kurz A, Müller U (1999) Erbliche Ursachen und Risikofaktoren der Alzheimer Krankheit. Nervenarzt 70:195–205
149. Le Bars PL, Katz MM, Berman N, Itil TM, Freedman AM, Schatzberg AF (1997). A placebo-controlled, double-blind, randomized trial of an extract of Ginkgo biloba for dementia. North American EGb Study Group. JAMA 278:1327–1332
150. Levy R, Förstl H, Müller WE (1997) Neurotransmitter-Substitution. In: Förstl H (Hrsg) Lehrbuch der Gerontopsychiatrie. Enke, Stuttgart, S 152–162
151. LeWitt PA, Brewer GJ (1994) Wilson's disease (progressive hepatolenticular degeneration). In: Calne DB (ed) Neurodegenerative diseases. Saunders, Philadelphia, pp 667–683
152. Lewy FH (1912) Paralysis agitans. I. pathologische Anatomie. In: Lewandowsky M (Hrsg) Handbuch der Neurologie. Vol 3. Springer, Berlin, S 920–933
153. Lyetsos CG, Sheppard JM, Steele CD, Kopunek S, Steinberg M, Baker AS, Brandt J, Rabins PV (2000) Randomized placebo-controlled, double-blind clinical trial of sertaline in the treatment of depression complicating Alzheimer's disease: initial results from the Depression in Alzheimer's disease study. Am J Psychiatry 157:1686–1689
154. Magai C, Kennedy G, Cohen CI, Gomberg D (2000) A controlled clinical trial of sertaline in the treatment of depression in nursing home patients with late-stage Alzheimer's disease. Am J Geriatr Psychiatry 8:66–74
155. Maher ER, Lees AJ (1986) The clinical features and the natural history of the Steele-Richardson-Olszewski syndrome (progressive supranuclear palsy) Neurology 36:1005–1008
156. Mann DMA (2000) The neuropathology and molecular genetics of frontotemporal dementia. In: O'Brien J, Ames D, Burns A (eds) Dementia, 2nd edn. Arnold, London, pp 759–768
157. Mann DMA, Yates PO, Marcyniuk B (1987) Dopaminergic neurotransmitter systems in Alzheimer's disease and Down's syndrome at middle age. J Neurol Neurosurg Psychiatry 50:341–344
158. Marder K, Tang MX, Cote L, Stern Y, Mayeux R (1995) The frequency and associated risk factors for dementia in patients with Parkinson's disease: Arch Neurol 52:695–701
159. Marder K, Tang MX, Alfaro B, Mejia H, Cote L, Jacobs D, Stern Y, Sano M, Mayeux R (1998) Postmenopausal estrogen use and Parkinson's disease with and without dementia. Neurology 50:1141–1143
160. Marder K, Zhao H, Myers RH, Cudkowicz M, Kayson E, Kieburtz K, Orme C, Paulsen J, Penney JB, Siemers E, Shoulson I (2000) Rate of functional decline in Huntington's disease. Huntington Study Group. Neurology 54:452–458
161. Marsden CD (1982) Basal ganglia disease. Lancet ii:1141–1147
162. Martin JB, Gusella JF (1986) Huntington's disease. Pathogenesis and management. N Engl J Med 315:1267–1276
163. Marttila RJ (1983) Diagnosis and epidemiology of Parkinson's disease. Acta Neurol. Scand. Suppl 95:9–17
164. Maurer K, Volk S, Gerbaldo H (1997) Auguste D and Alzheimer's disease. Lancet 349:1546–1549
165. Maurer K, Ihl R, Dierks T, Frölich L (1997) Clinical efficacy of Ginkgo biloba special extract EGb 761 in dementia of the Alzheimer type. J Psychiatr Res 31:645–655
166. Mayer W, Henn R (1997) In: Förstl H (Hrsg) Lehrbuch der Gerontopsychiatrie. Enke, Stuttgart, S 16–30
167. Mayeux R, Denaro J, Hemenegildo N, Marder K, Tang MX, Cote LJ, Stern Y (1992) A population-based investigation of Parkinson's disease with and without dementia. Relationship to age and gender. Arch Neurol 49:492–497

168. Mayeux R, Saunders AM, Shea S, Mirra S, Evans D, Roses AD, Hyman BT, Crain B, Tang MX, Phelps CH (1998) Utility of the apolipoprotein E genotype in the diagnosis of Alzheimer's disease. N Engl J Med 338:506–511
169. McKeith I (2000) Dementia with Lewy bodies: a clinical overview. In: O'Brien J, Ames D, Burns A (eds) Dementia, 2nd edn. Arnold, London, pp 685–697
170. McKeith I, Fairbairn A, Perry R, Thompson P, Perry E (1992) Neuroleptics ensitivity in patients with senile dementia of Lewy body type. BMJ 305:673–678
171. McKeith IG, Galasko D, Wilcock GK, Byrne EJ (1995) Lewy body dementia – diagnosis and treatment. Br J Psychiatry 167:709–717
172. McKeith IG, Galasko D, Kosaka K, Perry EK, Dickson DW, Hansen LA, Salmon DP, Lowe J, Mirra SS, Byrne EJ, Lennox G, Quinn NP, Edwardson JA, Ince PG, Bergeron C, Burns A, Miller BL, Lovestone S, Collerton D, Jansen EN, Ballard C, de Vos RA, Wilcock GK, Jellinger KA, Perry RH (1996) Consensus guidelines for the clinical and pathologic diagnosis of dementia with Lewy bodies (DLB): report of the consortium on DLB international workshop. Neurology 47:1113–1124
173. McKeith IG, Perry EK, Perry RH (1999) Report of the second dementia with Lewy body international workshop. Neurology 53:902–905
174. McKeith I, Del Ser T, Spano P, Emre M, Wesnes K, Anand R, Cicin-Sain A, Ferrara R, Spiegel R (2000) Efficacy of rivastigmine in dementia with Lewy bodies: a randomised, double-blind, placebo-controlled international study. Lancet 356 (9247):2031–2036
175. McKhann G, Drachman D, Folstein M, Katzman R, Price D, Stadlan EM (1984) Clinical diagnosis of Alzheimer's disease: Report of the NINCDS-ADRDA work group under the auspices of Department of Health and human services task force on Alzheimer's disease. Neurology 34:939–944
176. McShane R, Keene J, Gedling K, Fairburn C, Jacoby R, Hope T (1997) Do neuroleptic drugs hasten cognitive decline in dementia? Prospective study with necropsy follow up. BMJ 314:266–270
177. Mirra SS (1997) Neuropathological assessment of Alzheimer's disease: the experience of the Consortium to Establish a Registry for Alzheimer's Disease. Int Psychogeriatrics 9, Suppl 1:263–268
178. Mohs RC, Rosen WG, Davis KL (1983) The Alzheimer's disease assessment scale: an instrment for assessing treatment efficacy. Psychopharmol Bull 19:448–450
179. Morris JC, Mohs R, Roger H, Fillenbaum G, Heyman A (1988) CERAD clinical and neuropsychological assessment of Alzheimer's disease. Psychopharmacol Bull 24:641–651
180. Mountjoy CQ (1986) Correlations between neuropathological and neurochemical changes. Br Med Bull 42:81–85
181. Müller WE (1999) Antidementiva: Pharmakologische und therapeutische Bewertung. In: Müller WE (Hrsg) Dementielle Erkrankungen: Erkennen und Behandeln. LinguaMed Verlag, Neu-Isenburg, S 63–86
182. Munoz-Garcia D, Ludwin SK (1984) Classic and generalized variants of Pick's disease : A clinicopathological, ultrastructural, and immunocytochemical comparative study. Ann Neurol 16:467–480
183. Nagy Z, Esiri MM, Jobst KA, Morris JH, King EM, McDonald B, Litchfield S, Smith A, Barnetson L, Smith AD (1995) Relative roles of plaques and tangles in the dementia of Alzheimer's disease: correlations using three sets of neuropathological criteria. Dementia 6:21–31
184. Neary D (2000) Frontotemporal dementia. In: O'Brien J, Ames D, Burns A (eds) Dementia, 2nd edn. Arnold, London, pp 737–746
185. Neary D, Snowdon JS, Mann DMA, Bowen DM, Sims NR, Northen B, Yates PO, Davison AN (1986) Alzheimer's disease: a correlative study. J Neurol, Neurosurg, Psychiat 49:229–237

186. Neary D, Snowdon JS, Northen B, Goulding P (1988) Dementia of frontal lobe type. J Neurol Neurosurg Psychiat 51:351–361
187. Neary D, Snowden JS, Gustafson L, Passant U, Stuss D, Black S, Freedman M, Kertesz A, Robert PH, Albert M, Boone K, Miller BL, Cummings J, Benson DF (1998) Frontotemporal lobar degeneration: a consensus on clinical diagnostic criteria. Neurology 51:1546–1554
188. Nicholl DJ, Bennett P, Hiller L, Bonifati V, Vanacore N, Fabbrini G, Marconi R, Colosimo C, Lamberti P, Stocchi F, Bonuccelli U, Vieregge P, Ramsden DB, Meco G, Williams AC (1999) A study of five candidate genes in Parkinson's disease and related neurodegenerative disorders. European Study Group on Atypical Parkinsonism. Neurology 53:1415–1421
189. O'Connor DW, Politt PA, Hyde JB, Fellows JL, Miller ND, Roth M (1990) A follow-up study of dementia diagnosed in the community using the Cambridge mental disorders of the elderly examination. Acta Psychiat Scand 81:78–82
190. Olichney JM, Galasko D, Salmon DP, Hofstetter CR, Hansen LA, Katzman R, Thal LJ (1998) Cognitive decline is faster in Lewy body variant than in Alzheimer's disease. Neurology 51:351–357
191. Parkinson J (1817) An essay on the shaking palsy. Sherwood, Nealy & Jones, London
192. Parkinson Study Group (1999) Low-dose clozapine for the treatment of drug-induced psychosis in Parkinson's disease. N Engl J Med 340:757–763
193. Perry RH, Irving D, Blessed G, Fairbairn A, Perry EK (1990) Senile dementia of Lewy body type. A clinically and neuropathologically distinct form of Lewy body dementia in the elderly. J Neurol Sci 95:119–139
194. Petracca G, Teson A, Chemerinski E, Leiguarda R, Starkstein SE (1996) A double-blind placebo-controlled study of clomipramine in depressed patients with Alzheimer's disease. J Neuropsychiatry Clin Neurosci 8:270–275
195. Pick A (1892) Über die Beziehungen der senilen Hirnatrophie zur Aphasie. Prager Med Wschr 17:165–167
196. Poewe WH, Wenning GK (1998) The natural history of Parkinson's disease. Ann Neurol 44 Suppl 1:S1–9
197. Przuntek H, Hoffmann E (1987) Epidemiologische Untersuchung zum Morbus Wilson in der Bundesrepublik Deutschland. Nervenarzt 58:150–157
198. Quinn NP, Rossor MN, Marsden CD (1986) Dementia and Parkinson's disease – Pathological and neurochemical considerations. Brit Med Bull 42:86–90
199. Rae-Grant A, Blume W, Lau C, Hachinski VC, Fisman M, Merskey H (1987) The electroencephalogramm in Alzheimer-type dementia. Arch Neurol 44:50–54
200. Rajput AH (1984) Epidemiology of Parkinson's disease. Can J Neurol Sci 11:156–159
201. Ransmyr G, Wenning GK, Seppi K, Jellinger K, Poewe W (2000) Demenz mit Lewy Körperchen. Nervenarzt 71:929–935
202. Raskind MA, Peskind ER, Wessel T, Yuan W (2000) Galantamine in AD: A 6-month randomized, placebo-controlled trial with a 6-month extension. The Galantamine USA-1 Study Group. Neurology 54:2261–2268
203. Reifler BV, Teri L, Raskind M, Veith R, Barnes R, White E, McLean P (1989) Double-blind trial of imipramine in Alzheimer's disease patients with and without depression. Am J Psychiatry 146:45–49
204. Riess O, Kruger R (1999) Parkinson's disease – a multifactorial neurodegenerative disorder. Neural Transm Suppl 56:113–125
205. Rinne JO, Paljärvi L, Rinne UK (1987) Neuronal size and density in the nucleus basalis of Meynert in Alzheimer's disease. J Neurol Sci 79:67–76

206. Roos RA, Hermans J, Vegter-van der Vlis M, van Ommen GJ, Bruyn GW (1993) Duration of illness in Huntington's disease is not related to age at onset. J Neurol Neurosurg Psychiatry 56:98–100
207. Rosenquist K, Tariot P, Loy R (2000) Treatments for behavioral and psychological symptoms in Alzheimer's disease and other dementias. In: O'Brien J, Ames D, Burns A (eds) Dementia, 2nd edn. Arnold, London, pp 571602
208. Sachs C, Ericson K, Erasmie U, Bergström M (1979) Incidence of basal ganglia calcifications on computed tomography. JCAT 3:339–344
209. Saletu B, Paulus E, Linzmayer L, Anderer P, Semlitsch HV, Grunberger J, Wicke L, Neuhold A, Podreka I (1995) Nicergoline in senile dementia of Alzheimer type and multi-infarct dementia: a double-blind, placebo-controlled, clinical and EEG/ERP mapping study. Psychopharmacology 117:385–395
210. Sano M, Ernesto C, Thomas RG, Klauber MR, Schafer K, Grundman M, Woodbury P, Growdon J, Cotman CW, Pfeiffer E, Schneider LS, Thal LJ (1997) A controlled trial of selegiline, alpha-tocopherol, or both as treatment for Alzheimer's disease. The Alzheimer's Disease Cooperative Study. N Engl J Med 336:1216–1222
211. Saß H, Wittchen H-U, Zaudig M (Hrsg) (2000) Diagnostisches und statistisches Manual psychischer Störungen, DSM-IV, 3. Aufl. Hogrefe, Göttingen
212. Schmidt R, Fazekas F (1997) Klinische Bedeutung und neuropathologische Basis der 'Leuko-Araiose'. In: Förstl H (Hrsg) Lehrbuch der Gerontopsychiatrie. Enke, Stuttgart, S 108– 116
213. Schneider E, Becker H, Fischer PA, Grau H, Jacobi P, Brinkmann R (1979) The course of brain atrophy in Parkinson's disease. Arch Psychiatr Nervenkr 227:89–95
214. Schneider E, Fischer P-A, Jacobi P, Grotz A (1984) Exogene Psychosen beim Parkinsonsyndrom. Häufigkeit und Entstehungsbedingungen. Fortschr Neurol Psychiatr 52:207–214
215. Schneider E (1991) Diagnostik und Therapie des Morbus Parkinson. de Gruyter, Berlin
216. Small GW, Rabins PV, Barry PP, Buckholtz NS, DeKosky ST, Ferris SH, Finkel SI, Gwyther LP, Khachaturian ZS, Lebowitz BD, McRae TD, Morris JC, Oakley F, Schneider LS, Streim JE, Sunderland T, Teri LA, Tune LE (1998) Diagnosis and treatment of Alzheimer disease and related disorders. Consensus statement of the American Association for Geriatric Psychiatry, the Alzheimer's Association, and the American Geriatrics Society. JAMA 278:1363–1371
217. Spillantini MG, Bird TD, Ghetti B (1998) Frontotemporal dementia and parkinsonism linked to chromosome 17: a new group of tautopathies. Brain Pathol 8: 387–402
218. Steele JC, Richardson JC, Olszewski J (1964) Progressive supranuclear palsy. A heterogeneous degeneration involving the brain stem, basal ganglia and cerebellum with vertical gaze and pseudobulbar palsy, nuchal dystonia and dementia. Arch Neurol 2:473–486
219. Stoppe G, Brandt CA, Staedt JH (1999) Behavioural problems associated with dementia: the role of newer antipsychotics. Drugs Aging 14:41–54
220. Street JS, Clark WS, Gannon KS, Cummings JL, Bymaster FP, Tamura RN, Mitan SJ, Kadam DL, Sanger TM, Feldman PD, Tollefson GD, Breier A (2000) Olanzapine treatment of psychotic and behavioral symptoms with Alzheimer disease in nursing care facilities: a double-blind, randomized, placebo-controlled trial. The HGEU Study Group. Arch Gen Psychiatry 57:968–976
221. Taragano FE, Lyketsos CG, Mangone CA, Allegri RF, Comesana-Diaz E (1997) A double-blind, randomized, fixed-dose trial of fluoxetine vs. amitriptyline in the

treatment of major depression complicating Alzheimer's disease. Psychosomatics 38:246–252
222. Tariot PN, Solomon PR, Morris JC, Kershaw P, Lilienfeld S, Ding C (2000) A 5-month, randomized, placebo-controlled trial of galantamine in AD. The Galantamine USA-10 Study Group. Neurology 54:2269–2276
223. Taxer F, Haller R, König P (1986) Klinische Frühsymptome und CT-Befunde beim Fahr'schen Syndrom. Nervenarzt 57:583–588
224. Tesei S, Antonini A, Canesi M, Zecchinelli A, Mariani CB, Pezzoli G (2000) Tolerability of paroxetine in Parkinson's disease: a prospective study. Mov disord 15:986–989
225. Terry RD, Peck A, De Teresa R, Schechter R, Horoupian DS (1981) Some morphometric aspects of the brain in senile dementia of the Alzheimer type. Ann Neurol 10:184–192
226. Thal LJ, Grundman M, Klauber MR (1988) Dementia: Characteristics of a referral population and factors associated with progression. Neurology 38:1083–1090
227. Tuvanendran K, Low CH, Boey HK, Tan KP (1982) Basal ganglia calcification on computer tomographic scan: a clinical and radiological correlation. Acta Neurol Scand 66:309–315
228. Ulrich J, Probst A, West M (1986) The brain diseases causing senile dementia. J Neurol 233:118–122
229. Velakoulis D, Lloyd J (2000) Parkinson's disease and dementia: prevalence and incidence. In: O'Brien J, Ames D, Burns A (eds) Dementia, 2nd edn. Arnold, London, pp 845–851
230. Vieregge P, Friedrich HJ, Rohl A, Ulm G, Heberlein I (1994) Zur multifaktoriellen Atiologie der idiopathischen Parkinson-Krankheit. Eine Fall-Kontroll-Studie. Nervenarzt 65:390–395
231. Walker Z, Grace J, Overshot R, Satarasinghe S, Swan A, Katona CL, McKeith IG (1999) Olanzapine in dementia with Lewy bodies: a clinical study. Int J Geriatr Psychiatry 14:459–466
232. Watt DC, Seller A (1993) A clinico-genetic study of psychiatric disorder in Huntington's chorea. Psychol Med Monograph Suppl 23:1–46
233. Wetterling T (1989) Alzheimersche Erkrankung. Überblick über den aktuellen Stand der Forschung. Fortschr Neurol Psychiatr 57:1–13
234. Wetterling T (1992) Neurotransmitter-Veränderungen bei der Demenz vom Alzheimer Typ. Nervenheilkunde 11:239–245
235. Wetterling T, Borgis K-J (1992) Klinisch-diagnostische Einordnung von Patienten mit Marklager-Hypodensitäten. Nervenheilkunde 11:294–298
236. Wetterling T (2001) Gerontopsychiatrie. Ein Leitfaden für Diagnostik und Therapie. Springer, Berlin
237. Wettstein A (2000) Cholinesterase inhibitors and Gingko extracts – are they comparable in the treatment of dementia? Comparison of published placebo-controlled efficacy studies of at least six months' duration. Phytomedicine 6: 393–401
238. Whitehouse PJ, Price DL, Struble RG, Clark AW, Coyle JT, Delon MR (1982) Alzheimer's disease and senile dementia: loss of neurons in the basal forebrain. Science 215:1237–1239
239. Whitehouse PJ, Martino AM, Marcus KA, Zweig RM, Singer HS, Price DL, Kellar KJ (1988) Reductions in acetylcholine and nicotine binding in several degenerative diseases. Arch Neurol 45:722–724
240. Wilcock GK, Lilienfeld S, Gaens E (2000) Efficacy and safety of galantamine in patients with mild to moderate Alzheimer's disease: multicentre randomised controlled trial. Galantamine International-1 Study Group. BMJ 321(7274):1445–1449

241. Winblad B, Poritis N (1999) Memantine in severe dementia: results of the M-best study. Int J Geriat Psychiat 14:135-146
242. World Health Organization (1993) International Classification of Diseases (ICD-10). Chapter V. Diagnostic guidelines. Genf
243. World Health Organization (1994) International Classification of Diseases (ICD-10). Chapter V. Research criteria. Genf
244. Yamamoto T, Hirano A (1985) Nucleus raphe dorsalis in Alzheimer's disease: Neurofibrillary tangles and loss of large neurons. Ann Neurol 17:573-577

5.2 Zerebrovaskuläre Störungen (Durchblutungsstörungen des Gehirns)

Inhaltsübersicht

5.2.1	Terminologie	321
5.2.2	Diagnostische Kriterien	322
5.2.3	Epidemiologie	323
5.2.4	Pathogenese psychischer Störungen bei zerebrovaskulären Prozessen	324
5.2.5	Klinische Symptomatik und Verlauf	329
5.2.6	Diagnostik	334
5.2.7	Differenzialdiagnose	335
5.2.8	Risikofaktoren	335
5.2.9	Therapie	337
5.2.10	Verschiedene zerebrovaskuläre Läsionstypen	337
5.2.11	Rehabilitation	350
5.2.12	Abschließende Betrachtungen	351
5.2.13	Literatur	352

Das Gehirn ist auf die ständige Zufuhr von Sauerstoff und Glukose über den Blutkreislauf angewiesen. Störungen der Blutversorgung des Gehirns, die, v. a. wenn sie länger andauern, auch als zerebrovaskuläre Störungen bezeichnet werden, führen häufig zu organisch bedingten psychischen Störungen.

5.2.1 Terminologie

In älteren Arbeiten wurde oft die Bezeichnung „hirnorganisches Psychosyndrom bei zerebrovaskulärer Insuffizienz" oder einfach „zerebrovaskuläre Insuffizienz" verwendet. Für diese Diagnosen existieren keine einheitlichen und operationalisierten Kriterien. Daher sollten diese Begriffe nicht mehr gebraucht werden. Vielmehr erscheint es sinnvoll, von *„vaskulär bedingter psy-*

chischer Störung" bzw. – falls der zerebrovaskuläre Prozess genauer bekannt ist – z. B. von *„psychischer Störung nach linksseitigem Hirninfarkt"* zu sprechen.

5.2.2 Diagnostische Kriterien

Es gibt eine Reihe von zerebrovaskulären Prozessen, die zu organischen psychischen Störungen (OPS) führen können [41, 145, 228, 231]. Wie aus der Tabelle 5.2.1 zu ersehen ist, unterscheiden sich die OPS bei den verschiedenen vaskulären Läsionstypen nur wenig. Akut kommt es häufig zu

Tabelle 5.2.1. Organische psychische Störungen bei (zerebro-) vaskulären Störungen

Neuropathologie	Pathogenese	Akute OPS	Chronische OPS
globale Hypoxie	Herzstillstand etc.	Somnolenz → Koma Verwirrtheit → Delir	amnestisches Syndrom, Demenz, Persönlichkeitsveränderung
hämodynamischer Infarkt (Wasserscheideninfarkt)	Atherosklerose der Basalarterien, Karotisverschluss, Immunvaskulitis	Somnolenz → Koma Verwirrtheit → Delir	komplexe neuropsychologische Störungen
thrombembolischer Infarkt	Herzklappenfehler, Arrhythmie etc., Thromben aus Herz, Karotisplaques etc.	Somnolenz → Koma Verwirrtheit → Delir	Demenz, Depression, Persönlichkeitsveränderung
lakunäre(r) Infarkt(e)	Mikroangiopathie, seltener: Embolie		Demenz
inkomplette Infarkte in der weißen Substanz	Mikroangiopathie	Verwirrtheit → Delir	Demenz, Depression, Wahnsyndrom, Persönlichkeitsveränderung
Zerstörung von Hirnparenchym	intrazerebrale Blutung, arteriovenöses Angiom	Somnolenz → Koma Verwirrtheit → Delir	amnestisches Syndrom, Demenz, Persönlichkeitsveränderung
Blutung in den Subarachnoidalraum	subarachnoidale Blutung (Aneurysma), Komplikation: Hydrozephalus	Somnolenz → Koma	amnestisches Syndrom, Persönlichkeitsveränderung
	venöse Thrombose	Somnolenz → Koma	Delir
Basalganglienverkalkungen	Kalkeinlagerung in Gefäßwänden, v. a. in Basalganglien		Demenz, Depression, Wahnsyndrom

OPS organische psychische Störung

einer Bewusstseinseinschränkung (Somnolenz bis Koma). Als langfristige Folgeerscheinungen nach akut auftretenden vaskulär bedingten Ereignissen treten v. a. ein depressives OPS, eine Demenz und Persönlichkeitsstörungen auf. Einige vaskulär bedingte Erkrankungen (wie zerebrale Mikroangiopathie, Basalganglienverkalkungen und Immunvaskulitiden) verlaufen meist schleichend, sodass chronische OPS wie Demenz und Persönlichkeitsstörungen im Vordergrund stehen.

Da eine Reihe von vaskulären Erkrankungen zu zerebralen Läsionen führen können (Tabelle 5.2.2) und einige der genannten Erkrankungen nicht direkt die Hirngefäße betreffen (z. B. Karotisstenose oder Arhythmie des Herzens mit verminderter Auswurfleistung), ist zunächst zu definieren, was unter einem zerebrovaskulären Prozess zu verstehen ist. In der Literatur sind eine Reihe von Vorschlägen zur Differenzierung und Klassifizierung zerebrovaskulärer Störungen publiziert worden (z. B.[254]). Aber es besteht nur eine mangelnde Übereinkunft darüber, was im Zusammenhang mit OPS als vaskulärer Prozess anzusehen ist [1, 4, 24, 41, 48, 62, 63, 73, 152, 188, 216, 232]. Die Vorschläge zur Klassifizierung der vaskulären Läsionen beruhen vorwiegend auf ätiologischen Gesichtspunkten [41, 55, 100, 145, 152, 163, 181, 187, 216, 232, 254]. Der Schädigungsmechanismus ist bei vielen akuten ischämischen zerebrovaskulären Ereignissen jedoch nicht hinreichend zu klären [90]. Auch finden sich in vielen Fällen in den CT- oder MRT-Befunden keine Hinweise auf den der vaskulären Läsion zu Grunde liegenden Pathomechanismus [100].

5.2.3 Epidemiologie

Zerebrovaskuläre Prozesse treten gehäuft bei Vorliegen sog. zerebrovaskulärer Risikofaktoren auf. Da in Zentraleuropa sehr viele Menschen einen oder mehrere zerebrovaskuläre Risikofaktoren wie Hypertonus, Diabetes mellitus, Hyperlipidämie etc. aufweisen, ist von einer sehr großen Zahl potenziell gefährdeter Personen auszugehen. Die Inzidenz für akute zerebrovaskuläre Ereignisse („Schlaganfälle") nimmt mit dem Alter deutlich zu (s. Übersicht [252]). Es gibt regionale Unterschiede [239]. In Deutschland wird die Inzidenzrate mit 136/100 000/Jahr angegeben [239]. Bei unter 80-Jährigen ist die Inzidenzrate bei Männern etwa 1,5-mal höher als bei Frauen [67, 70]. Die Gesamtzahl der Schlaganfälle in Deutschland wird auf 945 000/Jahr geschätzt [236]. Die Mortalität steigt ebenfalls mit zunehmendem Alter deutlich an [67]. Etwa ein Drittel aller Schlaganfallpatienten versterben innerhalb des ersten Jahres nach dem Schlaganfall [239].

Die Angaben zur Häufigkeit von verschiedenen zerebrovaskulären Läsionen unterscheiden sich in den einzelnen Studien deutlich (Tabelle 5.2.2). Die häufigsten zerebrovaskulären Läsionstypen sind territoriale und lakunäre Infarkte sowie subkortikale Schädigungen („white matter disease": Leukoaraiose [94, 109]), deren Zahl mit dem Alter kontinuierlich ansteigt.

Der Anteil der Hirnblutungen an „Schlaganfällen" wird mit 9-15% angegeben [26, 70, 88, 117, 160, 200]. Die Inzidenzrate für Subarachnoidalblutungen wird in einer australischen Studie mit 8,1/100000/Jahr angegeben [253]. Frauen sind etwa 1,5-mal häufiger als Männer betroffen [253]. In einer französischen Studie waren 5% aller Schlaganfälle Subarachnoidalblutungen [88]. Transitorische ischämische Attacken (TIA) machen etwa 13% aller akuten zerebralvaskulären Ereignisse aus [70]. Die Häufigkeit von erneuten Schlaganfällen (Rezidiven) liegt in der Größenordnung von 14% in 2 Jahren, besonders bei Patienten mit mehreren Risikofaktoren (s. u.) [102]. Die Rezidivhäufigkeit ist abhängig von dem Läsionstyp [20, 102].

Die Häufigkeit, mit der OPS nach vaskulär bedingten Hirnschädigungen auftreten, ist sehr variabel [19, 98, 112, 195, 196, 200, 228, 236]. Von den stationär behandelten Patienten mit einem zerebrovaskulären Prozess leiden etwa die Hälfte an psychischen Störungen [50]. Für die meisten der in Tabelle 5.2.2 aufgeführten vaskulären Läsionstypen fehlen Angaben über die Frequenz von OPS mit Ausnahme der Demenz.

5.2.4 Pathogenese psychischer Störungen bei zerebrovaskulären Prozessen

Die Pathogenese der verschiedenen zerebrovaskulären Störungen, die zu psychischen Störungen führen können, ist sehr unterschiedlich. Die Pathomechanismen werden im Kap. 5.2.10 in Verbindung mit der Beschreibung der verschiedenen Läsionstypen dargestellt. Auch Neurotransmitterstörun-

Tabelle 5.2.2. Häufigkeit zerebrovaskulärer Läsionen und organischer psychischer Störungen

Vaskulärer Läsionstyp	Inzidenz	Anteil an Schlaganfällen	Demenz	Andere häufige OPS	Zitate
lakunäre Infarkte	33/100000	2,9-12%	11,0-23,1%	Depression	[17, 20, 79, 144, 147, 160]
Marklagerveränderungen (Leukoaraiosis)			22,0-100%	Depression, Angst, Schizophr.	[18, 82, 90, 182, 228]
Territorialinfarkt		30-66%	16,9%	Depression	[70, 90, 146, 181]
End- und Grenzstrominfarkte		14,5%	7,5-19,6%		[146, 160]
irreguläre Infarkte	17/100000		<5%		
intrazerebrale Blutungen		9-15%			[70, 117, 160, 200]
Subarachnoidalblutungen	8,1/100000	5%			[252]
zerebrale Amyloidangiopathie (CAA)			37,1-40,2%		[211, 240, 241]

Schizophr.= schizophreniforme Störung, **OPS** organische psychische Störung

gen, die als wesentlich für OPS angesehen werden (→ Tabelle 2.2) können jedoch im Allgemeinen nicht sicher zerebrovaskulären Läsionen zugeordnet werden, da die Läsionen zu diffus sind. Subkortikale Schädigungen (s. Leukoaraiose) führen ebenfalls zu schwerwiegenden neuropsychiatrischen Störungen, v. a. zu einem sog. „disconnection-syndrome", das sich auf Grund einer Schädigung der langen Bahnen durch eine Verlangsamung der Denkabläufe äußert [177, 186] (→Kap. 2.3.3). Die durch chronische vaskuläre Schädigungen induzierten bzw. nach einer akuten Ischämie persistierenden biochemischen Veränderungen im Gehirn sind bisher noch nicht hinreichend aufgeklärt (s. [91, 216]). Wahrscheinlich spielt eine Demyelinisierung, insbesondere der Verbindungsbahnen zwischen assoziierenden Hirnarealen eine große Rolle.

Weiter ist bei den pathogenetischen Überlegungen zu berücksichtigen, dass auch bei Vorliegen einzelner zerebrovaskulärer Risikofaktoren gehäuft kognitive Störungen (Tabelle 5.2.3) und OPS beobachtet worden sind. Die komplexen Zusammenhänge bedürfen noch weiterer Aufklärung.

Eine OPS ist auf Grund der unklaren pathogenetischen Zusammenhänge nicht ohne weitere Anhaltspunkte als durch einen zerebrovaskulären Prozess verursacht anzusehen. Wenn – wie in den ICD-10-Kriterien (→Tabelle 1.2) gefordert – eine OPS in einem engen zeitlichen Zusammenhang mit einem zerebrovaskulären Ereignis auftritt, ist von einer pathogenetisch wichtigen

Tabelle 5.2.3. Erhöhtes Risiko, an einer Demenz zu erkranken bzw. kognitive Beeinträchtigungen zu erleiden bei Vorliegen von „zerebrovaskulären" Risikofaktoren

	Demenzrisiko	Kognitive Beeinträchtigungen	Zitat
Diabetes mellitus		etwa 1,7	[92, 25*]
pathologischer Glukosetoleranztest		1,2	[121]
Hypertonus		5%/10 mmHg	[129, 138, 97*]
Carotisinterna-Plaques			[13]
Vorhofflimmern	2,3	1,7	[171, 77*, 165*, 188*]
Herzinsuffizienz		2,0	[37*, 43*]
HDL-Cholesterin	+		[35]
hoher Fettkonsum	2,4		[122, 125]
hoher Konsum von gesättigten Fettsäuren	1,9		[122, 125]
hoher Cholesterinkonsum	1,7		[124, 125]
hoher Konsum von Lineolsäure		1,8	[122, 125]
Protektive Faktoren			
hoher Konsum von 3fach ungesättigten Fettsäuren	0,4		[122, 125]
hoher Fischkonsum		0,5	[124, 125]

* keine prospektive Studie, + erhöht; **HDL** „high density lipoproteins"

Rolle der zerebrovaskulären Störung auszugehen. Der genaue Pathomechanismus ist aber nicht bekannt. Wahrscheinlich können eine Reihe von Faktoren eine Rolle spielen. Die Häufigkeit, mit der OPS nach vaskulär bedingten Hirnschädigungen auftreten, ist sehr variabel [228] (Tabelle 5.2.2). Im Folgenden weden die als wesentliche für die Entstehung einer OPS diskutierten Faktoren dargestellt [228].

Art der zerebrovaskulären Läsion. Ob die Art der vaskulären Läsion eine entscheidende Auswirkung auf Art und Ausprägung von OPS hat, wurde mit Ausnahme der vaskulären Demenz (s. u.) bisher kaum untersucht. Da verschiedene Läsionstypen bevorzugt in bestimmten Hirnarealen auftreten und auch sehr unterschiedliche Hirnvolumina betreffen können, werden sie in Kap. 5.2.10 eingehender vorgestellt. Hier sollen zunächst die allgemeinen Aspekte dargestellt werden.

Lokalisation der zerebrovaskulären Läsion(en). In der Literatur wird diskutiert, ob und inwieweit bestimmte zerebrovaskuläre Läsionstypen besonders häufig mit OPS, v. a. mit einer Demenz oder Depression, einhergehen oder ob umgekehrt neuropsychiatrische Störungen bestimmten Hirnarealen, insbesondere den Versorgungsgebieten von Gefäßen, zugeordnet werden können. Neuere Untersuchungen zeigen, dass es mit wenigen Ausnahmen (aphasische, motorische sowie visuelle Störungen) kaum streng lokalisierte neuropsychiatrische Störungen gibt, da für viele Hirnfunktionen das geordnete Zusammenspiel mehrerer Hirnareale notwendig ist (s. [97, 228]). Diese Netzwerke sind häufig sehr komplex [155]), sodass allenfalls von besonders vulnerablen Prädilektionsstellen (Netzknotenpunkten) gesprochen werden kann. Auch existieren Hinweise auf neuroanatomisch definierte Neuronenbahnsysteme, deren Schädigung zu neuropsychiatrischen Störungen führen kann, z. B. Depression bei Schädigung frontalsubkortikaler Bahnen [53]. In einer Übersichtsarbeit über die vaskulären Läsionen, die einer Depression zu Grunde liegen [45], konnten allerdings keine eindeutigen Prädilektionsstellen ermittelt werden (s. u.).

Volumen der vaskulären Läsionen. Insbesondere bei demenziellen Abbauprozessen wird kontrovers diskutiert, ob das geschädigte Hirnvolumen im Zusammenhang mit dem Ausprägungsgrad der OPS steht: Das Volumen der vaskulären Läsionen ist auch mit den bildgebenden Verfahren wie CT und MRT nicht einfach zu bestimmen. Erhebliche Schwierigkeiten ergeben sich insbesondere bei der Ermittlung des geschädigten Hirngewebes bei Marklagerveränderungen, da diese häufig in der CT und auch in der MRT nicht klar demarkiert sind. Auch zeigen PET-Studien [157, 198, 199], dass die Ausdehnung des metabolisch vermindert versorgten (geschädigten?) Areals bei kleinen, v. a. subkortikalen Infarkten sehr viel größer sein kann als der in der CT oder MRT sichtbare Bezirk. Außerdem konnten zumindest bei Patienten mit einer vaskulären Demenz oft deutliche biochemische Veränderungen der weißen Substanz (im Sinne einer Demyelinisierung) nachgewiesen werden [44, 91], die nicht eindeutig ischämischen Läsionen zuzuordnen sind. Auch diese Befunde deuten darauf hin, dass die metabolisch geschädigten Hirnareale ausgedehnter sein können als die mit den neuroradiologischen Verfahren sichtbaren Läsionen.

Kleinere vaskuläre Läsionen, insbesondere lakunäre Infarkte (Durchmesser <1,5 cm), können in sehr vielen Fällen klinisch stumm bleiben [144], sodass sie oft einen Zufallsbefund bei neuroradiologischen Untersuchungen darstellen. Schwer zu bestimmen ist die klinische Bedeutung der häufig bei älteren Personen in der MRT sichtbaren kleineren rundlichen Marklagerveränderungen [110, 193]. Bei lakunären Infarkten zeigte sich keine Abhängigkeit der Ausprägung der kognitiven Störungen vom Infarktvolumen [18].

Lange Zeit war, ausgehend von älteren neuropathologischen Arbeiten von Tomlinson et al. [203], die feststellten, dass viele kleine ischämische Hirninfarkte erst etwa ab einem Gesamtvolumen von 60 ml eine Demenz verursachen, umstritten, ob eine Demenz erst ab einem bestimmten Infarktvolumen entsteht (Schwellenwerttheorie). In neueren klinisch-neuropathologischen Arbeiten [73, 209] konnte gezeigt werden, dass schon sehr kleine Infarkte (>1 ml) zu einer Demenz führen können. Neuroradiologische Untersuchungen [146, 147, 200] bestätigen diese Auffassung. MRT- und PET-Studien [142, 157, 198] belegen, dass ein enger Zusammenhang zwischen der Ausdehnung des ischämischen bzw. hypometabolischen Areals und dem Schweregrad der Demenz besteht.

In diesem Zusammenhang ist darauf hinzuweisen, dass in vielen Studien bei Patienten mit einer vaskulären Demenz in der CT oder MRT eine erhebliche Hirnatrophie nachgewiesen werden konnte. Diese korrelierte in einigen Studien gut mit dem Schweregrad der Demenz [114, 147]. Die Frage, welcher Prozess – der atrophische oder der vaskuläre – entscheidend zur Ausbildung der Demenz beiträgt, ist noch umstritten.

Dauer der vaskulären Schädigung. Wie aus Tabelle 5.2.1 ersichtlich ist, unterscheiden sich die akut nach einer zerebrovaskulären Schädigung auftretenden OPS von denen im Verlauf. So kann der Verlauf nach einer akuten Ischämie unterschiedlich sein. Es kann zu einer fortschreitenden Symptomatik („progressive stroke") oder auch zur vollständigen Rückbildung (PRIND „primary reversible ischemic neurologic deficit") kommen. Hierzu trägt wahrscheinlich auch die verbesserte Durchblutung von Randgebieten des Infarkts (Penumbra) bei.

Lange Zeit war umstritten, ob es eine chronische zerebrovaskuläre Minderperfusion gibt, die eine pathogenetische Rolle bei der Ausbildung von vaskulär bedingten neuropsychiatrischen Störungen spielt. Einige Untersuchungen sprechen für die Existenz von langsam-progredienten vaskulären Prozessen, die zu erheblichen metabolischen Veränderungen und neuropsychiatrischen Störungen führen können. In Verlaufsuntersuchungen konnte gezeigt werden, dass die zerebrale Durchblutung bei der Multiinfarktdemenz im Gegensatz zur Alzheimer-Demenz schon vor der Ausbildung einer Demenz reduziert ist [185]. Die weiße Substanz, die bei vielen

OPS-Patienten deutlich geschädigt ist, wird überwiegend durch lange das Marklager penetrierende Arteriolen und nur zu einem geringeren Teil durch kurze Arterien, die vom Circus Willisi ausgehen, versorgt. Dies hat zur Folge, dass große Areale (Grenzstromgebiete zwischen zentrifugaler und zentropetaler Blutversorgung) besonders vulnerabel hinsichtlich der Schwankungen des Perfusionsdrucks sind. Durch einen langjährigen Hypertonus verursachte Veränderungen (z. B. Hyalinisierung der Gefäßwände) der langen das Marklager penetrierenden Gefäße können eine verringerte Blutperfusion bewirken. Diese wird zunächst durch eine erhöhte Sauerstoffextraktionsrate ausgeglichen; längerfristig ist die Sauerstoffversorgung jedoch vermindert und geht dann meist mit einer Demenz einher [244]. Bei Patienten mit einer vaskulären Demenz, die eine Leukoaraiose aufweisen, ist die zerebrale Perfusion verringert [127]. Auch bei neurologisch unauffälligen Personen mit lakunären Infarkten ist der zerebrale Blutfluss signifikant erniedrigt [132]. Inwieweit rheologischen Veränderungen (z. B. Erhöhung des Hämatokrits, der Viskosität oder der Aggregationsneigung) bei der Ausbildung von OPS, insbesondere einer vaskulären Demenz, eine pathogenetisch bedeutsame Rolle zukommt, ist bisher noch nicht hinreichend geklärt [170]. Derartige Veränderungen könnten z. B. schon bei einer im Alter häufigen Exsikkose auftreten und zu metabolischen Defiziten in schlecht perfundierten Arealen führen.

Den metabolischen Veränderungen ist bisher bei zerebrovaskulären Prozessen wahrscheinlich zu wenig Bedeutung beigemessen worden. Klinisch ist zu beobachten, dass zahlreiche Patienten mit einem ischämischen Insult in der Folgezeit ohne ein weiteres erkennbares vaskuläres Ereignis eine Demenz ausbilden [200, 202]. Denkbar ist, dass durch eine Ischämie oder auch durch eine metabolisch insuffiziente Stoffwechsellage eine Kaskade von Stoffwechselvorgängen induziert wird, die über einen deutlichen Anstieg der intraneuronalen Kalziumkonzentration letztlich zum Zelltod führt (s. Übersicht bei [162]). Dabei spielt wahrscheinlich der exzitatorische Neurotransmitter Glutamat eine wesentliche Rolle (s. [100]). Diese Überlegungen sind Grundlage für sog. neuroprotektive Behandlungsansätze (s. u.).

■ **Psychogene Faktoren.** Auf die durch die vaskuläre Schädigung eingetretenen körperlichen und/oder kognitiven Beeinträchtigungen sowie auf die Erfahrung, dass die körperliche Unversehrtheit unter Umständen „schlagartig" aufgehoben sein kann, erfolgt eine psychologische Reaktion, die abhängt von den dem Patienten zur Verfügung stehenden Möglichkeiten zur Kompensation (Coping → Kap. 2.7). Daher erscheint eine Trennung in organische (somatische) und reaktive psychische Aspekte von ZNS-Prozessen kaum möglich. Die verschiedenen Betrachtungsweisen sind aber von Interesse, da sie mit einer unterschiedlichen Sichtweise den gleichen Gegenstand untersuchen und sich ein zufrieden stellendes Bild nur bei einer Zusammenfügung der Befunde ergibt.

Im Zusammenhang mit der Frage, inwieweit psychogene Reaktionen bei den neuropsychiatrischen Störungen bei zerebrovaskulären Störungen eine

Rolle spielen, ist besonders der Verlauf zu betrachten (s. Kriterien der ICD-10 für eine organisch bedingte psychische Störung → Tabelle 1.2). Das Kriterium 4: „Abwesenheit eines auslösenden belastenden Ereignisses" ist bei den häufig für den Betreffenden schwerwiegenden Beeinträchtigungen, die sich durch die zerebrovaskuläre Schädigung ergeben (z. B. Sprach- oder Sehstörung, Halbseitenlähmung etc.) kaum anzunehmen. Daher ist mit „psychogenen Anteilen" an der zu beobachtenden Symptomatik zu rechnen, z. B. Angst bis Panik als Sofortreaktion bei realer Lebensbedrohung oder als Spätreaktion, wenn das Ausmaß der die Lebensqualität einschränkenden motorischen und kognitiven Defizite erkannt wird. Diese Reaktionen können durch Abwehrstrategien wie Verdrängen, Leugnen, Bagatellisieren, Rationalisieren verdeckt sein und sind daher oft schwer zu erkennen [83]. Leider gibt es zu dieser Thematik nur wenige Studien, insbesondere zu der Frage von schwerwiegenden Lebensereignissen vor dem Schlaganfall und prädisponierenden Persönlichkeitseigenschaften.

Ein zeitlicher Zusammenhang zwischen dem Auftreten der psychopathologischen Symptomatik und einem zerebrovaskulären Ereignis – wie in den ICD-10-Leitlinien gefordert wird – ist oft nur schwer nachweisbar, v. a. bei Patienten mit einer Mikroangiopathie (lakunären Infarkten und/oder einer Leukoaraiose), bei denen sich die psychopathologische Symptomatik langsam entwickelt. Dies führt zu weiteren Schwierigkeiten bei der Definition vaskulär bedingter OPS. So sind für die Demenz und Depression bei zerebrovaskulären Störungen unterschiedliche Konzepte entwickelt worden, die in den Kapiteln 4.4.9 und 5.2.5 ausführlich dargestellt werden.

5.2.5 Klinische Symptomatik und Verlauf

Da die klinische Symptomatik und der Verlauf bei den verschiedenen zerebrovaskulären Erkrankungen unterschiedlich sind, werden sie im Zusammenhang mit den Läsionstypen beschrieben (Kap. 5.2.10). Grundsätzlich ist aber festzustellen, dass bei einem erheblichen Anteil keine akuten zerebrovaskulären Ereignisse im Sinne eines Schlaganfalls nachweisbar sind und daher der Verlauf auch langsam-progredient sein kann.

Bei zerebrovaskulären Läsionen wurden gehäuft eine Reihe von OPS beschrieben, besonders affektive Störungen (v. a. depressive Verstimmungen), Demenz (vaskuläre Demenz) sowie wahnhafte und Angststörungen sowie amnestische Störungen.

Depression bei zerebrovaskulären Läsionen

Depression nach Schlaganfall. Depressive Verstimmungen scheinen die häufigsten psychischen Störungen (etwa 30–50%) nach akuten zerebrovaskulären Ereignissen (Schlaganfall) zu sein [184]. Aber die Diagnose einer Depression ist bei Personen mit schwerwiegenden körperlichen Erkrankungen problematisch (→ Kap. 4.4.7). Eine bevorzugte Lokalisation der vaskulären Läsion bei einer Depression nach Schlaganfall konnte in einer Metaanalyse der bisherigen Studien nicht nachgewiesen werden [45].

Eine Depression tritt in den meisten Fällen – wie in den ICD-10-Kriterien [62, 63] gefordert (→ Tabelle 1.2) – kurz nach dem Schlaganfall auf. Dabei weisen etwa je die Hälfte eine schwere Symptomatik („major depression") oder eine leichtere Störung („minor depression") auf [184]. Verlaufsuntersuchungen zeigten sehr unterschiedliche Ergebnisse. In einer Studie ergab sich ein deutlicher zeitlicher Zusammenhang zwischen Rückgang der depressiven und der neurologisch/neuropsychologischen Symptomatik bei Schlaganfallpatienten [107]. Es ergibt sich die Frage, inwieweit die depressive Verstimmung eine Reaktion auf die vom Patienten wahrgenommenen Beeinträchtigungen ist (s. [225]). In einer anderen Verlaufsstudie nahm der Anteil der Depressiven in den ersten Monaten nach dem Insult sogar zu [183]. Hierbei handelt es sich wahrscheinlich um eine Reaktion etwa auf die nach der Krankenhausentlassung deutlich werdenden Einschränkungen in der Selbstversorgung und auf die veränderte soziale Situation, z.B. Konflikte in der Familie (→ Kap. 7). Nach etwa 8 Monaten geht die Anzahl der Depressionen nach Schlaganfall zurück [183].

■ **Vaskuläre Depression.** Aufgrund einer Literaturübersicht und theoretischer Überlegungen haben Alexopoulos et al. [4] Kriterien für eine vaskuläre Depression vorgeschlagen (→ Kap. 4.4.9). Das Konzept geht über das der Depression nach Schlaganfall hinaus, d.h., bei sehr viel mehr älteren Depressiven wird nach diesen Kriterien eine vaskuläre Ursache angenommen, weil diese zerebrovaskuläre Risikofaktoren aufweisen. Allerdings wurden die Kriterien bisher empirisch erst in wenigen klinischen Studien untersucht [5, 134, 148, 149, 226] und es bedarf einer weiteren Absicherung, da auch für einige zerebrovaskuläre Risikofaktoren wie z.B. Diabetes mellitus [66] gezeigt werden konnte, dass sie mit einer erhöhten Rate an depressiven Verstimmungen einhergehen. Bei Depressiven ohne ein zerebrovaskuläres Ereignis in der Vorgeschichte fanden sich in MRT-Studien (s. Übersicht [195]) gehäuft subkortikal, in den Basalganglien und im Thalamus hyperintensive Areale.

Eine Unterteilung von Depressiven mit in der CT/MRT nachgewiesenen vaskulären Läsionen in 2 Untertypen erscheint sinnvoll [225]. Der Typ I entspricht weitgehend der Depression nach Schlaganfall (Territorial- oder lakunärer Infarkt), während der Typ II der Beschreibung von Alexopoulos et al. [4] gleicht und meist mit einer Marklagerveränderung (Leukoaraiose) in der CT/MRT einhergeht. Bisher sind mögliche sich aus diesem Konzept ergebende spezifische Therapieansätze allerdings noch nicht untersucht worden.

Vaskuläre Demenz (VD)

Zerebrovaskuläre Erkrankungen sind in Europa und Nordamerika nach den degenerativen Erkrankungen (→ Kap. 5.1) die häufigste Ursache für eine Demenz. Eine Demenz kann durch verschiedene (zerebro-) vaskuläre Prozesse verursacht werden (s. [100, 200]). Eine Reihe von Studien (s. Übersicht [224]) zeigen, dass in den untersuchten Stichproben lakunäre Infarkte und Marklagerveränderungen („zerebrale Mikroangiopathie") die häufigste vaskuläre Ursache einer Demenz darstellten. In Nachuntersuchungen von Schlaganfallpatienten, die eine Demenz entwickelten, fanden sich dagegen meist unilaterale territorale Infarkte im Stromgebiet der A. cerebri posterior oder anterior (Makroangiopathie) [200, 201]. Der vorherrschende Typ der zur Demenz führenden vaskulären Läsion ist wahrscheinlich abhängig von der Auswahl der Stichprobe [228]. Bei Patienten, die nicht durch einen Insult, sondern durch die langsame Ausbildung einer Demenz auffielen, fanden sich meist Hinweise auf eine Mikroangiopathie.

Ob eine Demenz bevorzugt bei bilateralen vaskulären Schädigungen auftritt, wie dies oft postuliert wird, ist nach Studien, in denen signifikant häufiger Patienten mit linkshemisphärischen Insulten dement wurden [136, 200], umstritten. Sogenannte strategische Infarkte [41], sehr kleine Infarkte, die als Folge von Verschlüssen der A. posterior thalamosubthalamica paramediana und der Rami perforantes der A. communicans anterior auftreten können, verursachen meist nur dann eine Demenz, wenn sie bilateral auftreten. In diesem Zusammenhang ist erwähnenswert, dass in vielen Fällen auch bilaterale multiple Infarkte keine Demenz zur Folge haben [136, 146, 147].

In der Literatur sind eine Reihe von verschiedenen operationalisierten Leitlinien zur Diagnose einer VD vorgeschlagen worden, die z. T. erhebliche Unterschiede aufweisen (s. [176, 234]). Dies ist u. a. darauf zurückzuführen, dass sie für unterschiedliche Zwecke konzipiert wurden. Allen diesen Kriterien ist gemeinsam, dass sie neuropathologisch noch nicht ausreichend überprüft wurden. Die klinische Zuordnung anhand der verschiedenen in der Literatur vorgeschlagenen VD-Kriterien ist inkonsistent [176, 234]. Die Schwierigkeiten bei der Bestimmung von diagnostischen Kriterien für die VD liegen neben der Frage der Definition einer Demenz bei vaskulären Störungen [61, 234] in der Festlegung der Wertigkeit von (s. [176, 225]) neurologischen Herdsymptomen und des ungleichen Verteilungsmusters der kognitiven Störungen sowie der Bewertung von CT-/MRT-Befunden (z. B. Marklagerhypodensitäten in der CT/MRT: Leukoaraiose auf Grund vaskulärer Schädigung − Mikroangiopathie? [221]).

Allgemeine diagnostische Kriterien für eine VD sind nur schwer zu definieren, denn im Anfangsstadium sind mitunter nur eine oder wenige Hirnfunktionen (je nach Lokalisation der ischämischen Schädigung, z. B. Aphasie) betroffen, während andere intakt bleiben können. Auch steht eine Gedächtnisstörung bei einigen vaskulären Störungen häufig nicht wie bei der Alzheimer-Erkrankung im Vordergrund der Symptomatik (s. [61]). So wird z. B. bei der zerebralen Mikroangiopathie eine Leitungsstörung (ungenügender Informationsfluss zwischen den Hirnarealen), die sich v. a. durch eine erhebliche Verlangsamung der kognitiven Prozesse bemerkbar macht, diskutiert [177, 186]. Ob in diesen Fällen von einer Demenz gesprochen werden kann, ist umstritten. Es ist daher vorgeschlagen worden, allgemeiner von kognitiven Störungen, die vaskulär bedingt sind, zu sprechen. Bei einer solchen Vorgehensweise ist gewährleistet, dass Frühformen rechtzeitig erfasst und einer präventiv wirksamen Therapie zugeführt werden können. Die Diagnose einer Demenz stützt sich neben dem Nachweis von neuropsychologischen (Gedächtnis, Aphasie etc.) und psychopathologischen Veränderungen (Antrieb, Emotionalität etc.) auf den Nachweis von schwerwiegenden Veränderungen des Sozialverhaltens (Rückzug, verminderte Impulskontrolle etc.) und Beeinträchtigungen der täglich notwendigen Tätigkeiten (Körperpflege, Essen etc.). Die beiden letzten Kriterien sollten zur Diagnose einer vaskulären Demenz verstärkt herangezogen werden.

Angesichts der Vielgestaltigkeit der zerebrovaskulären Prozesse, die zu einer Demenz führen können, ist zu diskutieren, inwieweit die Festlegung allgemeiner Kriterien für **eine** Demenz vaskulärer Ursache überhaupt möglich sind (s. [225, 228]). Sinnvoller erscheint eine Unterteilung in 5 Subtypen, geordnet nach Häufigkeit [228, 234].

1. Subkortikale vaskuläre Demenz. Meist liegen nebeneinander Marklagerveränderungen (Leukoaraiose) und lakunäre Insulte vor. Als Ursache ist eine zerebrale Mikroangiopathie („small vessel disease") anzusehen. Der Verlauf ist meist langsam-progredient; schon frühzeitig können Gangstörungen auftreten. Neuropsychologisch lässt sich v. a. eine Verlangsamung der kognitiven Funktionen nachweisen („disconnection-syndrome"). „Fokale" Defizite sind selten. Häufig treten psychiatrische Symptome auf, besonders eine deutliche Antriebsminderung, Depression oder ein Wahn (Tabelle 5.2.2). Der häufig gebrauchte Begriff „subkortikale arteriosklerotische Enzephalopathie" (s. u.) sollte vermieden werden, da eine Arteriosklerose der großen Hirngefäße nicht die entscheidende Ursache der Demenz ist, sondern eine Mikroangiopathie (v. a. Hyalineinlagerung in die Gefäßwände). Die Kriterien der ICD-10 für eine subkortikale VD sind zu wenig spezifisch und z. T. inkonsistent [232].

2. Vaskuläre Demenz mit akutem Beginn. Diese Form beginnt meist mit einem Schlaganfall, der dann ohne weitere Infarkte zur Demenz führt [201, 202]. In der ICD-10 wird zwar eine ähnliche Einteilung wie hier vorgeschlagen, hier stellt ein einzelner Infarkt jedoch die Ausnahme bei der VD mit akutem Beginn dar. Auch macht die ICD-10 keine Angaben über die Ätiologie der zu Grunde liegenden vaskulären Läsionen. Nach der einzigen bisher vorliegenden Studie sind vorwiegend Infarkte in der dominanten Hemisphäre die Ursache für die Demenz [202]. Der Läsionstyp ist nicht einheitlich; am häufigsten fanden sich lakunäre und territoriale Infarkte.

3. Multiinfarktdemenz (MID). Die klassische durch mehrere ischämische Infarkte bedingte Multiinfarktdemenz [93] ist nach den vorliegenden Untersuchungen selten [108]. Das Konzept zu ihrer Pathogenese ist nicht schlüssig, da noch nicht hinreichend geklärt ist, ob die Demenz durch Addition mehrerer kleiner, mit nur einer leichten Symptomatik einhergehender Infarkte oder durch Potenzierung der Effekte mehrerer an sich asymptomisch verlaufender Infarkte zustande kommt. Der letzte Fall tritt v. a. bei lakunären Infarkten auf, die häufig zu keinen eindeutigen Symptomen führen [132, 144]. Lakunäre Infarkte sind fast ausschließlich subkortikal lokalisiert. Selbst bei multiplen lakunären Infarkten (status lacunaris) ist selten ein Hirnvolumen von mehr als 60 ml geschädigt [147]. Ein fleckförmiger Ausfall einzelner kortikaler Funktionen, der in der ICD-10 für eine MID gefordert wird, findet sich nur in wenigen Fällen [7, 71, 222]. Die Bezeichnung MID sollte, wie in der ICD-10 vorgeschlagen, nur für mehrere kortikale Infarkte (z. B. inkomplette Territorialinfarkte „large vessel disease") verwendet werden.

4. Mischtypen. Neben den genannten Subtypen sind auch Mischformen aus den genannten Typen (insbesondere von „small" und „large disease") recht häufig [152, 201, 233]. Die neuropsychologischen Defizite und die psychopathologischen Auffälligkeiten sind sehr variabel.

5. Andere spezifische Typen. Diese finden sich vergleichsweise selten (Abb. 5.2.1). Meist fehlt eine spezifische Symptomatik, die diagnostisch wegweisend sein könnte. In einigen Fällen können Laboruntersuchungen, z. B. zum Nachweis eines zerebralen Lupus erythematodes hilfreich sein.

Die Schwierigkeiten in der klinischen Differenzierung VD-Alzheimer-Demenz werden durch eine Reihe von neueren Arbeiten verdeutlicht, die zeigen, dass bei der Alzheimer-Demenz gehäuft sog. zerebrovaskuläre Risikofaktoren wie atherosklerotische Gefäßveränderungen, Diabetes mellitus

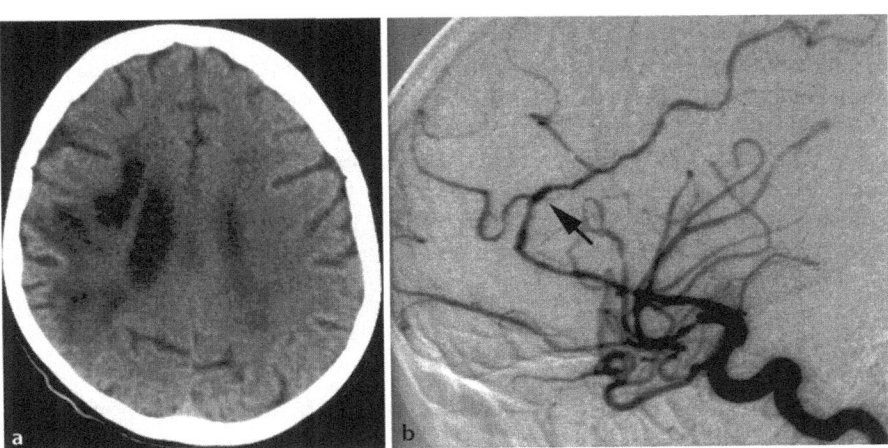

Abb. 5.2.1. CT (**a**) und i.a. DSA (**b**) einer 61-jährigen Patientin mit einer fortgeschrittenen Vaskulitis. Multiple Infarkte in der rechten Hemisphäre (**a**) sind infolge der rechtsbetonten Gefäßwandveränderungen entstanden. Die i.a. DSA der rechten Arteria carotis interna zeigt bei erheblicher Rarefizierung der Mediaäste zahlreiche hintereinander geschaltete hochgradige Stenosierungen der Arteria cerebri anterior und ihrer Äste

und sogar Infarkte nachweisbar sind (s. [230]). Eine prospektive Studie zeigte, dass sich bei etwa der Hälfte der VD-Patienten eine Demenz entwickelte, obwohl kein Schlaganfall auftrat [245]. Aus diesen Ergebnissen kann geschlossen werden, dass die Zahl der Menschen, die im Alter gleichzeitig an einem degenerativen Abbauprozess und einer zerebrovaskulären Erkrankung leiden, recht hoch ist und dass bei Vorliegen zerebrovaskulärer Risikofaktoren diese behandelt werden sollten, da der vaskuläre Prozess wahrscheinlich häufig der „Schrittmacher" für den demenziellen Abbau ist.

Amnestische Störungen bei zerebrovaskulären Läsionen. Reine amnestische Störungen sind bei zerebrovaskulären Prozessen selten. So kann es nach bilateralen Infarkten im Stromgebiet der A. posterior thalamosubthalamica paramediana zu schweren amnestischen Störungen kommen. Allerdings ist das Spektrum der Ausfälle bei Schädigung der verschiedenen Thalamuskerne sehr variabel (s. [223]). Andere, wahrscheinlich auch vaskulär bedingte Läsionen (kleine paraventrikulär um den 3. und 4. Ventrikel gelegene dissiminierte Blutungen) sind oft bei Patienten mit einer alkoholtoxisch bedingten Amnesie (Wernicke-Korsakoff-Syndrom) nachzuweisen (s. [229]).

Angststörungen nach Schlaganfall. Nach Schlaganfällen kann es auch zu einer Angststörung kommen [46]. In einer Sechsmonatsnachuntersuchung gaben 30% der Hirninfarktpatienten Ängste an [215]. Meist besteht gleichzeitig eine depressive Verstimmung [197]. Eine Angststörung scheint besonders häufig bei kortikalen Läsionen aufzutreten [197]. Bei Angststörungen ist aber immer die Möglichkeit einer „psychogenen" Reaktion auf den als lebensbedrohlich erlebten Schlaganfall zu berücksichtigen. Besonders häufig scheinen Angstzustände Patienten mit einer vaskulären Demenz aufzutreten [18].

Andere neuropsychiatrische Störungen. Andere neuropsychiatrische Störungen sind bei zerebrovaskulären Läsionen sehr selten zu beobachten. Nur wenige Hinweise deuten auf das Auftreten von Wahnvorstellungen hin [51]. Häufiger tritt ein Wahn im Rahmen einer vaskulären Demenz und bei einem Morbus Binswanger auf [16, 52]. Ebenso selten sind maniforme Zustandsbilder nach Schlaganfällen (s. [184]). Recht häufig treten dagegen das Neglektsyndrom und eine Aprosodie auf (→ Kap. 4.7.11).

5.2.6 Diagnostik

Die Schwierigkeit in der Diagnose einer psychischen Störung bei einer (zerebro-) vaskulären Schädigung besteht darin, den Zusammenhang zwischen beiden herzustellen. Wenn ein akutes zerebrovaskuläres Ereignis (Schlaganfall oder transitorische ischämische Attacke) vorliegt oder der neurologische Befund auf eine lokale Hirnschädigung hinweist und in kurzem zeitlichen Abstand anhand des psychopathologischen Befundes klinisch eine psychische Störung (z. B. Demenz, Depression etc.) diagnostiziert werden kann, ist ein Zusammenhang leicht zu erkennen. Finden sich bei einer psychischen Störung hingegen Hinweise (z. B. MRT-Befund) auf eine klinisch „stumme" vaskuläre ZNS-Läsion und auf zerebrovaskuläre Risikofaktoren, muss ein Zusammenhang wahrscheinlich gemacht werden.

Um dem komplexen Bild neuropsychiatrischer Störungen bei zerebrovaskulären Störungen gerecht zu werden, sind Untersuchungsmethoden aus der Neuropsychologie (Testung), Neurophysiologie (EEG, evozierte Potenziale, Doppler-Sonographie), Neuroradiologie (CT, MRT, auch SPECT und PET) sowie aus der Psychiatrie (v. a. Psychopathologie und Psychopathometrie) zur diagnostischen Abklärung heranzuziehen. Dabei sollten je nach Fall unterschiedliche Untersuchungsverfahren angewandt werden. Im Fall einer akuten vaskulären Schädigung, z. B. nach einem „Schlaganfall", ist durch bildgebende Verfahren (CT oder MRT) die Ätiologie (Ischämie vs. Blutung, evtl. ein Tumor) zu klären. Zur Planung der Rehabilitation ist eine genaue neuropsychologische und psychopathologische Untersuchung notwendig.

Für Erfolg versprechende Therapieansätze ist es erforderlich den vaskulären Läsionstyp genauer abzuklären. Hierzu kann eine stufenweise Differenzialdiagnose erfolgen (Abb. 5.2.2). Auch bei einem solchen Vorgehen werden etwa 20% der vaskulären Hirnläsionen nicht eindeutig zu klassifizieren sein. Meist handelt es sich dabei um Mischinfarkte.

5.2.7 Differenzialdiagnose

Die Differenzialdiagnose einer OPS bei Verdacht auf eine zerebrovaskuläre Grunderkrankung sollte nach 3 Gesichtspunkten erfolgen:
psychopathologische Differenzierung der verschiedenen psychischen Störungen (→ Kap. 4 und Abb. 4.1);
Differenzierung von anderen möglichen körperlichen Erkrankungen, die als Ursache für die OPS in Frage kommen (→ Tabellen 4.2.5 und 4.4.4);
Differenzierung des zu Grunde liegenden (zerebro-) vaskulären Prozesses von anderen. Hierzu können neben dem neurologischen Befund und bildgebenden Verfahren wie CT und MRT, die oft schon anhand des Schädigungsmusters eine differenzialdiagnostische Zuordnung erlauben (s. [55, 181, 182]), auch andere apparative Untersuchungsverfahren wie z. B. Doppler-Sonografie, Echokardiografie etc. beitragen (Abb. 5.2.2).

5.2.8 Risikofaktoren

Risikofaktoren für Schlaganfall. In einer Vielzahl von Studien (z. B. die Framingham-Studie) wurde versucht mögliche Risikofaktoren für Schlaganfälle zu bestimmen. Auf spezifische Risikofaktoren für bestimmte zerebrovaskuläre Läsionstypen wird in Kap. 5.2.10 eingegangen. Als wesentliche Risikofaktoren für Schlaganfälle wurden ermittelt: Hypertonus [14, 213] (besonders in Kombination mit anderen Faktoren wie Rauchen, Vorhofflimmern und Dia-

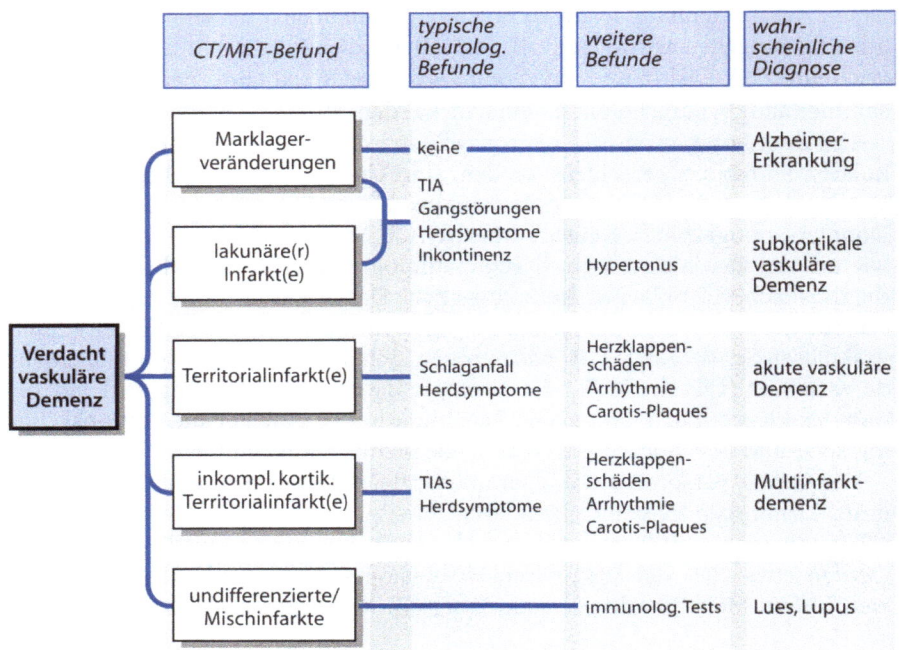

Abb. 5.2.2. Schema zur Differenzierung bei Verdacht auf eine vaskuläre Demenz

betes mellitus [65]), Diabetes mellitus [14] (auch unabhängig von anderen Faktoren [22]) sowie erhöhtes Homocystein im Blut [76, 88].

Auch niedrige HDL-Cholesterin-Werte erhöhen das Schlaganfallrisiko [3, 218]. Die Wertigkeit des Lipoproteins A ist umstritten [156]. Asymptomatische Carotis-interna-Stenosen sollen nur mit einem geringeren Schlaganfallrisiko einhergehen. Diskutiert wird, ob eine chronische Chlamydiapneumoniae-Infektion über eine verstärkte Atherosklerose zu einem höheren Schlaganfallrisiko führt [68]. Ebenso wird in der Literatur diskutiert, ob durch erhöhten Alkoholkonsum das Schlaganfallrisiko steigt, bei Alkoholabhängigen ist dies eindeutig der Fall [118].

Risikofaktoren für eine spontane intrazerebrale Blutung. Als Risikofaktoren für spontane intrazerebrale Blutungen sind eine Antikoagulanzientherapie, eine TIA in der Vorgeschichte, ein Hypertonus und erhöhter Alkoholkonsum anzusehen [251]. Ein Diabetes mellitus scheint dagegen bei ischämischen Infarkten häufiger vorzukommen [117]. Zerebrovaskuläre Vorerkrankungen erhöhen das Blutungsrisiko unter Antikoagulanzientherapie [26]. Verlaufsuntersuchungen von nichtrupturierten Aneurysmen ergaben eine Blutungsrate von 1,3%/Jahr. Die Rate wurde durch Faktoren wie Rauchen, Größe des Aneurysmas und Alter bestimmt [118]. Nach Aneurysmablutungen kommt es bei etwa 1,6% der Patienten/Jahr zu einem Rezidiv, allerdings meist an einer anderen Lokalisation [161].

■ **Risikofaktoren für eine vaskuläre Demenz.** Die Entstehung einer VD ist wahrscheinlich multifaktoriell bedingt. Dafür spricht u.a., dass das Risiko einer VD ansteigt, wenn die Zahl der zerebrovaskulären Risikofaktoren (Blutzucker-, Triglyzeridwerte nach Belastungstest, diastolischer und systolischer Blutdruck, Body-mass-Index und Cholesterinwerte) zunimmt [125].

5.2.9 Therapie

Die Akutbehandlung von zerebrovaskulären Störungen wie Schlaganfall oder TIA erfolgt vorwiegend nach ätiologischen Gesichtspunkten (s. [214]). Da die psychischen Störungen in der Regel erst nach Abklingen der neurologischen Akutsymptomatik und/oder der Bewusstseinsstörung auftreten, ist eine symptomatische Behandlung der Depression etc. anzustreben. Dabei ist das Nebenwirkungsspektrum der Medikamente besonders zu beachten (→ Kap. 4.4.10 und 4.7.10), da das Gehirn durch die zerebrovaskuläre Erkrankung vorgeschädigt ist und daher eine erhöhte Vulnerabilität für Nebenwirkungen wahrscheinlich ist. Bisher liegen erst wenige Studien zur Behandlung einer Depression nach Schlaganfall vor, so z.B. mit Nortriptylin [141] und den Serotoninwiederaufnahmehemmern Citalopram [11] und Fluoxetin [54].

Bisher ist kaum untersucht worden, ob und inwieweit die Gabe von sog. „durchblutungsfördernden Mitteln" zu einer Besserung der psychopathologischen Symptomatik bzw. einzelner psychischer Störungen und der kognitiven Beeinträchtigungen bei zerebrovaskulären Störungen führt (s. [224]). Zur Vermeidung von Reinfarkten bzw. einer schnellen Progredienz der zerebrovaskulären Erkrankung sollte eine konsequente Behandlung der sog. zerebrovaskulären Risikofaktoren vorgenommen werden: Bei Hypertonus reduzieren Antihypertonika, ausgenommen zentral wirksame sympatholytische Medikamente, das Risiko von kognitiven Beeinträchtigungen [180]; Herzrhythmusstörungen können z.B. durch Schrittmacherimplantation [95] erforderlich machen; bei Hypercholesterinämie sollen Statine (Lipidsenker) das Demenzrisiko sowohl einer DAT als auch einer VD senken [115]. Als weitere zerebrovaskuläre Risikofaktoren sind Diabetes mellitus sowie Nikotinabusus [152, 153] zu behandeln. Bei Nachweis einer hochgradigen Karotisobliteration ist eine Gefäßoperation [173], bei potenzieller Herzthrombenbildung (z.B. nach Herzklappenersatz) die Gabe von Cumarin möglich.

5.2.10 Verschiedene zerebrovaskuläre Läsionstypen

Die verschiedenen zerebrovaskulären Läsionstypen haben z.T. eine unterschiedliche Ätiologie; daraus ergeben sich unterschiedliche Ansätze zur Therapie und Rehabilitation. Da auch die durch sie verursachten OPS sehr vielgestaltig sein können, werden sie hier eingehend dargestellt, insbesondere diejenigen zerebrovaskulären Läsionstypen, die häufig zu OPS führen.

1. Lakunäre Infarkte

Definition. Obwohl lakunären Infarkten wahrscheinlich keine einheitliche Pathogenese zu Grunde liegt [59], werden sie meist als einheitliche Gruppe gesehen [28]. Als lakunäre Infarkte werden ischämische Hirnläsionen von einem Durchmesser unter 2 cm bezeichnet [79, 81].

Epidemiologie. Lakunäre Infarkte machen bis zu 23% aller zerebralen Infarkte aus (s. [20, 144]). In einer Autopsiestudie wurden bei 8,2% aller Fälle mehr als eine und bei 3,0% mehr als 5 Lakunen gefunden [79]. Die Inzidenzrate wird mit 33/100 000/Jahr angegeben [20]. Die Prävalenz klinisch „stiller" lakunärer Infarkte wurde in einer Studie mit 5,1% aller Älteren berechnet [139].

Pathogenese. In der Literatur ist immer noch umstritten, ob lakunäre Infarkte eine Entität darstellen [20, 59]. Auch die Pathogenese ist nicht einheitlich [59]. Auf Grund ätiopathologischer Vorstellungen ist eine Einteilung in 3 Typen von Lakunen vorgeschlagen worden [178]: Typ I: kleine Infarktgebiete, Typ II: zystische Höhlen als Residualzustand nach kleinen intrazerebralen Blutungen und Typ III: eine perivaskuläre Dilatation ohne Infarkt.

Bei mehreren Typ-I-Lakunen liegt der Status lacunaris vor. Der Typ III wird auch als kribriformer Hohlraum [150] oder, falls mehrere Läsionen vorliegen, als „l'etat crible" bezeichnet. Histologisch lassen sich 2 Subtypen unterscheiden [150]: eine Form mit normalem und eine mit rarifiziertem und abnormalem umgebenden gliösen Gewebe.

Die Lakunen imponieren als kleine Erweichungsherde mit Makrophagen, fibrösen Astrozyten und Kapillaren. Hyaline Einlagerungen fanden sich in den Gefäßen sowohl bei Lakunen als auch bei kribriformen Hohlräumen [150]. Den Lakunen liegen v. a. verschiedene Veränderungen (Hyalinisierung, Mikroaneurysmen und Atherome) der kleinen perforierenden Arterien zu Grunde (Mikroangiopathie, „small vessel disease") [79, 81, 126, 208]. Seltener sind auch atherosklerotisch bedingte kardiovaskuläre Erkrankungen oder/und Plaques an der Aorta ascendens oder den Karotiden als Ursache zu finden [105, 126, 208, 250]. Die Abgrenzung von lakunären Infarkten zu den von Englund et al. (1988) beschriebenen inkompletten Infarkten in der weißen Substanz, die auch häufig bei Alzheimer-Patienten nachweisbar sind, ist noch nicht abschließend geklärt.

Lakunäre Infarkte finden sich am häufigsten in den Basalganglien, der periventrikulären weißen Substanz, dem zerebralen Kortex und dem Thalamus. Überzufällig häufig findet sich auch die Kombination von Marklagerveränderungen (Leukoaraiose) und lakunären Infarkten [15, 103, 193]. Daher werden beide zusammen von vielen Autoren [181, 186, 246] als Zeichen einer zerebralen Mikroangiopathie angesehen (s. u.). Die Unterschiede bzw. die Übergänge zwischen einem Status lacunaris, einem „etat crible" und der Mikroangiopathie sind noch nicht eindeutig geklärt [14, 39, 40, 82].

In PET-Untersuchungen konnte gezeigt werden, dass die metabolischen Störungen bei subkortikalen Infarkten auch kortikale Areale, besonders frontale, betreffen [198, 199]. In einer MR-Spektroskopie-Studie wurden Hinweise auf eine neuronale Degeneration im Kortex und in der weißen Substanz (erniedrigter N-Acetyl-Aspartat-/Creatin-Quotient) bei dementen Patienten mit lakunären Infarkten gefunden [44].

Klinik und Verlauf. Bei lakunären Infarkten sind eine Reihe von OPS beschrieben worden wie Demenz, Depression (organisches affektives Syndrom), organisches Wahnsyndrom und Halluzinationen. Aber ein großer Teil (bis zu 81%) aller in der CT/MRT oder neuropathologisch nachgewiesenen Lakunen bleibt klinisch asymptomatisch [144, 208]. Patienten, die einen lakunären Infarkt erlitten haben, tragen ein Risiko von 11,8%, im darauf folgenden Jahr erneut einen Schlaganfall zu bekommen [20].

An neurologischen Symptomen können bei Patienten mit einem Status lacunaris v. a. Paresen, Gangstörungen, pseudobulbäre Symptome und Inkontinenz beobachtet werden. Unter 20 von Fisher [81] beschriebenen neurologischen Symptomkomplexen bei lakunären Infarkten tritt nur bei einer Form, der thalamischen Demenz, eine OPS auf (in der Regel aber erst bei bilateralen Thalamusinfarkten). Von einigen Autoren [146] wird ein Status lacunaris (mehrere lakunäre Infarkte, v. a. in den Basalganglien) als häufigste Ursache einer vaskulären Demenz angesehen. Bei zahlreichen Patienten mit einem Status lacunaris fand sich jedoch ein „Frontalhirnsyndrom" mit Aufmerksamkeitsdefiziten und Schwierigkeiten schnell wechselnde Aufgaben durchzuführen [112, 240]. Auch zeigte sich keine Abhängigkeit der Ausprägung der kognitiven Störungen vom Infarktvolumen [17]. Bei multiplen lakunären Infarkten werden die meist gleichzeitig vorhandenen Marklagerveränderungen (Leukoaraiose) und nicht die lakunären Infarkte als entscheidend für die demenzielle Entwicklung angesehen [189, 194].

Der Verlauf kann durch mehrere plötzliche Verschlechterungen des neurologischen Befundes („Schlägele") und stufenweise Ausbildung von neuropsychologischen Defiziten mit partieller Rückbildung gekennzeichnet sein (klassisches Konzept der Multiinfarktdemenz). Relativ häufig entwickelt sich die Symptomatik aber nicht „schlagartig" oder stufenförmig, sondern progredient [144]. Das Auftreten und die Ausprägung von psychopathologischen Symptomen wie Wahnvorstellungen, Halluzinationen und Verhaltensauffälligkeiten, nicht jedoch von affektiven Symptomen, korreliert mit dem demenziellen Abbau bei lakunären Infarkten [2]. Im Endstadium soll eine Affektlabilität gehäuft vorkommen.

Therapie. Eine spezifische Therapie für lakunäre Infarkte existiert noch nicht. Daher wird allgemein eine konsequente Therapie der zerebrovaskulären Risikofaktoren empfohlen. Ob und inwieweit sog. „durchblutungsfördernde" Medikamente bei lakunären Infarkten therapeutisch eingesetzt werden können, ist bisher kaum untersucht worden (s. [224]). Die OPS bei lakunären Infarkte sind symptomatisch zu behandeln.

2. Zerebrale Mikroangiopathie („small vessel disease")

Definition. Die Definition einer Krankheitsentität, der eine zerebrale Mikroangiopathie zu Grunde liegt, ist schwierig, da bisher kein allgemein akzeptiertes Konzept existiert. In der Literatur werden eine Reihe von Termini weitgehend synonym benutzt:

Morbus Binswanger. Mit Morbus Binswanger wird ein von Otto Binswanger 1894 erstmalig anhand von 8 Fällen beschriebenes Krankheitsbild bezeichnet [29]. Die genauere neuropathologische Beschreibung erfolgte durch Alois Alzheimer [8, 9]. Diese entspricht weitgehend der einer zerebralen Mikroangiopathie. Bisher wurden erst wenige neuropathologisch verifizierte Fälle eines Morbus Binswanger beschrieben [16]. Häufig wurde und wird die klinische Diagnose bei Vorliegen entsprechender neuroradiologischer Veränderungen (Leukoaraiose) ohne eine neuropathologische Verifizierung verwendet. Dies ist problematisch, da oft klinisch keine oder nur geringfügige neuropsychiatrische Symptome bestehen (s.u.) und das Krankheitsbild neuropathologisch definiert ist [221].

Leukoaraiose. Weitgehend synonym werden häufig gebraucht: „white matter disease", „white matter changes", „white matter lucencies", „white matter low attenuation".

Diese Termini sind streng genommen nur Beschreibungen eines neuroradiologischen CT- bzw. MRT-Befundes (Abb. 5.2.3) von diffusen, konfluierenden, nicht einem Versorgungsgebiet einer Hirnarterie zuordenbaren Veränderungen im Marklager [94, 109] und keine Krankheitsentität.

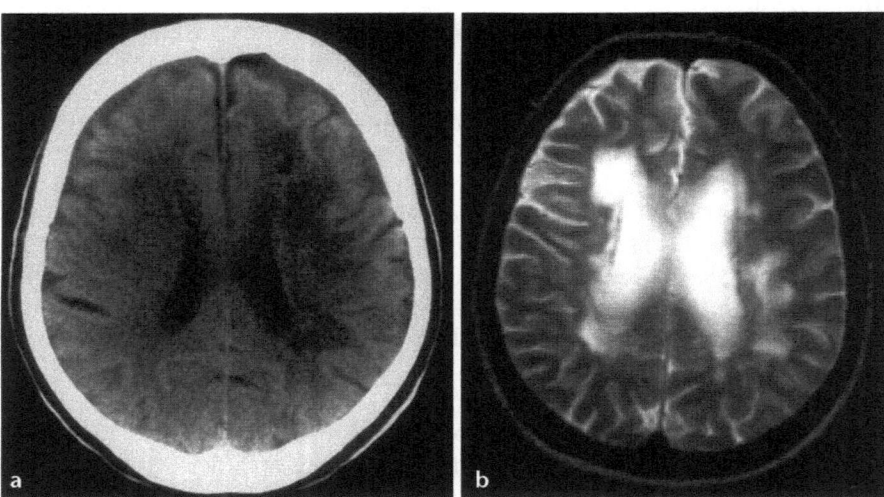

Abb. 5.2.3. CT (**a**) und T2-gewichtetes Magnetresonanztomogramm (MRT; **b**) zweier Patienten mit einer fortgeschrittenen subkortikalen arteriosklerotischen Enzephalopathie (SAE). Es bestehen flächenhaft konfluierende Marklagerläsionen mit einzelnen lakunären Defekten linksseitig frontal (**a**) und rechtsseitig (**b**)

Tabelle 5.2.4. Erkrankungen, bei denen in der CT (–) und/oder in der MRT (+) unscharf abgegrenzte Veränderungen in der weißen Hirnsubstanz auftreten können

Beginn der Erkrankung im Kindes-/Jugendalter:
- metachromatische Leukodystrophie (*)
- Adrenoleukodystrophie (*)
- Pelizaeus-Merzbacher-Krankheit (*)
- Mukopolysaccharidose (*)
- Mitochondropathien (MELAS, MERFF)

Beginn vorwiegend im frühen Erwachsenenalter:
- Mitochondropathien (MELAS, MERFF)
- multiple Sklerose
- Neuro-AIDS
- Neurosarkoidose

Beginn im höheren Erwachsenenalter:
- Mikroangiopathie (Morbus Binswanger, SAE)
- senile Demenz vom Alzheimer-Typ
- normotensiver Hydrozephalus („normal pressure hydrocephalus")
- zerebrale Amyloidangiopathie

ältere neuropsychiatrisch unauffälige Personen

(–) geringe, (+) höhere Sensititivät in der Darstellung, (*) sehr selten (meist weniger als 1000 Fälle bekannt); **SAE** subkortikale arteriosklerotische Enzephalopathie

Das neuropathologische Korrelat dieser Veränderungen wird kontrovers diskutiert (s. u.) [111, 193, 221, 233]. Auch ist zu berücksichtigen, dass der neuroradiologische Nachweis von Veränderungen im Marklager unspezifisch ist, denn bei einer Vielzahl von ZNS-Erkrankungen, v. a. bei solchen, die mit einer Demyelinisierung (→ Kap. 2.5.2) einhergehen, zeigen sich ähnliche Veränderungen in der CT und besonders in der MRT (Tabelle 5.2.4).

Eine Leukoaraiose tritt gehäuft bei Menschen mit neuropsychiatrischen Auffälligkeiten auf (s. u.). In einer Reihe von klinischen Studien wurde festgestellt, dass die Patienten mit Marklagerveränderungen im Vergleich zu denen ohne häufiger zerebrovaskuläre Risikofaktoren aufweisen [30, 72, 147, 190, 210, 222]. Auch kommen lakunäre Infarkte sehr häufig mit einer Leukoaraiose gemeinsam vor [15, 103], sodass eine vaskuläre Genese wahrscheinlich ist [237].

Zerebrale Mikroangiopathie („small vessel disease"). Hierbei handelt es sich um ein auf pathologischen Vorstellungen basierendes Krankheitskonzept (lipohyaline und fibrinöse Veränderungen der das Marklager penetrierenden Arteriolen) (s. u.), für das eine allgemein akzeptierte Definition noch aussteht.

Subkortikale arteriosklerotische Enzephalopathie (SAE) [168]. Die Bezeichnung SAE beruht auf einem neuropathologisch definierten Krankheitsbild, dessen Definition weitgehend identisch ist mit dem der zerebralen Mikroangiopathie und einem Morbus Binswanger, wobei die Veränderungen über eine reine Angiopathie hinausgehen (perivaskuläre Demyelinisierung etc.). Da aber kaum atherosklerotische Veränderungen der Arteriolen vorliegen und die wesentlichen Veränderungen im Bereich der kleinen Endstromgefäße liegen, wird die Bezeichnung „Mikroangiopathie" in diesem Buch bevorzugt. Wahrscheinlich ist die SAE die schwere Ausprägungsform der Mikroangiopathie. Auch der Begriff SAE wird häufig als klinische Diagnose bei entsprechender Symptomatik und dem neuroradiologischen Nachweis einer Leukoaraiose benutzt, ohne dass eine neuropathologische Verifizierung erfolgt.

Eine weitere Schwierigkeit bei der Definition eines einheitlichen Krankheitsbildes besteht darin, dass die Klinik sehr vielfältig und variabel ist. Charakteristische Symptome gibt es nicht. Häufig sind kognitive Störungen bis zur Demenz und affektive Störungen [16, 221]. Neurologisch fallen Veränderungen des Gangbildes mit erhöhter Fallneigung auf [100].

Epidemiologie. Die Häufigkeit einer in der CT oder MRT festgestellten Leukoaraiose ist stark altersabhängig [57, 87]. Sie ist bei über 70-Jährigen, auch neuropsychiatrisch unauffälligen Personen, sehr hoch (Tabelle 5.2.2). Nur bei einem kleinen Anteil der Personen mit einer Leukoaraiose ist ein akutes zerebrovaskuläres Ereignis (Apoplex oder eine transitorische Attacke) nachweisbar (15,9 % bei [133]). In einer Autopsiestudie geriatrischer Patienten wiesen 3,8% die neuropathologischen Auffälligkeiten einer SAE auf [204].

Pathogenese. Die Pathomechanismen, die zu einer Mikroangiopathie und v.a. zu den Marklagerveränderungen führen, sind noch nicht völlig geklärt [111, 193, 217, 221]. Das neuropathologische Korrelat der v.a. im MRT nachweisbaren Veränderungen im Marklager (Leukoaraiose) ist umstritten (Lakunen, Gliose, erweiterter Virchow-Robin-Raum perivaskuläre Flüssigkeitseinlagerung), Demyelinisierung [14, 39, 40, 47]. Wahrscheinlich liegen den in der MRT sichtbaren Veränderungen mehrere Läsionstypen zu Grunde [47]. Bis auf die unmittelbar periventrikulär gelegenen Veränderungen sind diese Läsionen überwiegend vaskulärer Genese. Es kommt zu einer Störung der Blut-Hirn-Schranke [217]. Die typischen neuropathologischen Veränderungen bestehen in einer unterschiedlich ausgeprägten kortikalen Hirnatrophie mit Aufweitung der Seitenventrikel und lakunären Infarkten sowie einer diffusen Auflockerung der weißen Substanz, hauptsächlich periventrikulär [16]. Mikroskopisch finden sich [140] atheromatöse Veränderungen in Arterien des Circus Willisi, Mikroangiopathie (Verdickung der die weiße Substanz penetrierenden Arteriolen durch lipohyaline Einlagerungen in der Media und durch eine Fibrosierung der Adventitia), perikapilläre Sklerose und Fibrosierung, perivaskuläre Demyelinisierung, reaktive (?) astrozytäre Gliose sowie eine mikrozystische Auflockerung der weißen Substanz.

Die Veränderungen in der weißen Substanz sind inhomogen verteilt. In gering ausgeprägten Fällen besteht nur eine leichte Schwellung der Myelinscheiden. In weiter fortgeschrittenen Fällen ist die Myelinscheide weitgehend zerstört. Auffällig ist, dass die von kortikalen Gefäßen versorgten sog. U-Fasern von dem pathologischen Myelinscheidenuntergang verschont bleiben.

Dies weist darauf hin, dass den Veränderungen der langen penetrierenden Hirngefäße eine große pathogenetische Bedeutung (Mikroangiopathie) zukommt. In der Literatur wird noch eine Reihe weiterer möglicher pathogenetisch bedeutsamer Faktoren diskutiert (s. Übersicht [111, 193, 221]).

Als Erklärung für die Ausbildung einer Demenz bei einer Mikroangiopathie wird eine Leitungsstörung („disconnection-syndrome", d.h. ein ungenügender Informationsfluss zwischen den Hirnarealen durch die Demyelinisierung) angenommen [177, 186].

Klinik und Verlauf. Bei Patienten mit einer Leukoaraiose wurden eine Reihe von OPS beschrieben (Tabelle 5.2.5). Die Ergebnisse aus den verschiedenen Untersuchungen sind jedoch nicht einheitlich: So konnte in einer Studie nur ein Zusammenhang mit unspezifischen Symptomen wie Kopfschmerzen oder Benommenheit [84], in anderen mit einer depressiven Verstimmung [164] oder einer demenziellen Entwicklung [10] gefunden werden. Auch die klinische Symptomatik bei den wenigen Fällen mit einer neuropathologisch gesicherten SAE war sehr vielfältig [16]. Zu Beginn können leichtere Störungen, wie z. B. eine Verlangsamung der Denkabläufe [6, 191], aber keine eindeutigen kognitiven Defizite bestehen.

Während einige Studien eine Korrelation zwischen der Ausdehnung der Marklagerveränderungen und der Schwere der Demenz bzw. neuropsychologischen Störungen nachweisen konnten, fanden die meisten Studien keine eindeutigen Zusammenhänge (s. [6, 207]). Relativ häufig treten eine Epilepsie und Gangstörungen auf [16, 100]. Die Verlaufsdauer wird sehr unterschiedlich angegeben (wenige Monate bis 10 Jahre) [16]. In einer Langzeitstudie konnte kein Zusammenhang zwischen der Größenänderung der in der MRT nachweisbaren Marklagerveränderungen und der Zunahme des Schweregrads der Demenz gefunden werden [38], während in einer anderen ein schwacher Zusammenhang feststellbar war [86].

Im Verlauf steht oft die psychiatrische Symptomatik – neben dem demenziellen Abbau v. a. Depression, Alterswahn und Verwirrtheitszustände – im Vordergrund [133, 231]. Eine Leukoaraiose wird besonders häufig bei

Tabelle 5.2.5. Psychische Störungen, die gehäuft bei Patienten mit einer nachgewiesenen Leukoaraiose bzw. einer subkortikalen arteriosklerotischen Enzephalopathie beschrieben wurden

	Frühsymptom	Häufigkeit	Zitat
kognitive Störungen	+	++	s. Übersicht [111]
Demenz		22–100%	s. [111, 133, 228]
Depression (org. affektive Störung)	++	19–21,7%	[16, 18]
Manie (org. affektive Störung)		10,9%	[16]
organische wahnhafte Störung		6,5%	[16]
Verwirrtheitszustand		28,2%	[16]

+ selten, ++ häufig

älteren Depressiven nachgewiesen. Ältere Menschen mit diesem Krankheitsbild haben ein 3- bis 5fach erhöhtes Risiko depressiv zu werden [56].

Diagnose. Die klinische Diagnose einer Mikroangiopathie ist schwierig, denn der neuroradiologische Nachweis von Marklagerveränderungen (Leukoaraiose) ist häufig ein Zufallsbefund, v.a. bei älteren Personen. Auch wenn diese kaum Hinweise für einen zerebrovaskulären Prozess zeigen, haben sie oft einen oder mehrere zerebrovaskuläre Risikofaktoren. Die klinische Diagnose einer zerebralen Mikroangiopathie wird meist gestellt, wenn neuropsychiatrische Symptome auftreten und die CT- oder MRT-Untersuchung Marklagerveränderungen im Sinne einer Leukoaraiose zeigt, ohne dass eine neuropathologische Verifizierung erfolgt. Dieses Vorgehen ist nicht unproblematisch, da der neuropathologische Befund unspezifisch ist [221]. Für die Diagnose einer Demenz vom Binswanger Typ sind detaillierte Kriterien vorgeschlagen worden [24].

Risikofaktoren. Als Risikofaktor der Mikroangiopathie sind v.a. hohes Alter [57, 87, 100, 192, 238, 246] und eine Hypertonie bekannt [10, 238]. Ob Diabetes mellitus als ein Risikofaktor für die zerebrale Mikroangiopathie zu werten ist, wird in der Literatur kontrovers angegeben [10, 221, 246]. Die Angaben über die Häufigkeit weiterer vaskulärer Risikofaktoren bei Patienten mit neuroradiologisch nachweisbaren Marklagerveränderungen variieren von Studie zu Studie [10, 100, 245]. Ob rheologische Veränderungen einen Risikofaktor darstellen, ist noch nicht abschließend geklärt. Die Ausdehnung der im MRT nachweisbaren Leukoaraiose ist bei einer familiären Belastung mit Schlaganfällen und/oder Bluthochdruck deutlich vergrößert [179].

Differenzialdiagnose. Die in der CT und MRT nachweisbaren Marklagerveränderungen sind unspezifisch, denn sie kommen bei einer Anzahl von Erkrankungen vor (Tabelle 5.2.4). Verglichen mit der CT zeigt die MRT eine höhere Sensitivität, aber eine geringe Spezifität in der Darstellung von Veränderungen in der weißen Substanz [40]. Marklagerveränderungen sind in der MRT (im T2-Modus als Signalintensitätsanhebung) deutlicher sichtbar als in der CT [14, 40, 87, 130].

Da viele der Erkrankungen, die mit Marklagerveränderungen einhergehen können, sehr selten sind oder fast ausschließlich bei Kindern auftreten, beschränkt sich die Differenzialdiagnose bei Erwachsenen meist auf folgende Erkrankungen: multiple Sklerose, HIV-Infektion, Mikroangiopathie, Alzheimer-Erkrankung und Hydrozephalus (bei ausschließlich periventrikulären Marklagerveränderungen) [159].

Wichtige differenzialdiagnostische Kriterien sind das Alter bei Nachweis der CT-/MRT-Veränderungen, die Lokalisation der Marklagerveränderungen sowie zusätzliche CT-/MRT-Befunde (wie z.B. lakunäre Infarkte).

Die Differenzialdiagnose Mikroangiopathie – multiple Sklerose ist anhand von klinischen und neuroradiologischen Befunden mitunter schwierig [220, 232]. Die evozierten Potenziale sind v.a. bei der multiplen Sklerose pathologisch. Ebenso sprechen ataktische Störungen, eine Paraspastik, eine autochtone IgG-Produktion im Liquor sowie ein Alter von unter 50 Jahren bei Erstmanifestation der Symptome für die Diagnose „multiple Sklerose". Für eine Mikroangiopathie sprechen der Nachweis von zerebrovaskulären Risikofaktoren, insbesondere eines Hypertonus, und frühzeitig im Verlauf der Erkrankung aufgetretene neurologische Herdsymptome oder Gangstörungen. Mit Hilfe eines HIV-Tests in Serum und Liquor können eine Mikroangiopathie und HIV-Infektion differenziert werden.

Die differenzialdiagnostische Abgrenzung einer Mikroangiopathie von einem Hydrozephalus (insbesondere normotensivus) ist oft außerordentlich schwierig. In Zweifelsfällen sind eine Zisternographie und eine intrakranielle Druckmessung unerlässlich [159]. Die Messung der Sulfatide im Liquor sollte bei der Differenzialdiagnose Normaldruckhydrozephalus – Leukoaraiose hilfreich sein [206].

Die Differenzierung einer Demenz bei Mikroangiopathie von einer DAT ist klinisch sehr schwierig, da sich bei DAT-Patienten mit einem Krankheitsbeginn nach dem 65. Lebensjahr in der CT/MRT häufig Marklagerveränderungen finden [234], sodass die Symptomatik sehr ähnlich sein kann. Auch neuropathologisch lassen sich ähnliche Befunde erheben, denn bei ~60% der DAT-Patienten konnten Veränderungen im Marklager festgestellt werden [69]. Vielfach wird eine Leukoaraiose bei Alzheimer-Patienten als Hinweis auf eine zerebrovaskuläre Mitbeteiligung angesehen [104].

Therapie. Eine spezifische Therapie der Leukoaraiose ist noch nicht bekannt, daher ist eine konsequente Behandlung der zerebrovaskulären Risikofaktoren, v. a. des Hypertonus, angezeigt (s. o.). Die OPS kann symptomatisch behandelt werden. Ob und inwieweit sog. „durchblutungsfördernde" Medikamente bei einer OPS bei Leukoaraiose therapeutisch eingesetzt werden können, ist bislang kaum untersucht worden (s. [224]). Bisher sind nur Nicoergolin [27] und Nimodipin [173] auf ihre Wirkung hin getestet worden.

3. Territorialinfarkte („large vessel disease")

Definition. Als „Territorialinfarkte" werden ischämische Infarkte bezeichnet, die durch die Obstruktion einer der großen Hirninarterien (A. cerebri anterior, media oder posterior) entstehen, wobei der Infarkt das entsprechende Versorgungsgebiet oder große Teile davon betrifft (Abb. 5.2.4).

Epidemiologie. Territorialinfarkte sind der häufigste vaskuläre Läsionstyp. Ihr Anteil an allen ischämischen Hirninfarkten wird mit 30% [181] bis 66% [90] angegeben.

Pathogenese. Neuropathologisch findet man einen Hirninfarkt im Versorgungsgebiet („Territorium") einer großen Hirnarterie (z. B. der A. cerebri media). Territorialinfarkte werden überwiegend durch Embolien verursacht. Emboliequellen sind exulzierte Plaques in der Karotisbifurkation

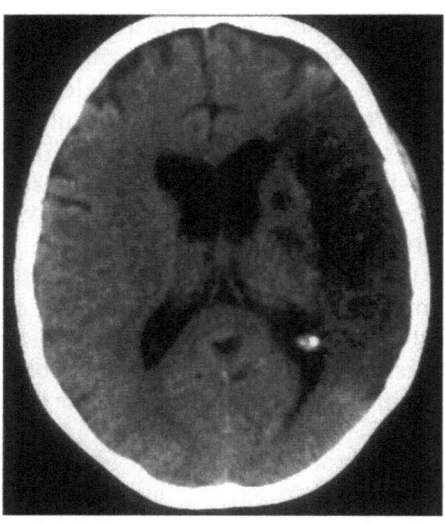

Abb. 5.2.4. CT einer 41-jährigen Patientin mit einem ausgedehnten subakuten Infarkt im Territorium der Arteria cerebri media linksseitig nach Carotisdissektion

(„large vessel disease") sowie Herzerkrankungen (wie Herzklappenvitien, abgelaufener Myokardinfarkt etc.) [181]. Als Ursache sind kardiogene und arterioarterielle Embolien etwa gleich häufig, in einigen Studien überwiegen die atherothrombisch bedingten Infarkte (s. Übersicht [90]). Isolierte Verschlüsse der basalen Hirnarterien sind selten (<2%) als Ursache für einen Territorialinfarkt anzusehen [90, 181]. In einer ganzen Reihe von Fällen kann die Pathogenese nicht geklärt werden [90].

Klinik und Verlauf. Typische neurologische Symptome bei einem Territorialinfarkt sind je Lokalisation v. a. neurologische Symptome wie zentrale Paresen (Hemiparese), Spastik, Pyramidenbahnzeichen (Babinski-Gruppe) sowie neuropsychologischen Störungen (Aphasie etc.). Diese treten plötzlich auf (Schlaganfall) und bilden sich meist nur langsam und häufig inkomplett zurück. Bei inkompletten Territorialinfarkten kann die neurologische Symptomatik blande sein.

Territorialinfarkte können akut zu schweren Bewusstseinsstörungen führen. Diese können wegen des sich bildenden Ödems (→ Kap. 2.5.2) noch zunehmen. Wenn das Akutstadium überstanden wird, kann vorübergehend ein Verwirrtheitszustand (Delir) auftreten. Nach einem größeren Territorialinfarkt kommt es nicht selten (bis zu 30%) zu einer Demenz [200, 202]. Auch eine Depression (organische affektive Störung) oder eine organische wahnhafte Störung sowie eine Persönlichkeitsänderung wurden häufig beschrieben.

Risikofaktoren. Als Hauptrisikofaktoren für Territorialinfarkte sind die klassischen Risikofaktoren für einen Schlaganfall anzusehen wie Hypertonus, Diabetes mellitus, Herzinfarkt, Herzrhythmusstörungen, v. a. Vorhofflimmern etc. und atherosklerotische Karotisplaques sowie Rauchen [34].

Therapie. Nach der Akutbehandlung (s.[214]) ist zunächst die Suche nach einer möglichen Emboliequelle, z. B. Vorhofflimmern, Herzthromben, Karotisplaques (mit EKG, Echokardiographie, Doppler-Sonographie) und deren Behandlung erforderlich [214]. Zur Rezidivprophylaxe können Azetylsalicylsäure 250 mg/d oder Placidogen (Plavix®) 2-mal 250 mg/d gegeben werden. Azetylsalicylsäure ist jedoch nicht zur Behandlung einer vaskulären Demenz geeignet [237]. Die OPS bei Territorialinfarkten sind symptomatisch zu behandeln.

4. Grenz- und Endstrominfarkte

Definition. Als „Endstrom- oder Grenzstrominfarkte" werden Hirninfarkte bezeichnet, die nur im Grenzgebiet der Versorgungsgebiete zweier großer Hirnarterien liegen.

Epidemiologie. Der Anteil von Endstrom- oder Grenzstrominfarkten an allen ischämischen vaskulären Läsionen wird mit 10–14,5% angegeben [116, 181].

Pathogenese. Endstrom- und Grenzstrominfarkte werden vorwiegend durch eine hämodynamisch bedingte Minderdurchblutung, v. a. durch eine ausgeprägte Hypotonie [106, 205], eine hochgradige Stenose oder einen Verschluss der A. carotis interna, verursacht [31, 181]. Emboli verursachen selten einen hämodynamischen Infarkt [31, 205].

Lokalisation. Endstrom- und Grenzstrominfarkte liegen vorwiegend im Grenzgebiet zwischen dem Stromgebiet der A. cerebri anterior und der A. cerebri media bzw. A. cerebri media und A. cerebri posterior [31]. Subkortikale Endstrominfarkte sind seltener. Diese sind schwer von embolisch verursachten Infarkten ähnlicher Lokalisation abzugrenzen [33, 64, 182].

Klinik und Verlauf. Die klinische Symptomatik ist abhängig von der Lokalisation des hämodynamischen Infarkts. Charakteristisch sind meist relativ gut rückbildungsfähige Paresen oder Gesichtsfeldausfälle. Daneben können eine Reihe von komplexen neuropsychologischen Ausfällen auftreten. Bei anterioren Grenzstrominfarkten können z. B. Mutismus, Apathie und Persönlichkeitsstörung (Frontalhirnsyndrom) oder ein Neglekt, bei posterioren Grenzstrominfarkten v. a. eine Hemianopsie und ein Neglekt auftreten [31]. Durch eine längere Hypotonie verursachte Grenzstrominfarkte können auch zu Verwirrtheitszuständen und zur Demenz führen [106].

Risikofaktoren. Atherosklerotische Veränderungen an den Carotiden werden als Hauptrisikofaktor für hämodynamische Infarkte angesehen.

■ **Therapie.** Bei einer okkludierenden Veränderung der Carotis interna ist eine Prophylaxe mit Azetylsalicylsäure 250 mg/d oder eine Obliterationsoperation angezeigt [153].

■ 5. Spezielle Formen

CADASIL. Eine seltene erbliche Form der vaskulären Demenz ist die sog. „cerebral autosomal dominant arteriopathy with subcortical infarcts and leukoencephalopathy" (CADASIL), die schon im jungen Erwachsenenalter (< 30. Lebensjahr) mit Migräneattacken beginnen kann. Initialsymptome können auch früh (< 50. Lebensjahr) auftretende transitorische ischämische Attacken oder Schlaganfälle sein. Meist liegen keine Hinweise auf zerebrovaskuläre Risikofaktoren vor. Auch psychische Störungen wie Depression oder kognitive Beeinträchtigungen können Initialsymptome darstellen [60]. Typischerweise treten im Verlauf ein oder mehrere, vorwiegend subkortikale (lakunäre) Infarkte auf. In etwa 40% kommt es zu einem demenziellen Abbau. Die Lebenserwartung ist deutlich verkürzt [60].

Neuropathologisch findet man eine langsam fortschreitende Arteriopathie, die mit einer Destruktion der Gefäßmuskulatur und einer Verdickung und Fibrosierung der Gefäßwände der die weiße Substanz penetrierenden Arteriolen einhergeht. Im Verlauf der Erkrankung kommt es zu einer Lumeneinengung [213]. Das Leiden wird autosomal dominant vererbt. Es treten Punktmutationen in dem Notch3-Gen auf Chromosom 19 auf, auf dem ein transmembranöses Rezeptorprotein kodiert ist. Die Pathogenese der CADASIL ist noch nicht geklärt [213].

In der MRT findet sich bei CADASIL-Patienten eine Leukoaraiose. Eine spezifische Therapie ist bisher noch nicht bekannt.

Zerebrale Amyloidangiopathie (kongophile Angiopathie). Die bei weitem häufigste Form der zerebralen Amyloidangiopathie (CAA) ist die, bei der das eingelagerte Amyloid aus dem Amyloidpeptid A4 besteht, das auch in den senilen Plaques bei der Alzheimer-Erkrankung gefunden wurde. Dieses Peptid konnte bisher nur in Hirngefäßen und im Hirnparenchym nachgewiesen werden [242]. Bei vielen der CAA-Patienten liegen keine neuropathologischen Veränderungen einer Alzheimer-Erkrankung vor [243], sodass die CAA als eigenständige Erkrankung, die zur Demenz führen kann, anzusehen ist. Eine CAA wird aber als wesentlicher Grund für die vaskulären Veränderungen bei der DAT angesehen [169]. Nach einer japanischen Autopsiestudie scheint eine CAA zumindest dort sehr häufig zu sein [242].

■ **Pathogenese.** Anhand der Aminosäuresequenz des Amyloidpeptids lassen sich verschiedene Formen der CAA unterscheiden (meist familiär vererbte Formen mit autosomal-dominantem Erbgang, s. [211]). Die Pathogenese der Erkrankung ist weitgehend unbekannt. Histopathologisch ist die CAA durch eine Einlagerung eines Amyloidbetapeptids, z. B. Cystatin C, Prionprotein, Transthyretin etc., in die Wände (bes. die Media) der kleinen leptomeningealen Arterien und Arteriolen gekennzeichnet [241]. Die CAA kann aber auch mit einer Reihe von anderen Erkrankungen vergesellschaftet auftreten [211]). Die Herkunft des Polypeptids A4, das bei der häufigsten Form der CAA in den Gefäßwänden abgelagert wird, ist noch nicht abschließend geklärt [243].

Klinische Symptomatik und Verlauf. Klinisch ist die CAA durch häufige, auch rezidivierende intrazerebrale Blutungen mit entsprechenden plötzlich auftretenden neurologischen Symptomen gekennzeichnet. 5–10% aller intrakraniellen Blutungen sollen durch eine CAA bedingt sein [167]. Diese Blutungen kommen gehäuft im Frontal- bzw. Parietalhirn vor [211, 241]. Oft entwickelt sich eine Affektlabilität [135]. Ob sich bei der CAA regelhaft eine Demenz herausbildet, ist noch nicht hinreichend geklärt (s. [242]). In Folge von multiplen Hirnblutungen können auch andere OPS entstehen, v. a. eine affektive Störung (Depression), ein Verwirrtheitszustand und langfristig auch eine Persönlichkeitsstörung.

Diagnose. Klinisch ist die Diagnose nicht sicher zu stellen. Anhaltspunkte sind der Nachweis von multiplen kortikal betonten Blutungen in der CT oder MRT, denn 15% aller multiplen zerebralen Blutungen sollen durch eine CAA verursacht werden (Abb. 5.2.5). Wenn eine entsprechende Familienamnese vorliegt, ist bei Auftreten von zerebralen Symptomen die Diagnose CAA sehr wahrscheinlich. Als Risikofaktor ist nur eine genetische Belastung bekannt. Als wichtigste Differenzialdiagnosen sind die Alzheimer-Erkrankung und eine zerebrale Mikroangiopathie zu nennen.

Therapie. Eine spezifische Therapie der CAA ist bisher nicht bekannt. Günstig kann sich eine Behandlung des häufig vorhandenen Hypertonus auswirken.

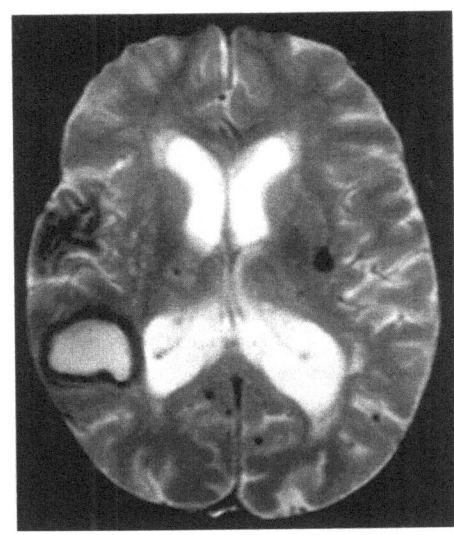

Abb. 5.2.5. T2-gewichtetes MR-Tomogramm eines Patienten mit einer Amyloidangiopathie. Die insbesondere für Hämosiderinablagerungen sensitive T2-Sequenz zeigt neben der subakuten Blutung rechtsseitig temporookzipital multiple weitere, kleinfleckige, überwiegend subkortikal gelegene Hämosiderinansammlungen

Arteriovenöse Malformationen (Angiome)

Arteriovenöse Angiome sind angeborene Gefäßmissbildungen, die im Laufe des Lebens wachsen können. Sie können durch Stealphänomene, Druck bei Wachstum und durch intrazerebrale Blutungen zu einer Hirngewebsschädigung führen, die in einigen Fällen auch eine OPS bedingen können. Die Diagnose von arteriovenösen Malformationen kann meist anhand der CT (nach Kontrastmittel) oder der MRT gestellt werden. Abgesichert werden kann die Diagnose durch eine Angiographie oder eine MR-Angiographie. Die Behandlung erfolgt v. a. durch neuroradiologische Embolisation oder durch neurochirurgische Exstirpation.

Aneurysmen und Subarachnoidalblutungen

Aneurysmen (Aussackungen an den großen Hirnarterien) platzen häufig und führen dann zu Blutungen in den Subarachnoidalraum. Gleichzeitig können durch Gefäßspasmen Infarkte entstehen. Als Komplikation der Subarachnoidalblutung kann durch Verklebung der Liquorabflusswege ein Hydrozephalus internus aresorptivus (→ Kap. 5.5.2) auftreten. Die Diagnose kann durch eine Angiographie oder eine MR-Angiographie gestellt werden.

Die Behandlung erfolgt durch neurochirurgische Exstirpation und/oder durch neuroradiologische Embolisation.

Chronisch-subdurales Hämatom

Chronisch-subdurale Hämatome können eine Reihe von OPS verursachen. Obwohl sich oft bei älteren (über 60-jährigen) Patienten mit einem chronisch-subduralen Hämatom anamnestisch keine Hinweise auf ein adäquates Schädel-Hirn-Trauma finden lassen, werden diese im Kapitel Schädel-Hirn-Traumen (→ Kap. 5.4) abgehandelt.

5.2.11 Rehabilitation

Für die Rehabilitation nach einem Schlaganfall liegen eine Reihe von unterschiedlichen Ansätzen vor, die oft nur schwer vergleichbar sind (s. [58, 172]). Angestrebt wird häufig ein spezifisches Konzept individuell für jeden Patienten, das aus einer Kombination mehrerer Therapieformen besteht (→ Tabelle 8.2). Die durch einen zerebralen Infarkt bedingten Störungen – motorische und neuropsychologische Defizite („impairment") und psychoorganische Veränderungen („disability") – werden durch vielfältige soziale Folgen („handicaps") verstärkt.

Diese bestehen v. a. in Problemen in den familiären und anderen sozialen Beziehungen (→ Kap. 7 und 8). So kommt es häufig zu einer sozialen Isolation, zu einer Reduktion der außerfamiliären Kontakte und zu Störungen im familiären Zusammenleben (jeweils bis zu über 50% [166]). Diese psychosozialen Einschränkungen sind für den Patienten ebenso wichtig wie

die körperlichen Behinderungen. Die soziale Prognose ist wesentlich durch folgende Faktoren bestimmt (s. Zusammenfassung [166]):
Partner oder Familienangehöriger vorhanden,
prämorbide Lebenssituation (auch sozioökonomischer Status) und soziale Kontakte,
prämorbide Persönlichkeit einschließlich Ausbildungsniveau,
Umweltfaktoren, insbesondere Wohnverhältnisse.

Die Faktoren, die am stärksten zu einer Einschränkung der zwischenmenschlichen Beziehungen beitragen, werden in der Literatur nicht einheitlich angegeben. Genannt werden v. a. (s. [166]) eine OPS, motorische Beeinträchtigungen, eine Sprachstörung und die Zahl der Schlaganfälle.

Eine OPS, vorwiegend eine depressive OPS, beeinflusst auch die Rehabilitation der motorischen Behinderungen bzw. der aphasischen Störung, denn in einigen Studien wurde eine enge Korrelation zwischen der Ausprägung der Depression und dem Grad der Besserung der Motorik bzw. Aphasie nachgewiesen (s. [101, 166]). Studien über den Langzeitverlauf nach Insult zeigen u. a., dass eine Depression oder Demenz den Rehabilitationserfolg verringern [36].

Für die Rückbildungstendenz scheint die Lokalisation entscheidend zu sein (A.-cerebri-media-Gebiet > andere Infarkte) (s. Übersicht [184, 197].

Eine Überprüfung der Ergebnisse verschiedener Rehabilitationsmethoden bei Schlaganfallpatienten erbrachte keine eindeutigen Hinweise auf die Überlegenheit einer bestimmten Methode [58, 172]. Allerdings scheint eine Differenzierung der Rehabilitationsbehandlung nach dem Schweregrad der Hirnschädigung sinnvoll zu sein [120]. Noch nicht hinreichend geklärt ist dagegen, ob und in welchen Fällen auch durch die Hilfe von angelernten Laienhelfern gute Rehabilitationserfolge erzielt werden können [58]. In neuerer Zeit werden, v. a. in den angelsächsischen Ländern, ambulante Rehabilitationsprogramme bei Schlaganfallpatienten propagiert [247]. Wichtig erscheint v. a. ein früher Beginn der Rehabilitationsbehandlung, besonders bei Patienten mit einer Aphasie oder Raumempfindungsstörungen [58, 172].

5.2.12 Abschließende Betrachtungen

Zusammenfassend ist festzustellen, dass bisher nicht zufriedenstellend geklärt ist, inwieweit es sich bei der Depression nach einem Schlaganfall um die Reaktion auf die oft schwerwiegenden Beeinträchtigungen handelt oder ob diese „organisch" bedingt ist. Zumindest für die häufig bei subkortikalen vaskulären Läsionen, insbesondere bei der Leukoaraiose zu findende depressive Verstimmung ist ein organischer Faktor wahrscheinlich, denn oft liegen keine schwerwiegenden körperlichen Störungen vor. Allerdings ist eine „subkortikale" Depression eher durch eine Verlangsamung der kognitiven, psychischen und motorischen Abläufe gekennzeichnet als durch eine Affektstörung. Aus diesen Betrachtungen wird deutlich, dass die psychischen Symptome einerseits und die kognitiven bzw. motorischen Störungen andererseits eng miteinander verknüpft sind.

Auch ergibt sich die Frage, inwieweit ätiologisch weitgehend unspezifische, neuropsychiatrische Störungen, zerebrovaskulärer Genese sind, denn häufig stellen vaskuläre Läsionen, z. B. lakunäre Infarkte oder Marklagerveränderungen in der CT bzw. MRT besonders bei älteren Personen Zufallsbefunde dar. Der wichtigste Anhaltspunkt für eine vaskuläre Genese neuropsychiatrischer Störungen ist daher der Nachweis eines engen zeitlichen Zusammenhangs zwischen dem vaskulären Ereignis und dem Auftreten der Beeinträchtigung (ICD-10-Kriterien, → Tabelle 1.2.).

5.2.13 Literatur

1. Absher JR, Toole JF (1996) Neurobehavioral features in cerebro vascular disease. In: Fogel BS, Schiffer RB, Rao SM (eds) Neuropsychiatry, Davis, Baltimore, S 895–912
2. Aharon-Peretz J, Kliot D, Tomer R (2000) Behavioral differences between white matter lacunar dementia and Alzheimer's disease: a comparison on the neuropsychiatric inventory. Dement Geriatr Cogn Disord 11:294–298
3. Albucher JF, Ferrieres J, Ruidavets JB, Guiraud-Chaumeil B, Perret BP, Chollet F (2000) Serum lipids in young patients with ischaemic stroke: a case-control study. J Neurol Neurosurg Psychiatry 69:29–33
4. Alexopoulos GS, Meyers BS, Young RC, Campbell S, Silbersweig D, Charlson M (1997) Vascular depression' hypothesis. Arch Gen Psychiatry 54:915–922
5. Alexopoulos GS, Meyers BS, Young RC, Kakuma T, Silbersweig D, Charlson M (1997) Clinically defined vascular depression. Am. J Psychiatry 154:562–565
6. Almkvist O, Wahlund L-O, Andersson-Lundman G, Basun H, Bäckman L (1992) White-matter hyperintensity and neuropsychological functions in dementia and healthy aging. Arch Neurol 49:626–632
7. Almkvist O (1994) Neuropsychological deficits in vascular dementia in relation to Alzheimer's disease: reviewing evidence for functional similarity or divergence. Dementia 5:203–209
8. Alzheimer A (1898) Neuere Arbeiten über die Dementia senilis und die auf atheromatöser Gefäßerkrankung basierenden Gehirnerkrankungen. Monatsschr Psych Neurol 3:101–115
9. Alzheimer A (1902) Die Seelenstörungen auf arteriosklerotischer Grundlage. All Z Psychiatrie 59:695–711
10. Amar K, Lewis T, Wilcock G, Scott M, Bucks R (1995) The relationship between white matter low attenuation on brain CT and vascular risk factors: a memory clinic study. Age Ageing 24:411–415
11. Andersen G, Vestergaard K, Lauritzen L (1994) Effective treatment of poststroke depression with the selective serotonin reuptake inhibitor citalpram. Stroke 25:1099–1104
12. Arboix A, Garcia-Eroles L, Massons J, Oliveres M, Targa C (2000) Lacunar infarcts in patients aged 85 years and older. Acta Neurol Scand 101:25–29
13. Auperin A, Berr C, Bonithon-Kopp C, Touboul PJ, Ruelland I, Ducimetiere P, Alperovitch A (1996) Ultrasonographic assessment of carotid wall characteristics and cognitive functions in a community sample of 59- to 71-year-olds. The EVA Study Group. Stroke 27:1290–1295
14. Awad IA, Johnson PC, Spetzler RF, Hodak JA (1986) Incidental subcortical lesions identified on magnetic resonance imaging in the elderly. II. Postmortem pathological correlations. Stroke 17:1090–1097

15. Awada A, Omojola MF (1996) Leuko-araiosis and stroke: a case-control study. Acta Neurol Scand 94:415-418
16. Babikian V, Ropper AH (1987) Binswanger's disease: a review. Stroke 18:2-12
17. Ballard C, McKeith I, O'Brien J, Kalaria R, Jaros E, Ince P, Perry R (2000) Neuropathological substrates of dementia and depression in vascular dementia, with a particular focus on cases with small infarct volumes. Dement Geriatr Cogn Disord 11:59-65
18. Ballard C, Neill D, O'Brien J, McKeith IG, Ince P, Perry R (2000) Anxiety, depression and psychosis in vascular dementia: prevalence and associations. J Affect Disord 59:97-106
19. Barba R, Martinez-Espinosa S, Rodriguez-Garcia E, Pondal M, Vivancos J, Del Ser T (2000) Poststroke dementia: clinical features and risk factors. Stroke 31:1494-1501
20. Bamford JM, Sanderock P, Jones L, Warlow CP (1987) The natural history of lacunar infarction: the Oxfordshire community stroke project. Stroke 18:545-551
21. Bamford JM, Warlow CP (1988) Evolution and testing of the lacunar hypothesis. Stroke 19:1074-1082
22. Barrett-Connor E, Khaw KT (1988) Diabetes mellitus: an independent risk factor for stroke? Am J Epidemiol 128:116-123
23. Beckson M, Cummings JL (1991) Neuropsychiatric aspects of stroke. Int J Psychiatry Med 21:1-15
24. Bennett DA, Wilson RS, Gilley DW, Fox JH (1990) Clinical diagnosis of Binswanger's disease. J Neurol, Neurosurg, Psychiatry 53:961-965
25. Bent N, Rabbitt P, Metcalfe D (2000) Diabetes mellitus and the rate of cognitive ageing. Br J Clin Psychol 39:349-362
26. Berger K, Kolominsky-Rabas P, Heuschmann P, Keil U (2000) Die Häufigkeit des Schlaganfalls in Deutschland. Prävalenzen, Inzidenzen und ihre Datenquellen. DMW 125:21-25
26. Berwaerts J, Webster J (2000) Analysis of risk factors involved in oral-anticoagulant-related intracranial haemorrhages. QJM 93:513-521
27. Bes A, Orgogozo JM, Poncet M, Rancurel G, Weber M, Bertholom N, Calvez R, Stehle B (1999) A 24-month, double-blind, placebo-controlled multicentre pilot study of the efficacy and safety of nicergoline 60 mg per day in elderly hypertensive patients with leukoaraiosis. Eur J Neurol 6:313-322
28. Besson G, Hommel M, Perret J (2000) Risk factors for lacunar infarcts. Cerebrovasc Dis 10:387-390
29. Binswanger O (1894) Die Abgrenzung der allgemeinen progressiven Paralyse. Berliner Klin Wschr 31:1103-1105, 1137-1139, 1180-1186
30. Blennow K, Wallin A, Uhlemann C, Gottfries CG (1991) White-matter lesions on CT in Alzheimer patients: relation to clinical symptomatology and vascular factors. Acta Neurol Scand 83:187-193
31. Bogousslavsky J, Regli F (1986) Unilateral watershed cerebral infarcts. Neurology 36:373
32. Bogousslasky J, Regli F (1990) Anterior cerebral artery territory infarction in the Lausanne Stroke Registry. Arch Neurol 47:144-150
33. Bogousslavsky J (1992) The plurality of subcortical infarction. Stroke 23:629-631
34. Bogousslavsky J, Castillo V, Kumral E, Henriques I, Melle GV (1996) Stroke subtypes and hypertension. Primary hemorrhage vs infarction, large- vs small-artery disease. Arch Neurol 53:265-269
35. Bonarek M, Barberger-Gateau P, Letenneur L, Deschamps V, Iron A, Dubroca B, Dartigues JF (2000) Relationships between cholesterol, apolipoprotein E polymorphism and dementia: a cross-sectional analysis from the PAQUID study. Neuroepidemiology 19:141-148

36. Bone G, Ladurner G, Pichler M (1988) Klinische Prognosekriterien in der Rehabilitation von Insultpatienten. Rehabilitation 27:59–62
37. Bornstein RA, Starling RC, Myerowitz PD, Haas GJ (1995) Neuropsychological function in patients with end-stage heart failure before and after cardiac transplantation. Acta Neurol Scand 91:260–265
38. Bracco L, Campani D, Baratti E, Lippi A, Inzitari D, Pracucci G, Amaducci L (1993) Relation between MRI features and dementia in cerebrovascular disease patients with leukoaraiosis: a longitudinal study. J Neurol Sci 120:131–136
39. Braffman BH, Zimmermann RA, Trojanowski JQ, Gonatas NK, Hickey WF, Schlaepfer WW (1988) Brain MR: pathologic correlation with gross and histopathology. 1. Lacunar infarction and Virchow-Robin spaces. Am J Radiol 151:551–558
40. Braffman BH, Zimmermann RA, Trojanowski JQ, Gonatas NK, Hickey WF, Schlaepfer WW (1988) Brain MR: pathologic correlation with gross and histopathology. 2. Hypertensive white-matter foci in the elderly. Am J Radiol 151:559–566
41. Brun A, Gustafson L (1988) Zerebrovaskuläre Erkrankungen. In: Kisker KP, Lauter H, Meyer J-E, Müller C, Strömgren E (Hrsg) Psychiatrie der Gegenwart 6, 3. Aufl. Springer, Berlin, S 253–295
42. Bulpitt CJ, Fletcher AE (1992) Cognitive function and angiotensin-converting enzyme inhibitors in comparison with other antihypertensive drugs. J Cardiovasc Pharmacol 19, Suppl 6:100–104
43. Cacciatore F, Abete P, Ferrara N, Calabrese C, Napoli C, Maggi S, Varricchio M, Rengo F (1998) Congestive heart failure and cognitive impairment in an older population. Osservatorio Geriatrico Campano Study Group. J Am Geriatr Soc 46:1343–1348
44. Capizzano AA, Schuff N, Amend DL, Tanabe JL, Norman D, Maudsley AA, Jagust W, Chui HC, Fein G, Segal MR, Weiner MW (2000) Subcortical ischemic vascular dementia: assessment with quantitative MR imaging and 1H MR spectroscopy. Am J Neuroradiol 21:621–630
45. Carson AJ, MacHale S, Allen K, Lawrie SM, Dennis M, House A, Sharpe M (2000) Depression after stroke and lesion location: a systematic review. Lancet 356 (9224):122–126
46. Castillo CS, Schultz SK, Robinson RG (1995) Clinical correlates of early-onset and late-onset poststroke generalized anxiety. Am J Psychiatry 152:1174–1179
47. Chimowitz MI, Estes ML, Furlan AJ, Awad IA (1992) Further observations on the pathology of subcortical lesions identified on magnetic resonance imaging. Arch Neurol 49:747–752
48. Chui HC, Victoroff JI, Margolin D, Jagust W, Shankle R, Katzman R (1992) Criteria for the diagnosis of ischemic vascular dementia proposed by the State of California Alzheimer's disease diagnostic and treatment centers. Neurology 42:473–480
49. Chui HC, Mack W, Jackson JE, Mungas D, Reed BR, Tinklenberg J, Chang FL, Skinner K, Tasaki C, Jagust WJ (2000) Clinical criteria for the diagnosis of vascular dementia: a multicenter study of comparability and interrater reliability. Arch Neurol 57:191–196
50. Cooper B, Bickel H (1987) Old people in hospital: a study of a psychiatric high-risk group. In: Angermeyer MC (ed) From social class to social stress. Springer, Berlin, pp 235–246
51. Cummings JL (1985) Organic delusions: phenomenology, anatomical correlational, and review. Br J Psychiatry 146:184–197
52. Cummings JL, Miller B, Hill MA, Neshkes R (1987) Neuropsychiatric aspects of multi-infarct dementia and dementia of the Alzheimer type. Arch Neurol 44:389–393
53. Cummings JL (1993) Frontal-subcortical circuits and human behavior. Arch Neurol 50:873–880

54. Dam M, Tonin P, DeBoni A, Pizzolato G, Casson S, Ermani M, Freo U, Prion L, Battisin L (1996) Effects of fluoxetine and maprotiline on functional recovery in poststroke hemiplegic patients undergoing rehabilitation therapy. Stroke 27:1211–1214
55. Damasio H (1983) A computed tomographic guide to the identification of cerebral territories. Arch Neurol 40:138–142
56. De Groot JC, de Leeuw FE, Oudkerk M, Hofman A, Jolles J, Breteler MM (2000) Cerebral white matter lesions and depressive symptoms in elderly adults. Arch Gen Psychiatry 57:1071–1076
57. De Leeuw F-E, de Groot JC, Achten E, Oudkerk M, Ramos LMP, Heijboer R, Hofman A, Jolles J, van Gijn J, Breteler MMB (2001) Prevalence of cerebral white matter lesions in elderly people: a population based magnetic resonance imaging study. The Rotterdam Scan Study. J Neurol Neurosurg Psychiatry 70:9–14
58. DePedro-Cuesta J, Widen-Holmqvist L, Bach-y-Rita P (1992) Evaluation of stroke rehabilitation controlled studies: a review. Acta Neurol Scand 86:433–439
59. Derouesne C, Poirier J (1999) Les lacunes cerebrales. Un debat toujours d'actualite. Rev Neurol (Paris) 155:823–831
60. Desmond DW, Moroney JT, Lynch T, Chan S, Chin SS, Mohr JP (1999) The natural history of CADASIL: a pooled analysis of previously published cases. Stroke 30:1230–1233
61. Desmond DW, Moroney JT, Paik MC, Sano M, Mohr JP, Aboumatar S, Tseng CL, Chan S, Williams JB, Remien RH, Hauser WA, Stern Y (2000) Frequency and clinical determinants of dementia after ischemic stroke. Neurology 54:1124–1131
62. Dilling H, Mombour W, Schmidt MH (1994) Klassifikation psychischer Krankheiten. Forschungskriterien nach Kapitel V (F) der ICD-10. Huber, Bern
63. Dilling H, Mombour W, Schmidt MH (2000) Klassifikation psychischer Krankheiten. Klinisch-diagnostische Leitlinien nach Kapitel V (F) der ICD-10, 3. Aufl. Huber, Bern
64. Donnan GA, Norrving B, Bamford JM, Bogousslavsky J (1993) Subcortical infarction: classification and terminology. Cerebrovasc Dis 3:248–251
65. Du X, McNamee R, Cruickshank K (2000) Stroke risk from multiple risk factors combined with hypertension: a primary care based case-control study in a defined population of northwest England. Ann Epidemiol 10:380–388
66. Eiber R, Berlin I, Grimaldi A, Bisserbe JC (1997) Diabete insulinodependent et pathologie psychiatrique: revue generale clinique et epidemiologique. Encephale 23:351–357
67. Eisenblätter D, Claßen E, Schädlich H, Heinemann L (1994) Häufigkeit und Prognose von Schlaganfallerkrankungen in der Bevölkerung Ostdeutschlands. Nervenarzt 65:95–100
68. Elkind MS, Lin IF, Grayston JT, Sacco RL (2000) Chlamydia pneumoniae and the risk of first ischemic stroke: The Northern Manhattan Stroke Study. Stroke 31:1521–1525
69. Englund E, Brun A, Alling A (1988) White matter changes in dementia of Alzheimer's type. Brain 111:1425–1439
70. Eriksson S, Asplund K, Hagg E, Lithner F, Strand T, Wester PO (1987) Clinical profiles of cerebrovascular disorders in a population-based patient sample. J Chronic Dis 40:1025–1032
71. Erkinjuntti T, Laaksonen R, Sulkava R, Syrjlinen R, Palo J (1986) Neuropsychological differentiation between normal aging, Alzheimer's disease and vascular dementia. Acta Neurol Scand 74:393–403
72. Erkinjuntti T, Ketonen L, Sulkava R, Sipponen J, Vuorialho M, Iivanainen M (1987) Do white matter changes on MRI and CT differentiate vascular dementia from Alzheimer's disease. J Neurol, Neurosurg, Psychiatry 50:37–42

73. Erkinjuntti T, Haltia M, Palo J, Sulkava R, Paetau A (1988) Accuracy of the clinical diagnosis of vascular dementia: a prospective clinical and post-mortem neuropathological study. J Neurol Neurosurg Psychiatry 51:1037–1044
74. Erkinjuntti T, Bowler JV, DeCarli CS, Fazekas F, Inzitari D, O'Brien JT, Pantoni L, Rockwood K, Scheltens P, Wahlund LO, Desmond DW (1999) Imaging of static brain lesions in vascular dementia: implications for clinical trials. Alzheimer Dis Assoc Disord 13 Suppl 3:S 81–90
75. Erkinjuntti T, Inzitari D, Pantoni L, Wallin A, Scheltens P, Rockwood K, Roman GC, Chui H, Desmond DW (2000) Research criteria for subcortical vascular dementia in clinical trials. J Neural Transm Suppl 59:23–30
76. Evers S, Koch HG, Grotemeyer KH, Lange B, Deufel T, Ringelstein EB (1997) Features, symptoms, and neurophysiological findings in stroke associated with hyperhomocysteinemia. Arch Neurol 54:1276–1282
77. Farina E, Magni E, Ambrosini F, Manfredini R, Binda A, Sina C, Mariani C (1997) Neuropsychological deficits in asymptomatic atrial fibrillation. Acta Neurol Scand 96:310–316
78. Ferrucci L, Guralnik JM, Salive ME, Pahor M, Corti MC, Baroni A, Havlik RJ (1996) Cognitive impairment and risk of stroke in the older population. J Am Geriatr Soc 44:237–241
79. Fisher CM (1965) Lacunes: Small, deep cerebral infarcts. Neurology 15:774–784
80. Fisher CM (1969) The arterial lesions underlying lacunes. Acta Neuropathol 12:1–15
81. Fisher CM (1982) Lacunar strokes and infarcts: A review. Neurology 32:871–876
82. Fisher CM (1989) Binswanger's encephalopathy: a review. J Neurol 236:65–79
83. Frank R, Fischer V, Kittner P, Jacobi P (1985) Krankheitsverarbeitung und Persönlichkeit: Zur psychotherapeutischen Beeinflussung von Krankheitsverleugnungs-Strategien bei Schlaganfall-Patienten. Psychother Med Psychol 35:281–289
84. Fujishima M, Yao H, Terashi A, Tagawa K, Matsumoto M, Hara H, Akiguchi I, Suzuki K, Nishimaru K, Udaka F, Gyoten T, Takeuchi J, Hamada R, Yoshida Y, Ibayashi S (2000) Deep white matter lesions on MRI, and not silent brain infarcts are related to headache and dizziness of non-specific cause in non-stroke Japanese subjects. Intern Med 39:727–731
85. Gale CR, Martyn CN, Cooper C (1996) Cognitive impairment and mortality in a cohort of elderly people. BMJ 312:608–611
86. Garde E, Mortensen EL, Krabbe K, Rostrup E, Lrsson HB (2000) Relation between age-related decline in intelligence and cerebral white-matter hyperintensities in healthy octogenarians: a longitudinal study. Lancet 356:628–634
87. George AE, de Leon MJ, Kalnin A, Rosner L, Goodgold A, Chase N (1986) Leucoencephalopathy in normal and pathologic ageing: 2. MRI of brain lucencies. Am J Neuroradiol 7:567–570
88. Giles WH, Kittner SJ, Croft JB, Wozniak MA, Wityk RJ, Stern BJ, Sloan MA, Price TR, McCarter RJ, Macko RF, Johnson CJ, Feeser BR, Earley CJ, Buchholz DW, Stolley PD (1999) Distribution and correlates of elevated total homocyst(e)ine: the Stroke Prevention in Young Women Study. Ann Epidemiol 9:307–313
89. Giroud M, Beuriat P, Vion P, D'Athis PH, Dusserre L, Dumas R (1989) Stroke in a French prospective population study. Neuroepidemiology 8:97–104
90. Glahn J, Straeten V (1994) Pathogenese und klinischer Verlauf akuter ischämischer Insulte an einem kommunalen Schwerpunktkrankenhaus. Nervenarzt 65:101–108
91. Gottfries CG, Blennow K, Karlsson I, Wallin A (1994) The neurochemistry of vascular dementia. Dementia 5:163–167
92. Gregg EW, Yaffe K, Cauley JA, Rolka DB, Blackwell TL, Narayan KM, Cummings SR (2000) Is diabetes associated with cognitive impairment and cognitive decline among older women? Study of Osteoporotic Fractures Research Group. Arch Intern Med 160:174–180

93. Hachinski VC, Lassen NA, Marshall J (1974) Multi-infarct dementia. A cause of mental deterioration in the elderly. Lancet ii:207–210
94. Hachinski VC, Potter P, Merskey H (1987) Leuko-Araiosis. Arch Neurol 44:21–23
95. Hagendorff A, Dettmers C, Jung W, Hummelgen M, Kolsch C, Hartmann A, Luderitz B, Pfeiffer D (2000) Herzschrittmacher-Therapie zur Optimierung der Hirndurchblutung. Eine Möglichkeit zur Prävention zerebrovaskulärer Erkrankungen? DMW 125:286–289
96. Hamilton M (1960) A rating scale for depression. J Neurol Neurosurg Psychiatry 23:56–62
97. Harrington F, Saxby BK, McKeith IG, Wesnes K, Ford GA (2000) Cognitive performance in hypertensive and normotensive older subjects. Hypertension 36:1079–1082
98. Hebert R, Lindsay J, Verreault R, Rockwood K, Hill G, Dubois MF (2000) Vascular dementia: incidence and risk factors in the Canadian study of health and aging. Stroke 31:1487–1493
99. Heckbert SR, Longstreth WT Jr, Psaty BM, Murros KE, Smith NL, Newman AB, Williamson JD, Bernick C, Furberg CD (1997) The association of antihypertensive agents with MRI white matter findings and with Modified Mini-Mental State Examination in older adults. J Am Geriatr Soc 45:1423–1433
100. Hennerici MG (1997) Vaskuläre Demenzen. In: Förstl H (Hrsg) Lehrbuch der Gerontopsychiatrie. Enke, Stuttgart, S 309–330
101. Herrmann M, Bartels C, Wallesch C-W (1993) Depression in acute and chronic aphasia: symptoms, pathoanatomical-clinical correlations and functional implications. J Neurol Neurosurg Psychiatry 56:672–678
102. Hier DB, Foulkes MA, Swiontoniowski M, Sacco RL, Gorelick PB, Mohr JP, Price TR, Wolf PA (1991) Stroke recurrence within 2 years after ischemic infarction. Stroke 22:155–161
103. Hijdra A, Verbeeten B Jr, Verhulst JA (1990) Relation of leukoaraiosis to lesion type in stroke patients. Stroke 21:890–894
104. Hirono N, Kitagaki H, Kazui H, Hashimoto M, Mori E (2000) Impact of white matter changes on clinical manifestation of Alzheimer's disease: A quantitative study. Stroke 31:2182–2128
105. Horowitz DR, Tuhrim S, Weinberger JM, Rudolph SH (1992) Mechanisms in lacunar infarctions. Stroke 23:325–327
106. Howard R, Trend P, Russell RWR (1987) Clinical features of ischemia in cerebral arterial border zones after periods of reduced cerebral blood flow. Arch Neurol 44:934–940
107. Hüwel J, Weisner B, Kemmer H, Heyder J (1998) Depressive Verstimmung im Akutstadium nach erstmaligem ischämischen Hirninfarkt. Nervenarzt 69:330–334
108. Hulette C, Nochlin D, McKeel D, Morris JC, Mirra SS, Sumi SM, Heyman A (1997) Clinical-neuropathologic findings in multi-infarct dementia: a report of six autopsied cases. Neurology 48:668–672
109. Inzitari D, Diaz F, Fox A, Hachinski VC, Steingart A, Lau C, Donald A, Wade A, Mulic H, Merskey H (1987) Vascular risk factors and leuko-araiosis. Arch Neurol 44:42–47
110. Inzitari D, Eliasziw M, Gates P, Sharpe BL, Chan RK, Meldrum HE, Barnett HJ (2000) The causes and risk of stroke in patients with asymptomatic internal-carotid-artery stenosis. North American Symptomatic Carotid Endarterectomy Trial Collaborators. N Engl J Med 342:1693–1700
111. Inzitari D, Romanelli M, Pantoni L (2000) Leukoaraiosis and cognitive impairment. In: O'Brien J, Ames D, Burns A (eds) Dementia, 2nd edn. Arnold, London, pp 635–653

112. Ishii N, Nishihara Y, Imamura T (1986) Why do frontal lobe symptoms predominate in vascular dementia with lacunes? Neurology 36:340–345
113. Iwamoto T, Shimizu T, Ami M, Yoneda Y, Imamura T, Takasaki M (2000) Dementia and disability after initial cerebral thrombosis evaluated by MRI and their clinical course[japanisch]. Nippon Ronen Igakkai Zasshi 37:162–169
114. Jayakumar PN, Taly AB, Shanmugam V, Nagaraja D, Arya BYT (1989) Multi-infarct dementia: a computed tomographic study. Acta Neurol Scand 73:292–295
115. Jick H, Zornberg GL, Jick SS, Seshadri S, Drachman DA (2000) Statins and the risk of dementia. Lancet 356 (9242):1627–1631
116. Jörgensen L, Torvik A (1969) Ischaemic cerebrovascular diseases in an autopsy series. Part 2. prevalence, location, pathogenesis and clinical course of cerebral infarcts. J Neurol Sci 9:285–320
117. Jorgensen HS, Nakayama H, Raaschou HO, Olsen TS (1995) Intracerebral hemorrhage versus infarction: stroke severity, risk factors, and prognosis. Ann Neurol 38:45–50
118. Jousilahti P, Rastenyte D, Tuomilehto J (2000) Serum gamma-glutamyl transferase, self-reported alcohol drinking, and the risk of stroke. Stroke 31:1851–1855
119. Juvela S, Porras M, Poussa K (2000) Natural history of unruptured intracranial aneurysms: probability of and risk factors for aneurysm rupture. J Neurosurg 93:379–387
120. Kalra L, Dale P, Crome P (1993) Improving stroke rehabilitation. Stroke 24:1462–1467
121. Kalmijn S, Feskens EJ, Launer LJ, Stijnen T, Kromhout D (1995) Glucose intolerance, hyperinsulinaemia and cognitive function in a general population of elderly men. Diabetologia 38:1096–1102
122. Kalmijn S, Feskens EJ, Launer LJ, Kromhout D (1997) Polyunsaturated fatty acids, antioxidants, and cognitive function in very old men. Am J Epidemiol 145:33–41
123. Kalmijn S, Launer LJ, Lindemans J, Bots ML, Hofman A, Breteler MM (1999) Total homocysteine and cognitive decline in a community-based sample of elderly subjects: the Rotterdam Study. Am J Epidemiol 150:283–289
124. Kalmijn S, Foley D, White L, Burchfiel CM, Curb JD, Petrovitch H, Ross GW, Havlik RJ, Launer LJ (2000) Metabolic cardiovascular syndrome and risk of dementia in japanese-american elderly men: the honolulu-asia aging study. Arterioscler Thromb Vasc Biol 20:2255–2260
125. Kalmijn S, Kalmijn S (2000) Fatty acid intake and the risk of dementia and cognitive decline: a review of clinical and epidemiological studies. J Nutr Health Aging 4:202–207
126. Kappelle LJ, Koudstaal PJ, van Gijn J, Ramos LMP, Keunen JEE (1988) Carotid angiography in patients with lacunar infarction. Stroke 19:1093–1096
127. Kawamura J, Meyer JS, Ichijo M, Kobari M, Terayama Y, Weathers S (1993) Correlations of leuko-araiosis with cerebral atrophy and perfusion in elderly normal subjects and demented patients. J Neurol Neurosurg Psychiatry 56:182–187
128. Kay DW, Forster DP, Newens AJ (2000) Long-term survival, place of death, and death certification in clinically diagnosed pre-senile dementia in northern England. Follow-up after 8–12 years. Br J Psychiatry 177:156–162
129. Kilander L, Nyman H, Boberg M, Hansson L, Lithell H (1998) Hypertension is related to cognitive impairment: a 20-year follow-up of 999 men. Hypertension 31:780–786
130. Kinkel WR, Jacobs L, Polachini I, Bates V, Heffner RR (1985) Subcortical arteriosclerotic encephalopathy (Binswanger's disease). Arch Neurol 42:951–959
131. Kobari M, Meyer JS, Ichijo M (1990) Leuko-araiosis, cerebral atrophy, and cerebral perfusion in normal aging. Arch Neurol 47:161–165

132. Kobayashi S, Okada K, Yamashita K (1991) Incidence of silent lacunar lesion in normal adults and its relation to cerebral blood flow and risk factors. Stroke 22:1379–1383
133. Kohlmeyer K (1988) Periventrikuläre Dichteminderungen des Großhirnhemisphärenmarks in Computertomogrammen von neuropsychiatrischen Patienten in der zweiten Lebenshälfte. Diagnostische Bedeutung und Pathogenese. Fortschr Neurol Psychiatr 56:279–287
134. Krishnan KR, Hays JC, Blazer DG (1997) MRI-defined vascular depression. Am J Psychiatry 154:497–501
135. Kurucz J, Charbonneau R, Kurucz A, Ramsey P (1981) Quantitative clinicopathologic study of cerebral amyloid angiopathy. J Am Geriatr Soc 29:61–69
136. Ladurner G, Jeindl E, Schneider G (1982) Die Beziehung zwischen multiplen Infarkten und vaskulärer (Multiinfarkt-)Demenz. Fortschr Neurol Psychiatr 50: 124–127
137. Lai SM, Alter M, Friday G, Sobel E (1994) A multifactorial analysis of risk factors for recurrence of ischemic stroke. Stroke 25:958–962
138. Launer LJ, Masaki K, Petrovitch H, Foley D, Havlik RJ (1995) The association between midlife blood pressure levels and late-life cognitive function. The Honolulu-Asia Aging Study. JAMA 274:1846–1851
139. Lee SC, Park SJ, Ki HK, Gwon HC, Chung CS, Byun HS, Shin KJ, Shin MH, Lee WR (2000) Prevalence and risk factors of silent cerebral infarction in apparently normal adults. Hypertension 36:73–77
140. Lin JX, Tomimoto H, Akiguchi I, Matsuo A, Wakita H, Shibasaki H, Budka H (2000) Vascular cell components of the medullary arteries in Binswanger's disease brains: a morphometric and immunoelectron microscopic study. Stroke 31:1838–1842
141. Lipsey JR, Robinson RG, Pearlson GD (1984) Nortriptyline treatment for post stroke depression: a double trial. Lancet i:297–300
142. Liu CK, Miller BL, Cummings JL, Mehringer CM, Goldberg MA, Howng SL, Benson DF (1992) A quantitative MRI study of vascular dementia. Neurology 42:138–143
143. Liu S, Manson JE, Stampfer MJ, Rexrode KM, Hu FB, Rimm EB, Willett WC (2000) Whole grain consumption and risk of ischemic stroke in women: A prospective study. JAMA
144. Loeb C (1989) The lacunar syndromes. Eur Neurol 29, Suppl 2:2–7
145. Loeb C (1990) Vascular dementia: terminology and classification. In: Chopra JS, Jagannathan K, Sawhney IMS, Lechner H, Szendey GL (eds) Current concepts in stroke and vascular dementia. Elsevier, Amsterdam, pp 73–82
146. Loeb C, Gandolfo C, Bino G (1988) Intellectual impairment and cerebral lesions in multiple cerebral infarcts. Stroke 19:560–565
147. Loeb C, Gandolfo C, Croce R, Conti M (1992) Dementia associated with lacunar infarction. Stroke 23:1225–1229
148. Lyness JM, Caine ED, King DA, Conwell Y, Cox C (1999) Duberstein PR Cerebrovascular risk factors and depression in older primary care patients: testing a vascular brain disease model of depression. Am J Geriatr Psychiatry 7:252–258
149. Lyness JM, King DA, Conwell Y, Cox C, Caine ED (2000) Cerebrovascular risk factors and 1-year depression outcome in older primary care patients. Am J Psychiatry 157:1499–1501
150. Mancardi GL, Romagnoli P, Tassinari T, Gandolfo C, Primavera A, Loeb C (1988) Lacunae and cribiform cavities of the brain. Eur Neurol 28:11–17
151. Mesulam M-M (1985) Patterns in behavioral neuroanatomy: association areas, the limbic system, and hemispheric specialization. In: Mesulam M-M (ed) Principles of behavioral neurology. Davis, Philadelphia, pp 1–70

152. Meyer JS, McClintic KL, Rogers RL, Sims P, Mortel KF (1988) Aetiological considerations and risk factors for multi-infarct dementia. J Neurol, Neurosurg, Psychiatry 51:1489–1497
153. Meyer JS, Rauch G, Rauch RA, Haque A (2000) Risk factors for cerebral hypoperfusion, mild cognitive impairment, and dementia. Neurobiol Aging 21:161–169
154. Mesulam MM (1985) Principles of behavioral neurology. Davis, Philadelphia
155. Mesulam MM (1990) Large-scale neurocognitive networks and distributed processing for attention, language, and memory. Ann Neurol 28:597–613
156. Milionis HJ, Winder AF, Mikhailidis DP (2000) Lipoprotein (a) and stroke. J Clin Pathol 53:487–496
157. Mielke R, Herholz K, Grond M, Kessler J, Heiss W-D (1992) Severity of vascular dementia is related to volume of metabolically impaired tissue. Arch Neurol 49:909–913
158. Morrison AC, Fornage M, Liao D, Boerwinkle E (2000) Parental history of stroke predicts subclinical but not clinical stroke: the Atherosclerosis Risk in Communities Study. Stroke 31:2098–2102
159. Moseley IF, Radü EW (1979) Factors influencing the development of periventricular lucencies in patients with raised intracranial pressure. Neuroradiology 17:65–68
160. Moulin T, Tatu L, Crepin-Leblond T, Chavot D, Berges S, Rumbach T (1997) The Besancon Stroke Registry: an acute stroke registry of 2500 consecutive patients. Eur Neurol 38:10–20
161. Neau JP, Ingrand P, Couderq C, Rosier MP, Bailbe M, Dumas P, Vandermarcq P, Gil R (1997) Recurrent intracerebral hemorrhage. Neurology 49:106–113
162. Oberpichler-Schwenk H, Peruche B (1995) Schlaganfall-Pathophysiologie und Pharmakotherapie. Arnzeimitteltherapie 13:169–177
163. O'Brien MD (1990) Vascular disease and dementia. In: Chopra JS, Jagannathan K, Sawhney IMS, Lechner H, Szendey GL (eds) Current concepts in stroke and vascular dementia. Elsevier, Amsterdam, S 97–102
164. O'Brien J, Perry R, Barber R, Gholkar A, Thomas A (2000) The association between white matter lesions on magnetic resonance imaging and noncognitive symptoms. Ann N Y Acad Sci 903:482–489
165. O'Connell JE, Gray CS, French JM, Robertson IH (1998) Atrial fibrillation and cognitive function: case-control study. J Neurol Neurosurg Psychiatry 65:386–389
166. Oder W, Binder H, Baumgartner C, Zeller K, Deecke L (1988) Zur Prognose der sozialen Reintegration nach Schlaganfall. Rehabilitation 27:85–90
167. Ojemann RG, Heros RC (1983) Spontaneous brain hemorrhage. Stroke 14:468–475
168. Olszewski J (1962) Subcortical arteriosclerotic encephalopathy. World Neurol 3:359–375
169. Olichney JM, Hansen LA, Hofstetter CR, Lee JH, Katzman R, Thal LJ (2000) Association between severe cerebral amyloid angiopathy and cerebrovascular lesions in Alzheimer disease is not a spurious one attributable to apolipoprotein E4. Arch Neurol 57:869–874
170. Ott E (1991) Rheological therapy of vascular dementia: a rational basis? In: Hartmann A, Kuschinsky W, Hoyer S (eds) Cerebral ischemia and dementia. Springer, Berlin, pp 424–431
171. Ott A, Breteler MM, de Bruyne MC, van Harskamp F, Grobbee DE, Hofman A (1997) Atrial fibrillation and dementia in a population-based study. The Rotterdam Study. Stroke 28 (1997) 316–321
172. Ottenbacher KJ, Jannell S (1993) The results of clinical trials in stroke rehabilitation research. Arch Neurol 50:37–44
173. Pantoni L, Rossi R, Inzitari D, Bianchi C, Beneke M, Erkinjuntti T, Wallin A (2000) Efficacy and safety of nimodipine in subcortical vascular dementia: a

subgroup analysis of the Scandinavian Multi-Infarct Dementia Trial. J Neurol Sci 175:124–134
174. Paciaroni M, Eliasziw M, Sharpe BL, Kappelle LJ, Chaturvedi S, Meldrum H, Barnett HJ (2000) Long-term clinical and angiographic outcomes in symptomatic patients with 70 to 99% carotid artery stenosis. Stroke 31:2037–2042
175. Petrovitch H, White LR, Izmirilian G, Ross GW, Havlik RJ, Markesbery W, Nelson J, Davis DG, Hardman J, Foley DJ, Launer LJ (2000) Midlife blood pressure and neuritic plaques, neurofibrillary tangles, and brain weight at death: the HAAS. Honolulu-Asia aging Study. Neurobiol Aging 21:57–62
176. Pohjasvaara T, Mantyla R, Ylikoski R, Kaste M, Erkinjuntti T (2000) Comparison of different clinical criteria (DSM-III, ADDTC, ICD-10, NINDS-AIREN, DSM-IV) for the diagnosis of vascular dementia. Stroke 2000:2952–2957
177. Poeck K (1989) Chronische vaskuläre Enzephalopathie. DMW 114:1582–1587
178. Poirier J, Gray F, Gherardi R, Derouesne C (1985) Cerebral lacunae. A proposed new classification. J Neuropathol Exp Neurol 44:312
179. Reed T, Kirkwood SC, DeCarli C, Swan GE, Miller BL, Wolf PA, Jack LM, Carmelli D (2000) Relationship of family history scores for stroke and hypertension to quantitative measures of white-matter hyperintensities and stroke volume in elderly males. Neuroepidemiology 19:76–86
180. Richards SS, Emsley CL, Roberts J, Murray MD, Hall K, Gao S, Hendrie HC (2000) The association between vascular risk factor-mediating medications and cognition and dementia diagnosis in a community-based sample of African-Americans. J Am Geriatr Soc 48:1035–1041
181. Ringelstein EB, Zeumer H, Schneider R (1985) Der Beitrag der zerebralen Computertomographie zur Differentialdiagnose und Differentialtherapie des ischämischen Großhirninfarktes. Fortschr Neurol Psychiat 53:315–334
182. Ringelstein EB, Weiller C (1990) Hirninfarktmuster im Computertomogramm. Nervenarzt 61:462–471
183. Robinson RG, Bolduc PL, Price TR (1987) Two-year longitudinal study of poststroke mood disorders: diagnosis and outcome at one and two years. Stroke 18:837–843
184. Robinson RG, Travella JI (1996) Neuropsychiatry of mood disorders. In: Fogel BS, Schiffer RB, Rao SM (eds) Neuropsychiatry, Davis, Baltimore, S 287–305
185. Rogers RL, Meyer JS, Mortel KF, Mahurin RK, Judd BW (1986) Decreased cerebral blood flow precedes multi-infarct dementia, but follows senile dementia of Alzheimer type. Neurology 36:1–6
186. Roman GC (1987) Senile dementia of the Binswanger type. JAMA 258:1782–1788
187. Roman GC, Tatemichi TK, Erkinjuntti T, Cummings JL, Masdeu JC, Garcia JH, Amaducci L, Brun A, Hofman A, Moody DM, O'Brien MD, Yamaguchi T, Grafman J, Drayer BP, Bennett DA, Fisher M, Ogata J, Kokmen E, Bermejo F, Wolf PA, Gorelick PB, Bick KL, Pajeau AK, Bell MA, DeCarli C, Culebras A, Korczyn AD, Bogousslavsky J, Hartmann A, Scheinberg P (1993) Vascular dementia: Diagnostic criteria for research studies. Report of the NINDS-AIREN International Workshop. Neurology 43:250–260
188. Sabatini T, Frisoni GB, Barbisoni P, Bellelli G, Rozzini R, Trabucchi M (2000) Atrial fibrillation and cognitive disorders in older people. J Am Geriatr Soc 48:387–390
189. Sabri O, Hellwig D, Schreckenberger M, Schneider R, Kaiser HJ, Wagenknecht G, Setani K, Reinartz P, Zimny M, Mull M, Ringelstein EB, Bull U (2000) One-year follow-up of neuropsychology, MRI, rCBF and glucose metabolism (rMRGlu) in cerebral microangiopathy. Nuklearmedizin 39:43–49
190. Schmidt R, Fazekas F, Kleinert G, Offenbacher H, Gindl K, Payer F, Freidl W, Niederkorn K, Lechner H (1992) Magnetic resonance imaging signal hyperintenties in the deep and subcortical white matter. Arch Neurol 49:825–827

191. Schmidt R, Fazekas F, Offenbacher H, Dusek T, Zach E, Reinhart R, Grieshofer P, Freidl W, Eber B, Schumacher M, Koch M, Lechner H (1993) Neuropsychologic correlates of MRI white matter hyperintensities: a study of 150 normal volunteers. Neurology 43:2490–2494
192. Schmidt R, Fazekas F, Koch M, Kapeller P, Augustin M, Offenbacher H, Fazekas G, Lechner H (1995) Magnetic resonance imaging cerebral abnormalities and neuropsychologic test performance in elderly hypertensive subjects. A case-control study. Arch Neurol 52:905–910
193. Schmidt R, Fazekas F (1997) Klinische Bedeutung und neuropathologische Basis der 'Leukoaraiose'. In: Förstl H (Hrsg) Lehrbuch der Gerontopsychiatrie. Enke, Stuttgart, S 108–116
194. Seno H, Ishino H, Inagaki T, Yamamori C, Miyaoaka T (2000) Comparison between multiple lacunar infarcted patients with and without dementia in nursing homes in shimane prefecture, Japan. Dement Geriatr Cogn Disord 11:161–165
195. Soares JC, Mann JJ (1997) The anatomy of mood disorders – review of structural neuroimaging studies. Biol Psychiatry 41:86–106
196. Starkstein SE, Robinson RG (1989) Affective disorders and cerebral vascular disease. Br J Psychiatry 154:170–182
197. Starkstein SE, Robinson RG (1992) Neuropsychiatric aspects of cerebral vascular disorders. In: Yudofsky SC, Hales RE (eds) Textbook of Neuropsychiatry, 2nd edn. American Psychiatric Press, Washington, pp 449–472
198. Sultzer DL, Mahler ME, Cummings JL, Van Gorp WG, Hinkin CH, Brown C (1995) Cortical abnormalities associated with subcortical lesions in vascular dementia. Clinical and positron emission tomographic findings. Arch Neurol 52:773–780
199. Szelies B, Herholz K, Pawlik G, Karbe H, Hebold I, Heiss W-D (1991) Widespread functional effects of discrete thalamic infarction. Arch Neurol 48:178–182
200. Tatemichi TK, Foulkes MA, Mohr JP, Hewitt JR, Hier DB, Price TR, Wolf PA (1990) Dementia in stroke survivors in the stroke data bank cohort. Stroke 21:858–866
201. Tatemichi TK, Desmond DW, Mayeux R, Paik M, Stern Y, Sano M, Remien RH, Williams JBW, Mohr JP, Hauser WA, Figueroa M (1992) Dementia after stroke: Baseline frequency, risks, and clinical features in a hospitalized cohort. Neurology 42:1185–1193
202. Tatemichi TK, Desmond DW, Paik M, Figueroa M, Gropen TI, Stern Y, Sano M, Remien R, Wiliams JBW, Mohr JP, Mayeux R (1993) Clinical determinants of dementia related to stroke. Ann Neurol 33:568–575
203. Tomlinson BE, Blessed G, Roth M (1970) Observations on the brains of demented old people. J Neurol Sci 11:331–356
204. Tomonaga M, Yamanouchi H, Toghi H, Kameyama M (1982) Clinicopathologic study of progressive subcortical vascular encephalopathy (Binswanger Type) in the elderly. J Am Geriat Soc 30:524–529
205. Torvik A (1984) The pathogenesis of watershed infarcts in the brain. Stroke 15:221–223
206. Tullberg M, Mansson JE, Fredman P, Lekman A, Blennow K, Ekman R, Rosengren LE, Tisell M, Wikkelsö C (2000) CSF sulfatide distinguishes between normal pressure hydrocephalus and subcortical arteriosclerotic encephalopathy. J Neurol Neurosurg Psychiatry 69:74–81
207. Tupler LA, Coffey CE, Logue PE, Djang WT, Fagan SM (1992) Neuropsychological importance of subcortical white matter hyperintensity. Arch Neurol 49:1248–1252
208. Tuszynski MH, Petito CK, Levy DE (1989) Risk factors and clinical manifestations of pathologically verified lacunar infarctions. Stroke 20:990–999
209. Ulrich J, Probst A, West M (1986) The brain diseases causing senile dementia. J Neurol 233:118–122

210. Van Swieten JC, Geyskes GG, Derix MMA, Peeck BM, Ramos LMP, van Latum JC, van Gijn J (1991) Hypertension in the elderly is associated with white matter lesions and cognitive decline. Ann Neurol 30:825–830
211. Vinters HV (1987) Cerebral amyloid angiopathy. A critical review. Stroke 18:311–324
212. Viitanen M, Kalimo H (2000) CADASIL: hereditary arteriopathy leading to multiple brain infarcts and dementia. Ann N Y Acad Sci 903:273–284
213. Voko Z, Bots ML, Hofman A, Koudstaal PJ, Witteman JC, Breteler MM (1999) J-shaped relation between blood pressure and stroke in treated hypertensives. Hypertension 34:1181–1185
214. von Maravic M (1998) Neurologische Notfälle. In Braun J, Preuss R (Hrsg) Klinikleitfaden Intensivmedizin, 4. Aufl. Urban Fischer, Stuttgart, S 277–314
215. Wade DT, Legh-Smith J, Hewer RL (1987) Depressed mood after stroke: a community study of its frequency. Br J Psychiatry 151:200–205
216. Wallin A, Blennow K (1991) Pathogenetic basis of vascular dementia. Alzheimer Dis Ass Dis 5:91–102
217. Wallin A, Sjogren M, Edman A, Blennow K, Regland B (2000) Symptoms, vascular risk factors and blood-brain barrier function in relation to CT white-matter changes in dementia. Eur Neurol 44:229–235
218. Wannamethee SG, Shaper AG, Ebrahim S (2000) HDL-Cholesterol, total cholesterol, and the risk of stroke in middle-aged British men. Stroke 31:1882–1888
219. Watkins ML, Erickson JD, Thun MJ, Mulinare J, Heath CW Jr (2000) Multivitamin use and mortality in a large prospective study. Am J Epidemiol 152:149–162
220. Weiller C, Menges C, Seiler U (1992) Multiple Sklerose und subkortikale arteriosklerotische Enzephalopthie in der klinischen Differentialdiagnose. Nervenarzt 63:746–750
221. Wetterling T (1992) Subkortikale arteriosklerotische Enzephalopathie – eine Krankheitsentität? Nervenheilkunde 11:289–293
222. Wetterling T (1994) Differentialdiagnose dementieller Abbauprozesse. Thieme, Stuttgart
223. Wetterling T (1995) Amnestisches Syndrom-Stand der Forschung. Fortschr Neurol Psychiat 63:402–410
224. Wetterling T (1996) Therapeutische Strategien bei vaskulärer Demenz. Fortschr Med 114:445–450
225. Wetterling T (1998) Vaskuläre Demenz – ein schlüssiges Konzept? Z Geriatr Gerontol 31:36–45
226. Wetterling T (1998) Vascular depression – a concise concept? Eur Psychiatry 13, Suppl 4:167s
227. Wetterling T (1999) Vaskuläre Depression – ein schlüssiges Konzept? Fortschr Neurol Psychiat 67:327–335
228. Wetterling T (2000) Zerebrovaskuläre Erkrankungen. In: Förstl H (Hrsg) Klinische Neuro-psychiatrie. Thieme, Stuttgart, S 252–269
229. Wetterling T (2000) Alkoholfolgeerkrankungen. In: Förstl H (Hrsg) Klinische Neuropsychiatrie. Thieme, Stuttgart, S 354–366
230. Wetterling T (2001) Gerontopsychiatrie. Ein Leitfaden für Diagnostik und Therapie. Springer, Berlin
231. Wetterling T, Reger K-H, Borgis K-J (1989) Diagnostische Wertigkeit von Marklager-Hypodensitäten im cCT. In: Fischer P-A, Baas H, Enzensberger W (Hrsg) Verhandlungen der deutschen Gesellschaft für Neurologie 5. Springer, Berlin, S 331–333
232. Wetterling T, Borgis K-J (1992) Patienten mit Marklager-Hypodensitäten im CT. Klinische diagnostische Einordnung. Nervenheilkunde 11:289–293
233. Wetterling T, Borgis K-J (1993) Vaskuläre Demenz – Ist eine klinische Unterscheidung möglich und sinnvoll? Akt Neurol 20:40–48

234. Wetterling T, Kanitz R-D, Borgis K-J (1993) Clinical evaluation of the ICD-10 criteria for vascular dementia. Eur Arch Psychiatry Clin Neurosci 243:30–39
235. Wetterling T, Kanitz R-D, Borgis K-J (1996) Comparison of different diagnostic criteria for vascular dementia (ADDTC, DSM-IV, ICD-10, NINDS-AIREN). Stroke 27:30–36
236. Wiesner G, Grimm J, Bittner E (1999) Schlaganfall: Prävalenz, Inzidenz, Trend, Ost-West-Vergleich. Erste Ergebnisse aus dem Bundes-Gesundheitssurvey 1998. Gesundheitswesen 61 Spec No:S79–84
237. Williams PS, Rands G, Orrel M, Spector A (2000) Aspirin for vascular dementia (Cochrane Review). Cochrane Database Syst Rev 4:CD001296
238. Wiszniewska M, Devuyst G, Bogousslavsky J, Ghika J, van Melle G (2000) What is the significance of leukoaraiosis in patients with acute ischemic stroke? Arch Neurol 57:967–973
239. Wolfe CD, Giroud M, Kolominsky-Rabas P, Dundas R, Lemesle M, Heuschmann P, Rudd A (2000) Variations in stroke incidence and survival in 3 areas of Europe. European Registries of Stroke (EROS) Collaboration. Stroke 31:2074–2079
240. Wolfe N, Linn R, Babikian VL, Knoefel JE, Albert ML (1990) Frontal systems impairment following multiple lacunar infarcts. Arch Neurol 47:129–132
241. Yamada M (2000) Cerebral amyloid angiopathy: an overview. Neuropathology 20:8–22
242. Yamada M, Tsukagoshi H, Otomo E, Hayakawa M (1987) Cerebral amyloid angiopathy in the aged. J Neurol 234:371–376
243. Yamada M, Tsukagoshi H, Otomo E, Hayakawa M (1988) Systemic amyloid deposition in old age and dementia of Alzheimer type: the relationship of brain amyloid to other amyloid. Acta Neuropathol 77:136–141
244. Yao H, Sadoshima S, Ibayashi S, Kuwabara Y, Ichiya Y, Fujishima M (1992) Leukoaraiosis and dementia in hypertensive patients. Stroke 23:1673–1677
245. Yoshitake T, Kiyohara Y, Katao I, Ohmura T, Iwamoto H, Nakayama K, Ohmori S, Nomiyama K, Kawano H, Ueda K, Sueishi K, Tsuneyoshi M, Fujishima M (1995) Incidence and risk factors of vascular dementia and Alzheimer's disease in a defined elderly Japanese population: The Hisayama study. Neurology 45:1161–1168
246. You R, McNeil JJ, O'Malley HM, Davis SM, Donnan GA (1995) Risk factors for lacunar infarction syndromes. Neurology 45:1483–1487
247. Young JB, Forster A (1992) The Bradford community stroke trial: results at six months. Brit Med J 304:1085–1089
248. Zeumer H, Hacke W, Hündgen R (1981) Subkortikale arteriosklerotische Enzephalopathie. Klinische, CT-morphologische und elektrophysiologische Befunde. Fortschr Neurol Psychiat 49:223–231
249. Zhu L, Fratiglioni L, Guo Z, Winblad B, Viitanen M (2000) Incidence of stroke in relation to cognitive function and dementia in the Kungsholmen Project. Neurology 54:2103–2107
250. Zito M, Muscari A, Marini E, Di Iorio A, Puddu GM, Abate G (1996) Silent lacunar infarcts in elderly patients with chronic non valvular atrial fibrillation. Aging (Milano) 8:341–346
251. Zodpey SP, Tiwari RR, Kulkarni HR (2000) Risk factors for haemorrhagic stroke: a case-control study. Public Health 114:177–182
252. Zuber M, Mas JL (1992) Epidemiologie des accidents vasculaires cerebraux. Rev Neurol 148:243–255
253. Anonym (2000) Epidemiology of aneurysmal subarachnoid hemorrhage in Australia and New Zealand: incidence and case fatality from the Australasian Cooperative Research on Subarachnoid Hemorrhage Study (ACROSS). Stroke 31:1843–1850
254. Special report from the National Institute of Neurological Disorders and Stroke (1990) Classification of Cerebrovascular Diseases III. Stroke 21:637–676

5.3 Entzündliche ZNS-Prozesse

Inhaltsübersicht

A Bakterielle Infektionen	366
5.3.1 Lues	366
5.3.2 Lymeborreliose	368
5.3.3 Andere bakterielle Erkrankungen, die zu einer OPS führen können	369
B Virale Infektionen	370
5.3.4 HIV-Infektion	370
5.3.5 Herpes-simplex-Enzephalitis	375
5.3.6 Andere ZNS-Infektionen	376
5.3.7 Abschließende Betrachtungen	377
5.3.8 Literatur	377

Eine Vielzahl von Infektionen (Bakterien, Viren und Pilze) können das ZNS betreffen und zu organischen psychischen Störungen führen [35, 36, 41, 60, 61] (Tabelle 5.3.1). Die Pathomechanismen sind noch nicht vollständig geklärt [2, 3, 43, 60, 61] (→ Kap. 2.1.3). Meist kommt es zu einer Störung der Blut-Hirn-Schranke (→ vasogenes Ödem → Kap. 2.5.2). Bei einer Enzephalitis wird häufig Hirngewebe irreversibel zerstört (Nekrose). Dabei könnte auch eine Apoptose eine Rolle spielen [20].

Es gibt nur wenige spezifische OPS bei bzw. nach Infektionen, v. a. bei Befall von bestimmten Hirnregionen. Diese werden im Folgenden eingehender dargestellt. Meist entwickelt sich im Rahmen einer akuten Infektion mit ZNS-Beteiligung nach einer Phase mit unspezifischen Symptomen wie Kopfschmerzen, Reizbarkeit, Schlafstörungen, Fieber etc. ein meningitisch-enzephalitisches Zustandsbild mit Bewusstseinstrübung (v. a. bei Kindern und Älteren schweres Delir) (s. [60]). Wenn die akute Infektion überlebt wird, kommt es häufig zu psychischen Störungen wie Apathie oder Depression und langfristig bei schweren Infektionen zu Persönlichkeitsstörungen (→ Kap. 4.9). Nicht selten sind auch schwere Verhaltensauffälligkeiten, insbesondere eine verminderte Impulskontrolle mit Aggressivität und Erregungszuständen (→ Kap. 6), zu beobachten. In einigen Enzephalitisfällen tritt eine akute psychotische Symptomatik auf [5]. Als schwere postinfektiöse Komplikation kann auch ein amnestisches Syndrom oder eine Demenz bestehen bleiben. Aus dieser Aufstellung folgt, dass differenzialdiagnostisch bei fast jeder OPS an eine entzündliche Ursache zu denken ist. Die häufigsten Erkrankungen, die ein OPS hervorrufen, werden eingehender beschrieben. Zur Darstellung der selteneren, meist unspezifisch verlaufenden Infektionserkrankungen, die das ZNS betreffen können, wird auf die spezifische Literatur verwiesen [35, 36, 60].

Tabelle 5.3.1. Entzündlich bedingte Hirnläsionen

Enzephalitis
- Virale, seltener bakterielle Entzündung des Hirngewebes
- häufige Viren: Herpes simplex, Herpes zoster, HIV*, Zytomegalie, Coxsackie, FSME
- Masern, Varizellen, Rubella (bes. bei Kindern)
- Treponema pallidum*, Borrelien*
- Trichinen*, Zystizerken*, Echinokokkus* in seltenen Fällen herdförmig: Herdenzephalitis (embolisch bei bakterieller Endokarditis)

Meningitis
- Bakterielle oder virale Entzündung der Hirnhäute
- häufige Erreger: Pneumokokken, Meningokokken, Haemophilus influenzae, Staphylokokken, Streptokokken)
- Tuberkulose*, Brucellose, Leptospirose* (v. a. in Entwicklungsländern)
- Spirochäten: Treponema pallidum*, Borrelien*
- Aktinomykose*, Nokardiose*
- Pilze: Kryptokokken*, Candida* (bes. bei HIV-Infektion)
- Toxoplasmose* (bes. bei HIV-Infektion)

Abszess/Empyem
- bei schlechter Abwehrlage kann bei einer bakteriellen Entzündung ein Empyem entstehen
- nach Schädel-Hirn-Trauma, nach Operationen (neurochir. oder Ohrenoperation)

Gefäßveränderungen
Gummen (Gesäßwandentzündung mit Intimawucherung) bei Lues
Komplikation: Gefäßverschlüsse mit Infarkten (v. a. Grenzzoneninfarkten)*

Granulome
v. a. bei Tuberkulose (meist basal)*

---

* meist chronischer oder subchronischer Verlauf; **HIV** „human immunodeficiency virus, **FSME** Frühsommermeningoenzephalitis

A Bakterielle Infektionen

5.3.1 Lues (Neurosyphilis)

Terminologie. Unter Neurosyphilis werden häufig die ZNS-Manifestationen einer Treponema-pallidum-Infektion (Lues) zusammengefasst. Die verschiedenen Krankheitsbilder zeigen eine sehr vielfältige neuropsychiatrische Symptomatik. Als klassische Ausprägungsformen sind zu nennen: die Tabes dorsalis (neurologische Symptomatik mit Gang- und Sensibilitätsstörungen) und die progressive Paralyse mit neurologischen, aber vorwiegend psychiatrischen Symptomen und einem progredienten Abbau der kognitiven Fähigkeiten. Die progressive Paralyse und die Tabes dorsalis treten häufig zusammen auf [53].

Epidemiologie. Bis in die 20er Jahre des vorigen Jahrhunderts (bis zur Einführung der Malariatherapie durch Wagner v. Jauregg) war die Neurolues eine der häufigsten Erkrankungen in psychiatrischen Krankenhäusern (bis zu 30% der Patienten [37]). In den 70er Jahren lag die jährliche Inzidenz in Deutschland bei 1/100000, die Prävalenz bei 16,6/100000 [53]. Seit dem Aufkommen der HIV-Epidemie (Kap. 5.3.4) ist auch wieder eine Zunahme der Luesinfektionen zu verzeichnen [32, 44].

Pathogenese. Nach dem hauptsächlichen Befall kann eine meningovaskuläre von einer parenchymatösen Form unterschieden werden. Bei der meningovaskulären Form kommt es klassischerweise zu einer Heubner-Endarteriitis mit einer bindegewebigen Vernarbung der größeren und mittelgroßen Hirnarterien. Daneben kann durch Intimawucherungen mit Infiltration verschiedener Zelltypen eine gummöse Arteriitis verursacht werden. Außerdem können auch die kleinen Hirnrindengefäße befallen sein (Endarteriitistyp Nissl-Alzheimer). Diese Veränderungen treten v. a. bei der progressiven Paralyse auf. Die Meningen sind bei Treponemenbefall meist unregelmäßig verdickt und trübmilchig. Die Neuronen sind rarifiziert bei gleichzeitiger reaktiver Gliose. Auch Gummen an den Hirnhäuten sind möglich. Bei der parenchymatösen Form findet sich makroskopisch meist eine frontal betonte Hirnatrophie [52].

Bei der Tabes dorsalis kommt es zu einer Degeneration der Hinterwurzeln und -stränge des Rückenmarks. Mikroskopisch sind eine diffus entzündliche Reaktion mesodermaler Strukturen mit Zellinfiltraten sowie ein diffuser Markfaserschwund darstellbar. Die Entmarkung auf Grund eines Zerfalls der Myelinscheiden ähnelt den Veränderungen bei der multiplen Sklerose.

Klinische Symptomatik und Verlauf. Der Verlauf einer Lues wird in 4 nacheinander auftretende Stadien eingeteilt. In den ersten etwa 15 Jahren nach der Infektion tritt, falls keine oder nur eine unzureichende Behandlung stattgefunden hat, bei etwa 20% der mit Treponema palliduminfizierten eine progressive Paralyse auf. Fast nur bei dieser Form der Neurosyphilis bildet sich eine Demenz heraus. Vorausgehen kann eine sehr bunte klinische Symptomatik mit Leistungsabfall, Indolenz, Schwindel, Persönlichkeitsveränderungen mit Witzelsucht und Taktlosigkeit. Mitunter tritt auch ein euphorisch gefärbtes Zustandsbild mit expansiven Ideen auf. Daneben gibt es auch paranoid, apathisch, depressiv und maniform-delirant-amentiell gefärbte Psychosyndrome. Außerdem treten fast immer neurologische Symptome auf (v. a. Sprachstörungen – Dysarthrie –, abnorme Pupillenreaktion [52]). Bei der Neurosyphilis gehäuft zu beobachtende OPS sind (s. [52]): organisches affektives Syndrom, (v. a. euphorisch-maniformes Bild), Demenz, Persönlichkeitsveränderung sowie organische wahnhafte Störung.

Diagnostik. Die Diagnose ist angesichts der bunten psychopathologischen und der vielfältigen neurologischen Symptomatik nicht leicht zu stellen. Gesichert werden kann die Verdachtsdiagnose durch Labortests (Treponema-pallidum-Hämagglutinintest, TPHA). Als Hinweis auf eine frische Luesinfektion ist ein erhöhter IgM-FTA-ABS (Fluoreszenz-Treponema-Antikörper-Absorptionstest) zu werten. Grundsätzlich ist bei Verdacht auf eine Lues auch der Liquor zu untersuchen, denn erst der Liquor-/Serumquotient für TPHA und IgM gestattet eine Aussage darüber, ob eine Mitbeteiligung des ZNS, also eine Neurosyphilis, vorliegt. Bei einer Neurosyphilis findet man fast immer oligoklonale IgG-Banden und im Früh- bzw. akuten Stadium eine Blut-Liquor-Schranken-Störung [52]. Im EEG finden sich oft Allgemeinveränderungen, die evozierten Potenziale können pathologisch sein [35]. In den bildgebenden Verfahren sind meist eine Hirnatrophie und, v. a. bei der meningovaskulären Form, auch irreguläre Infarkte (Dichteminderungen) zu sehen [29, 35].

Risikofaktoren. Als Risikofaktoren sind häufig wechselnde Geschlechtspartner und ungeschützter Geschlechtsverkehr anzusehen. Nicht selten findet sich gleichzeitig eine HIV-Infektion (Kap. 5.3.4).

Differenzialdiagnose. Auf Grund der vielfältigen neuropsychiatrischen Symptome, die bei einer Neurolues auftreten können, ist die Zahl der differenzialdiagnostisch in Frage kommenden Erkrankungen groß. Besonders schwierig gestaltet sich häufig die klinische Abgrenzung wegen der ähnlich vielfältigen neuropsychiatrischen Symptomatik von einer Lymeborreliose, einer multiplen Sklerose und auch von Neuro-AIDS.

Therapie. Eine noch nicht im Stadium IV befindliche Lues ist gut mit Penicillin G (3-mal 10 Mill. Einheiten/d) über 14 Tage, falls eine Penicillin-G-Allergie besteht, mit Erythromycin, zu behandeln.

Bei einer Neurosyphilis liegt in der Regel das Stadium IV vor, sodass nur noch geringe Therapieerfolge einer antibiotischen Therapie zu erwarten sind. Die psychischen Auffälligkeiten können symptomatisch behandelt werden, z. B. mit Neuroleptika.

5.3.2 Lymeborreliose

Terminologie. Als Lymeborreliose wird nach dem ersten Auftrittsort eine Infektion mit dem Spirochäten (Borrelia burgdorferi) bezeichnet.

Epidemiologie. Die Spirochäten werden von Zecken auf den Menschen übertragen, die regionale Häufigkeit ist daher sehr unterschiedlich. Es gibt auch in Deutschland Endemiegebiete. Die Häufigkeit psychischer Folgen bei einer Borrelia-burgdorferi-Infektion wird mit 0,8% angeglichen [24], allerdings klagten davon über 40% über chronische Kopfschmerzen.

Pathogenese. Die Spirochäten wandern innerhalb weniger Wochen nach der Hautinfektion in das ZNS ein, wo sie lange Zeit inaktiv bleiben können. Der Pathomechanismus, der zu einer chronischen Enzephalopathie führt, ist noch nicht geklärt [30]. Diskutiert werden Demyelinisierung [54] und Vaskulitis [33].

- **Klinische Symptomatik und Verlauf.** An der Bissstelle bildet sich häufig innerhalb von einigen Tagen ein Erythema migrans (kutanes Stadium) aus. Später (nach wenigen Wochen) entsteht bei der Lymeborreliose häufig ein (meist polyradikuläres) Schmerzsyndrom und mitunter ein meningitisch-enzephalitisches Bild. Eine OPS bildet sich, wenn überhaupt, meist noch später aus. Die klinische Symptomatik ist sehr bunt. Oft sind die Symptome unspezifisch, z. B. Müdigkeit, Schlafstörungen, Reizbarkeit etc. [6, 14]. Beschrieben wurden folgende OPS [6, 14]: organisch affektives Syndrom (Depression 26–66%), kognitive Störungen bis zur leichten Demenz [23], organisches Wahnsyndrom und Persönlichkeitsstörung.

- **Diagnostik.** Die klinische Verdachtsdiagnose kann durch den mikrobiologischen Nachweis von Borrelien (indirekter Hämagglutinationstest) im Blut und Liquor abgesichert werden. Typisch ist bei Borreliosen eine deutliche IgM-Erhöhung im Liquor [15].

- **Risikofaktoren.** Als Risikofaktor ist häufiger Aufenthalt im Wald, als Risikogruppe sind demzufolge Waldarbeiter zu nennen.

- **Differenzialdiagnose.** Differenzialdiagnostisch sind wegen der vielgestaltigen klinischen Symptomatik v. a. Erkrankungen mit einem ähnlichen Symptomspektrum wie eine multiple Sklerose, Neurolues und andere chronische Enzephalopathien abzugrenzen. Die Differenzialdiagnose kann am besten mikrobiologisch durch den Nachweis von Borrelien erfolgen. Klinisch wegweisend für die Lymeborreliose ist das häufig vorangegangene Erythema migrans und/oder ein (meist polyradikuläres) Schmerzsyndrom.

- **Therapie.** Die Therapie einer Borreliose sollte über 14 Tage mit Cephalosporinen, z. B. Cefotaxim 6 g/d erfolgen [35].

5.3.3 Andere bakterielle Erkrankungen, die zu einer OPS führen können

Viele bakterielle Meningitiden können bei schwerem Verlauf zu morphologischen Veränderungen führen, v. a. meningeale Verklebungen, die dann einen Hydrozephalus (→ Kap. 5.5.2) zur Folge haben können. Hierzu gehört v. a. eine tuberkulöse Meningitis. Auch diese tritt bei HIV-Infizierten gehäuft auf (s. [61]). Meist handelt es sich um ein chronisches enzephalopathisches Bild mit Leistungsabfall, psychomotorischer Verlangsamung, Merkfähigkeitsstörungen etc. Oft kommt es auch zu einer depressiven Verstimmung. Als Komplikation kann sich v. a. bei bakteriellen Meningitiden auch einer raumfordernde Eiteransammlung (Empyem) bilden, die meist tödlich verläuft [66].

B Virale Infektionen

5.3.4 HIV-Infektion (Neuro-AIDS)

Terminologie. Das erworbene Immundefizitsyndrom (AIDS) ist seit 1981 bekannt. Da AIDS das Spät- bzw. Endstadium bezeichnet und es sich um eine virale Infektion mit dem „human immunodeficiency virus" (HIV) handelt, hat sich zur Beschreibung der Erkrankung die Bezeichnung HIV-Infektion durchgesetzt [13].

Diagnostische Kriterien. Von den „Centers for Disease Control" (CDC) sind Kriterien zur Stadieneinteilung der HIV-Infektion veröffentlicht worden, die weltweit benutzt werden [9, 10]. Die erste Einteilung unterschied 4 Stadien. Nach den neueren Kriterien [10] kommt es neben dem Auftreten von HIV-induzierten Erkrankungen auch auf die Zahl der CD4+-Lymphozyten an, die als Marker für die durch das HIV-Virus verursachte Immunschwäche gilt (Tabelle 5.3.2).

Epidemiologie. Da es sich um eine Infektionskrankheit handelt, die nur durch direkten Blutkontakt übertragen werden kann und deren klinische Symptomatik erst nach einigen Jahren auftritt, liegen genaue Angaben nur für die bereits manifest Erkrankten vor. Hierbei zeichnen sich deutliche regionale Unterschiede ab. Besonders betroffen sind die süd- und ostafrikanischen Staaten (s. [16]). Schätzungen der UNAIDS gingen Ende 1999 weltweit von etwa 34,4 Millionen HIV-Erkrankten, davon etwa 95% in den Entwicklungsländern, aus [16]. In Deutschland wird die Zahl der HIV-Infizierten auf 50000–60000 (davon 80% Männer), die Zahl der Neuerkrankung auf 2000–2500/Jahr geschätzt [4].

Pathogenese. Der Infektion erfolgt in erster Linie über direkten Blutkontakt oder Sperma (Geschlechtsverkehr). Sie verursacht v.a. eine Virusvermehrung in den T-Lymphozyten und mononukleären Makrophagen. Das infektiöse Agens, das HIV-1-Virus (ein Retrovirus aus der Gruppe der Lentiviridae) lässt sich in nahezu allen Körperflüssigkeiten nachweisen. Die HIV-Viren haben eine ausgeprägte Neurotropie, d.h., sie gelangen frühzeitig in das ZNS [13]. Der Weg ist noch nicht vollständig geklärt; wahr-

Tabelle 5.3.2. Klassifikation der AIDS-Stadien [10]

Klinische Symptomatik		Zahl der CD$^+$-Lymphozyten	
Gruppe A	asymptomatisch	Gruppe 1	501–1000
Gruppe B	unspezifische Symptome	Gruppe 2	201–500
Gruppe C	AIDS-Indikator-Erkrankungen (auch neuropsychiatrische)	Gruppe 3	<200

scheinlich überwindet das Virus die Blut-Hirn-Schranke über infizierte Monozyten oder Makrophagen [47, 50]. Im ZNS kann es dann zu folgenden unterschiedlichen Läsionen kommen (s. Übersicht [7]):
HIV-induzierte Läsionen (in etwa 21% der HIV-Infizierten): HIV-Enzephalitis (16%), HIV-Leukoenzephalopathie (12%), oft auch Kombination aus beiden (14%);
HIV-assozierte Läsionen (46%): diffuse Poliodystrophie (44%), lymphozytäre Meningitis, multifokale vakuoläre Leukoenzephalopathie, vakuoläre Myelopathie.

Neben diesen spezifischen infektiös bedingten ZNS-Prozessen, die jeweils charakteristische neuropathologische Veränderungen aufweisen (s. Übersicht [13]), kommt es bei AIDS-Kranken durch die verminderte Immunabwehr zu einer Infektion des ZNS mit sog. opportunistischen Keimen, v. a. mit Toxoplasma gondii, Pneumocysti carinii sowie Candida.
Die neuropathologischen Veränderungen bei AIDS korrelieren nur grob mit der klinisch feststellbaren Ausprägung der OPS. Im Vordergrund stehen pathologische Veränderungen in der weißen Substanz, die begleitet werden von perivaskulären Infiltraten aus Lymphozyten und braunpigmentierten Makrophagen. In schwereren Fällen fanden sich Haufen von Makrophagen und multinukleären Zellen sowie eine multifokale Auflockerung der weißen Substanz [49].
Bei der Autopsie von AIDS-Patienten ließ sich häufig eine Rarifizierung der Dendriten und Synapsen nachweisen (s. [13], s. Abb. 5.3.1). Diese korreliert aber nicht mit den kognitiven Störungen [34]. Daneben finden sich häufig die pathologischen Veränderungen anderer durch die Abwehrschwäche begünstigter Infektionserkrankungen wie Toxoplasmose, Pilzinfektionen (Kryptokokken, Candida) und Virusinfektion (progressive multifokale Leukenzephalopathie).

Klinische Symptomatik und Verlauf. Während in den frühen Stadien 1–3 [9] kaum neuropsychiatrische Symptome auftreten, sind im Stadium 4 zunächst häufig unspezifische Symptome wie Schwäche etc. zu beobachten.
In den Frühstadien ist bei bekannter HIV-Infektion v. a. mit reaktiven psychischen Störungen zu rechnen, da die Betroffenen Schwierigkeiten haben, sich auf die durch die Infektion veränderten Lebensbedingungen einzustellen (s. [41]), z. B. Reaktion der Umwelt, Auseinandersetzung mit der letztendlich tödlichen Erkrankung und den Konsequenzen für den/die Sexualpartner etc.
Dabei werden eine Reihe von verschiedenen Bewältigungsstrategien eingesetzt (s. [41]). In den Ländern mit einer guten ärztlichen Versorgung tritt durchschnittlich 12–13 Jahre nach der Infektion das Vollbild einer AIDS-Erkrankung auf [64]. Durch die Einführung der antiretroviralen Therapie und v. a. der frühzeitigen Gabe von Medikamentenkombinationen lässt sich diese Zeitspanne wahrscheinlich verlängern.
Organisch bedingte psychische Störungen (OPS) können die klinische Erstmanifestation einer HIV-1-Infektion darstellen (Tabelle 5.3.3). Der An-

Tabelle 5.3.3. Psychische Störungen, die gehäuft bei Patienten mit einer HIV-Infektion beschrieben wurden [1]

	Frühsymptom	Häufigkeit	
Amnesie		spät im Rahmen einer demenziellen Entwicklung	
Antriebssteigerung	+		s. Tabelle 6.2
Apathie	+++		s. Tabelle 6.3
Delir		meist im Endstadium	s. [41]
Demenz	+		s. [41]
Depression	++	reaktiv?	s. Diskussion bei [41]
Hypersexualität, sexuell deviantes Verhalten		medikamentös induzierte Einzelfälle	s. Tabelle 6.5
leichte kognitive Störung	+	+++ → Demenz	
Manie		Einzelfälle	[56]
Persönlichkeitsstörung	?	34%	[12]

+ selten, ++ häufig, +++ sehr häufig
[1] Da die Studien, die Angaben über die Häufigkeit von OPS machen, ganz überwiegend an hochselektionierten Stichproben durchgeführt wurden und teilweise sehr unterschiedliche Prozentzahlen ergaben (s.[41]), werden hier nur relative Häufigkeitsangaben gemacht. Im Übrigen ist durch die antiretrovirale Therapie ein Rückgang der OPS bei HIV-Infizierten wahrscheinlich

teil schwankt in den verschiedenen Studien erheblich. Ein Grund hierfür ist wahrscheinlich die Einführung immer spezifischerer antiretroviraler Therapieschemata [13].

Kognitive Störungen (Demenz). Im Vordergrund stehen bei HIV-Infizierten kognitive Störungen. Wie groß der Anteil der HIV-Infizierten ist, die als Erstmanifestation kognitive Störung aufweisen, ist auf Grund der bisherigen Studien, die unterschiedliche Kriterien bzw. neuropsychologische Tests benutzen, schwer einzuschätzen (s. Übersicht [13]). Frühe Arbeiten von Navia et al. [48], die bei einem hohen Anteil (15,7%) der untersuchten HIV-Patienten eine Demenz zu Beginn der Erkrankung festgestellt hatten, haben sich in weiteren Studien nicht bestätigt. Im Verlauf der AIDS-Erkrankung kommt es zwar sehr häufig zu kognitiven Störungen bis hin zur Demenz [13]; über den Zeitpunkt des Eintritts und die Häufigkeit von kognitiven Störungen und eines demenziellen Abbaus sowie über die Korrelation zu anderen klinischen Manifestationen bei AIDS besteht in der Literatur jedoch keine Einigkeit (s. [13, 41, 45]). Es wurden verschiedene Klassifikationen für die kognitiven Störungen bei HIV-Infizierten aufgestellt [1, 19, s. 13]. Deutliche kognitive Störungen wurden bei 17–47% der AIDS-Patienten diagnostiziert [18, 46, 63]. Die Symptomatik gleicht weitgehend der einer subkortikalen Demenz [12]. Meist kommt es neben kognitiven Störungen auch zu motorischen Symptomen (z.B. Ataxie, Reflexsteigerung, Tremor, Schwierigkeiten schnell alternierende Bewegungen auszuführen).

Nur in etwa der Hälfte der Fälle mit einer AIDS-Demenz lag eine HIV-Enzophalopathie vor [17]. Möglicherweise kommen die kognitiven Störungen durch die häufige Rarifizierung der Dendriten und Synapsen zustande.

Depression. Häufig gehen eine Apathie, depressive Verstimmung sowie eine Verlangsamung der kognitiven Funktionen voran [12, 39, 40, 48, 51]. Die bisherigen Studien zur Frage der Häufigkeit einer Depression bei HIV-Infizierten zeigten uneinheitliche Ergebnisse (s. [41]); wahrscheinlich handelt es sich oft um eine reaktive Depression auf Grund der zahlreichen körperlichen und sozialen Komplikationen einer HIV-Infektion [38].

Diagnostik. Die Diagnose einer HIV-Infektion ist bei der bunten psychopathologischen und der vielfältigen neurologischen Symptomatik nicht leicht zu stellen. Gesichert werden kann die Verdachtsdiagnose durch Labortests (Nachweis von HIV-Antikörpern, im Zweifelsfall und zur Bestätigung mit Western-Immunoplot). Der Nachweis der Antikörper ist meist erst 6 Wochen nach Infektion möglich. In seltenen Fällen versagt dieser, da trotz Infektion keine Antikörper gebildet werden. Bei Verdacht auf Neuro-AIDS sollte auch der Liquor untersucht werden [41], denn erst der Liquor-/Serumquotient gestattet eine Aussage darüber, ob eine Mitbeteiligung des ZNS, also Neuro-AIDS, vorliegt oder ob es sich bei den ZNS-Symptomen um eine durch AIDS begünstigte Infektion mit opportunistischen Keimen oder Pilzen handelt.

Für die Diagnose der kognitiven Störungen bei HIV-Infizierten sind verschiedene Kriterien entwickelt worden [1, 19]). In den bildgebenden Verfahren sind v. a. eine Hirnatrophie sowie diffuse Marklagerveränderungen zu sehen (Abb. 5.3.1). ZNS-Infektion mit opportunistischen Keimen, Pilzen,

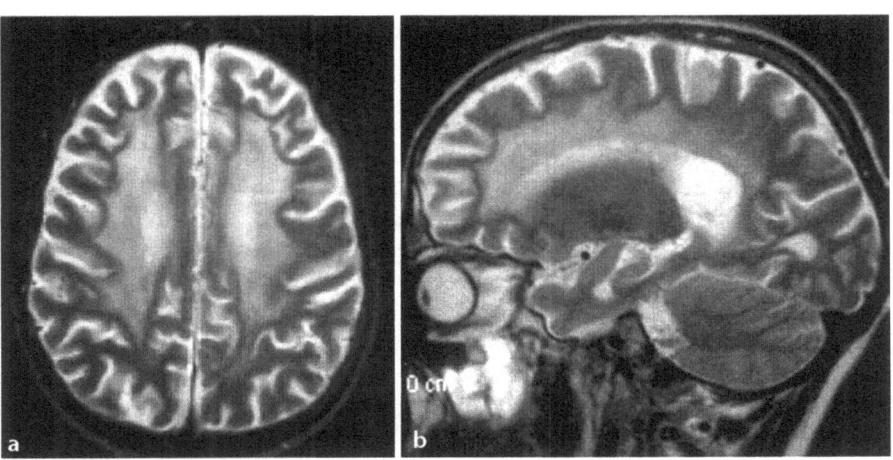

Abb. 5.3.1 a, b. T2-gewichtete axiale und sagittale MR-Tomogramme eines 31-jährigen Patienten mit einer fortgeschrittenen HIV-Enzephalopathie. Nachweis symmetrischer flächenhafter Signalanhebungen im periventrikulären Marklager, bis zu den subkortikalen U-Fasern reichend

Toxoplasmose etc. (s. u.) können meist auch anhand der charakteristischen CT-/MRT-Bilder erkannt werden [55].

Risikofaktoren. Als Risikofaktoren sind häufig wechselnde Geschlechtspartner und ungeschützter Geschlechtsverkehr bekannt. Hochrisikogruppen waren zu Beginn der Epidemie Homosexuelle, Prostituierte und Fixer (i. v. Heroininjektionen mit infizierten Nadeln); mittlerweile ist auch in Deutschland der heterosexuelle Kontakt einer der Hauptinfektionswege.

Differenzialdiagnose. Akut auftretende psychiatrische Symptomen als Erstmanifestation einer HIV-Infektion können zu erheblichen differenzialdiagnostischen Schwierigkeiten führen, da der psychopathologische Befund häufig nicht auf eine Infektion schließen lässt. In solchen Fällen ist der HIV-Test wegweisend, aber die Verweigerung des Tests durch den Patienten kann zu Problemen führen [55]. Auf Grund der ähnlichen Symptomatik ist eine chronische HIV-1-Enzephalitis von anderen chronisch und subchronisch verlaufenden Enzephalitiden abzugrenzen. Dies gelingt durch den Nachweis von HIV-Antikörpern. Oft sind auch die vielfältigen internistischen Begleiterkrankungen (Sekundärinfektionen auf Grund der Abwehrschwäche, z. B. Pneumonie mit Pneumocysti carinii) wegweisend.

Therapie. Zur Behandlung der HIV-Infektion sind eine Reihe von Kombinationsschemata entwickelt worden (s. [13]). Die antiretrovirale Therapie z. B. mit Ziduvidin (AZT) hat zu einer Verringerung der kognitiven Störungen geführt [17, 58]. Nach der Einführung der hochaktiven antiretroviralen Therapie (HAART) konnte ein Rückgang der neurologischen Komplikationen bei einer HIV-Infektion nachgewiesen werden [11, 42]. Es ist zu erwarten, dass auch der Anteil der ZNS-Komplikationen und damit die Rate der OPS weiter zurückgehen [62]. Ansonsten sind psychische Komplikationen symptomatisch zu behandelt (→ Kap. 4).

Komplikationen einer HIV-Infektion, die ihrerseits zu einer OPS führen können. Eine Reihe von ZNS-Infektionen tritt hauptsächlich bei immungeschwächten Patienten, v. a. bei AIDS, aber auch bei längerer Chemotherapie oder nach Organtransplantationen auf: Candida, Kryptokokken, progressive multifokale Leukenzephalopathie, Toxoplasmose.

Diese ZNS-Erkrankungen können eine OPS hervorrufen. Häufig ist diese wenig charakteristisch, meist tritt eine deutliche Persönlichkeitsänderung mit Antriebsverminderung bis zur Apathie, kombiniert mit einer Merkschwäche auf. Neurologische Symptome können vorausgehen, aber auch fehlen. Im Verlauf kann es dann relativ rasch zu einer Bewusstseinstrübung kommen.

Progressive multifokale Leukenzephalopathie. Die progressive multifokale Leukenzephalopathie ist die Folge einer Slow-virus-Infektion mit einem ubiquitär vorhandenen Papovavirus. Die Diagnose kann anhand der charakteristischen neurologischen Befunde sowie mit Hilfe der bildgebenden Verfahren CT und MRT gestellt werden. CT: multiple Hypodensitäten im Marklager ohne Kontrastmittelanreicherung und ohne deutliche raumfordernde Wirkung; MRT-T1: Multiple-hypodense-, T2: Multiple-hypertense-Signalzonen im Marklager ohne Kontrastmittelanreicherung und ohne deutliche raumfordernde Wirkung. Gesichert werden kann die Diagnose durch den Nachweis des Papovavirus, durch eine Rekombination oder durch eine DNA-Polymerase-Kettenreaktion. Behandlungsmöglichkeit: Cytosinarabinoid oder/und Interferon.

5.3.5 Herpes-simplex-Enzephalitis

Terminologie. Diese Enzephalitisform, die verglichen mit anderen Enzephalitiden einige Beonderheiten aufweist, ist nach dem infektiösen Agens, dem Herpes-simplex-1-Virus, benannt.

Epidemiologie. Die Inzidenz für eine Herpes-simplex-Enzephalitis beträgt etwa 2,5/1 000 000/Jahr. Besonders betroffen sind über 50-Jährige [67].

Pathogenese. Bei einer Herpes-simplex-Enzephalitis kommt es zu einer nekrotisierenden (hämorrhagischen) Entzündung. Relativ typisch ist der vorwiegend temporale Befall bei dieser Enzephalitisform, während bei anderen Enzephalitiden der Befall meist diffus oder auch fleckförmig ist und seltener als isolierte Herdstammaffektion in Erscheinung tritt.

Klinische Symptomatik und Verlauf. Im akuten Infektionsstadium kommt es initial zu meist uncharakteristischen Beschwerden wie Kopfschmerzen, Fieber, Nackensteife und Lichtscheu, dann erst im Verlauf zu Sprachstörungen und einer zunehmenden Bewusstseinsstörung (Delir) bis zum Koma. Recht häufig treten auch fokale neurologische Symptome sowie epileptische Anfälle auf. Die Mortalität war vor der Einführung der antiviralen Therapie mit Acylovir sehr hoch (bis 70%). Entscheidend für die Prognose ist der frühzeitige Beginn einer antiviralen Therapie [65]. Im Vordergrund der bleibenden Störung nach einer Herpes-simplex-Enzephalitis steht ein amnestisches Syndrom [25]. Die Schwere der Gedächtnisstörungen ist abhängig vom Alter, von der Schwere der Bewusstseinsstörung im akuten Stadium und dem Beginn einer antiviralen Therapie [65]. Weiter können nach der Infektion eine Verhaltens- bzw. Persönlichkeitsstörung [21] (→ Kap. 4.9) und in schweren Fällen auch eine Demenz auftreten. Bei etwa 33% der Patienten mit einer Herpes-simplex-Enzephalitis bleiben schwerwiegende Folgen bestehen [8].

Diagnose. Die Diagnose erfolgt durch Nachweis des Virus bzw. eines deutlichen Titeranstiegs in Blut und Liquor, denn das Virus kommt auch bei Gesunden häufig vor. In der CT und noch besser in der MRT ist relativ frühzeitig (etwa ab dem 3. Tag) eine unscharf begrenzte Dichteminderung

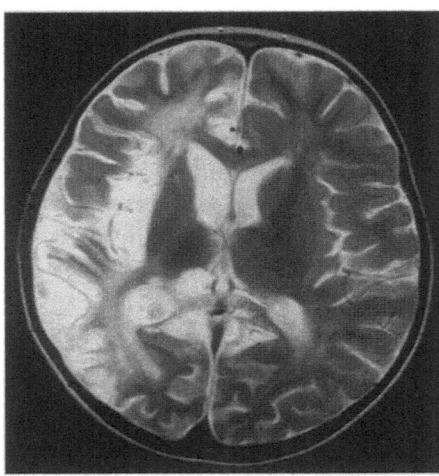

Abb. 5.3.2. T2-gewichtetes MR-Tomogramm eines 27-jährigen Patienten nach fulminanter Herpesenzephalitis. Nicht nur der rechtsseitige Temporallappen ist zerstört (nicht abgebildet), sondern auch große Anteile des Frontal- und Okzipitallappens, des Gyrus cinguli und Anteile des Pulvinar thalami. Der rechte Seitenventrikel ist kompensatorisch erweitert

in den Temporallappen zu erkennen (Abb. 5.3.2), [22, 29, 59], wobei die nachweisbaren Veränderungen meist über die Temporallappen hinausgehen [31]. Häufig kommt es zu kleineren Einblutungen. Im EEG ist in der Regel eine deutliche temporal betonte Frequenzverlangsamung zu finden.

■ **Therapie.** Die Behandlung mit Aciclovir [Zovirax®] 3-mal 250 mg/d sollte bei entsprechendem Verdacht frühzeitig beginnen, da der Virusnachweis erst spät vorliegt [35]. Die kognitiven Störungen sind bei einer frühzeitigen Therapie nicht mehr so schwerwiegend wie früher angenommen [26].

5.3.6 Andere ZNS-Infektionen

■ **Neurozystizerkose.** Die Zystizerkose ist in Europa sehr selten, aber nach Schätzungen der WHO sind etwa 2, 5 Millionen Menschen, v. a. in Entwicklungsländern, davon befallen. Ein großer Teil (etwa 80%) leidet an einer ZNS-Beteiligung (Neurozystizerkose) [57]. Abhängig vom Befall treten Veränderungen an den Meningen unter dem Bild einer Meningitis oder bei intraparenchymatösem Befall einer Enzephalitis auf. Es bilden sich Zysten, die platzen oder verkalken können (Abb. 5.3.3). Häufig kommt es auch zu einem obstruktiven Hydrozephalus. Klinisch haben etwa 2% der Neurozystizerkosepatienten eine Demenz [57]. Außerdem sind organische affektive Störungen (Depression) und Persönlichkeitsveränderungen beschrieben worden [57].

Eine Reihe weiterer Infektionserkrankungen können eine OPS verursachen (s. Tabelle 5.3.1). Zur eingehenden Darstellung wird auf die spezifische Literatur verwiesen [35, 36, 60].

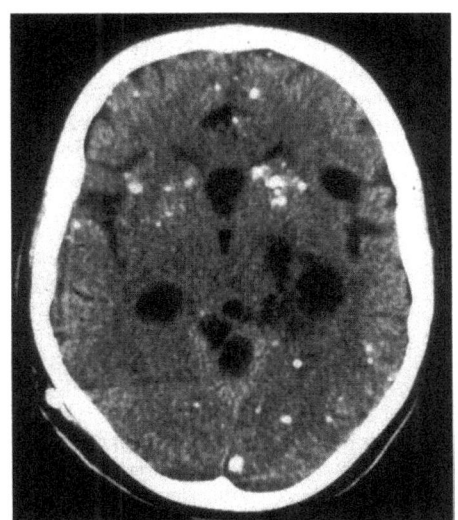

Abb. 5.3.3. Natives CT eines Patienten mit einer ausgeprägten Zystizerkose. Die insbesondere in den Stammganglien und subkortikal gelegenen kleinfleckigen Verkalkungen entsprechen abgestorbenen Zystizerken. Die kreisrunden zystischen Formationen wurden durch noch vitale Zystizerken verursacht

5.3.7 Abschließende Betrachtungen

Akute Infektionserkrankungen sind wegen des engen zeitlichen Zusammenhangs zwischen dem Auftreten der Infektion und der psychischen Störung meist leicht als OPS zu erkennen. Dagegen ist bei chronischen Infektionserkrankungen die Zuordnung häufig nicht leicht zu treffen. Da die psychische Symptomatik bei diesen sehr vielgestaltig ist, ist oft eine umfangreiche Diagnostik zur differenzialdiagnostischen Einordnung notwendig. Wegweisend ist in der Regel die Laboruntersuchung (Nachweis der Bakterien, Antikörpertiter etc.).

5.3.8 Literatur

1. American Academy of Neurology AIDS Taskforce (1991) Nomenclature and research case definitions for neurologic manifestations of HIV-1 infection. Neurology 41:778–785
2. Ashe J, Rosen SA, McArthur JC, Davis LE (1993) Bacterial, fungal, and parasitic causes of dementia. In: Whitehouse PJ (eds) Dementia. Davis, Philadelphia, pp 276–306
3. Beaman BL, Beaman L, Kjelstrom JA, Ogata SA (1994) Bacteria and neurodegeneration. In: Calne DB (eds) Neurodegenerative diseases. Saunders, Philadelphia, pp 319–338
4. bmgesundheit.de/themen (2001)
5. Brainin M, Presslich O, Eichberger G, Friedmann A, Marksteiner A, Maida E (1982) Akute virale Enzephalitis mit primar psychotischer Symptomatik – Diagnose, Verlauf und Prognose. Fortschr Neurol Psychiatr 50:387–395
6. Braune H-J (1991) Lyme-Borreliose-Epidemiologie, Ätiologie, Diagnostik und Therapie. Fortschr Neurol Psychiatr 59:456–467

7. Budka H (1998) HIV-associated neuropathology. In: Gendelman HE, Lipton SA, Eptein L, Swindells S (eds) The Neurology of AIDS. Chapman & Hall, New York, pp 241–260
8. Buge A, Chamouard JM, Rancurel G (1988) Le pronostic des encephalites herpetiques. Etude retrospective de 19 cas. Presse Med 17:13–16
9. Centers for Disease Control (1987) Revision of the CDC surveillance case definition for acquired immunodeficiency syndrome. Morbidity and Mortality Weekly Reports 36:3S–14S
10. Centers for Disease Control (1993) 1993 sexually transmitted diseases treatment guidelines. Morbidity and Mortality Weekly Reports 42:1–102
11. d'Arminio Monforte A, Duca PG, Vago L, Grassi MP, Moroni M (2000) Decreasing incidence of CNS AIDS-defining events associated with antiretroviral therapy. Neurology 54:1856–1859
12. Diedrich NA, Karenberg A, Peters UH (1988) Psychopathologische Bilder bei der HIV-Infektion: AIDS-Lethargie und AIDS-Demenz. Fortschr Neurol Psychiat 56: 173–185
13. Everall I (2000) Human immunodeficiency virus type 1 associated dementia: pathology, clinical features and treatment. In: O'Brien J, Ames D, Burns A (eds) Dementia, 2nd edn. Arnold, London, pp 878–896
14. Fallon BA, Nields JA (1994) Lyme disease: a neuropsychiatric illness. Am J Psychiatry 151:1571–1583
15. Felgenhauer K (1982) Differentiation of humoral immune response in imflammatory diseases of the central nervous system. J Neurol 228:223–237
16. Gayle HD, Hill GL (2001) Global Impact of Human Immunodeficiency Virus and AIDS. Clin Microbiol Rev 14:327–335
17. Glass JD, Wesselingh SL, Selnes OA, McArthur JC (1993) Clinical neuropathological correlation in HIV associated dementia. Neurology 43:2230–2237
18. Grant I, Atkinson JH, Hesselink JR, Kennedy CJ, Richman DD, Spector D, McCutchan JA (1987) Evidence for early central nervous system involvement in the aquired immunodeficiency syndrome (AIDS) and other human immunodeficiency virus (HIV) infectons. Ann Int Med 107:828–836
19. Grant I, Atkinson JH (1995) Psychiatric aspects of acquired immune deficiency syndrome. In: Kaplan HI, Saddock BJ (eds) Comprehensive textbook of Psychiatry. Vol VI. Williams & Wilkins, Baltimore, S1644–1669
20. Gray F, Adle-Biassette H, Brion F, Ereau T, le Maner I, Levy V, Corcket G (2000) Neuronal apoptosis in human immunodeficiency virus infection. J Neurovirol 6 Suppl 1: S38–43
21. Greenwood R, Bhalla A, Gordon A, Roberts J (1983) Behaviour disturbances during recovery from herpes simplex encephalitis. J Neurol Neurosurg Psychiatry 46:809–817
22. Hacke W, Zeumer H (1981) Computertomographie bei Herpes-simplex-Encephalitis. Fortschr Röntgenstr 135:426–431
23. Halperin JJ, Volkman DJ, Wu P (1992) Central nervous system abnormalitis in Lyme neuroborreliosis. Neurology 41:1571–1582
24. Hassler D, Zöller L, Haude M, Hufnagel HD, Sonntag HG (1992) Lyme-Borreliose in einem europäischen Endemiegebiet. DMW 117:767–774
25. Hierons R, Janota I (1978) The late effects of necrotizing encephalitis of the temporal lobes and limbic areas: a clinico-pathological study of 10 cases. Psychol Med 8:21–42
26. Hokkanen L, Poutiainen E, Valanne L, Salonen O, Iivanainen M, Launes J (1997) Cognitive impairment after acute encephalitis: comparison of herpes simplex and other aetiologies. J Neurol Neurosurg Psychiatry 61:478–484

27. Hollweg M, Riedel R-R, Goebel F-D, Schick U, Naber D (1991) Remarkable improvement of neuropsychiatric symptoms in HIV-infected patients after AZT-therapy. Klin Wochenschr 69:409–412
28. Janssen RS, Cornblath DR, Epstein LG, McArthur J, Price RW (1989) Human immunodeficiency virus (HIV) infection and nervous system: Report from the American Academy of Neurology AIDS task force. Neurology 39:119–122
29. Johnson BA (2000) Intracranial infections. In: Orrison WW (ed) Neuroimaging. Saunders, Philadelphia, S 767–799
30. Kaplan RF, Meadows M-E, Vincent LC, Logigian EL, Steere AC (1992) Memory impairment in patients with Lyme encephalopathy: Comparison with fibromyalgia and nonpsychotically depressed patients. Neurology 42:1263–1267
31. Kapur N, Barker S, Burrows EH, Ellison D, Brice J, Illis LS, Scholey K, Colbourn C, Wilson B, Loates M (1994) Herpes simplex encephalitis: long term magnetic resonance imaging and neuropsychological profile. J Neurol Neurosurg Psychiatry 57:1334–1342
32. Kinghorn G (1993) The re-emergence of syphilis. Br J Hosp Med 49:683–685
33. Kohler J, Kern U, Kaspar J, Rhese-Küpper B, Thoden U (1988) Chronic central nervous system manifestations. Neurology 39:753–759
34. Korbo L, West M (2000) No loss of hippocampal neurons in AIDS patients. Acta Neuropathol 99:529–533
35. Lang C (1994) Demenzen: Diagnose und Differentialdiagnose. Chapman & Hall, Weinheim
36. Lang CJG (2000) Infektiös und immunologisch bedingte Hirnerkrankungen. In: Förstl H (Hrsg) Klinische Neuro-Psychiatrie. Thieme, Stuttgart, S 311–331
37. Lauter H (1988) Die organischen Psychosyndrome. In: Kisker KP, Lauter H, Meyer J-E, Müller C, Strömgren E (Hrsg) Psychiatrie der Gegenwart 6, 3. Aufl. Springer, Berlin, S 3–56
38. Lyketsos CG, Hoover DR, Guccione M, Dew MA, Wesch JE, Bing EG, Treisman GJ (1996) Changes in depressive symptoms as AIDS develops. Am J Psychiatry 153: 1430–1437
39. Maj M, Janssen R, Starace F, Zaudig M, Satz P, Sughondhabirom B, Luabeya M-AK, Riedel R, Ndetei D, Calil HM, Bing EG, St. Louis M, Sartorius N (1994) WHO neuropsychiatric AIDS study, cross-sectional phase I. Arch Gen Psychiatry 51:39–49
40. Maj M, Satz P, Janssen R, Zaudig M, Starace F, Délia L, Sughondhabirom B, Mussa M, Naber D, Ndetei D, Schulte G, Sartorius N (1994) WHO neuropsychiatric AIDS study, cross-sectional phase II. Arch Gen Psychiatry 51:51–61
41. Maj M, Tortoriella A (1999) Psychische Probleme und psychiatrische Störungen bei Infektionen mit HIV. In: Helmchen H, Henn F, Lauter H, Sartorius N (Hrsg) Psychische Störungen bei somatischen Krankheiten. Psychiatrie der Gegenwart 4, 4. Aufl. Springer, Berlin, S 348–363
42. Maschke M, Kastrup O, Esser S, Ross B, Hengge U, Hufnagel A (2000) Incidence and prevalence of neurological disorders associated with HIV since the introduction of highly active antiretroviral therapy (HAART). J Neurol Neurosurg Psychiatry 69:376–380
43. McArthur JC, Roos RP, Johnson RT (1993) Viral dementias. In: Whitehouse PJ (ed) Dementia. Davis, Philadelphia, pp 237–275
44. Musher DM, Hamill RJ, Baughn RE (1990) Effect of human immunodeficiency virus (HIV) infection on the course of syphilis and on response to treatment. Ann Intern Med 113:872–881
45. Naber D (1993) AIDS und ZNS. In: Schüttler R (Hrsg) Organische Psychosyndrome. Springer, Berlin, S 119–132

46. Naber D, Perro C, Schick U, Sadri I, Schmauss M, Fröschl M, Matuschke A, Goebel FD, Hippius H (1989) Psychiatrische Symptome und neuropsychiatrische Auffälligkeiten bei HIV-Infizierten. Nervenarzt 60:80–85
47. Nath A (1999) Pathobiology of human immunodeficiency virus dementia. Semin Neurol 19:113–127
48. Navia BA, Jordan BD, Price RW (1986) The AIDS dementia complex: I. Clinical features. Ann Neurol 19:517–524
49. Navia BA, Cho ES, Petito CK, Price RW (1986) The AIDS dementia complex: II. Neuropathology. Ann Neurol 19:525–535
50. Persidsky Y, Zheng J, Miller D, Gendelman HE (2000) Mononuclear phagocytes mediate blood-brain barrier comprise and neuronal injury during HIV-1-associated dementia. J Leukoc Biol 68:413–422
51. Poser S, Lüer W, Eichenlaub D, Pohle HD, Weber T, Jürgens S, Felgenhauer K (1988) Chronic HIV encephalitis-II. Clinical aspects. Klin Wochenschr 66:26–31
52. Prange H (1987) Neurosyphilis. Edition Medizin, VCH, Weinheim, 1987
53. Prange H, Ritter G (1981) Epidemiologie der Neurosyphilis. Nervenarzt 52:32–35
54. Reik L jr, Smith L, Khan A, Nelson W (1985) Demyelinating encephalopathy in Lyme disease. Neurology 35:267–269
55. Röttgers HR, Weltermann BM, Evers S, Husstedt IW (2000) Psychiatrische Akutsymptomatik als Erstmanifestation einer HIV-Infektion. Differentialdiagnostische, therapeutische und medizinrechtliche Probleme. Nervenarzt 71:404–410
56. Rundell JR, Wise MG (1989) Causes of organic mood disorder. J Neuropsychiatry Clin Neurosci 1:398–400
57. Scharf D (1988) Neurocystericosis. Two hundred thirty-eight cases from a California hospital. Arch Neurol 45:777–780
58. Schmitt FA, Bigley JW, McKinnis R, Logue PE, Evans RW, Drucker JL (1988) Neuropsychological outcome of zidovudine (AZT) treatment of patients with AIDS and AIDS-related complex. N Engl J Med 319:1573–1578
59. Schroth G, Kretschmar K, Gawehn J, Voigt K (1987) Advantage of magnetic resonance imaging in the diagnosis of cerebral infections. Neuroradiology 29:120–126
60. Sheld WM, Whitley RJ, Durack DT (1991) Infections of the central nervous system. Raven, New York
61. Tortoriella A, Monteleone P (1999) Psychiatrische Syndrome bei Infektionerkrankungen. In: Helmchen H, Henn F, Lauter H, Sartorius N (Hrsg) Psychische Störungen bei somatischen Krankheiten. Psychiatrie der Gegenwart 4, 4. Aufl. Springer, Berlin, S 336–345
62. Thurnher MM, Schindler EG, Thurnher SA, Pernerstorfer-Schön H, Kleibl-Popov C, Rieger A (2000) Highly active antiretroviral therapy for patients with AIDS dementia complex: effect on MR imaging findings and clinical course. AJNR Am J Neuroradiol 21:670–678
63. Tross S, Price RW, Navia B, Thaler HAT, Gold, Hirsch DA, Sidtis JJ (1988) Neuropsychological characterization of the AIDS dementia complex: a preliminary report. AIDS 2:81–88
64. UNAIDS (1996) The HIV/AIDS situation in mid 1996. UNAIDS, Genf
65. Utley TF, Ogden JA, Gibb A, McGrath N, Anderson NE (1997) The long-term neuropsychological outcome of herpes simplex encephalitis in a series of unselected survivors. Neuropsychiatry Neuropsychol Behav Neurol 10:180–189
66. Wetterling T, Schönle PW, Bardosi A, Holzgraefe M, Demierre B (1987) Acute subdural and subgaleal empyema. Neurochirugia 30:149–151
67. Whitley J (1991) Herpes simplex virus infections of the central nervous system: encephalitis and neonatal herpes. Drugs 42:406–427

5.4 Schädel-Hirn-Traumen

Inhaltsübersicht

5.4.1	Terminologie	381
5.4.2	Diagnostische Kriterien (Klassifikation)	381
5.4.3	Epidemiologie	381
5.4.4	Vorkommen	382
5.4.5	Pathogenese	382
5.4.6	Klinische Symptomatik und Verlauf	383
5.4.7	Diagnostik	384
5.4.8	Differenzialdiagnose	384
5.4.9	Risikofaktoren	385
5.4.10	Therapie	385
5.4.11	Unterformen, die häufig mit einer psychischen Störung einhergehen	386
5.4.12	Komplikationen	387
5.4.13	Rehabilitation	388
5.4.14	Abschließende Betrachtungen	388
5.4.15	Literatur	389

5.4.1 Terminologie

Als Schädel-Hirn-Trauma wird jede Kopfverletzung bezeichnet, bei der es neben einer Verletzung des Schädels auch zu einer Hirnschädigung kommt.

5.4.2 Diagnostische Kriterien (Klassifikation)

Je nach Schwere der akuten neuropsychiatrischen Symptomatik werden Schädel-Hirn-Traumen (SHT) meist grob unterteilt in Commotio cerebri (Gehirnerschütterung) mit kurzdauernder Bewusstlosigkeit (retrograde Amnesie), aber ohne neurologische Ausfälle, sowie Contusio cerebri (Hirnsubstanzschädigung) (s. Abb. 5.4.1), meist mit länger dauernden Bewusstlosigkeit und neurologischen Herdsymptomen.

Diese Einteilung sagt nichts über die Art der Hirnschädigung aus. Eine Reihe von Schädigungsmöglichkeiten sind zu unterscheiden (Tabelle 5.4.1 und → Kap. 2.1.1). Im Allgemeinen wird der Schweregrad eines Schädel-Hirn-Traumas mit Hilfe der „Glasgow-Coma-Scale" eingeschätzt [29].

5.4.3 Epidemiologie

Schädel-Hirn-Traumen sind häufige Verletzungen bei Unfällen. Schätzungen gehen von 200 000 schweren SHT pro Jahr in Deutschland aus. Häufigste Ursache sind Verkehrsunfälle.

Tabelle 5.4.1. Traumatische Hirnschädigungen

Offene Hirnverletzungen mit Eröffnung der Schädelkalotte
- Schussverletzungen
- andere perforierende Schädelverletzungen

Traumatische Hirnschädigungen ohne Eröffnung der Schädelkalotte (gedeckte Hirnverletzungen)
- direkt die Hirnsubstanz schädigend (Impressionsfraktur)
- intrazerebrale Blutung („coup" und „contre coup")
- extrazerebrale Blutung:
  epidurales Hämatom (arterielle Blutung)
  subdurales Hämatom (venöse Blutung)
  traumatisches Hirnödem

5.4.4 Vorkommen

Ein SHT kann bei Unfällen aller Art auftreten, besonders häufig bei Verkehrsunfällen, bei denen der Kopf mit hoher Geschwindigkeit auf ein „Hindernis" trifft. Eine gewisse Besonderheit stellt das chronische subdurale Hämatom bei älteren Menschen dar, bei dem oft kein adäquates Trauma eruierbar ist (Kap. 5.4.11).

5.4.5 Pathogenese

Durch ein SHT kann es zu einer Zerstörung, einer Kompression sowie zu einer metabolisch bedingten Schädigung von Hirngewebe kommen. Die pathophysiologischen Vorgänge bei einem SHT sind sehr komplex und noch nicht in allen Einzelheiten bekannt (s. Übersicht bei [52]). Insbesondere die Pathogenese der psychischen Störungen nach SHT ist erst in Ansätzen geklärt (→ Kap. 2.1.1). Die akuten neuropsychiatrischen Veränderungen werden v.a. durch die Lokalisation der Hirnschädigung und durch die Geschwindigkeit der intrakraniellen Drucksteigerung geprägt.

Die Ausprägungsform der chronischen OPS wird wesentlich durch Lokalisation und Ausdehnung der traumatischen Hirnschädigung bestimmt.

Nach einer Hirnschädigung in Folge eines SHT kommt es zunächst in Abhängigkeit vom Unfallmechanismus zu Einblutungen in den Hirnparenchym und zu einem meist generalisierten Hirnödem (→ Kap. 2.5.2). Wird dieser häufig akut lebensbedrohliche Zustand überlebt, setzen neben einer Narbenbildung (Gliose → Kap. 2.5.5) Regenerationsvorgänge ein [30, 49] (→ Kap. 2.6). Größere Schädigungen führen zu Nekrosen und in deren Folge zu Koagulationsnekrosen.

5.4.6 Klinische Symptomatik und Verlauf

Bei der Betrachtung der psychischen Störungen nach SHT ist eine Unterscheidung zwischen akut auftretenden psychopathologischen Veränderungen und länger andauernden Störungen sinnvoll. Akut kommt es nach einem schweren SHT meist zu einer Bewusstseinsstörung (im einfachsten Fall: kurze Bewusstlosigkeit) bis hin zum Koma. Die Dauer der Bewusstlosigkeit ist abhängig von der Ausdehnung der Hirnschädigung und eventuellen Komplikationen, insbesondere extrazerebralen Blutungen (epidurales oder subdurales Hämatom). Sie wird auch zur Klassifikation von SHT herangezogen [22]. Tritt eine traumatische intra- oder extrazerebrale Blutung auf, so können sich die Bewusstseinslage und der Zustand des Patienten nach einem kurzen Intervall wieder bzw. weiter verschlechtern.

Wenn die akute Phase nach dem Trauma überlebt wird, setzen sehr häufig neuropsychiatrische Störungen ein, deren Ausprägung sich v.a. nach der Lokalisation und Ausdehnung der Hirnschädigung richtet. Je nach Lokalisation können neurologische, neuropsychologische oder psychiatrische Symptome ganz im Vordergrund stehen. Häufig treten sie v.a. bei schweren SHT gemeinsam auf und die Gesamtpersönlichkeit des Verletzten verändert sich deutlich. Die psychischen und kognitiven Störungen nach einem SHT können vielgestaltig sein [13, 18, 32, 55, 57, 62]; es handelt sich dabei v.a. um die in der folgenden Tabelle (Tabelle 5.4.2) angeführten Störungen.

Amnestisches Syndrom. Schwerwiegende Gedächtnisstörungen gehören zu den häufigsten Folgen eines SHT. Meist besteht für das schädigende Ereignis eine Amnesie, oft v.a. bei schweren SHT auch eine retrograde Amnesie für die Zeit vor dem Unfall. Die Dauer der posttraumatischen Amnesie wird auch als Kriterium zur Klassifizierung des Schweregrades eines SHT (v.a. in angelsächsischen Ländern) herangezogen [47] und als Parameter zur Abschätzung für die Prognose der kognitiven Ausfälle angesehen [1, 8]. Eine nur geringe Rückbildung der Gedächtnisstörungen ist v.a. nach SHT mit Schädigungen der weißen Substanz und/oder einer Ventrikelerweiterung beobachtet worden (s. Übersicht [18]). Die Pathogenese der posttraumatischen Amnesie bei einem geschlossenen SHT ist noch nicht hinreichend geklärt [1, 18].

Persönlichkeitsstörung. Nach schweren Schädel-Hirn-Traumen treten oft schwerwiegende Persönlichkeitsveränderungen auf [21, 27, 32, 41, 51] (→ Kap. 4.9). Die klinische Symptomatik entspricht meist den in Tabelle 4.9.3 genannten Kriterien der ICD-10 [11, 12, 70, 71]. Häufig dominieren aber auch einzelne Verhaltensstörungen das klinische Bild [51].

Apathie. Oft kommt es nach einem Schädel-Hirn-Trauma auch zu einer depressiven Verstimmung [3] und/oder zu einer hochgradigen Antriebsschwäche bzw. Apathie [31].

Tabelle 5.4.2. Psychische Störungen nach Schädel-Hirn-Traumen

	Commotio	Hirnödem	intrazerebrale Blutung	intrakranielle extrazerebrale Blutung	offene Hirnverletzung
akut					
Amnesie	+++	+++	+++	+++	+++
Bewusstseinsstörung → Koma	+	++	+++	+++	+++
Delir	+	+++	++	++	++
langfristig/chronisch					
amnestisches Syndrom		+	+++	++	+++
apallisches Syndrom			+	+	++
Delir				+ chronisches subdurales Hämatom	
kognitive Störung → Demenz			+++	++	+++
Depression			++	++	++
Persönlichkeitsveränderung			+++	++	+++

+ selten, ++ häufig, +++ sehr häufig

5.4.7 Diagnostik

Bei entsprechender Anamnese und neuropsychiatrischem Befund sind die Computertomografie (→ Kap. 3.4.1) und – soweit verfügbar – die Kernspintomografie (→ Kap. 3.4.2) die Methoden der Wahl zum Nachweis von Hirnschädigungen nach einem SHT und zur Bestimmung der Art und Ausdehnung der Schädigung [34, 44] (Abb. 5.4.1). Diese Befunde sind Voraussetzung für die Planung einer häufig notwendigen neurochirurgischen Operation.

5.4.8 Differenzialdiagnose

Traumatisch bedingte intrazerebrale Blutungen sind differenzialdiagnostisch von anderen Ursachen für eine intrazerebrale Blutung abzugrenzen, nämlich von Mikroaneurysmen (v. a. jüngere Patienten), arteriosklerotische Veränderungen mit Hypertonus (v. a. ältere Patienten) sowie arteriovenösen Shunts.

Zur Differenzialdiagnose sind bildgebende Verfahren wie CT und MRT heranzuziehen [58]. Oft ist zum Nachweis bzw. Ausschluss eines Gefäßprozesses eine Darstellung der Hirngefäße (Angiographie oder MRA) unerlässlich [2].

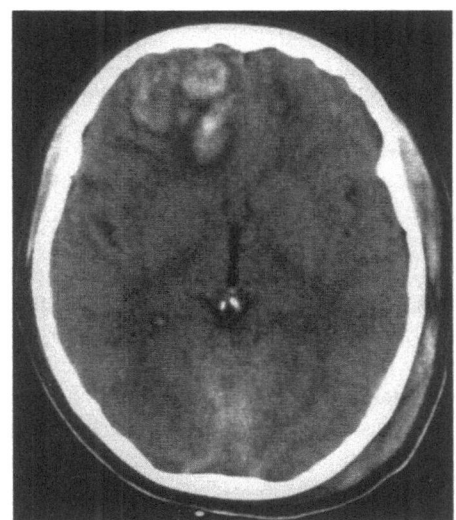

Abb. 5.4.1. Natives CT einer 35-jährigen Patientin nach einem Schädel-Hirn-Trauma mit erheblichen rechtsfrontal betonten Kontusionen –, multiplen fleckigen Blutungen im Frontallappen –, Blutauflagerungen auf dem Tentorium und einem Hämatom in der Kopfhaut linksseitig

5.4.9 Risikofaktoren

Da Verkehrsunfälle die häufigste Ursache für SHT sind, sind alle Faktoren, die das Verletzungsrisiko im Straßenverkehr erhöhen, auch als Risikofaktoren für SHT anzusehen, z.B. riskantes Autofahren mit hohen Geschwindigkeiten, v.a. unter Alkohol- oder Drogeneinfluss. Fahrrad- und Motorradfahrer ohne Helm sind besonders gefährdet ein SHT zu erleiden. Außerdem weisen kleine Kinder und ältere Menschen eine hohe Gefährdung auf.

5.4.10 Therapie

Die akute Behandlung besteht in der notfallmäßigen Abklärung, ob eine neurochirurgische Intervention notwendig und möglich ist. Bei einer konservativen Therapie wird die Gabe von Kortikoiden (Dexamethason) empfohlen. Bisher gibt es erst wenige Studien zur medikamentösen Behandlung von psychischen Störungen nach Schädel-Hirn-Traumen. Danach werden zur Behandlung bei SHT-Patienten bei aggressivem Verhalten Lithium oder Valproat [24, 72], bei Apathie Amantadin [61], bei Depression Desipramin [71], bei Unruhe Buspiron [36] und Haloperidol [46] empfohlen.

SHT-Patienten mit neuropsychologischen Störungen können von einer neuropsychologischen Rehabilitationsbehandlung (Kap. 5.4.12), SHT-Patienten mit Verhaltens- und Persönlichkeitsstörungen in vielen Fällen von einer Verhaltenstherapie profitieren [9, 14, 15, 38, 39, 54, 68] (→ Kap. 7.3.1).

5.4.11 Unterformen, die häufig mit einer psychischen Störung einhergehen

■ **Chronisch-subdurales Hämatom (cSDH)**

■ **Terminologie.** Als subdurale Hämatome werden traumatisch bedingte Blutungen zwischen Schädelkalotte und der Dura mater (harte Hirnhaut), die das Gehirn umgibt, bezeichnet.

■ **Epidemiologie.** In einer finnischen Studie konnte eine Inzidenz für cSDH mit 1,7/100 000/Jahr ermittelt werden. Sie steigt im Alter an auf 7,4/100 000/Jahr bei den über 70-Jährigen [19].

■ **Vorkommen.** Ein cSDH tritt bevorzugt bei älteren (über 60-jährigen) Patienten auf [6, 19, 56], bei denen sich oft anamnestisch keine Hinweise auf ein adäquates Schädel-Hirn-Trauma finden lassen [6].

■ **Pathogenese.** Bei neuropathologischen Untersuchungen finden sich mikroskopisch eine (sichelförmige), in Organisation befindliche extrazerebrale Blutung im Subduralraum, häufig mit frischeren Einblutungen und einer Kapselbildung. Mikroskopisch sind Veränderungen des Endothels von Mi-

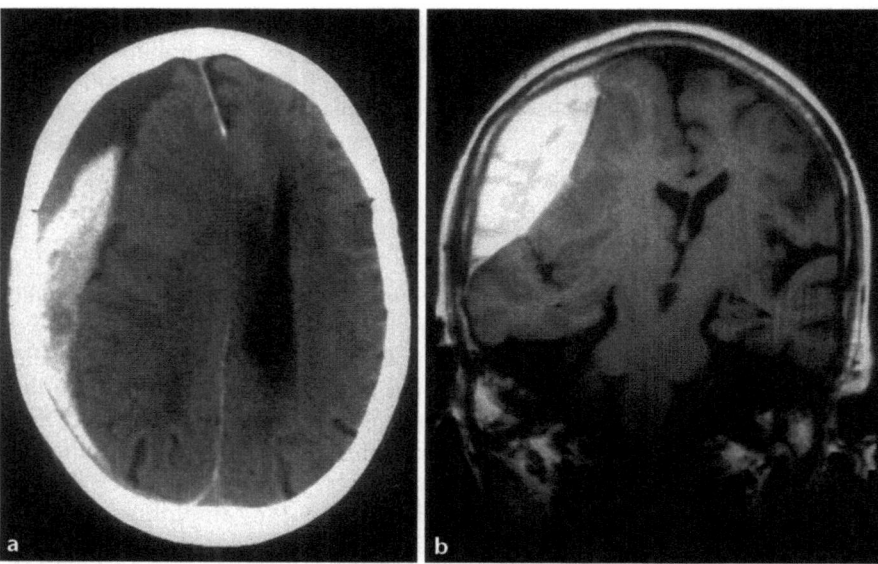

Abb. 5.4.2. CT einer 80-jährigen (**a**) und T1-gewichtetes MRT einer 76-jährigen Patientin (**b**) mit chronischen subduralen Hämatomen. Das CT zeigt zwei unterschiedlich alte Hämatome über der rechten Konvexität als Zeichen eines mehrzeitigen Geschehens. Zudem ist durch die erhebliche Raumforderung eine subfalcine Hernierung entstanden. Auch das koronare MRT dokumentiert eine erhebliche Kompression des Hirnparenchyms und eine Mittellinienverlagerung. Außerdem sind in dem signalangehobenen Hämatom angedeutet Septierungen zu erkennen, als Ausdruck eines chronischen Prozesses

krokapillaren nachweisbar. Der Subduralraum ist beim Menschen nicht präformiert [50]. Daraus folgt, dass dieser Raum zwischen Dura mater und Arachnoidea erst durch ein Trauma oder durch einen pathologischen Prozess gebildet werden muss.

Wahrscheinlich bildet sich das cSDH durch wiederholte kleinere Einblutungen aus Venen in den Subduralraum (Abb. 5.4.2). Die genaue Pathogenese dieser rezidivierenden Blutungen bedarf noch einer Klärung, denn eine Reihe von Faktoren sind als ursächlich für die Ausbildung eines cSDH angesehen worden. Wesentliche Bedeutung kommt dabei wahrscheinlich den Veränderungen des Endothels von Mikrokapillaren in der äußeren Membran des cSDH [73] und einer lokalen Änderung der fibrinolytischen Aktivität zu [40].

■ **Klinische Symptomatik und Verlauf.** Die klinische Symptomatik eines cSDH ist geprägt durch ein langes freies Intervall nach einem SHT (häufig nur ein Bagatelltrauma) mit allmählich auftretenden Aufmerksamkeitsstörungen, affektiven Störungen und Reizbarkeit [35]. Im weiteren Verlauf kommt es dann zu einem Verwirrtheitszustand und zu einer zunehmenden Bewusstseinschränkung bis zum Koma oder Übergang in einen demenziellen Abbau [6, 23]. Bei älteren Patienten ist häufig kein adäquates Trauma zu eruieren. Eine Demenz kommt bei 18,4% der über 60-Jährigen mit einem cSDH vor [6]. In einer größeren Autopsiestudie von Dementen wurde bei 0,9% der Fälle ein cSDH nachgewiesen [28].

■ **Diagnostik.** Die Diagnose ist bei entsprechender Anamnese oder bei Verdacht auf Grund eines auffälligen neuropsychiatrischen Befundes am sichersten mit bildgebenden Verfahren wie CT und MRT möglich [23, 44, 67].

■ **Differenzialdiagnose.** Die Differenzialdiagnose eines cSDH von einem subduralem Hygrom ist schwierig, da ein cSDH sich nach etwa 3 Wochen in der CT ebenso wie ein Hygrom hypodens darstellt und die klinische Symptomatik sehr ähnlich ist [67]. Hygrome wirken meist nicht raumfordernd und lassen sich daher häufig anhand der noch erhaltenen Gyridarstellung erkennen [67]. Die Pathogenese der subduralen Hygrome ist noch nicht endgültig geklärt, denn der Verlauf und auch die Zusammensetzung der Hygromflüssigkeit lassen darauf schließen, dass es sich nicht um ein organisiertes cSDH handelt, sondern um einen Austritt von Liquor [65, 66].

Schwierig ist auch die Abgrenzung eines cSDH zu einer ausgeprägten frontalen Hirnatrophie, z. B. bei einer Alzheimer-Erkrankung. Bei der Letzteren sind meist die frontalen Gyri besser abgrenzbar.

5.4.12 Rehabilitation

Jährlich erleiden in Deutschland nach Hochrechnungen etwa 20 000 Menschen ein schweres SHT, bei denen es zu dauerhaften Schäden kommt [33]. Ein großer Teil bedarf einer längeren Rehabilitationsbehandlung. Diese muss meist in mehreren Schritten erfolgen [22, 25] (→ Tabelle 8.1). Wichtig dabei ist die enge Verzahnung der einzelnen Maßnahmen [26]. Die kognitiven Störungen (v. a. Gedächtnisstörungen) nach einem schweren SHT sind nur begrenzt rückbildungsfähig [7, 45, 48], sodass SHT-Patienten oft noch längere Zeit nach dem Trauma über kognitive Störungen (wie Vergesslichkeit, Konzentrationsstörungen etc.) klagen [63]. Ein Hauptproblem der Rehabilitation von SHT-Patienten ist die soziale Wiedereingliederung [42, 43, 60, 64]). Dabei ist eine schrittweise Wiedereingliederung ins Berufsleben anzustreben, um Überforderungen zu vermeiden. Ein wesentliches Problem besteht oft darin, dass soziale Bindungen nach einem SHT verloren gehen [64]. Ein weiteres Problem stellen die hohen Erwartungen in die Erfolge der Rehabilitationsbehandlung dar [60]. Häufig entstehen auch erhebliche Konflikte in der Familie [37], da der Patient sich erst seine neue „Rolle" suchen muss. Daher ist eine eingehende Beratung der Angehörigen angezeigt [16](→ Kap. 7.4).

Die Faktoren, von denen ein Rehabilitationserfolg bei einem SHT abhängt, sind mit denen bei Patienten mit zerebralen Gefäßprozessen vergleichbar. Als Prognosekriterien nach einem SHT gelten das Alter [4] (Kinder haben eine bessere Prognose als Erwachsene, bei Erwachsenen ist das Alter als Prognosefaktor umstritten [5, 59]), soziale Schwierigkeiten schon vor dem Trauma [17] sowie insbesondere Alkohol- und Drogenabusus.

Wichtig ist ein früher Beginn der Rehabilitationsbehandlung, da hierdurch die Dauer des Krankenhausaufenthaltes verkürzt werden kann.

5.4.13 Komplikationen

Etwa 1–7% der Patienten mit einem schweren SHT entwickeln ein aphallisches Syndrom (400–2800/Jahr in Deutschland) [4]. Diese Patienten benötigen ganz besondere Rehabilitationsanstrengungen [53]. Die meisten Patienten erreichen aber nur einen Status, in dem sie von weiterer Pflege abhängig bleiben [59]. Die bei SHT-Patienten häufig auftretenden Persönlichkeitsveränderungen persistieren oft und führen zu erheblichen sozialen Komplikationen [8]. Auch die recht häufige Apathie bei SHT-Patienten kann rehabilitative Maßnahmen und die soziale Wiedereingliederung außerordentlich erschweren.

5.4.14 Abschließende Betrachtungen

Bei OPS nach SHT sind meist die Kriterien der ICD-10 (→ Tabelle 1.2) erfüllt; insbesondere ist hier der zeitliche Zusammenhang zu dem schädigenden Ereignis meist leicht herzustellen.

5.4.15 Literatur

1. Ahmed S, Bierley R, Sheikh JI, Date ES (2000) Post-traumatic amnesia after closed head injury: a review of the literature and some suggestions for further research. Brain Inj 14:765–780
2. Alexander AL, Npel S, Parker DL (2000) Neurovascular magnetic resonance and computed tomography angiography. In: Orrison WW (ed) Neuroimaging. Saunders, Philadelphia, S 37–59
3. Andersson S, Krogstad JM, Finset A (1999) Apathy and depressed mood in acquired brain damage: relationship to lesion localization and psychophysiological reactivity. Psychol Med 29:447–456
4. Bartkowski HM, Lovely MP (1986) Prognosis in coma and the perstinent vegetative state. Head Trauma Rehabil 1:1–5
5. Berger MS, Pitts LH, Lovely M (1985) Outcome from severe head injury in children and adolescents. J Neurosurg 62:194–199
6. Black DW (1984) Mental changes resulting from subdural haematoma. Br J Psychiatry 145:200–203
7. Bochmann E (1998) Evaluation in der Neuropsychologie. In: Kasten E, Schmid G, Eder R (Hrsg) Effektive neuropsychologische Behandlungsmethoden. Deutscher Psychologen Verlag, Bonn, S 11–38
8. Brooks N (1984) Cognitive deficits after head trauma. In: Brooks N (ed) Closed head injury. Psychological, social and family consequences. Oxford University Press, Oxford
9. Burke WH, Lewis FD (1986) Management of maladaptive social behavior of brain injured adult. Int J Rehabil Res 9:335–342
10. Cameron MM (1978) Chronic subdural haematoma: A review of 114 cases. J Neurol Neurosurg Psychiatry 41:834–839
11. Dilling H, Mombour W, Schmidt MH (1994) Internationale Klassifikation psychischer Störungen. Forschungskriterien. Huber, Bern
12. Dilling H, Mombour W, Schmidt MH (2000) Internationale Klassifikation psychischer Störungen. ICD-10 Kapitel V (F) Klinisch-diagnostische Leitlinien, 3. Aufl. Huber, Bern
13. Eames P (1997) Traumatic brain injury. Curr Opin Psychiatry 10:49–52
14. Eames P, Wood R (1985) Rehabilitation after severe brain injury. A follow-up study of a behavior modification approach. J Neurol, Neurosurg, Psychiatry 48:613–619
15. Edelstein BA, Couture ET (1984) Behavioral assessment and rehabilitation of the traumatically brain-damaged. Plenum, New York
16. Feldmann B (1998) Beratung der Angehörigen hirngeschädigter Patienten. In: Kasten E, Schmid G, Eder R (Hrsg) Effektive neuropsychologische Behandlungsmethoden. Deutscher Psychologen Verlag, Bonn, S 299–310
17. Fenton G, McClelland R, Montgomery A, MacFlynn G, Rutherford W (1993) The postconcussional syndrome: social antecedants and psychological sequelae. Br J Psychiatry 162:493–497
18. Fink GR, Markowitsch HJ (2000) Schädel-Hirn-Traumata. In: Förstl H (Hrsg) Klinische Neuro-Psychiatrie. Thieme, Stuttgart, S 332–353
19. Fogelholm R, Waltimo O (1975) Epidemiology of chronic subdural haematoma. Acta Neurochir 32:247–250
20. Forrest DV (1987) Psychosocial treatment in neuropsychiatry. In: Hales RE, Yudofsky SC (eds) Textbook of neuropsychiatry. American Psychiatric Press, S 387–409
21. Franulic A, Horta E, Maturana R, Scherpenisse J, Carbonell C (2000) Organic personality disorder after traumatic brain injury: cognitive, anatomic and psychosocial factors. A 6 month follow-up. Brain Inj 14:431–439

22. Frowein RA (1980) Prognostische Beurteilung des posttraumatischen Komas. In: Wieck HH (Hrsg) Neurotraumatologie. Thieme, Stuttgart, S 78–86
23. Fujioka S, Matsukado Y, Kaku M, Sakurama N, Nonaka N, Miura G (1981) CT analysis of 100 cases with chronic subdural hematoma with respect to clinical manifestation and enlarging process of the hematoma. Neurol Med Chir (Tokyo) 21:1153–1160
24. Glenn MB, Wroblewski B, Parziale J, Levine L, Whyte J, Rosenthal M (1989) Lithium carbonate for aggressive behavior or affective instability in ten brain-injured patients. Am J Phys Med Rehabil 68:221–226
25. Gobiet H (1991) Frührehabilitation von Schädelhirnverletzten. Springer, Berlin
26. Hackspacher J, Dern W, Jeschke HA (1991) Interdisziplinäre Zusammenarbeit in der Rehabilitation-Problemlösungen nach schweren Schädelhirntrauma. Rehabilitation 30:75–79
27. Hibbard MR, Bogdany J, Uysal S, Kepler K, Silver JM, Gordon WA, Haddad L (2000) Axis II psychopathology in individuals with traumatic brain injury. Brain Inj 14:45–61
28. Jellinger K, Grisold W (1982) Zur Morphologie sogenannter hirnatrophischer Prozesse. In: Das Ärztliche Gespräch, Tropon-Werke, S 55–82
29. Jennett, B, Teasdale G (1977) Aspects of coma after severe head injury. Lancet i (8017):878–881
30. Jessell TM, Sanes JR (2000) The generation and survival of nerve cells. In: Kandel ER, Schwartz JH, Jessell TM (eds) Principles of neural science, 4th edn. McGraw-Hill, New York, pp 1041–1062
31. Kant R, Duffy JD, Pivovarnik J (1998) Prevalence of apathy following head injury. Brain Inj 12:87–92
32. Kinzel W (1972) Das irreversible psychische Defektsyndrom nach Hirntrauma. Eine Übersicht über die literarische Produktion zu einem vielschichtigen Problem. Fortschr Neurol Psychiatr Grenzgeb 40:169–219
33. Kock C, Fuhrmann R (1992) Neurologische Frührehabilitation – ein dringendes Erfordernis. Rehabiltation 31:217–219
34. Krüger J, Vogt J, Stappenbeck C, Schoof C, Pressler M (1991) EEG, CCT und MRT bei Patienten nach leichtem und mittelschweren Schädel-Hirn-Trauma. Nervenarzt 62:226–231
35. Laumer R (1986) Das chronisch subdurale Hämatom unter dem Bild der zerebrovaskulären Insuffizienz. Nervenheilkunde 5:238–240
36. Levine AM (1988) Buspirone and agitation in head injury. Brain injury 2:165–167
37. Lezak MD (1986) Psychological implications of traumatic brain damage for the patient's family. Rehabilitation Psychology 31/4, S 241–250
38. Lloyd LF, Cuvo AJ (1994) Mainentance and generalization of behaviours after treatment of persons with traumatic brain injury. Brain Inj 8:529–540
39. Lovell MR, Starratt C (1992) Cognitive rehabilitation and behavior therapy of neuropsychiatric disorders. In: Yudofsky SC, Hales RE (eds) Textbok of neuropsychiatry. American Psychiatric Press, Washington, pp 741–754
40. Markwalder T-M (1981) Chronic subdural hematomas: a review. J Neurosurg 54:637–645
41. Max JE, Koele SL, Castillo CC, Lindgren SD, Arndt S, Bokura H, Robin DA, Smith WL, Sato Y (2000) Personality change disorder in children and adolescents following traumatic brain injury. J Int Neuropsychol Soc 6:279–289
42. Oddy M, Humphrey M, Uttley D (1978) Subjective impairment and social recovery after closed head injury. J Neurol Neurosurg Psychiatry 41:611–616
43. Oddy M, Caughlan T, Tyerman A, Jenkins H (1985) Social adjustment after closed head injury: a further follow-up seven years after injury. J Neurol Neurosurg Psychiatry 48:564–586

44. Orrison WW, Moore KR (2000) Neuroimaging and head trauma. In: Orrison WW (ed) Neuroimaging. Saunders, Philadelphia, pp 884–915
45. Rak A (1998) Die Behandlung von Gedächtnisstörungen. In: Kasten E, Schmid G, Eder R (Hrsg) Effektive neuropsychologische Behandlungsmethoden. Deutscher Psychologen Verlag, Bonn, S 91–124
46. Rao N, Jellinek HM, Woolston DC (1985) Agitation in closed head injury: haloperidol effects on rehabilitation outcome. Arch Phys Med Rehabil 66:30–34
47. Russell WR, Smith A (1961) Post-traumatic amnesia in closed head injury. Arch Neurol 5:4–17
48. Salazar AM, Warden DL, Schwab K, Spector J, Braverman S, Walter J, Cole R, Rosner MM, Martin EM, Ecklund J, Ellenbogen RG (2000) Cognitive rehabilitation for traumatic brain injury: A randomized trial. Defense and Veterans Head Injury Program (DVHIP) Study Group. JAMA 283:3075–3081
49. Sanes JR, Jessell TM (2000) The guidances of axons to their targets. In: Kandel ER, Schwartz JH, Jessell TM (eds) Principles of neural science, 4th edn. McGraw-Hill, New York, pp 1063–1086
50. Schachenmayr W, Friede RL (1978) The origin of subdural neomembranes. I. Fine structure of the dura-arachnoid interface in man. Am J Pathol 92:53–68
51. Scherzer E, Wurzer W (1994) Wesensänderung nach Hirntrauma. In: Suchenwirth RMA, Ritter G (Hrsg) Begutachtung der hirnorganischen Wesensänderung. Fischer, Stuttgart, S 48–61
52. Schmidt J (1990) Pathophysiologische Grundlagen, Stand und Perspektiven der Entwicklung von Zerebralprotektiva. 1. Pathophysiolologische Grundlagen. Z Klin Med 45:399–405
53. Schreiber P, Mai N (1990) Überlegungen zur spezifischen Frührehabilitation bei Patienten mit schwerem Schädel-Hirn-Trauma. Rehabilitation 29:238–241
54. Seron X (1987) Operant procedures and neuropsychological rehabilitation. In: Meier MJ, Benton AL, Diller L (eds) Neuropsychological rehabilitation. Guilford, New York, pp 132–161
55. Silver JM, Hales RE, Yudofsky SC (1994) Neuropsychiatric aspects of traumatic brain injury. In: Yudofsky SC, Hales RE (eds) Synopsis of neuropsychiatry. American Psychiatric Press, Washington DC, pp 280–306
56. Stix P, Ladurner G, Flaschka G, Lechner H (1982) Die Relevanz psychiatrisch-neurologischer Symptome beim chronischen Subduralhämatom. Nervenarzt 53:580–583
57. Supprian T, Müller U, Hofmann E, Becker T (1996) Psychiatrische Folgeerkrankungen nach Schädel-Hirn-Trauma – eine Literaturübersicht. Psychiatr Prax 23: 161–167
58. Taber KH, Hayman LA, Diaz-Marchan PJ (2000) Intracranial hemorrhage. In: Orrison WW (ed) Neuroimaging. Saunders, Philadelphia, pp 853–883
59. Timmons ML, Gasquoine L, Scribak JW (1987) Functional changes with rehabilitation of very severe traumatic brain injury survivors. Head Trauma Rehabil 2:64–73
60. Tyerman A, Humphrey M (1984) Changes in self concept following severe head injury. Int J Rehabil Res 7:11–23
61. Van Reekum R, Bayley M, Garner S, Burke IM, Fawcett S, Hart A, Thompson W (1995) N of 1 study: amantadine for the amotivational syndrome in a patient with traumatic brain injury. Brain Inj 9:49–53
62. Van Reekum R, Bolago I, Finlayson MA, Garner S, Links PS (1996) Psychiatric disorders after traumatic brain injury. Brain Inj 10:319–327
63. Van Zomeren AH, van den Burg W (1985) Residual complaints of patients two years after severe head injury. J Neurol, Neurosurg, Psychiatry 48:21–28
64. Weddell R, Oddy M, Jenkins D (1980) Social adjustment after rehabilitation: a two year follow-up of patients with severe head injury. Psychol Med 10:257–263

65. Wetterling T, Demierre B, Rama B, Spoerri O (1986) The clinical course of surgically treated posttraumatic subdural hygromas. Acta Neurochir 83:99–104
66. Wetterling T, Demierre B, Rama B, Nekic B (1988) Protein analysis of subdural hygroma fluid. Acta Neurochir 91:79–82
67. Wetterling T, Rama B (1989) Zur Differentialdiagnose von subduralen Effusionen. Röntgen-Bl 42:508–514
68. Wood RL (1984) Behavior disorders following severe brain injury: their presentation and psychological management. In: Brooks N (ed) Closed head injury: psychological, social and family consequences. Oxford University Press, New York, pp 195–219
69. World Health Organization (1993) International Classification of Diseases (ICD-10), Chapter V. Diagnostic guidelines. Genf
70. World Health Organization (1994) International Classification of Diseases (ICD-10), Chapter V. Research criteria. Genf
71. Wroblewski BA, Joseph AB, Cornblatt RR (1996) Antidepressant pharmacotherapy and the treatment of depression in patients with severe traumatic brain injury: a controlled, prospective study. J Clin Psychiatry 57:582–587
72. Wroblewski BA, Joseph AB, Kupfer J, Kalliel K (1997) Effectiveness of valproic acid on destructive and aggressive behaviours in patients with acquired brain injury. Brain Inj 11:37–47
73. Yamashima T, Yamamoto S, Friede RL (1983) The role of endothelial gap junctions in the enlargement of chronic subdural hematomas. J Neurosurg 59:298–303

5.5 Intrakranielle raumfordernde Prozesse

Inhaltsübersicht

5.5.1 Hirntumoren/Hirnmetastasen 392
5.5.2 Normaldruck- (Normal-pressure-) Hydrozephalus 398
5.5.3 Intrakranielle raumfordernde infektiöse Prozesse 400
5.5.4 Andere intrakranielle raumfordernde Prozesse 401
5.5.5 Abschließende Betrachtungen 401
5.5.6 Literatur 402

5.5.1 Hirntumoren/Hirnmetastasen

■ **Terminologie.** Als Hirntumoren werden alle ungeregelt wachsenden Zellverbände bezeichnet, die von hirneigenen Zellen oder von Zellen der Hirnanhangsgebilde (z. B. Hirnhaut etc.) ausgehen. Dabei sind eine Reihe verschiedener Zelltypen zu unterscheiden (Tabelle 5.5.1). Im Gegensatz dazu gehen Hirnmetastasen von Zellen anderer Organe aus.

■ **Epidemiologie.** Die Inzidenz für alle Arten von Hirntumoren wird unterschiedlich angegeben [44]. Sie beträgt in den USA ~30/100 000 Einwohner/Jahr [22]; davon sind 2 Drittel maligne oder Metastasen. Nach anderen Studien steigt sie mit dem Alter an und erreicht mit 6–15/100 000/Jahr in

Tabelle 5.5.1. Häufigkeit intrakranieller Tumoren im Erwachsenenalter (nach Übersicht bei [19])

	Anteil an allen intrakraniellen Tumoren
Tumoren des neuroepithelialen Gewebe	
– Gliome	20–65%
Glioblastome	6,8–54,2%
Astrozytome	2,4–26,7%
Oligodendrogliome	1,0–7,8%
– Ependymome	0,3–3,3%
Tumoren der Meningen (Hirnhäute)	10–28,3%
Meningeome	9,7–23,5%
Tumoren des Hypophysenvorderlappens	4,0–14,0%
Tumoren der Hirn- und Rückenmarksnerven bzw. ihrer Hüllen (z. B. Akustikusneurinom)	2,2–15,4%
Tumoren des hämatopoetischen Systems Lymphome	0–2,4%
Hirnmetastasen	5,4–24,4%

der Altersgruppe der 60–75-Jährigen ein Maximum (s. [37, 38, 44]). Meningeome, die etwa 20% der Hirntumoren ausmachen, zeigen eine steigende Inzidenz sogar bis zum 90. Lebensjahr [38].

Hirntumoren sind in Autopsiestudien von psychiatrischen Patienten etwas gehäuft zu finden (s. Übersicht [3, 25]). Über die Häufigkeit eines OPS bei Hirntumoren liegen sehr divergierende Angaben vor. So wurden in verschiedenen Studien nur bei 5,2% [15] der Hirntumorpatienten psychische Auffälligkeiten festgestellt, während in anderen Studien ein sehr großer Anteil betroffen war (70–93,6%) [29, 45, 46].

■ **Pathogenese.** Die Pathogenese der Hirntumoren ist bisher noch nicht hinreichend geklärt. Neuropathologisch lassen sich zahlreiche verschiedene Tumortypen differenzieren (s. Tabelle 5.4.1). Diese können histologisch in mehrere Gruppen eingeteilt werden (s. [9, 30, 52]) (Tabelle 5.5.1). Zu den Karzinomen, die besonders häufig in das Gehirn metastasieren, gehören Lungen- und Mammakarzinome.

■ **Klinische Symptomatik und Verlauf.** Die klinische Symptomatik bei Hirntumoren richtet sich einerseits nach der Lokalisation des Tumors und andererseits nach der Wachstumsgeschwindigkeit sowie dem Begleitödem (Ausmaß der intrakraniellen Drucksteigerung) (Tabelle 5.5.2) [23]. Eine strenge Zuordnung der psychischen Symptome zur Lokalisation gelingt aber nicht [15, 29, 44, 45]. Besonders bei supratentoriellen und bei linksseitigen Hirntumoren tritt eine OPS auf (s. [44]). Von Bedeutung für die Ausprägung einer psychischen Störung bei Hirntumoren sind das Alter

(Junge ≫ Ältere) sowie die Primärpersönlichkeit und die Art der Krankheitsverarbeitung (→ Kap. 2.2.5).

- Im Frontallappen lokalisierte Tumoren führen bei einem hohen Prozentsatz zu psychischen Auffälligkeiten, v. a. zu affektiven und intellektuellen Störungen sowie zu Persönlichkeits- und Verhaltensstörungen [11, 12] (Frontalhirnsyndrom → Kap. 4.9.9).
- Glioblastome (Abb. 5.5.1 und 5.5.2) und Hirnmetastasen (Abb. 5.5.3) rufen auf Grund ihres schnellen Wachstums meist nur kurzzeitig psychische Ausfälle hervor, bevor Hirndruckzeichen und neurologische Symptome auftreten. Die psychischen Störungen sind oft unspezifisch (erhöhte Reizbarkeit, Unruhe, Konzentrations- und leichtere kognitive Störungen sowie Müdigkeit).
- Bei den langsam wachsenden Hirntumoren, v. a. Meningeomen (Abb. 5.5.4), können viele Formen eines OPS auftreten (v. a. organische affektive Störung/Depression [31], Angststörungen [31], Demenz und Persönlichkeitsstörung). Mitunter kann ein schleichender demenzieller Abbau und/oder eine Persönlichkeitsveränderung beobachtet werden, ohne dass bzw. bevor neurologische Symptome nachweisbar sind [6, 40].
- Hypophysentumoren können hormonaktiv sein und über eine erhöhte Hormonsekrektion (→ Kap. 5.6) oder auch durch ihr Größenwachstum eine OPS verursachen. Die häufig nachweisbaren kognitiven Störungen korrelieren nicht mit der Größe der Hypophysentumoren [14].

Amnestisches Syndrom. Ein amnestisches Syndrom kann in seltenen Fällen bei Hirntumoren auftreten, die in den 3. Ventrikel hineinwachsen oder beide Ammonshörner affizieren [2]. Fast ein Viertel der Hirntumorpatienten klagten über Vergesslichkeit [29].

Demenz. Über die Häufigkeit eines dementiven Abbaus bei Hirntumoren liegen nur wenig aussagekräftige Angaben vor. In einer größeren Autopsiestudie dementer Patienten wurde in 4,5% der Fälle ein Hirntumor gefunden [19]. Vor allem bei den langsam wachsenden Meningeomen (Abb. 5.5.2) kann häufiger ein demenzieller Abbau beobachtet werden [6, 40]. Akustikneurinome können zu einem Hydrozephalus okklusus führen und dann indirekt eine mit einem Parkinsonismus verbundene Demenz hervorrufen [42]. Ein demenzielles Syndrom tritt daneben auch bei Tumoren, die in den 3. Ventrikel hineinwachsen, auf. Auch primäre zerebrale Lymphome können klinisch als rascher demenzieller Abbau imponieren.

Organische Angststörungen. Angststörungen treten bei Hirntumoren relativ selten auf [31]. Besonders bei Meningeomen [31] und bei Astrozytomen, die zu epileptischen Anfällen geführt haben [24], und bei Prolaktinomen [10, 32] wurden Angststörungen beschrieben. Postoperativ gehen sich die Angststörungen deutlich zurück [31, 34]. Sie sind häufig als Reaktion auf die schlechte Prognose anzusehen [20].

Organische affektive Störungen. Eine organische depressive Störung ist v. a. bei frontalen und temporolateralen Tumoren anzutreffen [12, 17], z. B. bei Meningeomen [31, 33]. Bei frontomedialen Tumoren steht oft eine Apathie (→ Kap. 6.3) im Vordergrund. Die depressive Verstimmung geht postoperativ meist zurück [31]. Bei malignen Hirntumoren (Gliomen) besteht oft eine Depression, die durch die Kenntnis der schlechten Prognose mitbedingt sei kann [13].

Maniforme Zustandsbilder wurden bei Patienten mit einem Cushing-Syndrom beschrieben [21]. Die affektive Störung wird aber wahrscheinlich durch die Hormonstörung und nicht durch den Hypophysentumor verursacht. Auch bei frontalen Meningeomen kann eine maniforme Symptomatik auftreten [39].

Organische wahnhafte bzw. schizophreniforme Störung. Eine wahnhafte oder schizophreniforme Symptomatik tritt bei Hirntumorpatienten nur selten, v. a. bei Temporallappentumoren, auf (s. [44, 49]).

Organische Persönlichkeitsstörungen. Eine deutliche Veränderung der Primärpersönlichkeit ist besonders bei frontal und/oder temporal gelegenen Hirntumoren häufig [11, 12, 44].

■ **Diagnostik.** Die als „typisch" für Hirntumoren geltende Symptomtrias: Kopfschmerzen, Übelkeit mit Brechreiz und Stauungspapille weisen nur sehr wenige Hirntumorenpatienten auf [45]. Daher sind zur Diagnose andere Kritieren heranzuziehen.

Neurologische Befunde. Hirntumoren können je nach Lokalisation eine Vielzahl an neurologischen Symptomen hervorrufen. Charakteristische Symptome gibt es kaum, relativ häufig tritt eine progrediente Halbseitensymptomatik auf. Oft kommt es auch zu einem Funktionsausfall einzelner oder mehrerer Hirnnerven. Frontale und mittelliniennahe Hirntumoren

Tabelle 5.5.2. Psychische Störungen, die gehäuft bei Patienten mit einem Hirntumor beschrieben wurden

Störung	Frühsymptom	Häufigkeit	Zitat
Amnesie		+ bei Tumoren nahe dem 3. Ventrikel	
Angststörung	+	43% bei Prolaktinomen	[24, 32]
Apathie	+	+	s. Tabelle 6.3
Delir		bei raschem Tumorwachstum	
Demenz		+ v. a. bei Meningeomen: 26–41%	[6, 40]
Depression	+	+	s. Tabelle 4.4.2
Persönlichkeitsstörung	+	++	

+ selten, ++ häufig

(Abb. 5.5.1 und 5.5.2) zeigen oft keine neurologischen Auffälligkeiten. Bei erstmalig im Erwachsenenalter auftretenden epileptischen Krampfanfällen sollte eine neuroradiologische Abklärung zum Ausschluss bzw. Nachweis eines Hirntumors erfolgen.

Apparative Verfahren. Im EEG sind bei Hirntumoren, die nicht mittelliniennah liegen, meist deutliche Herdhinweise zu sehen (lokale Frequenzreduktion). Bei jedem Verdacht auf das Vorliegen eines Hirntumors ist eine

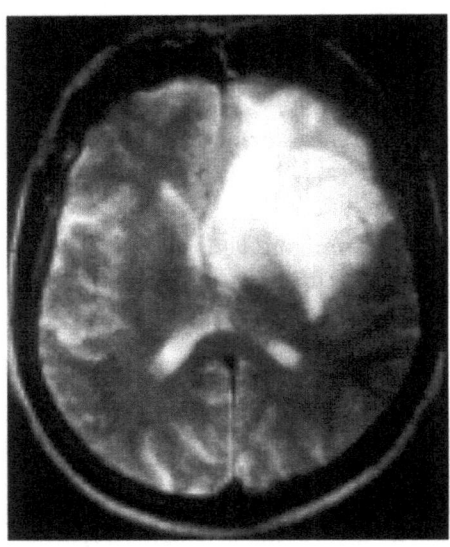

Abb. 5.5.1. T2-gewichtetes MRT eines Patienten mit einem diffus das linksfrontale Marklager und das Caput nuclei caudati durchsetzenden niedriggradigen Gliom. Auf den ergänzenden T1-gewichteten Tomogrammen nach KM-Gabe (nicht abgebildet) war keine Schrankenstörung nachzuweisen

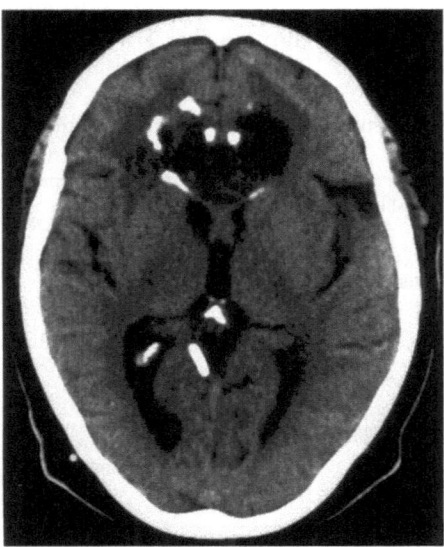

Abb. 5.5.2. Nativ-CT einer 59-jährigen Patientin mit einem bifrontalen Schmetterlingsgliom. Die randständigen Verkalkungen deuten darauf hin, dass oligodendrogliale Tumoranteile vorliegen. Das benachbarte Hirnödem und die Schrankenstörungen (nicht abgebildet) sprechen für einen höhergradigen Tumor

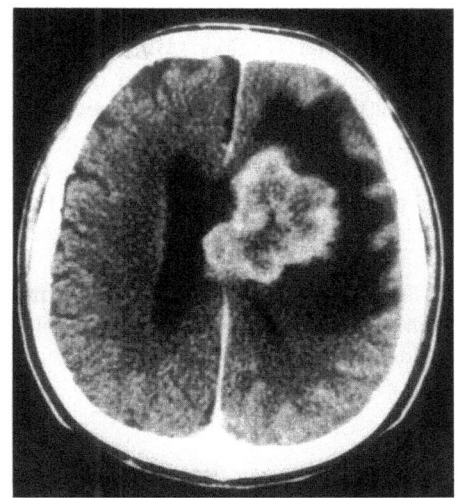

Abb. 5.5.3. KM-CT eines Patienten mit der solitären Metastase eines Adenokarzinoms. Die große linksfrontale Raumforderung überschreitet die Mittellinie und weist zentral eine deutliche Nekrose auf. Perifokal besteht eine ausgeprägtes Hirnödem

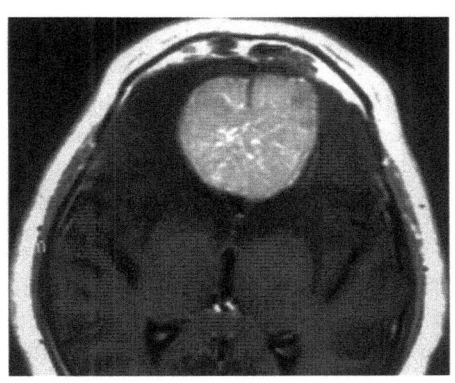

Abb. 5.5.4. T1-gewichtetes MRT nach KM-Gabe einer Patientin mit einem ausgeprägten Olfaktoriusmeningeom. Die in der Umgebung des kräftig KM-aufnehmenden rundlichen Tumors erkennbaren flächenhaft hypointensen Signale entsprechen einem erheblichen Ödem im benachbarten frontobasalen Hirnparenchym

CT mit Kontrastmittel oder ein MRT angezeigt (Methode der Wahl) [28, 35] (Abb. 5.5.1 und 5.5.2).

Risikofaktoren. Risikofaktoren für Hirntumoren sind bisher kaum bekannt. Möglicherweise liegt bei Meningeomen eine genetische Belastung und bei Gliomen langjähriger Umgang mit Kohlenwasserstoffen vor. Diskutiert werden bei Gliomen auch genetische Faktoren.

Differenzialdiagnose. Die psychopathologische Untersuchung ergibt kaum differenzialdiagnostisch verwertbare Hinweise, allenfalls einen groben Hinweis auf die Lokalisation der Hirnschädigung. Allerdings zeigte eine Vergleichsuntersuchung, dass bei gleicher Lokalisation ischämische Läsionen zu geringfügig anderen psychopathologischen Symptomen führen als Hirntumoren [4].

■ **Therapie.** Vor der Therapieplanung ist immer zu prüfen, ob ein Hirnödem in der CT bzw. MRT nachweisbar ist. Falls dies der Fall ist, ist eine Therapie mit Dexamethason oder einem anderen Glukokortikoid zu empfehlen. Die kausale Therapie der Hirntumoren ist operativ, sofern sie technisch, d.h. v.a. ohne Verletzung lebenswichtiger Hirnstrukturen, möglich ist. In den Fällen, in denen keine Operation möglich ist bzw. diese nur zu einer subtotalen Entfernung des Tumors führt, ist eine anschließende zytostatische Behandlung oder eine Bestrahlung zu erwägen.

■ **Komplikationen.** Durch Hirntumoren verursachte OPS können häufig präoperativ zu erheblichen Schwierigkeiten hinsichtlich der Aufklärungs- und Einwilligungsfähigkeit führen, z.B. bei Verwirrtheitszustand mit verminderter Einsichtsfähigkeit (→ Kap. 9.1.2).

5.5.2 Normaldruck- (Normal-pressure-) Hydrozephalus

■ **Terminologie.** Dieses Krankheitsbild wurde erstmals von Adams et al. [1] beschrieben und ist definiert durch die klassische Symptomtrias (s.u.) und apparative diagnostische Merkmale (s. Diagnostik).

■ **Epidemiologie.** Genaue Zahlen über die Häufigkeit eines Normaldruckhydrozephalus (NPH) liegen nicht vor. In Autopsiestudien von Dementen war ein NPH in 1,3–7% der Fälle die wahrscheinliche Ursache der Demenz [18, 26]. Das Erkrankungsalter ist sehr variabel, der Gipfel liegt zwischen dem 60. und 70. Lebensjahr [7].

■ **Pathogenese.** Die Pathogenese des NPH ist nicht einheitlich. In einer Übersicht von mehreren Studien fand sich bei 21% der Fälle eine Hirnverletzung, bei 18% eine Subarachnoidalblutung und bei je 6% eine Meningitis bzw. eine Tumoroperation in der Vorgeschichte [7]. In diesen Fällen wird eine Liquorresorptionsstörung (Widerstandserhöhung der liquorresorbierenden Arachnoidea) vermutet. Die Einzelheiten sind aber noch nicht geklärt [7]. Bei etwa der Hälfte (45%) der NPH-Patienten lässt sich keine Ursache eruieren (idiopathische Fälle) [41]. Die Pathogenese dieser idiopathischen Fälle ist noch unklar.

■ **Klinische Symptomatik und Verlauf.** Die klinische Symptomatik ist gekennzeichnet durch eine klassische Trias [1]: demenzieller Abbau, Gangstörung (Gangapraxie) und Urininkontinenz.

Aber auch monosymptomatische Fälle sind bekannt. Nur etwa die Hälfte der NPH-Patienten in einer größeren Zusammenfassung zeigten die klassische Trias [7]. Eine Gangstörung und eine Demenz bestand jeweils in 80% oder mehr der Fälle. Eine Inkontinenz tritt häufig erst im Verlauf auf und war nur bei 55% der Patienten vorhanden. Die Symptomatik entwickelt sich meist schleichend über 6–24 Monate [41, 51]. In Einzelfällen sind auch andere OPS beschrieben worden (s. Übersicht bei [7]). Häufig sind die ersten klinischen Symptome eine Aufmerksamkeitsstörung und eine psychomotorische Verlangsamung oder Antriebsschwäche (Apathie). Klassische fokale neuropsychologische Defizite (Aphasie etc.) wie bei der kortikalen Demenz kommen nicht vor. Die Demenz entspricht weitgehend einer vom subkortikalen Typ.

■ **Diagnostik.** Die Diagnose eines NPH kann bei Bestehen der klinischen Symptomtrias erst als gesichert gelten, wenn folgende Veränderungen nachgewiesen werden können: eine Erweiterung der inneren Liquorräume in der CT oder MRT bei fehlender äußerer Hirnatrophie, keine Erhöhung des Schädelinnendrucks und eine Störung der Liquordynamik.

Neurologische Symptomatik. Die beim NPH typische Gangstörung ist schwierig zu beschreiben, am ehesten ist sie als „Gangapraxie" bzw. „-dyspraxie" zu bezeichnen. Der Gang ist verlangsamt, kleinschrittig, breitbasig, unsicher und schlurfend. Die Patienten geben häufig eine Gangunsicherheit mit Schwierigkeiten schnell die Gangrichtung zu ändern an. Patienten haben häufig noch weitere neurologische Symptome (s. [26]).

Apparative Verfahren. Das EEG ist meistens pathologisch verändert im Sinne einer unspezifischen Allgemeinveränderung (Frequenzverlangsamung). In der CT oder MRT findet man eine Erweiterung der Seitenventrikel und des 3. Ventrikels [5]. Häufig sind auch hypodense Areale um die Vorder- und Hinterhörner der Seitenventrikel nachweisbar. In diesen Fällen ist mit Hilfe der CT und der MRT die Abgrenzung zu einer Leukoaraiose (→ Kap. 5.2.10) nicht sicher möglich [5, 27]. Ob eine Zisternographie neben der CT noch zur Diagnostik notwendig ist, ist umstritten [43]. Häufig wird empfohlen, lumbal 20–50 ml Liquor zu entnehmen [50]. Danach sollen sich innerhalb kurzer Zeit das Gangbild und die Testergebnisse bessern. Häufig werden zur präoperativen Diagnostik noch weitere Verfahren wie z. B. die Zisternographie empfohlen (s. [26]).

■ **Risikofaktoren.** Als Risikofaktor für einen NPH sind ein Schädelhirntrauma, eine Subarachnoidalblutung, Meningitis oder eine Hirntumoroperation anzusehen [7].

■ **Differenzialdiagnose.** Große Schwierigkeiten bei Differenzialdiagnose kann die Abgrenzung eines NPH von einer Demenz vom Alzheimer-Typ und einer Leukoaraiose machen. In der CT und MRT ist eine Unterscheidung mitunter nicht möglich, da auch beim NPH periventrikuläre Dichteminderungen, insbesondere um die Vorder- und Hinterhörner, auftreten können [8, 16, 27].

In Gegensatz zum NPH besteht beim Hydrozephalus internus ein erhöhter intrakranieller Druck, der neben klinischen Hirndruckzeichen wie Kopfschmerzen, Brechreiz oder Erbrechen und Stauungspapille v. a. mit Hilfe von bildgebenden Verfahren wie CT und MRT erkannt werden kann. In der

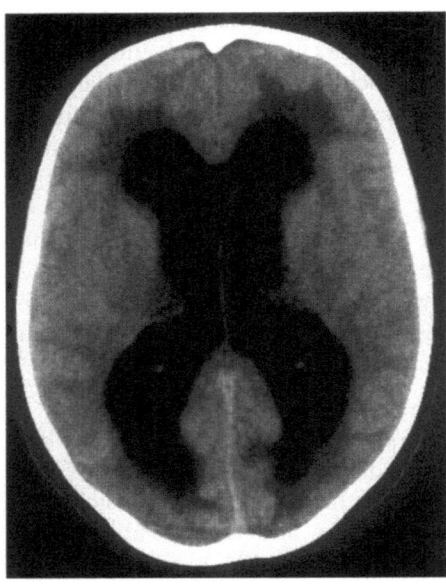

Abb. 5.5.5. Nativ-CT einer 20-jährigen Patientin mit einem akut dekompensierten Verschlusshydrozephalus. Das Marklager in der Umgebung der erheblich dilatierten Seitenventrikel weist käppchenförmige Hypodensitäten auf als Ausdruck einer transependymalen Liquordiapedese

CT oder MRT sind die Gyri meist verstrichen, d. h. nicht mehr erkennbar. Gleichzeitig besteht in der Regel eine deutliche Erweiterung der Seitenventrikel (Abb. 5.5.5). Da bei dem erworbenen Hydrozephalus sehr häufig ein Abflusshindernis besteht, ist mit Hilfe der bildgebenden Verfahren nach einer Raumforderung, v. a. im Bereich des 3. und 4. Ventrikels zu suchen.

Therapie. Der NPH gehört zu den neurochirurgisch behandelbaren Demenzen. Eine Besserung der kognitiven Beeinträchtigungen tritt bei 40–60% der mit einem Shunt Operierten auf [41, 51]. Dabei haben die Patienten mit einer bekannten Ursache, einer kurzen Vorgeschichte, in der Zisternographie geringem Ausstrom von Liquor, schmalen Sulci und/oder periventrikulären Hypodensitäten in der CT die beste Prognose [41].

5.5.3 Intrakranielle raumfordernde infektiöse Prozesse

Intrakranielle infektiöse Prozesse, die zu einem OPS führen können, sind in den hochzivilisierten Ländern nach Einführung der Antibiotika sehr selten geworden. In den Entwicklungsländern sind sie aber noch recht häufig. Hierzu zählen u. a. Abszesse (Empyeme) [48], Tuberkulome (Abb. 5.5.6), luetische Gummen und Zysten bei der Echinokokkose und bei der Zystizerkose (→ Abb. 5.3.3).

Bei HIV-Infizierten tritt nicht selten als eine ZNS-Komplikation eine Toxoplasmoseinfektion auf, die raumfordernd wirken kann. Weiter sind bei HIV-Infizierten zerebrale Lymphome nicht selten (→ Kap. 5.3.4).

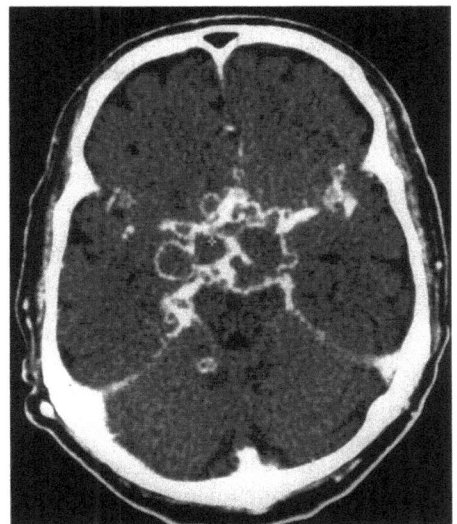

Abb. 5.5.6. KM-CT eines jungen Vietnamesen mit einer bereits seit Monaten andauernden tuberkulösen Meningoenzephalitis. Die basalen Liquorräume sind von zentral verkäsenden Tuberkulomen ausgefüllt; die umgebenden Strukturen einschließlich der Meningen zeigen nach KM-Gabe ein deutliches Enhancement

5.5.4 Andere intrakranielle raumfordernde Prozesse

Auch Gefäßveränderungen wie Angiome und in seltenen Fällen auch Aneurysmen können raumfordernd wirken. Die klinische Symptomatik richtet sich wie bei den Hirntumoren weitgehend nach der Lokalisation und der Wachstumsgeschwindigkeit. Darüber hinaus können intrazerebrale und epi- bzw. subdurale Blutungen (→ Kap. 5.4) raumfordernd wirken und zu einem schnellen Anstieg des intrakraniellen Drucks führen. In dessen Folge kommt es meist zu einer zunehmenden Bewusstseinstrübung bis zum Koma. Das meist traumatisch bedingte subdurale Hygrom verursacht im Gegensatz zum chronischen subduralen Hämatom keine intrakranielle Drucksteigerung [47].

5.5.5 Abschließende Betrachtungen

Raumfordernde Prozesse führen häufig auf Grund des schnellen Anstiegs des intrakraniellen Drucks zu schweren Bewusstseinsstörungen, nur bei einem langsamen Druckanstieg kommt es zur Ausbildung von OPS. In diesen Fällen, insbesondere bei einer in der CT oder MRT nachweisbaren Erweiterung der Seitenventrikel, ist jedoch häufig nicht – wie von den ICD-10-Kriterien (→ Tabelle 1.2) gefordert – ein zeitlicher Zusammenhang zwischen dem Auftreten der psychischen Symptomatik und der ZNS-Erkrankung herzustellen. Bei Angst- und depressiven Störungen liegt häufig eine Reaktion auf die schwerwiegende Erkrankung vor (s. [13, 20, 31, 34]). Überwiegend sind die psychischen Störungen bei Hirntumoren, NPH etc. aber als OPS anzusehen, da sie auf eine direkte Schädigung des Gehirns zurückgeführt werden können.

5.5.6 Literatur

1. Adams RD, Fisher CM, Hakim S, Ojemann RG, Sweet WH (1965) Symptomatic occult hydrocephalus with normal cerebrospinal fluid pressure. N Engl J Med 273:117-126
2. Aimard G, Trillet M, Perroudon C, Tommasi M, Carrier H (1971) Ictus amnesique symptomatique d'un glioblastome interessant le trigone. Rev Neurol 124:392-396
3. Andersson PG (1970) Intracranial tumors in a psychiatric autopsy material. Acta Psychiat Scand 46:213-224
4. Anderson SW, Damasio H, Tranel D (1990) Neuropsychological impairments associated with lesions caused by tumor or stroke. Arch Neurol 47:397-405
5. Bradley WG, Orrison WWW (2000) Hydrocephalus and cerebrospinal fluid flow. In: Orrison WW (ed) Neuroimaging II. Saunders, Philadelphia, pp 1704-1716
6. Chee CP, David A, Galbraith S, Gillham R (1985) Dementia due to meningeoma: outcome after surgical removal. Surg Neurol 23:414-416
7. Dauch WA, Zimmermann R (1990) Der Normaldruck-Hydrozephalus. Fortschr Neurol Psychiatr 58:178-190
8. DiChiro G, Arimitsu T, Brooks RA, Morgenthaler DG, Johnston GS, Jones E, Keller MR (1979) Computed tomography profiles of periventricular hypodensity in hydrocephalus and leukoencephalopathy. Radiology 130:661-666
9. Escourelle R, Poirier J (1978) Manual of basal neuropathology, 2nd edn. Saunders, Philadelphia
10. Fava M, Fava GA, Kellner R, Serafini E, Mastrogiacomo I (1982) Psychological correlates of hyperprolactinemia in males. Psychother Psychosom 37:214-217
11. Filley CM, Kleinschmidt-DeMasters BK (1995) Neurobehavioral presentations of brain neoplasms. West J Med 163:19-25
12. Frazier CH (1936) Tumor involving the frontal lobe alone: a symptomatic survey of one hundred and five verified cases. Arch Neurol Psychiatry 35:525-571
13. Giovagnoli AR (1993) Quality of life in patients with stable disease after surgery, radiotherapy, and chemotherapy for malignant brain tumour. J Neurol Neurosurg Psychiatry 67:358-363
14. Grattan-Smith PJ, Morris JGL, Shores EA, Batchelor J, Sparks RS (1992) Neuropsychological abnormalities in patients with pituitary tumours. Acta Neurol Scand 86:626-631
15. Günzel H, Tennstedt A (1981) Psychische Störungen und Hirntumorwachstum. Psychiat Neurol med Psychol (Leipzig) 35:334-340
16. Inzitari D, Bracco L, Capparelli R, Martini P, Giordano GP, Poggessi L, Miceli M (1984) Cerebrospinal fluid dynamics, white matter degeneration, and mental deterioration in subcortical arteriosclerotic encephalopathy of Binswanger type. Monogr Neural Sci 11:150-156
17. Irle E, Peper M, Wowra B, Kunze S (1994) Mood changes after surgery for tumors of the cerebral cortex. Arch Neurol 51:164-174
18. Jellinger K, Grisold W (1982) Zur Morphologie sogenannter hirnatrophischer Prozesse. In: Das Ärztliche Gespräch, Tropon-Werke, S 55-82
19. Jellinger K (1987) Pathology of intracranial neoplasia. In: Jellinger K (ed) Therapy of malignant brain tumors. Springer, Wien, pp 1-90
20. Kaplan CP, Miner ME (1997) Anxiety and depression in elderly patients receiving treatment for cerebral tumours. Brain Inj 11:129-135
21. Kelly WF (1996) Psychiatric aspects of Cushing's syndrome. QJM 89:543-551
22. Kurtzke JF (1984) Neuroepidemiology. Ann Neurol 16:265-277
23. Lampl Y, Barak Y, Achiron A, Sarova-Pinchas I (1995) Intracranial meningeomas: Correlation of peritumoral edema and psychiatric disturbances. Psychiatry Res 58:177-180

24. Lilja A, Salford LG (1997) Early mental changes in patients with astrocytomas with special reference to anxiety and epilepsy. Psychopathology 30:316-323
25. Lohr JB, Cadet JL (1987) Neuropsychiatric aspects of brain tumors. In: Hales RE, Yudofsky SC (eds) Textbook of Neuropsychiatry. American Psychiatric Press, Washington, pp 351-364
26. Mendez MF (1993) Miscellaneous causes of dementia. In: Whitehouse PJ (ed) Dementia. Davis, Philadelphia, pp 337-358
27. Moseley IF, Radü EW (1979) Factors influencing the development of periventricular lucencies in patients with raised intracranial pressure. Neuroradiology 17:65-69
28. Orrison WW, Hart BL (2000) Intra-axial brain tumors. In: Orrison WW (ed) Neuroimaging. Saunders, Philadelphia, pp 583-611
29. Paal G (1981) Zur Psychopathologie des Hirntumorkranken. Fortschr Neurol Psychiatr 49:265-274
30. Peiffer J (1984) Neuropathologie. In: Remmele W (Hrsg) Pathologie Band 4, Springer S 5-270
31. Pringle AM, Taylor R, Whittle IR (1999) Anxiety and depression in patients with an intracranial neoplasm before and after tumour surgery. Br J Neurosurg 13:46-51
32. Reavley A, Fisher AD, Owen D, Creed FH, Davis JR (1997) Psychological distress in patients with hyperprolactinaemia. Clin Endocrinol (Oxf) 47:343-348
33. Rieke J (1975) Über depressive Psychosen im Verlaufe von Hirntumorerkrankungen. Nervenarzt 46:152-159
34. Sablowski N, Pawlik K, Ludecke DK, Herrmann HD (1986) Aspects of personality in patients with pituitary adenomas. Acta Neurochir 83:8-11
35. Sanders WP, Chundi VV (2000) Extra-axial tumors including pituitary and parasellar. In: Orrison WW (ed) Neuroimaging. Saunders, Philadelphia, S 612-717
36. Schifferdecker M, Schmidt R (1992) Lokalisationsbezogene psychopathologische Symptome bei Hirntumoren am Beispiel der Olfaktoriusmeningeome. Nervenarzt 63:175-179
37. Schoenberg BS, Christine BW, Whisnant JP (1976) The descriptive epidemiology of primary intracranial neoplasms: the Connecticut experience. Am J Epidemiol 104:499-510
38. Schoenberg BS, Christine BW, Whisnant JP (1978) The resolution of discrepancies in the reported incidence of primary brain tumors. Neurology 28:817-823
39. Starkstein SE, Boston JD, Robinson RG (1988) Mechanisms of mania after brain injury. 12 case reports and review of the literature. J Nerv Ment Dis 176:87-100
40. Tennstedt A (1982) Atypische Symptome bei Hirntumoren-Beitrag zur Topographie. Zbl allg Pathol pathol Anat 126:19-22
41. Thomsen AM, Börgesen SE, Bruhn P, Gjerris F (1986) Prognosis of dementia in normal-pressure hydrocephalus after a shunt operation. Ann Neurol 20:304-310
42. Toghi T, Tomonaga M, Inoue K (1978) Parkinsonism and dementia with acoustic neurinomas. Report of three cases. J Neurol 217:271-279
43. Vanneste J, Augustjin P, Davies GAG, Dirven C, Tan WF (1992) Normal-pressure hydrocephalus. Is cisternography still useful in selecting patients for a shunt? Arch Neurol 49:366-370
44. Vieregge P (2000) Hirntumoren. In: Förstl H (Hrsg) Klinische Neuro-Psychiatrie. Thieme, Stuttgart, S 298-310
45. Vieregge P, Gerhard L, Reinhardt V (1988) Intrakranielle raumfordernde Prozesse in der Psychiatrie - dreißigjährige klinisch-neuropathologische Katamnese. Fortschr Neurol Psychiatr 56:373-379
46. Walther-Büel H (1951) Die Psychiatrie der Hirngeschwülste und die zerebralen Grundlagen psychischer Vorgänge. Acta Neurochir Suppl II, Springer, Wien
47. Wetterling T, Demierre B, Rama B, Spoerri O (1986) The clinical course of surgically treated posttraumatic subdural hygromas. Acta Neurochir 83:99-104

48. Wetterling T, Schönle PW, Bardosi A, Holzgraefe M, Demierre B (1987) Acute subdural and subgaleal empyema. Neurochirurgia 30:149–151
49. Wetterling T, Kanitz R-D (1993) Schizophrenie-ähnliche Psychose bei suprasellären Hypophysenadenomen. Psycho 19:261–266
50. Wikkelsö C, Andersson H, Blomstrand C, Lindquist G, Svendson P (1986) Normal pressure hydrocephalus. Predictive value of the cerebrospinal fluid tap-test. Acta Neurol Scand 73:566–573
51. Wikkelsö C, Andersson H, Blomstrand C, Matousek M, Svendson P (1989) Computed tomography of the brain in the diagnosis of and prognosis in normal pressure hydrocephalus. Neuroradiology 31:160–165
52. Zülch KJ (1965) Brain tumors, their biology and pathology, 2nd edn. Springer, New York

5.6 Metabolisch bedingte Erkrankungen

Inhaltsübersicht

5.6.1	Diabetes mellitus/Glukosestoffwechselstörungen	404
5.6.2	Elektrolytstörungen	406
5.6.3	Endokrine Störungen	407
5.6.4	Lebererkrankungen/hepatische Enzephalopathie	413
5.6.5	Niereninsuffizienz/urämische Enzephalopathie	415
5.6.6	Pankratische Enzephalopathie	417
5.6.7	Vitaminmangelerkrankungen	418
5.6.8	Hereditär (genetisch) bedingte metabolische Störungen	418
5.6.9	Mitochondropathien	420
5.6.10	Abschließende Betrachtungen	420
5.6.11	Literatur	421

5.6.1 Diabetes mellitus/Glukosestoffwechselstörungen

■ **Diabetes mellitus/Hyperglykämie**

■ **Terminologie/diagnostische Kriterien.** Von einer Hyperglykämie spricht man bei einer Glukosekonzentration im arteriellen Blut >150 mg/100 ml. Bei länger andauernder Hyperglykämie, insbesondere auch nach Fasten, liegt ein Diabetes mellitus vor. Es werden 2 Formen unterschieden: der juvenile Diabetes mellitus-Typ 1 (Insulinmangeldiabetes), der autoimmunologisch bedingt ist, und der Diabetes-mellitus-Typ 2, der durch eine verminderte Ansprechbarkeit der peripheren Zellen auf Insulin gekennzeichnet ist. Der Diabetestyp 2 tritt v.a. im höheren Alter und bei Übergewichtigen auf.

- **Vorkommen/Pathogenese.** Der Diabetes mellitus ist mit einer Prävalenz von etwa 5% in der Gesamtbevölkerung die häufigste endokrine Erkrankung in Deutschland [40]. Eine Hyperglykämie tritt besonders bei Diabetikern auf, die nicht mit Insulin oder Antidiabetika behandelt werden oder die unzureichend eingestellt sind. Häufig sind auch Diätfehler, d.h. eine unangepasste Glukosezufuhr, die Ursache für diese Störung. Auch die Gabe von Glukokortikoiden kann zu einer Hyperglykämie führen. Bei einer Hyperglykämie kommt es meist, insbesondere bei Diabetikern, nur zu einer insuffizienten Gegenregulation.

- **Klinische Symptomatik und Verlauf.** Klinisch fällt bei einer Hyperglykämie zunächst eine psychomotorische Verlangsamung auf. Bei sehr hohen Blutzuckerwerten kommt es akut zur Bewusstseinstrübung bis zum Koma (Tabelle 5.6.1). Bei leichteren und chronifizierten Hyperglykämien kann auch eine delirante Symptomatik auftreten. Eine leichte Hyperglykämie führt oft zu Apathie und/oder zu einer erhöhten Ermüdbarkeit sowie verminderter körperlicher Leistungsfähigkeit. Langfristig können sich auch kognitive Störungen entwickeln [9, 38, 50]. Bei Diabetikern sind aber auch depressive Verstimmungen [25, 36], bei insulinpflichtigen Diabetikern Angststörungen gehäuft anzutreffen [25].

- **Diagnostik.** Die Verdachtsdiagnose eines Diabetes mellitus kann laborchemisch durch mehrmalige Bestimmung der Glukosekonzentration im Blut unter verschiedenen Bedingungen (u.a. Glukosebelastung) verifiziert werden.

- **Therapie.** Diese besteht in der Gabe von Antidiabetika und in schweren Fällen von Insulin. Bei schweren akuten Hyperglykämien ist eine ausreichende Flüssigkeitszufuhr wichtig.

- **Hypoglykämie**

- **Terminologie/diagnostische Kriterien.** Von einer Hypoglykämie spricht man bei einer Glukosekonzentration im arteriellen Blut < 40 mg/100 ml.

- **Vorkommen/Pathogenese.** Eine Hypoglykämie tritt v.a. bei Diabetiker auf, die mit Insulin oder mit Antidiabetika behandelt werden, besonders bei Überdosierung. Seltener sind ein insulinproduzierender Tumor (Insulinom), ein Addison-Syndrom (s.u.) oder genetisch bedingte Aminosäure- und Zuckerstoffwechselstörungen die Ursache für eine Hypogykämie.

Nervenzellen beziehen ihre Energie fast ausschließlich aus der Verstoffwechselung von Glukose [65]. Daher kann eine Hypoglykämie zu OPS führen (→ Kap 2.5.1).

■ **Klinische Symptomatik und Verlauf.** Bei einer Hypoglykämie kommt es zu einer Gegenregulation mit vermehrter Adrenalin-, Noradrenalin-, Glukagon-, Wachstumhormons- und Cortisolausschüttung, die sich klinisch als psychomotorische Unruhe, erhöhte Reizbarkeit und Angst manifestiert. Sehr niedrige Blutzuckerwerte führen zur Bewusstseinstrübung bis zum Koma und zu zerebralen Krampfanfällen. Wird das akute Stadium überlebt, bleibt oft ein amnestisches Syndrom bestehen. Bei leichteren und chronifizierten Hypoglykämien kann eine delirante Symptomatik auftreten [37]. Folge schwerer und auch wiederholter Hypoglykämie können kognitive Störungen und in seltenen Fällen auch ein demenzieller Abbau sein [31].

■ **Diagnostik.** Die Verdachtsdiagnose einer Hypoglykämie kann laborchemisch durch Bestimmung der Glukosekonzentration im Blut bestätigt werden.

■ **Therapie.** Als therapeutische Maßnahme sollte eine schnelle Zuführung von Glukose erfolgen, in leichteren Fällen oral, in schwereren Fällen intravenös.

5.6.2 Elektrolytstörungen

■ **Terminologie.** Als Elektrolytstörungen werden größere Abweichungen von den normalen Konzentrationen der Elektrolyte (v. a. Natrium, Kalium, Kalzium und Chlorid) im Blut bezeichnet.

■ **Vorkommen.** Elektrolytstörungen können im Rahmen einer Reihe von internistischen Erkrankungen auftreten, zu den häufigsten zählen Nierenerkrankungen, insbesondere eine Niereninsuffizienz (Kap. 5.6.5), Exsikkose (v. a. bei älteren Menschen) (→ Kap. 4.2) sowie Hormonstörungen, z. B. Diabetes insipidus, Hypo- bzw. Hyperparathyreodismus (Kap. 5.6.3).

Sekundär kommen Elektrolytstörungen bei Erkrankungen vor, die zu einer Azidose oder Alkalose führen (→ Kap. 2.5.2).

Eine Vielzahl von Medikamenten, insbesondere auch Psychopharmaka, wie Carbamazepin und Serotoninwiederaufnahmehemmer, können zu Elektrolytstörungen, v. a. einer Hyponatriämie, führen [6, 106]. Eine Reihe von Medikamenten, auch hier besonders Psychopharmaka, können eine inadäquate Ausschüttung des antidiuretischen Hormons (SI-ADH-Syndrom) bewirken (s. [100]).

■ **Klinische Symptomatik.** In Abhängigkeit von der Schwere der Elektrolytstörungen können neben körperlichen Symptomen wie Muskelschwäche erhöhte Reizbarkeit, epileptische Anfälle, Verwirrtheit, ein Delir und bei schweren Störungen ein Koma auftreten (s. [100]).

■ **Therapie.** Es sollte ein langsamer Ausgleich der Elektrolytstörungen und eine Behandlung der Grunderkrankungen erfolgen. Bei zu schnellem Ausgleich besteht die Gefahr von Herzrhythmusstörungen und einer pontinen Myelinolyse (→ Kap. 4.2).

5.6.3 Endokrine Störungen

■ **Störungen der hypothalamisch-hypophysär-adrenalen Achse**

Bei der sog. hypothalamisch-hypophysär-adrenalen Achse (HPA-Achse) handelt es sich um einen wichtigen Regulationsmechanismus im menschlichen Körper, v. a. bei Stressreaktionen. Die HPA-Achse umfasst die 3 Ebenen Hypothalamus (Kortikotropin, CRH), Hypophyse (adrenokortikotropes Hormon, ACTH-Sekrektion) und Nebenniere (Kortikoide und Noradrenalin).

Störungen können auf allen Ebenen auftreten. Diese können bedingt sein z. B. durch einen Hirntumor, insbesondere durch Hypophysenadenome (→ Kap. 5.5). Funktionsstörungen der Nebenniere manifestieren sich als Überschuss an Glukokortikoiden (Cushing-Syndrom) oder als Mangel an Mineralo- und auch Glukokortikoiden (Addison-Syndrom).

■ **Vermehrte Glukokortikoid- bzw. ACTH-Ausschüttung (Cushing-Syndrom)**

■ **Terminologie.** Beim Cushing-Syndrom im engeren Sinne handelt es sich um eine vermehrte Ausschüttung von Glukokortikoiden auf Grund einer vermehrten ACTH-Sekretion aus einem Hypophysentumor. Viel häufiger ist ein iatrogenes Cushing-Syndrom, das bei längerer hochdosierter Glukokortikoidtherapie auftreten kann.

■ **Vorkommen/Pathogenese.** Eine vermehrte Sekretion des nierenrindenstimulierenden Hormons (adrenokortikotropes Hormon (ACTH)) kann vorkommen bei einem Mikroadenom der Hypophyse, einem Hypophysentumor und bei einer ektopen ACTH-Produktion (Karzinom, z. B. der Lunge).

Ein Cushing-Syndrom kann auch nach längerer Gabe von Glukokortikoiden, wie z. B. bei einer immunsuppressiven oder antiphlogistischen Therapie, entstehen. Nach den Erfahrungen, die man mit der Behandlung von Kortikoiden gesammelt hat, liegt die Schwellendosis etwa bei 60 mg Prednisolon/d [82]. Über dieser Dosis treten vermehrt psychische Störungen auf. Diese Dosis wird aber von vielen chronisch mit Glukokortikoiden behandelten Rheuma- und MS-Patienten erreicht.

■ **Klinische Symptomatik und Verlauf.** Das Cushing-Syndrom geht klinisch häufig mit Angst- und/oder affektiven Störungen einher [53, 63, 89, 90] (Tabelle 5.6.1). Die affektiven Störungen können von einer tiefen Depression bis zum Größenwahn reichen und auch beim selben Patienten oft wechseln. Eine Depression ist häufig ein Frühsymptom beim Cushing-Syndrom [87]. Darüber hinaus können auch Gedächtnisstörungen [66, 105] sowie eine Reihe unspezifischer Symptome (Konzentrationsstörungen, Unruhe etc.) auftreten [62, 89].

Eine wahnhafte oder schizophreniforme Symptomatik kann im Rahmen eines iatrogenen Cushing-Syndroms akut auftreten [53], insbesondere wenn zerebrale Gefäßveränderungen wie z. B. bei den Immunvaskulitiden vorliegen. Auch maniforme Bilder und Verwirrtheitszustände wurden beschrieben [53].

■ **Diagnostik.** Die Diagnose kann bei einem entsprechenden Verdacht nur laborchemisch gestellt werden. Auch sollte sich eine umfangreiche internistische Diagnostik anschließen. Mit Hilfe einer CT bzw. einer MRT kann ein Hypophysentumor mit z. B. vermehrter ACTH- oder Prolaktinausschüttung nachgewiesen bzw. ausgeschlossen werden.

■ **Therapie.** Bei einem durch Glukokortikoidgabe induzierten Cushing-Syndrom ist eine Reduzierung der Dosis bzw. ein Absetzen sinnvoll, wenn dies von der zu Grunde liegenden internistischen Erkrankung her möglich ist. Nach der Normalisierung der Cortisolwerte bildet sich eine depressive Verstimmung meist schnell zurück [87]. Ein Hypophysentumor muss sobald als möglich entfernt werden. Die psychischen Störungen sind symptomatisch zu behandeln.

■ **Addison-Syndrom**

Beim Addison-Syndrom liegt eine verringerte Ausschüttung von Mineralokortikoiden vor.

■ **Pathogenese.** Ein Addison-Syndrom tritt meist nach einer schwerwiegenden Erkrankung beider Nebennierenrinden, z. B. nach einer Tuberkulose, auf. Da diese in den letzten Jahren in den entwickelten Ländern kaum noch vorkommt, ist auch ein Addison-Syndrom sehr selten geworden. Iatrogen kann ein Addison-Syndrom nach Hypophysentumoroperationen bei ungenügender Hormonsubstitution auftreten.

■ **Klinische Symptomatik und Verlauf.** Das Addison-Syndrom ist durch folgende psychopathologische Veränderungen gekennzeichnet: hochgradige Antriebsschwäche (Apathie), Lustlosigkeit, gleichgültiger Affekt, meist herabgestimmt.

In der Regel bildet sich die psychopathologische Symptomatik sehr langsam aus.

■ **Diagnostik.** Die Diagnose kann bei einem entsprechenden Verdacht nur laborchemisch gestellt werden. Bei einer Unterfunktion ist eine umfangreiche internistische Diagnostik anzuschließen, so sollte eine CT bzw. MRT gemacht werden, um einen Nebennierenrindentumor auszuschließen.

Therapie. Die Therapie des Addison-Syndroms besteht in der Behandlung der internistischen Grunderkrankung, wie z. B. einer Tuberkulose, und der Substitution von Mineralokortikoiden. Nach Entfernung der Hypophyse besteht meist eine verminderte ACTH-Ausschüttung, sodass es sekundär zu einer Unterfunktion der Nebennierenrinden kommt. Daher ist in diesen Fällen eine Substitution mit Kortikoiden angezeigt.

Funktionsstörungen anderer endokrinen Organe

Funktionsstörungen der Schilddrüse

Terminologie. Prinzipiell sind 2 Arten von Schilddrüsenfunktionsstörungen zu unterscheiden: eine Überfunktion (Hyperthyreose) und eine Unterfunktion (Hypothyreose).

Epidemiologie. Die Häufigkeit von Störungen der Schilddrüsenfunktion ist u. a. von der Versorgung mit Jodsalzen abhängig. Diese ist regional stark unterschiedlich. Es gibt in Deutschland trotz der Jodierung des Speisesalzes noch viele Endemiegebiete, in denen gehäuft Schilddrüsenfunktionsstörungen auftreten. Besonders ältere Menschen sind von einer Hypothyreose in einer Größenordnung von etwa 3% betroffen [91].

Pathogenese. Zu Funktionsstörungen der Schilddrüse kann es durch ein zu geringes Angebot an Jodsalzen in der Nahrung kommen, da zur Synthese der Schilddrüsenhormone Jod erforderlich ist. Relativ häufig entstehen in der Schilddrüse Zellverbände, die nicht mehr auf die übergeordnete Regulation der Hypophyse durch TSH ansprechen (autonome Knoten). Diese können sowohl hormonaktiv (heiße Knoten) als auch inaktiv (kalte Knoten) sein. Nicht selten handelt es sich bei diesen Knoten um malignes entartetes Gewebe (Schilddrüsenkarzinom). Eine Reihe von Medikamenten, besonders Lithiumsalze und u. a. auch Carbamazepin und Phenothiazine, können die Schilddrüsenfunktion erheblich beeinflussen [43, 84].

Der Pathomechanismus, wie Schilddrüsenveränderungen auf das zentralnervöse System wirken und OPS induzieren, ist bisher weitgehend unklar (s. [5]). Einige Hinweise sprechen dafür, dass es bei einer Hyperthyreose zu einer noradrenergen Überstimulation kommt [95], während bei einer Hypothyreose ein serotoninerges Defizit besteht [18].

Klinische Symptomatik und Verlauf. Störungen der Schilddrüsenfunktion, insbesondere bei Jodmangel, manifestieren sich oft zunächst als Struma, d. h. als Schilddrüsenvergrößerung. Störungen der Schilddrüsenfunktion zeigen aber häufig keine internistische Symptomatik (wie z. B. Schluckbeschwerden, Tachykardie) sodass psychische Störungen die ersten Symptome darstellen.

Hyperthyreose. Das psychopathologische Bild bei einer Hyperthyreose ist bunt. Es kann gekennzeichnet sein durch [52, 87, 96] (s. auch Tabelle 5.6.1) Nervosität und Unruhe, Antriebssteigerung und weitere maniforme Symptome, Angststörung, Depression und Konzentrationsstörungen.

Besonders bei älteren Menschen besteht häufig eine Adynamie, Apathie und Depression [5, 56]. Eine Depression ist nicht selten ein Frühsymptom einer Hyperthyreose [87]. Meist zeigen sich gleichzeitig oft schwerwiegende internistische Symptome wie eine Tachykardie und eine generelle Beschleunigung des Stoffwechsels. Sowohl die psychischen als auch die somatischen Symptome können auch schon bei einer latenten Hyperthyreose (nur erhöhte periphere Schilddrüsenhormonwerte) auftreten [81].

Bei einer Thyreotoxikose sind maniforme und depressive Zustandsbilder gleich häufig anzutreffen, aber auch schizophreniforme und wahnhafte sind zu beobachten [14]. Nach der Behandlung einer Hyperthyreose geht die psychopathologische Symptomatik zurück, aber es bleibt noch für Monate eine erhöhte Erschöpfbarkeit bestehen [27].

Hypothyreose. Bei der Schilddrüsenunterfunktion (Hypothyreose) finden sich meist eine deutliche Antriebsminderung, eine dysphorische bis depressive Stimmung und eine Beeinträchtigung der kognitiven Leistungsfähigkeit [4]. Patienten mit einer Hypothyreose sind häufig auch körperlich wenig leistungsfähig und klagen über ihre Adynamie. Bei einer länger bestehenden Hypothyreose kommt es oft zu einem demenziellen Abbau [41].

Diagnostik. Da eine Schilddrüsenfunktionsstörung abgesehen von unspezifischen Symptomen weitgehend asymptomatisch verlaufen kann, ist die Diagnose bei entsprechendem Verdacht laborchemisch zu verifizieren. Bei Nachweis einer Hyperthyreose ist eine weitere internistische Abklärung erforderlich, ob z.B. ein toxisches Adenom oder ein Schilddrüsentumor vorliegt. Das gleiche gilt auch für Unterfunktionen der Schilddrüse, wobei die Wahrscheinlichkeit, dass eine morphologische Veränderung an der Schilddrüse gefunden wird, wesentlich geringer ist.

■ **Differenzialdiagnose.** Da bei einer Funktionsstörung der Schilddrüse körperliche Beschwerden weitgehend fehlen können, sind vorwiegend die möglichen Grunderkrankungen bei den nachgewiesenen psychischen Störungen differenzialdiagnostisch zu betrachten.

■ **Therapie.** Die Therapie zielt zunächst auf die Normalisierung der peripheren Schilddrüsenwerte, z.B. durch Gabe von Levothyroxin bei Hypothyreose bzw. von ähnlichen Substanzen bei Überfunktion, ab. Nach der Normalisierung der Schilddrüsenwerte bildet sich eine depressive Verstimmung meist schnell zurück [87].

Falls eine Veränderung an der Schilddrüse, die über eine Hormonsekretionsstörung hinausgeht, festgestellt wird, ist diese z.B. mit Radiojod oder durch eine entsprechende Operation zu behandeln.

Tabelle 5.6.1. Neuropsychiatrische Symptomatik bei metabolischen Störungen

	Diabetes mellitus	Hyperglykämie	Hypoglykämie	Elektrolytstörung	Addison-Syndrom	Cushing-Syndrom	Hyperthyreose	Hypothyreose	Leberinsuffizienz	Niereninsuffizienz
akut										
Angst	+						+			
Bewusstseinsstörung → Koma		+++	+++	++					+++	+++
Delir		+	+	+		+	+		+	++
schizophreniforme Störung						+				
chronisch										
Angst		++			+++	+	+++			+
Apathie	+	+	+			+	+	+++	+++	++
kognitive Störungen → Demenz			(+)					+++	++	+
Depression	++				+	+++	+++	+++	+	++
Manie						+	+++			
Persönlichkeitsveränderung									+	
schizophreniforme o. wahnhafte Störung						+	++			

+ selten, ++ häufig, +++ sehr häufig

Die Behandlung der psychischen Störungen ist symptomatisch orientiert, zur Therapie der Hyperthyreose wird z B. Propranolol empfohlen [95].

Funktionsstörungen der Nebenschilddrüse (Hypo-/Hyperparathyreoidismus)

Terminologie. In den Nebenschilddrüsen (Eptithelkörperchen) wird das Parathormon synthetisiert, das zusammen mit der Niere den Kalzium-(Ca^{2+}-)Stoffwechsel im Körper reguliert. Auf Grund von Regelkreisen unterscheidet man primäre Störungen von solchen, die reaktiv (z.B. in Folge einer Funktionsstörung der Niere) entstehen (Kap. 5.6.5).

Vorkommen. Zu einer pathologisch gesteigerten Parathormonsekretion (primärer Hyperparathyreoidismus) kommt es v.a. bei Adenomen, aber auch bei Karzinomen der Epithelkörperchen. Ein sekundärer Hyperparathyreoidismus besteht häufig bei chronisch Niereninsuffizienten. Eine erniedrigte Parathormonausschüttung ist v.a. bei einer Epithelkörperchenhypoplasie oder -schädigung (z.B. bei Schilddrüsenoperationen).

Pathogenese. Die Ausprägung und Schwere der OPS korreliert grob mit der Kalziumkonzentration im Serum. Der genaue Pathomechanismus der OPS bei Hyper- bzw. Hypoparathyreoidismus ist aber nicht bekannt. Wahrscheinlich hat das Parathormon auch einen Einfluss auf die Regulation des Kalziumstoffwechsels im ZNS. So werden erhöhte Parathormonwerte v.a. bei ausgeprägten Verkalkungen der Basalganglien (→ Kap 5.1.4) gefunden.

Klinische Symptomatik und Verlauf. Auch bei primärem Hyperparathyroidismus treten häufig neuropsychiatrische Symptome, v.a. Antriebslosigkeit, Apathie, kognitive Störungen, auf [32, 61], die unbehandelt fortschreiten können. Die psychische Symptomatik kann aber ebenso wie die intenistische vielgestaltig sein [1, 19, 35]. Bei chronisch Niereninsuffizienten (sekundärer Hyperparathyreoidismus) wurde eine Korrelation der Parathormonblutspiegel mit der Ausprägung depressiver und kognitiver Symptome festgestellt [23, 32, 61, 104]. Bei einem Hypoparathyreodismus kommt es zu Unruhezuständen mit tetanischen Anfällen und Hyperventilation.

Diagnose. Bei entsprechendem Verdacht, z.B. bei pathologischen Kalziumwerten im Serum, kann die Diagnose eines Hyper- bzw. Hypoparathyroidismus laborchemisch verifiziert werden.

Therapie. Die Behandlung des Hyperparathyreoidismus richtet sich nach der zu Grunde liegenden internistischen Erkrankung. Die psychischen Störungen sind, wenn wie z.B. häufig bei einem sekundären Hyperparathyreoidismus eine ursächliche Therapie nicht möglich ist, symptomatisch zu behandeln. Dabei ist auf mögliche Wechselwirkungen der Medikamente mit der Grunderkrankung, insbesondere Niereninsuffizienz zu achten (Dosisanpassung!).

Hyperprolaktinämie

Prolaktinome sind relativ häufige Hypophysentumoren. Bei einer Hyperprolaktinämie sind mit Ausnahme von Angststörungen kaum psychische Störungen beschrieben worden [28, 80, 103].

5.6.4 Lebererkrankungen/hepatische Enzephalopathie

Terminologie. Als hepatische Enzephalopathie wird eine schwerwiegende Funktionsstörung der Hirnfunktionen bezeichnet, bei der eine Lebererkrankung mit (weitgehendem) Ausfall der Entgiftungsfunktion als wesentliche Ursache angenommen wird.

Diagnostische Kriterien/Vorkommen. Es gibt verschiedene Formen der hepatischen Enzephalopathie, die auf unterschiedliche Ursachen zurückzuführen sind [24]: die portosystemische Enzephalopathie (bei Leberzirrhose und portokavalem Umgehungskreislauf), das Leberzerfallskoma sowie die erworbene Störung des Harnstoffzyklus (Enzymmangel, z. B. beim Reye-Syndrom).

Epidemiologie. Über die Häufigkeit einer hepatischen Enzephalopathie gibt es kaum Angaben. Sie ist abhängig von einer Reihe von Faktoren wie Häufigkeit von Virushepatitiden, insbesondere B und C, sowie des Alkoholmissbrauchs. Entscheidend ist die Zahl der Leberzirrhosen, denn die portosystemische hepatische Enzephalopathie ist die weitaus häufigste Form (etwa 90%) [24].

Pathogenese. Der einer hepatischen Enzephalopathie zu Grunde liegende Pathomechanismus ist bisher nicht vollständig geklärt [71]. Es werden verschiedene Pathomechanismen diskutiert [24].

Beeinträchtigung des ZNS-Energiestoffwechsel (→ Kap. 2.5.1). Eindeutige Hinweise dafür, dass ein Energiemangel, ein Mangel an Zyclo-AMP, bei einer hepatischen Enzephalopathie eine Rolle spielt, konnten nicht gefunden werden [34]. In funktionellen bildgebenden Verfahren wie der SPECT sind schon frühzeitig Perfusionsstörungen des Gehirns nachweisbar, die mit kognitiven Störungen assoziiert sind [97]. Diese Perfusionsstörungen können sekundär zu Beeinträchtigungen des ZNS-Energiestoffwechsels führen.

Störungen der Blut-Hirn-Schranke (→ Kap. 2.5.2). Neutrale Aminosäuren können bei der hepatischen Enzephalopathie vermehrt in das Gehirn gelangen [47]. Histopathologisch lassen sich bei der hepatischen Enzephalopathie deutliche Veränderungen an den Astrogliazellen nachweisen [73] (→ Kap. 2.5.5). Es kommt bei der akuten hepatischen Enzephalopathie zur Ausbildung eines Hirnödems. Diese Befunde sprechen dafür, dass Störungen der Blut-Hirn-Schranke und einer reaktiven Gliaveränderung bei der hepatischen Enzephalopathie große Bedeutung zukommt.

Bildung von Neurotoxinen (→ Kap. 2.5.4). Wahrscheinlich ist die Leber nicht mehr ausreichend in der Lage, toxische Substanzen abzubauen [24]. Dadurch entstehen toxische Stoffe wie z. B. freier Ammoniak. Zahlreiche Versuche die Schwere der hepatischen Enzephalopathie zu den im Blut gemessenen Ammoniakwerten zu korrelieren, zeigten jedoch keinen engen Zusammenhang. Hierbei ist allerdings zu berücksichtigen, dass der Ammoniakspiegel auf Grund von Nahrungsaufnahme etc. schwanken kann, sodass Einzelwerte nicht aussagekräftig sind. Ein weiteres Erklärungsmodell geht davon aus, das die Aminosäurenkonzentrationen im Blut durch die Leberstörung in ihrer prozentualen Verteilung verändert werden und vermehrt ins ZNS gelangen [48]. Auch die Bildung von Exzitotoxinen (→ Kap. 2.5.3) wird im Hinblick auf die Pathogenese der hepatischen Enzephalopathie diskutiert [69], ferner eine „toxische" Wirkung von erhöhten Bilirubinwerten diskutiert [70].

Beeinträchtigung der Neurotransmission (→ Kap. 2.5.4). Als einziger Neurotransmitter steigt bei der hepatischen Enzephalopathie das Serotonin an [34]. Eine pathogenetisch wichtige Rolle bei der hepatischen Enzephalopathie wird auch für den Serotoninprecursor Tryptophan diskutiert [7, 88]. In MR-spektroskopischen Untersuchungen konnten erniedrigte GABA-Werte im Kortex von Patienten mit einer hepatischen Enzephalopathie nachgewiesen werden [8]. Andererseits kann der partielle GABA-Antagonist Flumazenil das hepatische Koma teilweise aufheben [2]. Er hat aber keine Wirkung auf die kognitiven Beeinträchtigungen [2].

Klinik und Verlauf. Lebererkrankungen können mit einer Vielzahl an neuropsychiatrischen Symptomen einhergehen [20, 49, 107] (Tabelle 5.6.1). Die hepatische Enzephalopathie kann in vielen Ausprägungsformen auftreten. In der Regel wird eine Einteilung in 4 Stadien (nach Child) vorgenommen:

Stadium I: Meist bestehen nur subjektive Beschwerden wie Konzentrationsminderung, Kopfschmerzen, Übelkeit, depressive Verstimmung, Schlafstörungen etc., Tremor [10];

Stadium II: objektivierbare Verlangsamung der Denkabläufe, Merkfähigkeitsstörungen, Apathie, Verhaltensauffälligkeiten (meist inadäquat, enthemmt etc.), dysarthrische Sprache, neurologische Symptome wie Asterixis, Hyperreflexie und Ataxie, Foetor hepaticus und Hyperventilation sind häufig, aber inkonstant nachweisbar;

Stadium III: Somnolenz, schwerwiegende Beeinträchtigung aller kognitiven Funktionen, bes. Orientierungsstörungen, Verhaltensauffälligkeiten;

Stadium IV: hepatisches Koma.

Diese Stadien können bei einer akuten Erkrankung, z. B. bei einem Leberausfallskoma nach Pilzvergiftung, innerhalb von wenigen Stunden durchlaufen werden. Bei einer chronischen Leberschädigung, z. B. bei einer Hepatitis oder einer alkoholtoxisch induzierten Leberzirrhose, werden die Stadien sehr langsam durchlaufen (Zeitraum über mehrere Monate). Insbesondere bei Alkoholkranken können die Störungen auf einem Niveau stehen bleiben.

Bei der portosystemischen Form der hepatischen Enzephalopathie sind 3 Verlaufsformen möglich [24]: eine akut rezividivierende oder auch episodisch auftretende – hier ist die weitere Prognose nach dem ersten Leberkoma schlecht (50% versterben innerhalb des ersten Jahres [24]) –, eine chronisch-persistierende und eine latente bzw. subklinische Verlaufsform.

Diagnostik. Die Diagnose erfolgt klinisch sowie anhand laborchemischer Parameter. Das EEG und auch die Ableitung der evozierten Potenziale zeigen häufig schon sehr frühzeitig pathologische Veränderungen [45, 58, 99], z. B. eine Frequenzverlangsamung im EEG. Sie können daher mit zur Stadieneinteilung herangezogen werden.

Risikofaktoren. Als Risikogruppen für eine hepatische Enzephalopathie sind Patienten mit einer Hepatitis B und C sowie chronisch Alkoholabhängige anzusehen.

Differenzialdiagnose. Differenzialdiagnostisch müssen andere Ursachen einer metabolischen Enzephalopathie abgegrenzt werden (s. [24]). Hierzu können laborchemische Untersuchungen, Foetor hepaticus und auch neurologische Befunde beitragen. Bei Alkoholabhängigen ist die Frage, inwieweit die Leberschädigung oder die alkoholtoxische Hirnschädigung für die kognitiven Ausfälle verantwortlich ist, oft nicht sicher zu klären (s. z. T. kontroverse Ergebnisse bei [17, 79, 92, 93, 98]).

Therapie. Therapiemöglichkeiten bestehen bisher nur in der Behandlung der Grunderkrankung der Leber und in einer Eiweiß- bzw. Aminosäurerestriktion, insbesondere der verzweigtkettigen Aminosäuren, sowie in der Gabe von schwer resorbierbaren Antibiotika (s. [24]). Versuche mit dem GABA-Antagonisten Flumazenil haben nur Teilerfolge, insbesondere bei komatösen Patienten, gebracht [2].

5.6.5 Niereninsuffizienz/urämische Enzephalopathie

Terminologie. Eine Niereninsuffizienz liegt vor, wenn die Niere nicht mehr in der Lage ist ihre normale Funktion (Aufrechterhaltung der Homostase durch Ausscheidung von Wasser, Elektrolyten, Stoffwechselabbauprodukten etc.) zu erfüllen. Als urämische Enzephalopathie wird ein schweres neuropsychiatrisches Zustandsbild bezeichnet, das im Endstadium einer Niereninsuffizienz auftritt und bei dem eine „Intoxikation" des ZNS mit Stoffwechselprodukten auf Grund der mangelnden Ausscheidungsfunktion der Niere angenommen wird.

Epidemiologie. Die Zahl der an einer urämischen Enzephalopathie Erkrankten ist in den Ländern, in denen ausreichend Dialyseplätze zur Verfügung stehen, im Vergleich zu der Zeit vor der Möglichkeit der Dialyse gering. In Deutschland leiden ungefähr 20/100 000 Einwohner an einer terminalen Niereninsuffizienz.

Pathogenese. Die Pathogenese der urämischen Enzephalopathie ist noch nicht hinreichend geklärt [15, 32, 61, 67]. Sie kann bei einem akuten oder chronischen Nierenversagen auftreten, wenn die glomeruläre Filtrationsrate unter etwa 10% der Norm fällt (erkennbar an einem Anstieg des Serumkreatininwertes über 700 mmol/l). Es gibt eine ganze Reihe von Hinweisen dafür, dass das Parathormon als „urämisches Toxin" auf das ZNS wirkt (s. [23, 32, 61, 67, 104]). Auch bei primärem Hyperparathyroidismus treten häufig neuropsychiatrische Symptome auf (s. o).

Bei Niereninsuffizienten mit kognitiven Beeinträchtigungen wurden gehäuft Hinweise auf zerebrale Durchblutungsstörungen gefunden, die als ursächlich für diese Störungen angesehen werden [30, 60]. Es gibt aber auch Hinweise dafür, dass psychische Faktoren, insbesondere Angst und Depression, die kognitiven Fähigkeiten bei Niereninsuffizienten beeinflussen [12, 78].

Klinische Symptomatik und Verlauf. Die klinische Symptomatik ist abhängig von dem Grad der Niereninsuffizienz und der Zeitspanne, in der sie sich entwickelt (Tabelle 5.6.1). So kommt es bei einem akuten Nierenversagen zu einer urämischen Enzephalopathie mit Verwirrtheit, Bewusstseinsstörung (Delir) bis zum Koma [16, 55]. Bei leichteren chronifizierten Nierenfunktionsstörungen bzw. bei behandelter Niereninsuffizienz können unspezifische psychische Störungen wie Appetitverlust, Übelkeit, Schlaflosigkeit, Unruhe, verminderte Aufmerksamkeit, kognitive Störungen und verminderte Libido auftreten [11, 13, 15, 32]. Langfristig kann sich eine Demenz entwickeln [55]. Auch affektive Störungen (Depression) sind bei chronisch Niereninsuffizienten häufig zu beobachten [23, 55].

Eine chronische Niereninsuffizienz hat auf Grund der gestörten Stoffwechsellage eine Reihe von internistischen (v. a. Knochenveränderungen) und neurologischen Folgen, insbesondere Polyneuropathie und Myopathie [16].

Patienten mit einer dialysepflichtigen Niereninsuffizienz, besonders hämodialysierte, werden häufiger als andere chronisch Kranke in stationäre psychiatrische Behandlung eingewiesen [55]. Grund hierfür ist vor allem die erhebliche psychische Belastung der Dialyse.

Diagnostik. Die Diagnose einer urämischen Enzephalopathie ist in Fällen, die sich chronisch entwickeln, häufig schwierig, da die Beschwerden am Anfang sehr uncharakteristisch sind. Wegweisend ist der laborchemische Nachweis einer verminderten Nierenfunktion (Anstieg des Serumkreatininwertes und pathologische Kreatininclearance). Im EEG von Patienten mit einem akuten Nierenversagen steigt der Anteil von niedrigfrequenten Thetawellen (5–7 Hz) deutlich an [21]. Diese EEG-Veränderungen können einige Monate persistieren. Bei einer chronischen Niereninsuffizienz sind die EEG-Veränderungen geringer ausgeprägt [67]. Der Anteil der Thetawellen korreliert mit den Kreatininwerten.

Die Diagnose einer Depression bei Niereninsuffizienten ist deutlich abhängig von den angewandten Instrumenten bzw. Kriterien [23, 74]. Hier zeigt sich wiederum die Problematik der Diagnose einer Depression bei körperlich schwer Kranken (→ Kap. 4.4.7).

Differenzialdiagnose. Differenzialdiagnostisch sind andere metabolische Enzephalopathien auszuschließen, deren Symptomatologie ähnlich der bei der urämischen Enzephalopathie ist [24, 94]. Diagnostisch wegweisend sind die unterschiedlichen internistischen und neurologischen Symptome, v. a. aber die laborchemische Untersuchung.

Therapie. Die Therapie der akuten Niereninsuffizienz richtet sich im Wesentlichen nach der noch erhaltenen Ausscheidungsfunktion (Kreatininclearance) und nach der Ursache der Niereninsuffizienz (prärenal, postrenal oder renal).

Bei einer leichten chronischen Ausscheidungsstörung ist zunächst eine Therapie möglicher schädigender Faktoren (z. B. Hypertonus, Elektrolytstörungen etc.) anzustreben. Dabei ist zu beachten, dass auch Medikamente vielfach nephrotoxisch wirken [6] und durch die verminderte Eliminationsrate bei Niereninsuffizienz erhöhte Spiegel erreichen; auf diesem Weg können sie eine medikamenteninduzierte psychische Störung hervorrufen, die von einer OPS oft nicht sicher unterschieden werden kann. Eine Dosisreduktion entsprechend dem Kreatininwert ist daher angezeigt.

Die Therapie einer dekompensierten Niereninsuffizienz besteht in einer Dialysebehandlung und, falls diese nicht ausreicht, in einer Nierentransplantation. Ob durch eine optimale Dialysebehandlung die kognitiven Störungen verhindert werden können, ist noch Gegenstand der Diskussion [78]. Die früher häufige Komplikation einer aluminiuminduzierten Demenz ist bei Dialysepatienten inzwischen sehr selten geworden. Die depressive Verstimmung bei Patienten mit einer chronischen Niereninsuffizienz reduziert sich meist nach Beginn der Hämodialyse [68]. Nach einer Nierentransplantation verbessern sich in der Regel die kognitiven Leistungen [57], wenngleich dieser Eingriff zu erheblichen psychischen Belastungen führt [33].

5.6.6 Pankreatische Enzephalopathie

Die Existenz einer pankreatischen Enzephalopathie [83] ist in der Literatur umstritten. In einer Übersichtsarbeit von 1971 fanden sich weltweit nur 25 Fälle in der Fachliteratur [86], während andere Autoren bei einem Drittel der von ihnen behandelten Patienten mit einer akuten Pankreatitis eine Enzephalopathie feststellten [26]. Möglicherweise werden bei dem schweren Krankheitsbild einer Pankreatitis die psychischen Komplikationen häufig übersehen [85].

Klinisch kann sich eine akute pankreatische Enzephalopathie als Verwirrtheit oder Delir manifestieren, bei subchronischem oder chronischem Verlauf als organische affektive Störung (Depression).

Patienten mit einem Pankreaskarzinom leiden häufiger unter Angststörungen und/oder einer Depression als andere Karzionompatienten [39, 76]. Die psychopathologischen Symptome gehen oft den körperlichen Beschwerden bei einem Pankreaskarzinom voraus [39, 77].

5.6.7 Vitamin-Mangelerkrankungen

■ **Terminologie/Definition.** Als Vitamine werden Stoffe bezeichnet, die der Körper nicht selbst synthetisieren kann, welche aber für wichtige Stoffwechselschritte, z. B. für viele Enzyme des Kohlenhydratstoffwechsels, als Kofaktoren unentbehrlich sind (→ Kap. 2.5.1).

■ **Vorkommen.** Ein Vitamin-B12-Mangel liegt bei der funikulären Myelose, die zu kognitiven Störungen bis zur Demenz führen kann [42], vor. Aber auch andere psychische Störungen wie Depression und wahnhafte Störungen sind bei Vitamin-B12-Mangel beschrieben worden [42]. Auch bei der Alzheimer-Erkrankung wurden im Serum und im Liquor [72, 101], bei der multiplen Sklerose nur im Liquor erniedrigte Vitamin-B12-Spiegel gefunden [72]. Die Bedeutung dieser Befunde ist noch nicht geklärt.

Ein Vitamin-B1-Mangel wird als pathogenetisch bedeutsam bei der Wernicke-Enzephalopathie angesehen. Die Einzelheiten sind allerdings noch nicht zufriedenstellend geklärt [103].

■ **Diagnostik.** Die Verdachtsdiagnose eines Vitamindefizits kann laborchemisch durch Bestimmung der Konzentration des betreffenden Vitamins im Blut gestellt werden.

■ **Therapie.** Diese beseht in einer Vitaminsubstitution mit z. B. 100 mg Vitamin B1 pro Tag oder 100 µg Vitamin B12 pro Tag über 14 Tage und dann in 2–4-wöchigen Abständen.

5.6.8 Hereditär (genetisch) bedingte metabolische Erkrankungen

Die meisten genetisch bedingten metabolischen zerebralen Störungen zeigen schon im Kindesalter deutliche neuropsychiatrische und/oder internistische Symptome. Viele der Erkrankten sterben vor dem Erreichen des Erwachsenenalters. Fast alle metabolischen Störungen sind erblich bedingt bzw. beruhen in seltenen Fällen auf Neumutationen. Bei einigen sind juvenile und adulte Formen bekannt. Da die so bezeichneten Erkrankungen sehr selten sind, wird auf die eingehende Darstellung verzichtet; die wesentlichen Merkmale sind in Tabelle 5.6.2 zusammengefasst (s. Übersichten bei [54, 59]).

5.6 Metabolisch bedingte Erkrankungen

Tabelle 5.6.2. Stoffwechselerkrankungen, die häufig zu organischen psychischen Störungen (OPS) führen

Erkrankung	Klinische Symptomatik	Defekt (Genort – Vererbungsweg)	Laborchemischer Test (sonstige Diagnostik)
Adrenoleukodystrophie	Verhaltensstörungen, Demenz, Paralyse, epileptische Anfälle	Lignoceroyl-CoA-Synthetase-Mangel (Xq28)	langkettige Fettsäuren erhöht (Nervenbiopsie)
akute intermittierende Porphyrie	Schizophreniforme OPS, Polyneuropathie, Plegie, Epilepsie	(dominant-autosomaler Erbgang)	δ-Aminolävulinsäure, Porphobilinogen im Urin
Gangliosidosen (GM1, GM2 etc.)	Persönlichkeitsstörungen, Demenz, Muskelatrophie, zerebelläre Zeichen	GM2: Hexoaminidase A	Hexoaminidase A in Leukozyten (Rektumbiopsie)
Lipofuszidose (Morbus Kufs) (→ Kap. 5.1.9)	Verhaltensstörungen, Demenz, Myoklonusepilepsie, Dysarthrie	(autosomal-rezessiver Erbgang)	Haut- oder Nervenbiopsie
metachromatische Leukodystrophie	Verhaltensstörungen, Demenz, Spastik, unwillkürliche Bewegungen	Arylsulfatase-A-Mangel	Arylsulfatase A in Leukozyten (CT/MRT: Leukoaraiose)
Sphingomyelinspeicherung (Morbus Niemann-Pick)	Demenz, Hepatosplenomegalie, Ataxie, Ophthalmoplegie	(autosomal-rezessiver Erbgang)	
Sphingolipidosen (Morbus Gaucher)	Verhaltensstörungen, Psychose, Demenz, unwillkürliche Bewegungen	(autosomal-rezessiver Erbgang)	β-Glucocerebroidase in Leukozyten
Morbus Wilson (→ Kap. 5.1.9)	Demenz, Bewegungsstörungen, Tremor		Coeruloplasmin, Kupfer im Serum

5.6.9 Mitochondropathien

■ **Terminologie/Pathogenese.** Als Mitochondropathien bezeichnet man eine heterogene Gruppe von vorwiegend neuropsychiatrischen Störungen (Enzephalomyopathien), die auf Enzymdefekte in den Mitochondrien zurückgeführt werden [22]. Es handelt sich um vererbbare genetisch determinierte Erkrankungen.

■ **Klinische Symptomatik und Verlauf.** Es werden mehrere Symptomcluster unterschieden [62]. Zu den Mitochondropathien zählen folgende Syndrome:

MELAS („mitochondrial encephalopathy with lactic acidosis and stroke-like syndrome"). Dieses Syndrom ist gekennzeichnet durch schon im frühen Erwachsenenalter auftretende rezidivierende „Schlaganfälle", die v. a. zu kognitiven Störungen bis zur Demenz führen.

MERFF („myoclonus epilepsy with ragged red fibers"). Dieses Syndrom ist klinisch gekennzeichnet durch eine Myoclonusepilepsie und kognitive Störungen bis zur Demenz.

Kearns-Sayre-Syndrom. Hierbei imponiert klinisch eine Ophthalmoplegie. Auch bei dieser Störung kommt es zum demenziellen Abbau.

■ **Diagnostik.** Die Diagnose kann anhand einer Muskelbiopsie gestellt werden, in der sich charakteristische Veränderungen („red ragged fibers") zeigen. Mit der MR-Spektroskopie lässt sich in akuten Phasen bei der MELAS ein Laktatanstieg nachweisen [51]. In der CT oder MRT finden sich v. a. Veränderungen im Marklager und irreguläre Infarkte.

■ **Therapie.** Eine Therapie der Mitochondropathien ist bisher noch nicht bekannt.

5.6.10 Abschließende Betrachtungen

Obwohl noch nicht bei allen in diesem Kapitel erwähnten metabolischen Störungen die Pathogenese der psychischen Störungen hinreichend geklärt werden kann, ist davon auszugehen, dass es sich um OPS handelt, denn meist ist ein zeitlicher Zusammenhang, wie in den ICD-10-Kriterien (→Tabelle 1.2) gefordert, herstellbar; auch kann eine Besserung der psychischen Symptomatik nach Besserung bzw. Normalisierung der Stoffwechsellage bei den meisten Erkrankungen nachgewiesen werden. Weitere Aufklärung werden wahrscheinlich in naher Zukunft weitere MR-spektroskopische Studien erbringen.

Schwierig ist allerdings der Nachweis eines Zusammenhangs zwischen Funktionsstörungen der Schilddrüse und einer Depression, denn allgemein in der Psychiatrie wird davon ausgegangen, dass Depressive gehäuft erniedrigte Schilddrüsenwerte aufweisen. Dies ließ sich aber in größeren Studien nicht sicher bestätigen (s. [29, 64, 75]). Daher liegt bei einer depressiven Verstimmung im Rahmen einer Hypothyreose wahrscheinlich eine OPS vor. Dafür könnte auch sprechen, dass in einigen Studien eine Hypothyreose gehäuft bei therapieresistenten Depressionen gefunden wurde [44, 46].

5.6.11 Literatur

1. Alarcon RD, Franceschini JA (1984) Hyperparathyroidism and paranoid psychosis. Br J Psychiatry 145:477–486
2. Amodio P, Marchetti P, Del Piccolo F, Beghi A, Comacchio F, Carraro P, Campo G, Baruzzo L, Marchiori C, Gatta A (1997) The effect of flumazenil on subclinical psychometric or neurophysiological alterations in cirrhotic patients: a double-blind placebo-controlled study. Clin Physiol 17:533–539
3. Ananth J, Swartz R, Burgoyne K, Gadasally R (1994) Hepatic disease and psychiatric illness: relationships and treatment. Psychother Psychosom 62:146–159
4. Baumgartner A (1993) Schilddrüsenhormone und depressive Erkrankungen – Kritische Übersicht und Perspektiven. Teil I: Klinik. Nervenarzt 64:1–10
5. Baumgartner A, Campos-Barros A (1993) Schilddrüsenhormone und depressive Erkrankungen – Kritische Übersicht und Perspektiven. Teil II: Schilddrüsenhormone und ZNS-Ergebnisse der Grundlagenforschung. Nervenarzt 64:11–20
6. Bazire S (2000) Psychotropic drug directory 2000. Mark Allen Publishing, Wilts
7. Bengtsson F, Bergqvist PB, Apelqvist G (1997) Brain tryptophan perturbation in hepatic encephalopathy: implications for effects by neuropsychoactive drugs in clinical practice. Adv Exp Med Biol 420:1–33
8. Behar KL, Rothman DL, Petersen KF, Hooten M, Delaney R, Petroff OA, Shulman GI, Navarro V, Petrakis IL, Charney DS, Krystal JH (1999) Preliminary evidence of low cortical GABA levels in localized 1H-MR spectra of alcohol-dependent and hepatic encephalopathy patients. Am J Psychiatry 156:952–954
9. Bent N, Rabbitt P, Metcalfe D (2000) Diabetes mellitus and the rate of cognitive ageing. Br J Clin Psychol 39:349–362
10. Blei AT, Cordoba J (1996) Subclinical encephalopathy. Dig Dis 14 Suppl 1:2–11
11. Bremer BA, Wert KM, Durica AL, Weaver A (1998) Neuropsychological, physical, and psychosocial functioning of individuals with end-stage renal disease. Ann Behav Med 19:348–352
12. Brickman AL, Yount SE, Blaney NT, Rothberg S, De-Nour AK (1996) Pathogenesis of cognitive complaints in patients on hemodialysis. Gen Hosp Psychiatry 18:36–43
13. Brown TM, Brown RL (1995) Neuropsychiatric consequences of renal failure. Psychosomatics 36:244–253
14. Brownlie BE, Rae AM, Walshe JW, Wells JE (2000) Psychoses associated with thyrotoxicosis – "thyrotoxic psychosis". A report of 18 cases, with statistical analysis of incidence. Eur J Endocrinol 142:438–444
15. Burmann-Urbanek M, Sanner B, Laschewski F, Kreuzer I, Wiemann J, Konermann M, Sturm A (1995) Schlafstörungen bei Patienten mit dialysepflichtiger Niereninsuffizienz. Pneumologie 49 Suppl 1:158–160
16. Burn DJ, Bates D (1998) Neurology and the kidney. J Neurol Neurosurg Psychiatry 65:810–821
17. Butterworth RF (1994) Cerebral dysfunction in chronic alcoholism: role of alcoholic liver disease. Alcohol Alcohol Suppl 2:259–265

18. Cleare AJ, McGregor A, O'Keane V (1995) Neuroendocrine evidence for an association between hypothyroidism, reduced central 5-HT activity and depression. Clin Endocrinol (Oxf) 43:713–719
19. Cogan M, Corey C, Arieff AI, Wisniewski A, Clark OH, Lazarowitz V, Leach W (1978) Central nervous system manifestations of hyperparathyroidism. Am J Med 65:963–970
20. Collis I, Lloyd G (1992) Psychiatric aspects of liver disease. Br J Psychiatry 161:12–22
21. Cooper JD, Lazarowitz VC, Arieff AI (1978) Neurodiagnostic abnormalities in patients with acute renal renal failure: evidence for neurotoxicity of parathyroid hormone. J Clin Invest 61:1448–1455
22. DiMauro S, Moraes CT (1993) Mitochondrial encephalomyopathies. Arch Neurol 50:1197–1208
23. Driessen M, Wetterling T, Wedel T, Preuß R (1995) Secondary hyperparathyroidism and depression in chronic renal failure. Nephron 70:334–339
24. Egberts E-H (1993) Hepatische Enzephalopathie. In: Schüttler R (Hrsg) Organische Psychosyndrome. Springer, Berlin, S 183–193
25. Eiber R, Berlin I, Grimaldi A, Bisserbe JC (1997) Diabete insulinodependent et pathologie psychiatrique: revue generale clinique et epidemiologique. Encephale 23:351–357
26. Estrada RV, Morena J, Martinez E (1979) Pancreatic encephalopathy. Acta Neurol Scand 59:135–139
27. Fahrenfort JJ, Wilterdink AM, van der Veen EA (2000) Long-term residual complaints and psychosocial sequelae after remission of hyperthyroidism. Psychoneuroendocrinology 25:201–211
28. Fava M, Fava GA, Kellner R, Serafini E, Mastrogiacomo I (1982) Psychological correlates of hyperprolactinemia in males. Psychother Psychosom 37:214–217
29. Fava M, Labbate LA, Abraham ME, Rosenbaum JF (1995) Hypothyroidism and hyperthyroidism in major depression revisited. J Clin Psychiatry 56:186–192
30. Fazekas G, Fazekas F, Schmidt R, Flooh E, Valetitsch H, Kapeller P, Krejs GJ (1996) Pattern of cerebral blood flow and cognition in patients undergoing chronic haemodialysis treatment. Nucl Med Commun 17:603–608
31. Feldmann E, Plum F (1993) Metabolic dementia. In: Whitehouse PJ (ed) Dementia. Davis, Philadelphia, S 307–336
32. Fraser CL, Arieff AI (1988) Nervous system complications in uremia. Ann Int Med 109:143–153
33. Fukunishi I, Hasegawa A, Ohara T, Aikawa A, Hatanaka A, Suzuki J, Kikuchi M, Amagasaki K (1997) Kidney transplantation and liaison psychiatry, part I: anxiety before, and the prevalence rate of psychiatric disorders before and after, transplantation. Psychiatry Clin Neurosci 51:301–304
34. Funovics JM, Fischer JE (1978) Brain energy metabolism and alternations of transmitter profils in acute hepatic coma. J Neural Transm, Suppl 14:61–67
35. Gatewood JW, Organ CH jr, Mead BT (1975) Mental changes associated with hyperparathyroidism. Am J Psychiatry 123:129–132
36. Gavard JA, Lustman PJ, Clouse RE (1993) Prevalence of depression in adults with diabetes. An epidemiological evaluation. Diabetes Care 16:1167–1178
37. Goldman MB (1992) Neuropsychiatric features of endocrine disorders. In: Yudofsky SC, Hales RE (eds) Textbook of Neuropsychiatry, American Psychiatric Press, Washington, pp 519–540
38. Gregg EW, Yaffe K, Cauley JA, Rolka DB, Blackwell TL, Narayan KM, Cummings SR (2000) Is diabetes associated with cognitive impairment and cognitive decline among older women? Study of Osteoporotic Fractures Research Group. Arch Intern Med 160:174–180

39. Green AI, Austin CP (1993) Psychopathology of pancreatic cancer. A psychobiologic probe. Psychosomatics 34:208–221
40. Hauner H (1998) Verbreitung des Diabetes mellitus in Deutschland. DMW 123:777–782
41. Haupt M, Kurz A (1990) Die Demenz bei Hypothyreose. Fortschr Neurol Psychiatr 58:175–177
42. Healton EB, Savage DG, Brust JCM, Garrett TJ, Lindenbaum J (1991) Neurologic aspects of cobalamin deficiency. Medicine (Baltimore) 70:229–245
43. Hein MD, Jackson IM (1990) Review: thyroid function in psychiatric illness. Gen Hosp Psychiatry 12:232–244
44. Hickie I, Bennett B, Mitchell P, Wilhelm K, Orlay W (1996) Clinical and subclinical hypothyroidism in patients with chronic and treatment-resistant depression. Aust NZJ Psychiatry 30:246–252
45. Hollerbach S, Kullmann F, Frund R, Lock G, Geissler A, Schölmerich J, Holstege A (1997) Auditory event-related cerebral potentials (P300) in hepatic encephalopathy – topographic distribution and correlation with clinical and psychometric assessment. Hepatogastroenterology 44:1002–1012
46. Howland RH (1993) Thyroid dysfunction in refractory depression: implications for pathophysiology and treatment. J Clin Psychiatry 54:47–54
47. James JH, Escourrou J, Fisher E (1979) Blood brain neutral amino acid transport activity is increased after portoocaval anastomosis. Science 200:1395–1397
48. James JH, Zipparo V, Jeppson B, Fischer E (1979) Hyperammonemia, plasma amino acid imbalance and blood-brain amino acid transport: a unified theory of portal-systemic encephalopathy. Lancet ii:772–775
49. Jones EA, Weissenborn K (1997) Neurology and the liver. J Neurol Neurosurg Psychiatry 63:279–293
50. Kalmijn S, Feskens EJ, Launer LJ, Stijnen T, Kromhout D (1995) Glucose intolerance, hyperinsulinaemia and cognitive function in a general population of elderly men. Diabetologia 38:1096–1102
51. Kamada K, Takeuchi Y, Houkin K, Kitagawa M, Kuriki S, Ogata A, Tashiro K, Koyunagi I, Mitsumori K, Iwasaki Y (2001) Reversible brain dysfunction in MELAS: MEG, and (1)H-MRS-analysis. J Neurol Neurosurg Psychiatry 70:675–678
52. Kathol RG, Delahunt JW (1986) The relationship of anxiety and depression to symptoms of hyperthyroidism using operational criteria. Gen Hosp Psychiatry 8:23–28
53. Kelly WF (1996) Psychiatric aspects of Cushing's syndrome. QJM 89:543–551
54. Kew JJM, Leigh P (2000) Uncommon forms of dementia. In: O'Brien J, Ames D, Burns A (eds) Dementia, 2nd edn. Arnold, London, pp 897–912
55. Kimmel PL, Thamer M, Richard CM, Ray NF (1998) Psychiatric illness in patients with end-stage renal disease. Am J Med 105:214–221
56. Köbberling J, Hintze G, Blossey HC, Dirks H, Emrich D, Mayer G, Schicha H (1981) Diagnostische Probleme der Hyperthyreose im höheren Lebensalter. DMW 106:973–978
57. Kramer L, Madl C, Stockenhuber F, Yeganehfar W, Eisenhuber E, Derfler K, Lenz K, Schneider B, Grimm G (1996) Beneficial effect of renal transplantation on cognitive brain function. Kidney Int 49:833–838
58. Kugler CF, Lotterer E, Petter J, Wensing G, Taghavy A, Hahn EG, Fleig WE (1992) Visual event-related P300 potentials in early portosystemic encephalopathy. Gastroenterology 103:302–310
59. Lang C (1994) Demenzen: Diagnose und Differentialdiagnose. Chapman & Hall, Weinheim
60. Lass P, Buscombe JR, Harber M, Davenport A, Hilson AJ (1999) Cognitive impairment in patients with renal failure is associated with multiple-infarct dementia. Clin Nucl Med 24:561–565

61. Lockwood AH (1989) Neurologic complications of renal disease. Neurol Clin 7:617–627
62. Lombes A, Bonilla E, DiMauro S (1989) Mitochondrial encephalomyopathies. Rev Neurol 145:671–689
63. Loosen PT, Chambliss B, DeBold CR, Shelton R, Orth DN (1992) Psychiatric phenomenology in Cushing's disease. Pharmacopsychiatry 25:192–198
64. Maes M, Meltzer HY, Cosyns P, Suy E, Schotte C (1993) An evaluation of basal hypothalamic-pituitary-thyroid axis function in depression: results of a large-scaled and controlled study. Psychoneuroendocrinology 18:607–620
65. Magistretti PJ, Pellerin L, Martin JL (1995) Brain energy metabolism. In: Bloom FE, Kupfer DJ (eds) Psychopharmacology. The 4th generation of progress. Raven Press, New York, pp 657–670
66. Mauri M, Siuforiani E, Bono G, Vignati F, Berseli ME, Attanasio R, Nappi G (1993) Memory impairment in Cushing's disease. Acta Neurol Scand 87:52–55
67. Moe SM, Sprague SM (1994) Uremic encephalopathy. Clin Nephrol 42:251–256
68. Miura H, Kitagami T, Ohta T (1999) Application of the Zung self-rating depression scale to patients before and after introduction to haemodialysis. Psychiatry Clin Neurosci 53:381–391
69. Moroni F, Lombardi G, Carla V, Lal S, Etienne P, Nair NPV (1986) Increase in the content of quinolinic acid in cerebrospinal fluid and frontal cortex of patients with hepatic failure. J Neurochem 47:1667–1671
70. Müller N, Klages U, Günther W (1994) Hepatic encephalopathy presenting as delirium and mania. The possible role of bilirubin. Gen Hosp Psychiatry 16:138–140
71. Mullen KD, Kaminsky-Russ K (1996) Pathogenesis of hepatic encephalopathy: potential future approaches. Dig Dis 14 Suppl 1:20–29
72. Nijst TQ, Wevers RA, Schoonderwaldt HC, Hommes OR, de Haan AFJ (1990) Vitamin B12 and folate concentrations in serum and cerebrospinal fluid of neurological patients with special reference to multiple sclerosis and dementia. J Neurol Neurosurg Psychiat 53:951–954
73. Norenberg MD (1998) Astroglial dysfunction in hepatic encephalopathy. Metab Brain Dis 13:319–335
74. O'Donnell K, Chung JY (1997) The diagnosis of major depression in end-stage renal disease. Psychother Psychosom 66:38–43
75. Ordas DM, Labbate LA (1995) Routine screening of thyroid function in patients hospitalized for major depression or dysthymia? Ann Clin Psychiatry 7:161–165
76. Passik SD, Breitbart WS (1996) Depression in patients with pancreatic carcinoma. Diagnostic and treatment issues. Cancer 78 (3 Suppl):615–626
77. Passik SD, Roth AJ (1999) Anxiety symptoms and panic attacks preceding pancreatic cancer diagnosis. Psychooncology 8:268–272
78. Pliskin NH, Yurk HM, Ho LT, Umans JG (1996) Neurocognitive function in chronic hemodialysis patients. Kidney Int 49:1435–1440
79. Puca FM, Antonaci F, Panella C, Guglielmi FW, Barone M, Francavilla A, Cerutti R (1989) Psychomotor dysfunctions in alcoholic and post-necrotic cirrhotic patients without overt encephalopathy. Acta Neurol Scand 79:280–287
80. Reavley A, Fisher AD, Owen D, Creed FH, Davis JR (1997) Psychological distress in patients with hyperprolactinaemia. Clin Endocrinol (Oxf) 47:343–348
81. Rockel M, Teuber J, Schmidt R, Kaumeier S, Häfner H, Usadel KH (1987) Korrelation einer ‚Latenten Hyperthyreose' mit psychischen und somatischen Veränderungen. Klin Wochenschr 65:264–273
82. Rogers MP (1985) Rheumatoid arthritis: psychiatric aspects and use of psychotropics. Psychosomatics 26:769–778
83. Rothermich NO, von Haam E (1941) Pancreatic encephalopathy. J Clin Endocrin 1:872–873

84. Sauvage MF, Marquet P, Rousseau A, Raby C, Buxeraud J, Lachatre G (1998) Relationship between psychotropic drugs and thyroid function: a review. Toxicol Appl Pharmacol 149:127-135
85. Schuster MM, Ibel FF (1965) Psychosis with pancreatitis. A frequent occurrence infrequently recognized. Arch Intern Med 116:228-233
86. Sharf B, Bental E (1971) Pancreatic encephalopathy. J Neurol Neurosurg Psychiatry 34:357-361
87. Sonino N, Fava GA, Belluardo P, Girelli ME, Boscaro M (1993) Course of depression in Cushing's syndrome: response to treatment and comparison with Graves' disease. Horm Res 39:202-206
88. Sourkes TL (1978) Tryptophan in hepatic coma. J Neural Transm, Suppl 14:79-86 HIAA in CSF erhöht
89. Starkman MN, Schteingart DE (1981) Neuropsychiatric manifestations of patients with Cushing's syndrome: relationship to cortisol and adrenocorticotropin hormone levels. Arch Intern Med 141:215-219
90. Starkman MN, Schteingart DE, Schork MA (1981) Depressed mood and other psychiatric manifestations of Cushing's syndrome: relationship to hormone levels. Psychosom Med 43:3-18
91. Tappy L, Randin JP, Schwed P, Wertheimer J, Lemarchand-Beraud T (1987) Prevalence of thyroid disorders in psychogeriatric inpatients. A possible relationship of hypothyroidism with neurotic depression but not with dementia. J Am Geriatr Soc 35:526-531
92. Tarter RE, Van-Thiel DH, Arria AM, Carra J, Moss H (1988) Impact of cirrhosis on the neuropsychological test performance of alcoholics. Alcohol Clin Exp Res 12:619-621
93. Tarter RE, Arria AM, Van-Thiel DH (1991) Hepatic encephalopathy coexistent with alcoholism. Recent Dev Alcohol 9:205-224
94. Teschan PE, Arieff AI (1985) Uremic and dialysis encephalopathies. In: McCandless DW (ed) Cerebral energy metabolism and metabolic encephalopathy. Plenum Press, New York, pp 263-286
95. Trzepacz PT, McCue M, Klein I, Greenhouse J, Levey GS (1988) Psychiatric and neuropsychological response to propranolol in Graves' disease. Biol Psychiatry 23:678-688
96. Trzepacz PT, McCue M, Klein I, Levey GS, Greenhouse J (1988) A psychiatric and neuropsychological study of patients with untreated Graves' disease. Gen Hosp Psychiatry 10:49-55
97. Trzepacz PT, Tarter RE, Shah A, Tringali R, Faett DG, Van Thiel DH (1994) SPECT scan and cognitive findings in subclinical hepatic encephalopathy. J Neuropsychiatry Clin Neurosci 6:170-175
98. Walton NH, Bowden SC (1997) Does liver dysfunction explain neuropsychological status in recently detoxified alcohol-dependent clients? Alcohol Alcohol 32:287-295
99. Weissenborn K (1994) Diagnostik und Therapie der portosystemischen Enzephalopathie. Schweiz Rundsch Med Prax 83:1059-1064
100. Wetterling T (1987) Hyponatriämie-unterschätzte Komplikation bei psychiatrischen Patienten. Nervenarzt 58:625-631
101. Wetterling T (1994) Differentialdiagnose dementieller Abbauprozesse. Thieme, Stuttgart
102. Wetterling T (2000) Alkoholfolgeerkrankungen. In: Förstl H (Hrsg) Klinische Neuro-Psychiatrie. Thieme, Stuttgart, S 354-366
103. Wetterling T, Kanitz R-D (1993) Schizophrenie-ähnliche Psychose bei suprasellären Hypophysenadenomen. Psycho 19:261-266

104. Wetterling T, Driessen M, Wedel T, Preuß (1995) Parathormon – ein wichtiger Faktor in der Pathogenese der urämischen Enzephalopathie? In: Jerusalem F, Ries F (Hrsg) Verhandlungen der deutschen Gesellschaft für Neurologie 8. Kölln-Druck, Bonn, S 110–111
105. Whelan T, Schteingart DE, Starkman MN, Smith A (1980) Neuropsychological deficits in Cushing's syndrome. J Nerv Ment Dis 168:753–757
106. Wilkinson TJ, Begg EJ, Winter AC, Sainsbury R (1999) Incidence and risk factors for hyponatraemia following treatment with fluoxetine or paroxetine in elderly people. Br J Clin Pharmacol 47:211–217
107. Wiltfang J, Nolte W, Weissenborn K, Kornhuber J, Rüther E (1998) Psychiatric aspects of portal-systemic encephalopathy. Metab Brain Dis 13:379–389

5.7 ZNS-Erkrankungen anderer oder unklarer Genese

Inhaltsübersicht

5.7.1	Creutzfeldt-Jakob-Erkrankung und andere prioneninduzierte Erkrankungen	426
5.7.2	Multiple Sklerose	428
5.7.3	Systemischer Lupus erythematodes	433
5.7.4	Abschließende Betrachtungen	436
5.7.5	Literatur	436

5.7.1 Creutzfeldt-Jakob-Erkrankung und andere prioneninduzierte Erkrankungen

■ **Terminologie.** Die Creutzfeldt-Jakob-Erkrankungen (CJD) ist nach den beiden Neuropathologen, die die ersten Fälle dieser Erkrankung beschrieben haben, benannt. Als Prionen werden Eiweiße bezeichnet, die als „infektöses Agens" bei einer Reihe von seltenen Erkrankungen, v.a. spongiösen Enzephalopathien, anzusehen sind (s.u.). Es werden mehrere Formen unterschieden: die sporadische (>90%), die vererbte (etwa 6% der Fälle treten familiär gehäuft auf), die iatrogen übertragene (z.B. bei Transplantation von infektiösem Gewebe, Verletzungen durch Ärzte mit Inokulation von infektiösem Material), und die erst seit wenigen Jahren bekannte, wahrscheinlich durch den Verzehr von Rindfleisch erworbene Form (Übertragung der bovinen spongiösen Enzephalopathie BSE auf den Menschen (s. [20]) sowie die schon früher beschriebene sehr seltene, familiär bzw. nur regional auftretende spongiöse Enzephalopathie (Gerstmann-Sträussler-Syndrom, Kuru in Neuguinea).

■ **Epidemiologie.** Die CJD ist eine seltene Krankheit. Die jährliche Mortalität beträgt etwa 0,5–0,6/1 000 000 Einwohner, in Ballungsgebieten ist sie etwa doppelt so hoch [14]. In neuerer Zeit wurden höhere Zahlen berechnet, die wahrscheinlich auf das im Rahmen der BSE-Epidemie allgemein gestiegene

Interesse an dieser Erkrankung und der damit verbundenen höheren Erkennungsrate zurückzuführen ist. Die Epidemiologie der CJD-Variante, die durch Übertragung von BSE auf den Menschen entsteht (s. [20]), ist noch nicht sicher abzuschätzen (s. [3, 121]).

▪ **Pathogenese.** Die Pathogenese ist noch nicht vollständig geklärt. Allgemein wird davon ausgegangen, dass es sich bei der CJD um eine durch Prionen induzierte Enzephalopathie handelt (s. [20]). Eine Übertragbarkeit der CJD auf den Schimpansen ist gesichert [41]. Der Mechanismus der Übertragung ist noch nicht vollständig geklärt. Eine wesentliche Rolle spielen dabei spezifische Proteine, sog. Prione PrP^C, die durch einen noch nicht in allen Einzelheiten bekannten Prozess in eine weitestgehend unlösliche Form PrP^{Sc} (Betafaltblattstruktur) umgewandelt werden (s. [20]). Dieses PrP^{Sc} dient wahrscheinlich als eine Art Kristallisationskern, durch den weiteres PrP^C zur Umwandlung veranlasst wird. Dieses Protein ist auf dem Gen 20p kodiert. Die Entwicklung einer CJD wird sehr begünstigt, wenn der Betreffende eine Mutation in diesem Gen aufweist. Überwiegend handelt es sich wahrscheinlich um sporadische Mutationen. Es sind eine Reihe von Mutationen beschrieben worden (s. [20]).

Die neuropathologischen Veränderungen bestehen v. a. in einer Hirnatrophie und histologisch in spongiösen Veränderungen des Neuropils (Vakuolisierung → Kap. 2.5.4) mit Neuronenverlust und kompensatorischer Astrozytose.

▪ **Klinische Symptomatik und Verlauf.** Das Erkrankungsalter bei der CJD liegt meist zwischen dem 45. und 75. Lebensjahr mit einer Spitze im siebten Lebensjahrzehnt. Von der BSE-induzierten Variante sind auch schon Jugendliche betroffen [9, 13]. Die klinische Symptomatik bei der CJD beginnt meist mit einem uncharakteristischen „pseudoneurasthenischen" Syndrom mit Konzentrations-, Merkfähigkeits- und Gedächtnisstörungen, Angst, Agitiertheit, Reizbarkeit und Wahnideen sowie unspezifischen neurologischen Frühsymptomen wie Gang- und Koordinationsstörungen [75]. Im Verlauf kommt es zu zunehmenden kognitiven Einschränkungen, extrapyramidalen Störungen, Tonusanomalien, Myoklonien und Pyramidenbahnzeichen sowie zu einer zerebellären Ataxie [42, 75]. Der mentale Abbau schreitet häufig rasch fort bis zum akinetischen Mutismus (Verlaufsdauer unterschiedlich, meist unter 1 Jahr, in Einzelfällen mehrere Jahre) [20]. Es sind eine Vielzahl von uncharakteristisch verlaufenen Fällen beschrieben worden.

▪ **Diagnostik.** Die Diagnose einer CJD erfolgt noch rein klinisch, da bisher keine einfachen Nachweismethoden für die Prionen bestehen. Die zur Verfügung stehenden Labortests sind nicht spezifisch [20]. Am besten geeignet ist die Protein-14-3-3-Bestimmung im Liquor (hohe Sensitivität und Spezifität) [64, 130]. Relativ charakteristisch sind auch EEG-Veränderungen (periodische Sharp-wave-Komplexe) [42, 130]. In der MRT sind in der T2-Gewichtung häufig bilaterale Signalanhebungen in den Basalganglien nachweisbar [42, 101].

■ **Risikofaktoren.** Risikofaktoren sind nicht bekannt [14]. Besonders hoch ist die Prävalenz unter aus Libyen stammenden Juden. Eindeutige Hinweise auf eine genetische Transmission fehlen. Zur Zeit wird noch in Fachkreisen darüber diskutiert, ob für die Übertragung der BSE-Variante die Menge des verzehrten infektiösen Rindfleischs (Menge des infektösen Prions) oder/und eine besondere immunologische Prädisposition (Tonsilitis?) entscheidend ist.

■ **Differenzialdiagnose.** Differenzialdiagnostisch sind andere, noch seltenere, familiär bzw. nur regional auftretende spongiöse Enzephalopathien (Gerstmann-Sträussler-Syndrom, Kuru in Neuguinea) sowie andere schnell progrediente Formen der Demenz (Alzheimer-Demenz und frontale Demenz) abzugrenzen (→ Kap. 4.3.9). Hierbei ist häufig das frühe Auftreten von neurologischen Symptomen wegweisend.

■ **Therapie.** Bisher ist keine Therapie der CJD und der anderen prioneninduzierten Erkrankungen bekannt.

5.7.2 Multiple Sklerose (MS)

■ **Terminlogie.** Als MS wird ein Krankheitsbild bezeichnet, das mit einer sehr vielgestaltigen neuropsychiatrischen Symptomatik einhergehen kann. Zu Grunde liegen (multiple) fleckförmige Entmarkungen (Demyelinisierungen → Kap. 2.5.5) der weißen Substanz und/oder des Rückenmarks. Die Entmarkungsherde werden bindegewebig organisiert (Sklerose). Eine andere häufig benutzte Bezeichnung für diese Erkrankung ist „Enzephalomyelitis disseminata".

■ **Epidemiologie.** Die MS weist eine regional stark unterschiedliche Häufigkeit auf (v. a. ein Nord-Süd-Gefälle). In Deutschland wird die Prävalenz auf 127–149/100 000 Einwohner und die Zahl der Betroffenen auf 122 000 geschätzt [52].

■ **Pathogenese.** Die Pathogenese der MS ist noch nicht hinreichend geklärt. Vermutet werden Störungen der Immunabwehr im ZNS (Autoimmunerkrankung) sowie eine genetische Disposition [86]. Die MS gehört zu den Entmarkungserkrankungen mit vorwiegendem Befall der weißen Substanz. Es kommt zu einer disseminierten herdförmigen Entmarkung (Zerstörung der Myelinscheidung), vorwiegend perivaskulär (→ Kap. 2.5.5). Diese Demyelinisierung kann überall im ZNS auftreten; besonders oft liegen die Herde paraventrikulär. Eine Störung der Blut-Hirn-Schranke liegt, wie MRT-Studien mit Gadolinium (s. [8]) zeigen, fast immer vor. Nach Abklingen der akuten Phase bilden sich durch Zunahme der Neuroglia mit Fasergliose multiple „sklerotische" Plaques aus.

■ **Klinische Symptomatik und Verlauf.** Klinik und Verlauf der MS sind sehr variabel. Meist wird zwischen 3 Verlaufstypen unterschieden: chronisch-progredient, schubhaft rezidivierend mit (Teil-) Remission und Mischformen. Die neurologische und die psychiatrische Symptomatik (Tabelle 5.7.1) ist sehr vielgestaltig und kann im Verlauf wechseln. Meist stehen zu Beginn der Erkrankung neurologische Symptome wie Sensibilitätsstörungen (die nicht einem peripheren Nerven zugeordnet werden können), Sehstörungen (Retrobulbärneuritis) sowie Muskelschwäche und Paresen im Vordergrund. Im Verlauf bildet sich dann häufig eine spastische Para- oder Tetraparese unterschiedlicher Ausprägung aus. Beim schubförmigen Verlauf können sich die neurologischen Symptome weitgehend zurückbilden. Heftige Schmerzen, v. a. im Trigeminusbereich, und Kleinhirnsymptome, v. a. eine Ataxie, sowie Blasenentleerungsstörungen können hinzukommen. Die Progredienz sowie die Ausprägung der neurologischen Symptomatik ist sehr unterschiedlich. Schwere Verläufe, die zur Abhängigkeit von fremder Hilfe führen, sind eher selten; die Lebenserwartung von MS-Patienten ist jedoch verkürzt [89].

Auch die psychischen Störungen bei MS-Patienten können sehr vielgestaltig sein [24].

Angststörungen. MS-Patienten leiden nicht selten unter Angststörungen, besonders diejenigen mit einem schubförmigen Verlauf (Tabelle 5.7.1). Hierbei spielen wahrscheinlich reaktive Momente eine wesentliche Rolle. Bei Patienten mit einer MS korrelierte die Angst mit den in der MRT sichtbaren gadoliniumangereicherten (aktiven) Läsionen, aber nicht mit der neurologischen Symptomatik [28]. Die Angstsymptomatik ist oft assoziiert mit einer depressiven Verstimmung [33].

Organische affektive Störungen. Ob depressive Störungen bei bestimmten Lokalisation der MS-Läsionen bevorzugt auftreten, ist auf Grund der vorliegenden Studien eher zweifelhaft [6, 11, 96]. Im Vordergrund steht aber eine Art „disconnection-syndrome" mit Verlangsamung der Denkprozesse [6]. Die Depression korreliert mit dem bei MS-Patienten häufigen Erschöpfungssyndrom [5]. Auch die sehr oft von MS-Patienten beklagten sexuellen Störungen sind mit einer depressiven Verstimmung assoziiert. In diesem Zusammenhang ergibt sich wieder die Schwierigkeit zwischen einer depressiven Reaktion auf körperliche oder kognitive Beeinträchtigungen und einer organischen Depression zu differenzieren (→ Kap. 4.4.9). So ist der Anteil der als depressiv klassifizierten MS-Patienten deutlich davon abhängig, welche Kriterien oder Instrumente zur Diagnose hergezogen werden [12, 83]. Eindeutige Zusammenhänge mit einer Depression konnten für kognitive Beeinträchtigungen nicht nachgewiesen werden [77]. Dagegen zeigen schwerer und länger körperlich beeinträchtigte MS-Patienten eher eine depressive Verstimmung [78]. Dabei spielt auch das verwendete Instrument zur Erfassung der depressiven Symptomatik eine Rolle [2]. Bei Patienten mit MS ist eine erhöhte Suizidrate zu verzeichnen [109].

Nicht selten ist, v. a. bei kognitiv beeinträchtigten MS-Patienten, eine euphorische, inadäquat heitere und optimistische Stimmung anzutreffen.

Bei fortgeschrittener MS-Symptomatik ist oft eine Affektlabilität zu beobachten [12] (→ Kap. 4.4.11). Es handelt sich um ein Enthemmungsphänomen und nicht um ein Zeichen einer Depression [31, 32].

Kognitive Störungen/Demenz. Kognitive Störungen sind bei MS-Patienten häufig (in repräsentativen Studien in etwa 40%) zu beobachten [12, 73, 90]. Diese bestehen v. a. in einer Verlangsamung der Denkabläufe und einer Störung des Langzeitgedächtnisses, wobei besonders das Abrufen von Gedächtnisinhalten gestört zu sein scheint (s. [29]). Oft ist auch das autobiografische Gedächtnis beeinträchtigt [63]. Ein Zusammenhang zwischen den kognitiven und psychischen Störungen sowie der neurologischen Symptomatik einerseits und dem Verlauf andererseits ließ sich nicht nachweisen (s. [29, 37]). Entscheidend scheint vielmehr die Ausdehnung (und Lokalisation) der Entmarkungsherde zu sein [30, 90, 112]. Verglichen mit der Demenz vom Alzheimer-Typ zeigen MS-Kranke eher das Bild einer subkortikalen Demenz [35].

Persönlichkeitsstörung. Bei Patienten mit einer MS kommt es nicht selten im Verlauf zu einer deutlichen Veränderung der Persönlichkeit [12]. Dabei stehen oft eine Affektlabilität [12] oder auch eine affektive Verflachung mit euphorischer Grundhaltung sowie eine psychomotorische Verlangsamung und ein „Haften" im Vordergrund.

Organische wahnhafte oder schizophreniforme Störung. Mitunter kann eine schizophreniforme oder wahnhafte Störung die Erstmanifestation einer MS darstellen [10, 26, 34, 100]. Im Verlauf einer MS tritt sie nur relativ selten auf [24].

■ **Diagnostik.** Bei der vielgestaltigen Symptomatik der MS ist zur Sicherung der Diagnose eine umfangreiche Diagnostik erforderlich. Im Allgemeinen werden zur Diagnose die sog. Poser-Kriterien herangezogen [87].

Neurologischer Befund. Es gibt wenige für die MS charakteristische neurologische Einzelbefunde (Retrobulbärneuritis, Sensibilitätsstörungen), die nicht einem peripheren Nerv zuzuordnen sind. Meist ergibt sich aus den multiplen neurologischen Befunden der Verdacht auf eine MS.

Elektrophysiologische Verfahren. Zur Bestätigung der Diagnose einer MS können die evozierten Potenziale (→ Kap. 3.3.2) herangezogen werden, denn sie zeigen bei MS-Patienten häufig frühzeitig pathologische Befunde.

Bildgebende Verfahren. In der CT, noch besser in der MRT, lassen sich die Entmarkungsherde in der weißen Substanz nachweisen (Abb. 5.7.1). Mit einer MRT-Untersuchung mit Gadolinium als Kontrastmittel lässt sich das Alter der MS-Herde in vivo gut bestimmen. Auch eine Verlaufseinteilung bzw. Therapiekontrolle ist mit Hilfe dieser Methode möglich [8, 115]. Die nachweisbaren zerebralen Veränderungen sind aber nicht spezifisch (→ Tabelle 5.2.4); von einigen Autoren [88] werden daher die bildgebenden Verfahren als nicht ausreichend sicher angesehen. Relativ spezifisch sind in der MRT nachweisbare Veränderungen im Rückenmark.

Tabelle 5.7.1. Psychische Störungen, die gehäuft bei MS-Patienten beschrieben wurden

	Frühsymptom	Häufigkeit	Zitat
Amnesie		++	s. [29]
Angststörung		25–37% (–90%#)	[24, 33, 82]
Antriebssteigerung		40%	[24]
Apathie		20%	[24]
Demenz		v. a. subkortikale Form 23%	s. [29, 35] [12]
Depression	+	4–49%*	[12, 83]
Halluzinationen		10%	[24]
leichte kognitive Störung	+	9–60%	[12, 29]
Manie		2%	[36]
Persönlichkeitsstörung		19%	[12]
sexuelle Störungen			
– Dysfunktion		73%	[132]
– Inappetenz		F: 31/M: 39%	
Wahn	(+)	7%	[24]

(+) selten, + häufig, ++ sehr häufig, # schubhafter Verlauf, *stark abhängig von den angewendeten Kriterien für Depression, F Frauen, M Männer

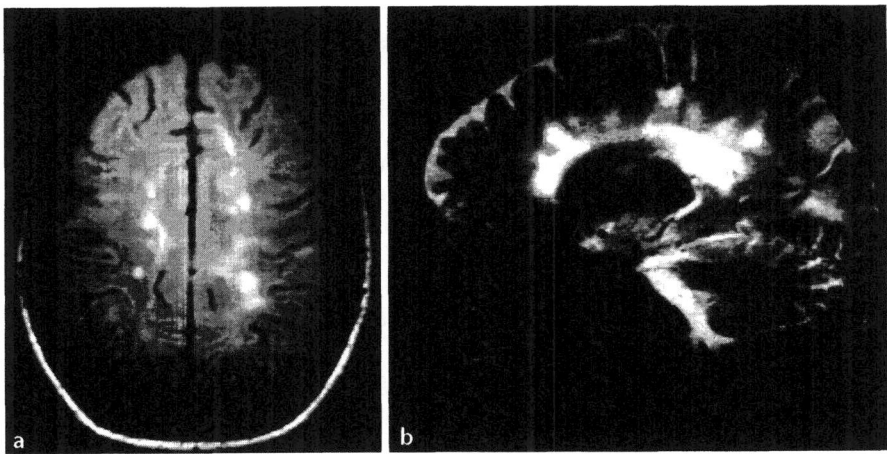

Abb. 5.7.1. Axiales FLAIR-Tomogramm (**a**) und parasagittales T2-gewichtetes Tomogramm (**b**) einer 33-jährigen Patientin mit einer Enzephalomyelitis disseminata. Nachweis multipler fleckiger, teilweise konfluierender, hyperintenser Entmarkungsherde insbesondere im periventrikulären Marklager und Balken

Liquorbefunde. Bei Verdacht auf MS ist die Untersuchung des Liquors ein wesentlicher Teil der Diagnostik. Oligoklonale Banden sind als ein Hinweis auf das Vorliegen aber nicht als spezifisches Merkmal [46].

▪ **Risikofaktoren.** Bisher sind außer einer familiären Belastung keine Risikofaktoren bekannt. Auffällig ist jedoch, dass Personen, die nach ihrem 20. Lebensjahr von einem Gebiet mit hoher MS-Prävalenz (nördlich des 45. Breitengrades) in ein Gebiet mit niedriger Prävalenz auswandern, eine erhöhte Prävalenz für MS aufweisen.

▪ **Differenzialdiagnose.** Die Differenzialdiagnose ist auf Grund der vielfältigen Symptomatik bei der MS häufig sehr schwierig. Bei Auftreten einer OPS ist meist die Diagnose einer MS schon bekannt. Es gibt aber auch eine ganze Reihe von Berichten, bei denen eine OPS die Erstmanifestation einer MS war. Die wichtigsten differenzialdiagnostisch zu erwägenden Erkrankungen sind Neurolues, Borreliose und Neuro-AIDS. Die Differenzierung kann anhand der typischen laborchemischen und bakteriologischen bzw. virologischen Befunde dieser Erkrankungen erfolgen.

▪ **Therapie.** In den letzten Jahren sind zahlreiche neue Therapieansätze zur Behandlung der MS unter unterschiedlichen immunologischen Vorstellungen entwickelt worden. Die entsprechenden Studien haben aber bisher so überzeugende Ergebnisse gezeigt, dass diese Ansätze in naher Zukunft praxisrelevant werden (s. [128]).

Seit langer Zeit besteht die Standardbehandlung eines akuten MS-Schubs in der Gabe von Methylprednisolon und auch anderen Glukokortikoiden [8, 80a, 119], während bei chronisch-progredienter Symptomatik v. a. Immunsuppressiva (Azathioprin und Cyclophosphamid) empfohlen werden [80a/b, 119]. In neuerer Zeit werden zunehmend auch Interferone (β-1a und β-1b) bei MS-Patienten eingesetzt [80a/b, 84, 131]. Ob und inwieweit die Gabe von Immunsuppressiva (Zytostatika) oder Interferon auf die Häufigkeit oder Ausprägung von OPS bei MS einen Einfluss hat, ist bisher nicht hinreichend untersucht worden. Eine β-1a-Interferon-Therapie kann bei gefährdeten Patienten eine Depression auslösen bzw. verstärken [79].

Psychische Störungen bei MS-Patienten sind vorwiegend symptomatisch zu behandeln. Dabei ist noch nicht hinlänglich untersucht, ob Psychopharmaka die autoimmunologischen Vorgänge, die einer MS wahrscheinlich zu Grunde liegen, beeinflussen können. Daher sind ein langsames Ausdosieren und eine genaue Kontrolle der Therapie erforderlich. Zur Behandlung einer Depression bei MS-Patienten liegen bisher Studien mit Clomipramin [99], Moclobemid [7] und Sertalin [102] vor. Auch eine Affektlabilität kann mit Antidepressiva behandelt werden (→ Kap. 4.4.11).

Die Bewältigungsstrategien von MS-Patienten sind denen von anderen chronischen mit psychischen Symptomen einhergehenden Erkrankungen sehr ähnlich [25, 95] (→ Kap. 2.7).

■ **Rehabilitation.** Die Rehabilitationsbehandlung bei MS-Patienten muss sich nach den vorherrschenden Symptomen richten. Eine Rehabilitationsbehandlung erfolgt am sinnvollsten nach Abschluss der Behandlung eines akuten Schubes (dann ist eine Anschlussheilbehandlung möglich). Weiter ist eine langfristige psychische Betreuung wünschenswert [65]. Eine frühzeitige Berentung sollte vermieden werden, da die psychischen Auswirkungen ungünstig sind [15, 92].

■ **Komplikationen.** Kognitive Störungen und körperliche Beeinträchtigungen führen bei MS-Patienten oft zum vorzeitigen Verlust der Arbeitsstätte und zu psychosozialen Problemen (z. B. in der Familie) [45].

5.7.3 Systemischer Lupus erythematodes (SLE)

■ **Terminologie.** Als SLE wird ein Krankheitsbild bezeichnet, das über das bei Lupus typische schmetterlingsförmige Hautexanthem im Gesicht hinausgeht, da eine Vielzahl von Organsystemen (Niere, Gefäßsystem, Gelenke, ZNS etc.) in unterschiedlicher Häufigkeit befallen sein können.

■ **Epidemiologie.** Die Prävalenz eines SLE wird sehr unterschiedlich angegeben, z. B. in Dänemark mit 22/100 000 [122], in Südschweden 68/100 000 [107] und in Minnesota mit 122/100 000 Einwohner [116]. Es gibt deutliche Unterschiede in der Prävalenzrate unter den Angehörigen verschiedener Rassen [4, 54]. Die mittlere Inzidenz unter Weißen wird mit 3,6–5,6/100 000 Einwohner/Jahr angegeben [107, 116, 122]. Besonders stark sind ältere Frauen betroffen [61, 107]. Frauen erkranken etwa 5–10-mal häufiger an einem SLE als Männer [53, 61].

■ **Pathogenese.** Die Pathogenese des SLE ist noch nicht hinreichend geklärt. Allgemein wird er als eine Autoimmunerkrankung angesehen. Der Anteil der SLE-Kranken, bei denen das ZNS betroffen ist, wird sehr unterschiedlich angegeben (s. u.). Neuropathologisch finden sich häufig makroskopisch irreguläre oder/und Endstrominfarkte und auch embolische Infarkte. Mikroskopisch sind bei einer ZNS-Beteiligung zelluläre Infiltrate in den Gefäßwänden, v. a. in der Intima und Adventitia von Hirngefäßen, nachweisbar. Eine spezifische zerebrale Vaskulitis bei SLE stellt jedoch eine Rarität dar [23]. Infarkte (hauptsächlich thrombembolisch bei Libman-Sacks-Endokarditis) fanden sich bei ~20% [23], multiple (kortikale) Infarkte bei 40–70% der SLE-Patienten [50, 68]. Die zerebrale Durchblutung ist v. a. während der akuten Schübe vermindert. Die Reduktion ist am stärksten bei den Patienten mit neuropsychiatrischen Symptomen [69].

In einer MRS-Studie zu SLE-Patienten mit neuropsychiatrischen Symptomen wurde eine Verringerung an N-Acetyl-Aspartat nachgewiesen [104]. Die energiereichen Phosphatverbindungen wie ATP sind in der weißen

Tabelle 5.7.2. Psychische Störungen, die gehäuft bei SLE-Patienten beschrieben wurden

	Frühsymptom	Häufigkeit	Zitat
Angststörung		7,5%	[19]
Delir	(+)	7%	[76]
Demenz		3,7–5%	[19, 23, 76]
Depression*	+	39,2–60%	[19, 55, 76, 85, 125, 127]
leichte kognitive Störung		22–29%	[16, 48]
Manie		Einzelfälle	[55, 66]
Wahn		4,1–11,1%	[55, 105, 125]

+ häufig, (+) selten, * sehr häufig auch reaktiv bedingt (s. [23]); **SLE** systemischer Lupus erythematodes

Substanz von SLE-Patienten mit neuropsychiatrischen Symptomen vermindert und normalisieren sich mit Rückbildung der Symptomatik [44].

■ **Klinische Symptomatik und Verlauf.** Meist gehen den zentralnervösen Komplikationen bei SLE internistische oder dermatologische Symptome voraus. Häufige internistische Symptome sind rezidivierende Arthralgien, Pleuritis, Perikarditis, Nierenfunktionsstörungen und ein Hautexanthem. Häufige neurologische Befunde sind Kopfschmerzen, Chorea [118], ischämische Insulte und TIA, zerebrale (meist generalisierte tonisch-klonische) Krampfanfälle [108] sowie Sehstörungen. In Einzelfällen kann auch eine psychische Störung die Erstmanifestation einer SLE darstellen [81]. Die psychischen Symptome bei SLE sind fast immer (85%) mit subjektiven kognitiven Beeinträchtigungen und neurologischen Symptomen assoziiert [76]. Das Spektrum der neuropsychiatrischen Ausfälle bei SLE ist vielfältig (Tabelle 5.7.2).

Die Häufigkeit neuropsychiatrischer Auffälligkeiten bei SLE wird sehr unterschiedlich angegeben 14–74% [16, 17, 19, 23, 38, 43, 50, 55, 81, 85, 93, 94, 111, 127]. Ursache hierfür könnte sein, dass die psychischen und kognitiven Störungen bei SLE-Patienten im Verlauf stark fluktuieren [49, 51]. Ihre Häufigkeit nimmt im Verlauf der Erkrankung zu [18, 51].

Die Mortalität von SLE-Patienten ist gegenüber der Normalbevölkerung erhöht [107, 116]. Die Zehnjahresüberlebensrate beträgt etwa 75% [59, 107]. Häufigste Todesursache sind renale Komplikationen, aber auch Schlaganfälle führen oft zum Tode.

■ **Diagnostik.** Bei der vielfältigen internistischen, neurologischen und psychiatrischen Symptomatik eines SLE stützt sich die Diagnostik v. a. auf den Nachweis von IgG, IgA, IgM, Antikardiolipinantikörpern und Anti-Doppelstrang-DNA-Antikörpern im Blut mit entsprechenden ELISA-Tests (s. [4, 39, 40, 57, 60, 68, 81, 97]).

In den bildgebenden Verfahren wie CT oder MRT sind oft schon früh im Verlauf einer SLE eine Hirnatrophie sowie fokale Hyperintensitäten nachweisbar [27, 76, 98]. In der SPECT können ebenfalls oft schon frühzeitig

Perfusionsstörungen gefunden werden [27]. Diese betreffen v. a. den Parietal- und den Frontallappen [71]. Die in den bildgebenden Verfahren gefundenen Veränderungen korrelieren kaum mit den neuropsychiatrischen Symptomen [27, 76]. Sie sind aber bei Patienten mit neuropsychiatrischen Symptomen häufiger anzutreffen [71]. Von vielen Autoren [67, 71, 73, 91, 113] wird die SPECT als Verfahren zum Nachweis funktioneller Störungen als besonders hilfreich in der Diagnostik bei Verdacht auf einen SLE angesehen. Die diagnostische Wertigkeit der PET wird unterschiedlich eingeschätzt [62, 98, 126], die der MRT nur als begrenzt angesehen [110].

■ **Differenzialdiagnose.** Psychopathologisch gibt es keine spezifischen Hinweise für das Vorliegen eines SLE. Daher sind neurologische Hinweise wie multiple Insulte oder TIA (transitorische ischämische Attacken) und generalisierte Krampfanfälle sowie der internistische und dermatologische Befund wegweisend. Die Diagnose eines SLE gründet sich u. a. auf den Nachweis von charakteristischen Antikörpern im Blut. Aber Antiphospholipidantikörper (Lupusanticoagulanz) konnten auch bei Patienten mit einer HIV–1- oder einer Luesinfektion gefunden werden [120].

■ **Therapie.** Eine allgemein anerkannte ursächliche Therapie bei SLE existiert noch nicht. Allgemein werden bei SLE Kortikoide und Immunsuppressiva (Zytostatika) empfohlen. Die neuropsychiatrischen Symptome bilden sich meist von selbst zurück, sodass der Wert einer Kortisonbehandlung angezweifelt wird [105]. Überdies kommt es bei SLE-Patienten, v. a. bei weiblichen, unter einer Kortisontherapie gehäuft zu Psychosen, z. B. zu einer wahnhaften Depression [70].

■ **Abschließende Betrachtungen.** Da die neuropsychiatrische Symptomatik bei den SLE stark fluktuieren kann, ergibt sich die Frage, ob und inwieweit ein zeitlicher Zusammenhang zu dem zu Grunde liegenden Krankheitsprozess besteht (entsprechend den ICD-10-Kriterien → Tabelle 1.2).

Die neuropsychologischen Defizite korrelieren nicht mit anderen neuropsychiatrischen oder neuroradiologischen Veränderungen bzw. mit einer Kortikoidtherapie oder der Schwere der Erkrankung (Beteiligung anderer Organe) [17, 43, 47, 49, 117, 127]. Ein Zusammenhang der kognitiven Störungen mit immunologischen Veränderungen (Antikörpernachweis bzw. -konzentrationen etc.) ist mehrfach untersucht worden, aber nicht sicher nachweisbar [39, 48, 114].

Ob die neuropsychiatrischen Störungen mit immunologischen Veränderungen (Antikörpernachweis bzw. -konzentrationen etc.) bei dem SLE zusammenhängen, ist mehrfach untersucht worden. Eine Assoziation von neuropsychiatrischen Störungen mit dem Nachweis von Antikörpern gegen ribosomale P-Proteine im Serum [40, 50, 57, 60, 97, 125] und von Antikörpern gegen Neuronen im Liquor [57] ist wahrscheinlich.

Neben den zerebralen und immunologischen Veränderungen können noch eine Reihe von weiteren Faktoren die Ausprägung der neuropsychiatrischen Symptome bei SLE-Patienten mitbestimmen [58]: körperliche und psychosoziale Beeinträchtigungen durch Beteiligung anderer Organe, Copingstrategien und Behandlungseffekte, insbesondere bei Kortisongabe. So korreliert die Ausprägung depressiver Verstimmungen bei SLE-Patienten mit der Schwere der körperlichen Beeinträchtigungen und psychosozialen Faktoren [22, 103, 123, 124]. Sie ist daher als vorwiegend reaktiv anzusehen. SLE-Patienten haben oft Schwierigkeiten sich mit ihrer Erkrankung adäquat auseinanderzusetzen [1, 85, 127]. Viele zeigen häufig Vermeidung, Wunschdenken und Selbstanschuldigungen. Bei diesen Patienten ist der Krankheitsverlauf schlecht [72, 85]. SLE-Patientinnen klagen häufig über sexuelle Störungen. Diese korrelieren mit depressiven Symptomen [21].

Auch bei anderen selteneren, wahrscheinlich autoimmunologisch verursachten Erkrankungen wie z. B. beim Sjögren-Syndrom kommt es oft zu neuropsychiatrischen Symptomen [106].

5.7.4 Abschließende Betrachtungen

Obwohl die Pathogenese der in diesem Kapitel erwähnten Erkrankungen noch nicht abschließend geklärt ist, ist davon auszugehen, dass die bei diesen auftretenden psychischen Störungen als OPS anzusehen sind, da diese Erkrankungen zu schwerwiegenden ZNS-Schädigungen führen. Eine Ausnahme stellen die Angst- und depressiven Störungen dar, da in einer Reihe von Studien ein Zusammenhang mit den schon eingetretenen körperlichen Störungen und/oder mit einem rezidivierenden Verlauf aufgezeigt werden konnte. Die organischen depressiven Zustandsbilder zeichnen sich v. a. durch eine deutliche Verlangsamung im Sinne eines „disconnection-syndroms" (→ Kap. 2.3.3) mit leichten kognitiven Störungen aus.

5.7.5 Literatur

1. Adams SG Jr, Dammers PM, Saia TL, Brantley PJ, Gaydos GR (1994) Stress, depression, and anxiety predict average symptom severity and daily symptom fluctuation in systemic lupus erythematosus. J Behav Med 17:459–477
2. Aikens JE, Reinecke MA, Pliskin NH, Fischer JS, Wiebe JS, McCracken LM, Taylor JL (1999) Assessing depressive symptoms in multiple sclerosis: is it necessary to omit items from the original Beck Depression Inventory? J Behav Med 22:127–142
3. Andrews NJ, Farrington CP, Cousens SN, Smith PG, Ward H, Knight RS, Ironside JW, Will RG (2000) Incidence of variant Creutzfeldt-Jakob disease in the UK. Lancet 356 (9228):481–482
4. Arnett FC, Reveille JD, Moutsopoulos HM, Georgescu L, Elkon KB (1996) Ribosomal P autoantibodies in systemic lupus erythematosus. Frequencies in different ethnic groups and clinical and immunogenetic associations. Arthritis Rheum 39:1833–1839
5. Bakshi R, Shaikh ZA, Miletich RS, Czarnecki D, Dmochowski J, Henschel K, Janardhan V, Dubey N, Kinkel PR (2000) Fatigue in multiple sclerosis and its relationship to depression and neurologic disability. Mult Scler 6:181–185

6. Bakshi R, Czarnecki D, Shaikh ZA, Priore RL, Janardhan V, Kaliszky Z, Kinkel PR (2000) Brain MRI lesions and atrophy are related to depression in multiple sclerosis. Neuroreport 11:1153-1158
7. Barak Y, Ur E, Achiron A (1999) Moclobemide treatment in multiple sclerosis patients with comorbid depression: an open-label safety trial. J Neuropsychiatry Clin Neurosci 11:271-273
8. Barkhof F, Frequin STFM, Hommes OR, Lamers K, Scheltens P, van Geel WJA, Valk J (1992) A correlative triad of galoinium-DPTA MRI, EDSS, and CSF-MBP in relapsing multiple sclerosis patients treated with high-dose intravenous methylprednisolone. Neurology 42:63-67
9. Bateman D, Hilton D, Love S, Zeidler M, Beck J, Collinge J (1995) Sporadic Creutzfeldt-Jakob disease in a 18-year old in the UK. Lancet 346:1155-1156
10. Becker H (1997) Psychotische Erscheinungsbilder als Erstmanifestation einer multiplen Sklerose? (MS). Psychiatr Prax 24:69-72
11. Berg D, Supprian T, Thomae J, Warmuth-Metz M, Horowski A, Zeiler B, Magnus T, Rieckmann P, Becker G (2000) Lesion pattern in patients with multiple sclerosis and depression. Mult Scler 6:156-162
12. Boerner RJ, Kapfhammer HP (1999) Psychopathological changes and cognitive impairment in encephalomyelitis disseminata. Eur Arch Psychiatry Clin Neurosci 249:96-102
13. Britton TC, Al-Sarraj S, Shaw C, Campbell T, Collinge J (1995) Sporadic Creutzfeldt-Jakob disease in a 16-year old in the UK. Lancet 346:1155
14. Brown P, Cathala F, Raubertas RF, Gajdusek DC, Castaigne P (1987) The epidemiology of Creutzfeldt-Jakob disease. Neurology 37:895-904
15. Büchi S, Buddeberg C, Sieber M (1989) Die Bedeutung somatischer und psychosozialer Faktoren für die Krankheitsverarbeitung von Multiple-Sklerose-Kranken. Nervenarzt 60:641-646
16. Carbotte RM, Denburg SD, Denburg JA (1986) Prevalence of cognitive impairment in systemic lupus erythematosus. J Nerv Ment Dis 174:357-364
17. Carbotte RM, Denburg SD, Denburg JA (1995) Cognitive dysfunction in systemic lupus erythematosus is independent of active disease. J Rheumatol 22:863-867
18. Carlomagno S, Migliaresi S, Ambrosone L, Sannino M, Sanges G, Di Iorio G (2000) Cognitive impairment in systemic lupus erythematosus: a follow-up study. J Neurol 247:273-279
19. Chin CN, Cheong I, Kong N (1993) Psychiatric disorder in Malaysians with systemic lupus erythematosus. Lupus 2:329-332
20. Collinge J (2000) Creutzfeldt-Jakob disease and other prion diseases. In: O'Brien J, Ames D, Burns A (eds) Dementia, 2nd edn. Arnold, London, pp 863-875
21. Curry SL, Levine SB, Corty E, Jones PK, Kurit DM (1994) The impact of systemic lupus erythematosus on women's sexual functioning. J Rheumatol 21:2254-2260
22. Da Costa D, Dobkin PL, Pinard L, Fortin PR, Danoff DS, Esdaile JM, Clarke AE (1999) The role of stress in functional disability among women with systemic lupus erythematosus: a prospective study. Arthritis Care Res 12:112-119
23. Devinsky O, Petito CK, Alonso DR (1988) Clinical and neuropathological findings in systemic lupus erythematosus: The role of vasculitis, heart emboli, and thrombotic thrombocytopenic purpura. Ann Neurol 23:380-384
24. Diaz-Olavarrieta C, Cummings JL, Velazquez J, Garcia de la Cadena C (1999) Neuropsychiatric manifestations of multiple sclerosis. J Neuropsychiatry Clin Neurosci 11:51-57
25. Dittmann J, Schüttler R (1992) Bewältigungs- und Kompensationsstrategien bei Patienten mit Enzephalomyelitis disseminata (MS) und bei Patienten mit schizophrenen Psychosen. Rehabilitation 31:98-103

26. Engler F, Vetter P (1991) Affektive und schizophrene Syndrome bei Multipler Sklerose. Literaturübersicht und Kasuistiken Schweiz. Arch Neurol Psychiatr 142: 367–378
27. Falcini F, De Cristofaro MT, Ermini M, Guarnieri M, Massai G, Olmastroni M, Masi A, Pupi A, Meldolesi U (1998) Regional cerebral blood flow in juvenile systemic lupus erythematosus: a prospective SPECT study. Single photon emission computed tomography. J Rheumatol 25:583–588
28. Fassbender K, Schmidt R, Mossner R, Kischka U, Kuhnen J, Schwartz A, Hennerici M (1998) Mood disorders and dysfunction of the hypothalamic-pituitary-adrenal axis in multiple sclerosis: association with cerebral inflammation. Arch Neurol 55:66–72
29. Feinstein A (2000) Cognitive dysfunction in multiple sclerosis. In: O'Brien J, Ames D, Burns A (eds) Dementia, 2nd edn. Arnold, London, pp 853–859
30. Feinstein A, Kartsounis L, Miller D, Youl B, Ron M (1992) Clinically isolated lesions of the type seen in multiple sclerosis followed up: a cognitive, psychiatric and MRI study. J Neurol Neurosurg Psychiatry 55:869–876
31. Feinstein A, Feinstein K, Gray T, O'Connor P (1997) Prevalence and neurobehavioral correlates of pathological laughing and crying in multiple sclerosis. Arch Neurol 54:1116–1121
32. Feinstein A, O'Connor P, Gray T, Feinstein K (1999) Pathological laughing and crying in multiple sclerosis: a preliminary report suggesting a role for the prefrontal cortex. Mult Scler 5:69–73
33. Feinstein A, O'Connor P, Gray T, Feinstein K (1999) The effects of anxiety on psychiatric morbidity in patients with multiple sclerosis. Mult Scler 5:323–326
34. Felgenhauer K (1990) Psychiatric disorders in the encephalitic form of multiple sclerosis. J Neurol 237:11–18
35. Filley CM, Heaton RK, Nelson LM, Burks JS, Franklin GM (1989) A comparison of dementia in Alzheimer's disease and multiple sclerosis. Arch Neurol 46:157–161
36. Fisk JD, Morehouse SA, Brown MG, Skedgel C, Murray TJ (1998) Hospital-based psychiatric service utilization and morbidity in multiple sclerosis. Can J Neurol Sci 25:230–235
37. Frank C (1985) Psychische Veränderungen bei Multipler Sklerose. Wien med Wschr 135:12–17
38. Futrell N, Schultz LR, Millikan C (1992) Central nervous system disease in patients with systemic lupus erythematosus. Neurology 42:1649–1659
39. Galeazzi M, Annunziata P, Sebastiani GD, Bellisai F, Campanella V, Ferrara GB, Font J, Houssiau F, Passiu G, De Ramon Garrido E, Fernandez-Nebro A, Bracci L, Scorza R, Puddu P, Jedryka-Goral A, Smolen J, Tincani A, Carcassi C, Morozzi G, Marcolongo R (2000) Anti-ganglioside antibodies in a large cohort of European patients with systemic lupus erythematosus: clinical, serological, and HLA class II gene associations. European Concerted Action on the Immunogenetics of SLE. J Rheumatol 27:135–141
40. Georgescu L, Mevorach D, Arnett FC, Reveille JD, Elkon KB (1997) Anti-P antibodies and neuropsychiatric lupus erythematosus. Ann NY Acad Sci 823:263–269
41. Gibbs CJ Jr, Gajdusek DC, Asher DM, Alpers MP, Beck E, Daniel PM, Matthews WB (1968) Creutzfeldt-Jakob disease (sponiform encephalopathy): transmission to the chimpanzee. Science 161:388–389
42. Giraud P, Perret-Liaudet A, Biacabe AG, Deslys JP, Laplanche JL, Chazot G, Kop N (2000) Maladie de Creutzfeldt-Jakob non familiale certaine: etude de 53 observations. Rev Neurol (Paris) 156:616–621
43. Glanz BI, Slonim D, Urowitz MB, Gladman DD, Gough J, MacKinnon A (1997) Pattern of neuropsychologic dysfunction in inactive systemic lupus erythematosus. Neuropsychiatry Neuropsychol Behav Neurol 10:232–238

44. Griffey RH, Brown MS, Bankhurst AD, Sibbitt RR, Sibbitt WL Jr (1990) Depletion of high-energy phosphates in the central nervous system of patients with systemic lupus erythematosus, as determined by phosphorus-31 nuclear magnetic resonance spectroscopy. Arthritis Rheum 33:827–833
45. Hakim EA, Bakheit AM, Bryant TN, Roberts MW, McIntosh-Michaelis SA, Spackman AJ, Martin JP, McLellan DL (2000) The social impact of multiple sclerosis – a study of 305 patients and their relatives. Disabil Rehabil 22:288–293
46. Hampel H, Kotter HU, Padberg F, Korschenhausen DA, Möller HJ (1999) Oligoclonal bands and blood – cerebrospinal-fluid barrier dysfunction in a subset of patients with Alzheimer disease: comparison with vascular dementia, major depression, and multiple sclerosis. Alzheimer Dis Assoc Disord 13:9–19
47. Hanly JG, Walsh NM, Sangalang V (1992) Brain pathology in systemic lupus erythematosus. J Rheumatol 19:732–741
48. Hanly JG, Walsh NM, Fisk JD, Eastwood B, Hong C, Sherwood G, Jones JV, Jones E, Elkon K (1993) Cognitive impairment and autoantibodies in systemic lupus erythematosus. Br J Rheumatol 32:291–296
49. Hanly JG, Fisk JD, Sherwood G, Eastwood B (1994) Clinical course of cognitive dysfunction in systemic lupus erythematosus. J Rheumatol 21:1825–1831
50. Hay EM, Black D, Huddy A, Creed F, Tomenson B, Bernstein RM, Holt PJ (1992) Psychiatric disorder and cognitive impairment in systemic lupus erythematosus. Arthritis Rheum 35:411–416
51. Hay EM, Huddy A, Black D, Mbaya P, Tomenson B, Bernstein RM, Lennox Holt PJ, Creed F (1994) A prospective study of psychiatric disorder and cognitive function in systemic lupus erythematosus. Ann Rheum Dis 53:298–303
52. Hein T, Hopfenmüller W (2000) Hochrechnung der Zahl an Multiple Sklerose erkrankten Patienten in Deutschland. Nervenarzt 71:288–294
53. Hopkinson ND, Doherty M, Powell RJ (1993) The prevalence and incidence of systemic lupus erythematosus in Nottingham, UK, 1989–1990. Br J Rheumatol 32:110–115
54. Hopkinson ND, Doherty M, Powell RJ (1994) Clinical features and race-specific incidence/prevalence rates of systemic lupus erythematosus in a geographically complete cohort of patients. Ann Rheum Dis 53:675–680
55. Hugo FJ, Halland AM, Spangenberg JJ, Whitelaw DA, Rickman RC, Hewlett RH, Reid J, Maritz JS, Emsley RA (1996) DSM-III-R classification of psychiatric symptoms in systemic lupus erythematosus. Psychosomatics 37:262–269
56. Hutchinson GA, Nehall JE, Simeon DT (1996) Psychiatric disorders in Systemic Lupus Erythematosus. West Indian Med J 45:48–50
57. Isshi K, Hirohata S (1998) Differential roles of the anti-ribosomal P antibody and antineuronal antibody in the pathogenesis of central nervous system involvement in systemic lupus erythematosus. Arthritis Rheum 41:1819–1827
58. Iverson GL, Anderson KW (1994) The etiology of psychiatric symptoms in patients with systemic lupus erythematosus. Scand J Rheumatol 23:277–282
59. Jacobsen S, Petersen J, Ullman S, Junker P, Voss A, Rasmussen JM, Tarp U, Poulsen LH, van Overeem Hansen G, Skaarup B, Hansen TM, Podenphant J, Halberg P (1999) Mortality and causes of death of 513 Danish patients with systemic lupus erythematosus. Scand J Rheumatol 28:75–80
60. Johanet C, Andre C, Sibilia J, Baquey A, Oksman F, San Marco M, Humbel RL, Taillefer MF, Chretien P, Escande A, Cohen J, Chevailler A, Monier JC, Goetz J (2000) Signification clinique des anticorps antiribosomes. Groupe d'etude autoimmunite (GEAI). Rev Med Interne 21:510–516
61. Jonsson H, Nived O, Sturfelt G, Silman A (1990) Estimating the incidence of systemic lupus erythematosus in a defined population using multiple sources of retrieval. Br J Rheumatol 29:185–188

62. Kao CH, Ho YJ, Lan JL, Changlai SP, Liao KK, Chieng PU (1999) Discrepancy between regional cerebral blood flow and glucose metabolism of the brain in systemic lupus erythematosus patients with normal brain magnetic resonance imaging findings. Arthritis Rheum 42:61–68
63. Kenealy PM, Beaumont GJ, Lintern T, Murrell R (2000) Autobiographical memory, depression and quality of life in multiple sclerosis. J Clin Exp Neuropsychol 22:125–131
64. Kenney K, Brechtel C, Takahashi H, Kurohara K, Anderson P, Gibbs CJ Jr (2000) An enzyme-linked immunosorbent assay to quantify 14-3-3 proteins in the cerebrospinal fluid of suspected Creutzfeldt-Jakob disease patients. Ann Neurol 48:395–398
65. Kießling WR, Weiss A, Raudies G (1990) Zum Stand der professionellen psychischen Betreuung Multiple-Sklerose-Kranke. Rehabilitation 29:201–203
66. Khan S, Haddad P, Montague L, Summerton C (2000) Systemic lupus erythematosus presenting as mania. Acta Psychiatr Scand 101:406–408
67. Kovacs JA, Urowitz MB, Gladman DD, Zeman R (1995) The use of single photon emission computerized tomography in neuropsychiatric SLE: a pilot study. J Rheumatol 22:1247–1253
68. Kushner M, Simonian N (1989) Lupus anticoagulants, anticardiolipin antibodies, and cerebral ischemia. Stroke 20:225–229
69. Kushner MJ, Tobin M, Fazekas F, Chawluk J, Jamieson D, Freundlich B, Grenell S, Freemen L, Reivich M (1990) Cerebral blood flow variations in CNS lupus. Neurology 40:99–102
70. Lewis DA, Smith RE (1983) Steroid-induced psychiatric syndromes. A report of 14 cases and a review of the literature. J Affect Disord 5:319–332
71. Lin WY, Wang SJ, Yen TC, Lan JL (1997) Technetium-99m-HMPAO brain SPECT in systemic lupus erythematosus with CNS involvement. J Nucl Med 38:1112–1115
72. McCracken LM, Semenchuk EM, Goetsch VL (1995) Cross-sectional and longitudinal analyses of coping responses and health status in persons with systemic lupus erythematosus. Behav Med 20:179–187
73. McIntosh-Michaelis SA, Wilkinson SM, Diamond ID, McLellan DL, Martin JP, Spackman AJ (1991) The prevalence of cognitive impairment in a community survey of multiple sclerosis. Br J Clin Psychol 30:333–348
74. McLean BN (1998) Neurological involvement in systemic lupus erythematosus. Curr Opin Neurol 11:247–251
75. Meyendorf R, Förster C (1973) Das klinische Bild idiopathischer psychoorganischer Hirnsyndrome im Presenium (Jakob-Creutzfeldt-Syndrom-„spongiöse Enzephalopathie"). Arch Psychiat Nervenkr 218:1–40
76. Miguel EC, Pereira RM, Pereira CA, Baer L, Gomes RE, de Sa LC, Hirsch R, de Barros NG, de Navarro JM, Gentil V (1994) Psychiatric manifestations of systemic lupus erythematosus: clinical features, symptoms, and signs of central nervous system activity in 43 patients. Medicine 73:224–232
77. Möller A, Wiedemann G, Rhode, Backmund H, Sonntag A (1994) Correlations of cognitive impairment and depressive mood disorder in multiple sclerosis. Acta Psychiat Scand 89:117–121
78. Mohr DC, Goodkin DE, Gatto N, Van der Wende J (1997) Depression, coping and level of neurological impairment in multiple sclerosis. Mult Scler 3:254–258
79. Mohr DC, Likosky W, Dwyer P, Van Der Wende J, Boudewyn AC, Goodkin DE (1999) Course of depression during the initiation of interferon beta-1a treatment for multiple sclerosis. Arch Neurol 56:1263–1265
80a. Multiple Sklerose-Therapie-Konsensus-Gruppe (MSTKG) (2000) Immunomodulatorische Stufentherapie der multiplen Sklerose. Nervenarzt 71:371–386

80b. Multiple Sklerose-Therapie-Konsensus-Gruppe (MSTKG) (2001) Immunomodulatorische Stufentherapie der multiplen Sklerose. 1. Ergänzung Dezember 2000. Nervenarzt 72:150–157
81. Munoz-Malaga A, Anglada JC, Paez M, Giron JM, Barrera A (1999) Psicosis como manifestacion inicial de lupus eritematoso sistemico: valor de la prueba de la banda lupica frente a los anticuerpos antirribosomales. Rev Neurol 28:779–781
82. Noy S, Achiron A, Gabbay U, Barak Y, Rotstein Z, Laor N, Sarova-Pinhas I (1995) A new approach to affective symptoms in relapsing-remitting multiple sclerosis. Compr Psychiatry 36:390–395
83. Nyenhuis DL, Rao SM, Zajecka JM, Luchetta T, Bernardin L, Garron DC (1995) Mood disturbance versus other symptoms of depression in multiple sclerosis. J Int Neuropsychol Soc 1:291–296
84. Oentrich W, Dose T, Friedmann D, Haupts M, Haller P, Hartung HP, Walther EU, König N, Schröder G, Stürzebecher CS (2001) Interferon-β1b (Betaferon®) bei Patienten mit schubförmiger-remittierender Multipler Sklerose. Ergebnisse einer prospektiven, multizentrischen Verlaufsbeobachtung. Nervenarzt 72:286–292
85. Omdal R, Husby G, Mellgren SI (1995) Mental health status in systemic lupus erythematosus. Scand J Rheumatol 24:142–145
86. Poser CM (2000) The pathogenesis of multiple sclerosis: a commentary. Clin Neurol Neurosurg 102:191–194
87. Poser CM, Paty DW, Scheinberg L, McDonald WI, Davis FA, Ebers GC, Johnson KP, Sibley WA, Silberberg DH, Tourtellotte WW (1983) New diagnostic criteria for multiple sclerosis: guidelines for research protocols. Ann Neurol 13:227–231
88. Poser CM, Brinar VV (2001) Diagnostic criteria for multiple sclerosis. Clin Neurol Neurosurg. 103:1–11
89. Poser S, Kurtzke JF, Poser W, Schlaf G (1989) Survival in multiple sclerosis. J Clin Epidemiol 42:159–168
90. Rao SM, Leo GJ, Ellington L, Nauertz T, Berhardin L, Unverzagt F (1991) Cognitive dysfunction in multiple sclerosis. I. Frequency, pattern, and prediction. Neurology 41:685–691
91. Reiff A, Miller J, Shaham B, Bernstein B, Szer IS (1997) Childhood central nervous system lupus; longitudinal assessment using single photon emission computed tomography. J Rheumatol 24:2461–2465
92. Ritter G (1984) Psychosomatische Aspekte der Multiplen Sklerose-Verlauf und Bewältigung einer chronischen Krankheit. Akt Neurol 11:69–72
93. Rivest C, Lew RA, Welsing PM, Sangha O, Wright EA, Roberts WN, Liang MH, Karlson EW (2000) Association between clinical factors, socioeconomic status, and organ damage in recent onset systemic lupus erythematosus. J Rheumatol 27:680–684
94. Rubio Valladolid G, Gil Aguado A, Balsa Criado A, Ferre Navarrete F, Moreno de la Santa C, Martin Mola E, Garcia Tobaruela A, Lavilla Uriol P (1998) Prevalencia de trastornos psiquiatricos y estado psicopatologico en pacientes con lupus eritematoso sistemico. Rev Clin Esp198:61–65
95. Rumpf HJ, Wessel K (1995) Copingmuster und Adaptivität bei multipler Sklerose. Nervenarzt 66:624–629
96. Sabatini U, Pozzilli C, Pantano P, Koudriavtseva T, Padovani A, Millefiorini E, Di Biasi C, Gualdi GF, Salvetti M, Lenzi GL (1996) Involvement of the limbic system in multiple sclerosis patients with depressive disorders. Biol Psychiatry 39:970–975
97. Sachse C, Luthke K, Hartung K, Fricke M, Liedvogel B, Kalden JR, Peter HH, Lakomek HJ, Henkel E, Deicher H (1995) Significance of antibodies to cardiolipin in unselected patients with systemic lupus erythematosus: clinical and laboratory associations. The SLE Study Group. Rheumatol Int 15:23–29

98. Sailer M, Burchert W, Ehrenheim C, Smid HG, Haas J, Wildhagen K, Wurster U, Deicher H (1997) Positron emission tomography and magnetic resonance imaging for cerebral involvement in patients with systemic lupus erythematosus. J Neurol 244:186–193
99. Schiffer RB, Wineman NM (1990) Antidepressant pharmacotherapy of depression associated with multiple sclerosis. Am J Psychiatry 147:1493–1497
100. Schifferdecker M, Krahl A, Krekel NO (1995) Psychosen bei multipler Sklerose – eine Neubewertung. Fortschr Neurol Psychiatr 63:310–319
101. Schröter A, Zerr I, Henkel K, Tschampa HJ, Finkenstaedt M, Poser S (2000) Magnetic resonance imaging in the clinical diagnosis of creutzfeldt-jakob disease. Arch Neurol 57:1751–1757
102. Scott TF, Nussbaum P, McConnell H, Brill P (1997) Measurement of treatment response to sertraline in depressed multiple sclerosis patients using the Carroll scale. Neurol Res 17:421–422
103. Shortall E, Isenberg D, Newman SP (1995) Factors associated with mood and mood disorders in SLE. Lupus 4:272–279
104. Sibbitt WL Jr, Haseler LJ, Griffey RR, Friedman SD, Brooks WM (1997) Neurometabolism of active neuropsychiatric lupus determined with proton MR spectroscopy. Am J Neuroradiol 18:1271–1277
105. Sibley JT, Olszynski WP, Decoteau WE, Sundaram MB (1992) The incidence and prognosis of central nervous system disease in systemic lupus erythematosus. J Rheumatol 19:47–52
106. Spezialetti R, Bluestein HG, Peter JB, Alexander EL (1993) Neuropsychiatric disease in Sjögren's syndrome: anti-ribosomal P and anti-neuronal antibodies. Am J Med 95:153–160
107. Stahl-Hallengren C, Jonsen A, Nived O, Sturfelt G (2000) Incidence studies of systemic lupus erythematosus in Southern Sweden: increasing age, decreasing frequency of renal manifestations and good prognosis. J Rheumatol 27:685–691
108. Steinlin MI, Blaser SI, Gilday DL, Eddy AA, Logan WJ, Laxer RM, Silverman ED (1995) Neurologic manifestations of pediatric systemic lupus erythematosus. Pediatr Neurol 13:191–197
109. Stenager EN, Koch-Henriksen N, Stenager E (1996) Risk factors for suicide in multiple sclerosis. Psychother Psychosom 65:86–90
110. Stimmler MM, Coletti PM, Quismorio FP Jr (1993) Magnetic resonance imaging of the brain in neuropsychiatric systemic lupus erythematosus. Semin Arthritis Rheum 22:335–349
111. Swaak AJ, van den Brink HG, Smeenk RJ, Manger K, Kalden JR, Tosi S, Marchesoni A, Domljan Z, Rozman B, Logar D, Pokorny G, Kovacs L, Kovacs A, Vlachoyiannopoulos PG, Moutsopoulos HM, Chwalinska-Sadowska H, Dratwianka B, Kiss E, Cikes N, Branimir A, Schneider M, Fischer R, Bombardieri S, Mosca M, Smolen JS (1999) Systemic lupus erythematosus: clinical features in patients with a disease duration of over 10 years, first evaluation. Rheumatology (Oxford) 38:953–958
112. Swirsky-Sacchetti T, Mitchell DR, Seward J, Gonzales C, Lublin F, Knobler R, Field HL (1992) Neuropsychological and structural brain lesions in multiple sclerosis: A regional analysis. Neurology 42:1291–1295
113. Szer IS, Miller JH, Rawlings D, Shaham B, Bernstein B (1993) Cerebral perfusion abnormalities in children with central nervous system manifestations of lupus detected by single photon emission computed tomography. J Rheumatol 20: 2143–2148
114. Teh LS, Hay EM, Amos N, Black D, Huddy A, Creed F, Bernstein RM, Holt PJ, Williams BD (1993) Anti-P antibodies are associated with psychiatric and focal cerebral disorders in patients with systemic lupus erythematosus. Br J Rheumatol 32:287–290

115. Thompson AJ, Miller D, Youl B, MacManus D, Moore S, Kingsley D, Kendall B, Feinstein A, McDonald WI (1992) Serial gadolinium-enhanced MRI in relapsing/remitting multiple sclerosis of varying disease duration. Neurology 42:60–63
116. Uramoto KM, Michet CJ Jr, Thumboo J, Sunku J, O'Fallon WM, Gabriel SE (1999) Trends in the incidence and mortality of systemic lupus erythematosus, 1950-1992. Arthritis Rheum 42:46–50
117. Utset TO, Golden M, Siberry G, Kiri N, Crum RM, Petri M (1994) Depressive symptoms in patients with systemic lupus erythematosus: association with central nervous system lupus and Sjögren's syndrome. J Rheumatol 21:2039–2045
118. Van Horn G, Arnett FC, Dimachkie MM (1996) Reversible dementia and chorea in a young woman with the lupus anticoagulant. Neurology 46:1599–1603
119. Van Oosten BW, Truyen L, Barkhof F, Polman CH (1995) Multiple sclerosis therapy. A practical guide. Drugs 49:200–212
120. Vargas-Alarcon G, Yamamoto-Furusho JK, Zuniga J, Canoso R, Granados J (1997) HLA-DR7 in association with chlorpromazine-induced lupus anticoagulant (LA). J Autoimmun 10:579–583
121. Verity CM, Nicoll A, Will RG, Devereux G, Stellitano L (2000) Variant Creutzfeldt-Jakob disease in UK children: a national surveillance study. Lancet 356 (9237):1224–1227
122. Voss A, Green A, Junker P (1998) Systemic lupus erythematosus in Denmark: clinical and epidemiological characterization of a county-based cohort. Scand J Rheumatol 27:98–105
123. Wang B, Gladman DD, Urowitz MB (1998) Fatigue in lupus is not correlated with disease activity. J Rheumatol 25:892–895
124. Ward MM, Lotstein DS, Bush TM, Lambert RE, van Vollenhoven R, Neuwelt CM (1999) Psychosocial correlates of morbidity in women with systemic lupus erythematosus. J Rheumatol 26:2153–2158
125. Watanabe T, Sato T, Uchiumi T, Arakawa M (1996) Neuropsychiatric manifestations in patients with systemic lupus erythematosus: diagnostic and predictive value of longitudinal examination of anti-ribosomal P antibody. Lupus 5:178–183
126. Weiner SM, Otte A, Schumacher M, Klein R, Gutfleisch J, Brink I, Otto P, Nitzsche EU, Moser E, Peter HH (2000) Diagnosis and monitoring of central nervous system involvement in systemic lupus erythematosus: value of F-18 fluorodeoxyglucose PET. Ann Rheum Dis 59:377–385
127. Wekking EM (1993) Psychiatric symptoms in systemic lupus erythematosus: an update. Psychosom Med 55:219–228
128. Wiendl H, Neuhaus O, Kappos L, Hohlfeld R (2000) Multiple Sklerose. Aktuelle Übersicht zu fehlgeschlagenen und abgebrochenen Therapiestudien. Nervenarzt 71:597–610
129. Windl O, Giese A, Schulz-Schaeffer W, Zerr I, Skworc K, Arendt S, Oberdieck C, Bodemer M, Poser S, Kretzschmar HA (1999) Molecular genetics of human prion diseases in Germany. Hum Genet 105:244–252
130. Zerr I, Pocchiari M, Collins S, Brandel JP, de Pedro Cuesta J, Knight RS, Bernheimer H, Cardone F, Delasnerie-Laupretre N, Cuadrado Corrales N, Ladogana A, Bodemer M, Fletcher A, Awan T, Ruiz Bremon A, Budka H, Laplanche JL, Will RG, Poser S (2000) Analysis of EEG and CSF 14-3-3 proteins as aids to the diagnosis of creutzfeldt-jakob disease. Neurology 55:811–815
131. Zimmermann C, Walther EU, Goebels N, Lienert C, Kappos L, Hartung HP, Hohlfeld R (1999) Interferon β-1b zur Behandlung der sekundär chronisch progrdienten multiplen Sklerose. Nervenarzt 70:759–763
132. Zorzon M, Zivadinov R, Bosco A, Bragadin LM, Moretti R, Bonfigli L, Morassi P, Iona LG, Cazzato G (1999) Sexual dysfunction in multiple sclerosis: a case-control study. I. Frequency and comparison of groups. Mult Scler 5:418–427

5.8 Epilepsien

Inhaltsübersicht

5.8.1	Terminologie	444
5.8.2	Diagnostische Kriterien	444
5.8.3	Epidemiologie	445
5.8.4	Pathogenese	446
5.8.5	Klinische Symptomatik und Verlauf	447
5.8.6	Diagnostik	450
5.8.7	Risikofaktoren	450
5.8.8	Differenzialdiagnose	450
5.8.9	Therapie	451
5.8.10	Komplikationen	451
5.8.11	Abschließende Betrachtungen	452
5.8.12	Literatur	452

5.8.1 Terminologie

Als Epilepsien werden zerebrale Krampfleiden, d. h. neuropsychiatrische Störungen, die als Folge einer plötzlichen übermäßigen Entladung von Neuronen in einem Teil des Großhirns (fokale Anfälle) oder im gesamten Großhirn (generalisierte Anfälle) auftreten, bezeichnet (→ Kap. 2.3.5).

5.8.2 Diagnostische Kriterien

Die Einteilung der Epilepsien hat sich in den letzten Jahren mehrfach gewandelt (s. [13, 14, 27]). Die neueren Klassifikationen berücksichtigen den Anfallstyp und das EEG sowie prognostische, pathophysiologische und ätiologische Faktoren. Nach der Klassifikation der „International League against Epilepsie" (ILAE) von 1989 [14] wird die Epilepsie in „generalisierte" und „partielle" (jetzt als „lokalisationsbezogene" bezeichnete) Anfallskategorien eingeteilt. Jede Kategorie ist in symptomatische und ideopatische Formen unterteilt. Außerdem sind noch 2 neue Kategorien hinzugekommen: Epilepsien und Syndrome, von denen sich nicht bestimmen lässt, ob sie fokal oder generalisiert sind, und spezielle Syndrome. Die ILAE-Klassifikation von 1981 [13] der zerebralen Anfallsleiden, die mehr Bezug auf die psychischen Störungen nimmt, ist in Tabelle 5.8.1 dargestellt.

Tabelle 5.8.1. Internationale Klassifikation der Anfallstypen von 1981 [13]

Partielle Anfälle
A. einfache partielle Anfälle
 1. mit motorischen Symptomen
 2. mit somatosensorischen oder speziellen sensorischen Halluzinationen
 3. mit vegetativen Symptomen
 4. mit psychischen Symptomen
B. Komplexe partielle Anfälle
 1. Beginn als einfacher Partialanfall mit anschließender Bewusstseinsstörung
 2. Bewusstseinsstörung von Anfang an
C. partielle Anfälle mit Übergang in sekundär generalisierte Anfälle:
 1. einfache partielle Anfälle mit sekundärer Generalisation
 2. komplexe partielle Anfälle mit sekundärer Generalisation
 3. einfache partielle Anfälle, die erst in komplexe partielle Anfälle und dann in generalisierte Anfälle übergehen

Generalisierte Anfälle
A. 1. Absencen
 2. atypische Absencen
B. myoklonische Anfälle
C. klonische Anfälle
D. tonische Anfälle
E. tonisch-klonische Anfälle
F. atonische Anfälle

Unklassifizierbare Epileptische Anfälle

5.8.3 Epidemiologie

Zur Inzidenz und Prävalenz von Epilepsien existiert eine Vielzahl von Untersuchungen. Diese hängen von den zu Grunde liegenden Klassifikationsschemata ab. Die Inzidenzraten werden mit 20–70/100000 Einwohner/Jahr und die Prävalenzraten mit 300–500/100000 Einwohner angegeben [69]. Die Epilepsie weist eine deutliche Altersabhängigkeit auf. So sind die Inzidenzraten in der frühen Kindheit am höchsten, während sie im frühen Erwachsenenalter sehr niedrig sind und dann mit zunehmendem Alter wieder ansteigen. In den meisten Studien ergibt sich eine etwas höhere Prävalenz für Männer als für Frauen. Epileptische Anfälle sind jedoch wesentlich häufiger. So gibt die WHO eine Lebenszeitprävalenz von etwa 5 % an, d. h. jeder 20. hat in seinem Leben einmal einen epileptischen Anfall erlitten.

Die Häufigkeit psychischer Störungen bei Epilepsie wird sehr unterschiedlich angegeben (s. [19, 34, 35, 62, 71, 81]), denn alle Studien beziehen sich auf vorselektionierte Stichproben. In einer Studie wurde bei Epileptikern keine höhere Rate an psychischen Auffälligkeiten als unter Normalpersonen gefunden [26]. Allgemein wird die Prävalenz auf 20–30% geschätzt. Der Anteil psychischer Störungen ist am höchsten unter den Epilepsiepatienten, die auf eine Pharmakotherapie nicht ansprechen. Etwa 20–30% der Epilepsiepatienten werden als therapieresistent angesehen [62]. Eine Studie in Dänemark konnte zeigen, dass das Risiko an einer Schizophrenie oder einer anderen nichtaffektiven Psychose zu erkranken, unter Epilepsiekranken erhöht ist [10].

5.8.4 Pathogenese

Der Charakter der epileptischen Anfälle wird ausschließlich durch ihren Ursprungsort bestimmt [55]. Zu Grunde liegen können (symptomatische Epilepsie) z. B. frühkindliche Hirnschäden bzw. Geburtstraumen oder Fehlbildungen, Schädel-Hirn-Traumen, Tumoren und andere erworbene Fehlbildungen des ZNS sowie im höheren Alter auch vaskuläre Läsionen.

In den meisten Fällen lässt sich jedoch keine ZNS-Schädigung nachweisen (idiopathische Epilepsie).

Die Pathogenese der OPS bei Epilepsie ist bisher nur unzureichend geklärt [23, 68, 72]. Es ist zu unterscheiden zwischen kurzen, nach Anfällen oder unmittelbar vor Anfällen auftretenden psychischen Veränderungen im Sinne eines postiktalen Zustands bzw. einer Aura und länger andauernden, auf einer chronifizierten Epilepsie beruhenden psychischen Veränderungen:

präiktal (Aura): Schon unmittelbar vor einem Anfall kann es zu einer Störung der normalen Erregungsausbreitung in bestimmten Hirnarealen kommen (z. B. zunehmende Synchronisierung im EEG). Insbesondere bei Patienten mit einer Temporallappenepilepsie treten in dieser Phase sog. Auren auf.

intraiktal: Im Anfall selbst findet eine weitgehend ungeregelte Erregungsausbreitung im ZNS statt (→ Kap. 2.3.5). In der Folge kann es zum Bewusstseinsverlust (Grand mal) oder einer schweren Bewusstseinsstörung (z. B. Absence) kommen. Für den Anfall besteht oft (bei Grand mal immer) eine Amnesie.

postiktal: Nach der kurzzeitigen Überreizung der Neuronen im Anfall erfolgt postiktal eine längere Reorganisationsphase, in der die kognitiven Leistungen eingeschränkt sind. Für diese Zeit besteht meist eine Amnesie, wahrscheinlich auf Grund einer Störung der Speicherung von Gedächtnisinhalten.

interriktale bzw. chronische OPS: Viele Autoren gehen davon aus (s. [76]), dass die epileptischen Anfälle entweder durch morphologische Veränderungen v. a. im Temporallappen ausgelöst werden und diese Veränderungen gleichzeitig psychische Störungen nach sich ziehen können oder dass es durch die Häufung von Anfällen zu morphologischen Veränderungen (sog. Narben) kommt, die dann zu den psychischen Veränderungen führen.

Der zweite Pathomechanismus ist der wahrscheinlichere, da die psychischen Veränderungen meist erst im Laufe der Epilepsie entstehen. Eine schizophreniforme Psychose bei Epileptikern ist möglicherweise auf Hirnveränderungen, z. B. kortikale Dysgenese, zurückzuführen [64].

5.8.5 Klinische Symptomatik und Verlauf

Die neurologische Symptomatik bei den verschiedenen Anfallstypen ist ebenso vielgestaltig [30] wie die im Zusammenhang mit einer Epilepsie auftretenden psychischen Störungen (s. [34, 39, 43, 58, 62, 76, 77]) (Tabelle 5.8.2), dabei handelt es sich v. a. um Bewusstseinsstörungen, Wahrnehmungsstörungen und affektive Störungen (Angst, Glücksgefühl, Ärger, v. a. im Rahmen einer Aura) (s. [62]).

präiktal: Präiktale psychische Störungen sind kurzzeitige Auren, in denen die Wahrnehmung erheblich verändert ist und die wahrgenommenen Gegenstände oder Situationen den Charakter des Vertrauten, aber auch des Unheimlichen und/oder Fremden (Derealisations- und Depersonalisationsphänomene) annehmen können. Eine Aura kann in sämtlichen Sinnesqualitäten auftreten. Es liegt meist eine kurze (max. wenige Minuten) Bewusstseinsunterbrechung vor.

intraiktal: Bei Grand mal kommt es zum Bewusstseinsverlust mit anschließender Amnesie. Eine Absence führt es meist zu einer kurzen (par-

Tabelle 5.8.2. Psychische Störungen, die häufig bei Patienten mit einer Epilepsie beschrieben wurden

	Frühsymptom	Häufigkeit	Zitat
aggressives Verhalten		27,2*	[9]
Angststörung		v. a. bei komplex-fokalen u. TE 11–16%	[25, 53]
Delir		postiktal	
Demenz		+	s. [22, 23]
Depression		11–60%	[25, 35]
Halluzinationen		+	[1, 15, 33, 38, 47, 60, 83]
leichte kognitive Störung		++	[22, 23]
Manie		nur in Einzelfällen	[2, 63]
Persönlichkeitsstörung		6–53%	s. Übersichten bei [6, 37, 53, 76, 77]
sexuelle Störungen – Dysfunktion – Inappetenz		14–66%	[16, 59, 70]
Wahn		1–3% TE: 9%	[11, 17, 19, 39, 54, 79]

+ selten, ++ häufig, * Heimbewohner, **TE** = Temporallappenepilepsie

tiellen) Bewusstseinsunterbrechung (max. wenige Minuten), während beim Status epilepticus, z. B. Petit-mal-Status, die iktalen Symptome auch länger andauern können [12].

■ *postiktal:* Postiktale Zustände, im Anschluss an einen zerebralen Krampfanfall, besonders an Grand mal, sind v. a. gekennzeichnet durch Desorientiertheit, erhöhte Reizbarkeit, Schwerbesinnlichkeit und Aufmerksamkeitsstörungen. Nach der Klassifikation des DSM-IV [66] oder der ICD-10 [20, 21] wäre in solchen Fällen meist ein kurzzeitiges Delir zu diagnostizieren (s. [58]). Die Terminologie ist im Zusammenhang mit einem postiktalen Zustand jedoch nicht gebräuchlich. Diese Fälle werden daher oft als „postiktale Dämmerzustände" bezeichnet. Ein postiktaler Zustand dauert in der Regel nur wenige Stunden (16 bis max. 432 Stunden [17]) an. Bei länger andauernden postiktalen Zuständen ist an eine zerebrale Schädigung, z. B. durch eine im Rahmen eines Sturzes auf den Kopf aufgetretene intrazerebrale Blutung, zu denken.

■ *interiktal:* Interiktal, d. h. zwischen den Anfällen, können vielfältige psychische Störungen auftreten, wobei der Zusammenhang zur Epilepsie nicht immer klar zu erkennen ist.

■ **Kognitive Störungen.** Kognitive Störungen treten im Langzeitverlauf bei Epilepsiepatienten, v. a. bei Patienten mit Grand mal und komplex-fokalen Anfällen, oft auf [22, 23]. Bei Kindern kann es zu einer Verzögerung der intellektuellen Entwicklung kommen. Die Dauer der Epilepsieerkrankung und besonders die Zahl der generalisierten tonisch-klonischen Anfälle sind mit einer erhöhten Rate an kognitiven Störungen assoziiert [22]. Patienten mit Status epilepticus, der länger als 30 Minuten dauerte, zeigen sehr häufig kognitive Störungen, die bei ungünstigem Verlauf bis zu einer Demenz fortschreiten können. Auch einige, v. a. klassische Antiepileptika können die neuropsychologischen Leistungen deutlich beeinträchtigen, da sie sedierende Wirkung haben [28].

■ **Angststörungen.** Epilepsie-Patienten leiden häufig an Angststörungen, wobei die Differenzierung organisch (z. B. paroxysmale lokal begrenzte Erregungsstörung) oder psychogen (Angst vor erneuten Anfällen, sozialer Diskriminierung etc.) häufig nicht sicher gelingt (s. [71, 72]).

■ **Depressive Störung.** Recht häufig sind depressive Zustandsbilder bei Anfallskranken, v. a. mit komplex-fokalen Anfällen, zu beobachten [80, 81]. Hierbei ist kaum zu klären, ob es sich um eine reaktive Depression auf die Erkrankung hin handelt oder ob die Stimmungsveränderung als organisch bedingt anzusehen ist. Die depressiven Verstimmungen treten v. a. peri- und interiktal auf [48]. Sie zeigen keine Korrelation mit Epilepsieparametern [48]. Klassische Antiepileptika können depressiogen wirken [4, 40, 48], einige wie Carbamazepin und Valproat haben dagegen einen stimmungsstabilisierenden Effekt [31, 32]. Aber auch bei neueren Antikonvulsiva, so bei

Vigabatringabe, treten häufig depressive Verstimmungen und auch schizophreniforme Störungen auf [50, 78].

Wahnhafte oder schizophreniforme Störungen. Einige Tage nach einem epileptischen Anfall, insbesondere nach einer Serie von v. a. generalisierten tonisch-klonischen und komplex-fokalen Anfällen, können psychische Veränderungen im Sinne einer wahnhaften oder schizophreniformen Störung auftreten [17, 51, 65, 78]. Gehäuft geschieht dies bei Temporallappenepilepsie, v. a. bei bilateralen Veränderungen [17, 79].

Eine wahnhafte oder schizophreniforme Störung wurde auch bei einer „forcierten Normalisierung" beobachtet [49]. In solchen Fällen tritt die psychische Störung bei weitgehend unauffälligem EEG auf, z. B. nach Gabe von Antiepileptika. Diese Fälle machen aber nur einen kleinen Teil der schizophreniformen Störungen bei Epilepsiepatienten aus [24, 42]. Das Phänomen des Auftretens von psychischen Störungen nach Sistieren der epileptischen Aktivität wird auch als „Alternativpsychose" bezeichnet [75].

In verschiedenen Arbeiten wurden unterschiedliche Faktoren ermittelt bzw. postuliert, die mit einem gehäuften Vorkommen einer wahnhaften oder schizophreniformen Störung bei Epilepsie assoziiert sind (s. [62, 82]). Hierzu zählen u. a. ein früheres Manifestationsalter der Epilepsie [68], komplex-fokale Anfälle, Absence und gemischte Anfallstypen. Ob besonders Temporallappenepilepsien zu einer wahnhaften oder schizophreniformen Störung führen, ist umstritten (s.[52, 62]). Epileptiker mit einer schizophreniformen Störung weisen in der Symptomatik deutliche Ähnlichkeiten mit Schizophrenen auf, z. B. identische neuropsychologische Beeinträchtigungen [56]; sie zeigen aber meist keine systematisierte Wahnsymptomatik [75].

Persönlichkeitsänderung („epileptische Wesenänderung"). Bei Epilepsiepatienten wurde eine hohe Prävalenz von Persönlichkeitsstörungen beschrieben (s. Übersichten [37, 62, 76, 77]). Auch hier können Selektionseffekte der untersuchten Stichproben eine große Rolle spielen, denn es fehlen epidemiologische Daten. In einer größeren Stichprobe hat sich kein Zusammenhang zwischen dem Typ der Persönlichkeitsstörung und dem Anfallstyp nachweisen lassen [74]. In der Literatur ist umstritten, ob bei Patienten mit einer Temporallappenepilepsie gehäuft eine Persönlichkeitsstörung auftritt [7, 18, 61]. Besonders oft soll eine Persönlichkeitsstörung bei einer Epilepsie mit Auren vorkommen [57].

In der älteren Literatur wird in diesem Zusammenhang häufig von „epileptischer Wesensänderung" gesprochen [36, 45], die sich durch eine Verlangsamung des Denkens, eine verringerte Umstellungsfähigkeit in neuen Situationen wie in einem starken Haften an bestimmten Gedanken oder Vorstellungen („kleben") äußert. Die betreffenden Patienten sind in ihrem Kontaktverhalten sehr auffällig. Einige Autoren, vorwiegend aus der Ära vor Einführung der modernen Antiepileptika (s. [45]), unterscheiden mehrere Typen der epileptischen Wesensänderung. Wahrscheinlich hat sich die Zahl der Epileptiker mit einer Persönlichkeitsstörung und/oder deren

Schweregrad durch die zunehmend bessere antikonvulsive Einstellung seit der Einführung neuer Antiepileptika in letzter Zeit weiter verringert.

Verhaltensauffälligkeiten. Stereotype, d.h. sehr gleichförmige Handlungsabläufe, die weitestgehend isoliert vom sonstigen Verhalten auftreten, können durch epileptische Anfälle, v.a. durch eine Frontallappenepilepsie, verursacht sein.

Weiter ist häufig ein auffälliges Verhalten im Zusammenhang mit sogenannten psychogenen oder pseudoepileptischen Anfällen zu beobachten. Hierbei handelt es sich um dissoziative (konversionsneurotische) Anfälle bei Epileptikern, die mitunter nur schwer von epileptischen Anfällen zu unterscheiden sind (s. [62]). Sie dauern häufig verglichen zu epileptischen Anfällen sehr lange ($\gg$2 Minuten).

5.8.6 Diagnostik

Auf Grund der vielfältigen neuropsychiatrischen Symptome, die bei verschiedenen Anfallstypen auftreten können, ist die Diagnose nicht einfach. Nach Möglichkeit sollte eine Fremdanamnese der Anfälle erhoben werden. Wichtig ist es auch, die Frequenz und eventuelle Risikosituationen zu eruieren. Bei Verdacht auf eine Epilepsie sollten mehrere EEG-Untersuchungen (auch mit Schlafentzug) erfolgen. Bei Verdacht auf eine Frontallappenepilepsie sind auch Ableitungen mit entsprechend platzierten Elektroden (tiefe Ableitungen) notwendig. Zum Ausschluss einer symptomatischen Epilepsie sollte eine Bildgebung mit der CT oder besser mit der MRT erfolgen. Besonders im Vorfeld einer möglichen epilepsiechirurgischen Operation sind noch weitere apparative Untersuchungen notwendig, z.B. SPECT.

5.8.7 Risikofaktoren

Als Risikofaktoren für eine Epilepsie sind Hirnschädigungen aller Art zu nennen, als Risikofaktor für Gelegenheitsanfälle ist eine Alkoholabhängigkeit anzusehen. Im höheren Alter kommen epileptische Anfälle bei vaskulären Läsionen, aber auch bei degenerativen Erkrankungen (z.B. Alzheimer-Demenz) gehäuft vor.

5.8.8 Differenzialdiagnose

Postiktale psychische Störungen können zu schwierigen differenzialdiagnostischen Überlegungen Anlass geben, insbesondere wenn nicht bekannt ist, dass der Betreffende einen Krampfanfall erlitten hat. Entsprechend der psychischen Symptomatik ($\rightarrow$ Kap. 4) müssen andere Ursachen der entsprechenden psychischen Störung differenzialdiagnostisch abgeklärt werden.

5.8.9 Therapie

Die wesentlichen therapeutischen Behandlungsmöglichkeiten bestehen in einer optimalen Einstellung des epileptischen Grundleidens je nach Anfallstyp (s. [29, 67]). Ein Problem bei der antikonvulsiven Einstellung ist, dass einerseits Antiepileptika häufig selbst psychische Störungen induzieren oder verstärken können (s. [4, 28, 40, 41, 48, 50, 78]), anderseits alle Möglichkeiten einer medikamentösen antiepileptischen Therapie, also auch Kombinationstherapien, ausgeschöpft werden müssen, da psychische Störungen vorwiegend bei therapierefraktären Patienten auftreten.

Bei der symptomatischen medikamentösen Behandlung von Epileptikern mit psychischen Störungen ist zu beachten, dass diese vielfach die Anfallshäufigkeit erhöhen können [46], so z. B. trizyklische Antidepressiva [48] und klassische Neuroleptika. Für die neueren „atypischen" Neuroleptika fehlen entsprechende Studien bisher weitgehend, sodass noch keine klare Aussage möglich ist. Clozapin und möglicherweise auch Olanzapin erhöhen die Anfallsbereitschaft [3, 84]. Hier entsteht ein therapeutisches Dilemma, das häufig nicht einfach zu lösen ist [7]. Bei schizophreniformen Störungen empfiehlt sich die Gabe von Pimozid, da dies kaum epileptogen wirkt [47]. Bei depressiven Störungen sind Serotoninwiederaufnahmehemmer zu bevorzugen [40]. Außerdem sind Wechselwirkungen zwischen den Antiepileptika und den Psychopharmaka zu beachten (z. B. Induktion von abbauenden Enzymen, aber auch erhöhte Wirkspiegel [7, 28]).

Besonders bei therapierefraktärer Epilepsie ist ein epilepsiechirurgischer Eingriff zu erwägen. Allerdings wird hierdurch häufig keine deutliche Besserung der psychischen Symptomatik erreicht [8].

5.8.10 Komplikationen

Durch das Auftreten einer psychischen Störung, insbesondere einer schizophreniformen Störung, werden Epilepsiekranke, die ohnehin schon unter einer psychosozialen Benachteiligung leiden [5], weiter ausgegrenzt. Dies führt sehr oft zu einem sozialen Rückzug mit depressiver Verstimmung und erhöhter Suizidalität. Epilepsiepatienten, insbesondere solche mit einer Depression, weisen eine erhöhte Suizidrate auf [81]. Die Compliance zur Medikamenteneinnahme ist bei Epilepsiekranken mit einer psychischen Störung verringert. Nach einer neurochirurgischen Operation zur Beseitigung des Epilepsieherdes kommt es in vielen Fällen zum Auftreten von psychischen Störungen, teilweise sogar zu einem Neuauftreten [8].

5.8.11 Abschließende Betrachtungen

Bei Epilepsiepatienten treten eine Reihe von psychischen Störungen gehäuft auf. Sofern ein Zusammenhang zu Epilepsieparametern (z. B. Auftreten nach Anfällen etc.) besteht, ist davon auszugehen, dass es sich um eine OPS auch im Sinne der ICD-10 (→ Tabelle 1.2) handelt. Bei den häufigen interiktalen Störungen ist die Zuordnung allerdings nicht immer einfach. Auch reaktive Faktoren können, v. a. bei Angst- und depressiven Störungen eine wichtige Rolle spielen. Der früher oft beschriebene kognitive Abbau bis zur Demenz ist durch eine adäquate antiepileptische medikamentöse Therapie deutlich reduziert, aber depressive und psychotische Störungen treten weiterhin häufig bei Epilepsiekranken auf.

5.8.12 Literatur

1. Adachi N, Onuma T, Nishiwaki S, Murauchi S, Akanuma N, Ishida S, Takei N (2000) Inter-ictal and post-ictal psychoses in frontal lobe epilepsy: a retrospective comparison with psychoses in temporal lobe epilepsy. Seizure 9:328–335
2. Barczak P, Edmunds E, Betts T (1988) Hypomania following complex partial seizures. A report of three cases. Br J Psychiatry 152:137–139
3. Bazire S (2000) Psychotropic drug directory 2000. Mark Allen Publishing, Wilts
4. Blank R (1990) Antikonvulsiva und ihre psychischen Wirkungen – eine Übersicht. Fortschr Neurol Psychiatr 58:19–32
5. Blankenhorn V (1992) Psychosoziale Aspekte. In: Möller AA, Fröscher W (Hrsg) Psychische Störungen bei Epilepsie. Thieme, Stuttgart, S 139–147
6. Blumer D (1995) Personality disorders in epilepsy. In: Ratey JJ (ed) Neuropsychiatry and personality disorders. Blackwell Science, Oxford, pp 230–263
7. Blumer D (1999) Evidence supporting the temporal lobe epilepsy personality syndrome. Neurology 53 (5 Suppl 2): S 9–12
8. Blumer D, Wakhlu S, Montouris G, Wyler AR (2000) Treatment of the interictal psychoses. J Clin Psychiatry 61:110–122
9. Bogdanovic MD, Mead SH, Duncan JS (2000) Aggressive behaviour at a residential epilepsy centre. Seizure 9:58–64
10. Bredkjaer SR, Mortensen PB, Parnas J (1998) Epilepsy and non-organic non-affective psychosis. National epidemiologic study. Br J Psychiatry 172:235–238
11. Bruton CJ, Stevens JR, Frith CD (1994) Epilepsy, psychosis, and schizophrenia: clinical and neuropathologic correlations. Neurology 44:34–42
12. Cascino GD (1993) Nonconvulsive status epilepticus in adults and children. Epilepsia 34 (Suppl 1):21–28
13. Commission on classification and terminology of the international league against epilepsy (1981) Proposal for revised clinical and electroencephalographic classification of epileptic seizures. Epilepsia 22:489–501
14. Commission on classification and terminology of the international league against epilepsy (1989) Proposal for revised classification of epilepsy and epileptic syndromes. Epilepsia 30:389–399
15. Conlon P, Trimble MR, Rogers D (1990) A study of epileptic psychosis using magnetic resonance imaging. Br J Psychiatry 156:231–235
16. Demerdash A, Shaalan M, Midani A, Kamel F, Bahri M (1991) Sexual behavior of a sample of females with epilepsy. Epilepsia 32:82–85

17. Devinsky O, Abramson H, Alper K, FitzGerald LS, Perrine K, Calderon J, Luciano D (1995) Postictal psychosis: a case control series of 20 patients and 150 controls. Epilepsy Res 20:247-253
18. Devinsky O, Najjar S (1999) Evidence against the existence of a temporal lobe epilepsy personality syndrome. Neurology 53(5 Suppl 2): S13-25
19. Diehl LW (1992) Epidemiologie psychischer Störungen. In: Möller AA, Fröscher W (Hrsg) Psychische Störungen bei Epilepsie. Thieme, Stuttgart, S 6-10
20. Dilling H, Mombour W, Schmidt MH (1994) Internationale Klassifikation psychischer Störungen. Forschungskriterien. Huber, Bern
21. Dilling H, Mombour W, Schmidt MH (2000) Internationale Klassifikation psychischer Störungen. ICD-10 Kapitel V (F) Klinisch-diagnostische Leitlinien, 3. Aufl. Huber, Bern
22. Dodrill CB (1986) Correlates of generalized tonic-clonic seizures with intellectual, neuropsychological, emotional and social function in patients with epilepsy. Epilepsia 27:399-411
23. Dodrill CB (1992) Psychiatrische und neuropsychologische Störungen in Beziehung zu verschiedenen Krankheitsvariablen in der Epilepsie. In: Möller AA, Fröscher W (Hrsg) Psychische Störungen bei Epilepsie. Thieme, Stuttgart, S 123-130
24. Dongier S (1959) Statistical study of clinical and electroencephalographic manifestations of 536 psychotic episodes occuring in 916 epileptics between clinical seizures. Epilepsia 1:117
25. Ettinger AB, Weisbrot DM, Nolan EE, Gadow KD, Vitale SA, Andriola MR, Lenn NJ, Novak GP, Hermann BP (1998) Symptoms of depression and anxiety in pediatric epilepsy patients. Epilepsia 39:595-599
26. Fiordelli E, Beghi E, Bogliun G, Crespi V (1993) Epilepsy and psychiatric disturbance. A cross-sectional study. Br J Psychiatry 163:446-450
27. Fröscher W (1992) Klassifikation und Nomenklatur epileptischer Anfälle und epileptischer Syndrome. In: Möller AA, Fröscher W (Hrsg) Psychische Störungen bei Epilepsie), Thieme, Stuttgart, S 1-5
28. Fröscher W (1992) Wechselwirkungen antikonvulsiver Behandlung mit Psychopharmaka. In: Möller AA, Fröscher W (Hrsg) Psychische Störungen bei Epilepsie. Thieme, Stuttgart, S 116-122
29. Fröscher W, Rauber A, Wolfersdorf M (1992) Antikonvulsive Behandlung. In: Möller AA, Fröscher W (Hrsg) Psychische Störungen bei Epilepsie. Thieme, Stuttgart, S 107-115
30. Gram L (1990) Epileptic seizures and syndromes. Lancet 336 (8708):161-163
31. Greil W, Ludwig-Mayerhofer W, Erazo N, Engel RR, Czernik A, Giedtke H, Müller-Oerlinghausen B, Osterheider M, Rudolf GAE, Sauer H, Tegeler J, Wetterling T (1997) Lithium vs carbamazepine in the maintenance treatment of schizoaffective disorder: a randomised study. Eur Arch Psychiatry Clin Neurosci 247:42-50
32. Greil W, Ludwig-Mayerhofer W, Erazo N, Schöchlin C, Schmidt S, Engel RR, Czernik A, Giedtke H, Müller-Oerlinghausen B, Osterheider M, Rudolf GAE, Sauer H, Tegeler J, Wetterling T (1997) Lithium versus carbamazepine in the maintenance treatment of bipolar disorders - a randomised study. J Affect Dis 43:151-161
33. Hausser-Hauw C, Bancaud J (1987) Gustatory hallucinations in epileptic seizures. Electrophysiological, clinical and anatomical correlates. Brain 110:339-359
34. Hermann BP, Seidenberg M, Bell B (2000) Psychiatric comorbidity in chronic epilepsy: identification, consequences, and treatment of major depression. Epilepsia 41, Suppl 2:31-41
35. Heuser I, Möller AA (1992) Depression. In: Möller AA, Fröscher W (Hrsg) Psychische Störungen bei Epilepsie. Thieme, Stuttgart, S 37-44
36. Hunger J (1983) Psychopathologische Untersuchungen zur sogenannten epileptischen Wesensänderung. Fortschr Neurol Psychiat 51:327-341

37. Hunger J (1992) Persönlichkeitsstörungen bei Epilepsie. In: Möller AA, Fröscher W (Hrsg) Psychische Störungen bei Epilepsie. Thieme, Stuttgart, S 58-63
38. Jibiki I, Maeda T, Kubota T, Yamaguchi N (1993) 123I-IMP SPECT brain imaging in epileptic psychosis: a study of two cases of temporal lobe epilepsy with schizophrenia-like syndrome. Neuropsychobiology 28:207-211
39. Kanemoto K, Kawasaki J, Kawai I (1996) Postictal psychosis: a comparison with acute interictal and chronic psychoses. Epilepsia 37:551-556
40. Kanner AM, Nieto JC (1999) Depressive disorders in epilepsy. Neurology 53 Suppl 2:S26-32
41. Ketter TA, Post RM, Theodore WH (1999) Positive and negative psychiatric effects of antiepileptic drugs in patients with seizure disorders. Neurology 53(5 Suppl 2): 53-67
42. Köhler G-K (1975) Epileptische Psychosen. Klassifikationsversuche und EEG-Verlaufsbeobachtungen. Fortschr Neurol Psychiatr 43:99-153
43. Köhler G-K (1992) Epileptische Psychosen. In: Möller AA, Fröscher W (Hrsg) Psychische Störungen bei Epilepsie. Thieme, Stuttgart, S 70-88
44. Klosterkötter J (1992) Medikamentöse Behandlung epileptischer Psychosen. In: Möller AA, Fröscher W (Hrsg) Psychische Störungen bei Epilepsie. Thieme, Stuttgart, S 177-181
45. Klosterkötter J (1993) Epileptische Wesensänderung. In: Schüttler R (Hrsg) Organische Psychosyndrome. Springer, Berlin, S 69-81
46. Klosterkötter J, Breuer H (1992) Medikamentöse Behandlung psychischer Störungen. In: Möller AA, Fröscher W (Hrsg) Psychische Störungen bei Epilepsie. Thieme, Stuttgart, S 171-176
47. Kristensen O, Sindrup EH (1979) Psychomotor epilepsy and psychosis. III. Social and psychological correlates. Acta Neurol Scand 59:1-9
48. Lambert MV, Robertson MM (1999) Depression in epilepsy: etiology, phenomenology, and treatment. Epilepsia 1999; 40 Suppl 10:21-47
49. Landolt H (1953) Serial electroencephalographaphic investigations during psychotic episodes in epileptic patients and during schizophrenic attacks. In: Lorentz de Haas AM (ed) Lectures on epilepsy. Elsevier, Amsterdam, pp 91-133
50. Levinson DF, Devinsky O (1999) Psychiatric adverse events during vigabatrin therapy. Neurology 53:1503-1511
51. Logsdail SJ, Toone BK (1988) Postictal psychosis: A clinical and phenomenological description. Br J Psychiatry 152:246-252
52. Mace CJ (1993) Epilepsy and schizophrenia. Br J Psychiatry 163:439-445
53. Manchanda R, Schaefer B, McLachlan RS, Blume WT (1992) Interictal psychiatric morbidity and focus of epilepsy in treatment-refractory patients admitted to an epilepsy unit. Am J Psychiatry 149:1096-1098
54. Marshall EJ, Syed GM, Fenwick PB, Lishman WA (1993) A pilot study of schizophrenia-like psychosis in epilepsy using single-photon emission computerised tomography. Br J Psychiatry 163:32-36
55. Meldrum BS (1990) Epileptic seizures and syndromes. Lancet 336 (8709):231-234
56. Mellers JD, Toone BK, Lishman WA (2000) A neuropsychological comparison of schizophrenia and schizophrenia-like psychosis of epilepsy. Psychol Med 30:325-335
57. Mendez MF, Doss RC, Taylor JL, Arguello R (1995) Relationship of seizure variables to personality disorders in epilepsy. J Neuropsychiatry Clin Neurosci 5:283-286
58. Mombour W (1992) Klassifikation psychischer Störungen. In: Möller AA, Fröscher W (Hrsg) Psychische Störungen bei Epilepsie. Thieme, Stuttgart, S 18-27
59. Morrell MJ (1991) Sexual dysfunction in epilepsy. Epilepsia 32 Suppl 6:S38-45
60. Panayiotopoulos CP (1994) Elementary visual hallucinations in migraine and epilepsy. J Neurol Neurosurg Psychiatry 57:1371-1374

61. Perini GI, Tosin C, Carraro C, Bernasconi G, Canevini MP, Canger R, Pellegrini A, Testa G (1996) Interictal mood and personality disorders in temporal lobe epilepsy and juvenile myoclonic epilepsy. J Neurol Neurosurg Psychiatry 61:601–605
62. Pohlmann-Eden B (2000) Epilepsie. In: Förstl H (Hrsg) Klinische Neuro-Psychiatrie. Thieme, Stuttgart, S 270–297
63. Rundell JR, Wise MG (1989) Causes of organic mood disorder. J Neuropsychiatry Clin Neurosci 1:398–400
64. Sachdev P (1998) Schizophrenia-like psychosis and epilepsy: the status of the association. Am J Psychiatry 155:325–336
65. Savard G, Andermann F, Oliver A, Remillard GM (1991) Postictal psychosis after partial complex seizures: A multiple study. Epilepsia 32:225–231
66. Saß H, Wittchen H-U, Zaudig M (Hrsg) (2000) Diagnostisches und Statistisches Manual Psychischer Störung DSM-IV, 3. Aufl. Hogrefe, Göttingen
67. Schachter SC (1999) Antiepileptic drug therapy: general treatment principles and application for special patient populations. Epilepsia. 1999; 40 Suppl 9:20–25
68. Schmitz EB, Robertson MM, Trimble MR (1999) Depression and schizophrenia in epilepsy: social and biological risk factors. Epilepsy Res 35:59–68
69. Shorvon SD (1990) Epidemiology, classification, natural course and genetics of epilepsy. Lancet 336:93–96
70. Shukla GD, Srivastava ON, Katiyar BC (1979) Sexual disturbances in temporal lobe epilepsy: a controlled study. Br J Psychiatry 134:288–292
71. Stevens JR (1988) Psychiatric aspects of epilepsy. J Clin Psychiatry 49 Suppl:49–57
72. Strian F (1992) Pathogenese psychischer Störungen – die paroxysmale Angst. In: Möller AA, Fröscher W (Hrsg) Psychische Störungen bei Epilepsie. Thieme, Stuttgart, S 11–17
73. Strian F (1992) Angstsyndrome. In: Möller AA, Fröscher W (Hrsg) Psychische Störungen bei Epilepsie. Thieme, Stuttgart, S 50–54
74. Swanson SJ, Rao SM, Grafman J, Salazar AM, Kraft J (1995) The relationship between seizure subtype and interictal personality. Results from the Vietnam Head Injury Study. Brain 118:91–103
75. Tellenbach H (1965) Epilepsie als Anfallsleiden und als Psychose. Über alternative Psychosen paranoider Prägung bei ‚forcierter Normalisierung' (Landolt) des Elektroencephalogramms Epileptischer. Nervenarzt 36:190–202
76. Trimble MR (1988) Psychiatrische und psychologische Aspekte der Epilepsie. In: Kisker KP, Lauter H, Meyer J-E, Müller C, Strömgren E (Hrsg) Organische Psychosen. Springer, Berlin, S 325–363
77. Trimble MR, Ring HA, Schmitz B (1996) Neuropsychiatric aspects of epilepsy. In: Fogel BS, Schiffer RB, Rao SM (eds) Neuropsychiatry. Williams & Wilkins, Baltimore, pp 771–803
78. Trimble MR, Rusch N, Betts T, Crawford PM (2000) Psychiatric symptoms after therapy with new antiepileptic drugs: psychopathological and seizure related variables. Seizure 9:249–254
79. Umbricht D, Degreef G, Barr WB, Lieberman JA, Pollack S, Schaul N (1995) Postictal and chronic psychoses in patients with temporal lobe epilepsy. Am J Psychiatry 152:224–231
80. Victoroff JI, Benson F, Grafton ST, Engel J, Mazziotta JC (1994) Depression in complex partial seizures. Arch Neurol 51:155–163
81. Vuilleumier P, Jallon P (1998) Epilepsie et troubles psychiatriques: donnees epidemiologiques. Rev Neurol (Paris) 154:305–317
82. Wiegartz P, Seidenberg M, Woodard A, Gidal B, Hermann B (1999) Co-morbid psychiatric disorder in chronic epilepsy: recognition and etiology of depression. Neurology 53 (5 Suppl 2):3–8

83. Winawer MR, Ottman R, Hauser WA, Pedley TA (2000) Autosomal dominant partial epilepsy with auditory features: defining the phenotype. Neurology 54:2173–2176
84. Woolley J, Smith S (2001) Lowered seizure threshold on olanzapine. Br J Psychiatry 178:85–86

KAPITEL 6 Verhaltensauffälligkeiten und andere Störungen

Inhaltsübersicht	
6.1 **Aggressives Verhalten**	458
6.2 **Antriebssteigerung/Unruhezustände**	461
6.3 **Apathie, Antriebsminderung, psychomotorische Verlangsamung**	462
6.4 **Schlafstörungen**	464
6.4.1 Spezifische Schlafstörungen	467
6.5 **Sexuelle Störungen**	468
6.6 **Suizidalität**	470
6.7 **Vegetative Störungen**	472
6.8 **Veränderte Nahrungsaufnahme**	472
6.9 **Abschließende Betrachtungen**	473
6.10 **Literatur**	473

Patienten mit einer organisch bedingten psychischen Störung zeigen sehr häufig Auffälligkeiten in ihrem „Verhalten" [26, 64, 114, 122, 150]. Diese können für den Betreffenden selbst und/oder für seine Umwelt sehr störend sein. Hierzu zählen v.a.
Aggression,
Antriebssteigerung/Unruhezustände,
Apathie/Antriebsminderung/psychomotorische Verlangsamung,
Schlafstörungen,
sexuelle Störungen,
Substanzmissbrauch (Alkohol, Medikamente und Drogen),
Suizidalität,
vegetative Störungen sowie
veränderte Nahrungsaufnahme.

Zur Erfassung von Verhaltensstörungen wurden in den USA Instrumente (z.B. „Neuropsychiatric Inventory" [51] und „BEHAVE-AD" [153]) entwickelt, die in vielen der im Folgenden zitierten Studien verwendet wurden.

Tabelle 6.1. Erkrankungen, bei denen ein gehäuftes Auftreten von aggressivem Verhalten beschrieben wurde

	Häufigkeit	Zitat
Chorea Huntington	45%	[41, 111]
Demenz vom Alzheimer-Typ	24,9–64%	[1, 20, 43, 57, 78, 80, 126]
Epilepsie	27,2%*	[33]

* Heimbewohner

6.1 Aggressives Verhalten

■ **Vorkommen.** Patienten mit einer OPS zeigen oft ein aggressives Verhalten. Besonders häufig tritt es auf bei Patienten mit Delir, Demenz und organischer Persönlichkeitsveränderung (z. B. nach Schädel-Hirn-Trauma, bei Epilepsie). Bei einigen Erkrankungen wurde ein gehäuftes Auftreten von aggressivem Verhalten beschrieben (Tabelle 6.1).

Aggressive Durchbrüche können den Umgang mit OPS-Patienten außerordentlich erschweren, denn eine Ursache für die oft abrupt auftretende Aggression ist für Außenstehende häufig nicht zu erkennen. Nicht selten führen v. a. bei Dementen Wahnvorstellungen zu aggressivem Verhalten [1, 57, 78, 80].

■ **Pathogenese.** Die biologischen Grundlagen für aggressives Verhalten sind sehr komplex und noch nicht hinreichend geklärt (s. [39, 110, 159, 163, 181]). Bei Schädigung des folgenden Hirnstrukturen ist besonders häufig mit aggressivem Verhalten zu rechnen [159, 163]: präfrontalem Cortex, anteromedialen Anteilen des Frontallappens, linksseitigen Schädigungen der Basalganglien und des limbischem System sowie des linken Temporallappens. Eine Reihe von Neurotransmitterveränderungen wurde mit Aggressivität in Verbindung gebracht (s. Übersicht [39, 110, 162, 163]), so z. B. eine erniedrigte Serotoninkonzentration, aber auch erhöhte Noradrenalinwerte. Eine Vielzahl psychologischer und sozialer Faktoren kann mit zu aggressivem Verhalten beitragen (s. Übersichten bei [16, 66, 181]); eine verminderte Impulskontrolle und Frustrationstoleranz sind als wesentliche Gründe anzusehen. Ein episodischer Kontrollverlust tritt häufig bei einer zerebralen Schädigung auf [66]. Oft sind v. a. bei Dementen ein Wahn, eine (wahnhafte) Verkennung der Situation oder auch Halluzinationen entscheidende auslösende Gründe für die Aggressivität [1, 20, 78, 80]. Als weitere wesentliche psychosoziale Faktoren für aggressives Verhalten werden angesehen Alter (Jüngere≫Ältere), Geschlecht (Männer≫Frauen), Einfluss von Alkohol oder Drogen, auch von Medikamenten sowie soziale Einflüsse (Milieu).

■ **Klinische Symptomatik.** Die Aggression kann sich gegen die eigene Person (Selbstschädigung, Suizidversuche) oder gegen andere richten. Bei einer Fremdaggression ist zwischen rein verbalen aggressiven Äußerungen und

Beschädigung von Gegenständen bzw. tätlichem Angriff auf Personen zu differenzieren. Am häufigsten sind verbale Aggressionen, während körperliche Gewalt seltener zu beobachten ist [105]. Die Richtung der Aggression ändert sich aber häufig abrupt.

▪ **Diagnostik.** Zur Erfassung von aggressivem Verhalten sind eine Reihe von Skalen entwickelt worden (s. [74, 182]). Diese erlauben aber keine vorausschauende Abschätzung. Zu diesem Zweck sind in der forensischen Psychiatrie zwar Ansätze gemacht worden; sie haben aber bisher noch nicht gezielte Anwendung bei OPS-Patienten gefunden.

▪ **Therapieansätze.** Grundregeln für den Umgang mit OPS-Patienten, die zu aggressivem Verhalten neigen sind (in Anlehnung an [9, 113, 155, 196]): Ruhe bewahren, jede Konfrontation möglichst vermeiden, versuchen mit dem Patienten ins Gespräch zu kommen, Verständnis signalisieren, Hilfe anbieten (auch Medikamente), Erregung steigernde Personen wegschicken, deutlich Grenzen setzen, ohne dass der Patient dies als Gegengewalt ansieht (Hinzuziehen mehrerer Pflegepersonen etc.). Nur im Extremfall Fixierung am Bett für die unbedingt notwendige Zeit (Dokumentation der Gründe in der Krankenakte!). Vor evtl. notwendigen Injektionen für ausreichende Ruhigstellung des Patienten durch Pflegepersonal sorgen, um so Injektionsfehler zu vermeiden.

Eine Vielzahl von Medikamenten ist zur Verringerung von aggressivem Verhalten schon eingesetzt worden. Ausgehend von bestimmten pathogenetischen Vorstellungen wurden sehr unterschiedliche Medikamente empfohlen (s. Übersicht [131, 162, 170, 172, 180]); vorwiegend aus ethischen Gründen gibt es jedoch kaum kontrollierte Studien. Wichtig ist es v. a. bei wiederholt auftretenden Aggressionszuständen die Hintergründe zu analysieren. In Fällen, in denen ein Wahn oder eine (wahnhafte) Verkennung der Situation wesentlich zur Aggressivität beiträgt [1, 20, 78, 80], empfiehlt sich die Gabe eines Neuroleptikums. So liegen auch die meisten Erfahrungen in der Behandlung von aggressiven OPS-Patienten vor mit [59, 151] Haloperidol (z. B. Haldol®): initial bis zu 10 mg i. v. oder i. m., dann bis die Aggressivität sistiert 1 mg/h i. v., danach 10–15 mg/d oral. Cave: extrapyramidale Nebenwirkungen, bes. bei Älteren (Dosis anpassen), paradoxe Wirkungen kommen vor. Vorsicht ist bei Epileptikern angezeigt, da Neuroleptika die Krampfbereitschaft erhöhen können.

Häufig wird eine Kombination von Haloperidol mit einem „niedrigpotenten", mehr sedierenden Neuroleptikum verabreicht, z. B. Chlorprothixen (z. B. Truxal®) oder Levomepromazin (Neurocil®), jeweils bis zu 300 mg/d (einschleichend dosieren!). Besser geeignet bei akutem aggressiven Verhalten ist aber die Kombination von Haloperidol mit Lorazepam (s. u.) [21, 30]. Auch das stärker sedierende Zuclopenthixol (Ciatyl Z®) 4–20 mg/d ist bei aggressiven Dementen erfolgreich eingesetzt worden [76, 135, 136]. Cave: anticholinerge und extrapyramidale Nebenwirkungen, bes. bei Älteren (Dosis anpassen). Paradoxe Wirkungen kommen vor. Weniger anticholinerge Nebenwirkungen weisen die ebenfalls sedierenden Neuroleptika Melperon (z. B. Eunerpan®) und Pipamperon (Dipiperon®) (jeweils bis etwa 300 mg/d) auf.

Ob „atypische" Neuroleptika bei aggressiven Patienten mit einer OPS eingesetzt werden können, ist bisher nur unzureichend untersucht worden (s. [40, 97, 185]). In Doppelblindstudien zeigte die Gabe von Olanzapin (Zyprexa®) 5–10 mg/d [186], Risperidon (Risperdal®) 1 mg/d [28, 52] oder Tiaprid (Tiapridex®) 100–300 mg [8] bei Dementen eine Besserung des aggressiven Verhaltens.

Als *Alternativen* werden v. a. Benzodiazepine, Carbamazepin und Lithiumsalze empfohlen:

Benzodiazepine [21, 30, 63, 157]: Von allen Benzodiazepinen soll besonders 2 mg Lorazepam (z. B. Tavor®) zur Behandlung aggressiver Patienten geeignet sein [21, 35, 157]. Cave: paradoxe Reaktion (Steigerung der Aggressivität) und hohe Suchtgefährdung bei längerer Gabe von Lorazepam (> 14 Tage).

Carbamazepin (z. B. Tegretal®, Timonil®, Sirtal®): bis zu 900–1200 mg/d [19, 187] (langsam einschleichen und Blutspiegel kontollieren!). Carbamazepin soll besonders bei Patienten mit EEG-Veränderungen geeignet sein aggressives Verhalten zu dämpfen [119]. Cave: Hautexanthem, Blutbildveränderungen, Hyponaträmie.

Bei chronisch-rezidivierender Aggressivität wird nach Ausschluss der Kontraindikationen wie z. B. Asthma bronchiale, einer chronisch obstruktiven Lungenerkrankung, insulinpflichtigem Diabetes mellitus, koronarer Herzerkrankung, persistierender Angina pectoris, Hyperthyreose auch die Gabe von Betablockern empfohlen [82, 169, 173]. Die Wirkung tritt erst verzögert (nach 4–6 Wochen!) ein. Es sollte zunächst eine Testdosis von 20 mg Propanolol (z. B. Dociton®) gegeben und, falls keine Hypotension oder Bradykardie auftritt, die Dosis unter Blutdruck- und Pulskontrolle jeden 2. Tag um 20 mg Propanolol auf max. 300 mg/d Propanolol gesteigert werden. Cave: Hypotone Dysregulation, Herzrhythmusstörungen, Dosisanpassung bei älteren Patienten, max. 80 mg/d. Lithiumsalze (z. B. Hypnorex®, Quilonum®): [24, 50, 79]. Cave: Die Anwendung von Lithiumsalzen bei OPS-Patienten ist nicht unumstritten, da Lithium zu zerebralen Krampfanfällen führen kann und darüber hinaus neurotoxische Effekte (v.a. bei Kombination mit klassischen Neuroleptika) haben soll (s. [89, 168]). Lithiumsalze sind unter Beachtung der Kontraindikationen (Schilddrüsen- und Nierenerkrankungen) v. a. bei länger andauernden Stimmungsschwankungen und/oder Suizidalität (s. u.) zu erwägen.

Weiter wird in der Literatur über die erfolgreiche Behandlung von aggressiven OPS-Patienten mit folgenden Präparaten berichtet:

Trazodon (Thrombran®) [104, 146, 174], cave: Priapismus, Sedierung, Muskelschwäche, Hautschwellungen; Buspiron (Bespar®) [46, 106, 188]; cave: verzögerter Wirkungseintritt, paradoxe Wirkung möglich; Valproat (z. B. Convulex®, Ergenyl®, Orfiril®) [102, 202], die zur Verfügung stehenden Daten werden aber als noch nicht ausreichend für eine allgemeine Empfehlung angesehen [109]; sowie Gabapentin (Neurontin®) [88].

■ **Komplikationen.** Aggressive Durchbrüche werden oft bei Erregungszuständen beobachtet, wobei die Aggression aber meist wenig zielgerichtet ist. Erregungszustände können (z. B. bei Affektstau bzw. -durchbrüchen und hochgradiger Ambivalenz) plötzlich, d. h. ohne Vorwarnzeichen, auftreten. Sie zeichnen sich v. a. dadurch aus, dass eine geordnete verbale Kommunikation nicht mehr möglich ist, sodass der Patient für verbale Interventionen nicht erreichbar ist.

6.2 Antriebssteigerung/Unruhezustände

■ **Terminologie.** Von einer „Antriebssteigerung" sollte nur gesprochen werden, wenn sie zielgerichtet ist. Bei den meisten OPS besteht aber eine nichtgerichtete Aktivitätssteigerung mit motorischer Unruhe, z. B. ständiges Umherlaufen („wandering") bei Alzheimer-Demenz. Die folgenden Begriffe werden häufig weitgehend synonym mit „Antriebssteigerung" gebraucht:
- „Agitiertheit" (meist benutzt bei depressiven Patienten). Kennzeichen: Nicht-still-sitzen-(stehen-) Können;
- „psychomotorische Unruhe" (oft verwendet bei Epileptikern und Deliranten). Kennzeichen: Nesteln, stereotypes Wiederholen bestimmter (meist sinnloser) Bewegungsabläufe;
- „Umtriebigkeit" (überwiegend bei verwirrten oder dementen Patienten benutzt). Kennzeichen: zielloses Umhergehen („wandering").

Diese drei Formen der motorischen Unruhe sind in vielen Fällen nicht klar zu differenzieren. Bei Patienten, die mit Neuroleptika, v. a. mit klassischen, behandelt werden, kann die Unterscheidung zwischen einer motorischen Unruhe und einer neuroleptikainduzierten Akathisie äußerst schwierig sein [5, 72, 167].

■ **Vorkommen.** Eine Antriebssteigerung kann bei einigen OPS vorkommen, so z. B. bei einer organischen manischen Störung. Bei einigen Erkrankun-

Tabelle 6.2. Erkrankungen, bei denen ein gehäuftes Auftreten einer Antriebssteigerung beschrieben wurde

Degenerative Erkrankungen	Häufigkeit	Zitat
Chorea Huntington	38%	[112]
Demenz vom Alzheimer-Typ	55–60%	[58,122]
progressive supranukleäre Lähmung (PSP)		[111]
multiple Sklerose	40%	[61]
Demenz	24%	[114]

gen wurde ein gehäuftes Auftreten von Antriebssteigerung und Unruhe beschrieben (Tabelle 6.2).

Pathogenese. Die Ursachen für eine Antriebssteigerung sind vielfältig und noch unzureichend geklärt [108]. Es werden Störungen in verschiedenen Neurotransmittersystemen diskutiert, v. a. eine erhöhte noradrenerge und dopaminerge Aktivität sowie ein verminderter Tonus des serotoninergen und GABAergen Systems [108].

Komplikationen. Eine Antriebssteigerung kann im Extremfall zu einem Erregungszustand führen (Kap. 6.1).

6.3 Apathie, Antriebsminderung, psychomotorische Verlangsamung

Terminologie. Eine Minderung des Antriebs geht häufig mit einer Interessen- und Lustlosigkeit einher. Daher ist eine Antriebsstörung oft bei einer depressiven Verstimmung anzutreffen. Eine Antriebsminderung kann aber auch Ausdruck einer fehlenden Motivation sein. Nicht selten wird der Begriff „Apathie" weitgehend synonym mit „Antriebsminderung" gebraucht. Die Begriffe „Motivation" wie auch „Apathie" sind schwierig zu definieren und zu differenzieren [115, 143].

Apathie. Eine Apathie liegt dann vor, wenn eine hochgradige Störung der Motivation besteht, ohne dass gleichzeitig eine Beeinträchtigung des Bewusstseins oder der geistigen Fähigkeiten und ohne dass eine affektive Störung vorliegt [115]. Sie geht einher mit Aspontaneität, fehlender emotionaler Ansprechbarkeit und Interessenverlust [14]. Eine Apathie kann auch bei einer depressiven Verstimmung auftreten [15, 177], ist aber von dieser abzugrenzen [15, 107, 116].

Vorkommen. Eine Apathie kommt im Rahmen einer schweren Depression, aber auch bei Patienten mit einer Alzheimer-Demenz oder einem rechtshirnigen Insult vor [117]. Bei vielen Patienten besteht eine Korrelation zum demenziellen Abbau bzw. zu kognitiven Störungen [7, 103, 116, 177]. Eine Apathie scheint bei Männern stärker als bei Frauen mit einer Alzheimer-Demenz ausgeprägt zu sein [138].

Pathogenese. Eine Apathie wurde bei einer Reihe von lokalisierten Hirnschädigungen beobachtet, so z. B. bei Frontalhirn- und v. a. bei beidseitigen Thalamusschädigungen [67, 77, 84, 98]. In SPECT-Untersuchungen wurde bei einer Apathie eine Hypoperfusion im rechten Cingulum [26], aber auch rechts temporoparietal gefunden [15, 138]. Durchblutungsmessungen zeigten einen verringerten Blutfluss im präfrontalen und anterioren Temporallappen [49]. Es gibt Hinweise dafür, dass eine Apathie besonders bei Patienten mit Marklagerveränderungen (Leukoaraiose) auftritt [179]. Auch andere Befunde sprechen für eine Häufung von subkortikalen Schädigungen bei einer Apathie [15].

Diagnostik. Zur Diagnostik einer Apathie können Skalen herangezogen werden [51, 116]. Allerdings liegt für die spezifischere Apathieskala [116] noch keine deutsche Übersetzung vor.

Differenzialdiagnose. Zu unterscheiden von einer Apathie und einer Vigilanzstörung ist eine Verlangsamung der kognitiven Prozesse, die besonders häufig bei subkortikalen Demenzen, v. a. mit Schädigung der weißen Substanz ("white matter disease") auftritt [87]. Eine Antriebsminderung ist bei OPS-Patienten relativ häufig anzutreffen, wobei nicht nur Patienten mit einer organischen affektiven Störung, sondern auch andere OPS-Patienten betroffen sein können (Tabelle 6.3). Die Genese ist vielfältig. Eine Reihe von Faktoren können zur Entstehung einer Antriebsminderung mit beitragen, z. B.

psychosoziale Faktoren: Reaktion auf die durch die OPS verlorenen Fähigkeiten mit stark regressiven Tendenzen, fehlende Stimulation durch die Umwelt (auch Überforderung mit sekundärer Resignation);
organische Faktoren: v. a. frontale und dienzephale Hirnschädigungen;
Medikamenten- oder Drogenwirkung (v. a. bei chronischer Einnahme, z. B. Cannabis oder bei Intoxikationen).

Außerdem sind von einer Apathie bzw. Antriebsstörung Vigilanzstörungen abzugrenzen. Hierunter wird ein Zustand einer verminderten gerichteten

Tabelle 6.3. Erkrankungen, bei denen ein gehäuftes Auftreten eines apathischen Verhaltens beschrieben wurde

Erkrankungen	Häufigkeit	Zitat
Chorea Huntington		[41, 112]
Demenz vom Alzheimer-Typ	59–72%	[7, 26, 37, 58, 117, 122]
Hyperthyreose	v. a. ältere	[99, 141]
multiple Sklerose	20%	[61]
Parkinson-Syndrom	12%	[2, 177]
progressive supranukleäre Lähmung (PSP)	82–91%	[111, 112]
Schädel-Hirn-Trauma	11–66%	[14, 96]
Schlaganfall		[117]
– bilaterale thalamische Infarkte		[77]
vaskuläre Demenz		[7]
Demenz	27%	[114]
Kohlenmonoxydvergiftung	72%	[127]

Aufmerksamkeit oder Reaktionsbereitschaft (z. B. bei Müdigkeit) verstanden. Das Konzept der Vigilanz [27, 190] ist recht komplex und zeigt viele Ähnlichkeiten zu dem des Antriebs. So wird die Vigilanz als eine entscheidende Komponente des Antriebs angesehen. Aber ebenso wie zur Motivation tragen auch zum Antrieb eine Vielzahl von Faktoren bei.

■ **Therapieansätze.** Die Gabe des Cholinesterasehemmers Rivastigmin führt zu einer Besserung der Apathie [121]. Zur Therapie einer Antriebsstörung können Amantadin und Memantin eingesetzt werden [10, 75, 165, 191]. Weiter existieren Fallbeschreibungen von erfolgreichen Behandlungen mit Amphetaminen, Bromocriptin, Bupropion, Methylphenidat und Selegilin [118].

■ **Komplikationen.** Eine Apathie geht oft mit einer fehlenden Krankheitseinsicht bzw. fehlenden Wahrnehmung der kognitiven Defizite einher [56, 178].

Besondere Ausprägungsformen. Eine Extremform der Antriebsminderung stellt die Abulie dar. Sie tritt v. a. bei Frontalhirnschädigungen und bei Basalganglienläsionen [29] auf. Bei einer Abulbie ist aber häufig schwierig zu klären, inwieweit kognitive Defizite mit für die Störung verantwortlich sind.

Als weitere Extremform ist der v. a. bei starker affektiver Erregung auftretende Stupor anzusehen. Er tritt v. a. bei sehr stark emotionaler Anspannung auf, z. B. bei schwer depressiven Personen.

Die Extremform der motorischen Hemmung stellt der akinetische Mutismus dar [4]. Hierbei liegt eine zentrale Störung der Motorik zu Grunde (v. a. bei Prozessen im Dienzephalon, bei einer Unterbrechung der frontalsubkortikalen Bahnen [123]). Ein akinetischer Mutismus kann auftreten beim Parkinson-Syndrom und bei Spätstadien von demenziellen Abbauprozessen, z. B. bei der Alzheimer-Erkrankung, Chorea Huntington und dem Creutzfeldt-Jakob-Syndrom [139, 203].

6.4 Schlafstörungen

Ungefähr ein Drittel seines Lebens verbringt ein Mensch schlafend. Normalerweise werden pro Nacht 4–5 Schlafzyklen mit je etwa 100 Minuten Dauer durchlaufen. Den Abschluss bildet eine REM-("rapid-eye-movement-") Schlafphase (Traumschlaf). Die Regulierung des Schlaf-Wach-Rhythmus ist sehr komplex [3, 38, 148].

■ **Terminologie.** Für Schlafstörungen sind eine Reihe von Klassifikationen vorgeschlagen worden (s. [12, 13, 158], die Dyssomnien und Parasomnien unterscheiden. Zu den Dyssomnien nach DSM-IV [12, 158] gehören Schlaflosigkeit (Insomnie bzw. Hyposomnie), Störungen des Schlaf-Wach-Rhythmus und exzessive Schläfrigkeit. Die ASDA-Klassifikation [13] beinhaltet auch Schlafstörungen, die mit medizinischen oder psychiatrischen Krankheiten einhergehen (wie z. B. Depression, Parkinson-Syndrom oder Asthma bronchiale). Verschiedene Störungen des Schlafs sind denkbar wie fragmentierter Schlaf (Störung des normalen Schlafrhythmus), veränderter Schlaf-Wach-Rhythmus (Schlaf zur Tageszeit, wach zur Nacht), Hypo- bzw. Insomnie (Schlafdefizit bzw. -losigkeit) und Hypersomnie (verlängerte Schlafdauer und/oder exzessive Schläfrigkeit).

■ **Vorkommen.** Schlafstörungen treten bei psychiatrischen Patienten gehäuft auf [194]. Besonders oft sind Schlafstörungen bei OPS anzutreffen (z. B. bei Delir, Demenz [42, 43] oder bei nächtlichen Verwirrtheitszuständen bei vaskulären Erkrankungen). Häufig liegt eine Schlaf-Wach-Umkehr und/ oder ein stark fragmentierter Schlaf vor [149], besonders bei dementen Patienten [42, 91, 198]. Die subjektiv empfundene Schlafstörung unterscheidet sich bei den einzelnen Krankheitsbildern nicht nur interindividuell, sondern sie kann beim Einzelnen selbst von Nacht zu Nacht variieren [85]. Daher ist zunächst eine genaue Analyse des subjektiven Schlafempfindens und -bedürfnisses sowie der Schlafgewohnheiten und der äußeren Bedingungen (z. B. Geräuschpegel, Zubettgehzeit etc.) vorzunehmen. Hierzu sind einige Fragebögen entwickelt worden [85, 164].

Einige Schlafstörungen sind organisch bedingt. Sowohl bei einigen internistischen [154] als auch neurologischen Erkrankungen [44] können Schlafstörungen auftreten. Beim Parkinson-Syndrom werden die Schlafstörungen v. a. durch Bewegungseinschränkungen [17, 152], aber auch durch Medikamentennebenwirkungen hervorgerufen [45]. Nur einige Er-

Tabelle 6.4. Erkrankungen, bei denen ein gehäuftes Auftreten von Schlafstörungen beschrieben wurde

	Häufigkeit	Zitat
Allgemeinbevölkerung	10–15%	[86]
Chorea Huntington		[198]
Demenz vom Alzheimer-Typ	43%	[43]
Hyperthyreose		[134]
metabolische Enzephalopathien		[44]
Parkinson-Syndrom		[17, 44, 152]*
progressive supranukleäre Lähmung (PSP)		[83]
Demenz	43%, meist fragmentierter Schlaf	[42]
Spezifische Schlafstörungen		
Epilepsie (nächtliche Anfälle bzw. Anfälle in der Aufwachphase)		[44]
Lewy-body-Demenz (REM-Schlaf-assoziierte Verhaltensstörung)		[70, 160]

* möglicherweise medikamentös bedingt [45]

krankungen, die zu einer OPS führen, können auch schwerwiegende Schlafstörungen verursachen (Tabelle 6.4). Eine Reihe von Medikamenten kann Schlafstörungen auslösen [22].

Fragmentierter Schlaf. Störungen des Schlafrhythmus treten bei einer Vielzahl von Erkrankungen, insbesondere im Rahmen von psychiatrischen Erkrankungen, auf [25]. Obligat sind sie bei einem Delir (→ Kap. 4.2). Die häufigsten körperlichen Ursachen für eine Schlaffragmentierung sind das Schlafapnoesyndrom und schwere Schmerzzustände. Ausgeprägte psychopathologische Veränderungen sind jedoch bei körperlich bedingten Schlafrhythmusstörungen selten. Ein fragmentierter Schlaf hat sehr häufig eine Hyposomnie und eine erhöhte Tagesmüdigkeit zur Folge.

Veränderter Schlaf-Wach-Rhythmus. Der normale von Außenreizen getriggerte Schlaf-Wach-Rhythmus (tags: wach – nachts: Schlaf) kann bei schweren ZNS-Störungen verändert bis gänzlich aufgehoben sein (z. B. beim Delir und auch bei einer Demenz). Auf der Abhängigkeit des Schlafrhythmus v. a. von Lichtreizen basieren Therapieansätze mit einer Lichttherapie bei Alzheimer-Patienten [47, 128].

Hypo- bzw. Insomnie. Schlaflosigkeit bzw. verminderter Schlaf ist eine der häufigsten Klagen, die Ärzten vorgetragen werden. Eine In- bzw. Hyposomnie ist ein sehr unspezifisches Symptom, das bei vielen psychiatrischen Erkrankungen und sonstigen Störungen auftreten kann. Häufige Ursachen sind oben angegeben. Zusammenhänge zwischen einer In- bzw. Hyposomnie und psychopathologischen Veränderungen im Sinne einer OPS fehlen bisher weitgehend. Ausnahmen sind möglicherweise die bei einer Aufwachepilepsie oder bei frontalen epileptischen Anfällen auftretenden psychischen Veränderungen [125]. Meist gehen mit einer Hypo- bzw. Insomnie eine erhöhte Tagesmüdigkeit sowie weitere unspezifische Symptome wie Reizbarkeit, Konzentrationsstörungen etc. einher.

■ **Therapie.** Spezielle Hinweise, bei welcher Art der Schlafstörung bestimmte Medikamente therapeutisch besonders gut wirksam sind, existieren bisher kaum [36, 194]. Insbesondere liegen für OPS-Patienten kaum ausreichende Erfahrungen vor. Noch ist auch kein hinreichender Zusammenhang zwischen Schlaf-EEG-Parametern und der Ansprechbarkeit auf bestimmte Hypnotika gesichert. In den meisten Fällen sind zunächst eine verhaltenstherapeutische Behandlung mit dem Ziel einer besseren „Schlafhygiene" (regelmäßige Bettzeiten, kein Alkohol vorher etc.) [86] und Entspannungsverfahren angezeigt. Medikamentös können sedierende „niedrigpotente" Neuroleptika mit einer stark antihistaminergen Wirkung, Chloralhydrat, kurzwirksame Benzodiazepine und neuere Hypnotika wie Zaleplon, Zolpidem und Zopiclon eingesetzt werden [86, 194]. Auch die sedierende und schlaffördernde Wirkung von trizyklischen Antidepressiva wie z. B. Doxepin und Amitriptylin kann z. B. bei depressiver Verstimmung genutzt werden, wenn die Hauptdosis zur Nacht verabreicht wird. Bei einem Delir und bei anders nicht zu behandelnden

Schlafstörungen, insbesondere bei geriatrischen Patienten, kann Clomethiazol gegeben werden. Hierbei sind eine Tachyphylaxie, d.h. ein rasches Nachlassen der Wirkung, sowie eine Atemdepression und Verschleimung der Atemwege zu berücksichtigen. Auch die schlaffördernde Wirkung von Chloralhydrat lässt häufig schnell nach.

6.4.1 Spezifische Schlafstörungen

Viele Epileptiker erleiden im Schlaf oder in der Aufwachphase Krampfanfälle (s. Übersicht [44]). Diese können zu Schlafstörungen führen. Eine REM-Schlaf-assoziierte Verhaltensstörung (anfallartige heftige Bewegungen der Extremitäten mit Schreien) wird als Hinweis auf eine Lewy-body-Erkrankung angesehen [70, 160].

Schlafapnoesyndrom

Ein Schlafapnoesyndrom liegt vor, wenn in einer siebenstündigen polysomnografischen Nachtableitung außerhalb des REM-Schlafs mehr als 10 Apnoephasen/h (eine mindestens 10 Sekunden dauernde Unterbrechung des Atemgasflusses an Nase und Mund) (Marburger Definition) auftreten. Betroffen sind ca. 1–5% der Bevölkerung, wobei ein Anstieg mit dem Alter und eine maximale Häufigkeit zwischen 50 und 70 Jahren feststellbar sind. Männer sind wesentlich häufiger betroffen als Frauen; bei Frauen steigt die Häufigkeit nach der Menopause an. Es lassen sich 3 Formen der Schlafapnoe unterscheiden: eine obstruktive (Einengung der Atemwege) (~90%), eine zentrale sowie Mischformen. Ursachen eines zentralen Schlafapnoesyndroms können Enzephalitis, Hirnstammtumoren etc. sein.

Als Folge des apnoebedingten Sauerstoffabfalls (bis auf PO_2 60%) kommt es zur intermittierenden Minderdurchblutung des Gehirns, die bei starker Ausprägung einen Weckreiz darstellt, sodass der Schlafapnoiker selten das REM-Stadium erreicht. Die Schlafdauer ist meist durchschnittlich lang. Ein Schlafapnoesyndrom führt recht häufig zu einem Hypertonus und wird daher als ein Risikofaktor für einen Schlaganfall angesehen [142]. An psychischen Beschwerden werden v.a. Müdigkeit, Konzentrationsstörungen und depressive Verstimmung angegeben. Besonders bei derartigen Beschwerden ist ein Schlafapnoesyndrom auf Grund seiner Häufigkeit differenzialdiagnostisch zu berücksichtigen.

Inwieweit auch psychische Veränderungen im Sinne einer OPS in Folge eines Schlafapnoesyndroms auftreten können, ist umstritten [73, 145]. Es sind v.a. kognitive Störungen, Gedächtnisstörungen und eine allgemeine Verlangsamung feststellbar [23, 71, 81]. Bei dementen Patienten zeigt sich ein der Schlafapnoe ähnliches Schlafmuster mit längeren Atempausen [68]. Ob ein Zusammenhang zwischen der Ausprägung der Schlafapnoe (dem sog. Apnoeindex) und dem Schweregrad der Demenz besteht, ist umstritten [31, 93]. Ein Schlafapnoesyndrom ist wahrscheinlich nur in wenigen

Alzheimer-Fällen der Grund für nächtliche Unruhezustände [93]. Die Therapie des zentralen Schlafapnoesyndroms richtet sich nach den Ursachen (Enzephalitis, Hirnstammtumoren etc.).

Narkolepsie

Mit dem Begriff „Narkolepsie" wird ein vielgestaltiges Krankheitsbild bezeichnet, das wahrscheinlich genetisch bedingt ist, denn 99% der Narkolepsiepatienten haben das Leukozytenantigen HLA-DR2. Die Häufigkeit beträgt 20–50/100 000 [94]. Charakteristische Symptome sind erhöhte Tagesmüdigkeit, imperatives Schlafbedürfnis, Kataplexie (plötzlicher Tonusverlust, v. a. bei affektiver Erregung, Bewusstsein in der Regel erhalten) und hypnagoge Halluzinationen, oft in Verbindung mit einer Schlaflähmung. Es gibt viele oligosymptomatische Fälle. Schwerwiegende Folgen im Sinne einer OPS sind nicht bekannt. Einige Symptome können jedoch eine differenzialdiagnostische Abgrenzung zu einer OPS erforderlich machen (z. B. zur Depression oder Halluzinose).

6.5 Sexuelle Störungen

Intime zwischenmenschliche Kontakte zählen für die meisten Menschen zu den wichtigsten Voraussetzungen für eine befriedigende Lebensqualität. Daher werden Störungen im sexuellen Bereich von den Betroffenen meist als besonders schwerwiegend erlebt. Der Wunsch nach sexueller Betätigung (sexuelle Appetenz) nimmt mit steigendem Alter ab, aber noch ein erheblicher Teil der älteren Menschen, auch der über 70-Jährigen, ist sexuell aktiv [120, 140]. Besonders Männer messen ihrer sexuellen Leistungsfähigkeit auch im Alter große Bedeutung bei, obwohl oder weil diese mit dem Alter nachlässt und gehäuft Störungen auftreten [89, 133].

Definition.
Die Definition von sexuellen Störungen ist vor dem Hintergrund der in den letzten 3 Jahrzehnten erfolgten emanzipatorischen Entwicklung im sexuellen Bereich nicht einfach. Vielen sexuellen Verhaltensweisen, die früher als abnorm galten, wird heute kein Krankheitswert mehr zugemessen. Während in der ICD-10 [62] nur nichtorganische Sexualstörungen aufgeführt werden, sind im DSM-IV [12, 158] auch organisch bedingte sexuelle Störungen erwähnt. Im Zusammenhang mit OPS sind v. a. folgende Störungen wichtig:

- sexuelle Inappetenz (vermindertes oder fehlendes sexuelles Verlangen),
- sexuelle Dysfunktion (Erektionsstörung, Vaginismus, Orgasmusstörung etc.) sowie
- sexuell deviantes Verhalten (Exhibitionismus, Pädophilie, Vergewaltigung etc.).

Tabelle 6.5. Erkrankungen, bei denen ein gehäuftes Auftreten von sexuellen Störungen beschrieben wurde

	Dysfunktion	Inappetenz/ Libidoverlust	Hypersexualität	Deviantes sexuelles Verhalten	Zitat
Allgemeinbevölkerung	F: 5–10% M: 4–9%	?			[176]
Alzheimer-Demenz	53% (erektile Dys.)	63%	8%	3,9%–14%	[56, 189] [193, 204]
Chorea Huntington		M: 7% F: 4%	M: 12% F: 7%	6%	[34] [60]
Epilepsie		14–66%			[53, 130, 171]
Zustand nach Schädel-Hirn-Trauma		>60%			[101, 156]
Zustand nach Schlaganfall		>60%			[129]

F Frauen, *M* Männer

Erhebliche Schwierigkeiten bestehen in der Abgrenzung von organisch bedingten und psychisch bedingten sexuellen Störungen (z.B. bei der erektilen Dysfunktion).

■ **Epidemiologie.** Sexuelle Störungen werden von vielen Menschen angegeben [176], auch von OPS-Patienten, obwohl sie meist wenig sexuell aktiv sind [100, 175, 201]. Eine der Hauptklagen ist eine verminderte sexuelle Appetenz (Tabelle 6.5).

■ **Pathogenese.** Die Steuerung des sexuellen Verhaltens zeigt einige geschlechtsspezifische Besonderheiten. Grundsätzlich kann man 3 Ebenen unterscheiden (s. Übersicht [161]):
- spinale Ebene (Rückenmarksegmente L1–L2 und S3–S4),
- zentrale Ebene (Hypothalamus, limbisches System und Großhirnrinde, bes. frontal),
- neuroendokrine Ebene.

Vorwiegend auf der spinalen Ebene werden bei Männern die Erektion und die Ejakulation bzw. bei Frauen die Lubrikation gesteuert. Organische Ursache für entsprechende Störungen können neurologische Erkrankungen sein, die auch das Rückenmark betreffen, z.B. multiple Sklerose, und schwere Polyneuropathie, z.B. bei Diabetes mellitus. Das sexuelle Verhalten und auch die sexuelle Erregung werden über eine Reihe von Neurotransmittersystemen vermittelt [144]. Daher kann eine Vielzahl von Medikamenten, insbesondere Psychopharmaka (z.B. Neuroleptika, trizyklische Antide-

pressiva, Serotoninwiederaufnahmehemmer), zu sexuellen Funktionsstörungen führen.
Zur Auslösung eines Orgasmus ist ein kompliziertes, zeitlich genau abgestimmtes Zusammenspiel einer Erregung der peripheren Sexualorgane und des limbischen Systems erforderlich (s. [161, 166]). Die zentrale Steuerung des sexuellen Verhaltens ist sehr komplex (s. [147, 161, 166]): Eine wichtige Rolle kommt dem Nucleus ventro-medialis und dem Nucleus praeopticus im Hypothalamus zu. Weitere Hirnareale, die an der zentralen Steuerung des Sexualverhaltens beteiligt sind, sind nach dem augenblicklichen Kenntnisstand v. a. das limbische System, der Temporallappen und der Frontallappen. Für eine Beteiligung dieser Areale sprechen v. a. Befunde bei Epileptikern (s. [32]).

Therapie. Zur medikamentösen Therapie von sexuellen Störungen bei Patienten mit hirnorganischen Störungen existieren bisher nur Behandlungsansätze (s. [166, 197]). Da diese meist lediglich nur in Form von Fallstudien publiziert worden sind, können keine allgemeingültigen Empfehlungen gegeben werden. Bei Verdacht auf medikamentös induzierte sexuelle Funktionsstörungen (s. o.) sollten die entsprechenden Medikamente abgesetzt werden, wenn keine vitale Indikation besteht. Besonders wichtig sind verhaltenstherapeutische Maßnahmen [96, 205] sowie eine Anleitung der Angehörigen und/oder der Pflegepersonen zu einem geeigneten Umgang mit unangepasstem sexuellen Verhalten (s. [9]).

6.6 Suizidalität

Suizidales Verhalten wird insbesondere unter religiösen und rechtlichen Gesichtspunkten sehr unterschiedlich bewertet, denn auch das Spektrum suizidalen Denkens und Handelns ist sehr vielschichtig (s. [199]). Bei psychisch Kranken liegt aber kein „Freitod" vor, sondern die psychiatrische Symptomatik (z. B. Perspektivlosigkeit bei Depressiven oder imperative Stimmen bei Schizophrenen) trägt maßgeblich zu Suizidversuchen und Suiziden bei. Suizidpräventive Maßnahmen bei psychisch Kranken sind also gerechtfertigt, denn die aggressiven Impulse richten sich vielfach auch oder ausschließlich gegen die eigene Person. Bei krisenhaften Zuspitzungen, insbesondere in psychisch belastenden Situationen, kommt es dann gehäuft zu selbstdestruktiven Handlungen (z. B. Selbstverletzungen oder Suizidversuchen). Menschen mit psychiatrischen Störungen begehen wesentlich häufiger als „Normalpersonen" einen Suizid [95]. Auch Patienten mit einer neurologischen Erkrankung oder nach einem Schädel-Hirn-Trauma haben ein erhöhtes Suizidrisiko [172, 183], v. a. wenn sie gleichzeitig depressiv sind [184]. Es ist also – obwohl verlässliche Angaben weitgehend fehlen – davon auszugehen, dass bei OPS-Patienten ein erhöhtes Suizidrisiko vorliegt [48].

■ **Pathogenese.** Die Hintergründe für suizidales Handeln sind sehr vielschichtig. Es werden v. a. psychologische Faktoren wie eine Selbstwertkrise (narzistische Krise), eine psychische Erkrankung und biologische Faktoren, besonders eine Störung des serotoninergen Systems, diskutiert [48, 54, 163, 199]. Auslösende Faktoren sind häufig Trennungen von nahe stehenden Personen, Einsamkeit und chronische Erkrankungen. Letztere sind bei OPS-Patienten häufig.

■ **Diagnostik.** Die Selbstmordgefährdung kann nur in einem eingehenden Gespräch abgeschätzt werden. Behutsam sollten dabei u. a. die in der Checkliste erwähnten Punkte (Tabelle 6.6) abgeklärt werden.

Besonders häufig werden Suizidversuche und auch Suizide unter dem Einfluss von Alkohol, der einerseits die Hemmungen sich selbst etwas anzutun verringert, anderseits oft die Stimmung verschlechtert („Moralischer"), verübt. Bei OPS-Patienten ist ein erhöhter Alkoholkonsum auch aus diesem Grund besonders kritisch zu sehen.

■ **Therapie.** Zunächst sollte man versuchen mit dem Suizidgefährdeten ins Gespräch zu kommen, um dann über seine Beweggründe sprechen und verbal auf ihn beruhigend einwirken zu können. In einem solchen Gespräch sollte unbedingt das Angebot einer weiter gehenden Hilfe zur

Tabelle 6.6. Wichtige Fragen zur Abschätzung der Selbstmordgefährdung

Fragen an den Patienten:
1. Haben Sie in letzter Zeit daran gedacht sich das Leben zu nehmen? (Wie oft?)
2. Haben diese Gedanken sich Ihnen aufgedrängt?
3. Haben Sie schon einen Plan für den Selbstmordversuch gemacht? (Wie?)
4. Haben Sie schon Vorbereitungen getroffen? (Welche?)
5. Haben Sie mit jemandem über Ihre Selbstmordabsichten gesprochen? (Mit wem?)
6. Halten Sie Ihre Lage für aussichts- und/oder hoffnungslos? (Warum?)
7. Können Sie noch an etwas anderes als an Ihre Probleme denken?
8. Wie ist Ihre augenblickliche Stimmung?
9. Haben noch an irgend etwas Interesse oder Freude?
10. Haben Sie jemanden, mit dem Sie über Ihre Probleme sprechen können?
11. Haben Sie früher schon einmal einen Selbstmordversuch gemacht? (Wie oft? Wann?)
12. Haben Sie Angst auf Grund Ihrer jetzigen Erkrankung/Behinderung von anderen Personen abhängig bzw. pflegebedürftig zu werden?

Weitere Fragen:
13. Besteht bei dem Patienten eine Wahnsymptomatik?
14. Besteht bei dem Patienten eine neu aufgetretene Hilfsbedürftigkeit?
15. Hat der Patient sich in letzter Zeit zunehmend sozial isoliert?
16. Hat der Patient seine alltäglichen Bedürfnisse zunehmend vernachlässigt?

(in Anlehnung an [196])

Lösung seiner Problematik gemacht werden [200]. Meist ist bei Suizidgefährdeten eine stationäre Aufnahme in einer psychiatrischen Klinik angezeigt. Bei akuter Suizidalität und fehlender Behandlungsbereitschaft ist in vielen Fällen eine „Zwangseinweisung" indiziert (→ Kap. 9.3). Medikamentös kann, wenn der Betreffende behandlungsbereit ist, zur akuten Entlastung ein stark wirksames Benzodiazepin, z. B. Lorazepam, verabreicht werden. Bei chronischer Suizidalität, die auf Grund der vielfältigen Beeinträchtigungen und der dadurch reduzierten Lebensqualität bei OPS-Patienten nicht selten ist, kann, falls keine Kontraindikationen und eine ausreichende Compliance bestehen, eine Lithiumprophylaxe eingeleitet werden, da Lithium eine suizidpräventive Wirkung hat [69, 132].

6.7 Vegetative Störungen

Störungen der vegetativen Funktionen, hervorgerufen durch eine Mitbeteiligung des vegetativen Nervensystems, treten bei OPS-Patienten relativ häufig auf (z. B. bei Deliranten, Patienten mit Angstsyndrom, einer multiplen Sklerose, einer Alzheimer-Demenz [6], einem Parkinson-Syndrom, einer Chorea Huntington oder einem Shy-Drager-Syndrom [11]). Oft werden sie aber nur unzureichend beachtet. Sie können sich äußern als Blasenatonie (Entleerungsstörungen), tachykarde Rhythmusstörungen, orthostatische Dysregulation und Hypo- oder Hypersalvation.

Häufig sind vegetative Störungen auch Folge der medikamentösen Behandlung mit anticholinerg oder noradrenerg wirksamen Medikamenten. In diesen Fällen ist kritisch zu überdenken, ob die Medikamente, die zu den vegetativen Störungen geführt haben, weiter notwendig sind oder ob sie ggf. abgesetzt werden können.

6.8 Veränderte Nahrungsaufnahme

Patienten mit einer OPS, insbesondere mit einer affektiven OPS oder einer Demenz, verweigern häufig die Nahrungsaufnahme oder neigen (viel seltener) zu einer übermäßigen Nahrungsaufnahme. Ob und inwieweit es sich bei der Nahrungsverweigerung um eine Art suizidales Verhalten („Nicht mehr weiter leben wollen") und/oder um eine durch einen Wahn, z. B. Vergiftungswahn, hervorgerufene Abwehrhaltung handelt, ist in jedem Einzelfall zu klären.

Auch einige Medikamente, v. a. Serotoninwiederaufnahmehemmer, besonders Fluoxetin, führen häufig zu einer Gewichtsabnahme [65]. Andere Medikamente, v. a. atypische Neuroleptika mit einer stark antiserotonergen Wirkung wie Nipolept, Clozapin und Olanzapin [195] können eine Gewichtszunahme bewirken. Ob diese auch therapeutisch genutzt werden können, ist bisher noch nicht hinreichend untersucht worden.

6.9 Abschließende Betrachtungen

Einige Verhaltensstörungen werden bei Patienten mit einer OPS gehäuft beobachtet. Eine organische Genese ist jedoch nicht immer sicher nachweisbar, so z. B. bei den Schlafstörungen und den sexuellen Störungen, da diese auch in der Allgemeinbevölkerung sehr häufig sind. Aber einige Studien sprechen dafür, dass diese Störungen bei OPS-Patienten – wie sinngemäß in den ersten ICD-10-Kriterien für eine organische Ursache (→ Tabelle 1.2) gefordert – gehäuft auftreten. Auch die Art der Verhaltensstörungen spricht dafür, dass eine organische Genese wahrscheinlich ist, denn vielfach liegen den Störungen zerebrale Enthemmungs- bzw. Aktivierungsstörungen zu Grunde. Die Abgrenzung zu einer Persönlichkeitsstörung (→ Kap. 4.9) ist mitunter etwas willkürlich; daher sind diese Störungen in der ICD-10 auch zusammengefasst. Eine weitere Frage ist die klassifikatorische Einordnung des bei OPS-Patienten recht häufigen Substanzmissbrauchs. Entsprechend den Leitlinien der ICD-10 ist er als Komorbidität einzuordnen. Dennoch ist zu berücksichtigen, dass Alkohol- und/oder Drogenkonsum die Verhaltensstörungen deutlich verstärken (z. B. Verstärkung der Enthemmungsphänomene) und deren Therapie außerordentlich erschweren kann.

6.10 Literatur

1. Aarsland D, Cummings JL, Yenner G, Miller B (1996) Relationship of aggressive behavior to other neuropsychiatric symptoms in patients with Alzheimer's disease. Am J Psychiatry 153:243–247
2. Aarsland D, Larsen JP, Cummings JL, Laake K (1999) Prevalence and clinical correlates of psychotic symptoms in Parkinson disease: a community-based study. Arch Neurol 56:595–601
3. Achermann P, Borbely AA (1992) Combining different models of sleep regulation. J Sleep Res 1:144–147
4. Ackermann H, Ziegler W (1995) Akinetischer Mutismus – eine Literaturübersicht. Fortschr Neurol Psychiatr 63:59–67
5. Adler LA, Angrist B, Reiter S, Rotrosen J (1989) Neuroleptic-induced akathisia: a review. Psychopharmacol 97:1–11
6. Aharon-Peretz J, Harel T, Revach M, Ben-Haim SA (1992) Increased sympathetic and decreased parasympathetic cardiac innervation in patients with Alzheimer's disease. Arch Neurol 49:919–922
7. Aharon-Peretz J, Kliot D, Tomer R (2000) Behavioral differences between white matter lacunar dementia and Alzheimer's disease: a comparison on the neuropsychiatric inventory. Dement Geriatr Cogn Disord 11:294–298

8. Allain H, Dautzenberg PH, Maurer K, Schuck S, Bonhomme D, Gerard D (2000) Double blind study of tiapride versus haloperidol and placebo in agitation and aggressiveness in elderly patients with cognitive impairment. Psychopharmacology 148:361–366
9. Alzheimer Europe (1999) Handbuch der Betreuung und Pflege von Alzheimer-Patienten. Thieme, Stuttgart
10. Ambrozi L, Danielczyk W (1988) Die Behandlung zerebraler Funktionsstörungen mit Memantine bei psychogeriatrischen Patienten – Ergebnisse einer Phase II-Doppelblindstudie. Pharmacopsychiatry 21:144–146
11. Aminoff MJ (1996) Autonomic nervous system. In: Fogel BS, Schiffer RB, Rao SM (eds) Neuropsychiatry. Williams & Wilkins, Baltimore, S 93–116
12. American Psychiatric Association (1994) Diagnostic and statistical manual of mental disorders. Fourth edition (DSM-IV). American Psychiatric Association, Washington DC
13. American Sleep Disorders Association (ASDA) (1990) International classification of sleep disorders: diagnostic and coding manual. Allen Press, Lawrence, Kansas
14. Andersson S, Gundersen PM, Finset A (1999) Emotional activation during therapeutic interaction in traumatic brain injury: effect of apathy, self-awareness and implications for rehabilitation. Brain Inj 13:393–404
15. Andersson S, Krogstad JM, Finset A (1999) Apathy and depressed mood in acquired brain damage: relationship to lesion localization and psychophysiological reactivity. Psychol Med 29:447–456
16. Apter A, Plutchik R, van Praag HM (1993) Anxiety, impulsivity and depressed mood in relation to suicidal and violent behavior. Acta Psychiatr Scand 87:1–5
17. Askenasy JJ (1993) Sleep in Parkinson's disease. Acta Neurol Scand 87:167–170
18. Association of Sleep Disorders Centers (ASDC) (1979) Diagnostic classification of sleep and arousal disorders. Sleep 2:1–137
19. Azouvi P, Jokic C, Attal N, Denys P, Markabi S, Bussel B (1999) Carbamazepine in agitation and aggressive behaviour following severe closed-head injury: results of an open trial. Brain Inj 13:797–804
20. Ballard C, Bannister C, Graham C, Oyebode F, Wilcock G (1995) Associations of psychotic symptoms in dementia sufferers. Br J Psychiatry 167:537–540
21. Battaglia J, Moss S, Rush J, Kang J, Mendoza R, Leedom L, Dubin W, McGlynn C, Goodman L (1997) Haloperidol, lorazepam, or both for psychotic agitation? A multicenter, prospective, double-blind, emergency department study. Am J Emerg Med 15:335–340
22. Bazire S (2000) Psychotropic drug directory. Mark Allen Publishing, Wilts
23. Bedard M-A, Montplaisir J, Richer F, Rouleau I, Malo J (1991) Obstructive sleep apnea syndrome: pathogenesis of neuropsychological deficits. J Clin Exp Neuropsychol 13:950–964
24. Bellus SB, Stewart D, Vergo JG, Kost PP, Grace J, Barkstrom SR (1996) The use of lithium in the treatment of aggressive behaviours with two brain-injured individuals in a state psychiatric hospital. Brain Inj 10:849–860
25. Benca RM, Obermeyer WH, Thisted RA, Gilin C (1992) Sleep and psychiatric disorders – a meta-analysis. Arch Gen Psychiatry 49:651–668
26. Benoit M, Dygai I, Migneco O, Robert PH, Bertogliati C, Darcourt J, Benoliel J, Aubin-Brunet V, Pringuey D (1999) Behavioral and psychological symptoms in Alzheimer's disease. Relation between apathy and regional cerebral perfusion. Dement Geriatr Cogn Disord 10:511–517
27. Bente D (1981) Vigilanzregulation, hirnorganisches Psychosyndrom und Alterserkrankungen: Ein psychophysiologisches Modell. In: Bente D, Coper H, Kanowski S (Hrsg) Hirnorganische Psychosyndrome im Alter. Springer, Berlin, S 63–73

28. Bhana N, Spencer CM (2000) Risperidone: a review of its use in the management of the behavioural and psychological symptoms of dementia. Drugs Aging 16:451–471
29. Bhatia KP, Marsden CD (1994) The behavioural and motor consequences of focal lesions of the basal ganglia in man. Brain 117:859–876
30. Bieniek SA, Ownby RL, Penalver A, Dominguez RA (1998) A double-blind study of lorazepam versus the combination of haloperidol and lorazepam in managing agitation. Pharmacotherapy 18:57–62
31. Bliwise DL, Yesavage JA, Tinklenberg JR, Dement WC (1989) Sleep apnea in Alzheimer's disease. Neurobiol Aging 10:343–346
32. Blumer D, Walker AE (1975) The neural basis of sexual behavior. In: Benson DF, Blumer D (eds) Psychiatric aspects of neurologic disease. Grutton & Stratton, New York, pp 199–217
33. Bogdanovic MD, Mead SH, Duncan JS (2000) Aggressive behaviour at a residential epilepsy centre. Seizure 9:58–64
34. Bolt JMW (1970) Huntington's Chorea in the west of Scotland. Br J Psychiatry 116:259–270
35. Bond A, Lader M (1988) Differential effects of oxazepam and lorazepam on aggressive responding. Psychopharmacology 95:369–373
36. Borbely AA (1992) Die Beeinflussung des Schlafs durch Hypnotika. In: Berger M (Hrsg) Handbuch des normalen und gestörten Schlafes. Springer, S 120–165
37. Bozzola FG, Gorelick PB, Freels S (1992) Personality changes in Alzheimer's disease. Arch Neurol 49:297–300
38. Broughton RJ (1990) Zur Lokalisation der Schlaf-Wach-Regulierung. In: Meier-Ewert K, Schulz H (Hrsg) Schlaf und Schlafstörungen. Springer, Berlin, S 3–15
39. Brown SL (1999) Neurotransmitters and violence. In: Tardiff K (ed) Medical management of the violent patient. Marcel Dekker, New York, pp 59–86
40. Buckley PF (1999) The role of typical and atypical antipsychotic medication in the management of agitation and aggression. J Clin Psychiatry 60 (Suppl 10):52–60
41. Burns A, Folstein S, Brandt J, Folstein M (1990) Clinical assessment of irritability, aggression, and apathy in Huntington and Alzheimer disease. J Nerv Ment Dis 178:20–26
42. Cacabelos R, Rodriguez B, Carrera C, Caamano J, Beyer K, Lao JI, Sellers MA (1996) APOE-related frequency of cognitive and noncognitive symptoms in dementia. Methods Find Exp Clin Pharmacol 18:693–706
43. Chen JC, Borson S, Scanlan JM (2000) Stage-specific prevalence of behavioral symptoms in Alzheimer's disease in a multi-ethnic community sample. Am J Geriatr Psychiatry 8:123–133
44. Clarenbach P (1992) Schlafstörungen im Rahmen neurologischer Erkrankungen. In: Berger M (Hrsg) Handbuch des normalen und gestörten Schlafes. Springer, S 329–356
45. Clarenbach P (2000) Parkinson's disease and sleep. J Neurol 247 Suppl 4:IV/20–23
46. Colenda CC (1988) Buspirone in treatment of agitated demented patients. Lancet i:1169
47. Colenda CC, Cohen W, McCall WV, Rosenquist PB (1997) Phototherapy for patients with Alzheimer disease with disturbed sleep patterns: results of a community-based pilot study. Alzheimer Dis Assoc Disord 11:175–178
48. Conwell Y, Henderson RE (1996) Neuropsychiatry of suicide. In: Fogel BS, Schiffer RB, Rao SM (eds) Neuropsychiatry. Williams & Wilkins, Baltimore, pp 485–521
49. Craig AH, Cummings JL, Fairbanks L, Itti L, Miller BL, Li J, Mena I (1996) Cerebral blood flow correlates of apathy in Alzheimer disease. Arch Neurol 53:1116–1120

50. Craft M, Ismail IA, Krishnamurti D, Mathews J, Regan A, Seth RV, North PM (1987) Lithium in the treatment of aggression in mentally handicapped patients. Br J Psychiatry 150:685–689
51. Cummings JL, Mega M, Gray K, Rosenberg-Thompson S, Carusi DA, Gornbein J (1994) The neuropsychiatric inventory: comprehensive assessment of psychopathology in dementia. Neurology 44:2308–2314
52. De Deyn PP, Rabheru K, Rasmussen A, Bocksberger JP, Dautzenberg PL, Eriksson S, Lawlor BA (1999) A randomized trial of risperidone, placebo, and haloperidol for behavioral symptoms of dementia. Neurology 53:946–955
53. Demerdash A, Shaalan M, Midani A, Kamel F, Bahri M (1991) Sexual behavior of a sample of females with epilepsy. Epilepsia 32:82–85
54. Demling J (1996) Neurobiochemie suizidalen Verhaltens. In: Wolfersdorf M, Kaschka WP (Hrsg) Suizidalität. Die biologische Dimension. Springer, Berlin, S 47–72
55. Derouesne C, Guigot J, Chernat V, Winchester N, Lamcomblez L (1996) Sexual behavioral changes in Alzheimer disease. Alzheimer Dis Assoc Dis 10:86–92
56. Derouesne C, Thibault S, Lagha-Pierucci S, Baudouin-Madec V, Ancri D, Lacomblez L (1999) Decreased awareness of cognitive deficits in patients with mild dementia of the Alzheimer type. Int J Geriatr Psychiatry 14:1019–1030
57. Deutsch LH, Bylsma FW, Rovner BW, Steele C, Folstein MF (1991) Psychosis and physical aggression in probable Alzheimer's disease. Am J Psychiatry 148:1159–1163
58. Devanand DP, Brockington CD, Moody BJ, Brown RP, Mayeux R, Endicott J, Sackeim HA (1992) Behavioral syndromes in Alzheimer's disease. Int Psychogeriatr 4 (Suppl 2):161–184
59. Devanand DP, Marder K, Michaels KS, Sackeim HA, Bell K, Sullivan MA, Cooper TB, Pelton GH, Mayeux R (1998) A randomized, placebo-controlled dose-comparison trial of haloperidol for psychosis and disruptive behaviors in Alzheimer's disease. Am J Psychiatry 155:1512–1520
60. Dewhurst K, Oliver JE, McKnight AL (1970) Socio-psychiatric consequences of Huntington's chorea. Br J Psychiatry 116:255–258
61. Diaz-Olavarrieta C, Cummings JL, Velazquez J, Garcia de la Cadena C (1999) Neuropsychiatric manifestations of multiple sclerosis. J Neuropsychiatry Clin Neurosci 11:51–57
62. Dilling H, Mombour W, Schmidt MH (2000) Internationale Klassifikation psychischer Störungen. ICD-10 Kapitel V (F) Klinisch-diagnostische Leitlinien, 3. Aufl. Huber, Bern
63. Dorevitch A, Katz N, Zemishlany Z, Aizenberg D, Weizman A (1999) Intramuscular flunitrazepam versus intramuscular haloperidol in the emergency treatment of aggressive psychotic behavior. Am J Psychiatry 156:142–144
64. Dose M (2000) Chorea Huntington. In: Förstl H (Hrsg) Klinische Neuro-Psychiatrie. Thieme, Stuttgart, S 242–251
65. Edwards JG, Anderson I (1999) Systematic review and guide to selection of selective serotonin reuptake inhibitors. Drugs 57:507–533
66. Elliott FA (1992) Violence. The neurologic contribution: an overview. Arch Neurol 49:595–603
67. Engelborghs S, Marien P, Pickut BA, Verstraeten S, De Deyn PP (2000) Loss of psychic self-activation after paramedian bithalamic infarction. Stroke 31:1762–1765
68. Erkinjuntti T, Partinen M, Sulkava R, Telakivi T, Salmi T, Tilvis R (1987) Sleep apnea in multiinfarct dementia and Alzheimer's disease. Sleep 10:419–425
69. Felber W (1996) Lithiumprophylaxe und Suizidprävention. In: Wolfersdorf M, Kaschka WP (Hrsg) Suizidalität. Die biologische Dimension. Springer, Berlin, S 157–172

70. Ferman TJ, Boeve BF, Smith GE, Silber MH, Kokmen E, Petersen RC, Ivnik RJ (1999) REM sleep behavior disorder and dementia: cognitive differences when compared with AD. Neurology 52:951–957
71. Findley L, Barth JT, Powers DC, Wilhoit SC, Boyd DG, Scratt PM (1986) Cognitive impairment in patients with obstructive sleep apnea and associated hypoxemia. Chest 90:686–690
72. Fleischhacker WW, Miller CH, Bergmann KJ (1989) Die neuroleptikainduzierte Akathisie. Nervenarzt 60:719–723
73. Fleury B (1992) Sleep apnea syndrome in the elderly. Sleep 15 (6 Suppl):39–41
74. Foli S, Shah A (2000) Measurement of behavioural disturbance, non-cognitive symptoms and quality of life. In: O'Brien J, Ames D, Burns A (eds) Dementia, 2nd edn. Arnold, London, pp 87–100
75. Fünfgeld EW (1970) Amantadinwirkung bei Parkinsonismus. DMW 95:1834–1836
76. Fuglum E, Schillinger A, Andersen JB, Belstad BE, Jensen D, Muller F, Muller KJ, Schulstad B, Elgen K (1989) Zuclopenthixol and haloperidol/levomepromazine in the treatment of elderly patients with symptoms of aggressiveness and agitation: a double-blind, multi-centre study. Pharmatherapeutica 5:285–291
77. Ghika-Schmid F, Bogousslavsky J (2000) The acute behavioral syndrome of anterior thalamic infarction: a prospective study of 12 cases. Ann Neurol 48:220–227
78. Gilley DW, Wilson RS, Beckett LA, Evans DA (1997) Psychotic symptoms and physically aggressive behavior in Alzheimer's disease. J Am Geriatr Soc 45:1074–1079
79. Glenn MB, Wroblewski B, Parziale J, Levine L, Whyte J, Rosenthal M (1989) Lithium carbonate for aggressive behavior or affective instability in ten brain-injured patients. Am J Phys Med Rehabil 68:221–226
80. Gormley N, Rizwan MR, Lovestone S (1998) Clinical predictors of aggressive behaviour in Alzheimer's disease. Int J Geriatr Psychiatry 13:109–115
81. Greenberg GD, Watson RK, Deptula D (1987) Neuropsychological dysfunction in sleep apnea. Sleep 10:254–262
82. Greendyke RM, Kanter DR, Schuster DB, Verstraete S, Wooton J (1986) Propanolol treatment of assaultive patients with organic brain disease: a double-blind crossover, placebo-controlled study. J Nerv Ment Dis 174:290–294
83. Gross RA, Spehlmann R, Daniels JC (1978) Sleep disturbances in progressive supranuclear palsy. Electroencephalogr Clin Neurophysiol 45:16–25
84. Guberman A, Stuss D (1983) The syndrome of bilateral paramedian thalamic infarction. Neurology 33:540–546
85. Hajak G, Rüther E, Hauri PJ (1992) Insomnie. In: Berger M (Hrsg) Handbuch des normalen und gestörten Schlafes. Springer, S 67–119
86. Hajak G, Rüther E (2000) Therapie von Ein- und Durchschlafstörungen. In: Möller HJ (Hrsg) Therapie psychiatrischer Erkrankungen, 2. Aufl. Thieme, Stuttgart, S 743–758
87. Hargrave R, Geck LC, Reed B, Mungas D (2000) Affective behavioural disturbances in Alzheimer's disease and ischaemic vascular disease. J Neurol Neurosurg Psychiatry 68:41–46
88. Hawkins JW, Tinklenberg JR, Sheikh JI, Peyser CE, Yesavage JA (2000) A retrospective chart review of gabapentin for the treatment of aggressive and agitated behavior in patients with dementias. Am J Geriatr Psychiatry 8:221–225
89. Helgason AR, Adolfsson J, Dickman P, Arver S, Fredrikson M, Gothberg M, Steineck G (1996) Sexual desire, erection, orgasm and ejaculatory functions and their importance to elderly Swedish men: a population-based study. Age Ageing 25:285–291
90. Helmchen H, Müller-Oerlinghausen B (1981) Die Kombination von Antidepressiva mit anderen Medikamenten. Fortschr Neurol Psychiat 49:371–379

91. Hess CW (1997) Schlafstörungen und Demenz. Schweiz Rundsch Med Prax 86:1343-1349
92. Hirono N, Mori E, Yasuda M, Ikejiri Y, Imamura T, Shimomura T, Ikeda M, Hashimoto M, Yamashita H (1998) Factors associated with psychotic symptoms in Alzheimer's disease. J Neurol Neurosurg Psychiatry 64:648-652
93. Hoch CC, Reynolds CF, Nebes RD, Kupfer DJ, Berman SR, Campbell D (1989) Clinical significance of sleep-disordered breathing in Alzheimer's disease. J Am Geriatr Soc 37:138-144
94. Hohagen F, Schönbrunn E (1992) Die Narkolepsien und andere Formen der Hypersomnie. In: Berger M (Hrsg) Handbuch des normalen und gestörten Schlafes. Springer, S 166-199
95. Inskip HM, Harris EC, Barraclough B (1998) Lifetime risk of suicide for affective disorder, alcoholism and schizophrenia. Br J Psychiatry 172:35-37
96. Kant R, Duffy JD, Pivovarnik (1998) Prevalence of apathy following head injury. Brain Inj 12:87-92
97. Keck PE Jr, Strakowski SM, McElroy SL (2000) The efficacy of atypical antipsychotics in the treatment of depressive symptoms, hostility, and suicidality in patients with schizophrenia. J Clin Psychiatry 61 (Suppl 3):4-9
98. Kertesz A, Nadkarni N, Davidson W, Thomas AW (2000) The Frontal Behavioral Inventory in the differential diagnosis of frontotemporal dementia. J Int Neuropsychol Soc 6:460-468
99. Köbberling J, Hintze G, Blossey HC, Dirks H, Emrich D, Mayer G, Schicha H (1981) Diagnostische Probleme der Hyperthyreose im höheren Lebensalter. DMW 106:973-978
100. Korpelainen JT, Nieminen P, Myllyla VV (1999) Sexual functioning among stroke patients and their spouses. Stroke 30:715-719
101. Kreutzer JS, Zasler ND (1989) Psychosexual consequences of traumatic brain injury: Methodology and preliminary findings. Brain Inj 3:177-186
102. Kunik ME, Puryear L, Orengo CA, Molinari V, Workman RH (1998) The efficacy and tolerability of divalproex sodium in elderly demented patients with behavioral disturbances. Int J Geriatr Psychiatry 13:29-34
103. Kuzis G, Sabe L, Tiberti C, Dorrego F, Starkstein SE (1999) Neuropsychological correlates of apathy and depression in patients with dementia. Neurology 52: 1403-1407
104. Lebert F, Pasquier F, Petit H (1994) Behavioral effects of trazodone in Alzheimer's disease. J Clin Psychiatry 55:536-538
105. Leger JM, Moulias R, Vellas B, Monfort JC, Chapuy P, Robert P, Knellesen S, Gerard D (2000) Causes et retentissements des etats d'agitation et d'agressivite du sujet age. Encephale 26:32-43
106. Levine AM (1988) Buspirone and agitation in head injury. Brain injury 2:165-167
107. Levy ML, Cummings JL, Fairbanks LA, Masterman D, Miller BL, Craig AH, Paulsen JS, Litvan I (1998) Apathy is not depression. J Neuropsychiatry Clin Neurosci 10:314-319
108. Lindenmayer JP (2000) The pathophysiology of agitation. J Clin Psychiatry 61 (Suppl 14):5-10
109. Lindenmayer JP, Kotsaftis A (2000) Use of sodium valproate in violent and aggressive behaviors: a critical review. J Clin Psychiatry 61:123-128
110. Linnoila M, Charney DS (1999) The neurobiology of aggression. In: Charney DS, Nestler EJ, Bunney BS (eds) Neurobiology of mental illness. Oxford University Press, Oxford, pp 855-871
111. Litvan I, Mega MS, Cummings JL, Fairbanks L (1996) Neuropsychiatric aspects of progressive supranuclear palsy. Neurology 47:1184-1189

112. Litvan I, Paulsen JS, Mega MS, Cummings JL (1998) Neuropsychiatric assessment of patients with hyperkinetic and hypokinetic movement disorders. Arch Neurol 55:1313–1319
113. Lloyd GG (1993) Acute behaviour disturbances. J Neurol Neurosurg Psychiatry 56:1149–1156
114. Lyketsos CG, Steinberg M, Tschanz JT, Norton MC, Steffens DC, Breitner JC (2000) Mental and behavioral disturbances in dementia: findings from the Cache County Study on Memory in Aging. Am J Psychiatry 157:708–714
115. Marin RS (1990) Differential diagnosis and classification of apathy. Am J Psychiatry 147:22–30
116. Marin RS, Biedrzycki RC, Firinciogullari S (1991) Reliability and validity of the Apathy Evaluation Scale. Psychiatry Res 38:143–162
117. Marin RS, Firinciogullari S, Biedrzycki RC (1994) Group differences in the relationship between apathy and depression. J Nerv Ment Dis 182:235–239
118. Marin RS, Fogel BS, Hawkins J, Duffy J, Krupp B (1995) Apathy: a treatable syndrome. J Neuropsychiatry Clin Neurosci 7:23–30
119. Mattes JA (1986) Psychopharmacology of temper outbursts. Psychopharmacol Bull 24:179–182
120. Matthias RE, Lubben JE, Atchison KA, Schweitzer SO (1997) Sexual activity and satisfaction among very old adults: results from a community-dwelling Medicare population survey. Gerontologist 37:6–14
121. McKeith IG, Grace JB, Walker Z, Byrne EJ, Wilkinson D, Stevens T, Perry EK (2000) Rivastigmine in the treatment of dementia with Lewy bodies: preliminary findings from an open trial. Int J Geriatr Psychiatry 15:387–392
122. Mega MS, Cummings JL, Fiorello T, Gornbein J (1996) The spectrum of behavioral changes in Alzheimer's disease. Neurology 46:130–135
123. Mega MS, Cohenour RC (1997) Akinetic mutism: disconnection of frontal-subcortical circuits. Neuropsychiatry Neuropsychol Behav Neurol 10:254–259
124. Mega MS, Masterman DM, O'Connor SM, Barclay TR, Cummings JL TI (1999) The spectrum of behavioral responses to cholinesterase inhibitor therapy in Alzheimer disease. Arch Neurol 56:1388–1393
125. Meier-Ewert K (1990) Schlafstörungen bei neurologischen Erkrankungen. In: Meier-Ewert K, Schulz H (Hrsg) Schlaf und Schlafstörungen. Springer, Berlin, S 84–95
126. Mendez MF, Martin RJ, Smyth KA, Whitehouse PJ (1990) Psychiatric symptoms associated with Alzheimer's disease. J Neuropsychiatry Clin Neurosci 2:28–33
127. Mimura K, Harada M, Sumiyoshi S, Tohya G, Takagi M, Fujita E, Takata A, Tatetsu S (1999) Long-term follow-up study on sequelae of carbon monoxide poisoning; serial investigation 33 years after poisoning. Seishin Shinkeigaku Zasshi 101:592–618
128. Mishima K, Okawa M, Hishikawa Y, Hozumi S, Hori H, Takahashi K (1994) Morning bright light therapy for sleep and behavior disorders in elderly patients with dementia. Acta Psychiatr Scand 89:1–7
129. Monga TN, Lawson JS, Inglis J (1986) Sexual dysfunction in stroke patients. Arch Phys Med Rehabil 67:19–22
130. Morrell MJ (1991) Sexual dysfunction in epilepsy. Epilepsia 32, Suppl 6:38–45
131. Müller-Oerlinghausen B (1992) Pharmakotherapeutische Ansätze bei Aggression. In: Müller H-J, Van Praag HM (Hrsg) Aggression und Autoaggression. Springer, Berlin, S 113–120
132. Müller-Oerlinghausen B, Grof P, Schou M (1999) Lithium and suicide prevention. Br J Psychiatry 175:90–91
133. Mulligan T, Retchin SM, Chinchilli VM, Bettinger CB (1988) The role of aging and chronic disease in sexual dysfunction. J Am Geriatr Soc 36:520–524

134. Murakami Y, Kato Y (1998) Sleep disorders in several pathologic states – endocrine diseases. Nippon Rinsho 56:457–460
135. Nygaard H, Bakke K, Brudvik E, Lien GK, Moe TJ, Elgen K (1988) Zuclopenthixol and melperon in the treatment of elderly patients: a double-blind, controlled, multi-centre study. Pharmatherapeutica 5:152–158
136. Nygaard HA, Bakke K, Brudvik E, Elgen K, Lien GK (2000) Dosing of neuroleptics in elderly demented patients with aggressive and agitated behaviour: a double-blind study with zuclopenthixol. Curr Med Res Opin 13:222–232
137. Ott BR, Tate CA, Gordon NM, Heindel WC (1996) Gender differences in the behavioral manifestations of Alzheimer's disease. J Am Geriatr Soc 44:583–587
138. Ott BR, Noto RB, Fogel BS (1996) Apathy and loss of insight in Alzheimer's disease: a SPECT imaging study. J Neuropsychiatry Clin Neurosci 8:41–46
139. Otto A, Zerr I, Lantsch M, Weidehaas K, Riedemann C, Poser S (1998) Akinetic mutism as a classification criterion for the diagnosis of Creutzfeldt-Jakob disease. J Neurol Neurosurg Psychiatry 64:524–528
140. Padoani W, Dello Buono M, Marietta P, Scocco P, Zaghi PC, De Leo D (2000) Influence of cognitive status on the sexual life of 352 elderly italians aged 65–105 years. Gerontology 46:258–265
141. Palacios A, Cohen MA, Cobbs R (1991) Apathetic hyperthyroidism in middle age. Int J Psychiatry Med 21:393–400
142. Palomaki H, Partinen M, Erkinjuntti T, Kaste M (1992) Snoring, sleep apnea syndrome, and stroke. Neurology 42 (7 Suppl 6):75–81
143. Pekrun R (1990) Motivation: Klassifikation und Diagnostik. In: Baumann U, Perrez M (Hrsg) Lehrbuch Klinische Psychologie, Band 1. Huber, Bern, S 111–113
144. Pfaus JG, Everitt BJ (1995) The psychopharmacology of sexual behavior. In: Bloom FE, Kupfer DJ (eds) Psychopharmacology. The 4th generation of progress. Raven Press, New York, pp 743–758
145. Pillar G, Lavie P (1998) Psychiatric symptoms in sleep apnea syndrome: effects of gender and respiratory disturbance index. Chest 114:697–703
146. Pinner E, Rich CL (1988) Effects of trazodone on aggressive behavior in seven patients with organic mental disorders. Am J Psychiatry 145:1295–1296
147. Ploog D (1993) Psychopathologische Prozesse in neuroethologischer Sicht. In: Schüttler R (Hrsg) Organische Psychosyndrome. Springer, Berlin, S 1–28
148. Pollmächer T, Lauer C (1992) Physiologie von Schlaf und Schlafregulation. In: Berger M (Hrsg) Handbuch des normalen und gestörten Schlafes. Springer, S 1–44
149. Prinz PN, Peskind ER, Vitaliano PP, Raskind MA, Eisdorfer C, Zemcuznikov N, Gerber CJ (1982) Changes in the sleep and waking EEGs of nondemented and demented elderly subjects. J Am Geriatr Soc 30:86–93
150. Rainer M, Mucke HA, Masching A, Haushofer M (1999) Nichtkognitive Symptomprofile bei Demenzpatienten. Erfahrungen aus Psychiatrie, Ambulanz und Memory-Clinic. Psychiatr Prax 26:71–75
151. Rao N, Jelline HM, Woolston DC (1985) Agitation in closed head injury: haloperidol effects on rehabilitation outcome. Arch Phys Med Rehabil 66:30–34
152. Razmy A, Shapiro CM (2000) Interactions of sleep and Parkinson's disease. Semin Clin Neuropsychiatry 5:20–32
153. Reisberg B, Borenstein J, Salob S, Ferris S, Fransson E, Georgotas A (1987) Behavioural symptoms in Alzheimer's disease: phenomenology and treatment. J Clin Psychiatry 48 (Suppl):9–15
154. Röhle K-H (1992) Internistische Erkrankungen und Schlafstörungen. In: Berger M (Hrsg) Handbuch des normalen und gestörten Schlafes. Springer, S 243–267
155. Rudolf GAE (2000) Therapieschemata Psychiatrie, 3. Aufl. Urban & Schwarzenberg, München

156. Sabhesan S, Natarajan M (1989) Sexual behavior after head injury in Indian men and women. Arch Sex Behav 18:349–356
157. Salzman C, Solomon D, Miyawaki E, Glassman R, Rood L, Flowers E, Thayer S (1991) Parenteral lorazepam versus parenteral haloperidol for the control of psychotic disruptive behavior. J Clin Psychiatry 52:177–180
158. Saß H, Wittchen H-U, Zaudig M (Hrsg) (2000) Diagnostisches und statistisches Manual psychischer Störungen DSM-IV, 3. Aufl. Hogrefe, Göttingen
159. Saver JL, Salloway SP, Devinsky O, Bear DM (1996) Neuropsychiatry of aggression. In: Fogel BS, Schiffer RB, Rao SM (eds) Neuropsychiatry. Williams & Wilkins, Baltimore, pp 523–548
160. Schenck CH, Mahowald MW, Anderson ML, Silber MH, Boeve BF, Parisi JE (1997) Lewy body variant of Alzheimer's disease (AD) identified by postmortem ubiquitin staining in a previously reported case of AD associated with REM sleep behavior disorder. Biol Psychiatry 42:527–528
161. Schifter R (1985) Sexualorgane. In: Schifter R (Hrsg) Neurologie des vegetativen Systems. Springer, Berlin, S 101–118
162. Schlegel S (2001) Pharmakotherapie aggressiver Störungen. In: Hartwich P, Haas S (Hrsg) Aggressive Störungen psychiatrisch Kranker. Verlag Wissenschaft & Praxis, Sternenfels, S 97–110
163. Schneider B, Wetterling T (2001) Biologische Grundlagen der Aggression. In: Hartwich P, Haas S (Hrsg) Aggressive Störungen psychiatrisch Kranker. Verlag Wissenschaft & Praxis, Sternenfels, S 27–49
164. Schramm E (1992) Psychodiagnostische Erfassung von Schlafstörungen. In: Berger M (Hrsg) Handbuch des normalen und gestörten Schlafes. Springer, S 45–66
165. Schwab RS, England AC, Poskaner DC (1969) Amantadine in the treatment of Parkinson's disease. JAMA 208:1168–1170
166. Segraves RT (1996) Neuropsychiatric aspects of sexual dysfunction. In: Fogel BS, Schiffer RB, Rao SM (eds) Neuropsychiatry. Williams & Wilkins, Baltimore, pp 757–771
167. Seidel M (1989) Phänomenologie und Therapie der Neuroleptika-induzierten Akathisie – eine Literaturübersicht. Fortschr Neurol Psychiat 57:489–494
168. Sellers J, Tyrer P, Whiteley A, Banks DC, Barer DH (1982) Neurotoxic effects of lithium with delayed rise in serum lithium levels. Br J Psychiatry 140:623–625
169. Shankle WR, Nielson KA, Cotman CW (1995) Low-dose propranolol reduces aggression and agitation resembling that associated with orbitofrontal dysfunction in elderly demented patients. Alzheimer Dis Assoc Disord 9:233–237
170. Sheard MH (1988) Clinical pharmacology of aggressive behaviour. Clin Neuropharmacol 11:483–492
171. Shukla GD, Srivastava ON, Katiyar BC (1979) Sexual disturbances in temporal lobe epilepsy: a controlled study. Br J Psychiatry 134:288–292
172. Silver JM, Hales RE, Yudofsky SC (1994) Neuropsychiatric aspects of traumatic brain injury. In: Yudofsky SC, Hales RE (eds) Synopsis of neuropsychiatry. American Psychiatric Press, Washington DC, S 280–306
173. Silver JM, Yudofsky SC, Slater JA, Gold RK, Stryer BL, Williams DT, Wolland H, Endicott J (1999) Propranolol treatment of chronically hospitalized aggressive patients. J Neuropsychiatry Clin Neurosci 11:328–335
174. Simpson DM, Foster D (1986) Improvement in organically disturbed behavior with trazodone treatment. J Clin Psychiatry 47:191–193
175. Sjögren K, Fugl-Meyer AR (1982) Adjustment to life after stroke with special reference to sexual intercourse and leisure. J Psychosom Res 26:409–417
176. Spector JP, Carey MP (1990) Incidence and prevalence of sexual dysfunctions. A critical review of empirical literature. Arch sex Behav 19:389–408

177. Starkstein SE, Mayberg HS, Preziosi TJ, Andrezejewski P, Leiguarda R, Robinson RG (1992) Reliability, validity, and clinical correlates of apathy in Parkinson's disease. J Neuropsychiatry Clin Neurosci 4:134–139
178. Starkstein SE, Sabe L, Chemerinski E, Jason L, Leiguarda R (1996) Two domains of anosognosia in Alzheimer's disease. J Neurol Neurosurg Psychiatry 61:485–490
179. Starkstein SE, Sabe L, Vazquez S, Di Lorenzo G, Martinez A, Petracca G, Teson A, Chemerinski E, Leiguarda R (1997) Neuropsychological, psychiatric, and cerebral perfusion correlates of leukoaraiosis in Alzheimer's disease. J Neurol Neurosurg Psychiatry 63:66–73
180. Steinert T (1992) Neuere Tendenzen in der Pharmakotherapie aggressiven Verhaltens bei psychisch Kranken. Fortschr Neurol Psychiat 60:393–400
181. Steinert T, Wolfersdorf M (1993) Aggression und Autoaggression. Psychiat Prax 20:1–8
182. Steinert T, Wölfe M, Gebhardt RP (2000) Measurement of violence during in-patient treatment and association with psychopathology. Acta Psychiatr Scand 102:107–112
183. Stenager EN, Stenager E (1992) Suicide and patients with neurologic diseases. Methodologic problems. Arch Neurol 49:1296–1303
184. Stenager EN, Koch-Henriksen N, Stenager E (1996) Risk factors for suicide in multiple sclerosis. Psychother Psychosom 65:86–90
185. Stoppe G, Brandt CA, Staedt JH (1999) Behavioural problems associated with dementia: the role of newer antipsychotics. Drugs Aging 14:41–54
186. Street JS, Clark WS, Gannon KS, Cummings JL, Bymaster FP, Tamura RN, Mitan SJ, Kadam DL, Sanger TM, Feldman PD, Tollefson GD, Breier A (2000) Olanzapine treatment of psychotic and behavioral symptoms with Alzheimer disease in nursing care facilities: a double-blind, randomized, placebo-controlled trial. The HGEU Study Group. Arch Gen Psychiatry 57:968–976
187. Tariot PN, Erb R, Podgorski CA, Cox C, Patel S, Jakimovich L, Irvine C (1998) Efficacy and tolerability of carbamazepine for agitation and aggression in dementia. Am J Psychiatry 155:54–61
188. Tiller JWG, Dakis JA, Sha JM (1988) Short-term buspirone treatment in disinhibition with dementia. Lancet ii:510
189. Tsai SJ, Hwang JP, Yang CH, Liu KM, Lirng JF (1999) Inappropriate sexual behaviors in dementia: a preliminary report. Alzheimer Dis Assoc Disord 13:60–62
190. Ulrich G, Gschwilm R (1987) Vigilanz – Ordnungszustand oder ordnende Kraft? Fortschr Neurol Psychiatr 56:398–402
191. Van Reekum R, Bayley M, Garner S, Burke IM, Fawcett S, Hart A, Thompson W (1995) N of 1 study: amantadine for the amotivational syndrome in a patient with traumatic brain injury. Brain Inj 9:49–53
192. Warner J (2000) Sexuality and dementia. In: O'Brien J, Ames D, Burns A (eds) Dementia, 2nd edn. Arnold, London, pp 267–271
193. Wetterling T (1994) Differentialdiagnose dementieller Abbauprozesse. Thieme, Stuttgart
194. Wetterling T (1995) Schlafstörungen bei psychiatrischen Patienten. Nervenheilkunde 14:415–421
195. Wetterling T (2001) Bodyweight gain with atypical antipsychotics – a comparative review. Drugs Safety 24:59–73
196. Wetterling T (2001) Psychiatrische Notfälle. In: Braun J, Preuss R (Hrsg) Leitfaden Intensivmedizin, 5. Aufl. Urban & Fischer, Stuttgart
197. Wetterling T (2001) Hirnorganische Störungen als Ursache sexueller Störungen. In: Hartwich P, Haas S (Hrsg) Sexuelle Störungen bei psychisch Kranken. Verlag Wissenschaft und Praxis, Sternenfels

198. Wiegand M, Möller AA, Lauer CJ, Stolz S, Schreiber W, Dose M, Krieg JC (1991) Nocturnal sleep in Huntington's disease. J Neurol 238:203–208
199. Wolfersdorf M (1995) Suizidalität – Begriffsbestimmung und Entwicklungsmodelle suizidalen Verhaltens. In: Wolfersdorf M, Kaschka WP (Hrsg) Suizidalität. Die biologische Dimension. Springer, Berlin, S 1–16
200. Wolfersdorf M (2000) Therapie der Suizidalität. In: Möller HJ (Hrsg) Therapie psychiatrischer Erkrankungen, 2. Aufl. Thieme, Stuttgart, S 1098–1115
201. Wright LK (1991) The impact of Alzheimer's disease on the marital relationship. Gerontologist 31:224–237
202. Wroblewski BA, Joseph AB, Kupfer J, Kalliel K (1997) Effectiveness of valproic acid on destructive and aggressive behaviours in patients with acquired brain injury. Brain Inj 11:37–47
203. Zeidler M, Stewart GE, Barraclough CR, Bateman DE, Bates D, Burn DJ, Colchester AC, Durward W, Fletcher NA, Hawkins SA, Mackenzie JM, Will RG (1997) New variant Creutzfeldt-Jakob disease: neurological features and diagnostic tests. Lancet 350:903–907
204. Zeiss AM, Davies HD, Wood M, Tinklenberg JR (1990) The incidence and correlates of erectile problems in patients with Alzheimer's disease. Arch Sex Behav 19:325–331
205. Zencius A, Wesolowski MD, Burke WH, Hough S (1990) Managing hypersexual disorders in brain-injured clients. Brain Inj 4:175–181

KAPITEL 7 Nichtmedikamentöse Therapien

Inhaltsübersicht

7.1 Therapieziele 485

7.2 Therapeutische Grundhaltung 488

7.3 Therapeutische Strategien 489
7.3.1 Verhaltenstherapeutische Therapieansätze bei OPS-Patienten 490
7.3.2 Maßnahmen zur Aktivierung 491
7.3.3 Gesprächstherapeutische Ansätze 491
7.3.4 Milieutherapie 492

7.4 Hilfen für Angehörige 492

7.5 Literatur 496

Neben den medikamentösen Therapien, die in den Kap. 4 bis 6 eingehend dargestellt sind, und den spezifischen neuropsychologischen Rehabilitationsmaßnahmen, die in Kap. 8 erwähnt werden, sind bei Patienten mit einer organischen psychischen Störung häufig nichtmedikamentöse Therapien, v. a. psychotherapeutische Interventionen, indiziert, da diese Patienten oft große Schwierigkeiten in der Bewältigung der krankheitsbedingten Beeinträchtigungen haben [18, 40] (→ Kap. 4.4.5) und/oder Verhaltensauffälligkeiten zeigen (→ Kap. 6). Verhaltensauffälligkeiten sind auch ein häufiger Grund für eine Heimeinweisung von OPS-Patienten [59].

7.1 Therapieziele

Die Definition von Therapiezielen ist bei Patienten mit OPS nicht einfach, da diese Störungen zu sehr heterogenen und komplexen Beeinträchtigungen führen können (→ Abb. 1.1). Oft ist eine durchgreifende Besserung der Symptomatik, z. B. bei einer degenerativen Demenz oder nach einem schweren Schädel-Hirn-Trauma, kaum zu erreichen. Im Folgenden werden wichtige Therapieziele dargestellt (s. [35, 58]):

Sicherung des Überlebens

Da sich OPS-Patienten in vielfacher Weise schädigen können, kann unter Umständen zur Sicherung des Überlebens sogar eine zwangsweise Behandlung (nach Unterbringungsgesetzen des entsprechenden Bundeslandes) notwendig sein, z. B. bei akuter Suizidalität (→ Kap. 6.6), Delir und Demenz (Selbstgefährdung durch Desorientiertheit) (→ Kap. 4.2 bzw. Kap. 4.3) oder bei einer wahnhaften oder schizophreniformen Störung (→ Kap. 4.8), wenn eine Eigen- oder Fremdgefährdung besteht.

OPS-Patienten sind häufig multimorbide, d. h., es bestehen gleichzeitig körperliche und psychische Störungen, aber sie zeigen keine Krankheits- und Behandlungseinsicht. In diesem Zusammenhang stellt sich eine Reihe von schwierigen ethischen Fragen, die bisher kaum diskutiert worden sind (s. [29, 44]). Vor allem bei kognitiv Beeinträchtigten erhebt sich die Frage, inwieweit diese noch einwilligungsfähig sind (→ Kap. 9.1.2). Meist wird aber die Frage der Einwilligungsfähigkeit erst gestellt, wenn der Betreffende z. B. einer notwendigen Operation nicht zustimmt.

Verhinderung von schweren körperlichen Schäden

Bei OPS-Patienten sind häufig zur Vermeidung der Verschlechterung der körperlichen Grunderkrankung ärztliche Maßnahmen notwendig. Diese werden oft abgelehnt, weil keine ausreichende Krankheitseinsicht und/oder (wahnhafte) Ängste bestehen. Weil keine Einwilligung des OPS-Patienten in die erforderliche Maßnahme zu erhalten ist ergeben sich häufig erhebliche ethische Probleme. Besonders problematisch ist, die Ablehnung eines Eingriffs, durch den mit großer Wahrscheinlichkeit die Ursache der OPS, die zu Beeinträchtigungen geführt hat, welche ihrerseits die Fähigkeit zur Einwilligung beeinflussen, beseitigt werden könnte, z. B. bei einer Exstirpation eines temporalen, gut operablen Meningeoms, das mit häufigen psychomotorischen Anfällen und einer wahnhaften Störung einhergeht. Eine Behandlung, in diesem Fall Operation, in mutmaßlichem Auftrag ist nicht möglich, wenn der Patient nicht bewusstseinsgestört ist und die Einwilligung zu dem Eingriff nicht gegeben hat. Der rechtlich einzig gangbare Weg ist – eine entsprechende Schwere der Erkrankung und der intellektuellen Störungen vorausgesetzt – die Anregung einer Betreuung beim zuständigen Vormundschaftsgericht (→ Kap. 9.2).

Erhalten der Alltagskompetenz und sonstiger noch vorhandener Fähigkeiten

Patienten mit einer OPS sind auf Grund ihrer psychischen und/oder kognitiven Störungen häufig nicht mehr in der Lage, sich ausreichend selbst zu versorgen (z. B. waschen, anziehen, Essen zubereiten etc.) (→ Tab. 4.3.4). Da der Verlust dieser „Alltagskompetenz" zu schwerwiegenden Konsequenzen, z. B. Pflegebedürftigkeit oder Heimunterbringung, führt, ist insbesondere bei dementen Patienten der Erhalt der Alltagskompetenz das zentrale Therapieziel.

Optimale Aktivierung

Viele OPS-Kranke zeigen eine Apathie (→ Kap. 6.3) mit hochgradiger Initiativlosigkeit. Dieser Zustand führt oft zu einem sozialen Rückzug mit Verlust der sozialen Kontakte (s. u.). Schließlich kann es bei Bestehen kognitiver Störungen auch zur Verwahrlosung (Stichwort: ‚Vermüllung') kommen. In diesen Fällen ist eine Aktivierung dringend erforderlich (s. u.).

Verhinderung einer sozialen Isolation und Förderung der sozialen Kompetenz

Viele OPS-Patienten verlieren durch ihr oft auffälliges Verhalten wichtige soziale Kontaktpersonen und/oder durch ihre weitgehend zurückgezogene Lebensweise wichtige soziale Kontakte. Eine solche Entwicklung kann zur sozialen Isolation führen. In entsprechenden Fällen gilt es, rechtzeitig einer solchen Entwicklung vorzubeugen, v. a. durch Einleitung sozialtherapeutischer Maßnahmen. Um die soziale Isolierung zu verhindern, ist auch die soziale Kompetenz zu fördern (z. B. Abbau von sozial unerwünschtem Verhalten, das andere abstößt).

Einsicht in die Grunderkrankung

Angesichts der bei OPS-Patienten oft fehlenden Krankheitseinsicht besteht ein wichtiges therapeutisches Ziel darin, die Betreffenden zu der Einsicht zu bringen, dass sie an einer Erkrankung leiden. Dieser Prozess nimmt häufig einen langen Zeitraum in Anspruch. In vielen Fällen kann eine Krankheitseinsicht nicht erreicht werden.

Akzeptanz des eigenen Behandlungs- bzw. Hilfebedarfs

Vielen OPS-Patienten fällt es schwer, Hilfe in Anspruch zu nehmen, da sie dies als Hinweis auf ihre mangelnde Selbstkompetenz ansehen und sich dadurch in ihrem Selbstwertgefühl verletzt fühlen. Sie reagieren daher oft auf Hilfsangebote abwehrend. Das Erleben eigener Hilfsbedürftigkeit (z. B. sich nicht mehr richtig orientieren, ohne Hilfe gehen zu können etc.) wird häufig als sehr schamhaft empfunden und führt zur Ablehnung von Hilfe. In solchen Fällen ist es ein wichtiges Therapieziel, den Patienten dazu zu bringen einzusehen, dass er behandlungsbedürftig ist und Hilfsangebote in Anspruch nehmen sollte.

Kognitive Umstrukturierung

Ein weiteres wichtiges Therapieziel ist bei vielen Patienten die subjektive Bewertung der Beeinträchtigung durch die OPS zu verändern, da diese zu Fehlverhalten, z. B. Resignation oder auch zu mangelnder Mitarbeit bei Therapiemaßnahmen, führen kann.

▪ Verbesserung der Lebensqualität

Viele OPS-Patienten sind durch die krankheitsbedingten Beeinträchtigungen und Handicaps (im Sinne von [62]) im Alltagsleben stark eingeschränkt, sodass es ihnen ermöglicht werden sollte, die vorhandenen Fähigkeiten und Neigungen (z. B. auch Sex in Heimen) umsetzen zu können, um ihnen eine bestmögliche Lebensqualität zu ermöglichen.

Bei progredient verlaufenden Erkrankungen (z. B. Alzheimer-Demenz, Chorea Huntington, Gliomen, multipler Sklerose, Parkinson-Syndrom etc.) sollte der Schwerpunkt der psychotherapeutischen Maßnahmen in der Hilfe zur Gestaltung und Nutzung der noch verbleibenden Lebenszeit sowie in der Auseinandersetzung mit den Ängsten bei einer lebensbedrohlichen und finalen Erkrankung bestehen.

Ein weiteres wichtiges Therapieziel ist die Unterstützung der Angehörigen und Pflegepersonen, die OPS-Patienten betreuen und pflegen.

7.2 Therapeutische Grundhaltung

Die therapeutische Arbeit mit OPS-Patienten verlangt v. a. die Einhaltung bestimmter Grundhaltungen, um eine vertrauensvolle Atmosphäre zu erzeugen. Studien zur Wirksamkeit von verschiedenen Psychotherapieverfahren haben gezeigt [17], dass diese „therapeutische" Grundhaltung entscheidend für den Erfolg einer Therapie ist. Sie sollte charakterisiert sein durch Empathie (Einfühlungsvermögen), eine um Verstehen der Problematik bemühte Haltung, Glaubwürdigkeit und Echtheit (v. a. in den gezeigten Gefühlen), Fachkompetenz sowie einfache und für den Patienten verständliche, sachgerechte Interventionen.

Diese therapeutische Haltung ist in vielen Fällen nur schwer durchzuhalten, da in der Behandlung von OPS-Patienten eine Reihe von schwerwiegenden Problemen auftreten können.

▪ Fehlende Krankheitseinsicht

Im Umgang mit OPS-Patienten fällt auf, dass diese ihre Erkrankung häufig nicht wahrhaben wollen, also keine Krankheitseinsicht besteht. Oft ist auch eine abwehrende Haltung festzustellen, die den therapeutischen Umgang mit diesen Patienten erschweren kann. Die Abwehr kann sich z. B. bemerkbar machen als Verleugnung („Ich habe gar keine Probleme mit meiner Behinderung", „Ich komme alleine klar"), Bagatellisierung („Alle Menschen haben so ihre Wehwehchen") oder Verschiebung („Meine Probleme im Beruf liegen an den hohen Anforderungen des Chefs").

Aus psychologischer Sicht ist Abwehr als ein wichtiger psychischer Selbstschutzmechanismus anzusehen, mit dem der Patient versucht auf die

Bedrohung des Selbstwertes (z. B. des Eingestehenmüssens kognitiver Defizite) zu reagieren.
Nicht selten besteht aber bei OPS-Patienten eine Anosognosie [52] (→ Kap. 4.7.11), d. h. eine organisch bedingte Wahrnehmungsstörung, die dazu führt, dass die Betreffenden ihre krankheitsbedingten Beeinträchtigungen nicht „wahrnehmen".

Schwierige Kontaktaufnahme

Der Einstieg in eine therapeutische Beziehung ist oft sowohl für den OPS-Patienten als auch für den Arzt schwierig. Auf Seiten des Patienten bestehen häufig erhebliche Ängste, die Ausdruck einer ausgeprägten Selbstwertproblematik sind, denn viele OPS-Patienten leiden massiv unter ihren intellektuellen und/oder körperlichen Beeinträchtigungen (→ Kap. 4.4.9). Von Seiten der Behandler bestehen oft unbewusste Ängste, die sich aus dem Umgang mit psychisch kranken Patienten ergeben. Auch kann es bei schwer beeinträchtigten OPS-Patienten, die oft ähnlich abhängig sind wie Kinder und auch ähnliche Verhaltensweisen zeigen können, zur Umkehr der Eltern-Kind-Rolle kommen, d. h., der jüngere Behandler übernimmt eine „Elternrolle" bei wesentlich älteren Patienten.

7.3 Therapeutische Strategien

Die nichtmedikamentösen Therapiestrategien sind ebenso vielgestaltig wie die Beeinträchtigungen von OPS-Patienten, zu deren Überwindung sie entwickelt wurden. Leider sind viele vielversprechende Therapieansätze bisher (z. B. auf Grund methodischer Probleme [5] und kleiner Stichprobengröße) als noch nicht ausreichend validiert anzusehen (s. [5, 46, 49, 53]). Trotzdem sollten entsprechende therapeutische Bemühungen in Anbetracht der Schwere der Beeinträchtigungen bei den meisten OPS-Patienten gefördert werden. Neben neuropsychologischen Therapien zur Wiederherstellung spezifischer Fähigkeit (→ Kap. 8) sind in erster Linie verhaltenstherapeutisch orientierte Ansätze entwickelt worden, da sich v. a. bei Patienten mit einem Schädel-Hirn-Trauma gezeigt hat [7, 13, 33, 34], dass verhaltenstherapeutische Ansätze bei unterschiedlichen Verhaltensstörungen anwendbar waren. Auch hat sich gezeigt, dass bei schwer kognitiv beeinträchtigten Menschen mit geeigneten einfachen Maßnahmen nach dem klassischen verhaltenstherapeutischen Ansatz noch Verhaltensänderungen möglich sind. Als prognostisch günstige Faktoren für einen Therapieerfolg gelten [5] niedriges Alter, Geschlecht und Händigkeit (Frauen und Linkshänder), prämorbide Persönlichkeitsfaktoren (Copingstrategien), psychosoziale Faktoren und Motivation.

Als prognostisch negative Faktoren werden die Schwere der Hirnschädigung (Läsionstyp: umschrieben > diffus, Ausdehnung etc. → Kap. 2) sowie die Zeit seit der Hirnschädigung (Beginn der Therapie) angesehen.

7.3.1 Verhaltenstherapeutische Therapieansätze bei OPS-Patienten

Nach dem klassischen verhaltenstherapeutischen Ansatz (Abb. 7.1), der 1. in der Verstärkung des gewünschten Verhaltens durch Loben bzw. Gewährung von Vergünstigungen und 2. in der Verminderung des unerwünschten Verhaltens durch „Bestrafung" oder Nichtbeachten (z.B. von provozierenden Verhaltensweisen) besteht, sind auch bei schwer beeinträchtigten OPS-Patienten Verhaltensmodifikationen sozial unerwünschten oder selbstschädigenden Verhaltens zu erreichen (s. [35]). Sehr wichtig zur Verstärkung des sozial adäquaten Verhaltens ist eine ständige Rückmeldung durch die Bezugspersonen, um so störende Verhaltensweisen zu minimieren [54].

Verhaltenstherapeutische Ansätze wurden entwickelt für (s. auch [16, 21]) Agitiertheit und Aggression [2, 57], Depression (kognitive Verhaltenstherapie) [24, 28, 32, 56] – allerdings profitiert nur ein Teil der Patienten von der Behandlung [24, 32] –, motorische Störungen (Biofeedback) [39, 51], Orientierungsstörungen [15] und für sexuell deviantes Verhalten [63].

Auch die oft sehr störenden Schlafstörungen bzw. die Schlaf-Wach-Umkehr können durch eine geeignete „Schlafhygiene", v.a. Schlafrestriktion tagsüber, weitgehend verringert werden.

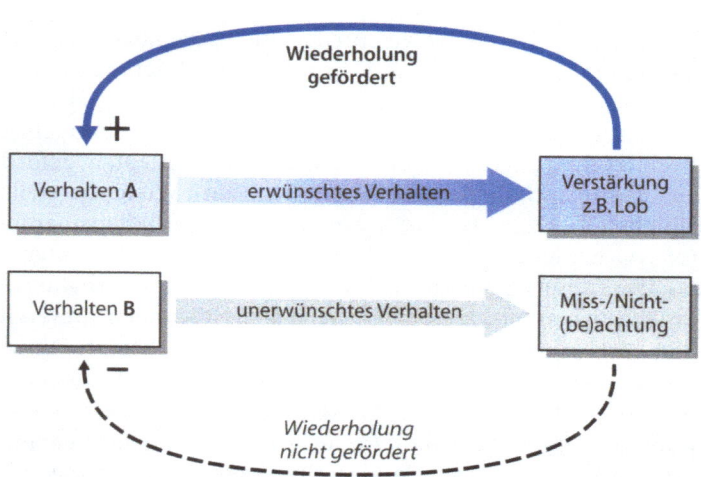

Abb. 7.1. Klassischer verhaltenstherapeutischer Ansatz, mit dem erwünschtes Verhalten verstärkt und unerwünschtes Verhalten verringert („ausgelöscht") werden soll

7.3.2 Maßnahmen zur Aktivierung

Ein hochgradiger Antriebsverlust (Apathie) ist bei OPS-Patienten häufig zu beobachten (→ Kap. 6.3). Die daraus resultierende Inaktivität kann zu schwerwiegenden Folgen führen (z. B. ungenügende Ernährung, Thrombosen durch mangelnde körperliche Bewegung, beschleunigten kognitiven Abbau) und auch geplante therapeutische Maßnahmen zunichte machen. Daher stellt eine Apathie eine der größten Herausforderungen in der Behandlung von OPS-Patienten dar. Hier sollten neben einer Therapie evtl. zu Grunde liegender Störungen wie Anosognosie einfache, im weiteren Sinne ebenfalls verhaltenstherapeutische Programme mit aktivierenden Maßnahmen wie Ergotherapie, Spielen, Heranziehen zu einfachen hauswirtschaftlichen Tätigkeiten etc. eingeleitet werden. Dabei ist darauf zu achten, dass die Patienten weder über-, noch unterfordert werden. Die Programme sollten daher langsam ansteigende Anforderungen enthalten.

OPS-Patienten sollten v. a. kognitiv aktiviert werden, mit dem Ziel, durch eine verbesserte Nutzung noch vorhandener Fähigkeiten eine Stärkung ihrer Selbstsicherheit zu erreichen. Die kognitive Therapie kann in Gedächtnistraining und dem Üben praktischer Fähigkeiten bestehen. Angehörige und Pflegepersonen können OPS-Patienten z. B. durch Gespräche über Tagesereignisse, gemeinsame Spiele etc. kognitiv aktivieren. Daneben ist es ein wichtiges Ziel, auch die noch vorhandenen Fähigkeiten zu fördern, die nicht direkt zur Alltagskompetenz beitragen, wie z. B. ein Musikinstrument zu spielen oder zu basteln, damit ein Stück Lebensqualität erhalten bleibt [60]. Wenn sich die Gelegenheit für ältere OPS-Patienten bietet über ihre Vergangenheit (auch in Gruppen) zu erzählen, so sollte diese Möglichkeit genutzt werden, denn auf diese Weise können oft verschüttet geglaubte Ressourcen wieder aktiviert werden.

Die Förderung all dieser Fähigkeiten kann die Motivation des Patienten bei der Behandlung mitzuarbeiten verbessern und auch helfen Aggressivität abzubauen (→ Kap. 6.1) sowie eine soziale Isolation zu verhindern [60]. Durch den Einsatz von Computern lassen sich die kognitiven Leistungen in alltagsrelevanten Bereichen kaum wesentlich verbessern, aber sie können bei der Steigerung der Motivation von Nutzen sein [10, 23]. Bei degenerativen Erkrankungen (wie z. B. der Alzheimer-Demenz) ist eine Leistungsverbesserung kein adäquates Ziel, denn die erwartenden Misserfolge führen sehr oft zu Enttäuschungen.

7.3.3 Gesprächstherapeutische Ansätze

OPS-Patienten können ähnliche Abwehrmechanismen wie Neurotiker verwenden. Aber sie sind meist nicht einer tiefenpsychologisch orientierten „aufdeckenden" Therapie zugänglich, da sie dadurch überfordert werden [16]. Zur Behandlung von OPS-Patienten eignet sich vorwiegend eine fokal zentrierte Gesprächstherapie mit folgenden Zielen:

1. Abbau von Befürchtungen, insbesondere der Angst vor weiterem Verlust der körperlichen Gesundheit und der Sorge pflegebedürftig zu werden oder seine sexuellen Fähigkeiten zu verlieren; diese Ängste führen häufig zu depressiven Verstimmungen (→ Kap. 4.4.5).
2. Förderung der Krankheitseinsicht: Der Patient sollte seine Krankheit erkennen und deren Auswirkungen zu akzeptieren lernen, um damit regressiven Tendenzen und einer Krankheitsverleugnung vorzubeugen.

7.3.4 Milieutherapie

OPS-Patienten mit schweren kognitiven Störungen, v. a. Demente, können verbalen Interventionen nicht mehr folgen. In diesen Fällen kommt es entscheidend darauf an, die Umwelt so zu gestalten (Milieutherapie), dass der Betreffende sich besser orientieren kann und die Verletzungsmöglichkeiten möglichst minimiert werden [25, 26]. Oft sind zu diesem Zweck nur kleine Umbau- oder Vorsichtsmaßnahmen notwendig. Darüber hinaus ist ein Orientierungstraining erforderlich. Der häufig für die Betreuungspersonen sehr störende ständige Bewegungsdrang („wandering") ist aber nach den bisherigen Studien durch solche Maßnahmen nicht zu vermindern [49]. Auch ist es sehr wichtig, Demenzkranke immer wieder zu aktivieren und so noch vorhandene Ressourcen zu nutzen. Zu diesen Aufgaben sollten auch die Betreuer der Demenzkranken angeregt werden. Die Bezugspersonen sollten nach Möglichkeit konstant bleiben.

7.4 Hilfen für Angehörige

Die meisten OPS-Patienten leben in einer häuslichen Gemeinschaft und werden dort von nahen Angehörigen betreut. Dabei kommt es nicht selten zu Konflikten, weil einerseits der OPS-Patient sich in seiner Autonomie (oft auf Grund fehlender oder ungenügender Krankheitseinsicht) nicht einschränken lassen will und anderseits betreuende Angehörige häufig aus Sorge um den Kranken überprotektiv und damit sehr einengend sind. Es kommt in diesem Zusammenhang leider nicht selten auch zu aggressiven (sowohl verbalen als auch körperlichen) Auseinandersetzungen [42].

Die Angehörigen, die einen OPS-Patienten betreuen und pflegen, sind insbesondere bei Dementen andauernd gefordert („24-Stunden-Tag"). Die Betreuung ist häufig so anstrengend, dass sie psychisch erheblich darunter leiden [2, 20] und sich überfordert fühlen [12, 18, 22, 45], sodass sie nicht selten selbst der Hilfe bedürfen. Besondere Schwierigkeiten haben die Angehörigen im Umgang mit aggressiven [30, 42] und/oder psychotischen OPS-Patienten [11, 20, 22, 41], wobei die Aggression von beiden Seiten ausgehen kann [9, 19, 47]. Auch Schlafstörungen, v. a. eine Schlaf-Wach-Umkehr, bedeuten für die Angehörigen häufig eine erhebliche Belastung [11].

Außerdem sind schwerwiegende psychologische Veränderungen innerhalb der Familie zu berücksichtigen [31]. Diese sind besonders bei plötzlich auftretenden Hirnschädigungen (z. B. Schädel-Hirn-Traumen oder Schlaganfall) zu beobachten, aber sie können auch in den Familien anderer OPS-Patienten auftreten. Lezak [31] unterscheidet 6 Stufen, die nicht in einer strengen zeitlichen Reihenfolge durchlaufen werden. Die Entwicklung kann aber auch auf einer Stufe stehen bleiben. Diese Phasen lassen sich wie folgt beschreiben [14]:

- starke Unterstützung für das betroffene Familienmitglied mit weitgehender Verleugnung der einschränkenden Veränderungen und der langen Abwesenheit des Patienten (Nicht-wahrnehmen-Wollen der Hirnschädigung);
- Nachlassen des Engagements für den Kranken wegen mangelnder Ressourcen und weil der Optimismus in die Heilung schwindet. Es kommen Angst und das Gefühl auf, dass sich etwas Entscheidendes verändert, ohne es richtig fassen zu können;
- Verschlechterung des familiären Zusammenlebens trotz intensiver Bemühungen die Situation „in den Griff" zu bekommen;
- Patient fühlt sich in der Lage, seine alte Rolle oder Tätigkeit wieder einzunehmen, obwohl er objektiv noch schwer beeinträchtigt ist (Überschätzung bzw. Verleugnung der Defizite). Dadurch kommt es zu Konflikten in der Familie;
- Erkenntnis der Familienangehörigen und auch des Betroffenen, dass sich die Persönlichkeit durch die Hirnschädigung entscheidend verändert hat. Die einzelnen Familienmitglieder erkennen, dass sie nicht für die emotionalen Spannungen in der Familie verantwortlich sind und dass sich die Beeinträchtigungen des Patienten nicht mehr wesentlich ändern werden;
- Trauer der Familienmitglieder (Aufgeben der Hoffnung auf Besserung). Diese Trauer ist schwer zu bewältigen, da um eine lebende Person getrauert wird, die häufig äußerlich unverändert ist. Hierdurch entstehen immer wieder Zweifel, ob nicht doch eine Besserung möglich ist;
- emotionale Distanzierung. Die Familienmitglieder gehen wieder ohne Schuldgefühle ihren eigenen Weg.

Die ärztliche Hilfe für Angehörige von OPS-Patienten sollte mehrere Punkte umfassen:

Aufklärung über das Krankheitsbild

Bei der Aufklärung über die OPS eines Angehörigen ergeben sich, v. a. wenn der Betreffende nicht darin eingewilligt hat, dass seine Angehörigen informiert werden, große ethische Probleme. Denn auf der einen Seite ist eine sinnvolle Betreuung und/oder Pflege ohne ausreichende Aufklärung nicht möglich, anderseits kann eine Verletzung der Schweigepflicht bei häufig misstrauischen oder gar wahnhaften OPS-Patienten zu einer Verstärkung der Symptomatik führen. Wenn eine Einwilligung des Patienten zur Information der Angehörigen vorliegt, sollte der Behandler die Familienangehörigen zunächst über Verlauf und Prognose der OPS sowie über ihre Möglichkeiten zur Unterstützung des Betroffenen eingehend informieren (z. B. über Strategien zum Training der täglichen Funktionen wie Körperhygiene, Ankleiden etc. und den Umgang mit emotionalen Defiziten oder aggressiven Durchbrüchen etc.) [21, 27].

Hilfen für die Angehörigen

Die betreuenden und pflegenden Angehörigen können auf verschiedene Weise entlastet werden, z. B. durch psychologische Stützung, Behandlung von psychischen und somatischen Beeinträchtigungen, Organisation von zusätzlichen Hilfen (Gemeindeschwester, mobile Dienste etc.), Ermöglichung von Urlauben (z. B. durch Einweisung in Tageskliniken oder Übernahme der Pflege durch andere → Kap. 8.8) oder durch die Anregung an Angehörigengruppen teilzunehmen, um andere Erfahrungen im Umgang mit OPS-Patienten kennenzulernen.

Psychologische Unterstützung. Die Angehörigen von OPS-Patienten leiden oft erheblich unter der Erkrankung ihres Angehörigen und fühlen sich überfordert [2, 12, 36]. Auch kommt es nicht selten zu aggressiven Auseinandersetzungen [30, 48]. Daher sollten die Hilfspersonen, die häufig bei der Betreuung von OPS-Patienten Schwerstarbeit leisten und daher einer Entlastung bedürfen, unterstützt werden. Einige Programme, die zur Unterstützung der Angehörigen bzw. Pflegepersonen entwickelt wurden, können die psychische Belastung, z. B. reaktive Depressionen, für die Pflegepersonen verringern [8, 61] und so die Verlegung der zu Pflegenden in ein Pflegeheim herausschieben [6, 37, 38, 56]. Auch eine erfolgreiche medikamentöse Therapie der psychischen und kognitiven Störungen bei OPS-Patienten führt zu einer Entlastung der betreuenden Angehörigen [55].

Behandlung von Beeinträchtigungen der Angehörigen. Bei Angehörigen von OPS-Patienten, die deren Pflege übernommen haben, liegen oft somatische und psychische Störungen vor. Hier sind entsprechende Behandlungsmaßnahmen einzuleiten. Der Arzt sollte Informationen für den Fall einer Bedrohung durch den Patienten bereithalten, und die Angehörigen sollten angewiesen werden, sich ggf. rechtzeitig um entsprechende Hilfe (z. B. Polizei, Gesundheitsamt) zu kümmern. Dabei ist es wichtig, den Angehörigen zu vermitteln, dass diese keine Schuld an einer evtl. notwendigen Heimeinweisung trifft. Pflegepersonen können sich oft nicht entschließen ihre eigenen Erkrankungen adäquat behandeln zu lassen, da sie fürchten, dass im Falle ihrer Abwesenheit „etwas passiert" und der zu Pflegende zu Schaden kommt. Die Angehörigen sollten also bei entsprechender Indikation ermutigt werden die notwendigen Maßnahmen in Anspruch zu nehmen bzw. durchführen zu lassen. In diesem Zusammenhang stellt sich häufig die Frage nach teilstationärer Tagespflege oder stationärer Kurzzeitpflege (→ Kap. 8.8).

▪ Ermöglichung von Entlastungsmaßnahmen. Obwohl die Angehörigen von OPS-Patienten in der Regel stark unter der Erkrankung ihres Angehörigen leiden, unternehmen sie oft wenig, um ihre Situation zu ändern. Diese Angehörigen haben häufig ein niedriges Selbstwertgefühl und zeigen ein starkes Bedürfnis gebraucht zu werden. Nicht selten spielen erhebliche Schuldgefühle (z. B. sich früher nicht genügend um den Partner gekümmert zu haben oder den langjährigen Partner nicht in ein Heim „weggeben" zu können) eine wichtige Rolle.

▪ Empfehlung zum Besuch einer Angehörigengruppe. Der tragende Gedanke bei der Bildung von Angehörigengruppen war, dass die Umwelt und ganz besonders die Angehörigen unter den Störungen genauso wie oder mitunter sogar mehr als die Patienten leiden. Auch in den Angehörigengruppen geht es darum, die sozialen Handicaps, die durch die Erkrankung verursacht werden, zu verringern. Dabei haben Angehörigengruppen von OPS-Patienten die Aufgabe, sich gegenseitig Erfahrungen darüber zu vermitteln, wie den Patienten Verständnis, Wertschätzung und Toleranz gezeigt, Eigenständigkeit – soweit möglich – aufrechterhalten, Überfürsorglichkeit und eigene Überforderung vermieden, verbliebene Fähigkeiten gefördert, übertriebene Anforderungen an den Patienten abgebaut, die Identität des Patienten gewahrt, Aggressivität vermindert, eine unnötige Konfrontation vermieden, der Umgang mit technischen Hilfen erlernt bzw. verbessert sowie Schlaf-Wach-Rhythmus-Störungen verringert werden können.

Hilfestellung können in diesem Zusammenhang auch einige Manuale geben (z. B. [4]), die Ratschläge für schwierige Situationen im Umgang mit einem OPS-Patienten geben.

▪ Möglichkeiten der Angehörigen die Patienten zur Therapie zu „motivieren"

Oft wenden sich Angehörige von Menschen mit einer OPS an den Arzt, um zu erreichen, dass sich dieser krankheitsuneinsichtige Angehörige in Behandlung begibt. Bei Ablehnung einer ärztlichen Behandlung gibt es nur für den Fall, dass der Betreffende sich (oder andere) schädigt, die Möglichkeit, den zuständigen sozialpsychiatrischen Dienst heranzuziehen. Manchmal kann ein „Hausbesuch" helfen, um mit dem OPS-Patienten ins Gespräch zu kommen. Ein Hausbesuch trägt häufig auch dazu bei, die häusliche Situation zu klären und Tipps zur Entspannung der Situation zu geben. Von dem Arzt ist eine „Allparteilichkeit" zu fordern. Nur wenn der Arzt eine kooperative Grundhaltung auch dem Betroffenen gegenüber zeigt, kann dieser ihm und seinen Vorschlägen vertrauen.

7.5 Literatur

1. Aarsland D, Larsen JP, Tandberg E, Laake K (2000) Predictors of nursing home placement in Parkinson's disease: a population-based, prospective study. J Am Geriatr Soc 48:938–942
2. Adler C, Gunzelmann T, Machold C, Schumacher J, Wilz G (1996) Belastungserleben pflegender Angehöriger von Demenzpatienten. Z Gerontol Geriatr 29:143–149
3. Alderman N, Davies JA, Jones C, McDonnel P (1999) Reduction of severe aggressive behaviour in acquired brain injury: case studies illustrating clinical use of the OAS-NMR in the management of challenging behaviours. Brain Inj 13:669–704
4. Alzheimer Europe (Hrsg) (1999) Handbuch der Betreuung und Pflege von Alzheimer-Patienten. Thieme, Stuttgart
5. Bochmann E (1998) Evaluation in der Neuropsychologie. In: Kasten E, Schmid G, Eder R (Hrsg) Effektive neuropsychologische Behandlungsmethoden. Deutscher Psychologen Verlag, Bonn, S 11–38
6. Brodaty H (1992) Carers: training informal carers. In: Arie T (ed) Advances in Psychogeriatrics. Churchill Livingstone, Edinburgh
7. Burke WH, Lewis FD (1986) Management of maladaptive social behavior of brain injured adult. Int J Rehabil Res 9:335–342
8. Corbeil RR, Quayhagen MP, Quayhagen M (1999) Intervention effects on dementia caregiving interaction: a stress-adaptation modeling approach. J Aging Health 11:79–95
9. Coyne AC, Reichman WE, Berbig LJ (1993) The relationship between dementia and elder abuse. Am J Psychiatry 150:643–646
10. Dirette DK, Hinojosa J, Carnevale GJ (1999) Comparison of remedial and compensatory interventions for adults with acquired brain injuries. J Head Trauma Rehabil 14:595–601
11. Donaldson C, Tarrier N, Burns A (1998) Determinants of carer stress in Alzheimer's disease. Int J Geriatr Psychiatry 13:248–256
12. Dura JR, Stukenberg KW, Kiecolt-Glaser JK (1991) Anxiety and depressive disorders in adult children caring for demented patients. Psychol Aging 6:467–473
13. Eames P, Wood R (1985) Rehabilitation after severe brain injury. A follow-up study of a behavior modification approach. J Neurol, Neurosurg, Psychiatry 48:613–619
14. Feldmann B (1998) Beratung der Angehörigen hirngeschädigter Patienten. In: Kasten E, Schmid G, Eder R (Hrsg) Effektive neuropsychologische Behandlungsmethoden. Deutscher Psychologen Verlag, Bonn, S 299–310
15. Folsom J (1968) Reality orientation for the elderly mental patient. J Geriat Psychiat 1:291–307
16. Forrest DV (1987) Psychosocial treatment in neuropsychiatry. In: Hales RE, Yudofsky SC (eds) Textbook of neuropsychiatry. American Psychiatric Press, pp 387–409
17. Grawe K (1995) Grundriß einer Allgemeinen Psychotherapie. Psychotherapeut 40:130–145
18. Hakim EA, Bakheit AM, Bryant TN, Roberts MW, McIntosh-Michaelis SA, Spackman AJ, Martin JP, McLellan DL (2000) The social impact of multiple sclerosis – a study of 305 patients and their relatives. Disabil Rehabil 22:288–293
19. Hamel M, Gold DP, Andres D, Reis M, Dastoor D, Grauer H, Bergman H (1990) Predictors and consequences of aggressive behavior by community-based dementia patients. Gerontologist 30:206–211

20. Harwood DG, Barker WW, Cantillon M, Loewenstein DA, Ownby R, Duara R (1998) Depressive symptomatology in first-degree family caregivers of Alzheimer disease patients: a cross-ethnic comparison. Alzheimer Dis Assoc Disord 12:340–346
21. Haupt M (1997) Psychotherapeutische Strategien bei kognitiven Störungen. In: Förstl H (Hrsg) Lehrbuch der Gerontopsychiatrie. Enke, Stuttgart, S 210–216
22. Heok KE, Li TS (1997) Stress of caregivers of dementia patients in the Singapore Chinese family. Int J Geriatr Psychiatry 12:466–469
23. Hoffman M, Hock C, Müller-Spahn F (1996) Computer-based cognitive training in Alzheimer's disease patients. Ann N Y Acad Sci 777:249–254
24. Jonsson A, Korfitzen EM, Heltberg A, Ravnborg MH, Byskov-Ottosen E (1993) Effects of neuropsychological treatment in patients with multiple sclerosis. Acta Neurol Scand 88:394–400
25. Kurz A (1991) Verhaltensmodifikation im natürlichen Umfeld. In: Möller H-J (Hrsg) Hirnleistungsstörungen im Alter. Springer, Berlin, S 127–131
26. Kurz A (1997) Gerontopsychiatrische Versorgungsstrukturen. In: Förstl H (Hrsg) Lehrbuch der Gerontopsychiatrie. Enke, Stuttgart, S 219–227
27. Kurz A, Feldmann R, Müller-Stein M, Romero B (1987) Der demenzkranke ältere Mensch in der Familie. Grundzüge der Angehörigenberatung. Z Gerontol 20:248–251
28. Larcombe NA, Wilson PH (1984) An evaluation of cognitive-behaviour therapy for depression in patients with multiple sclerosis. Br J Psychiatry 145:366–371
29. Lauter H (1997) Ethische Aspekte der Gerontopsychiatrie. In: Förstl H (Hrsg) Lehrbuch der Gerontopsychiatrie. Enke, Stuttgart, S 228–243
30. Leger JM, Moulias R, Vellas B, Monfort JC, Chapuy P, Robert P, Knellesen S, Gerard D (2000) Causes et retentissements des etats d'agitation et d'aggressivite du sujet age. Encephale 26:32–43
31. Lezak MD (1986) Psychological implications of traumatic brain damage for the patient's family. Rehabilitation Psychology 31/4:241–250
32. Lincoln NB, Flannaghan T, Sutcliffe L, Rother L (1997) Evaluation of cognitive behavioural treatment for depression after stroke: a pilot study. Clin Rehabil 11:114–122
33. Lloyd LF, Cuvo AJ (1994) Maintenance and generalization of behaviours after treatment of persons with traumatic brain injury. Brain Inj 8:529–540
34. Lovell MR, Starratt C (1992) Cognitive rehabilitation and behavior therapy of neuropsychiatric disorders. In: Yudofsky SC, Hales RE (eds) Textbook of neuropsychiatry. American Psychiatric Press, Washington, pp 741–754
35. Matthes-von Cramon G, Von Cramon DY, Mai N (1994) Verhaltenstherapie in der neuropsychologischen Rehabilitation. In: Zielke M, Sturm J (Hrsg) Handbuch Stationäre Verhaltenstherapie. Beltz Psychologie Verlags Union, Weinheim, S 164–175
36. Miller FE, Borden W (1992) Family caregivers of persons with neuropsychiatric illness: a stress and coping perspective. In: Yudofsky SC, Hales RE (eds) Textbook of neuropsychiatry. American Psychiatric Press, Washington, pp 755–772
37. Mittelman MS, Ferris SH, Shulman E, Steinberg G, Ambinder A, Mackell JA, Cohen J (1995) A comprehensive support programme on depression in spouse-caregivers of AD patients. Gerontologist 35:792–802
38. Mittelman MS, Ferris SH, Shulman E, Steinberg G, Levin B (1996) A family intervention to delay nursing home placement of patients with Alzheimer's disease. JAMA 276:1725–1731
39. Müller V, Mohr B, Rosin R, Pulvermüller F, Müller F, Birbaumer N (1997) Short-term effects of behavioral treatment on movement initiation and postural control in Parkinson's disease: a controlled clinical study. Mov Disord 12:306–314

40. Murray TJ (1995) The psychosocial aspects of multiple sclerosis. Neurol Clin 13:197–223
41. Naimark D, Jackson E, Rockwell E, Jeste DV (1996) Psychotic symptoms in Parkinson's disease patients with dementia. J Am Geriatr Soc 44:296–299
42. Nagaratnam N, Lewis-Jones M, Scott D, Palazzi L (1998) Behavioral and psychiatric manifestations in dementia patients in a community: caregiver burden and outcome. Alzheimer Dis Assoc Disord 12:330–334
43. Neau JP, Ingrand P, Mouille-Brachet C, Rosier MP, Couderq C, Alvarez A, Gil R (1998) Functional recovery and social outcome after cerebral infarction in young adults. Cerebrovasc Dis 8:296–302
44. Neubauer H (1993) Kriterien für die Beurteilung der Einwilligungsfähigkeit bei psychisch Kranken. Psychiat Prax 20:166–171
45. Oder W, Binder H, Baumgartner C, Zeller K, Deecke L (1988) Zur Prognose der sozialen Reintegration nach Schlaganfall. Rehabilitation 27:85–90
46. Opie J, Rosewarne R, O'Connor DW (1999) The efficacy of psychosocial approaches to behaviour disorders in dementia: a systematic literature review. Aust NZJ Psychiatry 33:789–799
47. Paveza GJ, Cohen D, Eisdorfer C, Freels S, Semla T, Ashford JW, Gorelick P, Hirschman R, Luchins D, Levy P (1992) Severe family violence and Alzheimer's disease: prevalence and risk factors. Gerontologist 32:493–497
48. Pillemer K, Suitor JJ (1992) Violence and violent feelings. What causes them among family caregivers. J Gerontol 47:165–172
49. Price JD, Hermans DG, Grimley Evans J (2000) Subjective barriers to prevent wandering of cognitively impaired people (Cochrane Review). Cochrane Database Syst Rev 2000/4:CD001932
50. Rodgers D, Khoo K, MacEachen M, Oven M, Beatty WW (1996) Cognitive therapy for multiple sclerosis: a preliminary study. Altern Ther Health Med 2:70–74
51. Sackley CM, Lincoln NB (1997) Single blind randomized controlled trial of visual feedback after stroke: effects on stance symmetry and function. Disabil Rehabil 19:536–546
52. Säring W, Prosiegel M, von Cramon D (1988) Zum Problem der Anosognosie und Anosodiaphorie bei hirngeschädigten Patienten. Nervenarzt 59:129–137
53. Salazar AM, Warden DL, Schwab K, Spector J, Braverman S, Walter J, Cole R, Rosner MM, Martin EM, Ecklund J, Ellenbogen RG (2000) Cognitive rehabilitation for traumatic brain injury: a randomized trial. Defense and Veterans Head Injury Program (DVHIP) Study Group. JAMA 283:3075–3081
54. Schlund MW, Pace G (1999) Relations between traumatic brain injury and the environment: feedback reduces maladaptive behaviour exhibited by three persons with traumatic brain injury. Brain Inj 13:889–897
55. Shikiar R, Shakespeare A, Sagnier PP, Wilkinson D, McKeith I, Dartigues JF, Dubois B (2000) The impact of metrifonate therapy on caregivers of patients with Alzheimer's disease: results from the MALT clinical trial. Metrifonate in Alzheimer's Disease Trial. J Am Geriatr Soc 48:268–274
56. Teri L, Logsdon RG, Uomoto J, McCurry SM (1997) Behavioral treatment of depression in dementia patients: a controlled clinical trial. J Gerontol Series B 52:P159–166
57. Teri L, Logsdon RG, Peskind E, Raskind M, Weiner MF, Tractenberg RE, Foster NL, Schneider LS, Sano M, Whitehouse P, Tariot P, Mellow AM, Auchus AP, Grundman M, Thomas RG, Schafer K, Thal LJ (2000) Treatment of agitation in AD: a randomized, placebo-controlled clinical trial. Neurology 55:1271–1278
58. Wetterling T (2001) Gerontopsychiatrie. Ein Leitfaden für Diagnostik und Therapie. Springer, Berlin

59. Wetterling T, Schürmann A (1997) Gründe für die Heimeinweisung stationär aufgenommener gerontopsychiatrischer Patienten. Z Gerontol Geriatr 30:469–473
60. Wettstein A, Hanhart U (2000) Milieutherapie für Demenzkranke. Angepasste, regelmässige Stimulation durch angenehm erlebte Aktivitäten. Schweiz Rundsch Med Prax 89:281–286
61. White DM (1998) Treating the family with multiple sclerosis. Phys Med Rehabil Clin N Am 9:675–687
62. World Health Organization (1980) The international classification of impairments, disabilities, and handicaps. World Health Organization, Genf
63. Zencius A, Wesolowski MD, Burke WH, Hough S (1990) Managing hypersexual disorders in brain-injured clients. Brain Inj 4:175–181

KAPITEL 8 Rehabilitation und soziale Hilfen

Inhaltsübersicht	
8.1 Aufgaben der Rehabilitation	502
8.2 Gesetzliche Grundlagen	503
8.2.1 Rehabilitation	503
8.2.2 Wiedereingliederungshilfe	504
8.2.3 Sozialhilfe	505
8.3 Möglichkeiten der Rehabilitation von Patienten mit organischen psychischen Störungen	505
8.4 Spezifische Rehabilitationsmaßnahmen	506
8.4.1 Neuropsychologische Rehabilitation	507
8.4.2 Verhaltenstherapie	508
8.4.3 Psychotherapie	509
8.4.4 Selbsthilfegruppen	509
8.4.5 Berufliche Reintegration	509
8.5 Rehabilitationsmaßnahmen bei organischen psychischen Störungen	510
8.5.1 Amnestisches Syndrom	510
8.5.2 Delir	511
8.5.3 Demenz	511
8.5.4 Organische affektive Störung	512
8.5.5 Organische wahnhafte oder schizophreniforme Störung	512
8.5.6 Organische Angststörung	512
8.5.7 Organische Persönlichkeitsstörung	512
8.6 Rehabilitation spezifischer Krankheitsbilder	513
8.6.1 Zerebrovaskuläre Prozesse	513
8.6.2 Schädel-Hirn-Traumen	513
8.6.3 Hirntumoren	513
8.6.4 Epilepsie	514
8.6.5 Multiple Sklerose	514

8.7	Schwierigkeiten bei der Rehabilitation von Patienten mit organischen psychischen Störungen	514
8.7.1	Fehlende Krankheitseinsicht	514
8.7.2	Überzogene Erwartungen	515
8.7.3	Kognitive Beeinträchtigungen	515
8.7.4	Depression	515
8.7.5	Gleichzeitig bestehende Sucht	516
8.7.6	Einstellung der Behandler und Betreuer – Defizitmodell	516
8.7.7	Rehabilitation von chronisch Kranken	517
8.8	**Pflegeversicherung**	517
8.9	**Forschungsbedarf**	519
8.10	**Literatur**	520

8.1 Aufgaben der Rehabilitation

Legt man das Krankheitskonzept der WHO [117] (→ Abb. 1.1) zu Grunde, so besteht die wesentliche Aufgabe einer Rehabilitation darin, die bei bzw. nach einer Krankheit oder Verletzung (äußere Schädigung) eingetretene funktionelle Einschränkung und die daraus folgenden sozialen Beeinträchtigungen zu behandeln, also zu verbessern bzw. einem weiteren Fortschreiten im Sinne einer Verschlechterung vorzubeugen. Dazu kann es erforderlich sein, die Akutbehandlung der eigentlichen pathologischen Ursache und deren unmittelbare Folgen weiter zu behandeln.

Aufgabe der Rehabilitation ist es nach § 9 des Sozialgesetzbuches VI, den Auswirkungen einer Krankheit oder einer körperlichen, geistigen oder seelischen Behinderung auf die Erwerbsfähigkeit eines bei der gesetzlichen Rentenversicherung Versicherten entgegenzuwirken oder sie zu überwinden und dadurch Beeinträchtigungen der Erwerbsfähigkeit des Versicherten oder sein vorzeitiges Ausscheiden aus dem Erwerbsleben zu verhindern bzw. sie möglichst dauerhaft in das Erwerbsleben wieder einzugliedern. Die Leistungen zur Rehabilitation haben Vorrang vor Rentenleistungen. Der Hauptaspekt liegt hier also auf der aus volkswirtschaftlicher Sicht wichtigen Erhaltung bzw. Wiedererlangung der Erwerbsfähigkeit. Das Ziel einer Rehabilitation wird häufig weiter als nur im Hinblick auf die Wiedererlangung der Arbeitsfähigkeit gefasst [8]. Eine Rehabilitation sollte eine soziale Wiedereingliederung sowie das Wiedererlangen oder auch nur das Erhalten der Genussfähigkeit und die Verhinderung der Fixierung des Betroffenen in einer Krankenrolle umfassen. Eine Rehabilitation sollte also nicht nur auf Personen beschränkt bleiben, die rentenversichert sind. Dann stellt sich allerdings die Frage nach dem Kostenträger (s. u.).

8.2 Gesetzliche Grundlagen

8.2.1 Rehabilitation

Nach dem Sozialgesetzbuch (SGB) I § 23 ist die gesetzliche Rentenversicherung für die Heilbehandlung, Berufsförderung und andere Leistungen zur Erhaltung, Besserung und Wiederherstellung der Erwerbsfähigkeit, also für die Finanzierung einer Rehabilitation, zuständig. Für die Gewährung einer Rehabilitationsbehandlung gelten nach dem Sozialgesetzbuch VI (§ 10-12) folgende Voraussetzungen:
- Die Erwerbsfähigkeit ist erheblich gefährdet oder gemindert (§ 10 Abs. 1);
- eine Minderung der Erwerbsfähigkeit kann abgewendet werden (§ 10 Abs. 2a);
- eine Minderung der Erwerbsfähigkeit kann gebessert oder der Eintritt einer Erwerbsunfähigkeit kann abgewendet werden (§ 10 Abs. 2b);
- der Antragsteller hat die Wartezeit von 15 Jahren erfüllt (§ 11 Abs. 1,1) oder
- bezieht Rente wegen verminderter Erwerbsfähigkeit (§ 11 Abs. 1,2) und hat in den letzten 2 Jahren vor Antragstellung mehr als 6 Monate Beitrag gezahlt (§ 11 Abs. 2,1);
- es liegt kein Arbeitsunfall vor, dann wäre ein anderer Kostenträger zuständig (gesetzliche Unfallversicherung) (§ 12 Abs. 1).

Einige weitere Möglichkeiten, die versicherungsrechtlichen Voraussetzungen noch zu erfüllen, sind in § 11 Abs. 2,2 und 3 genannt.
Auch Witwen bzw. Witwer können unter bestimmten Voraussetzungen eine Rehabilitationsbehandlung vom Rentenversicherungsträger gewährt bekommen (§ 11 Abs. 3).
SGB VI § 15 regelt die medizinischen Leistungen zur Rehabilitation. Diese umfassen u.a. die Behandlung durch Ärzte und durch andere Heilberufe unter ärztlicher Aufsicht, Krankengymnastik, Bewegungstherapie, Sprachtherapie, Beschäftigungstherapie sowie Belastungserprobung und Arbeitstherapie.
SGB VI § 16 regelt berufsfördernde Leistungen zur Rehabilitation. Diese können, wenn erforderlich, auch in einer Werkstatt für Behinderte erfolgen (SGB VI § 18). Allerdings sind die Leistungen auf 2 Jahre beschränkt (SGB VI § 19). Weitere Leistungen im Rahmen der Rehabilitation sind u.a. in den SGB VI §§ 20-27 (Übergangsgeld) und § 29 (Haushaltshilfe) geregelt. Auch die gesetzliche Unfallversicherung kann unter entsprechenden Voraussetzungen die Kosten einer Rehabilitation übernehmen, wenn die Erwerbsfähigkeit wegen einer Verletzungsfolge gemindert ist (SGB I § 22). Die Einzelheiten sind in der Reichsversicherungsordnung (RVO III §§ 537-569) geregelt.

Eine Anschlussheilbehandlung (AHB), die im Anschluss an eine Behandlung in einer Akutklinik erfolgen kann und deren Kosten von dem Rentenversicherer übernommen werden, stellt eine Form der Frührehabilitation dar (Einzelheiten zu Antragsvoraussetzungen, beteiligten Einrichtungen s. [24]). Zugelassene neurologische Indikationen mit einer OPS für eine AHB sind:
- Zustand nach Hirninfarkt und -blutung,
- Zustand nach schwerer diffuser Hirnschädigung (z. B. traumatisch/hypoxisch),
- Zustand nach Operationen von raumfordernden Prozessen am Gehirn,
- traumatisch-neurologische Erkrankungen,
- Zustand nach Meningitis und/oder Enzephalitis,
- multiple Sklerose.

Voraussetzung ist, dass eine Rückbildungstendenz der neurologischen Ausfälle vorliegt, ein Gehen mit Hilfsmitteln möglich ist und eine hinreichende Orientierung, Kooperationsfähigkeit und -bereitschaft gegeben sind, bzw., bei einer multiplen Sklerose, ein in Rückbildung befindlicher Schub. Nur ungefähr 15% der Patienten, die an einer AHB-Maßnahme teilnehmen, haben eine der o.g. neurologischen Indikationen [35]. Für die Rehabilitation von psychisch Kranken wurde eine spezielle Empfehlungsvereinbarung abgeschlossen [36].

8.2.2 Wiedereingliederungshilfe

Für Behinderte wird auch eine Eingliederungshilfe nach dem Bundessozialhilfegesetz (BSHG) gewährt (§ 39), wenn nicht nur vorübergehend eine wesentliche körperliche, geistige oder seelische Behinderung besteht (§ 39 Abs. 1); dabei sind Personen, die von einer Behinderung bedroht sind, Behinderten gleichgestellt (§ 39 Abs. 2).

Aufgabe der Eingliederungshilfe ist es, eine drohende Behinderung zu verhüten bzw. eine vorhandene Behinderung oder deren Folgen zu beseitigen oder zu mildern (§ 39 Abs. 3). Zu den Maßnahmen der Hilfe zählen u. a. (§ 40): ärztliche Behandlung (ambulant und stationär) sowie Hilfe zur Berufsausbildung, zur Fortbildung und Umschulung für einen angemessenen Beruf, zur Erlangung eines geeigneten Arbeitsplatzes, bei der Beschaffung einer behindertengerechten Wohnung und nachgehende Hilfe zur Sicherung der Wirksamkeit der ärztlichen Maßnahmen bzw. Verordnungen.

Ist auf Grund der Art und Schwere der Behinderung keine andere Erwerbstätigkeit möglich, sollte die Gelegenheit zu einer Beschäftigung in einer Werkstatt für Behinderte gegeben sein (§ 40 Abs. 2).

Auch durch die gesetzliche Krankenkasse kann unter bestimmten Voraussetzungen eine Hilfe zur Wiedereingliederung in den Haushalt gewährt werden; nämlich durch häusliche Krankenpflege bis zu 4 Wochen (SGB IV § 37) oder Haushaltshilfe (SGB IV § 38).

8.2.3 Sozialhilfe

Die Voraussetzungen für eine Gewährung von Sozialhilfe zur Eingliederungshilfe nach BSHG sind in den BSHG §§ 28, 76–89 geregelt. Wie schon oben erwähnt, sollte eine Rehabilitationsbehandlung und eine Eingliederung in die Gesellschaft für alle, nicht nur für im Berufsleben Stehende, sondern auch für andere Personengruppen wie Hausfrauen (-männer) und besonders auch für ältere Mitbürger möglich sein. Hier sind evtl. Hilfen nach dem BSHG möglich, z. B. die Gewährung von Altenhilfe. Sie soll dazu beitragen, Schwierigkeiten, die durch das Alter entstehen, zu verhüten, zu überwinden oder zu mildern und alten Menschen die Möglichkeit erhalten, am Leben in der Gemeinschaft teilzunehmen. (BSHG § 75). Als Maßnahmen kommen u. a. in Betracht: Hilfe bei der Beschaffung und Erhaltung einer altengerechten Wohnung, bei der Beschaffung eines Altenheimplatzes, bei der Inanspruchnahme altersgerechter Dienste, zum Besuch von Veranstaltungen und zu einer Beschäftigung, falls diese erwünscht ist.

8.3 Möglichkeiten der Rehabilitation von Patienten mit einer organischen psychischen Störung

Nach der Empfehlungsvereinbarung für die Rehabilitation psychisch Kranker und Behinderter [36] ist es Ziel der Rehabilitation, eine Wiedereingliederung zu erreichen durch Aktivierung, körperliche und psychische Stabilisierung, Training der Fähigkeit zur selbständigen Lebensführung sowie Heilung, Besserung und Verhütung der Verschlimmerung von Krankheit. Außerdem werden, soweit erforderlich, eine Abklärung von beruflicher Eignung und Neigung sowie eine Hinführung zu beruflichen Maßnahmen angestrebt. Dazu sollen auch Plätze in „beschützten" Werkstätten bzw. Werkstätten für Behinderte geschaffen werden. Nach dieser Vereinbarung gilt eine Behandlung in Krankenhäusern und Tageskliniken nicht als Rehabilitation im engeren Sinne [36]. Es stellt sich bei der Einleitung einer Rehabilitationsmaßnahme für OPS-Patienten oft die Frage, ob eine mehr neurologisch orientierte Rehabilitationsbehandlung (z. B. AHB) oder eine psychiatrisch orientierte Behandlung z. B. nach der Empfehlungsvereinbarung [36] in Frage kommt, da die Kostenträger und Antragsverfahren/-voraussetzungen unterschiedlich sind. Eigentlich stellt sich diese Frage nur aus versicherungsrechtlichen Gründen, da eine erfolgversprechende Rehabilitation nur durch eine multidisziplinäre Therapie gewährleistet ist. Anzustreben ist eine auf den individuellen Fall zugeschnittene Therapie, die abgestuft eine ganze Reihe von Behandlungselementen (Tabelle 8.1) enthält. Hieran sind eine Reihe von Therapeuten beteiligt: Ärzte (Neurologen, Psychiater und Psychotherapeuten), Psychologen, Krankengymnasten, Ergo-, Beschäftigungs- und Arbeitstherapeuten, Logopäden etc. und Sozialpädagogen.

Dabei sollte eine Verbesserung von Entwicklungsdefiziten sowie von lebenspraktischen, kognitiven und emotionalen Defiziten erreicht werden.

Tabelle 8.1. Möglichkeiten einer Rehabilitation bei Patienten mit einer organisch bedingten psychischen Störung

- Neuropsychologische Rehabilitation (z. B. Logopädie)
- Psycho- und Verhaltenstherapie:
  - kognitive Verhaltenstherapie, z. B. Schmerzbewältigungstherapie,
  - Entspannungstherapie, z. B. Biofeedback, autogenes Training, Muskelrelaxation,
  - stützende Gesprächstherapie (s. [89])
- Gruppen
  - Selbsthilfegruppen
  - Angehörigengruppen
- Krankengymnastik (s. [15])
- Ergotherapie
- Beschäftigungstherapie
- Arbeitstherapie (auch Berufsfindungstraining)

Besonderer Wert wird in letzter Zeit zunehmend auf die psychische Betreuung der Patienten gelegt [7]. Sie soll der Ausbildung des Gefühls der Hoffnungslosigkeit und regressiven Tendenzen vorbeugen sowie einer Krankheitsverleugnung entgegenwirken.

Meist sind die Rehabilitationsmaßnahmen neurologische Behandlungen, die zur Vermeidung der Ausbildung einer OPS frühzeitig eingeleitet werden (z. B. AHB). Es besteht aber auch ein Bedarf an Rehabilitationsmaßnahmen für Patienten mit einer schon manifesten OPS. Bisher ist eine Rehabilitation von OPS-Patienten eher die Ausnahme. Von den in Deutschland von den Rentenversicherungen finanzierten Heilbehandlungen betrifft nur ein verschwindend kleiner Teil die OPS-Patienten [23].

8.4 Spezifische Rehabilitationsmaßnahmen

Grundsätzlich ist zu unterscheiden zwischen den Therapieformen, die zum Ziel haben gestörte Funktionen wiederherzustellen (wie z. B. Logopädie) und denen, deren Ziel es ist, den Patienten in die Lage zu versetzen besser mit den durch die OPS bedingten eingeschränkten Fähigkeiten (Handicaps) umzugehen (z. B. begleitende stützende Gesprächstherapie und Angehörigengruppen). Die Möglichkeiten zur Rehabilitation richten sich nach der Art der Störung [82]. Entscheidend ist dabei v. a. der zu erwartende Verlauf der Störung: Je nachdem, ob die Störung reversibel bzw. teilreversibel (z. B. neurologische oder neuropsychologische Defizite nach einem ischämischen Insult) oder irreversibel (substanzielle Hirnschädigung durch Trauma) bzw. chronisch-progredient (z. B. Demenz vom Alzheimer-Typ, multiple Sklerose, maligner Hirntumor) ist, ergeben sich andere Rehabilitationskonzepte.

Bei reversiblen und bei teilreversiblen Störungen besteht die Aufgabe einer Rehabilitationsbehandlung vorwiegend darin, den Wiederherstellungsprozess zu beschleunigen bzw. ihn entscheidend zu fördern. Bei irreversiblen Prozessen sollten neben einer stützenden psychotherapeutischen Therapie, der große Bedeutung zukommt [7, 39], Möglichkeiten erarbeitet werden, die die Patienten besser in die Lage versetzen, ihre noch vorhandenen Ressourcen optimal einzusetzen (z. B. technische Hilfsmittel, Erlernen von Ersatzstrategien für bestimmte Handlungsabläufe). Dies gilt auch für fortschreitende, insbesondere für chronisch-progrediente Prozesse wie z. B. die multiple Sklerose.

Die Therapieeffekte sollten folgenden Forderungen genügen [84]:
Anhalten des Behandlungserfolgs auch nach Beendigung der Therapie;
die Effekte sollten sich auf andere nichttrainierte Bereiche auswirken (Generalisierung) (z. B. bei Training der Aufmerksamkeit in einem Bereich Verbesserung auch in anderen Bereichen);
die Effekte sollten sich nicht nur in einer Verbesserung der Testergebnisse, sondern auch bei lebenspraktischen Aufgaben zeigen (z. B. Verbesserung der optisch-räumlichen Orientierung).

8.4.1 Neuropsychologische Rehabilitation

Im Vordergrund einer neuropsychologischen Rehabilitation steht die Wiederherstellung bzw. das Wiedererlernen von spezifischen neuropsychologischen Fähigkeiten (z. B. aphasische Störungen, Aufmerksamkeitsdefizite, räumliche Orientierungsstörungen, Gedächtnisstörungen etc.) [17, 66, 83, 84, 85, 102, 109]. Da aphasische Störungen sowie Aufmerksamkeits- und Auffassungsstörungen weitere rehabilitative Bemühungen außerordentlich erschweren bzw. unmöglich machen können, sollte – falls entsprechende Störungen bestehen – deren Behandlung neben der Krankengymnastik möglichst früh beginnen, denn bei OPS-Patienten ist grundsätzlich ein ganzheitlicher Therapieansatz erforderlich. Ein Konzept zur stufenweisen neuropsychologischen Rehabilitation hat Luria [67] aufgestellt. Die wesentlichen Stufen eines solchen Programms bestehen in [10, 11] (→ auch Kap. 7.3) einer allgemeinen Aktivierung und Motivation des Patienten, der Durchführung von Leistungs- und sozialem Verhaltenstraining, der Anpassung der Trainingseinheiten an die individuellen Anforderungen des Patienten und dem Transfer der Trainingsleistung in den Alltag des Patienten.
Zunehmend werden Personalcomputer für neuropsychologische Trainingsprogramme eingesetzt (z. B. [58, 87]). Es besteht jedoch für eine Reihe von Störungen immer noch ein Defizit an hinreichend methodisch abgesicherten neuropsychologischen Therapiemethoden [16]. Vorrangiges Ziel einer neuropsychologischen Rehabilitation sollte aber eine Generalisierung der neu oder wieder erworbenen Fertigkeiten auf das Alltagsleben sein

[86], um das übergeordnete Ziel einer Wiedereingliederung in das häusliche und berufliche Umfeld zu erreichen. Hierbei können sich eine Reihe von Problemfeldern ergeben.

Einer verbalen therapeutischen Intervention (wie z. B. bei der Verhaltens- oder Psychotherapie) stehen bei OPS-Patienten oft Kommunikationsschwierigkeiten entgegen.

Diese können in den folgenden Störungen bestehen::
Störung des Wortverständnisses (sensorische Aphasie),
Störungen der verbalen Ausdrucksfähigkeit: motorische Aphasie oder schwere Dysarthrie,
andere Kommunikationsstörungen: Weitschweifigkeit (Logorrhoe), umständliche Ausdrucksweise, Konzentrationsstörungen, erhöhte Irritabilität, schwere Denkstörungen (Gedankenabbrechen, -kreisen, assoziativ gelockertes Denken etc.),
Störungen in der Wahrnehmung von Emotionen (Aprosodie [44, 90]),
Störungen in der Wahrnehmung krankheitsbedingter Schäden (Anosognosie [91]) (→ Kap. 4.8.11),
Halluzinationen (v. a. akustische).

Es sollte in solchen Fällen überlegt werden, ob diese Störung primär behandelt werden kann oder – falls dies nicht möglich ist – inwieweit durch eine Anpassung des Kommunikationsstils dennoch eine verhaltens- oder psychotherapeutische Intervention möglich ist.

Psychotherapeutische Verfahren lassen sich grundsätzlich in die 4 Gruppen konfliktzentrierte Verfahren (z. B. Psychoanalyse, Gesprächstherapie, Psychodrama etc.), suggestive Verfahren (z. B. Hypnose), erlebnisorientierte Verfahren (z. B. Gestalttherapie, Gruppendynamik) und übende Verfahren (autogenes Training, Verhaltenstherapie, Biofeedback etc.) einteilen.

Zur Behandlung von OPS-Patienten kommen vorwiegend übende (Verhaltenstherapie) und suggestive Verfahren sowie eine fokal zentrierte Gesprächstherapie in Frage [7].

8.4.2 Verhaltenstherapie

Eine klassische Verhaltenstherapie ist bei OPS-Patienten häufig leichter durchzuführen als eine Psychotherapie, da eine „Konditionierung" eines (sozial) erwünschten Verhaltens durch Verstärkung oder „Bestrafung" auch noch bei schwer zerebral geschädigten Patienten durchführbar ist. Es gibt eine Reihe von verhaltenstherapeutischen Verfahren, die auch für die Behandlung von OPS-Patienten eingesetzt werden können (→ Kap. 7.3). Voraussetzung ist eine eingehende Diagnostik der Verhaltensstörungen (Verhaltensanalyse) [97]. Erfahrungen liegen v. a. bei Patienten mit einem SHT vor [25, 31, 32, 65, 70, 99, 116]. Ziel einer Verhaltenstherapie ist es, dass der Patient die sich aus der Erkrankung bzw. Verletzung ergebende Störung akzeptieren und/oder besser mit ihr umzugehen lernt, damit nicht durch eine negative Erwartungshaltung ein Zustand „erlernter Hilflosigkeit" [98] mit einer verringerten Motivation eintritt.

8.4.3 Psychotherapie

Obwohl OPS-Patienten ähnliche Abwehrmechanismen wie Neurotiker verwenden können, sind diese meist nicht einer tiefenpsychologisch orientierten, „aufdeckenden" Therapie zugänglich, da sie dadurch überfordert werden [38]. Adäquater ist eine stützende Therapie nach Rogers [89] (→ Kap. 7.3.3). Durch eine Familientherapie im engeren Sinne sind OPS-Patienten meist ebenfalls überfordert. Vielmehr geht es in der Arbeit mit Angehörigen im Wesentlichen darum, diese für ihre oft sehr schwere Aufgabe (Pflege von OPS-Patienten) zu motivieren und zu stützen [71] (→ Kap. 7.4).

8.4.4 Selbsthilfegruppen

Im Sinne des WHO-Konzepts [117] geht es in Selbsthilfegruppen v. a. darum, die sozialen Auswirkungen (Handicaps) zu verringern. Der leitende Gedanke dabei ist das Lernen aus den Erfahrungen anderer Betroffener. Selbsthilfegruppen haben das Ziel, ihren Mitgliedern durch die Erfahrung der anderen Gruppenmitglieder Lösungsmöglichkeiten für ihre eigenen Probleme oder Konflikte aufzuzeigen. Hierzu ist es meist sinnvoll, dass sich Patienten aus verschiedenen „Entwicklungsstufen" der Erkrankung zusammenfinden. Den Behandlern und Betreuern obliegt es, auf Selbsthilfegruppen aufmerksam zu machen und die Patienten zur Teilnahme zu motivieren, ggf. auch neue Gruppen zu initiieren. Die Behandler sollten für fachspezifische Informationen bereitstehen, falls diese gewünscht werden.

8.4.5 Berufliche Reintegration

Eine Arbeit zu haben, bedeutet für die meisten Menschen sehr viel [33, 34, 47]. Daher ist die Reintegration in einen, am besten in den bisher ausgeübten Beruf, ein sehr wichtiges Rehabilitationsziel [12, 114]. Bisher liegen hierzu für psychisch Kranke nur wenige Ergebnisse vor. Eine größere Langzeitstudie [2, 9, 13] zeigte, dass von allen psychiatrischen Patientengruppen diejenigen mit einer OPS im ersten Jahr nach der Ersthospitalisation am häufigsten (28,5%) und innerhalb der ersten 2,5 Jahre am zweithäufigsten (nach der Gruppe der Schizophrenen) wieder stationär aufgenommen wurden. Ein wesentlicher Grund war die schlechte berufliche Reintegration. Dennoch wurde die Zahl der OPS-Patienten, die einer beruflichen Rehabilitation bedürfen, von den Behandlern geringer eingeschätzt als die anderer psychiatrischer Patientengruppen [2]. Solche Einschätzungen führen dazu, dass nur wenige OPS-Patienten eine Maßnahme zur beruflichen Rehabilitation erhalten [9], obwohl sie vor der Hospitalisierung vergleichsweise weniger Schwierigkeiten (in 30%) am Arbeitsplatz hatten [2]. Möglicherweise ist dies durch die grundsätzliche Einstellung (Defizitmodell) gegenüber OPS-Patienten bedingt (Kap. 8.7.6).

Fünf Jahre nach Ersthospitalisierung war bei einem erheblichen Teil der OPS-Patienten eine Erwerbsminderung von mehr als 50% eingetreten, die bei 44,4% eine Berentung zur Folge hatte [9]. Insgesamt ist der Anteil der OPS-Patienten, die noch berufstätig oder arbeitslos sind, im Vergleich zu denen, die schon berentet sind, relativ gering (<25%) [63]. Auch verglichen mit anderen psychiatrischen Erkrankungen ist dieser Anteil gering, möglicherweise mit bedingt durch den hohen Anteil älterer Patienten mit einer OPS [63]. In der internationalen Fachliteratur werden für die Wiedereingliederung in den Beruf in Abhängigkeit von der untersuchten Stichprobe sehr unterschiedliche Zahlen angegeben (s. Übersicht [114]).

Eine berufliche Eingliederung sollte, um Überforderungen der Betroffenen zu vermeiden, schrittweise erfolgen: Gegen Ende der krankengymnastischen/ ergotherapeutischen Behandlung und des neuropsychologischen Trainings ist kritisch zu überprüfen, ob die körperlichen und geistigen Funktionen soweit wiederhergestellt sind, dass der Betreffende wieder an seinem alten Arbeitsplatz („Hamburger Modell": auch untervollschichtig) arbeiten kann. Falls dies nicht möglich erscheint, ist ein Berufsfindungstraining und dann eine entsprechende Umschulung anzustreben. Nur wenn dieser Weg nicht gangbar ist, ist die Einleitung eines Rentenverfahrens gerechtfertigt.

8.5 Rehabilitationsmaßnahmen bei organischen psychischen Störungen

Bisher gibt es nur wenige spezifische Ansätze zur Rehabilitation von OPS-Patienten. Die meisten therapeutischen Strategien beruhen auf den Erfahrungen aus der Behandlung neurologischer Erkrankungen (z. B. Rehabilitation nach Schlaganfall) oder psychischer Störungen (z. B. einer kognitiven Therapie bei Depressiven). Die Erfolgschancen einer neuropsychologischen Therapie werden vielfach als nur gering eingeschätzt [85, 92]. Der Zustand nach Abschluss (Erfolg) einer Rehabilitationsmaßnahme ist auch abhängig von dem Zustand bei Beginn der Behandlung [46].

8.5.1 Amnestisches Syndrom

Nach den bisherigen Erfahrungen sind die Möglichkeiten einer Rehabilitationsbehandlung bei einer schweren Gedächtnisstörung umstritten und werden als eher gering eingeschätzt [85] (→ Kap. 4.1.10).

8.5.2 Delir

Bei Patienten mit einem Delir sind auf Grund der kurzen Dauer der Symptomatik meist keine rehabilitativen Maßnahmen notwendig. Bei Alkoholkranken steigen die kognitiven Leistungen rasch nach dem Entzug wieder an [49]. Bei anderen Delirien, v.a. bei älteren Menschen, steht die Behandlung bzw. Rehabilitation der Grunderkrankung im Vordergrund. Falls keine Komplikationen auftreten, klingt ein Delir innerhalb von 1 bis 2 Wochen ab. Danach sind meist noch deutliche kognitive Ausfälle nachweisbar, die sich in der Regel innerhalb weniger Wochen zurückbilden [29, 69], wobei eine Restschädigung bleiben kann. Ein Delir kann aber v.a. bei älteren Menschen auch zu länger andauernden Beeinträchtigungen im Alltag führen [72]. Bei schweren Grunderkrankungen geht ein Delir häufig in ein Finalstadium über (→ Kap. 4.2.6).

8.5.3 Demenz

Eine Rehabilitation bei Demenz richtet sich weitgehend nach dem zu Grunde liegenden Krankheitsprozess, da dieser die Progredienz der Symptomatik entscheidend beeinflusst. Bei der häufigsten Form, der Demenz vom Alzheimer-Typ, ist von einer langsamen Verschlechterung (mit kürzeren stationären Phasen) auszugehen. Dabei kann aber die Ausprägung und Progredienz der Symptomatik sehr unterschiedlich sein (→ Kap. 4.3.6). Wesentliches Behandlungsziel muss sein die Progredienz zu verringern (→ Kap. 4.3.10). Wichtig ist v.a. bei Alzheimer-Patienten auch die Angehörigenarbeit, da durch familientherapeutische Interventionen ein verändertes Verhalten erreicht werden kann, das den Umgang mit den Patienten erleichtert [59, 60]. In der Arbeit mit den Patienten sollten noch vorhandene Ressourcen (z.B. in der Kindheit erlernte Tätigkeiten wie Musizieren, Singen etc.) gefördert werden [60]. Ob ein frühzeitiges, schon bei den ersten Anzeichen einer Demenz begonnenes „brain jogging" [64] die Progredienz kognitiver Störungen langfristig verringern kann, ist noch nicht gesichert.

Der Verlauf bei den verschiedenen vaskulären Prozessen, die zu einer Demenz führen können, ist unterschiedlich [111]. Neben einer medikamentösen Therapie zur Prophylaxe weiterer vaskulärer Hirnschäden [110] ist eine Rehabilitationsbehandlung bei einer beginnenden vaskulären Demenz angezeigt, um die nach einem Hirninfarkt aufgetretenen neuropsychologischen Defizite (z.B. Aphasie) und neurologischen Behinderungen zu verbessern oder eine Depression zu lindern. Wichtig ist auch hier die rechtzeitige Einleitung einer Rehabilitationsbehandlung, denn diese wird durch weitere Infarkte erschwert [50]. Auch bei den anderen selteneren Demenzformen ist eine symptomatische Verbesserung anzustreben.

8.5.4 Organische affektive Störung

Bei Patienten mit einer organischen affektiven Störung kann eine Rehabilitationsbehandlung der Grunderkrankung notwendig werden. Besonders bei organisch-depressiven Patienten ist eine psychotherapeutische zusätzlich zu der medikamentösen Behandlung sinnvoll (→ Kap. 4.4.10). Außerdem ist eine Beratung der Angehörigen über familiendynamische Aspekte zu empfehlen [19], um so den Umgang mit den Patienten zu erleichtern.

8.5.5 Organische wahnhafte oder schizophreniforme Störung

Da die substanzinduzierten wahnhaften oder schizophreniformen Störungen meist zurückgehen, wenn der Drogenmissbrauch unterbrochen wird, steht eine Entwöhnungsbehandlung im Vordergrund. Inwieweit spezifische Therapien, die für Suchtkranke entwickelt worden sind (Entwöhnungstherapie), auch auf Patienten mit einer substanzinduzierten OPS übertragen werden können, ist noch umstritten. Häufig wird eine OPS ein Ausschlusskriterium für eine Entwöhnungstherapie.

8.5.6 Organische Angststörung

Bei der Therapie einer organischen Angststörung kann eine Rehabilitationsbehandlung der Grunderkrankung notwendig werden. Ein verhaltenstherapeutisches „Desensibilisierungstraining" sollte nur in den wenigen Fällen, in denen keine generalisierte Angst oder Panikattacken vorliegen und die Grunderkrankung nur unzureichend behandelt werden kann, erwogen werden.

8.5.7 Organische Persönlichkeitsänderung

Eine organisch (z.B. durch ein Schädel-Hirn-Trauma) bedingte Änderung der Persönlichkeit ist nur schwer rehabilitativ zu beeinflussen. In solchen Fällen ist zu überlegen, ob durch eine psychotherapeutische Behandlung eine Besserung der Symptomatik erreicht werden kann, so z.B. ob der Patient durch eine stützende Gesprächstherapie eher in die Lage versetzt wird, die aus seiner Störung resultierenden Schwierigkeiten zu meistern, ob er durch eine Gruppentherapie eher lernt mit seinen Kommunikationsstörungen umzugehen, durch eine kognitive Verhaltenstherapie eher bereit ist, seine Störung zu erkennen und damit umzugehen oder ob er durch eine klassische Verhaltenstherapie bestimmte Verhaltensmuster, die ihn im sozialen Umfeld beeinträchtigen, abbauen und neue, sozial erwünschte Verhaltensweisen erlernen kann.

Besonders wichtig ist eine Aufklärung der Angehörigen bzw. Bezugspersonen über mögliche Verhaltensregeln im Umgang mit den persönlichkeitsveränderten Patienten (vgl. [1]). Bisher gibt es leider kaum Angehörigengruppen auf diesem Gebiet in Deutschland.

8.6 Rehabilitation spezifischer Krankheitsbilder

Für eine Reihe von häufigen Erkrankungen bzw. Verletzungen existieren Rehabilitationsprogramme, die bei den entsprechenden Krankheitsbildern (→ Kap. 5) dargestellt wurden.

8.6.1 Zerebrovaskuläre Prozesse

Eine Überprüfung der Ergebnisse verschiedener Rehabilitationsmethoden bei Schlaganfallpatienten erbrachte keine eindeutigen Hinweise auf die Überlegenheit einer bestimmten Methode [28, 76]. Allerdings scheint eine Differenzierung der Rehabilitationsbehandlung nach dem Schweregrad der Hirnschädigung sinnvoll zu sein [52]. Noch nicht hinreichend geklärt ist dagegen, ob und in welchen Fällen auch durch die Hilfe von angelernten Laienhelfern gute Rehabilitationserfolge erzielt werden können [28]. In neuerer Zeit werden, v. a. in den angelsächsischen Ländern, ambulante Rehabilitationsprogramme bei Schlaganfallpatienten propagiert [118]. Wichtig erscheint v. a. ein früher Beginn der Rehabilitationsbehandlung, besonders bei Patienten mit einer Aphasie oder Raumempfindungsstörungen [28, 76].

8.6.2 Schädel-Hirn-Traumen

In einer neueren Übersicht über verschiedene Behandlungsstrategien in der Rehabilitation von Patienten mit einem Schädel-Hirn-Trauma wurden bei einer kritischen Sichtung keine eindeutigen Therapieerfolge festgestellt [92].

8.6.3 Hirntumoren

Die Möglichkeiten zur Rehabilitation von Hirntumorpatienten hängen weitgehend von dem Ergebnis der primär notwendigen neurochirurgischen Operation (und evtl. einer zytostatischen Nachbehandlung oder Bestrahlung) sowie von der Prognose des Tumors ab. Die Planung muss individuell abgestimmt sein. Im Vordergrund der Rehabilitation sollte zunächst die neuropsychologische und krankengymnastische Therapie stehen. Zusätzlich sollte eine stützende Psychotherapie erfolgen [81]. Häufig postoperativ zu beobachtende Persönlichkeitsveränderungen [105] können evtl. verhaltenstherapeutisch angegangen werden.

8.6.4 Epilepsie

Im Vordergrund der Behandlung sollte eine gute medikamentöse Einstellung des Anfallsleidens und auch einer evtl. bestehenden OPS stehen [73, 103]. Die rehabilitativen Bemühungen erstrecken sich bei Epileptikern v. a. um eine angemessene Berufsausbildung bzw. um eine berufliche Eingliederung [4, 37].

8.6.5 Multiple Sklerose (MS)

Die Rehabilitationsbehandlung bei MS-Patienten muss sich nach den vorherrschenden Symptomen richten. Eine Rehabilitationsbehandlung erfolgt am sinnvollsten nach Abschluss der Behandlung eines akuten Schubes (dann ist eine AHB möglich). Weiter ist eine langfristige psychische Betreuung wünschenswert [54]. Eine frühzeitige Berentung sollte vermieden werden, da die psychischen Auswirkungen ungünstig sind [21, 88].

8.7 Schwierigkeiten bei der Rehabilitation von Patienten mit organischen psychischen Störungen

8.7.1 Fehlende Krankheitseinsicht

Viele Patienten mit einer OPS, insbesondere solche mit einer Demenz, einer wahnhaften Störung oder einer Persönlichkeitsänderung, zeigen keine Krankheitseinsicht, d. h., sie fühlen sich nicht krank und/oder sind nicht zu einer Behandlung bereit. Oft liegt eine Anosognosie vor [91] (→ Kap. 4.8.11). Falls ein Patient nicht zu einer Rehabilitation motiviert werden kann, so ist diese wenig sinnvoll, da der Erfolg einer solchen Behandlung weitgehend von seiner Mitarbeit und seiner inneren Einstellung abhängt. Deshalb kommt der Motivierung zu einer Rehabilitationsbehandlung entscheidende Bedeutung zu. Diese Motivationsarbeit sollte schon durch den erstbehandelnden Arzt in der Klinik erfolgen. Leider ist das Bewusstsein vieler Ärzte im Hinblick auf die Wichtigkeit einer Rehabilitation noch gering. Hier besteht v. a. ein großer Nachholbedarf in der Lehre [23]. Häufig wird allerdings eine Rehabilitationsbehandlung von den Patienten abgelehnt, wenn sie an einem weit entfernten Ort stattfindet, da sie durch die längere Abwesenheit einen Zusammenbruch ihres durch die OPS meist schon gestörten sozialen Netzes befürchten [41].

8.7.2 Überzogene Erwartungen

Häufig wird von den Patienten (und auch den Angehörigen) selbst bei schweren Schädigungen des ZNS (z. B. nach einem SHT) eine vollständige Wiederherstellung ihrer Gesundheit erwartet [55, 104]. Dabei können die Vorstellungen der Patienten und der Angehörigen deutlich differieren; meist sind die Erwartungen der Angehörigen realistischer [41]. Die Patienten wünschen v. a. eine körperlich-berufliche, die Angehörigen eher eine psychisch-soziale Wiederherstellung [41]. Übersteigerte Erwartungen der Patienten und der Angehörigen können den Erfolg einer Rehabilitation wesentlich beeinflussen, da sie zu frühen Enttäuschungen Anlass geben können. Oft ist ein Motivationsverlust die Folge. Besonders wichtig ist es daher, schon frühzeitig Patienten und Angehörige darauf hinzuweisen, dass die Erfolge der krankengymnastischen und der ergotherapeutischen Behandlung nicht immer mit denen einer neuropsychologischen Therapie zeitlich parallel verlaufen. Die meist schnellere Besserung der motorischen Funktionen führt oft zur Verringerung der Motivation einer weiter notwendigen neuropsychologischen Rehabilitation. Zur Diagnostik der Krankheitsverarbeitung sind einige Tests vorgeschlagen worden (s. Zusammenstellung [97]).

8.7.3 Kognitive Beeinträchtigungen

Gleichzeitige bestehende kognitive Störungen, v. a. aphasische, Aufmerksamkeits- und Auffassungsstörungen, können den Rehabilitationserfolg maßgeblich beeinflussen [45, 75, 94]. Falls entsprechende Störungen bestehen, sollte deren Behandlung frühzeitig, d. h. vor anderen Rehabilitationsmaßnahmen, erfolgen.

8.7.4 Depression

Patienten, die an einer Depression leiden, insbesondere wenn diese mit leichten kognitiven Einbußen einhergeht, haben größere Schwierigkeiten, eigene Copingstrategien zu entwickeln als Nichtdepressive mit dem gleichen Grundleiden. Dies zeigte sich z. B. bei Patienten mit einer multiplen Sklerose [62] oder nach Schlaganfall [77, 100] (→ Kap. 4.4.5). Der Heilungsverlauf bei OPS-Patienten wird durch eine Depression, die nach der Hirnschädigung durch Insult auftritt, beeinflusst [18, 51, 56, 93]. So waren depressive Schlaganfallpatienten trotz einer vergleichbaren körperlichen Schädigung 2 Jahre später deutlich stärker beeinträchtigt, obwohl sich meist die depressive Verstimmung im zweiten Jahr nach dem Insult besserte [78, 94]. Der Rückgang der Depression führt zu einer Besserung der Alltagsaktivitäten [26].

8.7.5 Gleichzeitig bestehende Sucht

Die Behandlung und auch die Rehabilitation von OPS-Patienten wird erheblich behindert, wenn die Patienten einen Missbrauch (meist Alkohol) betreiben oder sogar abhängig sind. Häufig stellt eine bestehende Suchtproblematik (vielleicht mit Ausnahme eines Tablettenmissbrauchs) ein Ausschlusskriterium für eine Rehabilitationsbehandlung dar. Daher liegen kaum Erfahrungen vor. Eine Sucht kann aber die Hirnschädigung negativ verstärken, da Alkohol und viele Drogen bei chronischem Konsum zu irreversiblen Hirnschäden führen können.

8.7.6 Einstellung der Behandler und Betreuer – Defizitmodell

Einen wesentlichen Einfluss auf die rehabilitativen Bemühungen hat die grundsätzliche Einstellung der Behandler und Betreuer. Wenn ein Krankheitsprozess von diesen als nicht heilbar angesehen wird, erlahmt häufig der rehabilitative Impetus frühzeitig. Ein Vergleich zu anderen medizinischen Disziplinen mag hier aufschlussreich sein: So ist es unter Onkologen trotz der häufig schlechten Gesamtprognose kaum umstritten, dem Patienten eine intensive Therapie zukommen zu lassen. Oft sind es hier Angehörige oder die Betroffenen selbst, die weitere therapeutische und diagnostische Maßnahmen in Frage stellen. Es ist letztendlich eine ökonomische und v. a. ethische Frage, wie lange eine Behandlung sinnvoll ist. Auch wenn keine Heilung erreichbar ist und das Leiden noch viele Jahre fortbesteht, ist dies kein Grund eine Hilfsmaßnahme zu unterlassen, wie ja auch kein Augenarzt einem Kurzsichtigen die Verordnung einer Brille verweigern und kein Chirurg oder Orthopäde einem Patienten nach einer Unterschenkelamputation eine Prothese vorenthalten würde, obwohl beide Leiden nicht heilbar sind. Die Quintessenz daraus ist: Auch einem OPS-Patienten muss, obwohl häufig keine Besserung oder gar Heilung möglich erscheint, eine umfassende Rehabilitationsbehandlung zukommen, um ihn so in die Lage zu versetzen, besser mit seinen Beeinträchtigungen umgehen zu können und/oder die Pflege dauerhaft zu erleichtern. Bei der Verordnung technischer Hilfsmittel ist zu prüfen, ob kognitiv eingeschränkte Patienten diese überhaupt bedienen können [79]. Auch ist eine Evaluation der verschiedenen Rehabilitationsmöglichkeiten zu fordern [16], insbesondere im Hinblick auf die Kosten und die mögliche Alternative einer vermehrten häuslichen ambulanten Hilfe [61, 118] (Kap. 8.8).

Woran liegt es nun, dass Behandler und Betreuer in ihrem rehabilitativen Impetus bei OPS-Patienten frühzeitig erlahmen? Zum einen sind es sicher reale Probleme bei der täglichen rehabilitativen Arbeit, zum anderen aber auch die herrschende Vorstellung, dass in den meisten Fällen eine OPS nicht behandelt werden kann (Defizitmodell). Das Defizitmodell wird v. a. bei Hirnleistungsstörungen diskutiert. Bei diesen wird davon ausgegangen, dass geschädigtes Hirngewebe sich im Gegensatz zu anderen Organen nicht mehr regenerieren kann, da Nervenzellen sich nicht teilen können. Dieses Defizitmodell ist aber durch neuere Forschungsergebnisse, die zeigten, dass das Gehirn nach Schädigungen durchaus in der Lage ist Funktionen wieder zu entwickeln, widerlegt worden (s. Übersicht bei [3, 5, 48, 101]) (→ Kap. 2.6).

Aber hier soll nicht verschwiegen werden, dass eine ganze Reihe von Erkrankungen, die eine OPS verursachen können (insbesondere die degenerativen Erkrankungen (→ Kap. 5.1), chronisch-progredient verlaufen und eine Regeneration nach heutigen Erkenntnissen nicht möglich ist. In solchen Fällen können regelmäßige Supervisionen helfen, die aufkommenden Frustrationen in der Pflege und Behandlung der chronischen Patienten zu verringern. Denn die anstrengende Arbeit mit OPS-Patienten führt schnell zur Erschöpfung und Überforderung, v. a. bei Pflegepersonal [106] und Angehörigen [30, 80]. Pflegenden Angehörigen ist der Besuch von Selbsthilfegruppen zu empfehlen (→ Kap. 7.4).

8.7.7 Rehabilitation von chronisch Kranken

Auch die psychische Rehabilitation von Patienten mit progredienten oder malignen Erkrankungen kann zur Aktivierung der patienteneigenen Ressourcen sinnvoll sein. Bei diesen Patienten stehen Ängste deutlich im Vordergrund [39]. Eine Therapie sollte daher helfen mit diesen Ängsten leben zu können. Insgesamt hat diese aber weniger rehabilitativen als eher stützenden Charakter.

In diesem Zusammenhang stellt sich auch die Frage, inwieweit bei geriatrischen OPS-Patienten eine Rehabilitation noch möglich und sinnvoll ist [20, 40, 42, 68, 96]. Einige Ansätze hierzu sind unternommen worden (z. B. gerontopsychiatrische Tageskliniken) [43, 53, 74] und Kooperationen zwischen Kliniken und Heimen [108].

8.8 Pflegeversicherung

Patienten mit einer organisch bedingten psychischen Störung können, falls auch nach einer Rehabilitationsbehandlung eine Pflegebedürftigkeit besteht, Hilfe erhalten. Um die Sozialhilfe nicht durch Zahlungen für die Pflege kranker Menschen, die die hohen Beträge hierfür häufig nicht aufbringen konnten, zu belasten, wurde in Deutschland 1995 zur Absicherung des Pflegerisikos die Pflegeversicherung eingeführt. In Deutschland gab es Ende 1998 nach Angaben des Bundesgesundheitsministeriums rund 1,81 Millionen Pflegebedürftige. Rund 535 000 Pflegebedürftige leben in Heimen [14]. Hiervon sind über 85% über 65 Jahre alt [57] und viele psychisch krank [27].

Die Gewährung von Pflegegeld setzt die Feststellung der Pflegebedürftigkeit voraus. Die Feststellung der Pflegebedürftigkeit ist laut Pflegeversicherungsgesetz (PflegeVG) an eine erhebliche Beeinträchtigung gewöhnlicher und regelmäßig wiederkehrender Verrichtungen des täglichen Lebens gebunden (PflegeVG § 14), durch die der Betroffene dauerhaft, vrsl. für mindestens 6 Monate, in erheblichem oder höherem Maße auf Hilfe angewiesen ist:

im Bereich der Körperpflege: das Waschen, Duschen, Baden, die Zahnpflege, das Kämmen, Rasieren, die Darm- oder Blasenentleerung;

im Bereich der Ernährung: das mundgerechte Zubereiten oder die Aufnahme der Nahrung;

im Bereich der Motilität: das selbstständige Aufstehen und Zu-Bett-gehen, An- und Auskleiden, Gehen, Stehen, Treppensteigen oder das Verlassen und Wiederaufsuchen der Wohnung;

im Bereich der hauswirtschaftlichen Versorgung: das Einkaufen, Kochen, Reinigen der Wohnung, Spülen, Wechseln und Waschen der Wäsche und Kleidung oder das Beheizen.

Die Zuordnung zu einer von 3 Pflegestufen erfolgt durch einen Gutachter vom Medizinischen Dienst der Krankenkassen (MDK):

Pflegestufe I (erheblich pflegebedürftig): Die Betreffenden benötigen mindestens einmal am Tag Hilfe bei der Körperpflege, der Ernährung oder der Mobilität für wenigstens 2 Verrichtungen aus einem oder mehreren Bereichen und zusätzlich mehrfach in der Woche Hilfen bei der hauswirtschaftlichen Versorgung.

Pflegestufe II (schwer pflegebedürftig): Die Betreffenden brauchen mindestens dreimal täglich zu verschiedenen Tageszeiten Hilfe bei der Körperpflege, der Ernährung oder der Mobilität und zusätzlich mehrfach in der Woche Hilfen bei der hauswirtschaftlichen Versorgung.

Pflegestufe III (schwerstpflegebedürftig): Die Betreffenden benötigen täglich rund um die Uhr, auch nachts, Hilfe bei der Körperpflege, Ernährung oder Mobilität und zusätzlich mehrfach in der Woche Hilfen bei der hauswirtschaftlichen Versorgung.

Der Zeitaufwand, den ein pflegender Angehöriger oder eine andere nicht als Pflegekraft ausgebildete Pflegeperson wöchentlich im Tagesdurchschnitt für die Grundpflege und hauswirtschaftliche Versorgung dafür erbringt, muss in der Pflegestufe I mindestens 90 Minuten betragen, wobei auf die Grundpflege mehr als 45 Minuten entfallen müssen. Für die Anerkennung der Pflegestufe II muss dieser Hilfebedarf mindestens 3 Stunden betragen (mindestens 2 Stunden Grundpflege). In der Pflegestufe III muss der Zeitbedarf für diese Leistungen mindestens 5 Stunden betragen; dabei muss die Grundpflege mindestens 4 Stunden ausmachen.

Die Leistungen der PflegeVG richten sich nach der Pflegestufe und danach, ob jemand ambulant oder stationär gepflegt werden muss. Die Höhe der ambulanten (häuslichen) Pflegeleistungen richtet sich nach der jeweiligen Pflegestufe. In der sozialen Pflegeversicherung steht dem Pflegebedürftigen ein Wahlrecht zwischen der Sachleistung (Pflegeeinsätze durch einen Vertragspartner der Pflegekasse, z. B. Sozialstation) und der Geldleistung (mit der der Pflegebedürftige die erforderliche Pflege in geeigneter Weise selbst sicherstellt, z. B. durch Angehörige) zu. Eine Kombination von Sach- und Geldleistungen ist möglich. Auch die Zahlungen der Pflegeversicherung bei stationärer Pflege richten sich nach der Pflegestufe.

Wenn eine nicht erwerbsmäßig tätige Pflegeperson, die einen Menschen ambulant pflegt, verreist oder aus anderen Gründen verhindert ist, hat der Pflegebedürftige einen Anspruch auf eine Urlaubsvertretung für bis zu 4 Wochen im Jahr. Kann die häusliche Pflege nicht in ausreichendem Umfang sichergestellt werden ist eine teilstationäre Behandlung des Pflegebedürftigen in Einrichtungen der Tages- und Nachtpflege oder – falls auch dies nicht ausreicht – in einer Kurzzeitpflegeeinrichtung möglich [43].

Nach Einführung der Pflegeversicherung zeigte sich, dass häufig Probleme dadurch entstanden, dass OPS-Patienten oft nicht oder nur in niedrige Pflegestufen eingruppiert wurden, denn einige psychopathologische Phänomene wie fehlende Motivation, Antriebs- und Kommunikationsstörungen, Wahn und soziale Isolierung sind nur schwer quantitativ zu erfassen. Die o. g. Kriterien des PflegeVG für eine Pflegebedürftigkeit werden nur von einem Teil der OPS-Patienten, v. a. von denen mit einer ausgeprägten Demenz, erfüllt [112]. Dieser Tatbestand hat oft dazu geführt, dass die Betreffenden länger zu Hause versorgt werden müssen, da in Pflegeheimen bevorzugt bzw. ausschließlich Personen aufgenommen werden, die Leistungen aus der Pflegeversicherung erhalten. Nach § 13 des PflegeVG sind Leistungen nach dem Bundessozialhilfegesetz erst dann zu erwarten, wenn nach dem PflegeVG keine Leistungspflicht besteht.

8.9 Forschungsbedarf

Da eine Rehabilitationsbehandlung einerseits einen wesentlichen Schritt zur Wiedereingliederung in das Berufs- und/oder Familienleben für OPS-Patienten darstellt, anderseits aber sehr kostenintensiv ist, ist eine genaue Planung der einzelnen Rehabilitationsmaßnahmen erforderlich. Eine unterbliebene Behandlung kann z. B. bei akut aufgetretenen OPS später selten mit gleichen Erfolgsaussichten nachgeholt werden. Unterlassene Maßnahmen können also langfristig ebenfalls große Kosten (z. B. vorzeitige Rente, längere Pflege etc.) verursachen. Leider liegen bisher kaum Untersuchungen zur Rehabilitation von OPS-Patienten vor. Auch die vorliegenden Studien zur Rehabilitation von Erkrankungen, die häufig zu einem OPS führen (wie Hirninfarkte oder Schädel-Hirn-Traumen) (s. Übersichten bei [28, 76, 92]) zeigen meist keine eindeutigen Vorteile einer bestimmten Rehabilitationsmethode. Insbesondere ist zu berücksichtigen, dass in vielen Fällen (z. B.

bei aphasischen Störungen [115]) eine spontane Besserung eintreten kann. Es muss also nachgewiesen werden, dass spezifische Rehabilitationsmaßnahmen erfolgreicher als unspezifische sind (s. z. B. [16]), insbesondere ob ein Trainingserfolg auch eine Verbesserung in der alltäglichen Praxis ergibt. Entsprechende Studien für OPS-Patienten fehlen weitgehend, insbesondere auch zu der Frage, ob und inwieweit die psychische Symptomatik gebessert werden kann und eine Besserung zum gesamten Rehabilitationserfolg beiträgt.

Übereinstimmung besteht aber darin, dass eine Rehabilitation so früh wie möglich beginnen sollte. Insgesamt ist festzustellen, dass auf dem Gebiet der Rehabilitation von OPS-Patienten noch großer Forschungsbedarf besteht, v. a. hinsichtlich der Entwicklung geeigneter Methoden und der Evaluation der Rehabilitationsmaßnahmen (s. [16]). Wichtig ist in diesem Zusammenhang auch die Entwicklung geeigneter Messinstrumente (s. auch [107]), die eine gemeinsame Erfassung von Veränderungen der OPS und des neurologischen Befundes erlauben.

8.10 Literatur

1. Alzheimer Europe (Hrsg) (1999) Handbuch der Betreuung und Pflege von Alzheimer-Patienten. Thieme, Stuttgart
2. Aschoff-Pluta R, Bell V, Blumenthal S, Lungershausen E, Schüttler R, Vogel R (1985) Über den Bedarf und die tatsächlich berufsbezogenen Rehabilitationsmaßnahmen bei ersteingewiesenen psychiatrischen Patienten. Rehabilitation 24:83–91
3. Bach-y-Rita P (1990) Brain plasticity as a basis for recovery of function of humans. Neuropsychologia 28:547–554
4. Bahrs O, in der Beek R (1990) Epilepsie und Arbeitswelt – Zusammenfassende Darstellung einer empirischen Untersuchung unter besonderer Berücksichtigung von Wirklichkeit und Möglichkeit beruflicher Rehabilitation. Rehabilitation 29:100–111
5. Baltes MM, Kindermann T (1985) Die Bedeutung der Plastizität für die klinische Beurteilung des Leistungsverhaltens im Alter. In: Bente D, Coper H, Kanowski S (Hrsg) Hirnorganische Psychosyndrome im Alter II. Springer, Berlin, S 171–184
6. Barolin GS (1988) Langzeit-Neurorehabilitation. Rehabilitation 27:71–75
7. Barolin GS (1992) Rehabilitation und Psychotherapie. Rehabilitation 31:20–28
8. Barolin GS, Hodkewitsch E, Kraus F, Oswald J, Scholz H, Saurugg D (1983) Die Rehabilitation nach Zerebralinsult. In: Barolin GS (Hrsg) Die zerebrale Apoplexie. Enke, Stuttgart, S 252–299
9. Bell V, Blumenthal S, Neumann N-U, Schüttler R, Vogel R (1986) Rehabilitation oder Rente – welchen Weg nehmen psychiatrische Patienten nach ihrer ersten stationären Behandlung in einem psychiatrischen Krankenhaus? – Ergebnisse einer prospektiven Längsschnittuntersuchung. Rehabilitation 27:97–102
10. Ben-Yishay Y, Diller L (1983) Cognitive remediation. In: Rosenthal M, Griffith EA, Bond M, Miller J (eds) Rehabilitation of the head-injured adult. Davis, Philadelphia, pp 367–378
11. Ben-Yishay Y, Piasetsky EB, Rattok J (1987) A systematic method for ameliorating disorders in basic attention. In: Meier MJ, Benton L, Diller L (eds) Neuropsychological rehabilitation. Churchill-Livingstone, Edinburgh, pp 165–181

12. Bennett D (1970) The value of work in psychiatric rehabilitation. Social Psychiatry 5:244–250
13. Blumenthal S, Bell V, Neumann N-U, Schüttler R, Vogel R (1986) Berufliche Handicaps als Risikofaktoren für eine Wiedereinweisung von ersthospitalisierten psychiatrischen Patienten – Ergebnisse einer prospektiven Längsschnittuntersuchung. Rehabilitation 25:112–115
14. BMG (2000) www.bmgesundheit/pflege/
15. Bobath B (1985) Die Hemiplegie Erwachsener. Thieme, Stuttgart
16. Bochmann E (1998) Evaluation in der Neuropsychologie. In: Kasten E, Schmid G, Eder R (Hrsg) Effektive neuropsychologische Behandlungsmethoden. Deutscher Psychologen Verlag, Bonn, S 11–38
17. Bodenberg S (1998) Die Behandlung visu-konstruktiver und visuell-räumlicher Störungen. In: Kasten E, Schmid G, Eder R (Hrsg) Effektive neuropsychologische Behandlungsmethoden. Deutscher Psychologen Verlag, Bonn, S 151–165
18. Bone G, Ladurner G, Pichler M (1988) Klinische Prognosekriterien in der Rehabilitation von Insultpatienten. Rehabilitation 27:59–62
19. Bruder J (1986) Familiendynamische Aspekte der Therapie depressiver Alterspatienten. In: Bergener M (Hrsg) Depressionen im Alter. Steinkopff, Darmstadt, S 119–125
20. Bruder J (1990) Demenz zwischen Irreversibilität und Rehabilitation. Geriatrie Praxis 2 (12):26–32
21. Büchi S, Buddeberg C, Sieber M (1989) Die Bedeutung somatischer und psychosozialer Faktoren für die Krankheitsverarbeitung von Multiple-Sklerose-Kranken. Nervenarzt 60:641–646
22. Bundesarbeitsgemeinschaft für Rehabilitation (1993) Herausforderungen und Perspektiven der Rehabilitation. Rehabilitation 32:1–25
23. Bundestag-Drucksache 12/4016 (1992) Situation der psychisch Kranken in der Bundesrepublik Deutschland. Verlag Dr. Heger, Bonn
24. Bundesversicherungsanstalt für Angestellte (1991) AHB-Anschlußheilbehandlung. Informationsschrift für Krankenhäuser. Berlin
25. Burke WH, Lewis FD (1986) Management of maladaptive social behavior of brain injured adult. Int J Rehabil Res 9:335–342
26. Chemerinski E, Robinson RG, Kosier JT (2001) Improved recovery in activities of daily living associated with remission of poststroke depression. Stroke 32:113–117
27. Cooper B, Mahnkopf B, Bickel H (1984) Psychische Erkrankungen und soziale Isolation bei älteren Heimbewohnern: eine Vergleichsstudie. Z Gerontol 17:117–125
28. DePedro-Cuesta J, Widen-Holmqvist L, Bach-y-Rita P (1992) Evaluation of stroke rehabilitation controlled studies: a review. Acta Neurol Scand 86:433–439
29. Djernes JK, Gulmann NC, Abelskov KE, Juul-Nielsen S, Sorensen L (1998) Psychopathologic and functional outcome in the treatment of elderly inpatients with depressive disorders, dementia, delirium and psychoses. Int Psychogeriatrics 10:71–83
30. Dura JR, Stukenberg KW, Kiecolt-Glaser JK (1991) Anxiety and depressive disorders in adult children caring for demented patients. Psychol Aging 6:467–473
31. Eames P, Wood R (1985) Rehabilitation after severe brain injury. A follow-up study of a behavior modification approach. J Neurol, Neurosurg, Psychiatry 48: 613–619
32. Edelstein BA, Couture ET (1984) Behavioral assessment and rehabilitation of the traumatically brain-damaged. Plenum, New York
33. Eikelmann B (1987) Arbeit – ihre Bedeutung in Therapie und Rehabilitation chronisch seelisch Kranker. Psychiat Prax 14:8–12
34. Eisenberg P, Lazarsfeld P (1938) The psychological effects of unemployment. Psychol Bull 35:358–390

35. Eissenhauer W, Grünenwald H, Oeser E (1988) Anschlußheilbehandlung, was bringt das? Eine statistische Betrachtung. Rehabilitation 27:18–21
36. Empfehlungsvereinbarung über die Zusammenarbeit der Krankenversicherungsträger und der Rentenversicherungsträger sowie der Bundesanstalt für Arbeit bei der Gewährung von Rehabilitationsmaßnahmen in Rehabilitationseinrichtungen für psychisch Kranke und Behinderte (vom 17.11.1986). Rehabilitation 26:38–45
37. Epilepsie-Kuratorium (1985) Rehabilitation. In: Epilepsie-Bericht '85. Rheinland-Verlag, Köln, S 53–68
38. Forrest DV (1992) Psychotherapy of patients with neuropsychiatric disorders. In: Yudofsky SC, Hales RE (eds) Textbook of Neuropsychiatry. American Psychiatric Press, Washington
39. Frede U (1985) Funktionen und Aufgaben der psychischen Rehabilitation von Patienten mit maligner Hirntumorerkrankung. Rehabilitation 24:180–186
40. Fries G (1985) Perspektiven rehabilitationspädagogischer Ansätze in der psychosozialen Betreuung älterer Menschen. Rehabilitation 24:33–35
41. Griebnitz E, Ladurner G, Lehofer M, Pichler M (1990) Erwartungsvorstellungen des Schlaganfallpatienten und dessen Angehörigen in der Rehabilitation. Rehabilitation 29:242–245
42. Haag D (1985) Psychosoziale Rehabilitation im Alter. Rehabilitation 24:6–8
43. Häberle G-F, Großjohann K, Rückert W, Kuratorium Deutsche Altershilfe (1992) Kurzzeitpflege in der Bundesrepublik Deutschland. Schriftenreihe des Bundesministeriums für Familie und Senioren, Bd 6. Kohlhammer, Stuttgart
44. Heilman KM, Scholes R, Watson RT (1975) Auditory affective agnosia. Disturbed comprehension of affective speech. J Neurol Neurosurg Psychiatry 38:69–72
45. Herrmann M, Bartels C, Wallesch C-W (1993) Depression in acute and chronic aphasia: symptoms, pathoanatomical-clinical correlations and functional implications. J Neurol Neurosurg Psychiatry 56:672–678
46. Inouye M, Hashimoto H, Mio T, Sumino K (2001) Influence of admission functional status on functional change after stroke rehabilitation. Am J Phys Med Rehabil 80:121–125
47. Jahoda M, Lazarsfeld PF, Zeisel H (1975) Die Arbeitslosen von Marienthal. Ein soziographischer Versuch. Suhrkamp, Frankfurt/Main
48. Jessell TM (1991) Reactions of neurons to injury. In: Kandel ER, Schwartz JH, Jessell TM (Hrsg) Principles of neural science, 3rd edn. Elsevier, New York, pp 258–269
49. John U, Veltrup C, Schnofl A, Wetterling T, Kanitz R-D, Dilling H (1991) Gedächtnisdefizite Alkoholabhängiger in den ersten Wochen der Abstinenz. Z Klin Psychol Psychopathol Psychother 39:348–356
50. Jongbloed L (1986) Prediction of function after stroke: a critical review. Stroke 17:765–776
51. Jorge RE, Robinson RG, Starkstein SE, Arndt SV (1994) Influence of major depression on 1-year outcome in patients with traumatic brain injury. J Neurosurg 81:726–733
52. Kalra L, Dale P, Crome P (1993) Improving stroke rehabilitation. Stroke 24:1462–1467
53. Kersten B, Brauer H, Heinrich K (1984) Die geronto-psychiatrische Tagesklinik – ein Beitrag zur Steigerung der sozial-praktischen Kompetenz. Psychiat Prax 11:33–37
54. Kießling WR, Weiss A, Raudies G (1990) Zum Stand der professionellen psychischen Betreuung Multiple-Sklerose-Kranker. Rehabilitation 29:201–203
55. Kinsella GJ, Duffy FD (1980) Attitudes towards the disability expressed by spouses of stroke patients. Scand J Rehab Med 12:73–76

56. Koppi S, Kaufmann C, Barolin GS (1995) Die verlaufsorientierte Barolin-Neurorehabilitationsskala: 476 Fälle über 6 Jahre – Multinodale statistische Verknüpfungen von Neurorehabilitationsgruppen in Diagnostik, Prognose und Verlauf. Wien Med Wochenschr 145:555–567
57. Krug W (1992) Pflegebedürftige in Heimen: statistische Erhebungen und Ergebnisse. Bundesministerium für Familie und Senioren. Kohlhammer, Stuttgart
58. Kuratorium ZNS für Unfallverletzte mit Schäden des zentralen Nervensystems e.V. (1989) Computer helfen heilen. Software-Katalog, Bonn
59. Kurz A (1991) Verhaltensmodifikation im natürlichen Umfeld. In: Möller H-J (Hrsg) Hirnleistungsstörungen im Alter. Springer, Berlin, S 127–131
60. Kurz A, Feldmann R, Müller-Stein M, Romero B (1987) Der demenzkranke ältere Mensch in der Familie. Grundzüge der Angehörigenberatung. Z Gerontol 20:248–251
61. Langhorne P, Dennis MS, Kalra L, Shepperd S, Wade DT, Wolfe CD (2000) Services for helping acute stroke patients avoid hospital admission. Cochrane Database Syst Rev 52 (4):CD000444
62. Lasar M, Kotterba S (1997) Bewältigungsstile und kognitive Einstellungen bei Patienten mit Multipler Sklerose. Wien Klin Wochenschr 109:954–959
63. Lehmann K, Kunze H (1987) Entwicklungsstand und Ziele der Arbeitstherapie. Die „Leitlinien zur Arbeitstherapie in psychiatrischen Krankenhäusern". Psychiat Prax 14:1–7
64. Lehrl S, Fischer B (1992) Selber denken macht fit. Grundlagen und Anleitung zum Gehirn-Jogging. Vless, Ebersberg
65. Lloyd LF, Cuvo AJ (1994) Maintenance and generalization of behaviours after treatment of persons with traumatic brain injury. Brain Inj 8:529–540
66. Lovell MR, Starratt C (1992) Cognitive rehabilitation and behavior therapy of neuropsychiatric disorders. In: Yudofsky SC, Hales RE (eds) Textbook of neuropsychiatry. American Psychiatric Press, Washington, pp 741–754
67. Luria AR (1963) Restoration of function after brain injury. Macmillian, New York
68. Mäurer H-C (1985) Rehabilitation statt Resignation? Muß das Pflegeheim Endstation sein? Rehabilitation 24:1–5
69. Manos PJ, Wu R (1997) The duration of delirium in medical and postoperative patients referred for psychiatric consultation. Ann Clin Psychiatry 9:219–226
70. McGann W, Werven G (1995) Social competence and head injury: a new emphasis. Brain Inj 9:93–102
71. Miller FE, Borden W (1992) Family caregivers of persons with neuropsychiatric illness: a stress and coping perspective. In: Yudofsky SC, Hales RE (eds) Textbook of neuropsychiatry. American Psychiatric Press, Washington, pp 755–772
72. Murray AM, Levkoff SE, Wetle TT, Beckett L, Cleary PD, Schor JD, Lipshitz LA, Rowe JW, Evans DA (1993) Acute delirium and functional decline in the hospitalized elderly patient. J Gerontol 48:M181–M186
73. Neppe VM, Tucker GJ (1992) Neuropsychiatric aspects of seizure disorders. In: Yudofsky SC, Hales RE (eds) Textbook of neuropsychiatry. American Psychiatric Press, Washington, pp 397–425
74. Nieder J (1984) Wohngemeinschaft für ältere Menschen – Konzept einer rehabilitativen Gerontopsychiatrie. Rehabilitation 11:38–41
75. Oder W, Binder H, Baumgartner C, Zeller K, Deecke L (1988) Zur Prognose der sozialen Reintegration nach Schlaganfall. Rehabilitation 27:85–90
76. Ottenbacher KJ, Jannell S (1993) The results of clinical trials in stroke rehabilitation research. Arch Neurol 50:37–44
77. Parikh RM, Lipsey JR, Robinson RG, Price TR (1987) Two-year longitudinal study of post-stroke mood disorders: dynamic changes in correlates of depression at one and two years. Stroke 18:579–584

78. Parikh RM, Robinson RG, Lipsey JR, Starkstein SE, Fedoroff JP, Price TR (1990) The impact of poststroke depression on recovery in activities of daily living over a 2-year follow-up. Arch Neurol 47:785–789
79. Pause M (1991) Dem Patienten zur Selbständigkeit verhelfen. Psycho 17:376–382
80. Pillemer K, Suitor JJ (1992) Violence and violent feelings. What causes them among family caregivers. J Gerontol 47:165–172
81. Price TRP, Goetz KL, Lovell MR (1992) Neuropsychiatric aspects of brain tumors. In: Yudofsky SC, Hales RE (eds) Textbook of neuropsychiatry. American Psychiatric Press, Washington, pp 473–497
82. Pöppel E, von Steinbüchel N (1990) Neuropsychological rehabilitation from a theoretical point of view. In: Von Steinbüchel N, von Cramon DY, Pöppel E (eds) Neuropsychological rehabilitation. Springer, Berlin, pp 3–19
83. Poggel D (1998) Die Behandlung von Aufmerksamkeitsstörungen. In: Kasten E, Schmid G, Eder R (Hrsg) Effektive neuropsychologische Behandlungsmethoden. Deutscher Psychologen Verlag, Bonn, S 64–90
84. Prosiegel M (1998) Neuropsychologische Störungen und ihre Rehabilitation. Pflaum-Verlag, München
85. Rak A (1998) Die Behandlung von Gedächtnisstörungen. In: Kasten E, Schmid G, Eder R (Hrsg) Effektive neuropsychologische Behandlungsmethoden. Deutscher Psychologen Verlag, Bonn, S 91–125
86. Raskin SA, Sohlberg MM (1996) The efficacy of prospective memory training in two adults with brain injury. J Head Trauma Rehabil 11:32–51
87. Riepe J (1998) Neuropsychologische Therapie am Computer (NPT-PC): Vorschlag für ein dynamisch-normatives Systematisierungskonzept. In: Kasten E, Schmid G, Eder R (Hrsg) Effektive neuropsychologische Behandlungsmethoden. Deutscher Psychologen Verlag, Bonn, S 345–361
88. Ritter G (1984) Psychosomatische Aspekte der Multiplen Sklerose – Verlauf und Bewältigung einer chronischen Krankheit. Akt Neurol 11:69–72
89. Rogers CR (1942) Client-centered therapy. Houghton Mifflin Comp, Boston
90. Ross ED (1981) The aprosodias: functional-anatomic organization of affective components of language in the right hemisphere. Arch Neurol 38:561–569
91. Säring W, Prosiegel M, von Cramon D (1988) Zum Problem der Anosognosie und Anosodiaphorie bei hirngeschädigten Patienten. Nervenarzt 59:129–137
92. Salazar AM, Warden DL, Schwab K, Spector J, Braverman S, Walter J, Cole R, Rosner MM, Martin EM, Ecklund J, Ellenbogen RG (2000) Cognitive rehabilitation for traumatic brain injury: a randomized trial. Defense and Veterans Head Injury Program (DVHIP) Study Group. JAMA 283:3075–3081
93. Satz P, Forney DL, Zaucha K, Asarnow RR, Light R, McCleary C, Levin H, Kelly D, Bergsneider M, Hovda D, Martin N, Namerow N, Becker D (1998) Depression, cognition, and functional correlates of recovery outcome after traumatic brain injury. Brain Inj 12:537–553
94. Schapiro RT, Wong TM (1996) Neuropsychiatry of disability and rehabilitation. In: Fogel BS, Schiffer RB, Rao SM (eds) Neuropsychiatry. Williams & Wilkins, Baltimore, pp 991–1007
95. Schmid G (1998) Die Behandlung der Aphasie. In: Kasten E, Schmid G, Eder R (Hrsg) Effektive neuropsychologische Behandlungsmethoden. Deutscher Psychologen Verlag, Bonn, S 202–226
96. Schneider H-D, Estape R, Fisch HP, Huber F, Künzler G, Lachnit K-S, Mohr P, Rom B (1985) Werden Patienten in geriatrischen Kliniken rehabilitiert? Rehabilitation 24:12–19
97. Schneider U (1993) Psychotherapeutische Diagnostik. In: Von Cramon DY, Mai N, Ziegler W (Hrsg) Neuropsychologische Diagnostik. VCH, Weinheim, S 311–327
98. Seligman MEP (1999) Erlernte Hilflosigkeit. Beltz Verlag, Weinheim

99. Seron X (1987) Operant procedures and neuropsychological rehabilitation. In: Meier MJ, Benton AL, Diller L (eds) Neuropsychological rehabilitation. Guilford, New York, pp 132–161
100. Sinyor D, Amato P, Kaloupek DG, Becker R, Goldenberg M, Coopersmith H (1986) Post-stroke depression: relationship to functional impairment, coping strategies, and rehabilitation outcome. Stroke 17:1102–1107
101. Sturm W (2000) Theoretische Konzepte der Funktionswiederherstellung. In: Hartje W, Poeck K (Hrsg) Klinische Neuropsychologie, 4. Aufl. Thieme, Stuttgart, S 326–332
102. Sturm W (2000) Therapie von Störungen der visuellen Wahrnehmung, Gedächtnisstörungen und Aufmerksamkeitsstörungen. In: Hartje W, Poeck K (Hrsg) Klinische Neuropsychologie, 4. Aufl. Thieme, Stuttgart, S 338–354
103. Trimble MR, Ring HA, Schmitz B (1996) Neuropsychiatric aspects of epilepsy. In: Fogel SB, Schiffer RB, Rao SM (eds) Neuropsychiatry. Williams & Wilkins, Baltimore, pp 771–803
104. Tyerman A, Humphrey M (1984) Changes in self concept following severe head injury. Int J Rehabil Res 7:11–23
105. Vieregge P (2000) Hirntumoren. In: Förstl H (Hrsg) Klinische Neuro-Psychiatrie. Thieme, Stuttgart, S 298–310
106. Wächler C, Jürgensen G, Madey A, Mittelstein U, Peters H (1991) Das Leben mit Leben erfüllen. Psycho 17:530–537
107. Wade DT (1992) Measurement in neurological rehabilitation. Oxford University Press, Oxford
108. Warsitz P, Kipp J (1985) „Aus der Not eine Tugend machen" – Fünf Jahre Kooperation einer psychiatrischen Abteilung mit einem Altenzentrum bzw. Altenpflegeheim. Psychiat Prax 12:33–42
109. Weniger D, Springer L (2000) Therapie der Aphasien. In: Hartje W, Poeck K (Hrsg) Klinische Neuropsychologie, 4. Aufl. Thieme, Stuttgart, S 360–368
110. Wetterling T (1996) Therapeutische Strategien bei vaskulärer Demenz. Fortschr Med 114:445–450
111. Wetterling T, Borgis K-J (1993) Vaskuläre Demenz – Ist eine klinische Differenzierung möglich und sinnvoll? Akt Neurol 20:40–48
112. Wetterling T, Schürmann A (1997) Gründe für die Heimeinweisung stationär aufgenommener gerontopsychiatrischer Patienten. Z Gerontol Geriatr 30:469–473
113. Wetterling T, Junghanns K (2000) Psychiatrischer Konsiliardienst bei älteren Patienten. Nervenarzt 71:559–564
114. Wiedemann KD (1998) Probleme und Möglichkeiten der beruflichen Wiedereingliederung. In: Kasten E, Schmid G, Eder R (Hrsg) Effektive neuropsychologische Behandlungsmethoden. Deutscher Psychologen Verlag, Bonn, S 322–344
115. Willmes K, Poeck K (1984) Ergebnisse einer multizentrischen Untersuchung über die Spontangenese von Aphasien vaskulärer Ätiologie. Nervenarzt 55:62–71
116. Wood RL (1984) Behavior disorders following severe brain injury: their presentation and psychological management. In: Brooks N (ed) Closed head injury: psychological, social and family consequences. Oxford University Press, New York, pp 195–219
117. World Health Organization (1980) The international classification of impairments, disabilities, and handicaps. World Health Organization, Genf
118. Young JB, Forster A (1992) The Bradford community stroke trial: results at six months. BMJ 304:1085–1089

Kapitel 9 Rechtliche Aspekte und Begutachtung

Inhaltsübersicht

- **9.1 Zivilrecht** 527
- 9.1.1 Geschäftsfähigkeit 528
- 9.1.2 Aufklärung über und Einwilligung in ärztliche Maßnahmen 528
- 9.1.3 Testierfähigkeit 531
- **9.2 Betreuungsgesetz** 532
- **9.3 Unterbringungsgesetze** 535
- **9.4 Strafrecht** 535
- **9.5 Begutachtung von Personen mit einer organischen psychischen Störung im Straf- und Zivilrecht** 537
- 9.5.1 Auffassungsstörungen 539
- 9.5.2 Kognitive Beeinträchtigungen 540
- 9.5.3 Störung der Einsichtsfähigkeit 540
- 9.5.4 Störung der Urteilsfähigkeit 541
- 9.5.5 Beeinträchtigung der Entscheidungsfähigkeit 542
- 9.5.6 Beeinträchtigung der Steuerungsfähigkeit 543
- 9.5.7 Besondere Schwierigkeiten bei der Begutachtung im Zivilrecht 543
- **9.6 Sozialrecht** 545
- 9.6.1 Minderung der Erwerbsfähigkeit 546
- 9.6.2 Schwerbehindertengesetz 548
- **9.7 Fahrerlaubnis** 549
- **9.8 Literatur** 552

9.1 Zivilrecht

Das Zivilrecht in Deutschland geht bei über 18-Jährigen von einer Selbstverantwortlichkeit aus. Diese Eigenverantwortung ist nur in Einzelfällen durch Gesetze eingeschränkt.

Tabelle 9.1. Fragen bei Gutachten zur Geschäftsfähigkeit

Bestand bei Geschäftsabschluss eine schwerwiegende psychische oder/und kognitive Störung? (Diagnose?)
War dieser Zustand nur vorübergehend?
In welchem Umfang konnte der Betreffende Informationen zum Inhalt des Geschäfts-/Sachverhalts aufnehmen? (Auffassungsstörung oder schwere Aufmerksamkeitsstörung?)
In welchem Umfang konnte der Betreffende Informationen und Wahlmöglichkeiten nutzen? (War die Urteils- bzw. Entscheidungsfähigkeit eingeschränkt?)
Ist seine Willenserklärung konstant? (Ist die Steuerungsfähigkeit eingeschränkt?)

9.1.1 Geschäftsfähigkeit

In der Rechtsprechung wird bei Volljährigen von dem Bestehen einer Geschäftsfähigkeit ausgegangen. Die Fähigkeit verbindlich Geschäfte und Verträge einzugehen (Geschäftsfähigkeit) kann bei Personen mit einer OPS eingeschränkt sein. Eine Geschäftsunfähigkeit ist meist durch ein nervenärztliches oder psychiatrisches Gutachten (s. Tabelle 9.1) nachzuweisen [51].

■ Rechtliche Voraussetzungen

§ 104 Abs. 2 BGB: *Geschäftsunfähig ist, wer sich in einem die freie Willensbestimmung ausschließenden Zustand krankhafter Störung der Geistestätigkeit befindet, sofern nicht der Zustand seiner Natur nach ein vorübergehender ist.*

Ein unter Betreuung Stehender (s. u.) ist nicht automatisch geschäftsunfähig!

Häufig wird aber davon ausgegangen, dass nur vorübergehend eine Geschäftsunfähigkeit bestanden hat. Hier sind die Bestimmungen des § 105 Abs. 2 BGB zu beachten: *Nichtig ist auch eine Willenserklärung, die im Zustande der Bewusstlosigkeit oder vorübergehender Störung der Geistestätigkeit abgegeben wird.*

9.1.2 Aufklärung über und Einwilligung in ärztliche Maßnahmen

Häufig gestaltet sich die Aufklärung über notwendige geplante ärztliche Maßnahmen bei OPS-Patienten schwierig, weil diese oft nicht in der Lage sind, den Inhalt einer Aufklärung zu verstehen oder/und intellektuell adäquat zu verarbeiten, sodass sie daraus eine eigene freie Willensentscheidung, nämlich die Einwilligung in die ärztliche Maßnahme, herleiten können. Eindeutige rechtliche Bestimmungen hinsichtlich der Aufklärung über bzw. der Einwilligung in ärztliche Maßnahmen bestehen in der BRD nicht, sodass als Anhaltspunkte für die Vorgehensweise nur auf z. T. widersprüchliche höchstrichterliche Entscheidungen zurückgegriffen werden kann. Dies ist wiederholt von ärztlicher Seite kritisiert worden [35, 76]. Nach der gängigen Rechtsprechung sind eine umfassende Aufklärung über die Diagnose und die geplante Behandlung sowie eine anschließende Einwilligung durch den Patienten immer erforderlich [12, 86], bevor eine ärztliche Maßnahme erfolgen kann. Andernfalls ist der Tatbestand der Körperverletzung (n. § 223 StGB) erfüllt. Auch über die Gabe von Medikamenten und insbesondere deren mögliche Nebenwirkungen ist der Patient aufzuklären. Die Aufklärung soll in einem vertrauensvollen Gespräch zwischen dem Arzt und dem Kranken erfolgen [93], mit dem Ziel den Patienten in die Lage zu versetzen, eine wirksame Einwilligungserklärung für den Eingriff abzugeben bzw. gegen ihn zu entscheiden. Sie hat daher auf das Informationsbedürfnis und die Verständnismöglichkeiten des Patienten, z. B. mit einer OPS, Rücksicht zu nehmen [12]. Eine Befragung von psychiatrischen Patienten hat gezeigt, dass auch OPS-Patienten ein hohes Bedürfnis haben, über ihre Erkrankung aufgeklärt zu werden [81].

Die Gestaltung des Aufklärungsgesprächs liegt weitgehend im Ermessen des Arztes [12, 88]. Der Umfang der Aufklärung richtet sich nach der Dringlichkeit des Eingriffs. Je dringlicher ein Eingriff ist, desto geringer sind die Anforderungen an den Umfang der Aufklärung und umgekehrt [27]. Eine Aufklärung sollte folgende Informationen enthalten [76]:

Erläuterung des Befundes und der Diagnose (auf Letztere kann verzichtet werden, wenn die Offenbarung vrdl. zu einer ernsten – meist psychischen – und nicht behebbaren Gesundheitsschädigung führen würde [88];

Erörterung des Wesens und Umfangs des medizinischen Eingriffs (Operation, Bestrahlung, Medikamentenverordnung etc.), möglicher Folgen (Funktionseinschränkung etc.) und Komplikationen (z. B. Operationserweiterung). Die Aufklärung über die Komplikationen ist abhängig von der Dringlichkeit des Eingriffs. Grundsätzlich ist über alle schwerwiegenden Komplikationen aufzuklären;

Darstellung von alternativen Behandlungsverfahren und deren Vor- und Nachteilen [54];

Erläuterung des Risikos bei Nichtdurchführung der ärztlichen Maßnahme.

Der Zeitpunkt der Aufklärung sollte so gewählt sein, dass der Patient genügend Zeit hat über den Eingriff zu entscheiden [55].

In der Rechtsprechung wird generell davon ausgegangen, dass ein volljähriger Patient persönlich durch den behandelnden Arzt aufgeklärt wird. Voraussetzung für ein Aufklärungsgespräch ist, dass der Patient nicht schwerwiegend hinsichtlich seiner Auffassung und seiner natürlichen Einsichts- und Urteilsfähigkeit gestört ist [86]. Ob ein psychiatrisch Erkrankter einwilligungsfähig ist, kann nur ein Arzt feststellen [86]. Falls die kognitive und/oder die intellektuelle Leistungsfähigkeit desjenigen, der aufgeklärt werden soll, eingeschränkt oder aufgehoben ist, ist nach dem Betreuungsgesetz (§ 1896 BGB) eine Betreuung mit dem Aufgabenkreis „Sicherstellung der ärztlichen Heilbehandlung" oder „Einwilligung in die ärztliche Heilbehandlung" anzuregen. In einem solchen Fall ist nämlich davon auszugehen, dass neben dem Fehlen der Möglichkeit eine Aufklärung zu verstehen auch keine Einwilligungsfähigkeit vorliegt. Nach der Rechtsprechung ist aber immer derjenige aufzuklären, der auch die Einwilligung in die ärztliche Maßnahme gibt [88]. Nichtsdestotrotz ist jeder Patient im Rahmen seiner Verständnismöglichkeiten aufzuklären [12], auch zwangsweise Untergebrachte [69]. Nach § 1904 BGB sind die Möglichkeiten eines Betreuers begrenzt: Die Einwilligung des Betreuers in eine Untersuchung des Gesundheitszustandes, eine Heilbehandlung oder einen ärztlichen Eingriff bedarf der Genehmigung des Vormundschaftsgerichts, wenn die begründete Gefahr besteht, dass der Betreute auf Grund der Maßnahme stirbt oder einen schweren und länger dauernden gesundheitlichen Schaden erleidet. Ohne die Genehmigung darf die Maßnahme nur durchgeführt werden, wenn mit dem Aufschub Gefahr verbunden ist.

Wenn ein Patient, der nicht unter Betreuung steht, nach einer entsprechenden Aufklärung seine Einwilligung zu einer ärztlichen Maßnahme verweigert, darf diese nicht durchgeführt werden. Eine Ausnahme besteht dann, wenn Gefahr im Verzug ist, d.h. durch Unterlassung der ärztlichen Maßnahme akut ein lebensbedrohlicher Zustand eintritt bzw. einzutreten droht, also ein „rechtfertigender Notstand" nach § 34 StGB besteht.

Als Anhaltspunkte zur Abschätzung, ob der Patient in der Lage ist, dem Aufklärungsgespräch adäquat zu folgen und eine Einwilligungserklärung abzugeben, können die in Tabelle 9.2 aufgeführten Fragen dienen (s. auch [47, 48, 76]).

Schwerwiegende ethische Probleme ergeben sich bei der Aufklärung über die Diagnose v.a. bei einer progredient verlaufenden OPS, z.B. einer Demenz, die nach den bisherigen Erkenntnissen nur wenig hinsichtlich ihrer Progredienz zu beeinflussen ist (→ Kap. 4.3.6). So müsste z.B. einem Patienten mit Demenz bei korrekter Aufklärung eröffnet werden, dass er

Tabelle 9.2. Fragen zur Beurteilung der Fähigkeit einer ärztlichen Aufklärung zu folgen bzw. eine Einwilligung abzugeben

Leidet der Patient zum Zeitpunkt der Einwilligung an einer schwerwiegenden psychischen oder/und kognitiven Störung? (Diagnose?)

Verfügt der Patient über eine Krankheitseinsicht, insbesondere zur Art und Schwere der Erkrankung?

Kann der Patient gegebene Informationen (Aufklärung) in vollem Umfang verstehen? (Liegen Auffassungs- oder Aufmerksamkeitsstörungen vor?)

Kann der Patient die gegebenen Informationen nutzen, um zu einer Willenserklärung zu gelangen? (Urteilsfähigkeit eingeschränkt?)

Kann der Patient Wahlmöglichkeiten nutzen? (Entscheidungsfähigkeit eingeschränkt?)

Ist seine Willenserklärung konstant? (Steuerungsfähigkeit eingeschränkt?)

mit großer Wahrscheinlichkeit – sofern er nicht an einer anderen Krankheit früher stirbt – langsam immer mehr von seinen kognitiven, intellektuellen und sozialen Fähigkeiten einbüßen wird, um schließlich (unter Umständen vollständig) pflegebedürftig zu werden. Dem Betreffenden müsste also ein jahrelanges Siechtum ohne Heilungschance in Aussicht gestellt werden. Hier erhebt sich zwangsläufig die Frage, wieviel Aufklärung ein Patient psychisch verkraften kann. Zwar hat der Arzt nach der bisherigen Rechtsprechung die Möglichkeit nicht oder nur eingeschränkt aufzuklären, wenn der Patient dadurch einen schwerwiegenden (psychischen) Schaden erleiden würde [88]; dies würde jedoch zur Folge haben, dass der Betroffene mit dieser Begründung wahrscheinlich nie aufgeklärt werden würde und keine Regelungen bzgl. seines Nachlasses bzw. Verfügungen für weitere ärztliche Maßnahmen („Patiententestament") in einem Zustand geringer intellektueller Beeinträchtigung treffen könnte (s. [13]).

In diesen Zusammenhang stellt sich zwingend die Frage nach der Sicherheit der Diagnose einer OPS, v. a. die Frage, ob eine (weitgehend) reversible OPS ausgeschlossen ist. In Anbetracht der diagnostischen Unsicherheit sollte z. B. eine Demenz gut abgesichert sein, bevor dem Patienten die schwerwiegende Diagnose eröffnet wird. Sinnvoll erscheint eine schrittweise Aufklärung. Die das weitere Leben stark beeinflussende Diagnose einer OPS sollte mit den Bezugspersonen (Familie etc.) erörtert werden, v. a. im Hinblick auf die erheblichen sozialen Konsequenzen.

9.1.3 Testierfähigkeit

Bei Personen mit einer OPS taucht häufig die Frage auf, ob sie bei Abfassung eines Testaments testierfähig waren. Eine besondere Schwierigkeit besteht darin, dass in der Regel ein Gutachten meist längere Zeit nach der Abfassung des Testaments angefordert wird und der Erblasser oft schon verstorben ist (s. u.).

Rechtliche Voraussetzungen

In § 2229 BGB wird von dem Grundsatz ausgegangen, dass jeder Mensch mit Vollendung des 16. Lebensjahres testierfähig ist. Nach § 2229 Abs. 4 BGB gilt eine Testierfähigkeit unter folgenden Voraussetzungen als nicht gegeben: *Wer wegen krankhafter Störung der Geistestätigkeit, wegen Geistesschwäche oder wegen Bewusstseinsstörung nicht in der Lage ist, die Bedeutung einer von ihm abgegebenen Willenserklärung einzusehen und nach dieser Einsicht zu handeln, kann ein Testament nicht errichten.*

Die Beweislast (Nachweispflicht) hat derjenige, der die Testierfähigkeit anzweifelt.

Nach der Rechtsprechung liegt eine Testierfähigkeit nur dann vor, wenn der Erblasser in der Lage war, sich über die Tragweite seiner Anordnungen ein klares Urteil zu bilden und nach diesem Urteil frei von den Einflüssen

Tabelle 9.3. Fragen zur Beurteilung der Testierfähigkeit

Lag bei dem Testator eine schwerwiegende psychische oder/und kognitive Störung vor? (Diagnose?)
War dadurch seine Entscheidungs- und Urteilsfähigkeit eingeschränkt? (freie Willensbildung und Einsicht in die Bedeutung der Willenserklärung)
War seine Willenserklärung unbeeinflusst?
Welche Motive waren vorherrschend?*
Konnte der Testator die Folgen der möglichen Begünstigten (Erben) übersehen?

---

* s. kritische Anmerkungen hierzu bei [53]

etwaiger Dritter zu handeln [85, 94]. Dazu gehört insbesondere auch, dass der Erblasser urteilsfähig war in Bezug auf die Auswirkungen der testamentarischen Anordnungen auf die persönlichen und wirtschaftlichen Verhältnisse der Betroffenen sowie über die Gründe, die für und gegen ihre sittliche Berechtigung sprechen [85, 94]. Die gleichen Grundsätze gelten auch bei der Beurteilung der Testierfähigkeit von unter Betreuung stehenden Personen, denn der Betreuer hat keinen Einwilligungsvorbehalt hinsichtlich der Testamentserrichtung (§ 1903 Abs. 2 BGB). Bei der Begutachtung der Frage, ob eine Testierfähigkeit vorgelegen hat, stellen sich die Fragen (s. [79]) aus Tabelle 9.3.

In einem Gutachten sollte eine Testierunfähigkeit nicht nur wahrscheinlich gemacht, sondern nachgewiesen werden. Im Zweifelsfall ist von einer Testierfähigkeit auszugehen. In Fällen (z. B. bei einer posthumen Begutachtung), in denen die Unterlagen und Befunde nicht zu einer Beurteilung ausreichen, sollte dieser Beweisnotstand klar benannt und die Grenzen der gutachterlichen Aussage aufgezeigt werden [2].

9.2 Betreuungsgesetz

Viele Personen mit einer OPS können auf Grund ihrer kognitiven und intellektuellen Beeinträchtigungen einige Bereiche des täglichen Lebens (z. B. finanzielle Belange) nicht mehr selbstständig bewältigen. Nach § 1896 BGB kann in solchen Fällen eine Betreuung vom Vormundschaftsgericht angeordnet werden. Es gibt Hinweise dafür, dass besonders OPS-Kranke unter Betreuung gestellt werden [73, 80]. Zur Zeit gibt es in Deutschland etwa 550 000 Menschen, die unter Betreuung stehen [64].

Rechtliche Voraussetzungen

Das Betreuungsgesetz (BtG) ist ein sog. Artikelgesetz, d.h., es besteht im Wesentlichen aus einer Reihe von Änderungen schon bestehender Gesetzesartikel anderer Gesetzbücher (z.B. BGB) [25]. Die Novellierung im Jahr 1999 befasste sich v.a. mit administrativen Bestimmungen für die Betreuer. Eine Betreuung darf grundsätzlich nur zur Abwendung einer erheblichen Gefahr für die betreffende Person (z.B. schwere Gesundheitsgefährdung) und das Vermögen des Betreffenden vom Vormundschaftsgericht angeordnet werden (§ 1896 BGB).

Einen Antrag auf Betreuung kann ausschließlich der Betreffende selbst stellen. Angehörige, Bekannte bzw. behandelnde Ärzte können die Einleitung einer Betreuung bei der zuständigen Betreuungsbehörde oder dem Vormundschaftsgericht nur anregen. Diese werden dann von Amts wegen tätig. Das Verfahren zur Anordnung der Betreuung ist im Allgemeinen relativ kompliziert und langwierig [56], da zunächst für das Vormundschaftsgericht ein Sozialbericht erstellt werden muss, aus dem hervorgeht, auf welchen Aufgabenkreis sich die Betreuung erstrecken soll (§ 8 Betreuungsbehördengesetz). Meist ist bzw. sind auch noch ein oder mehrere Gutachter hinzuzuziehen, wobei der Erstgutachter im Normalfall ein Nervenarzt bzw. Psychiater ist (§ 68b Gesetz über freie Gerichtsbarkeit, FGG). Ferner muss eine Anhörung des Betroffenen mit einer Erörterung der Betreuungsmaßnahme durch das Gericht stattfinden (§ 68 FGG), sofern dieser hierdurch nicht einen schwerwiegenden (meist psychischen) Schaden erleiden würde. Erst nach Abschluss dieses Verfahrens wird vom Vormundschaftsgericht ein Betreuer bzw. ein Betreuungsverein bestimmt (Einzelheiten zum Verfahren s. [33, 60]). Eine Betreuung ist zeitlich befristet, und es muss spätestens nach 5 Jahren gerichtlich überprüft werden, ob die Gründe zur Einrichtung einer Betreuung fortbestehen.

Nach dem BtG [25] sind der Umfang und der Grad der Beeinträchtigungen und der daraus resultierende Aufgabenkreis, in dem die Unterstützung durch einen Betreuer erfolgen soll, genau zu definieren (§ 1901 Abs. 1 BGB). Diese können folgende Bereiche umfassen:

Sorge um das persönliche Wohl (z.B. Organisation von ambulanter Hilfe etc.),
Sicherstellung der ärztlichen Heilbehandlung (§ 1904 BGB),
Vertretung gegenüber Behörden, Gerichten, Heimleitung etc. (§ 1902 BGB),
Vermögensangelegenheiten,
Aufenthaltsbestimmung (Unterbringung nach § 1906 BGB),
Wohnungsauflösung (§ 1907 BGB).

Ein Einwilligungsvorbehalt, z.B. in Vermögensangelegenheiten, muss vom Vormundschaftsgericht gesondert angeordnet werden. Ein Einwilligungsvorbehalt des Betreuers besteht nicht bei Eheschließung und Abfassung eines Testaments (§ 1903 Abs. 1 BGB).

Tabelle 9.4. Wichtige Fragen bei Betreuungsgutachten (in Anlehnung an [45])

Leidet der zu Begutachtende an einer psychiatrischen Erkrankung? (Diagnose?)
Wie weitgehend und auf welchen Gebieten ist der Betreffende in der Ausübung seiner Angelegenheiten durch die Erkrankung beeinträchtigt?
Ist eine Hilfe erforderlich? Wenn ja, welcher Art sollte sie sein? (Aufgabenkreise?)
Sind andere Formen der Hilfe (z. B. Vollmachterteilung für Angehörige) möglich?
Ist eine Betreuung nötig? Wenn ja, auf welchen Gebieten? (Aufgabengebiete des Betreuers)
Ist ggf. eine Unterbringung nach § 1906 BGB notwendig?
Besteht gleichzeitig eine Geschäftsunfähigkeit?
Kann der Betreffende von dem Gericht zu dem Betreuungsverfahren gehört werden, ohne dass ihm dadurch (z. B. psychische) Nachteile entstehen?
Kann das Gericht dem Betreffenden seine Entscheidung mitteilen, ohne dass ihm dadurch (z. B. psychische) Nachteile entstehen?

In einem Gutachten zu der Frage, ob eine Betreuung eingerichtet werden soll, ist zu einer Reihe von Fragen Stellung zu nehmen (s. auch [45]) (Tabelle 9.4).

Der Konflikt, wem und wie lange jemandem eine Eigenverantwortung trotz einer schweren OPS noch zugetraut werden kann und wem eine Fremdbestimmung auferlegt werden muss, ist durch das Betreuungsgesetz mit seinen differenzierten Möglichkeiten zur Hilfe die Schärfe genommen worden. Dennoch kann die Entscheidung im Einzelfall schwierig bleiben und zu erheblichen Konflikten Anlass bieten. Einige ethisch bedeutsame Fragen werden durch diese Gesetze nicht gelöst. Zu nennen ist hier v. a. die Frage nach der juristischen Wertigkeit eines sog. Patiententestaments [13, 40], d. h., wenn eine Person in einem Zustand, in dem sie noch nicht oder kaum kognitiv und intellektuell beeinträchtigt ist, Regelungen für evtl. auftretende Erkrankungen trifft wie z. B. den Wunsch im Falle einer schweren Demenz, bei Infekten nicht antibiotisch behandelt zu werden. Von juristischer Seite [11] ist zwar die Zulässigkeit einer antizipierten Einwilligung anerkannt worden, aber die Frage, wie lange vorher diese gegeben werden kann und ob es dem Patienten, z. B. nach der Aufklärung über das Vorliegen einer OPS, gestattet ist, nicht nur über eine konkrete geplante Maßnahme zu entscheiden, sondern auch für alle Eventualitäten vorbestimmen zu können, bleibt offen. Falls Letzteres im Sinne eines weitgehenden Selbstbestimmungsrechts des Patienten bejaht wird, kommt einer frühzeitigen Aufklärung über eine progrediente OPS eine enorme Bedeutung zu. Der Arzt stünde aber weiterhin vor einer schwerwiegenden ethischen Frage, nämlich der, wann der von dem Patienten für nicht mehr als lebenswert angesehene Zustand eingetreten ist und ärztliche Maßnahmen eingestellt werden müssten (s. hierzu [13, 41]).

Tabelle 9.5. Wichtige Fragen bei Gutachten zur zwangsweisen Unterbringung

Besteht eine schwerwiegende psychische oder/und kognitive Störung? (Diagnose?)
Besteht akute Eigengefährdung (Suizidgefahr, Selbstverletzungsgefahr) oder akute Fremdgefährdung (Gefährdung der öffentlichen Sicherheit oder des Verkehrs, Androhung von Gewalt gegen Personen oder Sachen etc.)?

9.3 Unterbringungsgesetze

Psychisch Kranke können zwangsweise auf einer geschlossenen psychiatrischen Station untergebracht werden, wenn sie nicht krankheitseinsichtig und/oder nicht behandlungswillig sind und wenn psychiatrischerseits eine dringende Behandlungsindikation wegen einer akuten Eigen- und/oder Fremdgefährdung besteht (Tabelle 9.5). Die entsprechenden Unterbringungsgesetze weisen in den einzelnen Bundesländern erhebliche Unterschiede auf [9, 60]. Eine Schwierigkeit bei chronisch Kranken, wie z. B. bei einer Vielzahl von OPS-Patienten, besteht darin, nachzuweisen, dass eine akute Gefährdung vorliegt. Falls diese nämlich nicht gegeben ist, ist nicht das Unterbringungsgesetz anzuwenden, sondern es ist eine Betreuung mit dem Aufgabenkreis ‚Aufenthaltsbestimmung' nach dem Betreuungsgesetz beim Gericht anzuregen. Nach der Einrichtung einer entsprechenden Betreuung kann der Betreuer nach § 1906 BGB eine Unterbringung auf einer geschlossenen Station anordnen, wenn Gefahr für die Gesundheit und das Leben des Betreuten besteht oder falls eine Heilbehandlung oder ein ärztlicher Eingriff erforderlich ist, dessen Notwendigkeit der Betreute auf Grund der psychischen Erkrankung nicht erkennt bzw. wenn er nicht nach dieser Einsicht zu handeln vermag. Hierzu ist das Einverständnis des Vormundschaftsgerichts erforderlich (§ 1906 Abs. 2 BGB).

Wenn ein Täter bei der Begehung einer Straftat auf Grund einer OPS unfähig oder vermindert fähig ist das Unrecht der Tat einzusehen, so kann eine Unterbringung in einem psychiatrischen Krankenhaus vom Gericht nach § 63 StGB veranlasst werden.

9.4 Strafrecht

Personen mit OPS werden oft als besonders gewalttätig angesehen, da sie häufig über eine verminderte Impulskontrolle verfügen und daher durch aggressives Verhalten auffallen (→ Kap. 6.1). In der Kriminalstatistik fällt v. a. die hohe Zahl an sog. „Beschaffungsdelikten" von Drogenabhängigen und die der Straftaten auf, die unter dem Einfluss von Alkohol und Drogen begangen werden. Umstritten ist aber, ob und inwieweit bei diesen Straftaten zum Tatzeitpunkt eine exogen bedingte psychische Störung vorgelegen hat. Nur wenige stichhaltige Hinweise sprechen dafür, dass Personen mit einer OPS besonders häufig straffällig werden (s. [31, 34, 50, 61, 75]).

Es ist zu berücksichtigen, dass bei diesen Personen häufig ein Alkohol- oder Drogenabusus besteht [39]. Die Frage, ob psychisch Kranke, also auch OPS-Kranke, bei der Begehung einer Straftat schuldfähig sind, ist häufig umstritten; sie wird daher oft zum Gegenstand eines psychiatrischen Gutachtens (s. [46, 52, 65, 70]) (Tabelle 9.6).

Rechtliche Grundlagen

Die folgenden Bestimmungen des StGB sind maßgeblich bei der Beurteilung der Schuldfähigkeit und der daraus zu ziehenden Konsequenzen für die Unterbringung des Täters bei Vorliegen einer seelischen Störung.

§ 20 StGB Schuldunfähigkeit: *Ohne Schuld handelt, wer bei Begehung der Tat wegen einer krankhaften seelischen Störung, wegen einer tiefgreifenden Bewusstseinsstörung oder wegen Schwachsinns oder einer schweren anderen seelischen Abartigkeit unfähig ist, das Unrecht der Tat einzusehen oder nach dieser Einsicht zu handeln.*

§ 21 StGB Verminderte Schuldfähigkeit: *Ist die Fähigkeit des Täters das Unrecht der Tat einzusehen oder nach dieser Einsicht zu handeln, aus einem der in § 20 bezeichneten Gründe bei der Begehung der Tat erheblich vermindert, so kann die Strafe nach § 49 Abs. 1 gemildert werden.*

Tabelle 9.6. Wichtige Fragen bei der Begutachtung in strafrechtlichen Verfahren

Bestand zum Tatzeitpunkt eine psychische oder/und kognitive Störung, die so schwerwiegend war, dass der Betreffende (Täter) nicht oder nicht ausreichend in der Lage war, das Unrecht seiner Tat(en) einzusehen
Welche Einschränkungen hinsichtlich der Einsichts- bzw. Urteilsfähigkeit waren durch die OPS bedingt?
insbesondere:
– Bestand eine Bewusstseinstrübung, -einengung?
– Lagen kognitive oder/und intellektuelle Beeinträchtigungen vor?
Inwieweit war durch die OPS die Steuerungsfähigkeit beeinträchtigt?
Stand der Tatverdächtige unter Medikamenten-, Alkohol- oder Drogeneinfluss?
– Liegen objektivierbare Daten (z. B. Blutspiegelbestimmung) vor?
Worauf gründet sich die Annahme einer OPS bzw. der o. g. Symptome bei der rückwirkend erfolgten Begutachtung?
– Bestand die OPS schon vor der Straftat?
– Zeugenaussagen, Verhaltensauffälligkeiten.
Besteht die organisch bedingte psychische Störung fort?
– Falls Behandlungsmöglichkeit besteht: Anwendung von § 63 StGB notwendig und sinnvoll?
– Falls irreversibel: Anwendung von § 63 StGB notwendig und sinnvoll?

§ 63 StGB Unterbringung in einem psychiatrischen Krankenhaus: *Hat jemand eine rechtswidrige Tat im Zustand der Schuldunfähigkeit (§ 20) oder der verminderten Schuldfähigkeit (§ 21) begangen, so ordnet das Gericht die Unterbringung in einem psychiatrischen Krankenhaus an, wenn die Gesamtwürdigung des Täters und seiner Tat ergibt, dass von ihm infolge seines Zustandes erhebliche rechtswidrige Taten zu erwarten sind und er deshalb für die Allgemeinheit gefährlich ist.*

§ 64 StGB regelt die Unterbringung in einer Entziehungsanstalt bei Straftätern mit einer Suchterkrankung.

Wichtig ist nach der heutigen Rechtsauffassung weniger der Nachweis für das Bestehen biologischer Merkmale (z. B. Hinweise auf eine körperliche Grunderkrankung bei OPS) als vielmehr die Darstellung des psychischen Zustandes des Täters zum Zeitpunkt der Tat, der Gesamtpersönlichkeit und insbesondere der psychosozialen Umstände, die bei der Tat eine Rolle gespielt haben (Tatdynamik) (Tabelle 9.6). Denn diese können die Einsichts- und Steuerungsfähigkeit, die es zu beurteilen gilt, wesentlich beeinflussen. Im Strafrecht ist es ausreichend, wenn das Vorliegen einer psychischen Störung zum Tatzeitpunkt wahrscheinlich gemacht werden kann. Entscheidend ist, dass die Störung so schwerwiegend war, dass sie die Fähigkeit die Unrechtmäßigkeit der Tat einzusehen bzw. – falls die Einsicht bestand – die Fähigkeit nach dieser Einsicht zu handeln wesentlich eingeschränkt war.

9.5 Begutachtung von Personen mit einer organisch bedingten psychischen Störung im Straf- und Zivilrecht

Grundsätzlich sollte bei der Erstellung von nervenärztlichen Gutachten auf folgende Punkte geachtet werden:
Es sollten nur die in dem Gutachtenauftrag gestellten Beweisfragen beantwortet werden;
den Auftraggebern (z. B. Gerichten) vorbehaltene Entscheidungen sollten nicht vorweggenommen werden;
es sollte dargestellt werden, auf welche Unterlagen und Befunde (z. B. eigene Exploration) sich die gutachterliche Stellungnahme gründet.

Bei der Begutachtung von Personen mit einer OPS im Rahmen von Zivil- oder Strafrechtsverfahren stellen sich eine Reihe von Fragen (s. Tabellen 9.2, 9.3, 9.6). Bei der Begutachtung von Personen mit einer OPS im Straf- oder Zivilrecht können eine Reihe von psychischen Störungen rechtlich relevant sein (Tabelle 9.7). Zunächst sollen Anhaltspunkte zur Diagnose und Beurteilung dieser Störungen dargestellt werden. Anschließend wird noch kurz auf spezielle Probleme bei der Beurteilung eingegangen.

Tabelle 9.7. Vorkommen von Beeinträchtigungen wichtiger Fähigkeiten bei organisch bedingten psychischen Störungen, die zu rechtlichen Konsequenzen führen können

Beeinträchtigung der	Von Relevanz im	Vorkommen bei
Auffassung	Zivilrecht (Geschäfts-, Einwilligungs- und Testierfähigkeit)	Delir Demenz organischer Halluzinose organischer katatoner Störung organischer wahnhafter oder schizophreniformer Störung amnestischem Syndrom* organischer affektiver Störung* sensorischer Aphasie
Einsichtsfähigkeit	Zivilrecht (Geschäfts-, Einwilligungs- und Testierfähigkeit) Strafrecht (Einsicht in Unrecht der Tat)	Delir Demenz organischer affektiver Störung organischer dissoziativer Störung organischer Halluzinose organischer katatoner Störung organischer wahnhafter oder schizophreniformer Störung amnestischem Syndrom* Persönlichkeitsänderung*
Entscheidungs- und Urteilsfähigkeit	Zivilrecht (Geschäfts-, Einwilligungs- und Testierfähigkeit) Strafrecht (Einsichtsfähigkeit)	Delir Demenz organischer affektiver Störung organischer wahnhafter oder schizophreniformer Störung organischer katatoner Störung amnestischem Syndrom* Persönlichkeitsänderung*
kognitiven Leistungsfähigkeit	Zivilrecht (Geschäfts-, Einwilligungs- und Testierfähigkeit Strafrecht (Einsichtsfähigkeit)	Delir Demenz Amnesie*
Steuerungsfähigkeit	Strafrecht (Schuldfähigkeit)	Delir Demenz organischer affektiver Störung organischer wahnhafter oder schizophreniformer Störung organischer katatoner Störung Korsakoff-Syndrom* Persönlichkeitsänderung*

* nur in Einzelfällen

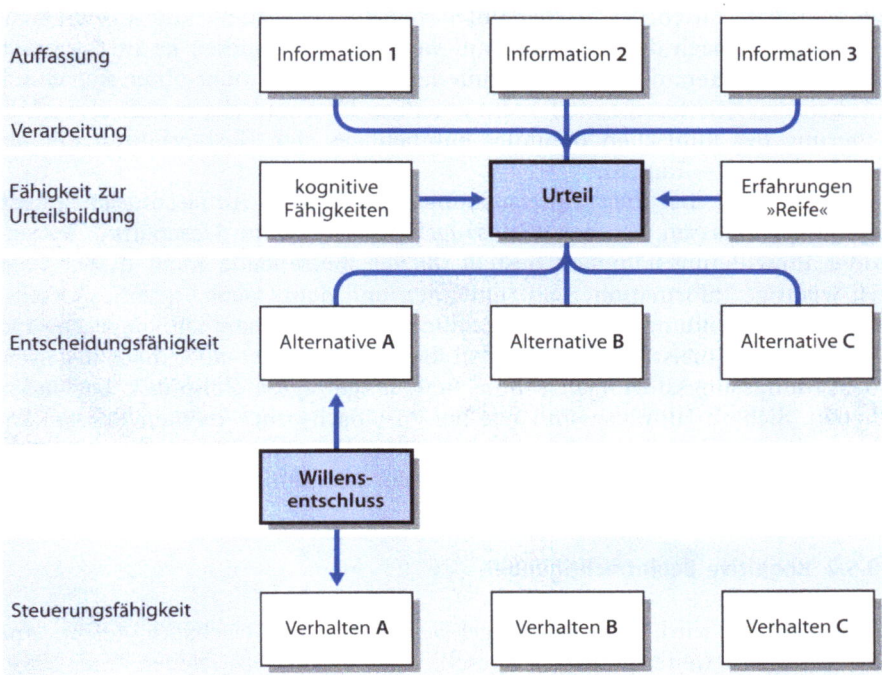

Abb. 9.1. Schematischer Zusammenhang der rechtlich relevanten Fähigkeiten

Die verschiedenen von der Rechtsprechung geforderten Fähigkeiten wie Urteils-, Entscheidungs- und Steuerungsfähigkeit stellen einzelne Aspekte eines komplizierten Prozesses dar (Abb. 9.1).

9.5.1 Auffassungsstörungen

Voraussetzung der zivil- oder strafrechtlichen Verantwortlichkeit einer Person mit einer OPS ist, dass keine Auffassungsstörungen in dem Ausmaß bestehen, dass eine Aufnahme von Reizen aus der Umwelt, z. B. durch eine Visus- oder Hörminderung, stark beeinträchtigt bzw. ausgeschlossen ist. Die Aufnahme von Umweltreizen kann ferner beeinträchtigt sein durch eine quantitative Bewusstseinsstörung (z. B. Benommenheit oder Somnolenz), Störungen der Konzentration, insbesondere der Fähigkeit seine Aufmerksamkeit auf bestimmte Objekte zu richten (Vigilanzstörung → Kap. 7.3) sowie durch Fehlwahrnehmungen (Halluzinationen).

Darüber hinaus kann auch die primäre Verarbeitung (z. B. bei einer sensorischen Aphasie) so schwer gestört sein, dass eine regelrechte Kommunikation mit dem Betreffenden nicht mehr möglich ist, da dieser den Gesprächsinhalt nicht hinreichend sicher erfasst. Auffassungsstörungen können z. B. durch das Nacherzählen von kleinen Fabeln und anschließendem Fragen nach dem Sinn erkannt werden. Des Weiteren ist im Gespräch darauf zu achten, ob der Betreffende konzentriert ist oder ob er sich durch Außenreize (Geräusche etc.) leicht ablenken lässt und abschweift. Zur Absicherung des klinischen Befundes empfiehlt es sich, Testverfahren mit heranzuziehen (→ Kap. 3).

Wenn sich bei der Untersuchung ausgeprägte Auffassungsstörungen nachweisen lassen, ist davon auszugehen, dass keine Geschäfts-, Testier- oder Einwilligungsfähigkeit besteht, da der Betreffende nicht in der Lage ist wichtige Informationen aufzunehmen und damit auch in seiner Urteils- und Willensbildung bzw. Entscheidungsfindung wesentlich eingeschränkt ist. Bei der (meist) rückwirkenden Begutachtung ist aber nachzuweisen, dass Auffassungsstörungen schon zu dem gefragten Zeitpunkt bestanden haben. Sichere Hinweise sind nur bei chronisch-progredienten Erkrankungen oder bei Störungen, die auf eine einmalige, vor dem zu begutachtenden Zeitpunkt eingetretene Schädigung zurückzuführen sind, gegeben.

9.5.2 Kognitive Beeinträchtigungen

Im Strafrecht wird, wenn ein Angeklagter unter „Schwachsinn" leidet, eine Straffähigkeit weitestgehend ausgeschlossen (§ 20 StGB). Neben einer angeborenen Minderbegabung kann auch ein demenzieller Abbau zu einer schwerwiegenden intellektuellen Beeinträchtigung führen. Eine Einschätzung des Schweregrades der Demenz kann anhand von Tests vorgenommen werden (→ Kap. 3).

9.5.3 Störung der Einsichtsfähigkeit

Die Frage nach der Einsichtsfähigkeit stellt sich v. a. bei Straftätern oder bei Patienten, die ihre Einwilligung zu einem ärztlichen Eingriff abgeben sollen. Im Strafrecht ist mit Einsicht im Allgemeinen ein Unrechtsbewusstsein gemeint, also das Wissen um das Ungesetzliche der Tat. Bei einer Einwilligung ist das Wissen um den eigenen aktuellen (kranken) Zustand gemeint. Kriterien, wann eine Krankheitseinsicht besteht, existieren nicht. Im Allgemeinen wird davon ausgegangen, dass sich ein Patient, der sich zum Arzt begibt, krank fühlt und um eine Heilbehandlung nachsucht. Patienten mit einer OPS werden aber häufig von ihren Angehörigen oder Bekannten (mitunter unter Vorspiegelung falscher Tatsachen oder unter Drohungen) zum Arzt bzw. in eine Klinik gebracht. In einem solchen Fall ist nicht immer von einer Krankheitseinsicht auszugehen. Daher ist der Betreffende selbst gezielt nach den Gründen des Arztbesuches bzw. der Krankenhausaufnahme zu fragen, insbesondere auch danach, ob er sich krank fühlt und eine ärztliche Therapiemaßnahme für erforderlich hält. Auch sollte versucht werden, das Krankheitskonzept (Vorstellungen des Patienten über die

Entstehung der Erkrankung) zu eruieren. Patienten mit einer wahnhaften oder schizophreniformen Störung haben häufig ein „Krankheitskonzept", nach dem die anderen böse, d. h. für die Patienten krank, sind und nicht der Betreffende selbst. In den meisten dieser Fälle liegt keine Krankheitseinsicht und Behandlungsbereitschaft vor.

Wenn keine Krankheitseinsicht besteht, kann sich ein Aufklärungsgespräch über die Diagnose und eine etwaige medikamentöse Behandlung (z. B. bei Patienten mit einer wahnhaften oder schizophreniformen Störung) äußerst schwierig gestalten und sogar zur Verschlechterung der Erkrankung (z. B. Ausweitung des Wahnsystems mit Einbeziehung des Arztes) führen. Schließt der Wahn auch die Erkrankung ein (z. B. wenn sie als Strafe für frühere Sünden angesehen wird etc.) ist eine Einwilligungsfähigkeit nicht mehr gegeben [29, 47].

9.5.4 Störung der Urteilsfähigkeit

Urteilsfähigkeit lässt sich wie folgt definieren: die Fähigkeit auf Grund vorliegender Informationen und des Erfahrungsschatzes zwischen mehreren Möglichkeiten abwägen zu können. Diese Fähigkeit ist eine wesentliche Voraussetzung, um eine fundierte Entscheidung (betreffend der Lösung eines Problems) treffen zu können. Eine Urteilsschwäche lässt sich z. B. durch das Zeigen von unlogischen Bildern (z. B. Schatten auf Lichtquelle gerichtet) und der Aufforderung diese zu benennen verifizieren. Bewährt haben sich auch Methoden wie das Nacherzählenlassen von kleinen Fabeln in Verbindung mit Fragen nach dem Sinn sowie das Findenlassen von Vergleichen und Unterschieden (z. B. für Baum und Busch, Tomate und Orange etc.). Weiter ist zu überprüfen, ob ein Patient noch einen Zusammenhang bzw. eine Ordnung von Objekten, Ereignissen, Wünschen etc. herstellen kann (einfachster Test: Bilder in eine Reihenfolge legen lassen).

Bei der Einschätzung der Urteilsfähigkeit sind auch Veränderungen der Persönlichkeit, insbesondere der Grad der Selbstbezogenheit, d. h. der Zentrierung auf ich-nahe Bedürfnisse und Lebensbereiche, zu berücksichtigen [42]. So sollte die Urteilsfähigkeit anhand des Ausmaßes des intakten Orientierungsraums abgeschätzt werden: Je eingeengter und je fixierter (thematisch und zeitlich) der Patient auf seinen engsten Lebensraum ist, desto eher ist davon auszugehen, dass auch die Urteilsfähigkeit eingeschränkt ist. Wenn ein Wahn besteht, der sich auch auf den Gegenstand bezieht, über den eine Entscheidung gefällt werden soll, so ist von einer Unfähigkeit zur Urteilsbildung auszugehen, da ein Wahn definitionsgemäß eine a priori feststehende, nicht zu korrigierende Überzeugung ist. Also findet keine Abwägung der verschiedenen Möglichkeiten statt.

Testierfähigkeit. Kann bei Gutachten zur Testierfähigkeit der Testator noch untersucht werden, so sollte er in der Lage sein, seinen unmittelbaren Lebensraum richtig darzustellen. Daneben sollte er Vorstellungen über den

Umfang und Wert der Erbschaft haben. Bezieht sich ein Wahn auf eine Person, die zum Kreis der möglichen Erben gehört, so ist eine Beurteilung sehr schwierig, da der Inhalt des Testaments eigentlich nicht Gegenstand eines Gutachtens sein sollte [53]. Nach der Rechtsprechung [85] ist der Wille des Testators anzuerkennen, auch wenn der Erblasser von wahnhaften Vorstellungen ausging, sofern er sich über seine letztwillige Anordnung ein klares Urteil bilden kann, also die Folgen seines Testaments für die Beteiligten erkennt.

9.5.5 Beeinträchtigung der Entscheidungsfähigkeit

Eine natürliche Entscheidungsfähigkeit wird von der Rechtsprechung als Voraussetzung für das Bestehen einer Geschäfts-, Testier- und Einwilligungsfähigkeit gefordert. Bei der Überprüfung der Entscheidungsfähigkeit ist v. a. zu fragen, in welchem Umfang der Betreffende Wahlmöglichkeiten nutzen kann. Es muss festgestellt werden, ob der Betreffende 1. gegebene Informationen verstanden hat, 2. die Folgen der verschiedenen Wahlmöglichkeiten abschätzen und 3. eine auf dieser Abschätzung basierende Willensentscheidung treffen kann.

Wenn der Betreffende eine aus der Sicht anderer (Verwandter und auch des Gutachters) unvernünftige Entscheidung trifft, kann nicht ohne Weiteres auf eine Entscheidungsunfähigkeit geschlossen werden. Nach höchstrichterlicher Auffassung ist es gemäß dem Recht auf Selbstbestimmung geboten, eine getroffene Willensentscheidung zu respektieren, auch wenn sie inhaltlich (nach allgemeiner Auffassung) unvernünftig erscheint, sofern keine Urteils- oder Entscheidungsunfähigkeit vorliegt [87, 92].

Als Anhaltspunkt für die Einschätzung der Entscheidungsfähigkeit kann der für den Betreffenden überschaubare Orientierungs- und Planungszeitraum dienen. Je ausgeprägter die Einengung des Verhaltensrepertoires ist und je mehr wichtige alltägliche Belange wie Ernährung und Körperpflege vernachlässigt werden, desto eher ist davon auszugehen, dass auch die Entscheidungsfähigkeit eingeschränkt ist. Eine Einschränkung der Entscheidungsfähigkeit ist auch anzunehmen, wenn der Betreffende nur scheinbar eine Entscheidung (z.B. im Sinne einer sozialen Erwünschtheit) getroffen hat, aber durch sein konkretes Handeln diese Entscheidung in Frage stellt.

Eine Geschäfts-, Einwilligungs- und Testierunfähigkeit ist bei einer mittelschweren oder schweren Demenz als gegeben anzunehmen, da bei diesem Grad der intellektuellen Beeinträchtigung davon auszugehen ist, dass der Betreffende nicht mehr uneingeschränkt in der Lage ist ein Urteil und einen Willen zu bilden und die Tragweite seiner Entschlüsse bzw. deren Auswirkungen zu erfassen. Schwierigkeiten treten bei der Beurteilung von Personen mit einer leichten Demenz auf. Hier ist, wenn keine zusätzlichen Störungen (wie eine Depression oder ein Wahn) bestehen, von einer Geschäfts-, Testier- und Einwilligungsfähigkeit auszugehen.

9.5.6 Beeinträchtigungen der Steuerungsfähigkeit

Der Steuerungsfähigkeit kommt v.a. im Strafrecht große Bedeutung zu. Geprüft werden muss in diesem Zusammenhang, ob der Betreffende 1. in der Lage war das Unrecht seiner Tat einzusehen, 2. nach dieser Einsicht zu handeln und 3., falls er dazu nicht in der Lage war, ob krankheitsbedingte Gründe maßgebend waren. Im Zivilrecht wird der Steuerungsfähigkeit, also der Frage, ob eine getroffene Entscheidung tatsächlich mit dem späteren Handeln übereinstimmt, weniger Bedeutung beigemessen.

Die Steuerungsfähigkeit im strafrechtlichen Sinn ist eingeschränkt, wenn der Betreffende sich zwar über die Strafbarkeit seines Tuns im Klaren ist (erhaltene Einsicht), aber nicht in der Lage ist sich entsprechend den gesetzlichen Normen zu verhalten.

Bei der Frage nach der Einwilligungsfähigkeit kommt der Steuerungsfähigkeit einige Bedeutung zu, insbesondere in den Fällen, in denen der Betreffende nur scheinbar eine Entscheidung (z.B. im Sinne einer sozialen Erwünschtheit) getroffen hat, aber die daraus folgenden Handlungen nicht realisieren kann. Dabei ergibt sich die schwierige Frage, welcher Zeitraum (in der die Handlung erfolgen soll) zur Beurteilung herangezogen werden kann. Ferner ist zu fragen, inwieweit die Willenserklärung des Betreffenden konstant ist. Wenn eine Willenserklärung nicht konstant ist, besonders wenn sie innerhalb weniger Tage mehrfach wechselt, ist von einer Entscheidungs- und Steuerungsunfähigkeit auszugehen.

9.5.7 Besondere Schwierigkeiten bei Gutachten im Zivilrecht

Posthume Begutachtung

Bei Testierfähigkeitsgutachten besteht häufig eine besondere Schwierigkeit darin, dass der zu Begutachtende schon verstorben ist. In einem solchen Fall ist oft eine exakte Einschätzung des Schweregrads der kognitiven und intellektuellen Beeinträchtigung auf Grund divergenter Zeugenaussagen kaum möglich [59]. Bei den Zeugenaussagen ist neben der Schilderung der kognitiven Leistungsfähigkeit besonders auf die Darstellung der affektiven Äußerungen und des Kommunikationsstils zu achten [59]. Eine Befragung von Angehörigen oder Bekannten von Dementen zur Feststellung des Schweregrades der Demenz kann sich an standardisierten Instrumenten zur Befunderhebung (wie z.B. [32, 66]) orientieren. Eine wichtige Frage in diesem Zusammenhang ist auch die Sicherheit der Einschätzung des Schweregrads der Demenz durch Angehörige, Pflegepersonal und behandelnde Ärzte im Vergleich zu objektivierbaren testpsychologischen Befunden. Die Übereinstimmung der Angaben von betreuenden Personen und Hausärzten mit Testbefunden ist recht gut (>70%) [7, 37]. Bei der Bewertung von Angaben durch Angehörige ist allerdings zu beachten, dass diese in einem Rechtsstreit häufig tendenziös zugunsten ihres eigenen Vorteils gefärbt sind.

Eine Einschätzung darüber, ob zum Zeitpunkt der Testamentseinrichtung schon eine so schwere Demenz bestanden hat, dass keine Willensfähigkeit mehr bestanden hat, lässt sich, selbst wenn der Erblasser noch untersucht werden konnte, rückwirkend nur abgeben, wenn die Verlaufsdynamik der zur Demenz führenden Erkrankung abgeschätzt werden kann [79]. Voraussetzung ist eine differenzialdiagnostische Zuordnung des Falls (→ Kap. 4 und 5). Oft fehlen bei Gutachtenstellung exakte (apparative) Befunde, sodass keine eindeutige diagnostische Zuordnung erfolgen kann. In vielen Fällen ist dann eine retrospektive Abschätzung des Demenzgrades anhand der vorliegenden Unterlagen kaum möglich.

Luzides Intervall und fluktuierender Verlauf

Häufig wird angeführt, dass der zu Begutachtende sich zum Zeitpunkt der Unterschrift, Testamentserrichtung etc. kurzzeitig in einem Zustand befunden habe, in dem er urteils- und entscheidungsfähig gewesen sei („luzides Intervall"). Der entscheidende Punkt bei der Annahme von „luziden" Intervallen ist, dass bei bestehender Urteils- und Entscheidungsunfähigkeit – z. B. bei einer mindestens mittelschweren Demenz – ein Intervall verbesserter intellektueller Leistungsfähigkeit nachweisbar sein muss und nicht umgekehrt. Die Frage nach einem „luziden Intervall" stellt sich v. a. bei der vaskulären Demenz. Bei Behandlung der zerebrovaskulären Risikofaktoren sind zwar Verbesserungen möglich, aber diese erfolgen langsam (über einige Monate) [43], sodass sie nicht als „luzides Intervall" anzusehen sind, sondern ein fluktuierender Verlauf vorliegt. Um ein „luzides Intervall" annehmen zu können, muss eine Störung vorgelegen haben, die ohne oder auch mit medizinischen Maßnahmen zumindest z. T. kurzfristig rückbildungsfähig ist. Ein solcher Sachverhalt ist nur in sehr wenigen, sehr spezifischen Fällen denkbar [79]. In jedem Einzelfall ist der Nachweis anzutreten, dass eine potenziell reversible Störung vorgelegen hat und vorher eine OPS bestand. Diese Überlegungen zeigen, dass die Bedeutung und Häufigkeit von „luziden" Intervallen überschätzt wird [53]. Die Annahme von einzelnen „luziden" Intervallen innerhalb eines größeren Zeitraumes (z. B. Monaten) ist kaum begründbar.

In der Beurteilung der Urteils- und Entscheidungsfähigkeit können sich auch Schwierigkeiten bei schwer Depressiven ergeben, die in ihren kognitiven und intellektuellen Fähigkeiten stark eingeschränkt sein können und diese Beeinträchtigungen oft auch auf Grund ihres Insuffizienzerlebens deutlich herausstellen. Mitunter werden solche Patienten als „pseudodement" bezeichnet (→ Kap. 4.4.9).

Einflussnahme anderer Personen (Willensbeeinflussung)

Eine mögliche Einflussnahme Dritter ist v. a. bei der Erstellung von Gutachten zur Testierfähigkeit zu berücksichtigen. Besonders bei mehrfachen, sich widersprechenden Schreiben innerhalb kürzerer Zeit, die unter dem mutmaßlichen Einfluss verschiedener Personen (die aus dem Testament einen persönlichen Nutzen ziehen können), möglicherweise auch noch an unterschiedlichen Orten, zustande kamen, drängt sich der Verdacht einer Beeinflussbarkeit durch eingeschränkte Willensstärke auf. Eine Willensschwäche mit der Möglichkeit der Einflussnahme ist anzunehmen, wenn z. B. die Personen, die einen Einfluss ausüben können, dem Testatgeber sehr nahe stehen oder der Testierende sogar von diesen Personen abhängig ist (z. B. von diesen versorgt und gepflegt wird bzw. bei diesen wohnt) [79]. Wenn der Betreffende z. B. bei einer mittelschweren Demenz auf fremde Hilfe angewiesen ist und somit in seinem Urteil nicht mehr frei von Einflüssen interessierter Dritter ist, ist von einer Testierunfähigkeit auszugehen (s. [94]).

Therapiefähigkeit

Ein wichtiger Punkt bei der Beurteilung ist mitunter die Frage, ob die OPS, z. B. ein Wahn oder eine schizophreniforme Störung, sich unter einer medikamentösen Therapie zurückbilden kann und in welcher Zeit dies möglich ist. Wenn eine Verbesserung möglich ist, so kann eine Verschiebung des Geschäftsabschlusses, Testats oder des Aufklärungsgesprächs sinnvoll sein. Zu beachten ist aber, dass nach der Rechtsprechung [80, 81] eine unter Psychopharmakaeinfluss zustande gekommene Einwilligung in manchen Fällen rechtlich nicht relevant ist.

9.6 Sozialrecht

Nach dem Sozialrecht der BRD wird eine Vielzahl von Leistungen durch bestimmte Versicherungsträger oder auch durch den Staat gewährt (s. u., auch → Kap. 8). Grundsätzlich ist von dem Antragsteller nachzuweisen, dass die Voraussetzungen (z. B. Erwerbsunfähigkeit, Schwerbehinderung) für den im Sozialrecht verbrieften Anspruch vorliegen. In diesem Zusammenhang sollte auch bei dem Versicherungsträger nachgefragt werden, ob die formalen Anspruchsvoraussetzungen erfüllt sind. Da das deutsche Sozialrecht recht komplex ist, kommt es häufig zu gerichtlichen Auseinandersetzungen über die Gewährung der Leistungen. Einige Besonderheiten im Sozialrecht führen häufig zu Missverständnissen:

Da die einzelnen Versicherungsträger rechtlich unabhängig sind, entscheiden sie auch voneinander unabhängig. Daher kann z. B. der Rentenversicherungsträger eine Erwerbsunfähigkeitsrente gewähren, während der Unfallversicherer keine Rente zahlt, wenn aus dessen Sicht zwar eine Erwerbsunfähigkeit, aber keine Unfallfolge vorliegt. Es kann z. B. auch eine Schwerbehinderung anerkannt werden, ohne dass gleichzeitig eine Erwerbsunfähigkeitsrente gewährt wird;

Tabelle 9.8. Wichtige Begriffe im Sozialrecht

	Zuständiger Leistungsträger	Leistung
Arbeitslosigkeit	Arbeitsamt	Arbeitslosengeld/Arbeitslosenhilfe
Arbeitsunfähigkeit	Krankenkasse	Krankengeld
Berufsunfähigkeit*	Rentenversicherung (private Zusatzversicherung)	Berufsunfähigkeitsversicherung
Dienstunfähigkeit (nur Beamte)	Staatskasse	Pension (Ruhegehalt)
Erwerbsunfähigkeit	Rentenversicherung	Erwerbsunfähigkeitsrente
Minderung der Erwerbsfähigkeit (MdE)	Unfallversicherung (Berufsgenossenschaft etc.)	Unfallrente
Grad der Behinderung (GdB)	Unfallversicherung (Berufsgenossenschaft etc.)	Vergünstigungen Arbeitsplatz, Verkehrsmittel etc.

* Der Begriff „Berufsunfähigkeit" ist im Rentenversicherungsrecht und bei privaten Zusatzversicherungen unterschiedlich definiert

die komplizierten Rechtsbegriffe: Im Sozialrecht sind einige Begriffe bestimmten Leistungen zugeordnet (s. auch [4, 17, 49, 71, 84]) (s. hierzu Tabelle 9.8).

9.6.1 Minderung der Erwerbsfähigkeit

Da bei einer Vielzahl von OPS-Patienten trotz intensiver Rehabilitationsbemühungen häufig eine Berufs- oder Erwerbsfähigkeit nicht bzw. nur eingeschränkt wieder erreicht werden kann, ist eine Berentung angezeigt, wenn die u.g. rechtlichen Voraussetzungen erfüllt sind. Anspruch auf Rentenzahlung durch den Rentenversicherungsträger besteht nach dem Sozialgesetzbuch (SGB) VI u.a. wegen des Alters (§ 33 Abs. 2), u.a. als Altersrente für Schwerbehinderte, Berufsunfähige oder Erwerbsunfähige (§ 33 Abs. 2, 3), wegen verminderter Erwerbsfähigkeit (§ 33 Abs. 3), u.a. wegen Berufsunfähigkeit (§ 33 Abs. 3, 1), und wegen Erwerbsunfähigkeit (§ 33 Abs. 3, 2).

Die Voraussetzungen sind im SGB VI §§ 34–105 geregelt. Wesentliche Voraussetzungen sind die Erfüllung der Wartezeit (§ 34 Abs. 1) und ein Hinzuverdienst unterhalb der Höchstgrenze (§ 34, Abs. 2). Bei Altersrente, wenn das 65. Lebensjahr vollendet ist (§ 35), unter bestimmten Bedingungen früher (§§ 36–41), so bei anerkannten Schwerbehinderten oder bei Personen, die bei Beginn der Rentenzahlung berufs- oder erwerbsunfähig sind, besteht Anspruch auf Altersrente nach Vollendung des 60. Lebensjahres, wenn eine Wartezeit von 35 Jahren erfüllt ist (§ 37).

Anspruch auf eine Rente wegen Berufsunfähigkeit besteht, wenn Berufsunfähigkeit vorliegt (§ 43 Abs. 1, 1), in den letzten 5 Jahren vor Eintritt der

Berufsunfähigkeit 3 Jahre Pflichtbeiträge gezahlt wurden (§ 43 Abs. 1, 2) und die Wartezeit erfüllt ist (§ 43 Abs. 1, 3 sowie §§ 50–53).

Berufsunfähigkeit besteht, wenn der Versicherte wegen Krankheit oder Behinderung auf weniger als die Hälfte der Erwerbsfähigkeit von körperlich, geistig und seelisch gesunden Versicherten mit ähnlicher Ausbildung und gleichwertigen Kenntnissen und Fähigkeiten gesunken ist. Der Kreis der Tätigkeiten, nach denen die Erwerbsfähigkeit von Versicherten zu beurteilen ist, umfasst alle Tätigkeiten, die ihren Kräften und Fähigkeiten entsprechen und ihnen unter Berücksichtigung der Dauer und des Umfangs ihrer Ausbildung sowie ihrer bisherigen Berufstätigkeit zugemutet werden können. Zumutbar ist stets eine Tätigkeit, für die die Versicherten durch Leistungen zur beruflichen Rehabilitation mit Erfolg ausgebildet oder umgeschult worden sind (§ 43 Abs. 2). Anspruch auf eine Erwerbsunfähigkeitsrente besteht, wenn Erwerbsunfähigkeit vorliegt (§ 44 Abs. 1, 1), in den letzten 5 Jahren vor Eintritt der Erwerbsunfähigkeit 3 Jahre Pflichtbeiträge gezahlt wurden (§ 44 Abs. 1, 2) und die Wartezeit erfüllt ist (§ 44 Abs. 1, 3, § 44 Abs. 3 sowie §§ 50–53).

Erwerbsunfähigkeit liegt vor, wenn der Versicherte wegen einer Krankheit oder Behinderung auf nicht absehbare Zeit außerstande ist, eine Erwerbstätigkeit in gewisser Regelmäßigkeit auszuüben oder Arbeitsentgelt bzw. Arbeitseinkommen zu erzielen, das ein Siebtel der monatlichen Bezugsgröße übersteigt. Erwerbsunfähig ist nicht, wer eine selbstständige Tätigkeit ausübt (§ 44 Abs. 2). Auch die gesetzliche Unfallversicherung ist zur Rentenzahlung verpflichtet, wenn die Minderung der Erwerbsfähigkeit eine Verletzungsfolge ist und der Unfall dem Versicherungsschutz (Arbeits- oder Wegeunfall) unterliegt (SGB I § 22). Die Einzelheiten sind in der Reichsversicherungsordnung (RVO) geregelt (§§ 537–545, §§ 570–635).

Berufserkrankungen, die zu einer chronischen OPS führen können, sind vergleichsweise sehr selten. Am häufigsten handelt es sich dabei um chronische Vergiftungen mit Schwermetallen oder eine längere Exposition mit organischen Lösungsmitteln. Für den Nachweis einer beruflich bedingten Enzephalopathie durch organische Lösungsmittel sind die Expositionsdauer und -höhe von besonderer Bedeutung [67]. Der begründete Verdacht auf eine berufsbedingte Erkrankung ist dem zuständigen Gewerbearzt und der berufsgenossenschaftlichen Unfallversicherung durch den behandelnden Arzt anzuzeigen.

Die Schwierigkeit in der Begutachtung besteht neben der Feststellung der Berufsunfähigkeit v.a. in der Einschätzung des Grades der Erwerbsminderung (MdE) bzw. der Einschränkungen, unter denen eine Erwerbsfähigkeit noch gegeben ist. Schwierigkeiten können sich in der Einschätzung der Erwerbsfähigkeit von Patienten mit rezidivierend auftretenden psychischen Störungen (z.B. einer – traumatisch bedingten – Epilepsie mit postiktaler OPS) ergeben [38, 58]. Auch die Bewertung einer organischen „Wesensänderung", z.B. nach Schädel-Hirn-Traumen [61, 83], bei Epilepsie [44] oder bei beginnender Demenz [36] ist schwierig. Bei älteren Menschen ergibt sich häufig die Frage, ob und inwieweit die Hirnleistungs-

Tabelle 9.9. Wichtige Fragen in Sozialgerichtsgutachten

Liegt eine organisch bedingte psychische Störung vor? (Diagnose?)
Wie lange besteht sie schon?
Ursache bzw. Grunderkrankung bekannt? (berufsbedingte Ursache?, Arbeits- oder Wegeunfall?)
Schweregrad der organisch bedingten psychischen oder/und kognitiven Störung:
– Ist dadurch das im bisherigen bzw. im erlernten Beruf notwendige Leistungsvermögen eingeschränkt?
– Sind für den Beruf besondere kognitive oder intellektuelle Leistungen erforderlich?
Wenn ja:
wie weitgehend? (vollschichtige Arbeit möglich?)
wie lange schon?
Ist die organisch bedingte psychische oder/und kognitive Störung bzw. die ihr zu Grunde liegende Erkrankung irreversibel und/oder progredient?
Falls nicht:
– Sind Heilmaßnahmen, z.B. Kur oder Rehabilitationsmaßnahmen, zur Wiedererlangung der Erwerbsfähigkeit erforderlich und möglich? (Umschulung?)
– Ist eine Nachbegutachtung nach einem gewissen Zeitraum sinnvoll? (Besserung in dieser Zeit möglich?)

Bei Unfallopfern:
Besteht ein kausaler Zusammenhang zwischen dem Unfall und der nachweisbaren organisch bedingten psychischen Störung?

---

störung auf ein versicherungspflichtiges Ereignis (z.B. Wegeunfall) oder einen (vorzeitigen) altersbedingten Abbau zurückzuführen ist. Zur Abschätzung der Beeinträchtigungen sollten auch neuropsychologische Tests, insbesondere auch Leistungstests (→ Kap. 3.2), herangezogen werden [18]. Allgemeine Hinweise für die Begutachtung finden sich in den „Anhaltspunkten für die ärztliche Gutachtertätigkeit" [4]. Die Schweregradeinschätzung entspricht weitgehend der des Grades der Behinderung (s. Kap. 9.6.2). Bei einer Begutachtung für ein Sozialgericht stellen sich die in Tabelle 9.9 gelisteten Fragen.

Grundsätzlich ist einer Rehabilitation der Vorrang gegenüber der Gewährung einer Rente einzuräumen. Allerdings sollten berufsfördernde Maßnahmen weder zur Über- noch zur Unterforderung führen. Es sind gut abgestimmte Maßnahmen zu empfehlen.

9.6.2 Schwerbehindertengesetz (SchwbG)

Voraussetzung für eine Reihe von Vergünstigungen, v.a. am Arbeitsplatz (besserer Kündigungsschutz etc.) und im öffentlichen Verkehr (billigere Tarife für Busfahrten etc.), ist die Anerkennung als Schwerbehinderter. Schwerbehinderte sind Personen mit einem „Grad der Behinderung" (GdB) von wenigstens 50% (§ 1 SchwbG). Eine Behinderung ist definiert als „Auswirkung einer nicht nur vorübergehenden Funktionsbeeinträchtigung (>6

Monate), die auf einem regelwidrigen körperlichen, geistigen oder seelischen Zustand beruht" (§ 3 Abs. 1 SchwbG). Für den Grad der Behinderung gelten die im Rahmen des § 30 Abs. 1 des Bundesversorgungsgesetzes festgelegten Maßstäbe (§ 3 Abs. 3 SchwbG). Ein Betroffener, bei dem eine oder mehrere Behinderungen festgestellt wurden, kann einen Ausweis beantragen (§ 4 Abs. 5 SchwbG). Schwerbehinderte können unter bestimmten Voraussetzungen unentgeltlich mit öffentlichen Verkehrsmitteln fahren (§§ 59–65 SchwbG).

Weitere Regelungen des SchwbG betreffen die Pflichten von Arbeitgebern Behinderte zu beschäftigen und den für die Behinderten besonderen Kündigungsschutz (§§ 15–22 SchwbG). Außerdem ist die Förderung von Werkstätten für Behinderte geregelt (§§ 54–58 SchwbG). Als Grundlage für die Einschätzung des Grades der Behinderung können die vom Bundesministerium für Arbeit und Soziales veröffentlichten „Anhaltspunkte für die ärztliche Gutachtertätigkeit im sozialen Entschädigungsrecht und nach dem Schwerbehindertengesetz" [4] dienen:

Hirnschäden mit leichter psychischer Störung, die sich im Alltag auswirkt, GdB: 30–40%;
Hirnschäden mit mittelgradiger psychischer Störung, die sich im Alltag deutlich auswirkt GdB: 50–60%;
Hirnschäden mit schwerer psychischer Störung, GdB: 70–100%;
Hirnschäden mit leichten kognitiven Leistungsstörungen, die sich im Alltag auswirken (z. B. Restaphasie), GdB: 30–40%;
Hirnschäden mit mittelgradiger kognitiver Störung, die sich im Alltag deutlich auswirkt (z. B. Aphasie mit deutlicher Einschränkung der Kommunikationsfähigkeit), GdB: 50–80%;
Hirnschäden mit schwerer Hirnleistungsstörung (z. B. globale Aphasie), GdB: 90–100%.

Auch zentrale vegetative Störungen auf Grund eines dauerhaften Hirnschadens können zu einer GdB führen.

9.7 Fahrerlaubnis

Da in Deutschland der ganz überwiegende Teil der erwachsenen Bevölkerung über eine Fahrerlaubnis (Erlaubnis zum Führen von Kraftfahrzeugen) verfügt, ergibt sich bei Personen mit einer erworbenen schweren körperlichen und/oder psychischen Beeinträchtigung, z. B. einer OPS, vielfach eine schwierige Konstellation: Auf der einen Seite ist dieser Personenkreis oft mehr als Gesunde auf ein Kraftfahrzeug angewiesen, aber anderseits stellt sich die Frage, ob und inwieweit die Betreffenden noch in der Lage sind, sicher Auto zu fahren. Der Gesetzgeber hat den Entzug einer Fahrerlaubnis auf wenige Fälle beschränkt. So kann eine Fahrerlaubnis nach § 69 StGB entzogen werden bei Gefährdung des Straßenverkehrs (§ 315c StGB), Trunkenheit im Verkehr (§ 316 StGB), unerlaubtem Entfernen vom Unfallort (§ 142 StGB) und Vollrausch bei den o. g. Taten.

Diese Regelungen beziehen sich sinngemäß auch auf andere Fahrzeugführer (Bahn etc.). Die Fahrtüchtigkeit beruht auf 3 Voraussetzungen, die je für sich gestört sein können:

Fahrfertigkeit (Fähigkeit ein Fahrzeug im Verkehr sicher zu führen; diese Fähigkeit wird in der Fahrschule erworben),

Fahreignung (Fahrtauglichkeit) (ausreichende Fähigkeit ein Fahrzeug auf Dauer auch unter Belastung im Verkehr sicher zu führen),

Fahrzuverlässigkeit (charakterliche Qualitäten im Verkehr).

Durch Erlass der „Verordnung zur Zulassung von Personen zum Straßenverkehr (Fahrerlaubnisverordnung FeV von 1999)" [72] ist die Frage der gesundheitlichen Eignung zum Führen eines Kraftfahrzeugs neu geregelt worden. Bewertungskriterien für häufige Erkrankungen sind in der Anlage 4 zur FeV zusammengestellt. Weitere Anhaltspunkte zur Begutachtung fanden sich in den Begutachtungsleitlinien zur Kraftfahrereignung [3]. Die beiden Empfehlungen divergieren in einigen Punkten. Eine Fahreignung ist nach der FeV bei akuten OPS nach Abklingen der Krankheitserscheinungen wieder gegeben, sofern keine chronische OPS vorliegt und die Prognose der Grunderkrankung günstig ist. Bei einer chronischen OPS ist der Schweregrad maßgebend. Nur bei leichter OPS ist noch eine Fahreignung möglich.

Nach den Begutachtungsleitlinien zur Kraftfahrereignung sollten Nachuntersuchungen in der Regel nach 1, 2 und 4 Jahren erfolgen; nur bei erwiesener einmaliger Schädigung und bei Fehlen kognitiver Leistungseinbußen kann u. U. von einer Nachuntersuchung abgesehen werden. Für Epilepsiekranke bestehen seitens der Liga gegen Epilepsie Richtlinien über das Führen von Kraftfahrzeugen [10].

Grundsätzlich ist aber zu beachten, dass Führerscheingutachten nur von Ärzten angefertigt werden dürfen, die über eine verkehrsmedizinische Qualifikation verfügen (Nachweis entsprechender Seminare, die von den Ärztekammern abgehalten werden). Der Gutachter soll nicht gleichzeitig Behandler des zu Begutachtenden sein. In Zweifelsfällen kann die Straßenverkehrsbehörde ein Gutachten bei einer staatlich anerkannten Begutachtungsstelle anfordern.

■ Spezielle Aspekte bei OPS-Patienten

Die Fahrtauglichkeit wird nicht nur durch Alkohol oder Drogen, sondern auch durch eine Vielzahl von Medikamenten, u. a. auch Psychopharmaka, z. T. schon in therapeutischen Dosen erheblich beeinträchtigt. Besonders gefährdet sind ältere Autofahrer [63] und Patienten mit einer OPS. Bei einer entsprechenden Behandlung sollte darauf gedrungen werden, dass ein Patient mit einer OPS für die Zeit der Einnahme nicht selbst Auto fährt.

Tabelle 9.10. Liste von Symptomen, bei deren Autreten Patienten mit einer OPS aufgefordert werden sollten nicht mehr Auto zu fahren (in Anlehnung an [78])

Anamnestisch (unbedingt auch Fremdanamnese!):

Auftreten von Problemen beim Autofahren (Beinahe-Unfälle, gehäuftes Missachten von Verkehrszeichen, Nichtbeachten der Vorfahrtsregeln etc.);

Auftreten von Orientierungsstörungen (Verfahren in bekannter Umgebung);

Auftreten von nächtlichen Verwirrtheitszuständen, Synkopen, transitorischen ischämischen Attacken oder zerebralen Krampfanfällen;

Auftreten von Schwierigkeiten (oder häufigen Fehlern) bei einfacheren alltäglichen Tätigkeiten (Anziehen, Einkaufen etc., insbesondere beim Umgang mit Geräten wie Kaffeemaschine, Radio etc.);

Auftreten von körperlichen Störungen, die den Bewegungsablauf beeinträchtigen (Paresen, Rigor, Spastik, Tremor etc.);

Auftreten von Wahnsymptomen oder einer schweren depressiven Verstimmung.

Bei ärztlicher Untersuchung:

Auftreten von Auffassungsstörungen;

Auftreten von Konzentrationsstörungen (Abschweifen im Gespräch, „Faden verlieren") oder von vorzeitigen Ermüdungserscheinungen;

Verschreibung von sedierenden Medikamenten (Schlafmittel etc.).

Grundsätzlich sollte zur Prävention von Unfällen bei OPS-Patienten eine individuelle und realitätsgerechte Aufklärung durch den behandelnden Arzt erfolgen. Schwierigkeiten mit der ärztlichen Schweigepflicht ergeben sich bei der Aufklärung der Angehörigen, die potenziell als Mitfahrer auch gefährdet sein können, wenn der Patient nicht will, dass seine Erkrankung bekannt wird. In diesem Fall steht der Arzt vor einer schwierigen Risikoabwägung (Fremdgefährdung vs. Schweigepflicht). Anhaltspunkte für die Abschätzung der Fahrtüchtigkeit bzw. -unfähigkeit finden sich in Tabelle 9.10.

Zur Risikoabschätzung können einige Studienergebnisse dienen (s. auch [77]). Diesen zufolge sind Hirntumorpatienten nicht häufiger an Unfällen beteiligt als die Durchschnittsbevölkerung, mit Ausnahme der Patienten mit schädelbasisnahen Tumoren [82]. Patienten mit einem Parkinson-Syndrom, die noch Auto fahren, verursachen insgesamt nicht mehr Unfälle als der Durchschnitt der Bevölkerung [57], aber mit zunehmendem Schweregrad der Erkrankung steigt die Unfallhäufigkeit an [15].

In Fällen, in denen ein Patient mit einem Delir oder mit einem Wahn in grober Verkennung seiner Fähigkeiten trotzdem am Straßenverkehr, insbesondere als Autofahrer, teilnehmen will, besteht eine akute Fremdgefährdung, sodass eine zwangsweise Unterbringung angezeigt ist (Kap. 9.3).

Die Frage, ob eine Verkehrstüchtigkeit bei einem beginnenden demenziellen Abbau noch besteht und damit die Fahrerlaubnis nicht entzogen werden soll, ist schwierig zu entscheiden [14, 77], denn es ist umstritten, ob Demente vermehrt Unfälle verursachen [24, 68]. Die Art und Zahl der

Unfälle, an denen Alzheimer-Patienten ursächlich beteiligt sind, unterscheidet sich nicht von denen anderer Autofahrer [6]. Besonders viele Unfälle werden von denjenigen Dementen verursacht, die allein fahren [1]. Ein möglicher Grund für die relativ niedrige Unfallhäufigkeit ist wahrscheinlich die geringe von älteren Menschen zurückgelegte Fahrstrecke [68, 74]. Auch gibt der größte Teil der älteren Menschen mit beginnenden kognitiven Einschränkungen freiwillig das Autofahren auf [22], aber es bleibt eine erhebliche Anzahl an Dementen, die sich trotz Anraten längere Zeit weigert, das Autofahren zu unterlassen [8]. Da bekannt ist, dass die Fahrtüchtigkeit mit zunehmender Demenz abnimmt [19, 23, 30], sollte in Zweifelsfällen eine Einschätzung anhand testpsychologischer Untersuchungen vorgenommen werden [28, 78]. Dabei ist besonders auf Aufmerksamkeitsdefizite zu achten [16]. Als einfacher Test ist das Benennen von Verkehrsschildern geeignet [5].

9.8 Literatur

1. Bednard M, Molloy DW, Lever JA (1998) Factors associated with motor vehicle crashes in cognitively impaired. Alzheimer Dis Assoc Disord 12:135–139
2. Bresser PH (1984) Schuldfähigkeit, Geschäftsfähigkeit, Ehetauglichkeit. In: Rauschelbach HH, Jochheim KA (Hrsg) Das neurologische Gutachten. Thieme, Stuttgart
3. Bundesanstalt für Straßenwesen (2000) Begutachtungsleitlinien zur Kraftfahrereignung. Berichte der Bundesanstalt für Straßenwesen. Mensch und Sicherheit, Heft M115. Wirtschaftsverlag NW, Bremerhaven
4. Bundesministerium für Arbeit und Sozialordnung (1996) Anhaltspunkte für die ärztliche Gutachtertätigkeit im sozialen Entschädigungsrecht und nach dem Schwerbehindertengesetz. Bonn
5. Carr DB, LaBarge E, Dunnigan K, Storandt M (1998) Differentiating drivers with dementia of the Alzheimer type from healthy older persons with a Traffic Sign Naming test. J Gerontol A Biol Sci Med Sci 53:M135–139
6. Carr DB, Duchek J, Morris JC (2000) Characteristics of motor vehicle crashes of drivers with dementia of the Alzheimer type. J Am Geriatr Soc 48:18–22
7. Cooper B, Bickel H, Schäufele M (1992) Demenzerkrankungen und leichtere kognitive Beeinträchtigungen bei älteren Patienten in der ärztlichen Allgemeinpraxis. Nervenarzt 63:551–560
8. Cotrell V, Wild K (1999) Longitudinal study of self-imposed driving restrictions and deficit awareness in patients with Alzheimer disease. Alzheimer Dis Assoc Disord 13:151–156
9. Crefeld W, Schulte B (Hrsg) (1987) Das Recht der Hilfen und Zwangsmaßnahmen für psychisch Kranke. Psychiatrie-Verlag, Bonn
10. Degen R (1993) Praxis der Epileptologie, 2. Aufl. Fischer, Stuttgart, S 137–139
11. Deutsch E (1979) Der Zeitpunkt der ärztlichen Aufklärung und die antizipierte Einwilligung des Patienten. NJW 38:1905–1909
12. Deutsch E (1991) Arzt- und Arzneimittelrecht, 2. Aufl. Springer, Berlin, S 50–80, 242–243

13. Diederichsen U (1994) Einwilligung in medizinische Maßnahmen. In: Venzlaff U, Foerster (Hrsg) Psychiatrische Begutachtung, 2. Aufl. Fischer, München, S 539–549
14. Drachman DA (1988) Who may drive? Who may not? Who shall decide? Ann Neurol 787–788
15. Dubinsky RM, Gray C, Husted D (1991) Driving in Parkinson's disease. Neurology 41:517–520
16. Duchek JM, Hunt L, Ball K, Buckles V, Morris JC (1998) Attention and driving performance in Alzheimer's disease. J Gerontol B Psychol Sci Soc Sci 53:130–141
17. Erlenkämper A, Fichte W (1999) Sozialrecht. Allgemeine Rechtsgrundlagen 4. Aufl. Heymanns, Köln
18. Faust D (1996) Assessment of brain injury in legal cases: neuropsychological and neuropsychiatric considerations. In: Fogel BS, Schiffer RB, Rao SM (eds) Neuropsychiatry. Williams & Wilkins, Baltimore, pp 973–990
19. Fitten LJ, Perryman KM, Wilkinson CJ, Little RJ, Burns MM, Pachana N, Mervis JR, Malmgren R, Siembieda DW, Ganzell S (1995) Alzheimer and vascular dementias and driving. A prospective road and laboratory study. JAMA 273:1360–1365
20. Foerster K (2000) Psychiatrische Begutachtung im Sozialrecht. In: Venzlaff U, Foerster K (Hrsg) Psychiatrische Begutachtung, 3. Aufl. Urban & Fischer, München, S 506–520
21. Foerster K (2000) Psychiatrische Begutachtung im Zivilrecht. In: Venzlaff U, Foerster K (Hrsg) Psychiatrische Begutachtung, 3. Aufl. Urban & Fischer, München, S 426–443
22. Foley DJ, Masaki KH, Ross GW, White LR (2000) Driving cessation in older men with incident dementia. J Am Geriatr Soc 48:928–930
23. Fox GK, Bowden SC, Bashford GM, Smith DS (1997) Alzheimer's disease and driving: prediction and assessment of driving performance. J Am Geriatr Soc 45:949–953
24. Friedland RP, Koss E, Kumar A, Gaine S, Metzler D, Haxby JV, Moore A (1988) Motor vehicle crashes in dementia of the Alzheimer type. Ann Neurol 24:782–786
25. Gesetz zur Reform des Rechts der Vormundschaft und Pflegschaft für Volljährige (Betreuungsgesetz-BtG). Bundesgesetzblatt I (1990)
26. Gilley DW, Wilson RS, Bennett DA, Stebbins GT, Bernhard BA, Whalen ME, Fox JH (1991) Cessation of driving and unsafe motor vehicle operation by dementia patients. Arch Int Med 151:941–946
27. Gross R (1982) Medizinische Probleme der Selbstbestimmung des Patienten. In: Doerr W, Jakob W, Laufs A (Hrsg) Recht und Ethik in der Medizin. Springer, Berlin, S 41–48
28. Hannen P, Hartje W, Skreczek W (1998) Beurteilung der Fahreignung nach Hirnschädigung. Nervenarzt 69:864–872
29. Helmchen H (1986) Aufklärung. In: Müller C (Hrsg) Lexikon der Psychiatrie. Springer, Berlin, S 79–82
30. Hunt LA, Murphy CF, Carr D, Duchek JM, Buckles V, Morris JC (1997) Reliability of the Washington University Road Test. A performance-based assessment for drivers with dementia of the Alzheimer type. Arch Neurol 54:707–712
31. Jensen P, Fenger K, Bolwig TG, Sorensen SA (1998) Crime in Huntington's disease: a study of registered offences among patients, relatives, and controls. J Neurol Neurosurg Psychiatry 65:467–471
32. Jorm AF, Jacomb PA (1989) The Informant questionnaire on cognitive decline in the elderly (IQCODE): socio-demographic correlates, reliability, validity and some norms. Psychol Med 19:1015–1022
33. Jürgens A, Kröger D, Marschner R, Winterstein P (1999) Das neue Betreuungsrecht, 4. Aufl. Beck, München

34. Kanemoto K, Kawasaki J, Mori E (1999) Violence and epilepsy: a close relation between violence and postictal psychosis. Epilepsia 40:107–109
35. Kernbichler A (1992) Zur ärztlichen Aufklärungspflicht bei Psychotikern. Nervenheilkunde 11:278–282
36. Kmietzyk H-J (1994) Begutachtung der Wesensänderung bei senilen und presenilen Hirnatrophien. In: Suchenwirth RMA, Ritter G (Hrsg) Begutachtung der hirnorganischen Wesensänderung. Fischer, Stuttgart, S 88–98
37. Koss E, Patterson MB, Ownby R, Stuckey JC, Whitehouse PJ (1993) Memory evaluation in Alzheimer's disease. Caregiver's appraisals and objective testing. Arch Neurol 50:92–97
38. Krämer G, Besser R (1992) Sozialmedizinische Aspekte. In: Hopf HC, Poeck K, Schliack H (Hrsg) Neurologie in Praxis und Klinik, Band I. S 3.69–3.81
39. Kreutzer JS, Marwitz JH, Witol AD (1995) Interrelationships between crime, substance abuse, and aggressive behaviours among persons with traumatic brain injury. Brain Inj 9:757–768
40. Lauter H (1997) Ethische Aspekte der Gerontopsychiatrie. In: Förstl H (Hrsg) Lehrbuch der Gerontopsychiatrie. Enke, Stuttgart, S 228–243
41. Lauter H, Meyer JE (1992) Die neue Euthanasie-Diskussion aus psychiatrischer Sicht. Fortschr Neurol Psychiat 60:441–448
42. Luthe RF (1972) Die Beurteilung Erwachsener im Zivil- und Sozialrecht. In: Göppinger H, Witter H (Hrsg) Handbuch der forensischen Psychiatrie, Band II. Springer, Berlin, S 1095–1170
43. Meyer JS, Judd BW, Tawaklna T, Rogers RL, Mortel KF (1986) Improved cognition after control of risk factors for multi-infarct dementia. JAMA 256:2203–2209
44. Mitterauer B, Griebnitz (1994) Psychoorganische Wesensänderung bei Anfallsleiden. In: Suchenwirth RMA, Ritter G (Hrsg) Begutachtung der hirnorganischen Wesensänderung. Fischer, Stuttgart, S 74–87
45. Nedopil N (1995) Forensisch-psychiatrische Aspekte des Betreuungsrechts – Grundlagen und Erfahrungen. Krankenhauspsychiatrie 6:74–78
46. Nedopil N (1996) Forensische Psychiatrie. Thieme, Stuttgart
47. Neubauer H (1993) Kriterien für die Beurteilung der Einwilligungsfähigkeit bei psychisch Kranken. Psychiat Prax 20:166–171
48. Neubauer H, Wetterling T, Neubauer W (1994) Einwilligungsfähigkeit bei älteren dementen und/oder deliranten Patienten. Fortschr Neurol Psychiat 62:306–312
49. Plagemann H, Honschik B (1996) Medizinische Begutachtung im Sozialrecht. Deutscher Anwalt Verlag, Bonn
50. Pfolz H (1994) Demenz (und hirnorganische Wesensänderung): Zurechnungsunfähigkeit; Deliktspezifität. In: Suchenwirth RMA, Ritter G (Hrsg) Begutachtung der hirnorganischen Wesensänderung, Fischer, Stuttgart, S 99–106
51. Rasch W (1992) Die Beurteilung der Geschäftsfähigkeit aus ärztlicher Sicht. Z ärztl Fortb 86:767–782
52. Rasch W (1999) Forensische Psychiatrie, 2. Aufl. Kohlhammer, Stuttgart
53. Rasch W, Bayert R (1985) Der Mythos vom luziden Intervall – zur Begutachtung der Testierfähigkeit. Lebensversicherungsmedizin 37:2–8
54. Rieger H-J (1988) Aufklärung über alternative Behandlungsmöglichkeiten. DMW 113:524–526
55. Rieger H-J (1992) Zeitpunkt der Patientenaufklärung. DMW 117:1611–1613
56. Rink J (1991) Kritische Anmerkungen zum Verfahren in „Betreuungs- und Unterbringungssachen". Recht und Psychiatrie 9:148–162
57. Ritter G, Steinberg H (1979) Parkinsonismus und Fahrtauglichkeit. MMW 121:1329–1330
58. Ritter G (1992) Sozialmedizinische Begutachtung. In: Möller AA, Fröscher W (Hrsg) Psychische Störungen bei Epilepsie. Thieme, Stuttgart, S 159–162

59. Rose HK (1986) Psychiatrische Begutachtung im Zivilrecht. In: Venzlaff U (Hrsg) Psychiatrische Begutachtung. Fischer, Stuttgart, S 509–534
60. Rudolf GAE, Röttgers HR (2000) Rechtsfragen in Psychiatrie und Neurologie. 2. Aufl. Deutscher Universitätsverlag, Wiesbaden
61. Sarapata M, Herrmann D, Johnson T, Aycock R (1998) The role of head injury in cognitive functioning, emotional adjustment and criminal behaviour. Brain Inj 12:821–842
62. Scherzer E, Wurzer W (1994) Wesensänderung nach Hirntrauma. In: Suchenwirth RMA, Ritter G (Hrsg) Begutachtung der hirnorganischen Wesensänderung, Fischer, Stuttgart, S 48–61
63. Schmidt U (1993) Ältere Menschen im Straßenverkehr – Einfluß von Pharmaka. Fortschr Med 111:279–282
64. Scholz J, Lanzendörfer C, Schulte T (1999) Rechtsfragen bei psychiatrischen Patienten. Urban & Fischer, München, S 33–78
65. Schreiber H-L (2000) Rechtliche Grundlagen der psychiatrischen Begutachtung. In: Venzlaff U, Foerster K (Hrsg) Psychiatrische Begutachtung, 3. Aufl. Urban & Fischer, München, S 2–54
66. Teunisse S, Derix MMA, Van Crevel H (1991) Assessing the severity of dementia. Arch Neurol 48:274–277
67. Triebig G (1990) Toxische Enzephalopathie als Berufskrankheit. DMW 115:1287–1290
68. Trobe JD, Waller PF, Cook-Flannagan CA, Teshima SM, Bieliauskas LA (1996) Crashes and violations among drivers with Alzheimer disease. Arch Neurol 53:411–416
69. Ukena G (1992) Aufklärung und Einwilligung beim ärztlichen Heileingriff an untergebrachten Patienten. MedR 202–205
70. Venzlaff U (2000) Methodische und praktische Probleme der forensisch-psychiatrischen Begutachtung. In: Venzlaff U, Foerster K (Hrsg) Psychiatrische Begutachtung, 3. Aufl. Urban & Fischer, München, S 68–79
71. Verband deutscher Rentenversicherungsträger (Hrsg) (1995) Sozialmedizinische Begutachtung in der gesetzlichen Begutachtung in der gesetzlichen Rentenversicherung, 5. Aufl. Urban & Fischer, München
72. Verordnung zur Zulassung von Personen zum Straßenverkehr und zur Änderung straßenverkehrsrechtlicher Vorschriften (Fahrerlaubnis-Verordnung/FeV) (1999)
73. Weber MM, Wolf C, Hiller G (1995) Das Betreuungsrecht im psychiatrischen Konsildienst. Nervenarzt 66:355–360
74. Wetterling T (1997) Leichte Demenz und Straßenverkehr. In: Schütz RM (Hrsg) Praktische Geriatrie 17. Lübeck, S 90–99
75. Wetterling T (2001) Hirnorganische Störungen als Ursache sexueller Störungen. In: Hartwich P, Haas S (Hrsg) Sexuelle Störung bei psychiatrischen Patienten.
76. Wetterling T, Neubauer H, Neubauer W (1994) Aufklärung über ärztliche Maßnahmen bei älteren Patienten. Z Gerontol 27:299–305
77. Wetterling T, Neubauer H (1994) Fahrtauglichkeit von älteren Autofahrern mit einer beginnenden Demenz und/oder Bewegungseinschränkungen. DMW 118:336–340
78. Wetterling T, Veltrup C (1994) Überprüfung der Fahrtauglichkeit bei älteren Autofahrern. Z Gerontopsychol-psychiatrie 7:75–83
79. Wetterling T, Neubauer H, Neubauer W (1996) Testierfähigkeit von Dementen. Psychiat Prax 23:213–218
80. Wetterling T, Junghanns K (2000) Psychiatrischer Konsiliardienst bei älteren Patienten. Nervenarzt 71:559–564
81. Wetterling T, Tessmann G (2000) Aufklärung über die Diagnose. Ergebnisse einer Befragung bei psychiatrischen Patienten. Psychiat Prax 27:6–10

82. Woldert M, Ritter G (1983) Hirntumorkranke im Straßenverkehr. Nervenarzt 54:304–310
83. Wurzer W (1992) Das posttraumatische organische Psychosyndrom. Universitätsverlag, Wien
84. Zeit T, Wiester W (1995) Die psychiatrische Anamnese, der psychische Befund und ihre Relevanz für die Beweisfragen im psychiatrischen Gutachten vor dem Sozialgericht. Nervenarzt 66:197–206

Rechtsprechung

85. BayOLG, FamRZ (1991) 990–991
86. BGH, NJW (1956) 1106–1108; BGHZ 29/46
87. BGH, NJW (1958) 267–268
88. BGHZ 105/45; BGH, NJW (1969) 814–817
89. BGH, NJW (1973) 556–558
90. BGH, VersR (1974) 752–754
91. BGH, VersR (1983) 957–958
92. BGH, MedR (1985) 40–43
93. BGH, VersR (1985) 361
94. OLG Köln, FamRZ (1991) 1356–1358

KAPITEL 10 Offene Fragen

Inhaltsübersicht

10.1 Fragen der Klassifikation 557
10.1.1 Abgrenzung von anderen Erkrankungen 558
10.1.2 Komorbidität vs. 2 unabhängige Erkrankungen 560
10.2 Ursachenforschung 560
10.3 Bedeutung organischer Befunde
 bei den sog. „endogenen" Psychosen 561
10.4 Therapieforschung 562
10.5 Ethische Fragen 563
10.6 Literatur 563

10.1 Fragen der Klassifikation

Die Abgrenzung, wann eine organische psychische Störung vorliegt und wann nicht, ist in der ICD-10 [7, 8, 29, 30] und in dem DSM-IV [1, 23] unterschiedlich, aber insgesamt nicht zufriedenstellend gelöst. Die Einteilung soll eigentlich nach einem atheoretischen Ansatz anhand des psychopathologischen Befundes erfolgen, ihr liegen aber auch ätiologische Annahmen zu Grunde.

Psychische Störungen bei körperlichen („organischen") Erkrankungen

Psychische Störungen, die sich nicht oder nur unwesentlich von den „endogenen", aus der Psychiatrie bekannten Störungen unterscheiden, bei denen eine körperliche („organische") Erkrankung bekannt ist, die als Ursache angesehen werden kann (→ Tabelle 5.1), werden ebenfalls zu den OPS gezählt (z. B. Depression bei Parkinson-Syndrom). Es ergibt sich aber die Notwendigkeit, einen Zusammenhang zwischen organischer Störung und dem psychopathologisch definierten Syndrom nachweisen zu müssen (→ Tabelle 1.2).

▪ Psychische Störungen bei Substanzgebrauch

Psychische Störungen, die sich nicht oder nur unwesentlich von OPS unterscheiden, bei denen als Ursache eine Substanzabhängigkeit bzw. ein Substanzenmissbrauch (z. B. Alkohol oder Drogen) bekannt ist, werden im DSM-IV und in der ICD-10 als „substanzinduzierte Störung" klassifiziert. Einige zeigen sehr viele Gemeinsamkeiten mit den OPS, sodass ihre Abgrenzung nicht auf Grund der psychopathologischen Befunde erfolgen kann, sondern nur bei Kenntnis der Ätiologie (Medikamenten-/Drogengebrauch). In diesem Buch werden sie daher unter differenzialdiagnostischen Gesichtspunkten kurz erörtert.

In der psychiatrischen Diagnostik werden besonders häufige Konstellationen von Einzelstörungen zu Syndromen zusammengefasst. Dies hat aber zur Folge, dass einerseits zwar viele Patienten die obligaten Symptome erfüllen, während sich gleichzeitig eine große Varianz hinsichtlich fakultativer Symptome zeigt, andererseits Schwierigkeiten in der diagnostischen Einordnung der Fälle bestehen, die nicht alle geforderten Symptome aufweisen („oligosymptomatische" Fälle). Auch die Verwendung von verschiedenen Kriterien (z. B. DSM-IV oder ICD-10) kann in derselben Stichprobe zu einer unterschiedlichen Zahl an z. B. als delirant oder dement klassifizierten Patienten führen [8, 11, 16, 27]. Die Rate der klassifizierten Fälle ist also in hohem Maße von den verwendeten Kriterien abhängig. Zusätzlich wird die Klassifikation durch die in den diagnostischen Leitlinien formulierte Forderung erschwert, dass die psychopathologischen und/oder kognitiven Störungen zu schwerwiegenden sozialen Folgen geführt haben. Die individuelle Einschränkung bzw. Änderung wichtiger Lebensbereiche lässt sich aber nur sehr begrenzt quantitativ erfassen. Auf diesem Gebiet (z. B. Einschränkung der sozialen Kommunikation oder alltäglicher Aktivitäten) herrscht noch ein erheblicher Forschungsbedarf.

10.1.1 Abgrenzung von anderen Erkrankungen

Es gibt einige Erkrankungen, die allgemein nicht zu den OPS gezählt werden, obwohl sie eine organische Ursache haben oder zumindest viele Hinweise für eine organische Genese vorliegen und die zu erheblichen psychischen Störungen führen können:
Gilles-de-la-Tourette-Syndrom,
hyperkinetisches Syndrom [15],
Migräne (auch → Kap. 4.1.11),
Narkolepsie (→ Kap. 6.4),
prämenstruelles Syndrom und prä- und postmenopausische Beschwerden,
chronische Schmerzsyndrome [10].

Ein Argument, das zur Begründung angeführt wird, warum eine Migräne und ein prämenstruelles Syndrom nicht zu den OPS gezählt werden, ist, dass zur Auslösung einer solchen, maximal nur wenige Tage dauernden Störung psychogene Einflüsse eine Rolle spielen. Aber die Abgrenzung: psychosomatische Störung einerseits, organische psychische Störung andererseits ist problematisch, da psychogene Faktoren die Ausprägung der Symptomatik organischer Leiden beeinflussen können, wie z. B. die extrapyramidale Symptomatik bei Parkinson-Patienten. Auch belegen Langzeitkohortenuntersuchungen, dass somatische Erkrankungen häufig zu einer depressiven oder Angstsymptomatik führen und umgekehrt [20].

Die Einteilung von Erkrankungen in psychosomatische und organisch bedingte psychische Störungen stellt nur die beiden Extrempole dar. Dies mag aus didaktischen Gründen sinnvoll erscheinen, entspricht aber nicht der Realität, denn die Wechselwirkungen zwischen Psyche und Soma sind sehr komplex und aus naturwissenschaftlicher Sicht erst in den Ansätzen aufgeklärt. So finden sich bei Patienten mit körperlichen Erkrankungen gehäuft psychische Störungen [4, 26]. Psychische Störungen können dazu führen, dass die Patienten ihre Medikation unregelmäßig nehmen und so zur Verschlechterung der Grunderkrankung beitragen.

Außerdem ist die Abgrenzung: neuropsychologische Störung einerseits, OPS andererseits in vielen Fällen willkürlich und wird je nach Tradition, fachlicher Ausrichtung etc. vorgenommen. Zur Demonstration mag folgendes Beispiel dienen: Eine Aphasie ist eine klassische neuropsychologische Störung. Ist es gerechtfertigt, wenn zusätzlich eine (reaktive?) depressive Verstimmung auftritt, eine organische affektive Störung zu diagnostizieren? Auch nach den Kriterien der ICD-10 (→ Tabelle 1.2) ist eine eindeutige Zuordnung schwierig. Denn es liegt eine zerebrale Schädigung vor (Bedingung 1) und auch die 2. Bedingung kann als erfüllt gelten, aber eine Aphasie ist sicherlich ein überzeugender Grund für eine depressive Reaktion (4. Bedingung). In solchen Fällen ist der Verlauf entscheidend (3. Bedingung).

Die Zuordnung bestimmter Störungen wie Aphasie, Apraxie etc. zur Neuropsychologie und die Einordnung der Amnesie als OPS sind schwer verständlich. In diesem Zusammenhang erscheinen auch die in dem DSM-IV aufgeführten kognitiven Störungen und die in der ICD-10 als OPS aufgeführte leichte kognitive Störung (→ Kap. 4.10.4) sehr problematisch. Auch wird für die Diagnose einer Demenz verlangt, dass Defizite in mehreren neuropsychologischen Funktionen bestehen. Von neuropsychologischer Seite [3, 21] wurde aber darauf hingewiesen, dass das Vorhandensein mehrerer neuropsychologischer Funktionsstörungen nicht immer einer Demenz gleichzusetzen ist. Die entscheidende Frage ist die, ob eine OPS – wie der Begriff impliziert – über eine reine neuropsychologische Störung hinausgeht, z. B. durch eine affektive Beteiligung, Persönlichkeitsänderung etc. Die Diskussion darüber, ob die Darstellung einer OPS als komplexes Syndrom oder als Summe vieler Einzelstörungen, die neuropsychologisch zu testen sind, sinnvoller ist, wird sehr kontrovers geführt [21, 25]. Systemtheoretisch kann hergeleitet werden, dass die Interaktionen zwischen einzelnen Systemkomponenten nicht bei deren isolierter Betrachtung erkennbar werden [22]. Dies spricht gegen einen reduktionistischen Ansatz auf der Basis neuropsychologisch erfassbarer

Störungen [25], da auch bestimmte neuropsychologische Defizite gehäuft mit anderen vergesellschaftet auftreten (Alexie oder Agraphie mit einer Aphasie). Die Interaktionen zwischen psychischen und kognitiven Veränderungen bei OPS sind sehr komplex.

10.1.2 Komorbidität vs. 2 unabhängige Erkrankungen

Ein wichtiges Problem in der Klassifikation und auch in der Diagnostik von OPS ist das der Komorbidität, denn für viele Erkrankungen, die einer OPS zu Grunde liegen können, ist bisher kein eindeutiger pathogenetischer Zusammenhang zwischen OPS und Grunderkrankung bewiesen (s. abschließende Betrachtungen in den Kap. 4 bis 6). Die meisten Aussagen beruhen auf statistischen Angaben über eine hohe Koinzidenz, d.h. einer überdurchschnittlich hohen Zahl von Patienten, die gleichzeitig oder sehr kurz hintereinander sowohl an einer bestimmten körperlichen als auch an einer psychischen Störung erkranken. Es ergibt sich also die Frage nach einer gemeinsamen Ätiologie. Die Zusammenhänge sind nicht immer einfach zu klären. Insbesondere ist umstritten, ob z.B. zwischen einer nachgewiesenen vaskulären ZNS-Läsion oder einer HIV-Infektion des ZNS und einer depressiven Verstimmung ein Zusammenhang im Sinne einer gemeinsamen Ätiologie (ZNS-Schädigung) besteht oder ob die psychische Störung nur eine Reaktion auf die durch die schwerwiegende körperliche Erkrankung eingetretene Behinderung bzw. die schlechte Prognose darstellt (→ Kap. 4.4.5).

Ist die Zahl der Patienten, bei denen die körperliche Erkrankung gleichzeitig mit der psychischen Störung auftritt, gering, so stellt sich die Frage, ob nicht 2 Erkrankungen unabhängig voneinander gleichzeitig bestehen. Bei einer Vielzahl der in Kap. 5 dargestellten Erkrankungen treten OPS nur relativ selten, d.h. bei weniger als 10% der an dieser Krankheit Leidenden, auf. Zur Diagnose einer OPS ist daher eine detaillierte Beschreibung des Verlaufs der Symptomatik notwendig, um einen Zusammenhang wahrscheinlich zu machen.

10.2 Ursachenforschung

Folgt man den diagnostischen Leitlinien der ICD-10 [5, 6, 29, 30], so ist eine organische Genese einer psychischen Störung nur dann anzunehmen, wenn (→ Tabelle 1.2)
  eine Korrelation der Ausprägung der körperlichen und psychischen Symptome nachweisbar ist oder
  ein enger zeitlicher Zusammenhang zwischen dem Auftreten bzw. der Verschlechterung der körperlichen Erkrankung und dem Einsetzen der psychiatrischen Symptomatik besteht.

Der Nachweis einer Korrelation zwischen der Schwere der (neuropathologisch, biochemisch oder auch neurophysiologisch etc.) nachgewiesenen Veränderungen des ZNS und der Ausprägung der psychischen Symptomatik gelingt nur selten (→ abschließende Betrachtungen in Kap. 4 bis 6). Ein enger zeitlicher Zusammenhang zwischen dem Auftreten der organischen Grunderkrankung und dem Beginn der psychischen Auffälligkeiten ist häufig wegen fehlender Zwischensymptome oder/und mangelnder anamnestischer Angaben kaum nachzuweisen.

Als ein Kriterium für das Vorliegen einer OPS wird in der ICD-10 [5, 6, 29, 30] angesehen (→ Tabelle 1.2), dass keine anderen Ursachen für die psychische Störung, insbesondere eine Reaktion auf belastende Ereignisse oder eine Häufung vergleichbarer psychischer Störungen in der Familie vorliegen. In der Literatur finden sich jedoch einige Hinweise darauf, dass bei vergleichbarer zerebraler Schädigung gerade diejenigen eine OPS entwickeln, bei denen anamnestisch eine psychiatrische Vorerkrankung bekannt war (z.B. bei affektiver OPS [18, 19, 24]).

Bisher sind die pathogenetischen Zusammenhänge zwischen den zu Grunde liegenden organischen Schädigungen und den psychischen Symptomen allenfalls in Ansätzen geklärt (→ Kap. 2). Hier herrscht noch ein großer Forschungsbedarf. Verwirrend sind in diesem Zusammenhang die teilweise sehr unterschiedlichen Angaben zu den geschädigten Hirnarealen, die eine bestimmte psychische Symptomatik hervorrufen können (→ Kap. 4). Es ist zu hoffen, dass mit den modernen bildgebenden Verfahren eine genauere Eingrenzung möglicher Lokalisationen gelingen wird. Da es sich bei den OPS um komplexe Hirnfunktionsstörungen handelt, ist jedoch zu erwarten, dass diese nicht auf ein spezifisches Hirnareal beschränkt sein werden. Vielmehr ist davon auszugehen, dass die OPS Störungen in einem komplexen Netz von interagierenden Hirnarealen darstellen. Zu hoffen ist, dass es gelingen wird, mit Hilfe von genetischen Methoden und MRS-Untersuchungen die zu Grunde liegenden pathologischen Prozesse auf molekularer Ebene besser zu verstehen.

10.3 Bedeutung organischer Befunde bei den sog. „endogenen" Psychosen

Auch bei den sog. „endogenen" Psychosen (Schizophrenie, Depression und Manie) wurden eine Reihe von Hinweisen für organisch fassbare Veränderungen gefunden, v.a. neuropsychologische Veränderungen, morphologische Veränderungen in den bildgebenden Verfahren und biochemische (v.a. Neurotransmitter-) Veränderungen.

So lassen sich bei zahlreichen Schizophrenen neuropsychologische und neurophysiologische Störungen (s. Übersicht [4, 12]) und in den bildgebenden Verfahren morphologische Veränderungen (s. Übersicht [9]) nachweisen. Als wesentliche Störung bei der Schizophrenie wird eine Störung des Dopaminstoffwechsels [2] betrachtet. Auch Depressive klagen häufig über kognitive Beeinträchtigungen (→ Kap. 4.4.5 und 4.4.9) und zeigen oft morphologische Veränderungen (→ Kap. 4.4.5). Auch bei der Depression wird eine Störung von mehreren Neurotransmittersystemen, v. a. der Katecholamine Noradrenalin und Serotonin, als pathogenetisch bedeutsam angesehen [13].

Vor dem Hintergrund dieser Erkenntnisse stellt sich die Frage, ob und inwieweit eine Teilung in einerseits „endogene" psychische Störungen und anderseits organische psychische Störungen noch sinnvoll ist. Entscheidend ist auch hier wieder der in vielen Fällen nicht nachweisbare zeitliche Zusammenhang zwischen dem Auftreten der körperlichen Störung und der psychischen Symptomatik. Denn nur ein solcher Zusammenhang oder ein klarer, durch die Grunderkrankung hervorgerufener pathologischer Zustand des Gehirns sind als zuverlässige Hinweise auf eine organische Genese einer psychischen Störung zu werten.

10.4 Therapieforschung

Da OPS durch eine Anzahl von Symptomen definiert sind (→ Tabelle 4.1), ist zu präzisieren, welche Symptome durch die Therapie gebessert werden sollen, z. B. Gedächtnisleistungen bei Demenz. Denn in vielen Fällen ist das Idealziel, eine Wiederherstellung des Zustandes vor der Schädigung bzw. Erkrankung nicht zu erreichen. Bisher gibt es erst wenige Ansätze zur Beurteilung eines Therapieerfolges bei einer OPS (z. B. → Kap. 4.3.9).

Da bei OPS-Patienten häufig eine sehr lange Zeit vergeht, bis eine Besserung oder auch eine Verschlechterung sichtbar wird, sind Therapiestudien über mehrere Monate notwendig. Diese sind sehr aufwendig. Ein weiteres Problem der Therapieforschung ist die Forderung eine möglichst homogene Zusammenstellung der untersuchten Stichprobe zu erreichen, um eine Vergleichbarkeit zu gewährleisten, ohne auf der anderen Seite durch eine zu hohe Vorselektion die Generalisierbarkeit der Ergebnisse in Frage zu stellen. Kleinere Therapieerfolge bei OPS-Patienten, die häufig angesichts der Schwere der Symptomatik die sozialen Folgen mildern könnten, sind auf Grund statistischer Probleme erst bei sehr großen Stichproben zu verifizieren. Die statistisch erforderliche Stichprobengröße ist oft kaum oder nur mit erheblichem Aufwand zu erreichen. Dies gilt v. a. auch für erst langfristig zu erzielende Effekte.

Eine Verallgemeinerung der Ergebnisse von Therapiestudien mit Psychopharmaka auf OPS-Patienten ist nicht möglich, da Patienten mit einer OPS bei fast allen Psychopharmakastudien explizit ausgeschlossen wurden. Ferner ist zu berücksichtigen, dass OPS-Patienten gehäuft unter unerwünschten Nebenwirkungen leiden, die oft schon bei niedrigen Dosierungen auftreten und stärker ausgeprägt sind. Daher ist die Durchführung gezielter Therapiestudien auch bei OPS-Patienten erforderlich, wenngleich sich dabei erhebliche Probleme (insbesondere hinsichtlich der Aufklärung und Einwilligung) ergeben können [13, 16, 26].

10.5 Ethische Fragen

Eine Reihe von schwerwiegenden ethischen Fragen, welche die Aufklärung durch den Arzt (→ Kap. 7.1 und 9.1.2) und ein sog. Patiententestament (→ Kap. 9.1.2) betreffen, müssen noch im Dialog zwischen Medizinern und Juristen, Politikern und Theologen verbindlich geklärt werden, um so mehr Rechtssicherheit zu schaffen.

10.6 Literatur

1. American Psychiatric Association (1994) Diagnostic and statistical manual of mental disorders, 4th edn. (DSM IV), Washington DC
2. Carlsson M, Carlsson A (1990) Interactions between glutamergic and monoaminergic systems within the basal ganglia – implications for schizophrenia and Parkinson's disease. TINS 13:272–276
3. Bogousslavsky J, Regli F (1986) Unilateral watershed cerebral infarcts. Neurology 36:373–377
4. Corcoran R, Frith CD (1994) The neuropsychology and neurophysiology of schizophrenia. Curr Opin Psychiatry 7:47–50
5. Dilling H, Weyerer S (1984) Psychische Erkrankungen in der Bevölkerung bei Erwachsenen und Jugendlichen. In: Dilling H, Weyerer S, Castell R: Psychische Erkrankungen in der Bevölkerung. Enke, Stuttgart, S 43–120
6. Dilling H, Mombour W, Schmidt MH (1994) Internationale Klassifikation psychischer Störungen. Forschungskriterien. Huber, Bern
7. Dilling H, Mombour W, Schmidt MH (2000) Internationale Klassifikation psychischer Störungen. ICD-10 Kapitel V (F) Klinisch-diagnostische Leitlinien, 3. Aufl. Huber, Bern
8. Erkinjuntti T, Ostbye T, Steenhuis R, Hachinski V (1997) The effect of different diagnostic criteria on the prevalence of dementia. N Engl J Med 337:1667–1674
9. Falkai P, Vogeley K, Bogerts B (2000) Schizophrenie. In: Förstl H (Hrsg) Klinische Neuro-Psychiatrie. Thieme, Stuttgart, S 23–34
10. Fishbein DA (1996) Pain and psychopathology. In: Fogel BS, Schiffer RB, Rao SM (eds) Neuropsychiatry. Williams & Wilkins, Baltimore, pp 443–483
11. Fratiglioni L, Grut M, Forsell Y, Viitanen M, Winblad B (1992) Clinical diagnosis of Alzheimer's disease and other dementias in a population survey. Arch Neurol 49:927–932
12. Firth CD (1992) The cognitive neuropsychology of schizophrenia. Lawrence Erlbaum Ass., Hove, England

13. Fritze J, Deckert J, Lanczik M, Strik W, Struck M, Wodarz N (1992) Zum Stand der Aminhypothesen depressiver Erkrankungen. Nervenarzt 63:3–13
14. Ihl R (1993) Demenzkranke – Opfer unethischer Ethik? Dtsch Ärztebl 90:637–638
15. Krause K-H, Krause J, Trott G-E (1998) Das hyperkinetische Syndrom (Aufmerksamkeitsdefizit-/Hyperaktivitätsstörung) des Erwachsenenalters. Nervenarzt 69: 543–556
16. Lauter H, Meyer JE (1992) Die neue Euthanasie-Diskussion aus psychiatrischer Sicht. Fortschr Neurol Psychiat 60:441–448
17. Liptzin B, Levkoff SE, Cleary PD, Pilgrim DM, Reilly CH, Albert M, Wetle TT (1991) An empirical study of diagnostic criteria for delirium. Am J Psychiatry 148:454–457
18. Mayeux R, Stern Y, Rosen J, Leventhal J (1981) Depression, intellectual impairment, and Parkinson disease. Neurology 31:645–650
19. Morris PLP, Robinson RG, Raphael B, Samuels J, Molloy P (1992) The relationship between risk factors for affective disorder and poststroke depression in hospitalised stroke patients. Aust NZ J Psychiatry 26:208–217
20. Murphy JM, Monson RR, Olivier DC, Zahner GEP, Sobol AM, Leighton AH (1992) Relations over time between psychiatric and somatic disorders: the Stirling County Study. Am J Epidemiol 136:95–105
21. Poeck K (1989) Das sogenannte psychoorganische Syndrom und die verschiedenen Formen der Demenz aus neurologischer Sicht. In: Poeck K (Hrsg) Klinische Neuropsychologie. Thieme, Stuttgart, S 330–340
22. Roth G (1981) Biological systems theory and the problem of reductionism. In: Roth G, Schwegler H (eds) Self-organizing systems. Campus, Frankfurt, pp 106–120
23. Saß H, Wittchen H-U, Zaudig M (Hrsg) (2000) Diagnostisches und statistisches Manual psychischer Störungen, DSM-IV, 3. Aufl. Hogrefe, Göttingen
24. Starkstein SE, Preziosi TJ, Bolduc PL, Robinson RG (1990) Depression in Parkinson's disease. J Nerv Ment Dis 178:27–31
25. Ulrich G (1992) Ist global gleich multifokal? Das Ganze und seine Teile in Psychiatrie und Neurologie. Nervenarzt 63:14–20
26. Wetterling T, Neubauer H, Neubauer W (1994) Aufklärung über ärztliche Maßnahmen bei älteren Patienten. Z Gerontol 27:299–305
27. Wetterling T, Kanitz R-D, Borgis K-J (1996) Comparison of different diagnostic criteria for vascular dementia (ADDTC, DSM-IV, ICD-10, NINDS-AIREN). Stroke 27:30–36
28. Weyerer S (1990) Der Zusammenhang zwischen körperlichen und psychischen Erkrankungen. Fundamenta Psychiatrica 4:64–68
29. World Health Organization (1993) International Classification of Diseases (ICD-10). Chapter V. Diagnostic guidelines. Genf
30. World Health Organization (1994) International Classification of Diseases (ICD-10). Chapter V. Research criteria. Genf

Sachverzeichnis

A

Abwehr 56, 329, 488, 491, 509
Acetylcholin 33, 36, 42, 99, 125, 182, 249, 286, 292, 307, 308, 464
Acetylcholinesterasehemmer 292, 293, 302, 308, 462
Addison-Syndrom 48, 82, 179, 189, 405, 407–409, 411
Affekt 4, 8, 26, 32, 90, 91, 101, 103, 104, 131, 146, 156, 158, 178, 181, 185–187, 205, 207–210, 222, 235–237, 264, 265, 282, 299, 329, 339, 342, 367, 369, 376, 387, 393–395, 407, 408, 416, 418, 429, 430, 432, 447, 462–464, 471, 512, 538, 559, 561
affektive Störungen, Affektivität → Affekt
Affektlabilität 194, 432
Aggression 165, 208, 238, 250, 264–266, 288, 289, 295, 365, 447, 457–462, 470, 490, 492, 494, 495
Aggressivität → Aggression
aggressives Verhalten → Aggression
Agitiertheit 178, 183, 220, 427, 461, 490
Agnosie 8, 157
AIDS → HIV
Akalkulie 8, 30, 90, 157, 266
Akinese 8, 270, 298, 305–307, 427, 464
Alkohol 6, 27, 29, 31, 93, 97, 100, 101, 105, 106, 108, 121, 148, 149, 194, 211, 217, 224, 231, 233, 250–252, 266, 271, 334, 336, 385, 415, 450, 457, 458, 466, 473, 516, 535, 536, 558
Alkoholabhängigkeit 11, 82, 94, 99, 101, 102, 104, 129, 132–134, 211, 294, 336, 388, 415, 450
Alkoholentzug 10, 32, 118, 122, 123, 125–127, 135, 136, 234
Alkoholiker, Alkoholkranker 95, 106, 248, 414
Alkoholmissbrauch → Alkoholabhängigkeit
alltägliche (lebenspraktische) Tätigkeiten 68, 75, 152–154, 183, 187, 332, 486, 491, 515, 558
Alltagskompetenz 491
Altenheim → Pflegeheim
Alzheimer-Erkrankung (s. auch Demenz vom Alzheimer-Typ) 3, 25, 30, 33, 35, 37, 44–47, 50–55, 157, 158, 162, 164, 186, 207, 208, 218, 219, 224, 235, 236, 249–251, 255, 283–293, 301, 303, 336, 338, 344, 348, 349, 387, 418, 464, 466, 468, 511, 552
Amnesie 4, 8, 11, 26, 34, 36, 80, 89–109, 130, 155, 157, 159, 275, 282, 288, 298, 305, 322, 329, 334, 365, 372, 381, 383, 384, 395, 406, 431, 446, 447, 510, 538
–, transitorische globale (TGA) 11, 26, 32, 106–108, 130
amnestisches Syndrom → Amnesie
Amyloid 24, 51, 54, 55, 149, 285–287, 348
Angehörige 27, 56, 64, 151, 163–165, 269, 270, 284, 351, 388, 433, 470, 488, 492–495, 509, 512, 513, 515–519, 533, 540, 543, 550
Angst 4, 8, 42, 89–91, 103, 127, 128, 131, 156, 185, 186, 214–224, 236, 282, 288, 295, 305, 324, 329, 334, 394, 395, 401, 405–407, 410, 411, 413, 416, 427, 429, 431, 434, 447, 448, 452, 488, 489, 492, 512, 517, 559
Angststörung → Angst
Anosognosie 255, 491, 508, 514
anticholinerg 124–126, 129, 133–136, 164, 191–193, 223, 233, 234, 252, 459, 472
Antidepressiva 121, 164, 188, 190–193, 206, 217, 223, 252, 255, 307, 432, 451, 466, 469

Antiparkinson-Medikamente 124, 252, 307
Antrieb 90, 146, 178, 206, 246, 295
Antriebsmangel, -minderung, -schwäche 101, 158, 205, 307, 332, 374, 383, 399, 408, 410, 412, 457, 462–464, 491
Antriebssteigerung 178, 208–210, 288, 295, 372, 431, 457, 461, 462
Antriebsstörung 211, 288, 464, 519
Antriebsverlust → Antriebsmangel 205
apallisches Syndrom 384, 388
Apathie 8, 30, 90, 150, 151, 265, 266, 270, 288, 305, 347, 365, 367, 372–374, 383, 385, 395, 399, 408, 410–412, 414, 431, 457, 462–464, 491
Appetit 183, 188, 222, 295, 416
Aphasie 8, 30, 90, 103, 105, 157, 158, 186, 266, 288, 298, 303, 326, 331, 332, 345, 351, 399, 487, 506, 508, 511, 513, 515, 520, 538, 539, 549, 559, 560
Apolipoprotein E 160, 234, 287, 289
Apoptose 20, 24, 25, 56, 287, 365
Apraxie 8, 30, 90, 151, 157, 266, 288, 399, 559
Arousal 9, 32, 102, 126
Ataxie 8, 105, 132, 159, 298, 308, 345, 372, 414, 419, 429
Aufklärung 493, 528–530, 534, 550, 562
Auffassung 93, 103, 131, 156, 186, 236, 255, 507, 515, 528, 530, 538–540, 551, 552
Auffassungsstörung → Auffassung
Aufmerksamkeit 74, 75, 90, 99, 103, 109, 110, 131, 156, 186, 236, 294, 301, 339, 387, 399, 416, 464, 506, 515, 530, 539, 552
Aufmerksamkeitsstörung → Aufmerksamkeit
Axon 19, 21, 24, 45, 285
axonaler Transport → Axon

B

Basalganglien 22, 23, 29, 31, 34, 35, 45, 79, 296, 299, 308, 322, 323, 330, 338, 339, 412, 427, 458, 463, 464
Benzodiazepine 83, 95, 99, 104, 105, 108, 122, 124, 129, 133–135, 180, 206, 217, 223, 233, 252, 255, 460, 466, 472
Behinderung 3, 7, 221, 306, 351, 504, 546–549
Berentung → Rente

Betablocker 180, 182, 224, 252
Betreuer 509, 516, 5333
Betreuung 433, 528, 530, 532–535
Betreuungsgesetz, -recht 532–534
Bewältigung(-sstrategien) 6, 8, 26–28, 56, 180, 218, 328, 371, 432, 436, 489, 515
Bewusstsein 5, 34, 37, 39, 40, 76, 90, 93, 103, 105, 106, 119, 120, 130, 131, 136, 156, 236, 266, 323, 337, 345, 365, 374, 375, 381, 383, 384, 387, 401, 405, 406, 416, 446–448, 462, 467, 486, 528, 531, 536, 539
Bewusstseinsstörung, -trübung → Bewusstsein
Blut-Hirn-Schranke 20, 23, 29, 35, 38, 39, 44, 48, 53, 82, 125, 342, 365, 368, 371, 413, 428
Blut-Liquor-Schranke → Blut-Hirn-Schranke
Blutung → intrakranielle Blutung
Borreliose 248, 276, 282, 366, 368, 369, 432

C

CADASIL 149, 348
Charles-Bonnet-Syndrom 33, 234, 238
cholinerg 30, 98, 127, 192, 285,
Cholinesterase 45, 304
Cholinacetyltransferase 45, 286, 304
Chorea Huntington 4, 22, 25, 33, 35, 37, 45, 46, 72, 79, 149, 157, 158, 179, 182, 189, 194, 207, 216, 218, 248, 282, 293–296, 458, 461, 463–465, 469, 471, 488
Computer-Tomografie (CT) 18, 39, 40, 68, 76–79, 104, 105, 108, 129, 132, 159–162, 165, 181, 183, 186, 188–190, 207, 208, 223, 247, 253, 270, 284, 290, 291, 296–300, 302, 306, 308, 323, 326, 327, 330, 331, 335, 336, 339–342, 344, 345, 349, 350, 352, 374, 375, 377, 384–387, 396–401, 408, 409, 419, 420, 430, 434, 450
Coping → Bewältigung
Cortisol 34, 48, 125, 189, 218, 406, 408, 435
Creutzfeldt-Jakob-Syndrom 4, 52, 76, 149, 150, 282, 297, 426–428, 464
Cushing-Syndrom 48, 82, 148, 179, 185, 189, 207, 216, 218, 221, 282, 407, 408, 411

D

Defizitmodell 9, 27, 30, 510, 516, 517
Degeneration 24, 31, 45, 297, 308, 367, 450
degenerativ 22, 24, 33, 35, 37, 38, 47, 52, 55, 79, 151, 164, 180, 184, 192, 250, 282, 285, 286, 304, 309, 334, 450, 485, 491, 517
Delir 4, 5, 7, 9-11, 26, 29, 31, 32, 36, 41, 72, 76, 89-91, 103, 105, 118-136, 145, 146, 155, 156, 159, 191, 236, 251, 254, 276, 282, 288, 302, 305, 306, 322, 331, 334, 342, 346, 365, 367, 372, 375, 384, 395, 405, 406, 410, 411, 416, 418, 434, 447, 458, 461, 465, 466, 472, 486, 511, 538, 551, 558
dement → Demenz
Demenz 3, 4, 7, 9, 10-12, 21, 26, 30, 34, 37, 42, 45, 48, 52, 55, 56, 73-77, 80, 83, 89-91, 93, 95, 96, 99, 103, 105, 109, 121, 122, 129-132, 145-166, 183, 186, 192, 194, 218, 224, 231, 232, 234, 236, 238, 247, 250, 255, 269, 270, 277, 282, 285, 288-291, 294-302, 304-307, 310, 322-327, 329, 332, 339, 342, 343, 345-349, 351, 365, 367, 369, 372, 376, 384, 387, 394, 395, 398, 406, 411, 417, 418, 420, 428, 430, 431, 434, 447, 448, 450, 452, 458-441, 463, 465-467, 469, 486, 495, 511, 514, 530, 531, 538, 540, 542-545, 547, 551, 552, 558, 559, 562
-, Alzheimer-Typ (DAT) 21, 35, 94, 95, 109, 121, 122, 147-150, 152, 153, 155, 157-161, 166, 179, 182, 187, 189, 190, 192, 193, 207, 216, 232, 234-236, 248, 252, 253, 267, 269, 282-293, 304, 333, 337, 342, 345, 348, 399, 428, 430, 450, 458, 461-463, 465, 472, 488, 491, 511, 534
-, frontale/frontotemporale (FTD) 157, 267, 269, 270, 282, 296-298, 303, 428
-, kortikale 30, 157, 158
-, Lewy-body-Typ (DLBT) 51, 152, 157, 159, 232-236, 252, 253, 282, 293, 302, 303, 465
- bei Parkinson-Syndrom 157, 304-306
-, subkortikale 96, 157, 158, 308
-, subkortikale vaskuläre 51, 150, 151, 332, 336
-, vaskuläre 10, 31, 51, 148, 150-153, 155, 158-162, 164, 179, 187, 189, 216, 232, 248, 326, 328-334, 336, 337, 347, 348, 463, 511

demenzieller Abbau → Demenz
Demyelinisierung 20, 21, 24, 31, 38, 53, 77, 150, 162, 325, 326, 341-343, 369, 428
Depression 4, 7, 26, 42, 56, 89, 90, 95, 103, 109, 131, 152, 156, 157, 159, 161, 163, 177-195, 205, 208, 209, 222, 232, 236, 246, 266, 288, 289, 293-296, 301, 302, 304-307, 310, 322, 324, 326, 329, 330, 332, 334, 337, 339, 343, 344, 346, 348, 349, 351, 365, 367, 369, 372, 373, 376, 383-385, 394, 395, 401, 405, 408, 410-412, 414, 416-418, 421, 429-432, 434, 436, 447-449, 451, 452, 461, 462, 464-468, 470, 490, 494, 510, 512, 515, 542, 544, 551, 557, 559-561
-, vaskuläre 187, 188, 209
depressive Pseudodemenz 95, 157, 160, 166, 183, 187, 188, 544
depressive Störung → Depression
Desorientiertheit (s. auch Orientierungsstörung) 8, 119, 127, 136, 448, 486
Diabetes (mellitus) 10, 35, 82, 105, 132, 160, 187, 188, 217, 282, 323, 325, 330, 333, 336, 337, 346, 404, 405, 411, 460, 469
Digitalis 124, 252, 253
Disconnection-syndrome 23, 31, 325, 332, 343, 429, 436
dissoziative Störung 4, 95, 255, 275, 450
Dopamin 21, 30, 42, 124, 129, 133, 206, 217, 233, 234, 237, 249, 252, 254, 285, 304, 307, 308, 462, 562
dopaminerg → Dopamin
Droge 45, 46, 83, 100, 108, 122, 123, 125, 128, 129, 133, 136, 206, 216, 217, 231, 234, 247-249, 252, 270, 385, 388, 458, 463, 473, 512, 516, 535, 536, 552, 558
DSM-IV 2-5, 7, 8, 68, 72, 73, 75, 92, 119, 121, 145, 146, 152, 157, 158, 160, 177, 215, 221, 231, 264, 268, 270, 275, 276, 283, 288, 289, 448, 464, 467, 557-559

E

Einsichtsfähigkeit 398, 486-488, 529, 538, 540
Elektroenzephalografie (EEG) 18, 32, 68, 75-77, 104, 105, 107, 126, 129, 132, 134, 186, 188-190, 210, 223, 249, 253, 284, 289, 296-298, 302, 306, 335, 368, 376, 396, 399, 415, 416, 427, 444, 446, 449, 450, 460, 466

Elektrokardiografie (EKG) 68, 76, 81, 105, 347
Elektrolytstörung 29, 32, 39–41, 82, 122, 123, 129, 132, 134, 406, 407, 411, 417
Emotionen 4, 107, 158, 268, 275, 277, 332, 462, 494, 505, 508
endokrine Störung → Hormonstörung
Enzephalitis 20, 39, 53, 78, 83, 104, 105, 122, 131, 132, 146, 148, 150, 151, 160, 207, 216, 248, 265, 267, 276, 277, 282, 304, 365, 366, 369, 371, 374–376, 467, 468, 504
Enzephalopathie 29, 32, 38–40, 46, 47, 49, 53, 82, 93, 122, 131, 132, 148, 368, 369, 373, 413–418, 426, 427, 465
Enzym 18, 37, 41–44, 46, 49, 286, 413, 418, 420, 451
Epidemiologie 10, 11, 106, 121, 155, 178, 206, 215, 247, 266, 284, 293, 296, 299, 303, 308, 323, 338, 342, 345, 347, 367, 368, 370, 375, 381, 386, 392, 398, 409, 413, 415, 426–428, 433, 445, 449
epidurales Hämatom → Hämatom
Epilepsie 11, 32, 35, 40–42, 56, 76, 78, 79, 95, 105–107, 122, 132, 148, 179, 182, 183, 185, 189, 193, 194, 207, 216, 231–233, 248–250, 252, 254, 266–268, 276, 282, 299, 343, 375, 396, 406, 419, 420, 434, 444–452, 458–461, 465–467, 469, 514, 547, 550, 551
epileptischer Anfall → Epilepsie
Ernährung 68, 75, 154, 183, 457, 472, 491
Erregung 127, 208, 276, 365, 462, 464
Erregungszustand → Erregung
Erschöpfungssyndrom 185, 276, 429
Essen → Ernährung
Ethik 191, 295, 459, 516, 530, 534, 562
Exsikkose 29, 41, 82, 122, 123, 129, 132, 328
extrapyramidale Bewegungsstörungen 42, 103, 131, 135, 151, 156–158, 186, 187, 237, 254, 285, 289, 297, 299, 301–303, 306, 427, 459, 559
Exzitotoxin 46, 294, 414

F

Fahrerlaubnis 549–552
Frontalhirn 22, 29, 31, 35, 98, 100, 101, 106, 157, 158, 182, 187, 194, 207, 268–271, 291, 296–298, 301, 303, 326, 339, 347, 349, 367, 376, 394, 395, 397, 428, 435, 450, 458, 462, 463, 470

G

GABA 31, 32, 42, 53, 99, 294, 414, 415, 462,
Gangstörung 235, 250, 289, 305, 308, 332, 336, 339, 342, 343, 345, 366, 398, 399, 427
Gedächtnis 90, 92–103, 106–109, 120, 130, 131, 146, 151, 156, 186, 236, 277, 288, 297, 298, 331, 332, 383, 388, 408, 427, 430, 446, 467, 491, 506, 510, 562
Gedächtnisstörung → Gedächtnis
Gen- 234, 287, 294, 297, 348, 427
genetisch 18, 21, 28, 33, 35, 177, 178, 249, 251, 283, 295, 302, 349, 397, 405, 418–420, 428, 468, 561
Gliazellen 20, 21, 23, 25, 40, 49, 53, 286, 304, 412, 428
Glioblastom → Gliom
Gliom 20, 53, 54, 79, 216, 393–397
Gliose 19, 24, 25, 161, 285, 299, 308, 338, 342, 367, 428
Glukose 23, 33, 35, 36, 38, 218, 286, 291, 296, 404–407
Glutamat 32, 35, 42, 46, 53, 99, 292, 328

H

Hämatom 19, 148, 161, 350, 382–387, 401
Halluzinationen 29, 33, 42, 90, 91, 103, 119, 120, 127, 128, 130, 131, 157, 159, 231–239, 246, 254, 282, 288, 293, 295, 301, 302, 305, 307, 339, 431, 447, 458, 468, 508, 539
Halluzinose 4, 7, 89, 231–238, 250, 251, 282, 468, 538,
hepatische Enzephalopathie 39, 40, 46, 53, 413–415
Herpes-simplex-Enzephalitis 20, 25, 78, 95, 100, 104, 105, 131, 148, 218, 298, 366, 375, 376
Herzinsuffizienz 36, 148, 325
Herzrhythmusstörung 81, 136, 191, 323, 337, 346, 407, 460, 472
Herz-Kreislauf-Stillstand 36, 98, 128, 133, 322
Hippocampus 22, 23, 34, 36, 49, 97–99, 103, 123, 161, 284, 290
Hirnareal 9, 21, 27, 28, 49, 96, 153, 181, 182, 233, 325, 326, 347, 382, 393, 397, 401, 561

Hirnatrophie 78, 103, 105, 150, 161, 189, 190, 290, 296, 297, 302, 306, 327, 342, 367, 368, 373, 399, 434
Hirnblutung → intrakranielle Blutung
Hirninfarkt 19-23, 25, 30, 39, 40, 49, 53, 54, 73, 78, 93, 105, 107, 108, 161, 162, 179, 181, 189, 190, 276, 282, 285, 322-324, 326-332, 345-347, 350-352, 368, 420, 433-435, 435, 463, 504, 506, 511, 519
–, lakunärer 78, 162, 181, 282, 322-324, 327, 329-333, 336, 338-342, 344, 348, 352
–, territorialer 81, 282, 322-324, 330-333, 336, 345-347
Hirnläsion 9, 18, 23, 25, 32, 56, 78, 98, 105, 189, 208, 255, 265, 266, 268, 324, 326, 381, 383, 397, 415, 448, 450, 462, 493, 504, 511, 513, 515, 516
Hirnleistungsstörung 8, 9, 28, 30, 31, 74, 79, 301, 516
Hirnlokalisation → Hirnareal
Hirnödem 19, 20, 24, 25, 32, 36, 39-41, 78, 105, 189, 346, 365, 382, 384, 393, 396, 397, 412
Hirnschädigung → Hirnläsion
Hirntumor 6, 12, 20, 22, 23, 30, 39, 40, 78, 95, 105, 148, 149, 159, 189, 207, 216, 248, 253, 276, 297, 392-399, 401, 407, 408, 412, 446, 467, 468, 506, 513, 551
HIV 4, 53, 82, 83, 148, 150, 159, 160, 181, 206, 207, 267, 276, 282, 298, 341, 344, 345, 366-375, 400, 432, 435, 560
Hormon 34, 48, 49, 125, 148, 160, 179, 185, 216, 221, 232, 395, 406-409, 412
Hormonstörung → Hormon
Hydrozephalus 20, 40, 148-150, 159, 276, 282, 341, 344, 345, 350, 376, 394, 398-400
Hygrom (subdurales) 148, 161, 387, 401
Hyperglykämie 29, 82, 122, 132, 404, 405, 411
Hyperlipidämie 10, 82, 132, 188, 323,
Hyperkinesie 294, 296, 558
Hyperparathyreoidismus 49, 148, 179, 408, 412, 416
Hyperthyreose 48, 82, 123, 132, 148, 159, 160, 179, 207, 210, 216, 222, 224, 248, 282, 409-412, 460, 463, 465
Hypertonus 105, 127, 128, 188, 276, 323, 325, 335-337, 344, 345, 347, 349, 384, 409, 417, 467

Hypoglykämie 24, 29, 34, 35, 37, 40, 46, 82, 122, 132, 216, 217, 405
Hypokinese 21, 159, 188, 295, 305, 306
Hypoparathyreoidismus 148, 179, 412
Hypothalamus 28, 469, 470
Hypothyreose 48, 82, 147-149, 159, 160, 179, 185, 188, 189, 248, 282, 409-411, 421
Hypotonie 191, 347
Hypoxie 23, 29, 35-37, 46, 82, 95, 100, 104, 122, 129, 133, 304, 322, 504

I

ICD-10 2-5, 7, 68, 72, 73, 75, 92, 93, 119, 121, 130, 146, 152, 157, 158, 160, 166, 177, 178, 180, 184, 185, 187, 195, 205, 209, 215, 221, 222, 224, 238, 245, 246, 255, 256, 264, 265, 268, 270, 275, 276, 283, 289, 291, 300, 310, 325, 329, 330, 332, 352, 383, 388, 401, 420, 435, 448, 452, 468, 473, 557-561
immunologische 20, 24, 50, 286, 428, 432, 435
Immun- 20, 25, 371, 408
Impulskontrolle 264, 294, 365, 458, 535
Infektion 19, 21, 76, 121, 122, 129, 132, 180, 184, 298, 365-377, 400
infektiös → Infektion
Inkontinenz 297, 298, 336, 339, 398
Insult → Hirninfarkt und Schlaganfall
Interleukine 48, 49, 51
intellektuelle Beeinträchtigungen 93, 289, 394, 489, 534, 536, 540, 542
intellektuelle Fähigkeiten 146, 164, 181, 250, 531
Intelligenz 73, 147
intrakranielle Blutung 19, 23, 25, 39, 78, 95, 105, 108, 123, 322, 324, 336, 338, 349, 350, 382, 384, 399, 448
Intoxikation 5, 10, 12, 29, 36, 41, 76, 95, 108, 122, 128, 134, 247, 253, 304, 415, 463
Inzidenz 10, 11, 106, 283, 284, 288, 303, 323, 324, 375, 392, 433, 445
ischämischer Infarkt → Hirninfarkt

K

katatone Störung → Katatonie
Katatonie 4, 31, 246, 275-277, 305, 538
Körperhygiene → Körperpflege
Körperpflege 68, 75, 154, 183

kognitive Beeinträchtigung → kognitive Störung
kognitive Störung 3, 4, 29, 31, 45, 74, 90, 95, 101, 103, 119, 128, 153, 155, 156, 163, 187, 191, 192, 219, 235, 265, 269, 275, 277, 288, 293, 295, 301, 305–307, 325, 328, 337, 339, 342, 343, 348, 351, 366, 369, 371–374, 376, 383, 388, 394, 400, 405, 410–412, 414, 416–418, 420, 427, 429–431, 434–436, 446–448, 452, 462, 464, 467, 486, 489, 491, 493, 494, 505, 511, 515, 530, 531, 534–536, 538, 540, 548, 549, 558–560, 562
kognitive Aktivierung 163, 487, 491, 505, 506
Kollagenose 82, 148, 150, 179, 189
Koma 25, 26, 29, 35, 39, 269, 322, 323, 375, 381, 383, 384, 387, 401, 405, 406, 411, 414–416
Konfabulationen 93, 98, 100, 130
Korsakoff-Syndrom 11, 30, 95, 97–101, 538
kortikal 22, 28, 30, 32, 45, 157, 158, 218, 349, 447
Kortikoide 49, 124, 148, 432
Krampfanfall → Epilepsie
Krankheitseinsicht 27, 211, 530, 535, 538, 541

L

Labor 68, 81, 82, 93, 104, 105, 131–134, 159, 189, 210, 222, 253, 289, 296, 297, 333, 367, 373, 377, 405, 406, 408, 412, 415–419, 427, 432
laborchemische Untersuchung → Labor
Lebensqualität 69, 75, 180, 190, 218, 329, 468, 472, 488, 491
Lebererkrankung, Leberinsuffizienz 29, 40, 82, 122, 148, 411, 413–415
Leukoaraiose 31, 36, 53, 78, 149, 161, 162, 181, 183, 189, 190, 218, 282, 291, 299, 323–331, 336, 338–345, 348, 351, 352, 373, 419, 463
Leukodystrophie 232, 248, 341, 419
Lewy body 23, 51, 150, 252–254, 285, 300–302, 304
Lewy-body-Erkrankung (disease) 149, 237, 238, 254, 300–302, 467
Lewy-body-Demenz → Demenz
limbisch 22, 29, 32, 97, 98, 102, 104, 248, 304, 469, 470

Lipofuszin, Lipofuszidose 23, 37, 51, 52, 308
Liquor, Liquoruntersuchung 19, 20, 23, 38–40, 45, 78, 82, 125, 289, 290, 345, 368, 369, 373, 375, 387, 398, 399, 418, 427, 432, 435
Lues 31, 53, 77, 82, 83, 148, 150, 159, 160, 206, 209, 276, 282, 298, 336, 366–369, 432, 435
Lungenerkrankung 36, 122, 127, 128, 135, 148, 150, 289, 393, 407, 460
Lupus erythematodes 20, 148, 179, 181, 185, 189, 248, 282, 333, 336, 433–436

M

Magnetresonanzangiografie (MRA) 18, 78, 79, 350, 384
Magnetresonanzspektroskopie (MRS) 18, 57, 78, 79, 294, 339, 414, 420, 433, 561
Magnetresonanztomografie (MRT) 18, 39, 40, 56, 68, 76, 78, 79, 97, 103, 132, 134, 161, 162, 165, 181, 182, 189, 190, 207, 218, 223, 233, 247, 248, 249, 253, 270, 290, 291, 297, 298, 302, 308, 323, 326, 327, 330, 335, 339, 340, 342–345, 348–350, 352, 374–376, 384, 386, 396, 397, 399–401, 408, 419, 420, 427, 429, 430, 434, 435, 450
Makroangiopathie (zerebrale) 80, 331
Manie 42, 89, 178, 205–211, 288, 295, 334, 343, 367, 372, 395, 408, 410, 411, 431, 434, 447, 561
manische Störung → Manie
Marklager-Veränderungen → Leukoaraiose
Meningeom → Hirntumor
Meningitis 19, 20, 40, 83, 95, 122, 132, 148, 151, 267, 282, 365, 366, 369, 371, 398–401, 504
metabolisch 22, 32, 39, 76, 107, 123, 125, 129, 160, 162, 282, 286, 298, 326–328, 339, 415, 418, 420
metabolische Störung → metabolisch
Migräne 32, 107, 232, 248, 348, 558
Mikroangiopathie (zerebrale) 149, 322, 323, 329, 331, 338, 340–345
Milieutherapie 163, 495
Mitochondropathie 33, 37, 50, 341
Morbus Binswanger (s. auch Leukoaraiose) 161, 334, 340, 341, 344

Morbus Fahr (Basalganglienverkalkung) 162, 253, 282, 299, 300
Morbus Pick 4, 35, 52, 54, 149, 153, 157, 267, 270, 303
Morbus Wilson 148, 248, 282, 310, 419
Mortalität 101, 123, 128, 156, 255, 323, 426
Multiinfarktdemenz (MID) (s. auch Demenz, vaskuläre) 149, 153, 157, 160, 235, 252, 286, 290, 327, 332, 336, 339
Multimorbidität 7, 26, 28, 152, 158, 255, 486
Multiple Sklerose (MS) 20, 31, 38, 49–51, 53, 54, 77, 78, 82, 83, 95, 149, 160, 179, 181, 185, 188, 189, 194, 206, 207, 209, 216, 218, 219, 223, 224, 232, 248, 253, 267, 276, 277, 282, 298, 341, 344, 367–369, 407, 418, 428–433, 461, 463, 469, 472, 488, 504, 506, 507, 515
Myelose (funikuläre) 38, 82, 418
Myoklonie 150, 289, 294, 298

N

Nahrungsaufnahme → Ernährung
Narkolepsie 468, 558
Neglekt 8, 253, 255, 334, 347
Neuroborreliose → Borreliose
Neurofibrillenknäuel (neurofibrillary tangles) 25, 52, 249, 285, 286, 308
Neuroleptikum 121, 164, 180, 192, 237, 254, 255, 293, 297, 301, 303, 304, 307, 368, 451, 459–461, 466, 469, 472
Neurolues → Lues
Neuron 21, 24, 25, 30, 31, 33, 34, 41, 42, 44, 45, 47, 48, 50, 150, 284, 287, 289, 294, 303, 308, 326, 339, 427, 435, 446
Neuropathologie 3, 18, 51, 53, 123, 150, 151, 158, 160, 161, 166, 177, 182, 283–286, 289, 291, 294, 296, 301–304, 308, 327, 331, 333, 339–342, 344, 345, 348, 371, 393, 427, 433, 561
neuropsychologische Rehabilitation 9, 385, 507, 508, 515
neuropsychologische Störung 3, 7, 9, 22, 23, 30–32, 56, 126, 150, 158, 161, 288, 322, 330, 332, 339, 343, 346, 347, 350, 383, 385, 399, 435, 448, 489, 506, 510, 511, 559–561
neuropsychologische Testung 68, 74, 102, 335, 372, 548

Neurotransmitter 9, 23, 24, 31, 33–35, 41–49, 99, 126, 127, 182, 234, 268, 286, 292, 294, 304, 307, 324, 328, 414, 458, 462, 562
Nierenerkrankung 29, 39, 41, 132, 148, 276, 282, 406, 411, 412, 415–417, 433, 434, 460
Niereninsuffizienz → Nierenerkrankung
Nikotinabusus 216, 217, 291, 306, 346
Noradrenalin 34, 46, 99, 125–127, 182, 217, 218, 249, 285, 286, 304, 409, 458, 462, 472, 562
noradrenerg → Noradreanalin

O

okzipital 22, 238, 249, 376
Orientierung 8, 90, 101, 119, 120, 127, 130, 131, 135, 151, 153, 156, 165, 186, 236, 287, 288, 298, 414, 490, 495, 504, 507
Orientierungsstörung → Orientierung
Östrogene 48, 180, 291, 306

P

parietal → Parietalhirn
Parietalhirn 22, 218, 248, 249, 255, 284, 289–291, 435
Parkinson-Syndrom 4, 21, 22, 25, 37, 45, 47, 50, 51, 54, 126, 148, 150, 157–159, 179, 181–183, 185, 188–190, 193, 206, 207, 210, 216, 219, 221–224, 232–237, 239, 247, 249, 250, 254, 276, 282, 286, 291, 292, 296, 300, 302–308, 463–465, 472, 488, 551, 557
Pathogenese 2, 9, 40, 46–49, 51, 55, 96, 107, 123, 180, 181, 217, 233, 247, 268, 287, 296, 299, 304, 308, 325, 327, 328, 338, 342, 343, 345, 347, 348, 367, 368, 370, 382, 383, 386, 387, 393, 398, 405, 407, 409, 412, 413, 416, 418, 420, 427, 428, 433, 436, 458, 459, 462, 469, 471, 560, 561
Persönlichkeitsänderung → Persönlichkeitsstörung
Persönlichkeitsstörung 4, 56, 73, 75, 89–91, 101, 264–71, 282, 289, 295, 297, 305, 322, 346, 347, 349, 365, 367, 369, 372, 374–376, 383–385, 388, 394, 395, 411, 419, 430, 431, 447, 449, 458, 473, 493, 512, 514, 538, 559

Pflege, Pflegebedürftigkeit 12, 75, 164, 287, 473, 486, 509, 517–519
Pflegeheim (s. auch Altenheim) 12, 152, 164, 494, 505, 519
Pflegeversicherung 12, 165, 517–519
Photonen-Emissions-Tomografie (SPECT) 18, 68, 79, 97, 98, 107, 181, 207, 210, 223, 233, 249, 253, 270, 290, 296, 297, 335, 434, 435, 450, 462
Pneumonie → Lungenerkrankung
Polyneuropathie 105, 132, 416, 419, 469
pontine Myelinolyse 53, 54, 132, 134, 135, 407
Porphyrie 248, 419
Positronen-Emission-Tomografie (PET) 18, 34, 35, 37, 68, 79, 80, 97, 99, 102, 160, 162, 181, 207, 218, 233, 249, 270, 291, 296, 327, 335, 339, 413, 435
Prävalenz 10, 121, 147, 178, 207, 215, 284, 303, 308, 338, 367, 405, 432, 433, 445
Prävention 328, 551
Primärpersönlichkeit 7, 26, 27, 72, 151, 351, 393, 394
Prion 21, 52, 55, 149, 426–428
progressive supranukleäre Lähmung (PSP) 35, 52, 54, 79, 149, 216, 282, 308, 461, 463, 465
Protein 18, 21, 33, 39, 43, 45, 50, 51, 82, 286, 348, 427, 435
protektive Faktoren 291, 306, 325
Pseudodemenz → Depression
Psychomotorik 103, 120, 131, 186, 222, 236
psychomotorische Hemmung, psychomotorische Verlangsamung 158, 183, 187, 294, 369, 399, 406, 430, 457, 462
psychomotorische Unruhe 118, 127, 220, 250, 254, 394, 410, 457, 461
Psychopathologie, psychopathologisch 6, 7, 9, 25, 33, 48, 68–70, 72–74, 91, 103, 126, 130, 131, 146, 155–159, 177, 180, 184–187, 209, 220–222, 235, 236, 246, 247, 250, 252, 269, 283, 289, 306, 307, 329, 332–335, 337, 339, 367, 373, 383, 397, 408, 410, 418, 435, 466
psychopathologischer Befund 5, 22, 68–70, 89, 91, 164, 189, 221, 251, 334, 374, 557, 558
Psychopathometrie 68, 69, 164, 283, 289, 335
Psychotherapie 163, 190, 193, 223, 485, 488, 506–509, 513

pulmonale Erkrankung → Lungenerkrankungen

R

Regeneration 19, 55, 56, 517
Rehabilitation 9, 12, 73, 74, 165, 194, 224, 337, 350, 351, 385, 387, 388, 433, 485, 502–519, 546–548
Reizbarkeit (s. auch Erregung) 41, 208, 250, 265, 365, 369, 387, 394, 406, 427, 466
REM-Schlaf 234, 301, 464, 467
Rente 12, 181, 433, 502, 503, 510, 514, 545–548
Rezeptor 18, 32, 42, 43, 46–49, 99, 292, 308, 348

S

Sauerstoff 23, 24, 34–38, 286, 328
Schädel-Hirn-Trauma (SHT) 4, 11, 19, 21, 25, 54, 94, 95, 98–101, 105, 109, 122, 131, 133, 146, 147, 162, 179, 182, 194, 207, 216, 266–269, 277, 282, 291, 298, 350, 366, 381–388, 446, 458, 463, 469, 470, 485, 489, 493, 508, 512, 513, 520, 547
Schizophrenie 4, 42, 70, 89, 233–235, 239, 245–256, 295, 296, 307, 324, 408, 410, 411, 419, 430, 446, 447, 449, 451, 470, 486, 509, 512, 538, 541, 545, 561, 562
schizophreniforme Störung → Schizophrenie
Schlaganfall (s. auch Hirninfarkt) 25, 122, 147, 162, 185, 187–189, 192, 194, 207, 210, 216, 223, 224, 248, 267, 323, 324, 329, 330, 334–336, 346, 350, 351, 420, 434, 467, 469, 493, 510, 513, 515
Schlaf 4, 56, 76, 91, 103, 120, 126–129, 131, 151, 156, 160, 178, 183, 184, 186, 190, 192, 206, 208, 220, 222, 234, 235, 266, 288, 305, 414, 416, 457, 463–467, 473, 490, 493, 495
Schlafapnoesydrom 36, 76, 466–468
Schlafstörung → Schlaf
Selbstversorgung 3, 75, 330, 487
senile Plaques 21, 23, 55, 150, 249, 285
serotonerg → Serotonin
Serotonin 42, 46, 164, 182, 218, 234, 285, 286, 293, 304, 409, 414, 462, 471, 472, 562

Serotonin-Wiederaufnahmehemmer (SSRI) 45, 191–194, 217, 307, 337, 406, 451, 470
sexuelle Störungen 4, 266, 288, 295, 305, 429, 431, 436, 447, 457, 468–470
sexuell deviantes Verhalten 468, 469, 490
Sozialverhalten 91, 146, 294, 332
SPECT Photonen Emissions-Tomografie
spongiöse Degeneration 150, 426, 427
Sprache 28, 29, 91, 103, 119, 120, 297, 298, 351, 367, 375, 414, 503
Sprachstörung → Sprache (s. auch Aphasie)
Stoffwechsel (s. a. metabolisch) 18, 23
Stupor 130, 276, 464
subdurales Hämatom → Hämatom
subkortikal 23, 51, 150, 151, 157, 158, 161, 162, 181, 183, 186 326, 330, 332, 333, 339, 348, 351, 372, 463
Suizid 102, 192–194, 429, 451, 457, 458, 460, 470–472, 486, 535
Suizidalität → Suizid
Synapse 21, 26, 44, 45, 285, 371, 373

T

täglich notwendige Tätigkeiten → alltägliche lebenspraktische Tätigkeiten
temporal → Temporallappen
Temporallappen 20, 22, 93, 97–99, 104, 105, 190, 207, 216, 232, 248, 249, 253, 267, 268, 284, 289–291, 296–298, 303, 375, 376, 395, 446, 449, 458, 470, 486
Testierfähigkeit 531, 532, 540–544
Thalamus 29, 97, 99, 103, 105, 161, 233, 330, 334, 338, 376, 462, 463
transitorische ischämische Attacke (TIA) 106, 219, 324, 334, 336, 337, 339, 342, 434, 435
Tremor 21, 103, 131, 191, 215, 236, 298, 305, 372, 414, 419, 551

U

Unruhe → psychomotorische Unruhe
Urteilsfähigkeit 187, 298, 528, 529, 532, 538, 539, 541, 544

V

vaskulär → zerebrovaskulär
vaskuläre Demenz (VD) → Demenz

Verhalten 4, 18, 70, 75, 151–153, 163, 164, 220, 264–271, 284, 288, 289, 293, 297, 301, 339, 365, 375, 383, 385, 414, 419, 450, 467, 473, 485, 489, 506, 536
Verhaltensauffälligkeit, Verhaltensstörung → Verhalten
Verhaltenstherapie 56, 193, 223, 385, 489–491, 508, 509, 512, 514
Verkalkung 78, 162, 189, 299, 300, 377, 396, 412
Verwirrtheitszustand (s. auch Delir) 41, 119, 121, 127, 130, 151, 322, 343, 346, 347, 349, 387, 398, 406, 408, 416, 461, 465, 551
Vitamin 38, 102, 105, 106, 132, 179, 291, 418

W

Wahn 4, 7, 56, 70, 73, 89–91, 103, 119, 120, 128, 152, 156, 158, 164, 165, 178, 183, 192, 206, 209, 210, 221, 232, 235, 236, 238, 245–256, 282, 288, 289, 293, 295, 301, 302, 305, 307, 322, 332, 339, 343, 346, 367, 369, 395, 407, 408, 410, 411, 418, 430, 431, 447, 449, 459, 472, 512, 514, 519, 538, 541, 542
wahnhafte Störung → Wahn
Wahrnehmungsstörung 8, 28, 33, 97, 119, 120, 206, 231, 238, 447, 489, 508
Wernicke-Enzephalopathie 82, 100, 101, 122, 123, 131, 132, 134, 418
Wortfindungsstörung 103, 151, 186, 287, 288

Z

zerebrale Amyloidangiopathie 55, 149, 324, 348, 349
zerebrale Durchblutungsstörung 100, 107, 286, 321–351, 388, 408, 416, 433
zerebrale Raumforderung (s. auch Hirntumor) 392–401, 504
zerebrovaskulär 10, 157, 158, 160, 180, 184, 218, 286, 290, 291, 321–351, 511, 513, 544
zerebrovaskuläre(r) Insult/Läsionen 11, 37, 190, 218, 285, 323–351, 450, 458, 513, 560
Zigarettenrauchen → Nikotinabusus
Zystizerkose 376, 377, 400
Zytokine 48, 49, 51

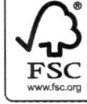

MIX
Papier aus verantwortungsvollen Quellen
Paper from responsible sources
FSC® C105338

If you have any concerns about our products,
you can contact us on
ProductSafety@springernature.com

In case Publisher is established outside the EU,
the EU authorized representative is:
**Springer Nature Customer Service Center GmbH
Europaplatz 3, 69115 Heidelberg, Germany**

Printed by Libri Plureos GmbH
in Hamburg, Germany